高级卫生专业技术资格考试用书

U0276885

妇产科学

高级医师进阶

（副主任医师/主任医师）

（第2版）

主　编　严　滨　吕悻怡
副主编　李　冰　田建新

编　者（按姓氏笔画排序）：

于　涛	马　军	王　丽	王红微	王媛媛
付那仁图雅		吕悻怡	刘　静	刘艳君
田建新	齐丽娜	孙石春	孙丽娜	严　滨
李　东	李　冰	李　瑞	李　瑾	张　彤
张　楠	张黎黎	罗瑞霞	周　抒	周　颖
赵　源	侯燕妮	郭传家	董　慧	

中国协和医科大学出版社

北京

图书在版编目（CIP）数据

妇产科学：高级医师进阶 / 严滨，吕恽怡主编. —2版. —北京：中国协和医科大学出版社，2020．1（2024．5重印）

（高级卫生专业技术资格考试用书）

ISBN 978-7-5679-1334-9

Ⅰ．①妇… Ⅱ．①严… ②吕… Ⅲ．①妇产科学-资格考试-自学参考资料 Ⅳ．①R71

中国版本图书馆CIP数据核字（2019）第148450号

高级卫生专业技术资格考试用书

妇产科学·高级医师进阶（第2版）

主　　编：严　滨　吕恽怡
责任编辑：刘　婷
封面设计：邱晓俐
责任校对：张　麓
责任印制：黄艳霞

出版发行：**中国协和医科大学出版社**
　　　　　（北京市东城区东单三条9号　邮编100730　电话010-65260431）
网　　址：www.pumcp.com
经　　销：新华书店总店北京发行所
印　　刷：三河市龙大印装有限公司

开　　本：787mm×1092mm　　　1/16
印　　张：33
字　　数：760千字
版　　次：2020年1月第2版
印　　次：2024年5月第4次印刷
定　　价：128.00元
ISBN 978-7-5679-1334-9

目　录

第一篇
妇产科专业基础知识

第一章 女性生殖系统解剖

第一节 骨盆及骨盆底解剖

知识点1: 骨盆的骨骼	副高: 熟练掌握 正高: 熟练掌握

　　骨盆由骶骨、尾骨及左右两块髋骨组成。每块髋骨又由髂骨、坐骨和耻骨融合而成。骶骨由5~6块骶椎融合而成，呈楔（三角）形，其上缘明显向前突出，称为骶岬，是妇科腹腔镜手术的重要标志之一，也是产科骨盆内测量对角径的重要据点。尾骨由4~5块尾椎合成。

知识点2: 骨盆的关节	副高: 熟练掌握 正高: 熟练掌握

　　骨盆的关节包括耻骨联合、骶髂关节和骶尾关节。在骨盆的前方两耻骨之间由纤维软骨连接，称为耻骨联合。妊娠期受女性激素影响变松动，分娩过程中可出现轻度分离，有利于胎儿娩出。在骨盆后方，两髂骨与骶骨相接形成骶髂关节。骶尾关节有一定活动度，分娩时尾骨后移可加大出口前后径。

知识点3: 骨盆的韧带连接	副高: 熟练掌握 正高: 熟练掌握

　　骨盆各部之间的韧带中，有两对重要的韧带，一对是骶、尾骨与坐骨结节之间的骶结节韧带，另一对是骶、尾骨与坐骨棘之间的骶棘韧带，骶棘韧带宽度即坐骨切迹宽度，是判断中骨盆是否狭窄的重要指标。妊娠期受性激素影响韧带松弛，有利于分娩。

知识点4：骨盆的分界　　　　　　　　　　　　　　　副高：熟练掌握　正高：熟练掌握

骨盆以耻骨联合上缘、髂耻缘及骶岬上缘的连线为界，可分为假骨盆和真骨盆两部分。

（1）假骨盆：又称大骨盆。位于骨盆分界线之上，为腹腔的一部分，其前方为腹壁下部组织，两侧为髂骨翼，后方为第5腰椎。假骨盆与分娩无关。

（2）真骨盆：又称小骨盆。是胎儿娩出的骨产道，可分为骨盆入口、中骨盆及骨盆出口三部分。骨盆腔为一前壁短、后壁长的弯曲管道：前壁是耻骨联合，长约4.2cm；后壁是骶骨与尾骨，骶骨弯曲的长度约11.8cm；两侧为坐骨、坐骨棘及骶棘韧带。坐骨棘位于中骨盆腔中部，在产程中是判断胎先露下降程度的重要骨性标志。

骨盆腔呈前浅后深的形态，其中轴为骨盆轴，分娩时胎儿沿此轴娩出。

知识点5：骨盆的类型　　　　　　　　　　　　　　　副高：熟练掌握　正高：熟练掌握

根据骨盆形状（按Callwell与Moloy分类）分为4种类型。

（1）女型：为女性最正常骨盆，最适宜分娩。髂骨翼宽而浅，入口横径较前后径稍长，耻骨弓较宽，坐骨棘间径≥10cm。骨盆侧壁直，坐骨棘不突出，骶骨既不前倾，亦不后倾，骶坐骨切迹宽度>2横指。

（2）扁平型：在我国妇女中较为常见。骨盆入口呈扁椭圆形，前后径短而横径长。耻骨弓宽，骶骨失去正常弯度，变直后翘或深弧形，因此骶骨短而骨盆浅。

（3）类人猿型：骨盆入口呈长椭圆形。骨盆入口、中骨盆和骨盆出口的横径均缩短，前后径稍长。坐骨切迹较宽，两侧壁稍内聚，坐骨棘较突出，耻骨弓较窄，但骶骨向后倾斜，故骨盆前部较窄而后部较宽。骶骨往往有6节且较直，故骨盆较其他类型深。

（4）男型：较少见。骨盆入口略呈三角形，两侧壁内聚，坐骨棘突出，耻骨弓较窄，坐骨切迹窄呈高弓形，骶骨较直而前倾，导致出口后矢状径较短。因男型骨盆呈漏斗形，往往造成难产。

上述4种基本类型是理论上的归类，临床所见多是混合型骨盆。骨盆的形态、大小除有种族差异外，其生长发育还受遗传、营养与性激素的影响。

知识点6：骨盆的入口平面　　　　　　　　　　　　　副高：熟练掌握　正高：熟练掌握

骨盆入口平面的后面以骶岬和骶骨翼部为界，两侧以髂耻缘为界，前面为耻骨横支和耻骨联合上缘。典型的女型骨盆入口平面几乎是圆的，而不是卵形的。骨盆入口平面的4条径线，一般描述为：前后径、横径和两条斜径。骨盆入口平面的前后径又以耻骨联合与骶岬上缘中点的距离，分别虚拟为3条径线：解剖结合径、产科结合径和对角径。

（1）解剖结合径：又称真结合径。为耻骨联合上缘中点与骶岬上缘中点间的距离。

（2）对角径（DC）：为耻骨联合下缘中点与骶岬上缘中点间的距离。

（3）产科结合径：对角径减去1.5~2.0cm则为产科结合径，不能用手指直接测量到。在大多数骨盆中，这是胎头下降时，必须通过骨盆入口的最短径线。临床上，如果没有X线设备，则只能测量出对角径的距离，然后减去1.5～2.0cm，间接地估计产科结合径的长度。

（4）横径：骨盆入口横径与真结合径成直角，代表两侧分界线之间最长的距离。横径一般在骶岬前面的5cm处与真结合径交叉。卵形骨盆的横径约为13.5cm，而圆形骨盆的横径则稍许短些。

（5）斜径：任一斜径自一侧骶髂软骨结合伸至对侧的髂耻隆起，根据其起点位置，被称为左或右斜径，其长度约为12.75cm。

知识点7：骨盆的出口平面	副高：熟练掌握　正高：熟练掌握

骨盆出口平面是由两个近似三角区所组成。这两个三角区不在同一平面上，但有一条共同的基线，即在两侧坐骨结节之间的一条线。后三角的顶点是骶骨的尖端；两侧是骶结节韧带和坐骨结节。前三角的顶点是耻骨联合下缘，两侧是耻骨降支。骨盆出口平面有4条径线：①出口前后径：耻骨联合下缘至骶尾关节间的距离，平均长约11.5cm。②出口横径：两坐骨结节间的距离，也称坐骨结节间径，平均长约9cm，是胎先露部通过骨盆出口的径线，此径线与分娩关系密切。③出口前矢状径：耻骨联合下缘中点至坐骨结节间径中点间的距离，平均长约6cm。④出口后矢状径：骶尾关节至坐骨结节间径中点间的距离，平均长约8.5cm。当出口横径稍短，而出口横径与后矢状径之和>15cm时，一般正常大小胎儿可以通过后三角区经阴道娩出。

知识点8：骨盆的最宽平面	副高：熟练掌握　正高：熟练掌握

从定义来看，骨盆的最宽平面表示盆腔最宽敞的部分。其前后径从耻骨联合的后面中间伸到第二、三节骶椎的结合处；横径处于两侧髋臼中心之间。它的前后径和横径的长度均为12.5cm。

知识点9：骨盆的中段平面	副高：熟练掌握　正高：熟练掌握

骨盆中段平面又称中骨盆平面，是骨盆的最窄平面，位于两侧坐骨棘的同一水平，对胎头入盆后分娩产道阻塞有特别重要的意义。骨盆中段平面有两条径线：①中骨盆前后径：耻骨联合下缘中点通过两侧坐骨棘连线中点至骶骨下端间的距离，平均长约11.5cm。②中骨盆横径：也称坐骨棘间径，为两坐骨棘间的距离，平均长约10cm，是胎先露部通过中骨盆的重要径线，与分娩有重要关系。

知识点10：骨盆的倾斜度	副高：熟练掌握　正高：熟练掌握

女性直立时，其骨盆入口平面与地平面所形成的角度称为骨盆倾斜度。一般女性的骨盆倾斜度为60°。骨盆倾斜度过大会影响胎头的衔接。

| 知识点11：骨盆轴 | 副高：熟练掌握　正高：熟练掌握 |

骨盆轴为连接骨盆腔各平面中点的假想曲线。此轴上段向下向后，中段向下，下段向下向前。分娩时胎儿即沿此轴娩出。

| 知识点12：骨盆底的形态 | 副高：熟练掌握　正高：熟练掌握 |

骨盆底由多层肌肉和筋膜构成。封闭骨盆出口，承托并保持盆腔脏器（如内生殖器、膀胱及直肠等）于正常位置。若骨盆底结构和功能出现异常，可导致盆腔脏器膨出、脱垂或引起功能障碍；分娩可以不同程度地损伤骨盆底组织或影响其功能。

骨盆底前方为耻骨联合和耻骨弓，后方为尾骨尖，两侧为耻骨降支、坐骨升支和坐骨结节。两侧坐骨结节前缘的连线将骨盆底分为前后两个三角区：前三角区为尿生殖三角，向后下倾斜，有尿道和阴道通过；后三角区为肛门三角，向前下倾斜，有肛管通过。

| 知识点13：骨盆底的外层结构 | 副高：熟练掌握　正高：熟练掌握 |

骨盆底的外层位于外生殖器及会阴皮肤及皮下组织的下面，由会阴浅筋膜及其深面的3对肌肉及一括约肌组成。此层肌肉的肌腱汇合于阴道外口与肛门之间，形成中心腱。

（1）球海绵体肌：覆盖前庭球和前庭大腺，向前经阴道两侧附于阴蒂海绵体根部，向后与肛门外括约肌交叉混合。此肌收缩时能紧缩阴道，故又称阴道括约肌。

（2）坐骨海绵体肌：始于坐骨结节内侧，沿坐骨升支及耻骨降支前行，向上止于阴蒂海绵体（阴蒂脚处）。

（3）会阴浅横肌：从两侧坐骨结节内侧面中线向中心腱汇合。

（4）肛门外括约肌：为围绕肛门的环形肌束，前端汇合于中心腱。

| 知识点14：骨盆底的中层结构 | 副高：熟练掌握　正高：熟练掌握 |

骨盆底的中层为泌尿生殖膈，由上、下两层坚韧的筋膜及其间的一对会阴深横肌及尿道括约肌组成，覆盖于由耻骨弓、两侧坐骨结节形成的骨盆出口前部三角形平面的尿生殖膈上，又称三角韧带，其中有尿道和阴道穿过。

（1）会阴深横肌：自坐骨结节的内侧面伸展至中心腱处。

（2）尿道括约肌：环绕尿道，控制排尿。

| 知识点15：骨盆底内层结构——肛提肌的组成和作用 | |
| | 副高：熟练掌握　正高：熟练掌握 |

肛提肌是位于骨盆底的成对扁阔肌，向下、向内合成漏斗形，肛提肌构成骨盆底的大部

分。每侧肛提肌自前内向后外由耻尾肌、髂尾肌和坐尾肌3部分组成。在骨盆底肌肉中，肛提肌起最重要的支持作用。又因肌纤维在阴道和直肠周围交织，加强肛门和阴道括约肌的作用。

知识点16：骨盆底内层结构——会阴的结构和作用

副高：熟练掌握　正高：熟练掌握

会阴有广义和狭义之分。广义的会阴是指封闭骨盆出口的所有软组织，前起自耻骨联合下缘，后至尾骨尖，两侧为耻骨降支、坐骨升支、坐骨结节和骶结节韧带。狭义的会阴又称为会阴体，是指位于阴道口和肛门之间的楔形软组织，厚3~4cm，由表及里为皮肤、皮下脂肪、筋膜、部分肛提肌和会阴中心腱。会阴中心腱由部分肛提肌及其筋膜和会阴浅横肌、会阴深横肌、球海绵体肌及肛门外括约肌的肌腱共同交织而成。妊娠后期会阴组织变软，有利于分娩。分娩时需保护会阴，避免发生裂伤。

第二节　外生殖器官解剖

知识点1：阴阜的特点

副高：熟练掌握　正高：熟练掌握

阴阜是指耻骨联合前面隆起的脂肪垫。青春期后，阴阜表面皮肤开始生长卷曲的阴毛，呈盾式分布，阴毛的疏密与色泽因个体和种族不同而异。阴毛为第二性征之一。

知识点2：大阴唇的解剖特点

副高：熟练掌握　正高：熟练掌握

大阴唇是自阴阜向下、向后止于会阴的一对隆起的皮肤皱襞，其外形根据所含脂肪量的多少而不同。一般女性的大阴唇长7~8cm、宽2~3cm、厚1~1.5cm。在女孩或未婚女性，两侧大阴唇往往互相靠拢而完全盖没它们后面的组织，而经产妇左右大阴唇多数是分开的。大阴唇的前上方和阴阜相连，左右侧大阴唇在阴道的下方融合，形成后联合，逐渐并入会阴部。

大阴唇外侧面为皮肤，皮层内有皮脂腺和汗腺，多数妇女的大阴唇皮肤有色素沉着；内侧面湿润似黏膜。大阴唇皮下组织松弛，脂肪中有丰富的静脉、神经及淋巴管，若受外伤，容易形成血肿，非常疼痛。子宫的圆韧带终止在大阴唇的上缘。未产妇女两侧大阴唇自然合拢，产后向两侧分开，绝经后大阴唇逐渐萎缩。

知识点3：小阴唇的解剖特点

副高：熟练掌握　正高：熟练掌握

小阴唇位于大阴唇内部，分开大阴唇即可见到。左、右侧小阴唇的前上方互相靠拢，其大小和形状因人而异，有很大差别。未产妇的小阴唇往往被大阴唇所遮盖，而经产妇的小阴唇可伸展到大阴唇之外。左右小阴唇分别由两片薄薄的组织所组成。外观小阴唇呈湿润状，颜色微红，无阴毛。小阴唇内含有勃起功能的组织、血管、少数平滑肌纤维和较多皮脂腺、偶有少数汗腺，表面覆盖复层扁平上皮。小阴唇非常敏感。两侧小阴唇的前上方互相靠拢、融合，形成上下两层：下层为阴蒂的系带，而上层为阴蒂包皮。两侧小阴唇的下方可分别与同侧的大阴唇融合，或者在中线形成小阴唇后联合，又称阴唇系带。

知识点4：阴蒂的解剖特点　　　　　　　　副高：熟练掌握　　正高：熟练掌握

阴蒂是小而长，且有勃起功能的小体，位于两侧小阴唇顶端下方，由阴蒂头、阴蒂体和两侧阴蒂脚所组成。阴蒂头显露于阴蒂包皮和阴蒂系带之间，直径很少超过0.5cm，神经末梢丰富，极敏感。阴蒂具有勃起性，但即使在勃起的情况下，长度也很少超过2cm。由于小阴唇的牵拉，所以阴蒂呈一定程度的弯曲，其游离端指向下内方，朝着阴道口。阴蒂头是由梭形细胞组成。阴蒂体包括两个海绵体，其壁中有平滑肌纤维。长而狭的阴蒂脚分别起源于左、右两侧坐耻支的下面。

知识点5：阴道前庭的结构特点　　　　　　副高：熟练掌握　　正高：熟练掌握

阴道前庭为一菱形区域，前为阴蒂，后为阴唇系带，两侧为小阴唇。阴道口与阴唇系带之间有一浅窝，称为舟状窝（又称为阴道前庭窝），经产妇受分娩影响，此窝消失。在此区域内有以下结构：

（1）前庭球：又称为球海绵体，位于前庭两侧，由具有勃起性的静脉丛组成。其前端与阴蒂相接，后端膨大，与同侧前庭大腺相邻，表面被球海绵体肌覆盖。

（2）前庭大腺：又称为巴多林腺，位于大阴唇后部，被球海绵体肌覆盖，如黄豆大，左右各一。腺管细长（1～2cm），向内侧开口于阴道前庭后方小阴唇与处女膜之间的沟内。性兴奋时，分泌黏液起润滑作用。正常情况下不能触及此腺，若腺管口闭塞，可形成前庭大腺囊肿或前庭大腺脓肿。

（3）尿道外口：位于阴蒂头后下方，圆形，边缘折叠而合拢。尿道外口后壁上有一对并列腺体，称为尿道旁腺。尿道旁腺开口小，容易有细菌潜伏。

（4）阴道口及处女膜：阴道口位于尿道外口后方的前庭后部。其周围边缘覆有一层较薄的黏膜皱襞，称为处女膜，内含结缔组织、血管及神经末梢。处女膜因性交撕裂或可因剧烈运动破裂，并受分娩影响，产后仅留有处女膜痕。

知识点6：阴道的位置和形态　　　　　　　副高：熟练掌握　　正高：熟练掌握

阴道位于真骨盆下部中央，为一上宽下窄的管道，前壁长7～9cm，与膀胱和尿道相邻；后壁长10～12cm，与直肠贴近。上端包绕子宫颈阴道部，下端开口于阴道前庭后部。子宫颈与阴道间的圆周状隐窝，称为阴道穹隆。按其位置分为前、后、左、右4部分，其中后穹隆最深，与盆腔最低的直肠子宫陷凹紧密相邻，临床上可经此穿刺或引流。

知识点7：阴道的组织结构　　　　　　　　　　副高：熟练掌握　正高：熟练掌握

阴道壁自内向外由黏膜、肌层和纤维组织膜构成。黏膜层由非角化复层扁平上皮覆盖，无腺体，淡红色，有许多横行皱襞，有较大伸展性，受性激素影响有周期性变化。肌层由内环和外纵两层平滑肌构成，纤维组织膜与肌层紧密粘贴。阴道壁富有静脉丛，损伤后易出血或形成血肿。

第三节　内生殖器官解剖

知识点1：子宫的形态　　　　　　　　　　　　副高：熟练掌握　正高：熟练掌握

子宫是有腔壁厚的肌性器官，呈前后略扁的倒置梨形，重50~70g，长7~8cm，宽4~5cm，厚2~3cm，容量约5ml。子宫上部较宽，称为子宫体，子宫体顶部称为子宫底。宫底两侧称为子宫角。子宫下部较窄呈圆柱状，称为子宫颈，习惯上称为宫颈。

子宫腔为上宽下窄的三角形，两侧通输卵管，尖端朝下接子宫颈管。子宫体与子宫颈之间形成最狭窄的部分，称为子宫峡部。妊娠期子宫峡部逐渐伸展变长，妊娠末期可达7~10cm，形成子宫下段，成为软产道的一部分。子宫颈内腔呈梭形，称为子宫颈管，成年妇女长2.5~3.0cm，其下端称为子宫颈外口，通向阴道。子宫颈以阴道为界，分为上下两部，上部占子宫颈的2/3，两侧与子宫主韧带相连，称为子宫颈阴道上部；下部占子宫颈的1/3，伸入阴道内，称为子宫颈阴道部。未产妇的子宫颈外口呈圆形，经产妇受分娩影响形成横裂，将子宫颈分为前唇和后唇。

知识点2：子宫体的组织结构　　　　　　　　　副高：熟练掌握　正高：熟练掌握

子宫体的宫体壁由3层组织构成，由内向外分为子宫内膜层、肌层和浆膜层。

（1）子宫内膜层：衬于宫腔表面，无内膜下层组织。子宫内膜分为致密层、海绵层和基底层3层。内膜表面2/3为致密层和海绵层，统称为功能层，受卵巢性激素影响，发生周期变化而脱落。基底层为靠近子宫肌层的1/3内膜，不受卵巢性激素影响，不发生周期变化。

（2）子宫肌层：较厚，非孕时厚约0.8cm，由大量平滑肌组织、少量弹力纤维与胶原纤维组成，分为3层：①内层：肌纤维环行排列，痉挛性收缩可形成子宫收缩环；②中层：肌纤维交叉排列，在血管周围形成8字形围绕血管，收缩时可压迫血管，有效地制止子宫出血；③外层：肌纤维纵行排列，极薄，是子宫收缩的起始点。

（3）子宫浆膜层：为覆盖宫体的盆腔腹膜，与肌层紧连不能分离。在子宫峡部处，两者结合较松弛，腹膜向前反折覆盖膀胱底部，形成膀胱子宫陷凹，反折处腹膜称膀胱子宫返折腹膜。在子宫后面，宫体浆膜层向下延伸，覆盖宫颈后方及阴道后穹隆再折向直肠，形成直肠子宫陷凹，也称道格拉斯陷凹。

知识点3：子宫颈的组织结构　　　　　　　副高：熟练掌握　正高：熟练掌握

子宫颈主要由结缔组织构成，含少量弹力纤维、血管及平滑肌纤维。子宫颈管黏膜为单层高柱状上皮，黏膜内腺体分泌碱性黏液，形成黏液栓堵塞子宫颈管。黏液栓成分及性状受性激素影响，发生周期性变化。子宫颈阴道部由复层扁平上皮覆盖，表面光滑。子宫颈外口柱状上皮与扁平上皮交接处是子宫颈癌好发部位。

知识点4：子宫的位置　　　　　　　　　　副高：熟练掌握　正高：熟练掌握

子宫位于盆腔中央，前为膀胱，后为直肠，下端接阴道，两侧有输卵管和卵巢。子宫底位于骨盆入口平面以下，子宫颈外口位于坐骨棘水平稍上方。当膀胱空虚时，成人子宫的正常位置呈轻度前倾前屈位。子宫的正常位置依靠子宫韧带及骨盆底肌和筋膜的支托，任何原因引起的盆底组织结构破坏或功能障碍均可导致子宫脱垂。

知识点5：子宫韧带的类型　　　　　　　　副高：熟练掌握　正高：熟练掌握

子宫韧带共有4对。

（1）圆韧带：圆形条状，长12～14cm。起自双侧子宫角的前面，穿行于阔韧带与腹股沟内，止于大阴唇前端。圆韧带由结缔组织与平滑肌组成，其肌纤维与子宫肌纤维连接，可使子宫底维持在前倾位置。

（2）阔韧带：位于子宫两侧呈翼状的双层腹膜皱襞。起于子宫侧浆膜层，止于两侧盆壁；上缘游离，下端与盆底腹膜相连。阔韧带由前后两叶腹膜及其间的结缔组织构成，疏松，易分离。阔韧带有前后两叶，其上缘游离，内2/3部包绕输卵管（伞部无腹膜遮盖），外1/3部包绕卵巢动静脉，形成骨盆漏斗韧带，又称卵巢悬韧带，内含卵巢动静脉。卵巢内侧与宫角之间的阔韧带稍增厚，称为卵巢固有韧带或卵巢韧带。卵巢与阔韧带后叶相接处称为卵巢系膜。输卵管以下、卵巢附着处以上的阔韧带称为输卵管系膜，内含中肾管遗迹。在宫体两侧的阔韧带中有丰富的血管、神经、淋巴管及大量疏松结缔组织，称为宫旁组织。子宫动静脉和输尿管均从阔韧带基底部穿过。

（3）主韧带：为阔韧带下部增厚的部分，横行于子宫颈两侧和骨盆侧壁之间，又称宫颈横韧带。由结缔组织及少量肌纤维组成，与宫颈紧密相连，起固定宫颈的作用。子宫血管与输尿管下段穿越此韧带。

（4）宫骶韧带：起自子宫体和子宫颈交界处后面的上侧方，向两侧绕过直肠到达第2、3骶椎前面的筋膜。韧带外覆腹膜，内含平滑肌、结缔组织和支配膀胱的神经，广泛性子宫切除术时，可因切断韧带和损伤神经引起尿潴留。宫骶韧带短厚有力，向后向上牵引子宫颈，维持子宫前倾位置。

知识点6：输卵管的形态　　　　　　　　　副高：熟练掌握　正高：熟练掌握

输卵管为一对细长而弯曲的肌性管道，为卵子与精子结合场所及运送受精卵的通道。位于阔韧带上缘内，内侧与子宫角相连通，外端游离呈伞状，与卵巢相近，全长8~14cm。根据输卵管的形态，由内向外分为间质部、峡部、壶腹部和伞部4部分。

知识点7：输卵管的解剖组织特点　　　　副高：熟练掌握　正高：熟练掌握

（1）浆膜层：位于最外层，为腹膜的一部分。即阔韧带上缘腹膜延伸包绕输卵管而成。

（2）肌层：为平滑肌，分外、中及内3层。外层纵行排列；中层环行，与环绕输卵管的血管平行；内层又称固有层，从间质部向外伸展1cm后，内层变成螺旋状。肌层有节奏地收缩可引起输卵管由远端向近端的蠕动。

（3）黏膜层：由单层高柱状上皮组成。黏膜上皮可分为纤毛细胞、无纤毛细胞、楔状细胞及未分化细胞。4种细胞具有不同的功能：①纤毛细胞能协助运送受精卵；②无纤毛细胞有分泌作用，又称分泌细胞；③楔形细胞可能是无纤毛细胞的前身；④未分化细胞又称游走细胞，是上皮的储备细胞。输卵管肌肉的收缩和黏膜上皮细胞的形态、分泌及纤毛摆动，均受性激素的影响而有周期性变化。

知识点8：卵巢的形态　　　　副高：熟练掌握　正高：熟练掌握

卵巢为一对扁椭圆形的性腺，是产生与排出卵子，并分泌甾体激素的性器官。由外侧的骨盆漏斗韧带（卵巢悬韧带）和内侧的卵巢固有韧带悬于盆壁与子宫之间，借卵巢系膜与阔韧带相连。卵巢前缘中部有卵巢门，神经血管通过骨盆漏斗韧带经卵巢系膜在此出入卵巢；卵巢后缘游离。青春期前卵巢表面光滑；青春期开始排卵后，表面逐渐凹凸不平。育龄期妇女卵巢大小为4cm×3cm×1cm，重5~6g，灰白色；绝经后卵巢逐渐萎缩变小变硬，盆腔检查时不易触到。

知识点9：卵巢的解剖组织特点　　　　副高：熟练掌握　正高：熟练掌握

卵巢表面无腹膜，由单层立方上皮覆盖，称为生发上皮。上皮的深面有一层致密纤维组织，称为卵巢白膜。再往内为卵巢实质，又分为外层的皮质和内层的髓质。皮质是卵巢的主体，由大小不等的各级发育卵泡、黄体和它们退化形成的残余结构及间质组织组成；髓质与卵巢门相连，由疏松结缔组织及丰富的血管、神经、淋巴管以及少量与卵巢韧带相延续的平滑肌纤维构成。

第四节　邻近器官解剖

知识点1：尿道的结构　　　　副高：熟练掌握　正高：熟练掌握

尿道为一肌性管道，始于膀胱三角尖端，穿过泌尿生殖膈，终止于阴道前庭部的尿道外口，长4~5cm，直径约0.6cm。尿道由内面的黏膜和外面的肌层两层组织构成。黏膜衬于腔面，与膀胱黏膜相延续。肌层又分为两层，内层为纵行平滑肌，排尿时可缩短和扩大尿道管腔；外层为横纹肌，称为尿道括约肌，由"慢缩型"肌细胞构成，可持久收缩保证尿道长时间闭合，但尿道快速闭合需借助尿道周围的肛提肌收缩。肛提肌及盆筋膜对尿道有支持作用，在腹压增加时提供抵抗而使尿道闭合，如发生损伤可出现张力性尿失禁。女性尿道短而直，且与阴道邻近，易引起泌尿系统感染。

知识点2：膀胱的结构　　　　　　　　　　　副高：熟练掌握　　正高：熟练掌握

膀胱为一囊状肌性器官。排空的膀胱位于耻骨联合和子宫之间，充盈时可凸向盆腔甚至腹腔。膀胱分为顶、底、体和颈4个部分。前腹壁下部腹膜覆盖膀胱顶，向后移行达子宫前壁，两者之间形成膀胱子宫陷凹。膀胱底部内面有一三角区称为膀胱三角，三角的尖向下为尿道内口，三角底的两侧为输尿管口，膀胱收缩时该三角为等边三角形，每边长约2.5cm。膀胱底部与子宫颈及阴道前壁相连，其间组织疏松，盆底肌肉及其筋膜受损时，膀胱与尿道可随子宫颈及阴道前壁一并脱出。

知识点3：输尿管的结构　　　　　　　　　　副高：熟练掌握　　正高：熟练掌握

输尿管为一对圆索状肌性管道，管壁厚1mm，由黏膜、肌层、外膜构成，全长约30cm，粗细不一，内径最细3~4mm，最粗7~8mm。起自肾盂，在腹膜后沿腰大肌前面偏中线侧下行（腰段）；在骶髂关节处跨髂外动脉起点的前方进入骨盆腔（盆段），并继续在腹膜后沿髂内动脉下行，到达阔韧带基底部向前内方行，在子宫颈部外侧约2.0cm，于子宫动脉下方穿过，位于子宫颈阴道上部的外侧1.5~2.0cm处，斜向前内穿越输尿管隧道进入膀胱。在施行高位结扎卵巢血管、结扎子宫动脉及打开输尿管隧道时，应避免损伤输尿管。输尿管行程和数目可有变异，且可随子宫发育异常连同该侧肾脏一并缺如。在输尿管走行过程中，支配肾、卵巢、子宫及膀胱的血管在其周围分支并相互吻合，形成丰富的血管丛营养输尿管，在盆腔手术时应注意保护输尿管血运，避免因缺血形成输尿管瘘。

知识点4：直肠的结构　　　　　　　　　　　副高：熟练掌握　　正高：熟练掌握

直肠在盆腔后部，上接乙状结肠，下接肛管，前为子宫及阴道，后为骶骨，全长15~20cm。直肠前面与阴道后壁相连，盆底肌肉与筋膜受损伤，常与阴道后壁一并脱出。肛管长2~3cm，借会阴体与阴道下段分开，阴道分娩时应保护会阴，避免损伤肛管。

知识点5：阑尾的结构　　　　　　　　　　　副高：熟练掌握　　正高：熟练掌握

阑尾为连于盲肠内侧壁的盲端细管，形似蚯蚓，其位置、长短、粗细变异很大，常位于右髂窝内，下端有时可达右侧输卵管及卵巢位置，所以，妇女患阑尾炎时有可能累及右侧附件及子宫，应注意鉴别诊断。如果发生在妊娠期，增大子宫将阑尾推向外上侧，容易延误诊断。阑尾也是黏液性肿瘤最常见的原发部位，故卵巢黏液性癌手术时应常规切除阑尾。

第五节　血管、淋巴及神经

| 知识点1：子宫的血管 | 副高：熟练掌握　正高：熟练掌握 |

子宫血管的供应主要来自子宫动脉。子宫动脉自髂内动脉分出后，沿骨盆侧壁向下向前行，穿越阔韧带基底部、宫旁组织到达子宫外侧（距子宫峡部水平）约2cm处横跨输尿管至子宫侧缘。此后分为上、下两支：上支称宫体支，较粗；下支称宫颈-阴道支，较细，分布于宫颈及阴道上段。

子宫两侧弓形静脉汇合为子宫静脉，然后流入髂内静脉，最后汇入髂总静脉。

| 知识点2：外生殖器淋巴的种类 | 副高：熟练掌握　正高：熟练掌握 |

分为深浅两部分。

（1）腹股沟浅淋巴结：分上下两组，上组沿腹股沟韧带排列，收纳外生殖器、阴道下段、会阴及肛门部的淋巴；下组位于大隐静脉末端周围，收纳会阴及下肢的淋巴。其输出管大部分汇入腹股沟深淋巴结，少部分汇入髂外淋巴结。

（2）腹股沟深淋巴结：位于股静脉内侧，收纳阴蒂、腹股沟浅淋巴，汇入髂外及闭孔等淋巴结。

| 知识点3：盆腔淋巴的分组 | 副高：熟练掌握　正高：熟练掌握 |

盆腔淋巴分为3组：①髂淋巴组：由闭孔、髂内、髂外及髂总淋巴结组成；②骶前淋巴组：位于骶骨前面；③腰淋巴组：也称为腹主动脉旁淋巴组，位于腹主动脉旁。

阴道下段淋巴主要汇入腹股沟浅淋巴结。阴道上段淋巴回流基本与子宫颈淋巴回流相同，大部汇入髂内及闭孔淋巴结，小部汇入髂外淋巴结，经髂总淋巴结汇入腰淋巴结和/或骶前淋巴结。子宫底、输卵管、卵巢淋巴大部分汇入腰淋巴结，小部分汇入髂内外淋巴结。子宫体前后壁淋巴可分别回流至膀胱淋巴结和直肠淋巴结。子宫体两侧淋巴沿圆韧带汇入腹股沟浅淋巴结。当内外生殖器官发生感染或癌瘤时，往往沿各部回流的淋巴管扩散或转移。

| 知识点4：子宫淋巴回流的通路 | 副高：熟练掌握　正高：熟练掌握 |

①宫底部淋巴常沿阔韧带上部淋巴网、经骨盆漏斗韧带至卵巢、向上至腹主动脉旁淋巴结；②子宫前壁上部或沿圆韧带回流到腹股沟淋巴结；③子宫下段淋巴回流至宫旁、闭孔、髂内外及髂总淋巴结；④子宫后壁淋巴可沿宫骶韧带回流至直肠淋巴结；⑤子宫前壁淋巴也可回流至膀胱淋巴结。

知识点5：外生殖器的神经支配　　　　　　　　副高：熟练掌握　　正高：熟练掌握

外生殖器的神经主要由阴部神经支配。由第Ⅱ、Ⅲ、Ⅳ骶神经分支组成，含感觉和运动神经纤维，走行与阴部内动脉途径相同。在坐骨结节内侧下方分成会阴神经、阴蒂背神经及肛门神经（又称痔下神经）3支，分布于会阴、阴唇及肛门周围。

知识点6：内生殖器的神经支配　　　　　　　　副高：熟练掌握　　正高：熟练掌握

内生殖器的神经主要由交感神经和副交感神经支配。

（1）交感神经：交感神经纤维由腹主动脉前神经丛分出，进入盆腔后分为两部分：①卵巢神经丛：分布于卵巢和输卵管；②骶前神经丛：大部分在子宫颈旁形成骨盆神经丛，分布于子宫体、子宫颈、膀胱上部等。

（2）副交感神经：骨盆神经丛中含有来自第Ⅱ、Ⅲ、Ⅳ骶神经的副交感神经纤维及向心传导的感觉纤维。子宫平滑肌有自主节律活动，完全切除其神经后仍能有节律性收缩，还能完成分娩活动。临床上可见低位截瘫产妇仍能自然分娩。

第二章　女性生殖系统生理及内分泌调节

第一节　女性一生各阶段的生理特点

女性生殖
系统生理

知识点1：胎儿期的生理特点　　　　　　　副高：熟练掌握　正高：熟练掌握

受精卵是由父系和母系来源的23对（46条）染色体组成的新个体，其中1对染色体在性发育中起决定性作用，称性染色体。性染色体X与Y决定着胎儿的性别，即XX合子发育为女性，XY合子发育为男性。胚胎6周后原始性腺开始分化。若胚胎细胞不含Y染色体，或Y染色体短臂上缺少决定男性性别的睾丸决定因子（TDF）基因时，性腺分化缓慢，至胚胎8～10周性腺组织才出现卵巢的结构。原始生殖细胞分化为初级卵母细胞，性索皮质的扁平细胞围绕卵母细胞构成原始卵泡。卵巢形成后，因无雄激素，无副中肾管抑制因子，所以中肾管退化，两条副中肾管发育成为女性生殖道。

知识点2：新生儿期的生理特点　　　　　　　副高：熟练掌握　正高：熟练掌握

新生儿期是指出生后的4周内。此期内，女性胎儿在母体内受胎盘及母体性腺所产生的女性激素影响，出生时新生儿可见外阴较丰满，乳房隆起或有少许泌乳，出生后脱离胎盘循环，血中女性激素水平迅速下降，可出现少量阴道流血。这些生理变化短期内均自然消退。

知识点3：儿童期的生理特点　　　　　　　　副高：熟练掌握　正高：熟练掌握

儿童期是指从出生4周到12岁。儿童早期（8岁之前）下丘脑-垂体-卵巢轴的功能处于抑制状态，此期生殖器为幼稚型。阴道狭长，上皮薄，无皱襞，细胞内缺乏糖原，阴道酸度低，抗感染力弱，容易发生炎症；子宫小，宫颈较长，约占子宫全长的2/3，子宫肌层亦很薄；输卵管弯曲且很细；卵巢长而窄，卵泡虽能大量自主生长（非促性腺激素依赖性），但仅发育到窦前期即萎缩、退化。子宫、输卵管及卵巢位于腹腔内。在儿童后期（8岁之后），下丘脑促性腺激素释放激素（GnRH）抑制状态解除，卵巢内的卵泡受垂体促性腺激素的影响有一定发育并分泌性激素，但仍达不到成熟阶段。卵巢形态逐步变为扁卵圆形。子宫、输卵管及卵巢逐渐向骨盆腔内下降。皮下脂肪在胸、髋、肩部及耻骨前面堆积，乳房也开始发育，开始显现女性特征。

知识点4：青春期的生理特点　　　　　　　　　　副高：熟练掌握　　正高：熟练掌握

青春期是指从第二性征开始发育至生殖器官逐渐发育成熟获得生殖能力（性成熟）的一段生长发育期。世界卫生组织（WHO）将青春期年龄定为10～19岁。这一时期的生理特点是：

（1）第二性征发育和女性体态：青春期第一征象是乳房发育（平均9.8岁），以后阴毛、腋毛生长（平均10.5岁）；至13～14岁女孩第二性征发育基本达成年型。骨盆横径发育大于前后径；脂肪堆积于胸部、髋部、肩部形成女性特有体态。

（2）生殖器官发育（第一性征）：卵泡发育开始和分泌雌激素，促使内、外生殖器开始发育。外生殖器从幼稚型变为成人型，大小阴唇变肥厚，色素沉着，阴阜隆起，阴毛长度和宽度逐渐增加，阴道黏膜变厚并出现皱襞，子宫增大，输卵管变粗。

（3）生长突增：在乳房发育开始2年以后（11～12岁），女孩身高增长迅速，每年增高5～7cm，最快可达11cm，这一现象称生长突增。直至月经来潮后，生长速度减缓。

（4）月经初潮：女孩第一次月经来潮称月经初潮。是青春期的一个里程碑，标志着卵巢产生的雌激素已足以使子宫内膜增殖，在雌激素达到一定水平而有明显波动时，引起子宫内膜脱落即出现月经。月经初潮为卵巢具有产生足够雌激素能力的表现，卵泡即使能发育成熟也不能排卵。初潮后一段时期内月经一般无一定规律，甚至可反复发生无排卵性功能失调性子宫出血。

（5）生殖能力：规律的周期性排卵是女性性成熟并获得生殖能力的标志。多数女孩在初潮后需2～4年建立规律性周期性排卵；此时女孩虽已初步具有生殖能力，但整个生殖系统的功能尚未完善。

知识点5：性成熟期的生理特点　　　　　　　　　副高：熟练掌握　　正高：熟练掌握

性成熟期又称生育期。是卵巢生殖功能与内分泌功能最旺盛的时期。一般自18岁左右开始，历时约30年，此期妇女性功能旺盛，卵巢功能成熟并分泌性激素，已建立规律的周期性排卵。每个生殖周期生殖器官各部及乳房在卵巢分泌的性激素周期性作用下发生利于生殖的周期性变化。

知识点6：围绝经期的生理特点　　　　　　　　　副高：熟练掌握　　正高：熟练掌握

1994年，WHO将围绝经期定义为始于卵巢功能开始衰退直至绝经后1年内的一段时期。卵巢功能开始衰退一般始于40岁以后，该期以无排卵月经失调为主要症状，可伴有阵发性潮热、出汗等，历时短至1～2年，长至十余年；此时期妇女为子宫内膜癌的高发人群。至卵巢功能完全衰竭时，则月经永久性停止，称绝经。中国妇女的平均绝经年龄为50岁左右。

绝经后卵巢内卵泡发育及雌二醇的分泌停止，出现神经精神症状，表现为潮热出汗、情绪不稳定、不安、抑郁或烦躁、失眠等。

知识点7：绝经后期及老年期的生理特点　　　　　副高：熟练掌握　　正高：熟练掌握

绝经后期是指绝经1年后的生命时期。绝经后期的早期虽然卵巢内卵泡耗竭，卵巢分泌雌激素的功能停止，但卵巢间质还有分泌雄激素的功能，此期经雄激素外周转化的雌酮成为循环中的主要雌激素。肥胖者雌酮转化率高于消瘦者。由于绝经后体内雌激素明显下降，特别是循环中雌二醇降低，出现低雌激素相关症状及疾病，如心血管疾病、骨矿含量丢失等。但该期仍可能发生子宫内膜癌。妇女60岁以后机体逐渐老化，进入老年期。卵巢间质的内分泌功能逐渐衰退，生殖器官渐萎缩，此时骨质疏松症甚至骨折发生率增加。

第二节　月经及月经期的临床表现

知识点1：月经的概念　　　　　副高：熟练掌握　正高：熟练掌握

月经是指伴随卵巢周期性变化而出现的子宫内膜周期性脱落及出血。规律月经的出现是生殖功能成熟的重要标志。月经第一次来潮称为月经初潮。月经初潮年龄多在13～14岁之间，但可能早在11岁或迟至15岁。月经初潮早晚主要受遗传因素控制，其他因素如营养、体重也起着重要作用。近年来，月经初潮年龄有提前趋势。15岁以后月经尚未来潮者应当引起临床重视。

知识点2：月经血的特征　　　　　副高：熟练掌握　正高：熟练掌握

月经血呈暗红色，除血液外，还有子宫内膜碎片、宫颈黏液及脱落的阴道上皮细胞。月经血中含有前列腺素及来自子宫内膜的大量纤维蛋白溶酶。月经血不凝，只有出血多或速度快的情况下才出现血凝块。

知识点3：正常月经的临床表现　　　　　副高：熟练掌握　正高：熟练掌握

正常月经具有周期性及自限性，间隔为24～35天，平均28天；每次月经持续时间称经期，为2～6天；出血的第1天为月经周期的开始。经量为一次月经的总失血量，月经开始的头12小时一般出血量少，第2～3天出血量最多，第3天后出血量迅速减少。正常月经量为30～50ml，超过80ml为月经过多。尽管正常月经的周期间隔、经期及经量均因人而异，但对有规律排卵的妇女（个体）而言，其月经类型相对稳定。月经类型包括周期间隔、经期持续日数及经量变化特点等的任何偏转，均可能是异常子宫出血，而非正常月经。经期一般无特殊症状，但有些妇女下腹部及腰骶部有下坠不适或子宫收缩痛，并可出现腹泻等胃肠功能紊乱症状。少数患者可有头痛及轻度神经系统不稳定症状。

第三节　卵巢功能及周期性变化

知识点1：卵巢的功能　　　　　副高：熟练掌握　正高：熟练掌握

卵巢为女性的性腺，其主要功能分别为卵巢的生殖功能和内分泌功能，即产生卵子并排卵和分泌女性激素。

知识点2：卵巢的周期性变化　　　　　　　　　　　副高：熟练掌握　　正高：熟练掌握

卵泡自胚胎形成后即进入自主发育和闭锁的轨道，此过程不依赖于促性腺激素，其机制尚不清楚。胚胎6～8周时，原始生殖细胞不断有丝分裂，细胞数增多，体积增大，称为卵原细胞，约60万个。自胚胎11～12周开始卵原细胞进入第一次减数分裂，并静止于前期双线期，称为初级卵母细胞。胚胎16～20周时生殖细胞数目达到高峰，两侧卵巢共含600万～700万个（卵原细胞占1/3，初级卵母细胞占2/3）。胚胎16周至生后6个月，单层梭形前颗粒细胞围绕着停留于减数分裂双线期的初级卵母细胞形成始基卵泡，这是女性的基本生殖单位，也是卵细胞储备的唯一形式。胎儿期的卵泡不断闭锁，出生时约剩200万个，儿童期多数卵泡退化，至青春期只剩下约30万个。

从青春期开始到绝经前，卵巢在形态和功能上发生周期性变化称为卵巢周期。

（1）卵泡发育和成熟：进入青春期后，卵泡由自主发育推进至发育成熟的过程依赖于促性腺激素的刺激。生育期每月发育一批（3～11个）卵泡，经过募集、选择，其中一般只有一个优势卵泡可达完全成熟，并排出卵子。其余的卵泡发育到一定程度通过细胞凋亡机制而自行退化。

（2）排卵：卵细胞和其周围的卵丘颗粒细胞一起被排出的过程称为排卵。排卵过程包括卵母细胞完成第一次减数分裂和卵泡壁胶原层的分解及小孔形成后卵子的排出活动。

排卵前，下丘脑GnRH大量释放，引起垂体释放促性腺激素，出现LH/FSH峰。LH峰是即将排卵的可靠指标，出现于卵泡破裂前36小时。LH峰使初级卵母细胞完成第一次减数分裂，排出第一极体，成熟为次级卵母细胞。在LH峰作用下排卵前卵泡黄素化，产生少量孕酮。LH/FSH排卵峰与孕酮协同作用，激活卵泡液内蛋白溶酶活性，使卵泡壁隆起尖端部分的胶原消化形成小孔，称排卵孔。排卵前卵泡液中前列腺素显著增加，排卵时达高峰。前列腺素可促进卵泡壁释放蛋白溶酶，也促使卵巢内平滑肌收缩，有助于排卵。排卵时随卵细胞同时排出的还有透明带、放射冠及小部分卵丘内的颗粒细胞。排卵多发生在下次月经来潮前14日左右。卵子可由两侧卵巢轮流排出，也可由一侧卵巢连续排出。卵子排出后，经输卵管伞部捡拾、输卵管壁蠕动以及输卵管黏膜纤毛活动等协同作用，在输卵管内向子宫方向移动。

（3）黄体形成及退化：排卵后卵泡液流出，卵泡腔内压下降，卵泡壁塌陷，形成许多皱襞，卵泡壁的卵泡颗粒细胞和卵泡内膜细胞向内侵入，周围由结缔组织的卵泡外膜包围，共同形成黄体。卵泡颗粒细胞和卵泡内膜细胞在黄体生成素（LH）排卵峰的作用下进一步黄素化，分别形成颗粒黄体细胞及卵泡膜黄体细胞。若排出的卵子受精，黄体则在胚胎滋养细胞分泌的人绒毛膜促性腺激素（hCG）作用下增大，转变为妊娠黄体，至妊娠3个月末才退化。此后胎盘形成并分泌甾体激素维持妊娠。若卵子未受精，黄体在排卵后9～10天开始退化，黄体功能仅限14天，其作用由卵巢局部前列腺素和内皮素-1所介导，黄体退化时黄体细胞逐渐萎缩变小，周围的结缔组织及成纤维细胞侵入黄体，逐渐由结缔组织所代替，组织纤维化，外观色白，称白体。黄体衰退后月经来潮，卵巢中又有新的卵泡发育，开始新的周期。

知识点3：卵泡生长过程的阶段　　　　　副高：熟练掌握　正高：熟练掌握

根据卵泡的形态、大小、生长速度和组织学特征，可将其生长过程分为以下几个阶段：

（1）始基卵泡：由停留于减数分裂双线期的初级卵母细胞被单层梭形前颗粒细胞围绕而形成。

（2）窦前卵泡：始基卵泡的梭形前颗粒细胞分化为单层立方形细胞之后成为初级卵泡。与此同时，颗粒细胞合成和分泌黏多糖，在卵子周围形成一透明环形区，称为透明带。颗粒细胞的胞膜突起可穿过透明带与卵子的胞膜形成缝隙连接，这些胞膜的接触为卵子的信息传递和营养提供了一条通道。最后初级卵泡颗粒细胞的增殖使细胞的层数增至6～8层（600个细胞以下），卵泡增大，形成次级卵泡。颗粒细胞内出现卵泡刺激素（FSH）、雌激素（E）和雄激素（A）3种受体，具备了对上述激素的反应性。卵泡基膜附近的梭形细胞形成两层卵泡膜，即卵泡内膜和卵泡外膜。卵泡内膜细胞出现LH受体，具备了合成甾体激素的能力。

（3）窦卵泡：在雌激素和FSH的协同作用下，颗粒细胞间积聚的卵泡液增加，最后融合形成卵泡腔，卵泡增大直径达500μm，称为窦卵泡。窦卵泡发育后期，相当于前一卵巢周期的黄体晚期及本周期卵泡早期，血清FSH水平及其生物活性增高，超过一定阈值后，卵巢内有一组窦卵泡群进入了生长发育轨道，这种现象称为募集。约在月经周期第7天，在被募集的发育卵泡群中，FSH阈值最低的一个卵泡，优先发育成为优势卵泡，其余的卵泡逐渐退化闭锁，这个现象称为选择。月经周期第11～13天，优势卵泡增大至18mm左右，分泌雌激素量增多，使血清雌激素量达到300pg/ml左右。不仅如此，在FSH刺激下，颗粒细胞内又出现了LH受体及催乳素（PRL）受体，具备了对LH、PRL的反应性。此时便形成了排卵前卵泡。

（4）排卵前卵泡：为卵泡发育的最后阶段，也称格拉夫卵泡。卵泡液急骤增加，卵泡腔增大，卵泡体积显著增大，直径可达18～23mm，卵泡向卵巢表面突出。

知识点4：排卵前卵泡从外到内的结构顺序　　　副高：熟练掌握　正高：熟练掌握

排卵前卵泡的结构从外到内依次为：①卵泡外膜：为致密的卵巢间质组织，与卵巢间质无明显界限。②卵泡内膜：从卵巢皮质层间质细胞衍化而来，细胞呈多边形，较颗粒细胞大。此层含丰富血管。③颗粒细胞：细胞呈立方形，细胞间无血管存在，营养来自外周的卵泡内膜。④卵泡腔：腔内充满大量清澈的卵泡液和雌激素。⑤卵丘：呈丘状突出于卵泡腔，卵细胞深藏其中。⑥放射冠：直接围绕卵细胞的一层颗粒细胞，呈放射状排列。⑦透明带：在放射冠与卵细胞之间有一层很薄的透明膜，称透明带。

知识点5：甾体激素的代谢　　　　　　　　副高：熟练掌握　正高：熟练掌握

甾体激素主要在肝脏内代谢。雌二醇的代谢产物为雌酮及其硫酸盐、雌三醇、2-羟雌酮等，主要经肾脏排出；有一部分经胆汁排入肠内可再吸收入肝，即肝肠循环。孕激素主要代谢为孕二醇，经肾脏排出体外；睾酮代谢为雄酮、原胆烷醇酮，主要以葡萄糖醛酸盐的形式经肾脏排出体外。

知识点 6：卵巢性激素分泌的周期性变化　　　　　*副高：熟练掌握　　正高：熟练掌握*

（1）雌激素：卵泡开始发育时，雌激素分泌量很少；月经第 7 天时卵泡分泌雌激素量迅速增加，在排卵前可达高峰；排卵后由于卵泡液中雌激素释放至腹腔使循环中雌激素暂时下降，排卵后 1～2 天，黄体开始分泌雌激素使循环中雌激素又逐渐上升，在排卵后 7～8 天黄体成熟时，循环中雌激素形成又一高峰。此后，黄体萎缩，雌激素水平急剧下降，在月经期达最低水平。

（2）孕激素：卵泡期卵泡不分泌孕酮，排卵前成熟卵泡的颗粒细胞在 LH 排卵峰的作用下黄素化，开始分泌少量孕酮，排卵后黄体分泌孕酮逐渐增加至排卵后 7～8 天黄体成熟时，分泌量达最高峰，以后逐渐下降，到月经来潮时降到卵泡期水平。

（3）雄激素：女性雄激素主要来自肾上腺。卵巢也能分泌部分雄激素，包括睾酮、雄烯二酮和脱氧表雄酮。卵巢内泡膜层是合成分泌雄烯二酮的主要部位，卵巢间质细胞和门细胞主要合成与分泌睾酮。排卵前循环中雄激素升高，一方面可促进非优势卵泡闭锁，另一方面可提高性欲。

知识点 7：雌激素的生理作用　　　　　*副高：熟练掌握　　正高：熟练掌握*

雌激素的生理作用有：①子宫肌：促进子宫肌细胞增生和肥大，使肌层增厚；增进血运，促使和维持子宫发育；增加子宫平滑肌对缩宫素的敏感性。②子宫内膜：使子宫内膜腺体和间质增生、修复。③宫颈：使宫颈口松弛、扩张，宫颈黏液分泌增加，性状变稀薄，富有弹性，易拉成丝状。④输卵管：促进输卵管肌层发育及上皮的分泌活动，并可加强输卵管肌节律性收缩的振幅。⑤阴道上皮：使阴道上皮细胞增生和角化，黏膜变厚，并增加细胞内糖原含量，使阴道维持酸性环境。⑥外生殖器：使阴唇发育、丰满、色素加深。⑦第二性征：促使乳腺管增生，乳头、乳晕着色，促进其他第二性征的发育。⑧卵巢：协同 FSH 促进卵泡发育。⑨下丘脑、垂体：通过对下丘脑和垂体的正负反馈调节，控制促性腺激素的分泌。⑩代谢作用：促进水钠潴留；促进肝脏高密度脂蛋白合成，抑制低密度脂蛋白合成，降低循环中胆固醇水平；维持和促进骨基质代谢。

知识点 8：孕激素的生理作用　　　　　*副高：熟练掌握　　正高：熟练掌握*

孕激素一般在雌激素作用的基础上发挥效应。其生理作用有：①子宫肌：降低子宫平滑肌兴奋性及其对缩宫素的敏感性，抑制子宫收缩，有利于胚胎及胎儿宫内生长发育。②子宫内膜：使增生期子宫内膜转化为分泌期内膜，为受精卵着床做好准备。③宫颈：使宫口闭合，黏液分泌减少，性状变黏稠。④输卵管：抑制输卵管肌节律性收缩的振幅。⑤阴道上皮：加快阴道上皮细胞脱落。⑥乳房：促进乳腺腺泡发育。⑦下丘脑、垂体：孕激素在月经中期具有增强雌激素对垂体LH排卵峰释放的正反馈作用；在黄体期对下丘脑、垂体有负反馈作用，抑制促性腺激素分泌。⑧体温：兴奋下丘脑体温调节中枢，可使基础体温在排卵后升高0.3～0.5℃。临床上以此作为判定排卵日期的标志之一。⑨代谢作用：促进水钠排泄。

知识点9：孕激素与雌激素的协同和拮抗作用　　　副高：熟练掌握　　正高：熟练掌握

孕激素在雌激素作用的基础上，进一步促使女性生殖器和乳房的发育，为妊娠准备条件，两者有协同作用；另一方面，雌激素和孕激素又有拮抗作用，雌激素促进子宫内膜增生及修复，孕激素则限制子宫内膜增生，并使增生的子宫内膜转化为分泌期。其他拮抗作用表现在子宫收缩、输卵管蠕动、宫颈黏液变化、阴道上皮细胞角化和脱落以及钠和水的潴留与排泄等方面。

知识点10：雄激素的生理作用　　　　　　　　　副高：熟练掌握　　正高：熟练掌握

（1）对女性生殖系统的影响：自青春期开始，雄激素分泌增加，促使阴蒂、阴唇和阴阜的发育，促进阴毛、腋毛的生长。但雄激素过多会对雌激素产生拮抗作用，如减缓子宫及其内膜的生长和增殖，抑制阴道上皮的增生和角化。长期使用雄激素，可出现男性化的表现。雄激素还与性欲有关。

（2）对机体代谢功能的影响：雄激素能促进蛋白合成，促进肌肉生长，并刺激骨髓中红细胞的增生。在性成熟期前，促使长骨骨基质生长和钙的保留；性成熟后可导致骨骺的关闭，使生长停止；可促进肾远曲小管对水、钠的重吸收并保留钙。

知识点11：甾体激素的作用机制　　　　　　　　副高：熟练掌握　　正高：熟练掌握

甾体激素具有脂溶性，主要通过扩散方式进入细胞内，与胞质受体结合，形成激素-胞质受体复合物。靶细胞胞质中存在的甾体激素受体是蛋白质，与相应激素结合具有很强的亲和力和专一性。当激素进入细胞内与胞质受体结合后，受体蛋白发生构型变化和热休克蛋白（HSP）解离，从而使激素-胞质受体复合物获得进入细胞核内的能力，并由胞质转移至核内，与核内受体结合，形成激素-核受体复合物，从而引发DNA的转录过程，生成特异的mRNA，在胞质核糖体内翻译，生成蛋白质，发挥相应的生物效应。

知识点12：卵巢分泌的多肽激素　　　　　　　　副高：熟练掌握　　正高：熟练掌握

在卵泡液中可分离到3种多肽，根据它们对FSH产生的影响不同，分为抑制素、激活素和卵泡抑制素（FS）。它们既来源于卵巢颗粒细胞，也产生于垂体促性腺细胞，与卵巢甾体激素系统一样，构成调节垂体促性腺激素合成与分泌的激活素-抑制素-卵泡抑制素系统。

（1）抑制素：主要生理作用是选择性地抑制垂体FSH的产生，包括FSH的合成和分泌，另外，也可以增强LH的活性。

（2）激活素：主要在垂体局部通过自分泌作用，增加垂体细胞的GnRH受体数量，提高垂体对GnRH的反应性，从而刺激FSH的产生。

（3）卵泡抑制素：是高度糖基化的多肽，与抑制素和激活素的β亚单位具有亲和力。激活素与之结合后失去刺激FSH产生的能力。卵泡抑制素的主要功能是通过自分泌/旁分泌作用抑制FSH的产生。

| 知识点13：卵巢分泌的细胞因子和生长因子 | 副高：熟练掌握 | 正高：熟练掌握 |

白介素-1、肿瘤坏死因子-α、胰岛素样生长因子、血管内皮生长因子、表皮生长因子、成纤维细胞生长因子、转化生长因子、血小板衍生生长因子等细胞因子和生长因子通过自分泌或旁分泌形式也参与卵泡生长发育的调节。

第四节　子宫内膜及生殖器其他部位的周期性变化

| 知识点1：增殖期子宫内膜的组织学变化 | 副高：熟练掌握 | 正高：熟练掌握 |

子宫内膜受雌激素影响，内膜的各种成分包括表面上皮、腺体和腺上皮、间质及血管均处在一个增殖生长过程，称为增殖期。与卵巢的卵泡期相对应，子宫内膜的增殖期一般持续2周，生理情况下可有10～20天波动。子宫内膜厚度自0.5mm增加到3.5～5.0mm，以腺体增殖反应最为明显。根据增殖程度一般将其分为早、中和晚期增殖3个阶段。

（1）增殖期早期：月经周期的第4～7天。此期内膜薄，仅1～2mm；腺体狭窄呈管状，内衬低柱状上皮，间质细胞梭形，排列疏松，胞质少，螺旋小动脉位于内膜深层。

（2）增殖期中期：月经周期的第8～10天。此期腺体迅速变长而扭曲，腺上皮被挤压呈柱状，螺旋小动脉逐渐发育，管壁变厚。

（3）增殖晚期：月经周期的第11～14天。此期内膜进一步增厚，达3～5mm，表面高低不平，略呈波浪形；腺上皮变为高柱状，增殖为假复层上皮，核分裂象增多，腺体更长，形成弯曲状；间质细胞呈星状，并相互结合成网状；组织内水肿明显，小动脉增生，管腔增大，呈弯曲状。

增殖期腺体细胞的重要变化表现为纤毛细胞和微绒毛细胞的增加。纤毛细胞出现于月经周期第7～8天，主要围绕腺体开口分布，纤毛的摆动可促进子宫内膜分泌物的流动和分布。微绒毛可增加细胞表面积，从而增加腺细胞的排泄和吸收功能。增生的腺细胞和间质细胞内含有丰富的游离和结合的核糖体、线粒体、高尔基复合体及初级溶酶体。这些结构是蛋白质、能量及酶的合成与贮存场所。

| 知识点2：分泌期子宫内膜的组织学变化 | 副高：熟练掌握 | 正高：熟练掌握 |

月经周期第15～28天，与卵巢周期中的黄体期相对应。黄体分泌的孕激素、雌激素使增殖期内膜继续增厚，腺体更增长弯曲，出现分泌现象；血管迅速增加，更加弯曲；间质疏

松并水肿。此时内膜厚且松软，含有丰富的营养物质，有利于受精卵着床发育。整个分泌期分为3期。

（1）分泌期早期：月经周期的第16～19天。此期内膜腺体更长，弯曲更明显，腺上皮细胞开始出现含糖原的核下空泡，为该期的组织学特征；间质水肿，螺旋小动脉继续增生、弯曲。

（2）分泌期中期：月经周期的第20～23天。糖原空泡自细胞核下逐渐向腺腔移动，突破腺细胞顶端胞膜，排到腺腔，称顶浆分泌，为分泌中期的组织学特征，此过程历经7天。内膜分泌活动在中期促性腺素峰后7天达高峰，与胚泡种植时间同步。周期的第21～22天为胚泡种植的时间，此时另一突出的特征是子宫内膜基质高度水肿，此变化是由于雌、孕激素作用于子宫内膜产生前列腺素使毛细血管通透性增加所致。

（3）分泌期晚期：月经周期的第24～28天。此期为月经来潮前期，相当于黄体退化阶段、该期子宫内膜呈海绵状，厚达10mm。内膜腺体开口面向宫腔，有糖原等分泌物溢出，间质更疏松、水肿。表面上皮细胞下的间质分化为肥大的蜕膜样细胞和小圆形的有分叶核及玫瑰红颗粒的内膜颗粒细胞；螺旋小动脉迅速增长，超出内膜厚度，更加弯曲，血管管腔也扩张。

分泌期超微结构的特征性变化是巨大线粒体的出现和核仁通道系统（NCS）的形成。NCS是核膜呈螺旋状折叠，伸入核内或核仁内形成的，仅在排卵后出现。

知识点3：月经期子宫内膜的组织学变化　　　副高：熟练掌握　正高：熟练掌握

月经期即为子宫内膜功能层崩解脱落期。在未受孕情况下，黄体萎缩，雌孕激素水平下降，子宫内膜失去激素支持后最明显的变化是子宫内膜组织的萎陷和螺旋动脉血管明显的舒缩反应。在恒河猴月经期观察到性激素撤退时子宫内膜的血管活动顺序是：随着子宫内膜的萎陷，螺旋动脉血流及静脉引流减少；继而血管扩张；以后是螺旋动脉呈节律的收缩和舒张；血管痉挛性收缩持续时间一次比一次长，且一次比一次强，最后导致子宫内膜缺血发白。

知识点4：子宫内膜的生物化学变化　　　　副高：熟练掌握　正高：熟练掌握

（1）甾体激素受体：增殖期子宫内膜腺细胞和间质细胞富含雌、孕激素受体。雌激素受体在增殖期子宫内膜含量最高，排卵后明显减少。孕激素受体在排卵时达高峰，随后腺上皮孕激素受体逐渐减少，而间质细胞孕激素受体含量相对增加。子宫内膜螺旋小动脉的平滑肌细胞也含有雌、孕激素受体，且呈周期性变化，以黄体期两种受体含量最高，提示子宫血流在一定程度上受甾体激素影响。

（2）蛋白激素受体：子宫内膜上皮和腺上皮存在hCG/LH受体的表达，功能尚不清楚。子宫内膜中也存在生长激素受体/生长激素结合蛋白的表达，可能对子宫内膜发育有一定影响。

（3）各种酶类：一些组织水解酶如酸性磷酸酶、β-葡萄糖醛酸酶等能使蛋白质、核酸和黏多糖分解。这些酶类平时被限制在溶酶体内，不具有活性。排卵后若卵子未受精，黄体经一定时间后萎缩，雌、孕激素水平下降，溶酶体膜的通透性增加，多种水解酶释放入组织，影响子宫内膜的代谢，对组织有破坏作用，从而造成内膜的剥脱和出血。基质金属蛋白酶（MMP）/组织基质金属蛋白酶抑制剂（TIMP）系统、组织型纤溶酶原激活物（tPA）/纤溶酶原激活抑制物（PAI）系统等也参与子宫内膜的剥脱过程。

（4）酸性黏多糖：在雌激素作用下，子宫内膜间质细胞能产生一种和蛋白质结合的碳水化合物，称为酸性黏多糖（AMPS）。雌激素能促使AMPS在间质中浓缩聚合，成为内膜间质的基础物质，对增殖期子宫内膜的成长起支架作用。排卵后，孕激素可抑制AMPS的生成和聚合，促使其降解，致使子宫内膜黏稠的基质减少，血管壁的通透性增加，有利于营养及代谢产物的交换，并为受精卵着床和发育做好准备。

（5）血管收缩因子：月经来潮前24小时子宫内膜缺血、坏死，释放前列腺素$F_{2\alpha}$和内皮素-1等，使月经期血管收缩因子达最高水平。另外，血小板凝集产生的血栓素（TX）A_2也具有血管收缩作用，从而引起子宫血管和肌层节律性收缩，而且整个经期血管的收缩呈进行性加强，导致内膜功能层迅速缺血坏死、崩解脱落。

知识点5：宫颈黏液的周期性变化　　　　　　副高：熟练掌握　　正高：熟练掌握

在卵巢性激素的影响下，宫颈腺细胞分泌黏液，其物理、化学性质及其分泌量均有明显的周期性改变。月经净后，体内雌激素水平降低，宫颈管分泌的黏液量很少。雌激素可刺激分泌细胞的分泌功能，随着雌激素水平不断提高，至排卵期黏液分泌量增加，黏液稀薄、透明，拉丝度可达10cm以上。若将黏液做涂片检查，干燥后可见羊齿植物叶状结晶，这种结晶在月经周期第6~7日开始出现，到排卵期最为清晰而典型。排卵后受孕激素影响，黏液分泌量逐渐减少，质地变黏稠而混浊，拉丝度差，易断裂。涂片检查时结晶逐步模糊，经月经周期第22日左右完全消失，而代之以排列成行的椭圆体。临床上根据宫颈黏液检查可了解卵巢功能。

宫颈黏液是含有糖蛋白、血浆蛋白、氯化钠和水分的水凝胶。黏液中的氯化钠含量在月经前后仅占黏液干重的2%~20%；而在排卵期则为黏液干重的40%~70%。由于黏液是等渗的，氯化钠比例的增加势必导致水分亦相应增加，故排卵期的宫颈黏液稀薄而量多。宫颈黏液中的糖蛋白排列成网状：近排卵时，在雌激素影响下网眼变大。

根据上述变化，可见排卵期宫颈黏液最适宜精子通过。雌、孕激素的作用使宫颈在月经周期中对精子穿透发挥着生物阀作用。

知识点6：输卵管的周期性变化　　　　　　　副高：熟练掌握　　正高：熟练掌握

输卵管在生殖中的作用是促进配子运输、提供受精场所和运输早期胚胎。输卵管可分为4部分：①伞部：主要功能是拾卵，这与该部位的纤毛细胞的纤毛向子宫腔方向摆动有关。②壶腹部：受精的场所，该部位的纤毛细胞的纤毛也向子宫腔方向摆动。③峡部：肌层较厚，黏膜层较薄。④间质部：位于子宫肌壁内，由较厚的肌层包围。输卵管的每一部分都有肌层和黏膜层，黏膜层由上皮细胞组成，包括纤毛细胞和分泌细胞。

知识点7：阴道黏膜的周期性变化　　　　　副高：熟练掌握　　正高：熟练掌握

在月经周期中，阴道黏膜呈现周期性改变，这种改变在阴道上段最明显。排卵前，阴道上皮在雌激素的作用下，底层细胞增生，逐渐演变为中层与表层细胞，使阴道上皮增厚；表层细胞出现角化，其程度在排卵期最明显。细胞内富有糖原，糖原经寄生在阴道内的阴道杆菌分解而成乳酸，使阴道内保持一定酸度，可以防止致病菌的繁殖。排卵后在孕激素的作用下，主要为表层细胞脱落。临床上可借助阴道脱落细胞的变化了解体内雌激素水平和有无排卵。

知识点8：乳房的周期性变化　　　　　　　副高：熟练掌握　　正高：熟练掌握

雌激素的作用可引起乳腺管增生，而孕酮则可引起乳腺小叶及腺泡生长。在月经前10天，许多妇女有乳房肿胀感和疼痛，可能是由于乳腺管扩张、充血及乳房间质水肿。月经期雌、孕激素撤退，这些变化的伴随症状大多消退。

第五节　月经周期的调节

知识点1：下丘脑促性腺激素释放激素　　　副高：熟练掌握　　正高：熟练掌握

下丘脑弓状核神经细胞分泌的GnRH是一种十肽激素，直接通过垂体门脉系统输送到腺垂体，调节垂体促性腺激素的合成和分泌。正常月经周期的生理功能和病理变化均伴有相应的GnRH脉冲式分泌模式变化。GnRH的脉冲式释放可调节LH/FSH的比值。脉冲频率减慢时，血中FSH水平升高，LH水平降低，从而LH/FSH比值下降；频率增加时，LH/FSH比值升高。

下丘脑是下丘脑-垂体-卵巢轴（H-P-O轴）的启动中心，GnRH的分泌受垂体促性腺激素和卵巢性激素的反馈调节，包括起促进作用的正反馈和起抑制作用的负反馈调节。反馈调节包括长反馈、短反馈和超短反馈3种。这些激素反馈信号通过多种神经递质如去甲肾上腺素、多巴胺、内啡肽、5-羟色胺和褪黑激素等调节GnRH的分泌。去甲肾上腺素促进GnRH的释放，内源性阿片肽抑制GnRH的释放，多巴胺对GnRH的释放则具有促进和抑制双重作用。

知识点2：促性腺激素对月经周期的调节　　副高：熟练掌握　　正高：熟练掌握

腺垂体的促性腺激素细胞分泌卵泡刺激素（FSH）和黄体生成素（LH）。它们对GnRH的脉冲式刺激起反应，自身也呈脉冲式分泌，并受卵巢性激素和抑制素的调节。

FSH是卵泡发育必需的激素，主要生理作用有：①直接促进窦前卵泡及窦卵泡颗粒细胞增殖与分化，分泌卵泡液，使卵泡生长发育；②激活颗粒细胞芳香化酶，合成与分泌雌二醇；③在前一周期的黄体晚期及卵泡早期，促使卵巢内窦卵泡群的募集；④促使颗粒细胞合成分泌IGF及其受体、抑制素、激活素等物质，并与这些物质协同作用，调节优势卵泡的选择与非优势卵泡的闭锁退化；⑤在卵泡期晚期与雌激素协同，诱导颗粒细胞生成LH受体，为排卵及黄素化作准备。

LH的生理作用有：①在卵泡期刺激卵泡膜细胞合成雄激素，主要是雄烯二酮，为雌二醇的合成提供底物；②排卵前促使卵母细胞最终成熟及排卵；③在黄体期维持黄体功能，促进孕激素、雌二醇和抑制素A的合成与分泌。

知识点3：催乳素对月经周期的调节　　　　副高：熟练掌握　　正高：熟练掌握

催乳素（PRL）是由腺垂体的催乳细胞分泌的由198个氨基酸组成的多肽激素，具有促进乳汁合成的功能。PRL分泌主要受下丘脑释放入门脉循环的多巴胺（PRL抑制因子）抑制性调节。促甲状腺激素释放激素（TRH）也能刺激PRL的分泌。当GnRH的分泌受到抑制时，可出现促性腺激素水平下降，而PRL水平上升，临床表现为闭经泌乳综合征。另外，有些甲状腺功能减退的妇女可能由于TRH升高而出现泌乳现象。

知识点4：雌激素的反馈调节作用　　　　副高：熟练掌握　　正高：熟练掌握

雌激素对下丘脑产生负反馈和正反馈两种作用。①在卵泡期早期：一定水平的雌激素负反馈作用于下丘脑，抑制GnRH释放，并降低垂体对GnRH的反应性，从而实现对垂体促性腺激素脉冲式分泌的抑制。②在卵泡期晚期：随着卵泡的发育成熟，当雌激素的分泌达到阈值（≥200pg/ml）并维持48小时以上，雌激素即可发挥正反馈作用，刺激LH分泌高峰。在黄体期，协同孕激素对下丘脑有负反馈作用。

知识点5：孕激素的反馈调节作用　　　　副高：熟练掌握　　正高：熟练掌握

在排卵前，低水平的孕激素可增强雌激素对促性腺激素的正反馈作用、在黄体期，高水平的孕激素对促性腺激素的脉冲分泌产生负反馈抑制作用。

知识点6：月经周期的调节机制　　　　副高：熟练掌握　　正高：熟练掌握

（1）卵泡期：在一次月经周期的黄体萎缩后，雌、孕激素和抑制素A水平降至最低，对下丘脑和垂体的抑制解除，下丘脑又开始分泌GnRH，使垂体FSH分泌增加，促进卵泡发育，分泌雌激素，子宫内膜发生增生期变化。随着雌激素逐渐增加，其对下丘脑的负反馈增强，抑制下丘脑GnRH的分泌，加之抑制素B的作用，使垂体FSH分泌减少。随着卵泡逐渐发育，接近成熟时卵泡分泌的雌激素达到200pg/ml以上，并持续48小时，即对下丘脑和垂体产生正反馈作用，形成LH和FSH峰，两者协同作用，促使成熟卵泡排卵。

（2）黄体期：排卵后循环中LH和FSH均急剧下降，在少量LH和FSH作用下，黄体形成并逐渐发育成熟。黄体主要分泌孕激素，也分泌雌二醇，使子宫内膜发生分泌期变化。排卵后第7～8天循环中孕激素达到高峰，雌激素也达到又一高峰。由于大量孕激素和雌激素以及抑制素A的共同负反馈作用，又使垂体LH和FSH分泌相应减少，黄体开始萎缩，雌、孕激素分泌减少，子宫内膜失去性激素支持，发生剥脱而月经来潮。雌、孕激素和抑制素A的减少解除了对下丘脑和垂体的负反馈抑制，FSH分泌增加，卵泡开始发育，下一个月经周期重新开始，如此周而复始。

　　月经周期主要受H-P-O轴的神经内分泌调控，同时也受抑制素-激活素-卵泡抑制素系统的调节，其他腺体内分泌激素对月经周期也有影响。H-P-O轴的生理活动受到大脑皮层神经中枢的影响，如外界环境、精神因素等均可影响月经周期。大脑皮层、下丘脑、垂体和卵巢任何一个环节发生障碍都会引起卵巢功能紊乱，导致月经失调。

第六节　影响月经周期的其他内分泌腺功能

知识点1：甲状腺对月经周期的影响　　　　副高：熟练掌握　　正高：熟练掌握

　　甲状腺分泌甲状腺素（T_4）和三碘甲状腺原氨酸（T_3），不仅参与机体各种物质的新陈代谢，还对性腺的发育成熟、维持正常月经和生殖功能具有重要影响。青春期以前发生甲状腺功能减退者可有性发育障碍，使青春期延迟。青春期则出现月经失调，临床表现月经过少、稀发，甚至闭经。患者多合并不孕，自然流产和畸胎发生率增加。甲状腺功能轻度亢进时甲状腺素分泌与释放增加，子宫内膜过度增生，临床表现月经过多、过频，甚至发生功能失调性子宫出血。当甲状腺功能亢进进一步加重时，甲状腺素的分泌、释放及代谢等过程受到抑制，临床表现为月经稀发、月经减少，甚至闭经。

知识点2：肾上腺对月经周期的影响　　　　副高：熟练掌握　　正高：熟练掌握

　　肾上腺不仅具有合成和分泌糖皮质激素、盐皮质激素的功能，还能合成和分泌少量雄激素和极微量雌激素、孕激素。女性雄激素的主要来源是肾上腺皮质。少量雄激素为正常妇女的阴毛、腋毛、肌肉和全身发育所必需。若雄激素分泌过多，可抑制下丘脑分泌GnRH，并对抗雌激素，使卵巢功能受到抑制而出现闭经，甚至男性化表现。先天性肾上腺皮质增生症（CAH）患者由于存在21-羟化酶缺陷，导致皮质激素合成不足，引起促肾上腺皮质激素（ACTH）代偿性增加，促使肾上腺皮质网状带雄激素分泌过多，临床上导致女性假两性畸形（女性男性化）的表现。

知识点3：胰腺对月经周期的影响　　　　副高：熟练掌握　　正高：熟练掌握

　　胰岛分泌的胰岛素不仅参与糖代谢，而且对维持正常的卵巢功能有重要影响。胰岛素依赖型糖尿病患者常伴有卵巢功能低下。在胰岛素拮抗的高胰岛素血症患者，过多的胰岛素将促进卵巢产生过多雄激素，从而发生高雄激素血症，导致月经失调，甚至闭经。

第三章　妊娠生理

第一节　胚胎形成与胎儿发育

知识点1：受精卵形成　　　　　　　　副高：熟练掌握　正高：熟练掌握

精子与卵子结合形成受精卵的过程称为受精。成熟精子在精液中没有使卵子受精的能力，精子在子宫腔和输卵管游动中，精子顶体表面糖蛋白被女性生殖道分泌物中的α、β淀粉酶降解，顶体膜结构中胆固醇/磷脂比率以及膜电位发生改变，使膜稳定性降低，此过程称为获能，需7小时左右。获能的主要场所是子宫和输卵管。卵子从卵巢排出后，经输卵管伞部数分钟后进入输卵管，到达壶腹部与峡部连接处时，等待受精。卵子受精必须发生在排卵后几分钟或不超过几小时，因此排卵时精子必须存在于输卵管。获能的精子与卵子的放射冠接触后，精子头部外膜和顶体前膜融合、破裂，释放一系列顶体酶，借助顶体酶精子穿过放射冠、透明带，精子头部与卵子表面相结合。受精后，次级卵母细胞完成第二次减数分裂，与精原核融合，形成二倍体受精卵。

知识点2：受精卵着床的概念及过程　　　　副高：熟练掌握　正高：熟练掌握

在受精后30小时，受精卵在输卵管内缓慢向子宫方向移动，同时进行有丝分裂（又称卵裂），大约在受精后3天，形成含有16细胞的细胞团，称为桑葚胚，进入子宫腔。桑葚胚中卵裂球之间的液体逐渐积聚形成早期囊胚。早期囊胚进入子宫腔并继续分裂发育成晚期囊胚。约在受精后第6~7天，晚期囊胚植入子宫内膜，此过程称为受精卵着床。

受精卵着床经过定位、黏附和侵入3个过程：①定位：透明带消失，晚期囊胚以其内细胞团端接触子宫内膜；②黏附：晚期囊胚黏附在子宫内膜，囊胚表面滋养细胞分化为两层，外层为合体滋养细胞，内层为细胞滋养细胞；③侵入：滋养细胞穿透侵入子宫内膜、内1/3肌层及血管，囊胚完全埋入子宫内膜中且被内膜覆盖。

知识点3：受精卵着床具备的条件　　　　副高：熟练掌握　正高：熟练掌握

受精卵着床必须具备的条件有：①透明带消失；②囊胚细胞滋养细胞分化出合体滋养细胞；③囊胚和子宫内膜同步发育并相互配合；④孕妇体内必须有足够数量的孕酮。成功着床需要由黄体分泌的雌、孕激素支持的子宫内膜具有容受性。子宫内膜的容受性仅在月经周期第20~24日才具有，即窗口期，允许受精卵着床。

知识点4：胚胎、胎儿发育特征　　　　　副高：熟练掌握　正高：熟练掌握

以4周（一个妊娠月）为一孕龄单位，描述胚胎及胎儿发育特征。

（1）4周末：胚囊直径2～3cm，胚胎长4～5mm，可以辨认胚盘与体蒂。

（2）8周末：胚胎初具人形，头大占整个胎体一半；能分辨出眼、耳、鼻、口；四肢已具雏形；B超可见早期心脏形成并有搏动。

（3）12周末：胎儿顶臀长6～7cm，体重约14g；外生殖器已发育，部分可辨出性别；多数胎儿骨内出现骨化中心，指（趾）开始分化，皮肤和指甲出现，胎儿四肢可活动。

（4）16周末：胎儿顶臀长12cm，体重约110g；从外生殖器可确定胎儿性别；头皮已长出毛发，胎儿已开始出现呼吸运动；皮肤菲薄呈深红色，无皮下脂肪；部分经产妇已能自觉胎动。

（5）20周末：胎儿身长约25cm，顶臀长16cm，体重约超过300g，开始呈线性增长；皮肤暗红，出现胎脂，全身覆盖毳毛，并可见一些头发；开始出现吞咽、排尿功能。检查孕妇时可听到胎心音。

（6）24周末：胎儿身长约30cm，顶臀长21cm，体重约630g，各脏器均已发育，皮肤出现特征性皱褶，皮下脂肪开始沉积，出现眉毛和睫毛。此期，支气管和细支气管扩大，肺泡导管出现，但是气体交换所需要的终末囊还未形成。

（7）28周末：胎儿身长约35cm，顶臀长25cm，体重约1100g；皮下脂肪不多；皮肤粉红，有时有胎脂；眼睛半张开，有呼吸运动；此胎龄的正常婴儿有90%的生存概率。

（8）32周末：胎儿身长约40cm，顶臀长28cm，体重约1800g；皮肤深红，面部毳毛已脱落，出现脚趾甲，睾丸下降，生活力尚可；除外其他并发症，此期出生婴儿通常可存活。

（9）36周末：胎儿身长约45cm，顶臀长32cm，体重约2500g；皮下脂肪较多，毳毛明显减少，面部皱褶消失；胸部、乳房突出，睾丸位于阴囊；指（趾）甲已超出指（趾）端；出生后能啼哭及吸吮，生活力良好。此时出生基本可以存活。

（10）40周末：胎儿身长约50cm，顶臀长36cm，体重约3400g；发育成熟，胎头双顶径值＞9cm；皮肤粉红色，皮下脂肪多，头发粗，长度＞2cm；外观体形丰满，肩、背部有时尚有毳毛；足底皮肤有纹理；男性睾丸已降至阴囊内，女性大小阴唇发育良好；出生后哭声响亮，吸吮能力强，能很好存活。

知识点5：胎儿血液循环特点　　　　　副高：熟练掌握　正高：熟练掌握

胎儿的血循环特点有：①来自胎盘的血液进入胎儿体内分为3支：一支直接入肝，一支与门静脉汇合入肝，此两支血液经肝静脉入下腔静脉；另一支经静脉导管直接入下腔静脉。下腔静脉血是混合血，有来自脐静脉含氧量较高的血液，也有来自胎儿身体下半身含氧量较低的血液。②卵圆孔位于左右心房之间，其开口处正对下腔静脉入口，下腔静脉进入右心房的血液绝大部分经卵圆孔进入左心房。上腔静脉进入右心房的血液流向右心室，随后进入肺动脉。③肺循环阻力较大，肺动脉血液绝大部分经动脉导管流入主动脉，仅部分血液经肺静

脉进入左心房。左心房血液进入左心室，继而进入主动脉直至全身后，经腹下动脉再经脐动脉进入胎盘，与母血进行气体及物质交换。

胎儿体内无纯动脉血，而是动静脉混合血。进入肝、心、头部及上肢的血液含氧量较高及营养较丰富以适应需要；注入肺及身体下半部的血液含氧量及营养相对较少。

知识点6：新生儿血液循环特点	副高：熟练掌握　正高：熟练掌握

胎儿出生后，胎盘脐带循环中断，肺开始呼吸，肺循环阻力降低，新生儿血液循环逐渐发生改变。①脐静脉出生后闭锁为肝圆韧带，脐静脉的末支静脉导管出生后闭锁为静脉韧带；②脐动脉出生后闭锁，与相连的闭锁的腹下动脉成为腹下韧带；③动脉导管位于肺动脉与主动脉弓之间，出生后2～3个月完全闭锁为动脉韧带；④卵圆孔于生后因左心房压力增高开始关闭，多在生后6个月完全关闭。

知识点7：胎儿血液系统的生理特点	副高：熟练掌握　正高：熟练掌握

（1）红细胞生成：主要来自卵黄囊，约在受精后3周末建立。妊娠10周肝是红细胞的主要生成器官，以后骨髓、脾逐渐有造血功能。妊娠足月时，骨髓产生90%红细胞。妊娠32周红细胞生成素大量产生，故妊娠32周后出生的新生儿红细胞数均增多，约为6.0×10^{12}/L。胎儿红细胞的生命周期短，仅为成人120天的2/3，需不断生成红细胞。

（2）血红蛋白生成：在妊娠前半期均为胎儿血红蛋白，至妊娠最后4～6周，成人血红蛋白增多，至临产时胎儿血红蛋白仅占25%。

（3）白细胞生成：妊娠8周以后，胎儿血循环出现粒细胞。于妊娠12周，胸腺、脾产生淋巴细胞，成为体内抗体的主要来源。妊娠足月时白细胞计数可高达（15～20）$\times 10^9$/L。

知识点8：胎儿呼吸系统的生理特点	副高：熟练掌握　正高：熟练掌握

胎儿期胎盘代替肺脏功能，母儿血液在胎盘进行气体交换，但出生前胎儿已具备呼吸道（包括气管直至肺泡）、肺循环及呼吸肌发育。妊娠11周B超可见胎儿胸壁运动，妊娠16周时出现能使羊水进出呼吸道的呼吸运动。新生儿出生后肺泡扩张，开始呼吸功能。出生时胎肺不成熟可导致呼吸窘迫综合征，影响新生儿存活力。胎儿肺成熟包括肺组织结构成熟及功能成熟。后者系肺泡Ⅱ型细胞内的板层小体能合成肺表面活性物质，包括卵磷脂和磷脂酰甘油。表面活性物质能降低肺泡表面张力，有助于肺泡的扩张。通过检测羊水中卵磷脂及磷脂酰甘油值，可以判定胎肺成熟度。糖皮质激素可刺激肺表面活性物质的产生。

知识点9：胎儿神经系统的生理特点	副高：熟练掌握　正高：熟练掌握

胎儿大脑随妊娠进展逐渐发育长大；胚胎期脊髓已长满椎管，但随后的生长缓慢。脑脊

髓和脑干神经根的髓鞘形成于妊娠6个月开始，但主要发生在出生后1年内。妊娠中期胎儿内耳、外耳及中耳已形成，妊娠24～26周胎儿在宫内已能听见一些声音。妊娠28周胎儿眼对光开始出现反应，对形象及色彩的视觉出生后才逐渐形成。

知识点10：胎儿消化系统的生理特点　　　副高：熟练掌握　正高：熟练掌握

（1）胃肠道：妊娠11周小肠已有蠕动，妊娠16周胃肠功能基本建立，胎儿能吞咽羊水，吸收水分、氨基酸、葡萄糖及其他可溶性营养物质。

（2）肝脏：胎儿肝内缺乏许多酶，不能结合因红细胞破坏产生的大量游离胆红素。胆红素经胆道排入小肠氧化成胆绿素，胆绿素的降解产物导致胎粪呈黑绿色。

知识点11：胎儿泌尿系统的生理特点　　　副高：熟练掌握　正高：熟练掌握

妊娠11～14周时胎儿肾已有排尿功能，于妊娠14周胎儿膀胱内已有尿液。妊娠中期起，羊水的重要来源是胎儿尿液。肾脏对于胎儿宫内生存并非必需，但对于控制羊水量和成分非常重要。尿道、输尿管和肾盂梗阻时，肾实质受损并破坏解剖结构，导致无尿或尿量减少时常合并羊水过少和肺发育不全。

知识点12：胎儿内分泌系统的生理特点　　　副高：熟练掌握　正高：熟练掌握

甲状腺于妊娠第6周开始发育，妊娠12周已能合成甲状腺激素。甲状腺素对胎儿各组织器官的正常发育均有作用，尤其是大脑的发育。妊娠12周至整个妊娠期，胎儿甲状腺对碘的蓄积高于母亲的甲状腺，因此，孕期补碘要慎重。胎儿肾上腺发育良好，胎儿肾上腺皮质主要由胎儿带组成，能产生大量甾体激素，与胎儿肝、胎盘、母体共同完成雌三醇的合成，妊娠12周胎儿胰腺开始分泌胰岛素。

知识点13：胎儿生殖系统及性腺分化发育的生理特点　　　副高：熟练掌握　正高：熟练掌握

男性胎儿睾丸开始发育较早，约在妊娠第6周分化发育，Y染色体短臂的IAIA区的Y基因性别决定区（SRY）编码一种蛋白，促使性索细胞分化成曲细精管的支持细胞，至妊娠14～18周形成细精管，同时促使间胚叶细胞分化成间质细胞。睾丸形成后间质细胞分泌睾酮，促使中肾管发育，支持细胞产生副中肾管抑制物质，副中肾管退化。外阴部5α-还原酶使睾酮衍化为二氢睾酮，外生殖器向男性分化发育。睾丸于临产前降至阴囊内。

女性胎儿卵巢开始发育较晚，在妊娠11～12周分化发育，原始生殖细胞分化成初级卵母细胞，性索皮质细胞围绕卵母细胞，卵巢形成。缺乏副中肾管抑制物质使副中肾管系统发育，形成阴道、子宫、输卵管。

第二节 胎儿附属物的形成及其功能

知识点1：足月胎盘的大体结构 副高：熟练掌握 正高：熟练掌握

正常胎盘呈圆形或椭圆形。在胚胎的第9～25天，作为胎盘的主要结构绒毛形成。于妊娠14周末胎盘的直径达6cm，足月妊娠时胎盘的直径达15～20cm，厚度为1～2.5cm，中央厚边缘薄；胎盘重量多为500～600g，约为胎儿体重的1/6。胎盘分为胎儿面和母体面。胎儿面覆盖有光滑的、半透明的羊膜，脐带动静脉从附着处分支向四周呈放射性分布，直达胎盘边缘。脐带动静脉分支穿过绒毛膜板，进入绒毛干及其分支。胎盘母体面的表面呈暗红色，胎盘隔形成若干浅沟分为10～20个胎盘母体叶。

知识点2：胎盘的组织学结构 副高：熟练掌握 正高：熟练掌握

胎盘从胎儿面到母体面依次为羊膜、绒毛膜板、胎盘实质部分及蜕膜板四部分。

（1）羊膜：构成胎盘的胎儿部分，是胎盘胎儿面的最表层组织。是附着于绒毛膜板表面的半透明膜，表面光滑，无血管、神经和淋巴管，具有一定的弹性。正常羊膜厚0.5mm，由上皮和间质构成。上皮为一层立方或扁平上皮，并可出现扁平上皮化生。间质富有水分，非常疏松，与绒毛膜结合，很容易把两层分离。

（2）绒毛膜板：主要为结缔组织，胎儿血管在其内行走，下方有滋养细胞。

（3）胎盘实质：为绒毛干及其分支的大量游离绒毛，绒毛间隔是从蜕膜板向绒毛板行走，形成蜕膜隔。该层占胎盘厚度的2/3。

（4）蜕膜板：底蜕膜是构成胎盘的母体部分，占足月妊娠胎盘很少部分。蜕膜板主要由蜕膜致密层构成，固定绒毛的滋养细胞附着在基底板上，共同构成绒毛间隙的底。从蜕膜板向绒毛膜方向伸出蜕膜间隔，将胎盘分成20个左右的母体叶。

知识点3：绒毛的组织结构 副高：熟练掌握 正高：熟练掌握

妊娠足月胎盘的绒毛表面积达12～14m²，相当于成人肠道总面积。绒毛的直径随着妊娠的进展变小，绒毛内的胎儿毛细血管所占的空间增加，绒毛滋养层主要由合体滋养细胞组成。细胞滋养细胞仅散在可见，数目极少。滋养层的内层为基膜，有胎盘屏障作用。

知识点4：叶状绒毛形成经历的阶段 副高：熟练掌握 正高：熟练掌握

胎盘的主要结构叶状绒毛的形成历经3个阶段：①初级绒毛：绒毛膜表面长出呈放射状排列的合体滋养细胞小梁，绒毛膜深部增生活跃的细胞滋养细胞伸入其中，形成合体滋养细胞小梁的细胞中心索；②次级绒毛：初级绒毛继续增长，胚外中胚层长入细胞中心索，形成间质中心索；③三级绒毛：约在受精后第15～17日，胚胎血管长入间质中心，绒毛内血管形成。

滋养细胞是与子宫蜕膜组织直接接触的胎儿来源的组织，具有营养胚胎、内分泌等功能，对适应母体的环境、维持妊娠等方面均有十分重要的意义。根据细胞的形态，滋养细胞可分为细胞滋养细胞和合体滋养细胞。细胞滋养细胞是发生细胞，是合体滋养细胞的前体。它具有完整的细胞膜，单个、清楚的细胞核，细胞增生活跃，有分裂象。这些特点在合体滋养细胞中不存在，细胞间连接紧密，细胞之间分界不清，细胞形态不规则，细胞边界不清，多个细胞核，且大小和形态不一，极少见到有丝分裂。在胚胎早期，胚胎着床时，细胞团周围的细胞滋养细胞具有黏附、侵入子宫内膜的作用，使胚胎着床。之后滋养细胞相互融合，形成合体滋养细胞。合体滋养细胞具有分泌、屏障等功能。

在胎盘的胎儿面，脐带动静脉在附着处分支后，在羊膜下呈放射性分布，再发出垂直分支进入绒毛主干内。每个绒毛主干中均有脐动脉和脐静脉，随着绒毛干的一再分支，脐血管越来越细，最终成为毛细血管进入绒毛终端。胎儿的血液以每分钟500ml流量的速度流经胎盘。

孕妇的子宫胎盘动脉（螺旋动脉）穿过蜕膜板进入胎盘母叶，血液压力为60～80mmHg，母体血液靠母体压力差，以每分钟500ml的流速进入绒毛间隙，绒毛间隙的血液压力为10～50mmHg，再经蜕膜板流入蜕膜板上的静脉网，此时的压力不足8mmHg。母儿之间的物质交换均在胎儿小叶的绒毛处进行。胎儿血液经脐动脉，直至绒毛毛细血管，经与绒毛间隙中的母体血液进行物质交换，两者之间不直接相通，而是隔着毛细血管壁、绒毛间质和绒毛表面细胞层，依靠渗透、扩散和细胞的主动转运等方式进行有选择的交换。胎儿血液经绒毛静脉、脐静脉返回胎儿体内。母体血液经底蜕膜上的螺旋静脉返回孕妇循环。

物质交换及转运方式有：①简单扩散：物质通过细胞质膜从高浓度区扩散至低浓度区，不消耗能量。如O_2、CO_2、水、钠钾电解质等；②易化扩散：物质通过细胞质膜从高浓度区向低浓度区扩散，不消耗能量，但需特异性载体转运，如葡萄糖的转运；③主动运输：物质通过细胞质膜从低浓度区逆方向扩散至高浓度区，需要消耗能量及特异性载体转运，如氨基酸、水溶性维生素及钙、铁等；④其他：较大物可通过细胞质膜裂隙，或通过细胞膜内陷吞噬后，继之膜融合，形成小泡向细胞内移动等方式转运，如大分子蛋白质、免疫球蛋白等。

知识点8：胎盘的物质交换功能　　　　　　　　副高：熟练掌握　正高：熟练掌握

（1）气体交换：母儿间O_2和CO_2在胎盘中以简单扩散方式交换，相当于胎儿呼吸系统的功能。

（2）营养物质供应：胎儿代谢的主要能源是葡萄糖，以易化扩散方式通过胎盘，胎儿体内的葡萄糖均来自母体。氨基酸、钙、磷、碘和铁以主动运输方式通过胎盘。脂肪酸、钾、钠、镁、维生素A、维生素D、维生素E、维生素K以简单扩散方式通过胎盘。胎盘中还含有多种酶（如氧化酶、还原酶、水解酶等），能将复杂化合物分解为简单物质，也能将简单物质合成后供给胎儿。

（3）排出胎儿代谢产物：胎儿代谢产物如尿素、尿酸、肌酐、肌酸等，经胎盘转输入母血，由母体排出体外。

知识点9：胎盘在母胎免疫中的作用　　　　　　副高：熟练掌握　正高：熟练掌握

胎盘在母胎免疫中的作用主要表现为：①滋养层外层的合体滋养细胞无组织相容性抗原，孕妇对此不发生排异反应；②滋养层细胞介质可阻止胎儿抗原进入母胎循环；③滋养层表面覆盖有硅酸黏糖蛋白类，掩盖了胎盘的抗原性；④胎盘可吸附抗父系组织相容性抗原复合物的抗体。

知识点10：胎盘的防御功能　　　　　　　　　　副高：熟练掌握　正高：熟练掌握

胎盘的屏障作用极为有限。各种病毒（如风疹病毒、巨细胞病毒等）及人部分药物均可通过胎盘影响胎儿。细菌、弓形虫、衣原体、螺旋体不能通过胎盘屏障，但可在胎盘部位形成病灶，破坏绒毛结构后进入胎体感染胚胎及胎儿。母血中免疫抗体如IgG能通过胎盘，使胎儿在生后短时间内获得被动免疫力。

知识点11：胎盘的合成功能　　　　　　　　　　副高：熟练掌握　正高：熟练掌握

胎盘合体滋养细胞能合成多种激素、酶、神经递质和细胞因子，对维持正常妊娠起着重要的作用。

（1）人绒毛膜促性腺激素（hCG）：是一种由α、β亚基组成的糖蛋白激素，在受精卵着床后1日可自母血清中测出，妊娠8～10周达高峰，以后迅速下降，产后2周内消失。hCG的功能有：①维持月经黄体寿命，使月经黄体增大成为妊娠黄体，增加甾体激素分泌以维持妊娠；②促进雄激素芳香化转化为雌激素，同时能刺激孕酮的形成；③抑制植物血凝素对淋巴细胞的刺激作用，hCG能吸附于滋养细胞表面，以免胚胎滋养层被母体淋巴细胞攻击；④刺激胎儿睾丸分泌睾酮，促进男胎性分化；⑤能与母体甲状腺细胞TSH受体结合，刺激甲状腺活性。

（2）人胎盘生乳素（hPL）：是一种单链多肽激素。妊娠5周即可在母体血浆中测出

hPL，随妊娠进展其分泌量持续增加，至妊娠 39～40 周达高峰并维持至分娩，产后迅速下降，产后 7 小时即测不出。hPL 的功能有：①促进乳腺腺泡发育，刺激乳腺上皮细胞合成乳白蛋白、乳酪蛋白和乳珠蛋白，为产后泌乳作准备；②促进胰岛素生成；③通过脂解作用提高游离脂肪酸、甘油浓度，以游离脂肪酸作为能源，抑制对葡萄糖的摄取，将多余葡萄糖运送给胎儿，是胎儿的主要能源，也是蛋白质合成能源的来源；④抑制母体对胎儿的排斥作用。hPL 是通过母体促进胎儿发育的"代谢调节因子"。

（3）雌激素：是一种甾体激素，妊娠早期由卵巢黄体产生，妊娠 10 周后主要由胎儿 – 胎盘单位合成。至妊娠末期，雌三醇值为非孕妇女的 1000 倍，雌二醇及雌酮值为非孕妇女的 100 倍。

雌激素生成过程：母体胆固醇在胎盘内转变为孕烯醇酮后，经胎儿肾上腺胎儿带转化为硫酸脱氢表雄酮（DHAS），再经胎儿肝内 16α- 羟化酶作用，形成 16α- 羟基硫酸脱氢表雄酮（16α-OH-DHAS）后，在胎盘合体滋养细胞硫酸酯酶作用下，去硫酸根形成 16α-OH-DHA，随后经胎盘芳香化酶作用成为 16α- 羟基雄烯二酮，最终形成游离雌三醇。

（4）孕激素：是一种甾体激素，妊娠早期由卵巢妊娠黄体产生。妊娠 8～10 周后，胎盘合体滋养细胞开始产生孕激素。母血孕酮值随妊娠进展逐渐增高，其代谢产物为孕二醇。孕激素在雌激素协同作用下，对妊娠期子宫内膜、子宫肌层、乳腺以及母体其他系统的生理变化起重要作用。

（5）缩宫素酶：是一种糖蛋白。随妊娠进展逐渐增多，至妊娠末期达高峰。其生物学意义尚不十分明确，主要作用是灭活缩宫素分子，维持妊娠。胎盘功能不良，如死胎、子痫前期、FGR 时，血中缩宫素酶降低。

（6）耐热性碱性磷酸酶（HSAP）：妊娠 16～20 周母血中可测出。随妊娠进展而增多，直至胎盘娩出后下降，产后 3～6 日消失。动态监测其变化，可作为评价胎盘功能的一项指标。

（7）细胞因子与生长因子：如表皮生长因子（EGF）、神经生长因子、胰岛样生长因子（IGF）、肿瘤坏死因子 -α（TNF-α）、IL-1、IL-2、IL-6、IL-8 等。上述因子在胚胎和胎儿营养及免疫保护中起一定作用。

| 知识点 12：胎膜的组成结构 | 副高：熟练掌握　　正高：熟练掌握 |

胎膜由羊膜和绒毛膜组成，是维持羊膜的完整、储存羊水的外周屏障。

（1）绒毛膜：胎膜的外层，与壁蜕膜相接触。绒毛膜由滋养细胞层和胚外中胚层组成。在胚胎植入后，滋养细胞迅速分化为内层的细胞滋养细胞和外层的合体滋养细胞层，两层在胚泡表面形成大量的绒毛，突入蜕膜中，形成早期的初级绒毛干。在胚胎早期，绒毛均匀分布于整个绒毛膜表面。随着胚胎的长大，与底蜕膜接触的绒毛因营养丰富、血供充足而干支茂盛，形成绒毛膜板，是胎盘的主要组成部分。随着胎儿的长大及羊膜腔不断扩大，羊膜、平滑绒毛膜和包蜕膜进一步突向子宫壁，最终与壁蜕膜融合，胚外体腔和子宫腔消失。

（2）羊膜：胎膜的内层，是一层半透明膜，覆盖在子宫壁的绒毛膜的表面、胎盘的胎儿面及脐带表面。羊膜内无血管生长，是胎盘最内侧的组织，直接与羊水接触。在妊娠过程中具有独特的作用。羊膜是维持胎膜张力的主要支持组织。羊膜的成分变化对于防治胎膜早破，继续维持妊娠均有十分重要的意义。羊膜的结构分为上皮细胞层、基底层、致密层、成纤维细胞层和海绵层5层。

知识点13：羊水的成分 　　　　　　　　　　副高：熟练掌握　　正高：熟练掌握

（1）胎儿代谢产物：羊水中尿酸、肌酐、尿素等胎儿代谢产物随着妊娠的增加而增加。若羊水中肌酐浓度到达194.48μmol/L，尿酸浓度达到595μmol/L，提示胎儿肾脏发育成熟，但不意味着其他脏器发育成熟。

（2）细胞：羊水中含有两种细胞：①来自胎膜，核大，胞质深染，核/质比例为1∶3；②胎儿皮肤脱落细胞，核小或无核。用0.1%尼罗蓝染色，部分细胞可染成橘黄色。妊娠34周前，橘黄色细胞出现率<1%；足月妊娠达10%～15%；妊娠40周后超过50%。应用羊水细胞学检查，中期妊娠可诊断胎儿性别及染色体疾病，晚期妊娠可判别胎儿成熟度。

（3）激素：羊水中含有皮质醇、雌三醇、孕酮、睾酮、催乳素、绒毛膜促性腺激素以及前列腺素等各种激素。它们来源于胎盘和胎儿，其含量反映了胎儿-胎盘单位的功能状态，可以间接了解胎儿宫内的安危。另外，羊水中含有促肾上腺皮质激素（ACTH）、促卵泡生成素（FSH）、促黄体生成素（LH）以及促甲状腺激素（TSH）等，这些激素与分娩的发动有关。

（4）酶：羊水中有许多酶，已知的有25种之多，各种酶的浓度变化也可间接反映胎儿的状态。严重溶血症的胎儿的羊水中，乳酸脱氢酶及α-羟丁酸脱氢酶的浓度升高。胎儿死亡前，脂酶突然下降；当羊水被胎粪污染时，碱性磷酸酶浓度升高。溶菌酶可抑制大肠杆菌、金黄色葡萄球菌、类链球菌、变形杆菌、白色念珠菌等。在妊娠25周至足月妊娠期间，溶菌酶的作用最强，足月后下降。羊水中的溶菌酶浓度约为4.2μg/L，较母血中高1～2倍。

知识点14：羊水的来源及性质 　　　　　　　副高：熟练掌握　　正高：熟练掌握

（1）羊水的来源：①妊娠早期的羊水主要来自母体血清经胎膜进入羊膜腔的透析液；②妊娠中期以后，胎儿尿液成为羊水的主要来源，使羊水的渗透压逐渐降低；③妊娠晚期胎儿肺参与羊水的生成，每日600～800ml液体从肺泡分泌至羊膜腔；④羊膜、脐带华通胶及胎儿皮肤渗出液体，但量少。

（2）羊水的性质：妊娠早期的羊水为澄清液体，足月妊娠羊水乳白色，混浊、半透明，可见胎脂、上皮细胞及毳毛等有形物质。pH为8～9，比重1.006～1.020。当羊水中混有胎粪时，羊水混浊，羊水的颜色可从淡黄色变到草绿色或深绿色。

知识点15：羊水的吸收 　　　　　　　　　　副高：熟练掌握　　正高：熟练掌握

羊膜在羊水的产生和吸收上起了十分重要的作用，约50%的羊水交换由羊膜完成。胎儿的消化道也是羊水交换的重要途径，足月胎儿每24小时可吞咽羊水500～700ml，或更多。临床常见有消化道梗阻的胎儿，往往合并羊水过多。其次，胎儿的呼吸道在羊水量的调节中也有十分重要的作用。足月妊娠胎儿肺的呼吸样运动，每天使600～800ml的羊水通过肺泡的巨大毛细血管床回吸收，若胎儿肺部畸形、发育不全或肿瘤等可影响羊水的重吸收导致羊水过多。另外，脐带的华通胶也参与羊水的代谢，每小时可吸收羊水40~50ml。

知识点16：母体、胎儿、羊水三者间的液体平衡   副高：熟练掌握   正高：熟练掌握

在正常情况下，母体-羊水之间和胎儿-羊水之间的交换率是相等的。①母体-胎儿之间的液体交换主要通过胎盘进行，交换量约每小时3500ml；②母体-羊水之间的液体交换主要通过胎膜，交换量约每小时400ml；③羊水-胎儿之间的液体交换主要通过消化道、呼吸道、脐带和皮肤，总交换量与母体-羊水的交换量动态平衡。通过上述交换，母体、胎儿及羊水之间液体不等交换，保持动态平衡，羊水每3小时更新1次。在正常情况下，羊水量保持稳定。

知识点17：羊水的功能   副高：熟练掌握   正高：熟练掌握

（1）保护胎儿：羊水可保持羊膜腔内恒温、恒压、相对较稳定的内环境，免受外力的损伤。胎儿在羊水中可以自由活动，不致受到挤压或阻碍导致胎儿畸形。羊水可保持胎儿体内生化方面的相对稳定。羊水中有一定量的水分和电解质，不仅是胎儿代谢产物排泄的通道，而且是胎儿水分调节的重要机制。羊水使羊膜腔保持一定的张力，从而支持胎盘附着于子宫壁，可防止胎盘过早剥离。

（2）保护母体：减少妊娠期因胎动引起的母体不适。临产后，前羊膜囊可扩张软产道，防止胎头长期压迫软产道导致组织缺血损伤。破膜后，羊水可润滑、冲洗产道，并有抑制细菌的作用。

知识点18：脐带的性质与作用   副高：熟练掌握   正高：熟练掌握

脐带是连接胎儿与胎盘的条索状组织，胎儿借助脐带悬浮于羊水中。足月妊娠的脐带长30~100cm，平均55cm，直径0.8~2.0cm。脐带表面有羊膜覆盖呈灰白色，内有一条脐静脉，两条脐动脉，脐血管周围为含水量丰富来自胚外中胚层的胶样组织，称为华通胶，有保护脐血管的作用。脐带是母体与胎儿气体交换、营养物质供应和代谢产物排出的重要通道。如脐带受压使血流受阻时，可致胎儿缺氧，甚至危及胎儿生命。

第三节　妊娠期母体的变化

知识点1：妊娠期子宫大小的变化   副高：熟练掌握   正高：熟练掌握

子宫在妊娠期的重要功能是孕育胚胎和胎儿，同时在分娩过程中起重要作用，是妊娠期及分娩后变化最大的器官。随着妊娠的进展，胎儿、胎盘及羊水的形成与发育，子宫体逐渐增大变软，至妊娠足月时子宫体积达35cm×25cm×22cm；容量约5000ml，增加约1000倍；

重量约1100g，增加近20倍。妊娠早期子宫略呈球形且不对称，受精卵着床部位的子宫壁明显突出。妊娠12周后，增大的子宫逐渐超出盆腔，在耻骨联合上方可触及。妊娠晚期的子宫轻度右旋，与乙状结肠占据在盆腔左侧有关。子宫增大主要是由于肌细胞的肥大、延长，也有少量肌细胞数目的增加及结缔组织增生。

知识点2：妊娠期子宫血流量的变化	副高：熟练掌握　正高：熟练掌握

妊娠期子宫血管扩张、增粗，子宫血流量增加，以适应胎儿-胎盘循环的需要。孕早期子宫血流量为50ml/min，主要供应子宫肌层和蜕膜。妊娠足月时子宫血流量为450～650ml/min，其中80%～85%供应胎盘。子宫螺旋血管走行于子宫肌纤维之间，子宫收缩时血管被紧压，子宫血流量明显减少。过强宫缩可导致胎儿宫内缺氧。另外，有效的子宫收缩也是产后能使子宫胎盘剥离面迅速止血的主要机制。

知识点3：妊娠期子宫内膜的变化	副高：熟练掌握　正高：熟练掌握

受精卵着床后，在孕激素、雌激素作用下子宫内膜腺体增大，腺上皮细胞内糖原增加，结缔组织细胞肥大，血管充血，此时的子宫内膜称为蜕膜。蜕膜按其与囊胚的关系可分为3部分：①底蜕膜：囊胚着床部位的子宫内膜，与叶状绒毛膜相贴，以后发育成为胎盘的母体部分；②包蜕膜：覆盖在囊胚表面的蜕膜，随囊胚发育逐渐突向宫腔；③真蜕膜：底蜕膜及包蜕膜以外覆盖子宫腔其他部分的蜕膜，妊娠14～16周羊膜腔明显增大，包蜕膜和真蜕膜相贴近，宫腔消失。

知识点4：妊娠期子宫峡部的变化	副高：熟练掌握　正高：熟练掌握

子宫峡部位于子宫颈管内解剖学内口与组织学内口之间的最狭窄部位，非孕时长约1cm，妊娠后变软，妊娠12周后，子宫峡部逐渐伸展拉长变薄，形成子宫下段，临产后伸展至7～10cm，成为产道一部分，有梗阻性难产发生时易在该处发生子宫破裂。

知识点5：妊娠期宫颈的变化	副高：熟练掌握　正高：熟练掌握

在激素作用下，妊娠早期宫颈黏膜充血及组织水肿，致使肥大、紫蓝色及变软。宫颈管内腺体肥大，宫颈黏液增多，形成黏稠黏液栓，有保护宫腔免受外来感染侵袭的作用。接近临产时，宫颈管变短并出现轻度扩张。妊娠期宫颈管柱状上皮腺体增生、外翻，此时宫颈组织很脆弱、易出血。

知识点6：妊娠期卵巢与输卵管的变化	副高：熟练掌握　正高：熟练掌握

妊娠期卵巢与输卵管略增大，排卵和新卵泡成熟功能均停止。在孕妇卵巢中一般仅发现一个妊娠黄体，于妊娠6～7周前产生孕激素以维持妊娠继续，之后对孕激素的产生几乎无

作用。妊娠期输卵管伸长，但肌层并不增厚。黏膜层上皮细胞稍扁平，在基层中可见蜕膜细胞，但不形成连续蜕膜层。

知识点7：妊娠期阴道与会阴的变化　　　　　　　副高：熟练掌握　正高：熟练掌握

妊娠期阴道黏膜变软，水肿充血呈紫蓝色（Chadwick征），阴道脱落细胞及分泌物增多，黏膜皱襞增多、结缔组织松弛以及平滑肌细胞肥大，导致阴道伸展性增加为分娩扩张做好准备。阴道上皮细胞含糖原增加，使阴道pH降低，不利于致病菌生长，有利于防止感染。外阴部充血，皮肤增厚，大阴唇内血管增多及结缔组织松软，故伸展性增加，利于分娩时胎儿通过。妊娠时因子宫增大的压迫，盆腔及下肢静脉血回流障碍，有些孕妇可有外阴或下肢静脉曲张，产后多自行消失。

知识点8：妊娠期乳房的变化　　　　　　　　　　副高：熟练掌握　正高：熟练掌握

妊娠早期乳房开始增大，充血明显。孕妇自觉乳房发胀或偶有触痛及麻刺感，随着乳腺增大，皮肤下的浅静脉明显可见。乳头增大变黑，更易勃起，乳晕颜色加深，其外围的皮脂腺肥大形成散在的结节状隆起，称为蒙氏结节。妊娠前乳房大小、体积与产后乳汁产生无关。

乳腺细胞膜有垂体催乳激素受体，细胞质内有雌激素受体和孕激素受体。妊娠期胎盘分泌雌激素刺激乳腺腺管发育，分泌孕激素刺激乳腺腺泡发育。此外，乳腺发育完善还需垂体催乳激素、人胎盘生乳素以及胰岛素、皮质醇、甲状腺激素等的参与。妊娠期间虽有多种激素参与乳腺发育，做好泌乳准备，但妊娠期间并无乳汁分泌，可能与大量雌、孕激素抑制乳汁生成有关。

知识点9：妊娠期循环系统的变化　　　　　　　　副高：熟练掌握　正高：熟练掌握

（1）心脏：妊娠期增大的子宫使膈肌升高，心脏向左、上、前方移位，心脏沿纵轴顺时针方向扭转，加之血流量增加及血流速度加快，心浊音界稍扩大，心尖搏动左移1～2cm。部分孕妇可闻及心尖区Ⅰ～Ⅱ级柔和吹风样收缩期杂音，第一心音分裂及第三心音，产后逐渐消失。心电图因心脏左移出现电轴左偏约15°。心脏容量至妊娠末期约增加10%，心率于妊娠晚期休息时每分钟增加10～15次。

（2）心排出量：伴随着外周血管阻力下降，心率增加以及血容量增加，心排出量自妊娠10周逐渐增加，至妊娠32～34周达高峰，持续至分娩，左侧卧位测量心排出量较未孕时约增加30%，每次心排出量平均约为80ml。心排出量增加为孕期循环系统最重要的改变，临产后在第二产程心排出量也显著增加。有基础心脏病的孕妇易在妊娠、分娩期发生心衰。

（3）血压：妊娠早期及中期血压偏低，妊娠24～26周后血压轻度升高。一般收缩压无变化，舒张压因外周血管扩张、血液稀释及胎盘形成动静脉短路而轻度降低，使脉压稍增大。孕妇体位影响血压，妊娠晚期仰卧位时增大的子宫压迫下腔静脉，回心血量减少、心排出量减少使血压下降，形成仰卧位低血压综合征。所以，妊娠中、晚期鼓励孕妇侧卧位休息，可解除子宫压迫，改善血液回流。

知识点 10：妊娠期血容量的变化　　　副高：熟练掌握　正高：熟练掌握

循环血容量从妊娠 6~8 周开始增加，至妊娠 32~34 周可达高峰，增加 40%~45%，平均增加 1450ml，维持此水平直至分娩。血容量增加为血浆容量和红细胞容量增加的总和，血浆增加多于红细胞增加，血浆平均增加 1000ml，红细胞平均增加 450ml，故出现血液稀释。

知识点 11：妊娠期血液成分的变化　　　副高：熟练掌握　正高：熟练掌握

（1）红细胞：妊娠期骨髓造血增加，网织红细胞轻度增多。由于血液稀释，红细胞计数约为 $3.6 \times 10^{12}/L$（非孕妇女约 $4.2 \times 10^{12}/L$），血红蛋白值约为 110g/L（非孕妇女约为 130g/L），血细胞比容从未孕时 0.38~0.47 降至 0.31~0.34。

（2）白细胞：妊娠期白细胞计数轻度增加，一般（5~12）$\times 10^9/L$，有时可达 $15 \times 10^9/L$。临产及产褥期白细胞计数也显著增加，一般（14~16）$\times 10^9/L$，有时可达 $25 \times 10^9/L$。主要为中性粒细胞增多，淋巴细胞增加不明显，单核细胞及嗜酸性粒细胞几乎无改变。

（3）血小板：目前，对于妊娠期血小板计数的变化尚不明确。妊娠期因血小板破坏增加、血液稀释或免疫因素等，可导致妊娠期血小板减少，部分孕妇在妊娠晚期会进展为妊娠期血小板减少症。虽然血小板数量下降，但血小板功能增强以维持止血。血小板计数多在产后 1~2 周恢复正常。

（4）凝血因子：妊娠期血液处于高凝状态。因子 II、V、VII、VIII、IX、X 增加，仅因子 XI、XII 降低。血小板数无明显改变。血浆纤维蛋白原含量比非孕妇女约增加 50%，于妊娠末期平均达 4.5g/L。妊娠晚期凝血酶原时间（PT）及活化部分凝血活酶时间（APTT）轻度缩短，凝血时间无明显改变。妊娠期纤溶酶原显著增加，优球蛋白溶解时间明显延长，是正常妊娠的特点。

（5）血浆蛋白：血浆蛋白自妊娠早期开始降低，至妊娠中期达 60~65g/L，主要是白蛋白减少，约为 35g/L，以后持续此水平直至分娩。

知识点 12：妊娠期泌尿系统的变化　　　副高：熟练掌握　正高：熟练掌握

妊娠期肾脏略增大，肾血浆流量（RPF）及肾小球滤过率（GFR）于妊娠早期均增加，整个妊娠期间维持高水平，RPF 比非孕时约增加 35%，GFR 约增加 50%，但肾小球滤过率的增加持续至足月，肾血浆流量在妊娠晚期降低。RPF 与 GFR 均受体位影响，仰卧位肾脏清除率下降很多，故仰卧位容易发生水钠潴留。约 15% 的孕妇饭后出现糖尿，如糖尿反复出现，不应忽视糖尿病的可能性。

妊娠期由于增大子宫的压迫，输尿管内压力增高，加之受孕激素影响，泌尿系统平滑肌张力降低，同时增大子宫对输尿管产生压迫，自妊娠中期肾盂及输尿管轻度扩张，输尿管增粗及蠕动减弱，尿流缓慢，可致肾盂积水，约86%的孕妇右侧输尿管扩张更明显，孕妇易患急性肾盂肾炎，也以右侧多见。妊娠早期膀胱受增大子宫的压迫，可出现尿频，子宫长出盆腔后症状缓解。妊娠晚期，胎头入盆后膀胱受压，膀胱、尿道压力增加，有的孕妇可出现尿频及尿失禁。

知识点13：妊娠期呼吸系统的变化　　　副高：熟练掌握　正高：熟练掌握

妊娠期肋膈角增宽、肋骨向外扩展，胸廓横径及前后径加宽使周径加大，膈肌上升使胸腔纵径缩短，但胸腔总体积不变，肺活量不受影响。孕妇耗氧量于妊娠中期增加10%～20%，肺通气量约增加40%，有过度通气现象，使动脉血PO_2增高达92mmHg，PCO_2降至32mmHg，有利于供给孕妇及胎儿所需的氧，通过胎盘排出胎儿血中的CO_2。妊娠晚期子宫增大，膈肌活动幅度减小，胸廓活动加大，以胸式呼吸为主，气体交换保持不减。呼吸次数于妊娠期变化不大，每分钟不超过20次，但呼吸较深大。

妊娠期肺功能变化有：①肺活量无明显改变；②通气量每分钟约增加40%，潮气量约增加39%；③残气量约减少20%；④肺泡换气量约增加65%；⑤受雌激素影响，上呼吸道（鼻、咽、气管）黏膜增厚，轻度充血、水肿，易发生上呼吸道感染。

知识点14：妊娠期消化系统的变化　　　副高：熟练掌握　正高：熟练掌握

妊娠期胃肠平滑肌张力降低，贲门括约肌松弛，胃内酸性内容物逆流至食管下部产生胃烧灼感。胃液中游离盐酸及胃蛋白酶分泌减少。胃排空时间延长，易出现上腹部饱满感，孕妇应防止饱餐。肠蠕动减弱，粪便在大肠停留时间延长出现便秘，以及子宫水平以下静脉压升高，常引起痔疮或使原有痔疮加重。妊娠期齿龈容易充血、水肿，易致齿龈出血、牙齿松动及龋齿。

肝脏未见明显增大，肝功能无明显改变。孕激素抑制胆囊平滑肌收缩，使胆囊排空时间延长，胆道平滑肌松弛，胆汁黏稠、淤积，妊娠期间容易诱发胆石病。

知识点15：妊娠期皮肤的变化　　　副高：熟练掌握　正高：熟练掌握

孕妇腺垂体分泌促黑素细胞激素（MSH）增加，增多的雌、孕激素有黑色素细胞刺激效应，使黑色素增加，导致孕妇乳头、乳晕、腹白线、外阴等处出现色素沉着。面颊部出现蝶状褐色斑，习称妊娠黄褐斑，于产后逐渐消退。随妊娠子宫的逐渐增大和肾上腺皮质于妊娠期间分泌糖皮质激素增多，该激素分解弹力纤维蛋白，使弹力纤维变性，加之孕妇腹壁皮肤张力加大，使皮肤的弹力纤维断裂，呈多量紫色或淡红色不规律平行略凹陷的条纹，称为妊娠纹，见于初产妇。旧妊娠纹呈银色光亮，见于经产妇。

知识点16：妊娠期垂体的变化 副高：熟练掌握 正高：熟练掌握

妊娠期垂体稍增大，尤其在妊娠末期，腺垂体增大明显。嗜酸细胞肥大增多，形成妊娠细胞。

（1）促性腺激素（Gn）：妊娠黄体及胎盘分泌的大量雌、孕激素，对下丘脑及腺垂体的负反馈作用使FSH及LH分泌减少，故妊娠期间卵巢内的卵泡不再发育成熟，也无排卵。

（2）催乳素（PRL）：妊娠7周开始增多，随妊娠进展逐渐增量，妊娠足月分娩前达高峰约150μg/L，为非孕妇女的10倍。催乳素促进乳腺发育，为产后泌乳作准备。

（3）其他垂体激素：妊娠期促甲状腺激素（TSH）和促肾上腺皮质激素（ACTH）分泌增加，但无甲状腺或肾上腺皮质功能亢进的表现。促黑素细胞激素（MSH）的分泌增多，使孕妇皮肤色素沉着。

知识点17：妊娠期肾上腺皮质的变化 副高：熟练掌握 正高：熟练掌握

（1）皮质醇：孕期肾上腺皮质醇分泌未增加，但其代谢清除率降低，故孕妇循环中皮质醇浓度显著增加，但75%与皮质类固醇结合球蛋白（CBG）结合，15%与白蛋白结合，起活性作用的游离皮质醇仅为10%，故孕妇无肾上腺皮质功能亢进表现。

（2）醛固酮：在妊娠后半期，肾素和血管紧张素水平增加，使外层球状带分泌醛固酮于妊娠期增多4倍，但起活性作用的游离醛固酮仅为30%～40%，不致引起水钠潴留。

知识点18：妊娠期甲状腺的变化 副高：熟练掌握 正高：熟练掌握

妊娠期受促甲状腺激素（TSH）和hCG的作用，甲状腺呈中等度增大，约比非孕时增大65%。大量雌激素使肝脏产生甲状腺素结合球蛋白（TBG）增加2～3倍，血中甲状腺激素虽增多，但游离甲状腺激素并未增多，孕妇无甲状腺功能亢进表现。妊娠前3个月胎儿依靠母亲的甲状腺素，妊娠10周胎儿甲状腺成为自主器官，孕妇与胎儿体内促甲状腺激素（TSH）均不能通过胎盘，各自负责自身甲状腺功能的调节。

知识点19：妊娠期甲状旁腺的变化 副高：熟练掌握 正高：熟练掌握

妊娠早期孕妇血浆的甲状旁腺素水平降低，随着妊娠进展，血容量和肾小球滤过率的增加以及胎儿钙的运输，导致孕妇钙浓度的缓慢降低，造成甲状旁腺素在妊娠中晚期逐渐升高，有利于为胎儿提供钙。

知识点20：妊娠期体重的变化 副高：熟练掌握 正高：熟练掌握

妊娠12周前体重常无明显变化。妊娠13周起体重开始增长，平均每周增加350g，直至妊娠足月时体重平均增加12.5kg，包括胎儿（3400g）、胎盘（650g）、羊水（800g）、子宫

（970g）、乳房（405g）、血液（1450g）、组织间液（1480g）及脂肪沉积（3345g）等。

知识点21：妊娠期碳水化合物代谢的变化　　副高：熟练掌握　正高：熟练掌握

妊娠期胰岛功能旺盛，分泌胰岛素增多，使血中胰岛素增加，故孕妇空腹血糖值低于非孕妇女，糖耐量试验血糖增高幅度大且恢复延迟。妊娠期间注射胰岛素降血糖效果不如非孕妇女，提示靶细胞有拮抗胰岛素功能或因胎盘产生胰岛素酶破坏胰岛素，故妊娠期间胰岛素需要量增多。

知识点22：妊娠期脂肪代谢的变化　　副高：熟练掌握　正高：熟练掌握

妊娠期血浆脂类、脂蛋白和载脂蛋白浓度均增加，血脂浓度与雌二醇、孕酮和胎盘催乳素之间呈正相关。妊娠期糖原储备减少，当能量消耗过多时，体内动用大量脂肪使血中酮体增加发生酮血症。孕妇尿中出现酮体多见于妊娠剧吐时，或产妇因产程过长、能量过度消耗使糖原储备量相对减少时。分娩后血脂、脂蛋白和载脂蛋白浓度明显降低，哺乳会促进这些浓度降低的速度。

知识点23：妊娠期蛋白质代谢的变化　　副高：熟练掌握　正高：熟练掌握

妊娠晚期母体和胎儿共储备蛋白质约1000g，其中500g供给胎儿和胎盘，其余500g作为子宫中收缩蛋白、乳腺中腺体以及母体血液中血浆蛋白和血红蛋白。故孕妇对蛋白质的需要量增加，呈正氮平衡状态。

知识点24：妊娠期水代谢的变化　　副高：熟练掌握　正高：熟练掌握

妊娠期机体水分平均增加7L，水钠潴留与排泄形成适当比例而不引起水肿，但至妊娠末期组织间液可增加1～2L。大多数孕妇在妊娠晚期会出现双下肢凹陷性水肿，由于增大子宫压迫，使子宫水平以下静脉压升高，体液渗出潴留在组织间隙，妊娠期血浆胶体渗透压降低，以及雌激素的水钠潴留作用。

知识点25：妊娠期矿物质代谢的变化　　副高：熟练掌握　正高：熟练掌握

胎儿生长发育需要大量钙、磷、铁。胎儿骨骼及胎盘的形成，需要较多的钙，孕期需要储存钙40g，妊娠末期胎儿需要储钙约30g，主要在妊娠末3个月由母体供给，故早产儿容易发生低血钙。至少应于妊娠最后3个月补充维生素D及钙，以提高血钙值。孕期需要增加铁约1000mg，母体红细胞增加需要500mg，胎儿需要290mg，胎盘需要250mg，孕期如不能及时补充外源性铁剂，会因血清铁值下降发生缺铁性贫血。

知识点26：妊娠期骨骼、关节及韧带的变化　　　副高：熟练掌握　正高：熟练掌握

　　骨质在妊娠期间通常无改变，仅在妊娠次数过多、过密又不注意补充维生素D及钙时，能引起骨质疏松症。部分孕妇自觉腰骶部及肢体疼痛不适，可能与松弛素使骨盆韧带及椎骨间的关节、韧带松弛有关。妊娠晚期孕妇重心向前移，为保持身体平衡，孕妇头部与肩部应向后仰，腰部向前挺，形成典型孕妇姿势。

第四章　妊 娠 生 理

第一节　早期妊娠的诊断

| 知识点1：早孕的症状与体征 | 副高：熟练掌握　正高：熟练掌握 |

早期妊娠即早孕，是胚胎形成、胎儿器官分化的重要时期，所以早孕的诊断主要是确定妊娠、胎数、孕龄，同时需排除异位妊娠等病理情况。

（1）停经：生育期、有性生活史的健康妇女，平时月经周期规则，一旦月经过期，应考虑到妊娠，停经10日以上尤应高度怀疑妊娠。

（2）早孕反应：在停经6周左右出现畏寒、头晕、流涎、乏力、嗜睡、食欲缺乏、喜食酸物、厌恶油腻、恶心、晨起呕吐等症状，称为早孕反应。部分患者有情绪改变。多在停经12周左右自行消失。

（3）尿频：由前倾增大的子宫在盆腔内压迫膀胱所致。当子宫增大超出盆腔后，尿频症状自然消失。

（4）乳房变化：自觉乳房胀痛。检查乳房体积逐渐增大，有明显的静脉显露，乳头增大，乳头乳晕着色加深。乳晕周围皮脂腺增生出现深褐色结节，称为蒙氏结节。哺乳妇女妊娠后乳汁明显减少。

（5）妇科检查：阴道黏膜和宫颈阴道部充血呈紫蓝色。妊娠6~8周时，双合诊检查子宫峡部极软，感觉宫颈与宫体之间似不相连，称为黑加征。子宫逐渐增大变软，呈球形。妊娠8周时子宫为非孕时的2倍，妊娠12周时为非孕时的3倍，宫底超出盆腔，可在耻骨联合上方触及。

（6）其他：部分患者出现雌激素增多的表现，如蜘蛛痣、肝掌、皮肤色素沉着（面部、腹白线、乳晕等）。部分患者出现不伴有子宫出血的子宫收缩痛或不适、腹胀、便秘等不适。

| 知识点2：早孕的辅助检查 | 副高：熟练掌握　正高：熟练掌握 |

（1）妊娠试验：受精卵着床后不久，即可用放射免疫法测出受检者血液中hCG水平升高。临床上多用早早孕试纸法检测受检者尿液，结果阳性结合临床表现可诊断妊娠。但要确定是否为宫内妊娠，尚需超声检查。

（2）超声检查：妊娠早期超声检查的主要目的是确定宫内妊娠，排除异位妊娠、滋养细胞疾病、盆腔肿块等。确定胎数，若为多胎，可通过胚囊数目和形态判断绒毛膜性。估计孕龄，停经35日时，宫腔内见到圆形或椭圆形妊娠囊（GS）；妊娠6周时，可见到胚芽和原始心管搏动。妊娠11～13^{+6}周测量胎儿头臀长度（CRL）能较准确地估计孕周，校正预产期，同时检测胎儿颈项透明层（NT）厚度和胎儿鼻骨等，可作为早孕期染色体疾病筛查的指标。妊娠9～13^{+6}周超声检查可以排除严重的胎儿畸形，如无脑儿。

知识点3：早孕的诊断	副高：熟练掌握　正高：熟练掌握

有性生活史的生育期妇女出现停经或月经异常，均应考虑妊娠的可能；血或尿hCG阳性提示妊娠；超声发现宫内孕囊或胚芽可以确诊为宫内妊娠，见原始心管搏动提示胚胎存活。因此，血或尿hCG阳性、超声检查见胚芽和原始心管搏动才能确诊正常的早期妊娠。若临床高度怀疑妊娠，血或尿hCG阳性而超声检查未发现孕囊或胚芽，不能完全排除妊娠。可能是超声检查时间太早或异位妊娠，需要定期复查。

根据超声测量估计孕龄：根据末次月经推算的预产期有50%不准确，需要妊娠早期超声确认或校正。特别是妊娠11～13^{+6}周测量胎儿CRL来估计孕龄是最为准确的方法，妊娠≥14周则采用双顶径、头围、腹围和股骨长度综合判断孕龄。如果妊娠22^{+0}周前没有进行超声检查确定或校正孕龄，单纯根据末次月经推算的预产期称为日期不准确妊娠。

第二节　中、晚期妊娠的诊断

知识点1：病史与症状	副高：熟练掌握　正高：熟练掌握

中、晚期妊娠是胎儿生长和各器官发育成熟的重要时期，这个时期的诊断主要是判断胎儿生长发育情况、宫内状况和发现胎儿畸形。

病史与症状：有早期妊娠的经过，感到腹部逐渐增大、自觉胎动。

知识点2：体征与检查	副高：熟练掌握　正高：熟练掌握

（1）子宫增大：腹部检查触及增大的子宫，手测子宫底高度或尺测耻上子宫长度可估计胎儿大小与孕周情况（见下表）。

不同孕龄的子宫高度与子宫长度

妊娠周数	手测宫底高度	尺测耻上子宫长度（cm）
12周末	耻骨联合上2～3横指	
16周末	脐耻之间	

续　表

妊娠周数	手测宫底高度	尺测耻上子宫长度（cm）
20周末	脐下1横指	18（15.3～21.4）
24周末	脐上1横指	24（22.0～25.1）
28周末	脐上3横指	26（22.4～29.0）
32周末	脐与剑突之间	29（25.3～32.0）
36周末	剑突下2横指	32（29.8～34.5）
40周末	脐与剑突之间或略高	33（30.0～35.3）

子宫底高度因孕妇的脐耻间距离、胎儿发育情况、羊水量、单胎、多胎等有差异。不同孕周的子宫底增长速度不同，妊娠20～24周时增长速度较快，平均每周增长1.6cm，36～39^{+6}周增长速度减慢，每周平均增长0.25cm。正常情况下，子宫高度在妊娠36周时最高，至妊娠足月时因胎先露入盆略有下降。

（2）胎动（FM）：指胎儿的躯体活动。孕妇常在妊娠20周左右自觉胎动。胎动随妊娠进展逐渐增强，至妊娠32～34周达高峰，妊娠38周后逐渐减少。胎动夜间和下午较为活跃，常在胎儿睡眠周期消失，持续20～40分钟。妊娠28周以后，正常胎动次数≥10次/2小时。

（3）胎体：妊娠达20周及以上后，经腹壁能触到子宫内的胎体。妊娠达24周及以上后触诊能区分胎头、胎背、胎臀和胎儿肢体。胎头圆而硬，有浮球感；胎背宽而平坦；胎臀宽而软，形状不规则；胎儿肢体小且有不规则活动。随妊娠进展，通过四步触诊法能够查清胎儿在子宫内的位置。

（4）胎心音：听到胎心音能够确诊为妊娠且为活胎。于妊娠12周用多普勒胎心听诊仪能够探测到胎心音；妊娠18～20周用一般听诊器经孕妇腹壁能够听到胎心音。胎心音呈双音，似钟表"滴答"声，速度较快，正常时每分钟110～160次。胎心音应与子宫杂音、腹主动脉音、脐带杂音相鉴别。

知识点3：辅助检查　　　　　　　　　　　　　副高：熟练掌握　正高：熟练掌握

（1）超声检查：超声检查不仅能显示胎儿数目、胎产式、胎先露、胎方位、有无胎心搏动、胎盘位置及其与宫颈内口的关系、羊水量、评估胎儿体重，还能测量胎头双顶径、头围、腹围和股骨长等多条径线，了解胎儿生长发育情况。在妊娠20～24周，可采用超声进行胎儿系统检查，筛查胎儿结构畸形。

（2）彩色多普勒超声：可检测子宫动脉、脐动脉和胎儿动脉的血流速度和波形。妊娠中期子宫动脉血流舒张期早期切迹可评估子痫前期的风险，妊娠晚期的脐动脉搏动指数（PI）和阻力指数（RI）可评估胎盘血流，胎儿大脑中动脉（MCA）的收缩期峰值流速（PSV）可判断胎儿贫血的程度。

第三节　胎姿势、胎产式、胎先露、胎方位

知识点1：概述　　　　　　　　　　　　　　副高：熟练掌握　正高：熟练掌握

妊娠未达28周时胎儿小，羊水相对较多，胎儿在子宫内活动范围较大，胎儿位置不固定。妊娠达32周及以上后，胎儿生长迅速，羊水相对减少，胎儿与子宫壁贴近，胎儿的姿势和位置相对恒定，但亦有极少数胎儿的姿势和位置在妊娠晚期发生改变，胎方位甚至在分娩期仍可改变。胎儿位置的诊断需要根据腹部四步触诊、阴道或肛门检查、超声检查等综合判断。

知识点2：胎姿势　　　　　　　　　　　　　副高：熟练掌握　正高：熟练掌握

胎姿势指胎儿在子宫内的姿势。正常胎姿势为胎头俯屈，颏部贴近胸壁，脊柱略前弯，四肢屈曲交叉于胸腹前，其体积及体表面积均明显缩小，整个胎体成为头端小、臀端大的椭圆形。

知识点3：胎产式　　　　　　　　　　　　　副高：熟练掌握　正高：熟练掌握

胎产式指胎体纵轴与母体纵轴的关系。胎体纵轴与母体纵轴平行者称为纵产式，占足月妊娠分娩总数的99.75%；胎体纵轴与母体纵轴垂直者称为横产式，仅占足月分娩总数的0.25%；胎体纵轴与母体纵轴交叉者称为斜产式。斜产式是暂时的，在分娩过程中多转为纵产式，偶尔转成横产式。

知识点4：胎先露　　　　　　　　　　　　　副高：熟练掌握　正高：熟练掌握

胎先露指最先进入骨盆入口的胎儿部分。纵产式有头先露和臀先露，横产式为肩先露。根据胎头屈伸程度，头先露分为枕先露、前囟先露、额先露及面先露。臀先露分为单臀先露、完全臀先露、不完全臀先露。不完全臀先露可以分为单足先露、双足先露等。横产式时最先进入骨盆的是胎儿肩部，为肩先露。偶见胎儿头先露或臀先露与胎手或胎足同时入盆，称为复合先露。

知识点5：胎方位　　　　　　　　　　　　　副高：熟练掌握　正高：熟练掌握

胎方位是指胎儿先露部的指示点与母体骨盆的关系。枕先露以枕骨、面先露以颏骨、臀先露以骶骨、肩先露以肩胛骨为指示点。每个指示点与母体骨盆入口左、右、前、后、横的不同位置构成不同胎位。头先露、臀先露各有6种胎方位，肩先露有4种胎方位。如枕先露时，胎头枕骨位于母体骨盆的左前方，应为枕左前位，余类推（详见下表）。

表 胎产式、胎先露和胎方位的关系及种类

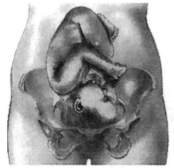 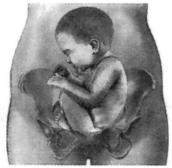 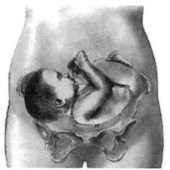

（1）纵产式–头先露　　　　（2）纵产式–臀先露　　　　（3）横产式–肩先露

胎产式

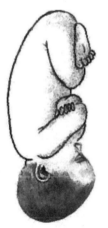 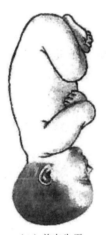 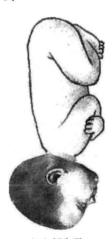 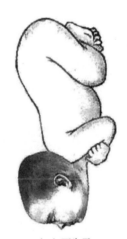

（1）枕先露　　　　（2）前囟先露　　　　（3）额先露　　　　（4）面先露

头先露的种类

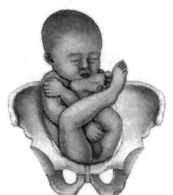 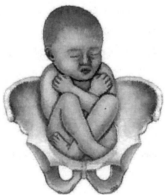 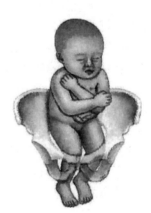

（1）单臀先露　　　　（2）完全臀先露　　　　（3）不完全臀先露

臀先露的种类

第二篇
妇产科疾病

第一章 正常分娩

第一节 分娩动因

知识点1：妊娠子宫的功能状态　　　　　　　副高：熟练掌握　正高：熟练掌握

（1）静止期：在一系列抑制因子作用下，子宫肌组织在妊娠期95%的时间内处于功能静止状态。这些抑制因子包括：孕激素、前列环素 I_2（PGI_2）、松弛素、一氧化氮（NO）、甲状旁腺素相关肽（PTH-rP）、降钙素相关基因肽、促肾上腺素释放激素（CRH）、血管活性肠肽及人胎盘催乳激素等。它们以不同方式增加细胞内的cAMP水平，继而减少细胞内钙离子水平并降低肌球蛋白轻链激酶（MLCK）的活性，从而降低子宫肌细胞的收缩性。胎膜可以产生抑制因子，通过旁分泌作用维持子宫静止状态。

（2）激活期：子宫收缩相关蛋白（CAP）基因表达上调，CAP包括缩宫素受体、前列腺素受体、细胞膜离子通道相关蛋白及细胞间隙连接的重要组成元素结合素-43等。细胞间隙连接的形成是保证子宫肌细胞协调一致收缩的重要前提。

（3）刺激期：子宫对宫缩剂的反应性增高，在缩宫素、前列腺素（主要为 PGE_2 和 $PGF_{2\alpha}$）的作用下产生协调规律的收缩，娩出胎儿。

（4）子宫复旧期：这一时期缩宫素发挥主要作用。分娩发动主要是指子宫组织由静止状态向激活状态的转化。

知识点2：妊娠子宫转向激活状态的生理变化　　　副高：熟练掌握　正高：熟练掌握

（1）子宫肌细胞间隙连接增加：间隙连接是细胞间的一种跨膜通道，可允许钙离子等分子量<1000的分子通过。间隙连接可使肌细胞兴奋同步化，协调肌细胞的收缩活动，增强子宫收缩力，并可增加肌细胞对缩宫素的敏感性。妊娠早、中期细胞间隙连接数量少，且体积小；妊娠晚期子宫肌细胞具有逐渐丰富的间隙连接，并持续增加至整个分娩过程。间隙连接的表达、降解及其多孔结构由激素调节，孕酮是间隙连接形成的强大抑制剂，妊娠期主要通过孕酮抑制间隙连接的机制维持了子宫肌的静止状态。

（2）子宫肌细胞内钙离子浓度增加：子宫肌细胞的收缩需要肌动蛋白、磷酸化的肌浆球蛋白和能量的供应。子宫收缩本质上是电位控制的，当动作电位传导至子宫肌细胞时，肌细胞发生去极化，胞膜上电位依赖的钙离子通道开放，细胞外钙离子内流入细胞内，降低静息电位，活化肌原纤维，进而诱发细胞收缩。故细胞内的钙离子浓度增加是肌细胞收缩不可缺少的。

知识点3：分娩动因学说——炎症反应学说　　　　　**副高：熟练掌握　正高：熟练掌握**

大量研究表明，炎症在分娩启动中扮演了重要的角色。分娩前子宫蜕膜、宫颈均出现明显的中性粒细胞和巨噬细胞趋化和浸润，炎性细胞因子表达增加，提示非感染性炎症反应可能是分娩发动的一个重要机制。炎性细胞因子可能通过释放水解酶，引起胶原组织降解，促进宫颈成熟，从而诱导分娩发动。

知识点4：母体的内分泌调节因素　　　　　　　　　**副高：熟练掌握　正高：熟练掌握**

分娩启动时，子宫平滑肌由非活跃状态向活跃状态转化，这种转化受多种内分泌激素的调控，最终触发宫缩及宫颈扩张，启动分娩。

（1）前列腺素（PG）：临产前，蜕膜及羊膜含有大量前列腺素前身物质花生四烯酸、前列腺素合成酶及磷脂酶A_2，促进释放游离花生四烯酸并合成前列腺素。PGF_2和血栓素A_2（TXA_2）引起平滑肌收缩，如血管收缩和子宫收缩。PGE_2、PGD_2和PGI引起血管平滑肌松弛和血管扩张。PGE_2在高浓度时可抑制腺苷酸环化酶或激活了磷脂酶C，增加子宫肌细胞内钙离子浓度，引起子宫收缩。子宫肌细胞内含有丰富的前列腺素受体，对前列腺素敏感性增加。前列腺素能促进肌细胞间隙连接蛋白合成，改变膜通透性，使细胞内Ca^{2+}增加，促进子宫收缩，启动分娩。

（2）雌激素与孕激素：人类在妊娠期处于高雌激素状态。妊娠末期，孕妇体内雌激可增加间隙连接蛋白和缩宫素受体合成；促进钙离子向细胞内转移；激活蜕膜产生大量细胞因子，刺激蜕膜及羊膜合成与释放前列腺素，促进宫缩及宫颈软化成熟。雌激素通过上述机制促进子宫功能状态转变。而在大多数哺乳动物，维持妊娠期子宫相对静止状态需要孕酮。孕酮可抑制子宫肌间隙连接蛋白的形成。现在认为分娩前雌/孕激素比值明显增高，或受体水平的孕酮作用下降可能与分娩发动有关。

（3）缩宫素：缩宫素结合到子宫肌上的缩宫素受体，激活磷脂酶C，从膜磷脂释放出三磷酸肌醇和二酯酰甘油，升高细胞内钙的水平，使子宫收缩；缩宫素能促进肌细胞间隙连接蛋白的合成；此外，足月时缩宫素刺激子宫内前列腺素生物合成，通过前列腺素驱动子宫收缩。

（4）内皮素（ET）：内皮素是子宫平滑肌的强诱导剂，子宫平滑肌有内皮素受体。孕末期，羊膜、胎膜、蜕膜及子宫平滑肌含有大量内皮素，能提高肌细胞内Ca^{2+}浓度，前列腺素合成，诱发宫缩；内皮素还能加强有效地降低引起收缩所需的缩宫素阈值浓度。

（5）血小板激活因子（PAF）：PAF是一种强效的子宫收缩物质和产生前列腺素的刺激剂。随着临产发动，羊膜中PAF浓度增高。孕酮可增高子宫组织中的PAF乙酰水解酶，而雌激素及炎症细胞因子可降低此酶水平，这些研究提示宫内感染炎症过程使PAF增高，促进了子宫收缩。

知识点5：胎儿的内分泌调节	副高：熟练掌握 正高：熟练掌握

人类分娩信号也来源于胎儿。随着胎儿成熟，胎儿丘脑-垂体-肾上腺轴的功能逐渐建立，在促肾上腺皮质激素（ACTH）的作用下，胎儿肾上腺分泌的皮质醇和脱氢表雄酮（DHEA）增加，刺激胎盘的17-α水解酶减少孕激素的产生，并增加雌激素的生成，从而使雌激素/孕激素的比值增加；激活蜕膜产生大量细胞因子，如IL-1、IL-6、IL-8、GCSF、TNF-α、TGF-β及ECF等；还能通过加强前列腺素的合成和分泌，刺激子宫颈成熟和子宫收缩。孕激素生成减少而雌激素生成增加也促进子宫平滑肌缩宫素受体和间隙连接的形成；同时还可促进钙离子向细胞内转移，加强子宫肌的收缩，促使分娩发动。

知识点6：母-胎免疫耐受失衡	副高：熟练掌握 正高：熟练掌握

从免疫学角度看，胎儿对母体而言是同种异体移植物，母体却对胎儿产生特异性的免疫耐受使妊娠得以维持。对母-胎免疫耐受机制有大量研究，提出的学说主要包括：①主要组织相容性复合物MHC-抗原缺乏；②特异的HLA-G抗原表达；③Fas/FasL配体系统的作用；④封闭抗体的作用；⑤TH1/TH2改变等。一旦以上因素改变，引起母-胎免疫耐受破坏，可导致母体对胎儿的排斥反应。母体对胎儿的免疫反应是流产发生的主要原因之一。因此足月分娩中可能存在同样的机制，即由于母-胎免疫耐受的解除，母体启动分娩，将胎儿排出。

知识点7：机械性理论	副高：熟练掌握 正高：熟练掌握

妊娠早、中期子宫处于静息状态，对机械性和化学性刺激不敏感，子宫能耐受胎儿及其附属物的负荷。妊娠晚期子宫腔内压力增加，子宫壁膨胀；胎先露下降压迫子宫下段及宫颈内口，发生机械性扩张，通过交感神经传至下丘脑，作用于神经垂体，释放缩宫素，引起宫缩。过度增大的子宫（如双胎妊娠、羊水过多）易发生早产支持机械性理论，但孕妇血中缩宫素增高却是在分娩发动之后，故不能认为机械性理论是分娩发动的始发原因。

知识点8：神经递质理论	副高：熟练掌握 正高：熟练掌握

子宫主要受自主神经支配，交感神经兴奋子宫肌层α肾上腺素能受体，促使子宫收缩。乙酰胆碱通过增加子宫肌细胞膜对Na^+的通透性加强子宫收缩。但因上述物质的测定水平在

分娩前并无明显变化，难以肯定自主神经在分娩发动中所起的作用。

第二节　影响分娩的因素

| 知识点1：影响分娩的因素 | 副高：熟练掌握　正高：熟练掌握 |

影响分娩的因素有产力、产道、胎儿及精神心理因素。如各因素均正常并能相互适应，胎儿能顺利经阴道自然娩出，即正常分娩。正常分娩依靠产力将胎儿及其附属物排出体外，但同时必须有足够大的骨产道和软产道相应扩张让胎儿通过。产力又受胎儿大小、胎位及产道的影响。另外，也受精神心理因素的干预。

| 知识点2：产力的概念及类别 | 副高：熟练掌握　正高：熟练掌握 |

产力是分娩过程中将胎儿及其附属物从宫腔内逼出的力量，包括子宫收缩力（简称宫缩）、腹壁肌及膈肌收缩力（统称腹压）和肛提肌收缩力。

| 知识点3：正常子宫收缩力的特点 | 副高：熟练掌握　正高：熟练掌握 |

子宫收缩力是临产后的主要产力，贯穿于整个分娩过程中。临产后的宫缩能迫使宫颈管消失、宫口扩张、胎先露部下降、胎盘和胎膜娩出。临产后正常宫缩的特点包括：

（1）节律性：宫缩的节律性是临产的重要标志。正常宫缩是宫体肌不随意、有规律的阵发性收缩并伴有疼痛，故有"阵痛"之称。每次宫缩由弱渐强（进行期），维持一定时间（极期），一般持续30～40秒，随后由强渐弱（退行期），直至消失进入间歇期，一般5～6分钟，此时子宫肌肉松弛。当宫口开全（10cm）后，间歇期仅1～2分钟，宫缩持续时间长达约60秒，宫缩如此反复出现，直至分娩全程结束。宫缩强度也随产程进展逐渐增加，阵痛强度随宫腔压力上升而加重。宫缩时，子宫肌壁血管及胎盘受压，致使子宫血流量减少，胎盘绒毛间隙的血流量减少；宫缩间歇时，子宫血流量又恢复到原来水平，胎盘绒毛间隙的血流重新充盈，宫缩的节律性对胎儿血流灌注有利。

（2）对称性：正常宫缩源于两侧宫角部（受起搏点控制），以微波形式向宫底中线集中，左右对称，再以2cm/s速度向子宫下段扩散，约需15秒均匀协调地扩展至整个子宫。

（3）极性：宫缩以宫底部最强最持久，向下依次减弱，宫底部收缩力的强度几乎是子宫下段的2倍。

（4）缩复作用：宫体部平滑肌为收缩段。子宫收缩时肌纤维缩短变宽，间歇期肌纤维不能恢复到原长度，经反复收缩，肌纤维越来越短，使宫腔内容积逐渐缩小，迫使胎先露部下降及宫颈管逐渐缩短直至消失。

| 知识点4：腹壁肌及膈肌收缩力 | 副高：熟练掌握　正高：熟练掌握 |

第二产程胎儿娩出时的重要辅助力量是腹壁肌及膈肌收缩力。当宫口开全后，胎先露部

已降至阴道。每次宫缩时，前羊膜囊或胎先露部压迫盆底组织及直肠，反射性地引起排便动作。产妇表现为主动屏气，腹壁肌及膈肌收缩使腹压增高，促使胎儿娩出。腹压必须在第二产程尤其第二产程末期宫缩时运用最有效，过早用腹压不但无效，反而易使产妇疲劳和宫颈水肿，致使产程延长。在第三产程胎盘剥离后，腹压还可以促使胎盘娩出。

知识点 5：肛提肌收缩力	副高：熟练掌握　正高：熟练掌握

肛提肌收缩力可协助胎先露部在盆腔进行内旋转。当胎头枕部露于耻骨弓下时，能协助胎头仰伸及娩出；胎儿娩出后，当胎盘降至阴道时，能协助胎盘娩出。

知识点 6：骨盆入口平面各径线	副高：熟练掌握　正高：熟练掌握

骨盆入口平面为骨盆腔入口，呈横椭圆形，其前方为耻骨联合上缘，两侧为髂耻缘，后方为骶岬上缘，有4条径线：①上口前后径：又称真结合径。耻骨联合上缘中点至骶岬上缘正中间的距离，正常值平均11cm，其长短与胎先露衔接关系密切。②入口横径：左右髂耻缘间的最大距离，正常值平均13cm。③入口斜径：左右各一。左骶髂关节至右髂耻隆突间的距离为左斜径；右骶髂关节至左髂耻隆突间的距离为右斜径，正常值平均12.75cm。

知识点 7：中骨盆平面各径线	副高：熟练掌握　正高：熟练掌握

中骨盆平面为骨盆最小平面，是骨盆腔最狭窄部分，呈前后径长的纵椭圆形。其前方为耻骨联合下缘，两侧为坐骨棘，后方为骶骨下端。有两条径线：①中骨盆前后径：耻骨联合下缘中点通过两侧坐骨棘连线中点至骶骨下端间的距离，正常值平均11.5cm。②中骨盆横径：又称坐骨棘间径。指两坐骨棘间的距离，正常值平均10cm，其长短与胎先露内旋转关系密切。

知识点 8：骨盆出口平面各径线	副高：熟练掌握　正高：熟练掌握

骨盆出口平面为骨盆腔出口，由两个不在同一平面的三角形组成。其共同的底边称为坐骨结节间径。前三角平面顶端为耻骨联合下缘，两侧为左右耻骨降支；后三角平面顶端为骶尾关节，两侧为左右骶结节韧带。有4条径线：①出口前后径：耻骨联合下缘至骶尾关节间的距离，正常值平均11.5cm。②出口横径：又称坐骨结节间径。指两坐骨结节末端内缘的距离，正常值平均9cm，此径线与分娩关系密切。③出口前矢状径：耻骨联合下缘中点至坐骨结节间径中点间的距离，正常值平均6cm。④出口后矢状径：骶尾关节至坐骨结节间径中点间的距离，正常值平均8.5cm。若出口横径稍短，但出口横径与出口后矢状径之和＞15cm时，中等大小的足月胎头可通过后三角区经阴道娩出。

知识点 9：骨盆轴与骨盆倾斜度	副高：熟练掌握　正高：熟练掌握

（1）骨盆轴：是指连接骨盆各平面中点的假想曲线。此轴上段向下向后，中段向下，下段

向下向前。分娩时，胎儿沿此轴完成一系列分娩机制，助产时也应按骨盆轴方向协助胎儿娩出。

（2）骨盆倾斜度：是指妇女站立时，骨盆入口平面与地平面所形成的角度，一般为60°。骨盆倾斜度过大影响胎头衔接和胎儿娩出。改变体位可以改变骨盆倾斜度。

知识点10：软产道子宫下段的形成　　　　副高：熟练掌握　正高：熟练掌握

子宫下段是由非妊娠时长约1cm的子宫峡部伸展形成。子宫峡部于妊娠12周后逐渐扩展成为宫腔一部分，至妊娠晚期被逐渐拉长形成子宫下段。临产后的规律宫缩使子宫下段进一步拉长达7~10cm，肌壁变薄成为软产道的一部分。由于子宫肌纤维的缩复作用，子宫上段肌壁越来越厚，而下段肌壁被牵拉越来越薄，由于子宫上下段的肌壁厚薄不同，在两者间的子宫内面形成一环状隆起，称为生理缩复环。正常情况下，此环不易自腹部见到。

知识点11：软产道宫颈的变化　　　　副高：熟练掌握　正高：熟练掌握

（1）宫颈管消失：临产前的宫颈管长2~3cm，初产妇较经产妇稍长。临产后规律宫缩牵拉宫颈内口的子宫肌纤维及周围韧带，加之胎先露部支撑使前羊膜囊呈楔状，致使宫颈内口水平的肌纤维向上牵拉，使宫颈管形成如漏斗状，此时宫颈外口变化不大，随后宫颈管逐渐短缩直至消失。初产妇多是宫颈管先短缩消失，继之宫口扩张；经产妇多是宫颈管短缩消失与宫口扩张同时进行。

（2）宫口扩张：临产前，初产妇的宫颈外口仅容一指尖，经产妇能容一指。临产后，子宫收缩及缩复向上牵拉使得宫口扩张。由于子宫下段的蜕膜发育不良，胎膜容易与该处蜕膜分离而向宫颈管突出形成前羊膜囊，加之胎先露部衔接使前羊水滞留于前羊膜囊，协同扩张宫口。胎膜多在宫口近开全时自然破裂，破膜后，胎先露部直接压迫宫颈，扩张宫口的作用更明显。产程不断进展，当宫口开全（10cm）时妊娠足月胎头方能通过。

知识点12：软产道骨盆底组织、阴道及会阴的变化

　　　　　　　　　　　　　　　　　　　　副高：熟练掌握　正高：熟练掌握

前羊膜囊及下降的胎先露部先扩张阴道上部，破膜后胎先露部下降直接压迫骨盆底，使软产道下段形成一个向前弯的长筒，前壁短后壁长，阴道外口向前上方，阴道黏膜皱襞展平进一步使腔道加宽。肛提肌向下及向两侧扩展，肌束分开，肌纤维拉长，使5cm厚的会阴体变为2~4mm，以利胎儿通过。阴道及骨盆底的结缔组织和肌纤维于妊娠期增生肥大，血管变粗，血运丰富，组织变软，具有更好的伸展性。分娩时，会阴体虽能承受一定压力，但如果保护不当，也易造成会阴裂伤。

知识点13：胎头颅骨　　　　副高：熟练掌握　正高：熟练掌握

胎头颅骨由两块顶骨、额骨、颞骨及一块枕骨构成。颅骨间膜状缝隙为颅缝，两顶骨之间为矢状缝，顶骨与额骨之间为冠状缝，枕骨与顶骨之间为人字缝，颞骨与顶骨之间为颞缝，两额骨之间为额缝。两颅缝交界处较大空隙为囟门，位于胎头前方菱形为前囟（大囟门），位于胎头后方三角形为后囟（小囟门）。颅缝与囟门均有软组织覆盖，使骨板有一定活动余地，胎头也有一定可塑性。在分娩过程中，通过颅骨轻度移位重叠使头颅变形，缩小体积，有利于胎头娩出。过熟儿胎头偏大，颅骨较硬，胎头不易变形，有时可致难产。

知识点 14：胎头径线　　　　　　副高：熟练掌握　正高：熟练掌握

胎头径线主要有：①双顶径（BPD）：为两侧顶骨隆突间的距离，是胎头最大横径，临床常用B超检测此值以判断胎儿大小，妊娠足月时平均约9.3cm；②枕额径：为鼻根上方至枕骨隆突间的距离，胎头以此径衔接，妊娠足月时平均约11.3cm；③枕下前囟径：又称小斜径。为前囟中央至枕骨隆突下方相连处之间的距离，胎头俯屈后以此径通过产道，妊娠足月时平均约9.5cm；④枕颏径：又称大斜径。为颏骨下方中央至后囟顶部间的距离，妊娠足月时平均约13.3cm；⑤颏下前囟径：胎儿下颌骨中点至前囟中点，颜面前位以此径线在产道通过，平均为10cm。故颜面前位一般能自阴道分娩。

知识点 15：胎姿式　　　　　　　副高：熟练掌握　正高：熟练掌握

胎姿式是指胎儿各部在子宫内的姿势。在正常羊水量时，胎儿头略前屈，背略向前弯、下颌抵胸骨。上下肢屈曲于胸腹前，脐带位于四肢之间。在妊娠期间，如果子宫畸形、产妇腹壁过度松弛或胎儿颈前侧有肿物，胎头可有不同程度仰伸，从而无法以枕下前囟径通过产道而导致头位难产。

知识点 16：胎产式　　　　　　　副高：熟练掌握　正高：熟练掌握

胎产式是指胎儿纵轴与产妇纵轴的关系，可分为纵产式、斜产式与横产式3种。横产式或斜产式为胎儿纵轴与产妇纵轴垂直或交叉，产妇腹部呈横椭圆形，胎头胎臀各在腹部一侧。纵产式为胎儿纵轴与产妇纵轴平行，可以是头先露或臀先露。

知识点 17：胎先露及先露部　　　　副高：熟练掌握　正高：熟练掌握

胎先露是指胎儿最先进入骨盆的部分。最先进入骨盆的部分称为先露部。先露部有头、臀、肩三种。纵轴位为头先露或臀先露，横轴位或斜轴位为肩先露。如果胎头与胎手同时进入骨盆称为复合先露。

（1）头先露：头先露占足月妊娠分娩的96%。由于胎头俯屈和仰伸程度不同，可有四种先露部：①枕先露：最常见的胎先露部。此时胎头呈俯屈状，胎头以最小径（枕下前囟径）及其周径通过产道。②前囟先露：胎头部分俯屈，胎头矢状缝与骨盆入口前后径一致，前囟近耻骨或骶骨（高直位）。分娩多受阻。③额先露：胎头略仰伸，足月活胎不可能以额先露经阴道分娩。前顶与额先露为分娩过程中一个过渡表现，不能认为是一种肯定的先露。当分娩进展时，胎头俯屈就形成顶先露，仰伸即为面先露。④面先露：胎头极度仰伸，以下颌及面为先露部。

（2）臀先露：为胎儿臀部先露。由于先露部不同，可分为单臀先露、完全臀先露及不完全臀先露数种。①单臀先露：为髋关节屈，膝关节伸，先露部只为臀部。②完全臀先露：为髋关节及膝关节皆屈，以至胎儿大腿位于胎儿腹部，小腿肚贴于大腿背侧，阴道检查时可触及臀部及双足。③不完全臀先露：包括足先露和膝先露。足先露为臀先露髋关节伸，一个膝关节或两个膝关节伸，形成单足或双足先露。膝先露为髋关节伸，膝关节屈曲。

（3）肩先露：胎儿横向，肩为先露部。临产一段时间后往往一只手先脱出，有时也可以是胎儿背、胎儿腹部或躯干侧壁被迫逼出。

知识点18：胎位或胎方位	副高：熟练掌握　正高：熟练掌握

胎位为先露部的指示点在产妇骨盆的位置，亦即在骨盆的四相位——左前、右前、左后、右后。枕先露的代表骨为枕骨（缩写为O）；臀先露的代表骨为骶骨（缩写为S）；面先露的代表骨为下颌骨（缩写为M）；肩先露的代表骨为肩胛骨（缩写为Sc）。

胎位的写法由3方面来表明：①指示点在骨盆的左侧（缩写为L）或右侧（缩写为R），简写为左或右。②指示点的名称，枕先露为"枕"，即"O"；臀先露为"骶"，即"S"；面先露为"颏"，即"M"；肩先露为"肩"，即"Sc"；额位即高直位很少见，无特殊代表骨，只写额位及高直位便可。③指示点在骨盆之前（A）、后（P）或横（T）。

各胎位缩写如下：

（1）枕先露：有6种胎位：①左枕前（LOA）；②左枕横（LOT）；③左枕后（LOP）；④右枕前（ROA）；⑤右枕横（ROT）；⑥右枕后（ROP）。

（2）臀先露：有6种胎位：①左骶前（LSA）；②左骶横（LST）；③左骶后（LSP）；④右骶前（RSA）；⑤右骶横（RST）；⑥右骶后（RSP）。

（3）面先露：有6种胎位：①左颏前（LMA）；②左颏横（LMT）；③左颏后（LMP）；④右颏前（RMA）；⑤右颏横（RMT）；⑥右颏后（RMP）。

（4）肩先露：有4种胎位：①左肩前（LScA）；②左肩后（LScP）；③右肩前（RScA）；④右肩后（RScP）。

第三节　枕先露的分娩机制

知识点1：分娩机制的概念	副高：熟练掌握　正高：熟练掌握

分娩机制是指胎先露为适应骨盆各平面的不同形态，进行一系列转动，以最小径线通过产道的全过程。临床上枕左露左前位最多见，以枕左前的分娩机制为例，胎头的一连串转动可分解为衔接、下降、俯屈、内旋转、仰伸、复位及外旋转、胎儿娩出7个动作。分娩机制各动作虽然分别描述，但其过程实际是连续的。

知识点2：衔接	副高：熟练掌握　正高：熟练掌握

衔接是指胎头双顶径进入骨盆入口平面，胎头颅骨最低点达到或接近坐骨棘水平。初产妇胎头衔接可发生于预产期前1～2周，若初产妇分娩开始而胎头仍未衔接，应警惕有无头盆不称。经产妇多在临产后胎头衔接。胎头呈半俯屈状态进入骨盆入口，以枕额径衔接，由于枕额径大于盆腔入口前后径，胎头矢状缝坐落在盆腔入口右斜径上，胎头枕骨在骨盆左前方。

知识点3：下降	副高：熟练掌握　正高：熟练掌握

胎头沿骨盆轴前进的动作称为下降。下降贯穿于整个分娩过程，与俯屈、内旋转、仰伸、复位及外旋转等动作相伴随。下降动作呈间歇性，促进胎头下降的因素有：①宫缩时通过羊水传导的压力，由胎轴传到胎头；②宫缩时子宫底直接压迫胎臀，压力传至胎头；③胎体由弯曲而伸直、伸长，有利于压力向下传递，促使胎头下降；④腹肌收缩，使腹腔压力增加，经子宫传至胎儿。初产妇胎头下降因宫颈口扩张缓慢和盆底软组织阻力大而较经产妇慢。临床上将胎头下降的程度，作为判断产程进展的重要标志之一。

知识点4：俯屈	副高：熟练掌握　正高：熟练掌握

当胎头以枕额径进入骨盆腔降至骨盆底时，原处于半俯屈的胎头枕部遇肛提肌阻力，借杠杆作用进一步俯屈，使下颏靠近胸部，以最小的枕下前囟径取代较大的枕额径，变胎头衔接时的枕额周径（平均34.8cm）为枕下前囟周径（平均32.6cm），以适应产道形态，有利于胎头继续下降。

知识点5：内旋转	副高：熟练掌握　正高：熟练掌握

当胎头到达中骨盆时，胎头为适应骨盆纵轴而旋转，使其矢状缝与中骨盆前后径相一致，此过程称为内旋转。因中骨盆前后径大于横径，枕先露时，胎头枕部位置最低，到达骨盆底，肛提肌收缩将胎头枕部推向阻力小、空间较宽的前方，枕左前的胎头向中线旋转45°，后囟转至耻骨弓下方，使胎头最小径线与骨盆的最大径线相一致，于第一产程末胎头完成内旋转动作。

知识点6：仰伸	副高：熟练掌握　正高：熟练掌握

胎头完成旋转后，胎头下降达阴道外口时，宫缩和腹压继续迫使胎头下降，而肛提肌收缩力又将胎头向前推进，两者的共同作用（合力）使胎头沿产轴向前向上，胎头枕骨下部达耻骨联合下缘时，以耻骨弓为支点使胎头逐渐仰伸，胎头的顶、额、鼻、口、颏相继娩出。

当胎头仰伸时，胎儿双肩径沿左斜径进入盆腔入口。

知识点7：复位及外旋转　　　　副高：熟练掌握　正高：熟练掌握

胎头娩出时，胎儿双肩径沿盆腔入口左斜径下降。胎儿娩出后，为使胎头与胎肩恢复正常关系，胎头枕部向原方向（向左旋转45°），称为复位。胎肩在骨盆腔内继续下降，前（右）肩向前向中线旋转45°，使胎儿双肩径转成与出口前后径一致的方向，胎头枕部需在外继续向左旋转45°，以保持胎头与胎肩的垂直关系，称为外旋转。

知识点8：胎儿娩出　　　　副高：熟练掌握　正高：熟练掌握

胎儿完成外旋转后，胎儿前（右）肩在耻骨弓下先娩出，随即胎体侧屈，后（左）肩也由会阴前缘娩出，胎儿双肩娩出后，胎体及胎儿下肢随之顺利娩出，至此胎儿娩出的全过程完成。

第四节　先兆临产及临产的诊断

知识点1：先兆临产的概念及表现　　　　副高：熟练掌握　正高：熟练掌握

分娩发动之前，出现的一些预示孕妇不久将临产的症状，如不规律宫缩、胎儿下降感及阴道少量淡血性分泌物（又称见红），称为先兆临产。先兆临产会出现以下几种表现：

（1）假临产：又称不规律宫缩。孕妇在分娩发动前，常出现假临产，假临产的特点是：①宫缩持续时间短（＜30秒）且不恒定，间歇时间长且不规律，宫缩强度不增加；②宫缩时宫颈管不短缩，宫口不扩张；③常在夜间出现，清晨消失；④给予强镇静药物能抑制宫缩。

（2）胎儿下降感：又称轻松感。多数孕妇自觉上腹部较前舒适，进食量较前增多，呼吸较前轻快，系胎先露部进入骨盆入口，使宫底位置下降而致。

（3）见红：大多数孕妇在临产前24～48小时（少数1周内），因宫颈内口附近的胎膜与该处的子宫壁剥离，毛细血管破裂有少量出血并与宫颈管内黏液栓相混，经阴道排出，称为见红，是分娩即将开始比较可靠的征象。若阴道流血量较多且超过平时月经量，不应视为见红，应考虑妊娠晚期出血，如前置胎盘、胎盘早剥等。

（4）阴道分泌物增多：分娩前3周左右，孕妇因体内雌激素水平升高，盆腔充血加剧，子宫颈腺体分泌增加，使阴道排出物增多，一般为水样，易与破水相混淆。

知识点2：临产的诊断　　　　副高：熟练掌握　正高：熟练掌握

临产开始的标志为规律且逐渐增强的子宫收缩，持续约30秒或以上，间歇5～6分钟，同时伴随进行性宫颈管消失、宫口扩张和胎先露部下降。用强镇静药物不能抑制宫缩。

应连续观察宫缩，每次观察时间不能太短，至少要观察3～5次宫缩。既要严密观察宫缩的频率，持续时间及强度。同时要在无菌条件下行阴道检查，了解宫颈的软度、长度、位置、扩张情况及先露部的位置。国际上常用Bishop评分法判断宫颈成熟度（见表），估计试产的成功率，满分为13分，>9分均成功，7~9分的成功率为80%，4~6分成功率为50%，≤3分均失败。

Bishop宫颈成熟度评分法

指　　标	分　　数			
	0	1	2	3
宫口开大（cm）	0	1~2	3~4	≥5
宫颈管消退（%）（未消退为2~3cm）	0~30	40~50	60~70	≥80
先露位置（坐骨棘水平=0）	-3	-2	-1~0	+1~+2
宫颈硬度	硬	中	软	
宫口位置	朝后	居中	朝前	

知识点3：总产程及产程分期　　　　　　副高：熟练掌握　正高：熟练掌握

总产程是指分娩全过程，即从开始出现规律宫缩直到胎儿胎盘娩出的全过程。分为3个产程：①第一产程：即宫颈扩张期。指临产开始直至宫口完全扩张即开全（10cm）为止的时期。初产妇的宫颈较紧，宫口扩张缓慢，需11~12小时；经产妇的宫颈较松，宫口扩张较快，需6~8小时。②第二产程：即胎儿娩出期。是指从宫口开全到胎儿娩出的全过程。初产妇需1~2小时，不应超过2小时；经产妇通常数分即可完成，也有长达1小时者，但不应超过1小时。③第三产程：即胎盘娩出期。是指从胎儿娩出后到胎盘胎膜娩出，即胎盘剥离和娩出的全过程，一般需5~15分钟，不应超过30分钟。

第五节　正常产程和分娩的处理

一、第一产程

知识点1：第一产程的临床表现　　　　　　副高：熟练掌握　正高：熟练掌握

（1）规律宫缩：第一产程开始，出现伴有疼痛的子宫收缩，即"阵痛"。开始时宫缩持续时间较短（20~30秒）且弱，间歇期较长（5~6分钟）。随着产程的进展，持续时间渐长（50~60秒）且强度增加，间歇期渐短（2~3分钟）。当宫口近开全时，宫缩持续时间可达1分钟以上，间歇期仅1分钟或稍长。

（2）宫口扩张：宫口扩张是临产后规律宫缩的结果，通过阴道检查或肛诊，可确定宫口扩张程度。当宫缩渐频并增强时，宫颈管逐渐短缩直至消失，宫口逐渐扩张。宫口于潜伏期扩张速度较慢，进入活跃期后加快，当宫口开全时，宫颈边缘消失，子宫下段及阴道形成宽阔筒腔，有利于胎儿通过。若宫口不能如期扩张，可能存在宫缩乏力、骨产道异常、胎位异常、头盆不称等原因。

（3）胎头下降：决定能否经阴道分娩的重要观察项目就是胎头能否顺利下降，胎头下降程度以胎头颅骨最低点与坐骨棘平面的关系标明；胎头颅骨最低点平坐骨棘平面时，以"0"表示；在坐骨棘平面上1cm时，以"-1"表示；在坐骨棘平面下1cm时，以"+1"表示，余依此类推。一般初产妇在临产前胎头已经入盆，而经产妇临产后胎头才衔接。随着产程的进展，先露部也随之下降。胎头于潜伏期下降不明显，于活跃期下降加快，平均每小时下降0.86cm。

（4）胎膜破裂：简称破膜。胎儿先露部衔接后，将羊水分隔成前、后两部分。在胎先露部前面的羊水，称前羊水，约100ml，其形成的囊称前羊水囊。宫缩时前羊水囊楔入宫颈管内，有助于扩张宫口。随着宫缩继续增强，羊膜腔内压力更高，当压力增加到一定程度时胎膜自然破裂。胎膜多在宫口近开全时破裂。

知识点2：产程必须观察的项目及处理　　　　副高：熟练掌握　正高：熟练掌握

（1）子宫收缩：产程中必须连续定时观察并记录宫缩持续时间、间歇时间及强度，掌握其规律，指导产程进行。检测宫缩最简单的方法是助产人员将手掌放于产妇腹壁上，宫缩时宫体部隆起变硬，间歇期松弛变软。

（2）胎心：临产后应特别注意胎心变化，可用听诊法、胎心电子监护或胎儿心电图等方法观察。在观察胎心时，应注意胎心的频率、规律性和宫缩之后胎心率的变化及恢复的速度等。胎心的规律性和宫缩对胎心的影响较胎心率的绝对数更重要。

（3）宫口扩张及胎头下降：描记宫口扩张曲线及胎头下降曲线，是产程图中重要的两项指标，表明产程进展情况，并能指导产程处理。

（4）胎膜破裂：胎膜多在宫口近开全时自然破裂，羊水流出。一旦发现胎膜破裂，应立即听胎心并观察羊水性状和流出量，有无宫缩，同时记录破膜时间。

（5）阴道检查：阴道检查能直接触清宫口四周边缘，准确估计宫颈管消退、宫口扩张、胎膜破否、胎先露部及位置，若先露为头，还能了解矢状缝及囟门，确定胎方位，并可减少肛查时手指进出肛门次数以降低感染概率。但必须在严密消毒后进行。

（6）肛门检查：可适时在宫缩时进行。通过此检查能够了解宫颈软硬度、厚薄，宫口扩张程度，是否破膜，骨盆腔大小，确定胎方位以及胎头下降程度。

知识点3：胎儿宫缩监护仪的类型　　　　副高：熟练掌握　正高：熟练掌握

用胎儿监护仪描记宫缩曲线可以看出宫缩强度、频率和每次宫缩持续时间，是反映宫缩的客观指标。监护仪有两种类型：①外监护：临床最常用，适用于第一产程任何阶段。将宫缩压力探头固定在产妇腹壁宫体近宫底部，连续描记40分钟。②内监护：适用于胎膜已破、宫口扩张1cm及以上。将内电极固定在胎儿头皮上，测定宫腔静止压力及宫缩时压力变化，通过宫口进入羊膜腔内的塑料导管，导管内充满液体，外端连接压力探头记录宫缩产生的压力。所得结果较外监护准确，但有宫腔内感染、电极导致胎儿头皮损伤的缺点，临床较少使用。

知识点4：宫口扩张曲线　　　　　　　　　　　　副高：熟练掌握　正高：熟练掌握

宫口扩张曲线在第一产程分为潜伏期和活跃期两期。①潜伏期是指从临产出现规律宫缩至宫口扩张3cm的时间。此期间扩张速度较慢，平均2～3小时扩张1cm，需8小时，最大时限16小时。②活跃期是指宫口扩张3～10cm的时间。目前国际上倾向于将宫口扩张4cm作为活跃期的起点，且不主张在6cm前过多干预产程。此期间扩张速度加快，需4小时，最大时限为8小时。活跃期又可分为3期：加速期指宫口扩张3～4cm，约1.5小时；最大加速期是指宫口扩张4～9cm，约需2小时；减速期是指宫口扩张9～10cm，约需30分钟。

知识点5：胎心听诊器的听取　　　　　　　　　　副高：熟练掌握　正高：熟练掌握

听诊器有普通听诊器、木制胎心听诊器和电子胎心听诊器3种，现常使用电子胎心听诊器。胎心听取应在宫缩间歇时。潜伏期应每隔1～2小时听胎心1次，活跃期宫缩较频时，应每15～30分钟听胎心1次，每次听诊1分钟。此法能获得每分钟胎心率，但不能分辨胎心率变异、瞬间变化及其与宫缩、胎动的关系。

知识点6：胎心电子监护　　　　　　　　　　　　副高：熟练掌握　正高：熟练掌握

胎心电子监护多用外监护描记胎心曲线。将测量胎心的探头置于胎心音最响亮的部分，固定于腹壁上，将测量宫压的探头置于产妇腹壁宫体近宫底部，也可固定在腹壁上。观察胎心率变异及其与宫缩、胎动的关系，每次至少记录20分钟，有条件者可应用胎儿监护仪连续监测胎心率。此种方法能较客观地判断胎儿在宫内的状态。

知识点7：胎儿心电图的监护　　　　　　　　　　副高：熟练掌握　正高：熟练掌握

胎儿心电图的监护方法分为直接法和间接法，因直接法需宫口开大到一定程度而且破膜后才能进行，并有增加感染的可能性，故较少采用。目前较多采用非侵入性的间接法，一般用3个电极，2个放在产妇的腹壁上，另一个置于产妇的股内侧。在分娩过程中如出现P-R间期明显缩短、S-T段偏高和T波振幅加大，是胎儿缺氧的表现。胎儿发生严重的酸中毒时，则T波变形。

知识点8：胎儿酸中毒的监测　　　　　　　　　　副高：熟练掌握　正高：熟练掌握

（1）胎儿头皮血pH与产时异常胎心率的出现，分娩后新生儿脐血pH及Apgar评分间存在着良好的相关性。因此胎儿头皮血pH被认为是判断胎儿是否存在宫内缺氧的最准确方法。

胎儿头皮血pH正常值为7.25～7.35。如pH为7.20～7.24为胎儿酸中毒前期,应警惕有胎儿窘迫可能,此时应给孕妇吸氧。pH＜7.20则表示重度酸中毒,是胎儿危险的征兆,应尽快结束分娩。胎儿头皮血血气分析值在正常各产程中的变化见下表。

表 胎儿头皮血血气分析值在正常各产程中的变化

类 别	第一产程早期	第一产程末期	第二产程
pH	7.33±0.03	7.32±0.02	7.29±0.04
PCO_2（mmHg）	44.00±4.05	42.00±5.10	46.30±4.20
PO_2（mmHg）	21.80±2.60	21.30±2.10	16.50±1.40
HCO_3^-（mmol/L）	20.10±1.20	19.10±2.10	17.00±2.00
BE（mmol/L）	3.90±1.90	4.10±2.50	6.40±1.80

（2）胎儿的pH还受母体pH水平的影响。产程中母体饥饿、脱水、体力消耗可致代谢性酸中毒,过度通气可致呼吸性碱中毒,均可影响胎儿。为消除母源性酸中毒对胎儿头皮血血气分析的影响,可根据母儿间血气的差异进行判断:①母子间血气pH差值（ΔpH）:＜0.15表示胎儿无酸中毒,0.15～0.20为可疑,＞0.20为胎儿酸中毒;②母子间碱短缺值:2.0～3.0mEq/L表示胎儿正常,＞3.0mEq/L为胎儿酸中毒;③母子间Hb 5g/dl时的碱短缺值:＜0或由正值变为负值表示胎儿酸中毒。

胎儿头皮血pH测定是一种创伤性的检查方法,只能得到瞬时变化而不能连续监测,因而限制了它的应用。当电子胎心监护初筛异常时,可考虑行胎儿头皮血气测定,如临床及胎心监护已确定重度胎儿宫内窘迫,应迅速终止妊娠而抢救胎儿,不必再做头皮血气测定。

知识点9:肛门检查的方法 副高:熟练掌握 正高:熟练掌握

产妇取仰卧位,两腿屈曲分开,检查前用消毒纸遮盖阴道口避免粪便污染阴道。检查者站于产妇右侧,以戴指套的右手示指蘸取润滑剂后,轻轻置于直肠内,拇指伸直,其余各指屈曲以利示指深入。示指向后触及尾骨尖端,了解尾骨活动度,再触摸两侧坐骨棘是否突出并确定胎头高低,然后用指端掌侧探查宫口,摸清其四周边缘,估计宫颈管消退情况和宫口扩张厘米数。未破膜者在胎头前方可触到有弹性的前羊水囊;已破膜者能直接触到胎头,若无胎头水肿,还能扪清颅缝及囟门位置,确定胎方位。

知识点10:肛门检查的时间与次数 副高:熟练掌握 正高:熟练掌握

适时在宫缩时进行,潜伏期每2～4小时查1次;活跃期每1～2小时查1次。同时也要根据宫缩情况和产妇的临床表现,适当的增减检查的次数。过频的肛门检查可增加产褥感染的机会。肛门检查次数≥10次的产妇,其阴道细菌种数及计数均显著提高,且肛门检查与阴道细菌变化密切相关,即细菌种数及其计数随肛门检查次数的增加而增加。而检查次数过少在产程进展十分迅速时则可能失去准备接生的时间。

知识点11：肛门检查的内容　　　　　　　副高：熟练掌握　正高：熟练掌握

肛门检查的内容有：①宫颈软硬度、位置、厚薄及宫颈扩张程度；②是否破膜；③骶尾关节活动度，坐骨棘是否突出，坐骨切迹宽度，骶棘韧带的弹性、韧度及盆底组织的厚度；④确定胎先露、胎方位以及胎头下降程度。

知识点12：阴道检查的适应证　　　　　　　副高：熟练掌握　正高：熟练掌握

阴道检查的适应证有：①肛查胎先露、宫口扩张及胎头下降程度不清时；②疑有脐带先露或脱垂；③疑有生殖道畸形；④轻度头盆不称经阴道试产4～6小时产程进展缓慢者。对产前出血者应慎重，需严格无菌操作，并在检查前做好输液、输血的准备。

知识点13：阴道检查的方法　　　　　　　　副高：熟练掌握　正高：熟练掌握

产妇排空膀胱后取截石位，消毒外阴和阴道。检查者戴好口罩，消毒双手，戴无菌手套，铺无菌巾后用左（右）手拇指和示指将阴唇分开，右（左）手示指、中指蘸消毒润滑剂轻轻插入产妇阴道，防止手指触及肛门及大阴唇外侧。因反复阴道检查可增加感染机会，故每次检查应尽量检查清楚，避免反复插入阴道。

知识点14：阴道检查的内容　　　　　　　　副高：熟练掌握　正高：熟练掌握

阴道检查的内容有：①测量骨盆对角径、坐骨棘间径、骶骨弧度、耻骨弓和坐骨切迹情况等；②胎方位及先露下降程度；③宫口扩张程度，软硬度及有无水肿情况；④阴道伸展度，有无畸形；⑤会阴厚薄和伸展度等。

知识点15：羊水粪染的分度　　　　　　　　副高：熟练掌握　正高：熟练掌握

羊水粪染分为3度：①Ⅰ度：羊水淡绿色、稀薄；②Ⅱ度：羊水深绿色且较稠或较稀，羊水内含簇状胎粪；③Ⅲ度：羊水黄褐色、黏稠状且量少。Ⅰ度羊水粪染一般不伴有胎儿宫内窘迫；Ⅱ～Ⅲ度羊水粪染考虑有胎儿宫内缺氧的存在。

知识点16：母体观察及处理　　　　　　　　副高：熟练掌握　正高：熟练掌握

（1）精神安慰：产妇的精神状态影响宫缩和产程进展。初产妇产程长，容易产生焦虑、紧张和急躁情绪，应安慰产妇并耐心讲解分娩是生理过程，使产妇与助产人员密切合作，以便能顺利分娩。若产妇于宫缩时喊叫不安，应在有宫缩时指导产妇进行深呼吸，或用双手轻揉下腹部。若腰骶部胀痛，用手拳压迫腰骶部常能减轻不适感。

（2）生命体征：测量产妇的血压、体温、脉搏和呼吸频率并记录。一般第一产程期间宫缩时血压升高5~10mmHg，间歇期恢复原状。应每隔4~6小时测量1次。发现血压升高应增加测量次数，并给予相应处理。产妇有循环、呼吸等其他系统合并症或并发症时，还应监测呼吸、氧饱和度、尿量等。

（3）阴道流血：观察有无异常阴道流血，警惕前置胎盘、胎盘早剥等情况。

（4）饮食与活动：为保证精力和体力充沛，应鼓励产妇少量多次进食，吃高热量易消化食物，注意摄入足够水分，必要时可静脉补液支持，以维持产妇体力。宫缩不强且未破膜时，产妇可在病室内走动，有助于加速产程进展。低危产妇适度的活动和采取站立姿势有助于缩短第一产程。

（5）排尿与排便：应鼓励产妇每2~4小时排尿1次，以免膀胱充盈影响宫缩及胎头下降。每次腹部检查，应该触诊耻骨联合上区，以判断膀胱是否充盈。排尿困难者，必要时导尿，初产妇宫口扩张<4cm、经产妇<2cm时可行温肥皂水灌肠，既能清除粪便避免分娩时排便造成污染，又能通过反射作用刺激宫缩加速产程进展。但胎膜早破、阴道流血、胎头未衔接、胎位异常、有剖宫产史、宫缩强估计1小时内分娩及患有严重心脏病等情况时不宜灌肠。

（6）其他：用肥皂水和温开水清洗外阴；初产妇、有难产史的经产妇，应再次行骨盆外测量。

二、第二产程

知识点1：第二产程的临床表现	副高：熟练掌握　　正高：熟练掌握

宫口近开全或开全后，胎膜多会自然破裂。如宫口开全后仍未破膜，应行人工破膜。破膜后宫缩常暂时停止，产妇略感舒适，随后宫缩重现且较前增强，每次持续时间可达1分钟，间歇期仅1~2分钟。当胎头降至骨盆出口压迫盆底组织时，产妇有排便感，不由自主向下屏气。随着产程进展，会阴会渐渐膨隆和变薄，肛门松弛。于宫缩时胎头露于阴道口，且露出部分不断增大；在宫缩间歇期又缩回阴道内，称为胎头拨露；随产程进展，胎头露出部分逐渐增多，宫缩间歇期胎头不再缩回，称为胎头着冠，此时胎头双顶径超过骨盆出口。会阴极度扩张，应注意保护会阴，娩出胎头。随后胎头复位和外旋转，前肩、后肩和胎体相继娩出，后羊水随之涌出。经产妇第二产程短，有时仅需几次宫缩即可完成胎头娩出。

知识点2：产程观察及处理	副高：熟练掌握　　正高：熟练掌握

（1）密切监测胎心：第二产程宫缩频而强，需密切监测胎儿有无急性缺氧，应勤听胎心，每5~10分钟听1次胎心，有条件时应用胎儿监护仪监测。若发现胎心减慢，应立即行阴道检查，综合评估产程进展情况，尽快结束分娩。

（2）密切监测宫缩：第二产程宫缩持续时间可达60秒，间隔时间1~2分钟。宫缩的质量与第二产程时限密切相关，必要时可给予缩宫素加强宫缩。

（3）阴道检查：每隔1小时或有异常情况时行阴道检查，评估羊水性状、胎方位、胎头下降、胎头产瘤及胎头变形情况。胎头下降的评估务必先行腹部触诊、后行阴道检查，排除头盆不称。

（4）指导产妇用力：正确使用腹压是缩短第二产程的关键，若产妇不会正确地向下用力，应指导她们双足蹬在产床上，两手握产床把手，宫缩时深吸气屏住，然后如排便样向下屏气增加腹压。宫缩间歇时，产妇呼气并使全身肌肉放松。如此反复屏气，能加速产程进展。

知识点3：接产准备　　　　　　　　副高：熟练掌握　　正高：熟练掌握

当初产妇宫口开全、经产妇宫口扩张6cm且宫缩规律有力时，应作好接产准备工作。让产妇仰卧于产床，两腿屈曲分开露出外阴部，在臀下放便盆或塑料布，用消毒纱球蘸肥皂水擦洗外阴部，顺序是大阴唇、小阴唇、阴阜、大腿内上1/3、会阴及肛门周围，然后用温开水冲掉肥皂水。用消毒干纱球盖住阴道口，防止冲洗液流入阴道。最后用聚维酮碘消毒，取下阴道口纱球和臀下便盆或塑料布，铺无菌巾于臀下。接产者准备接产。

知识点4：仰卧位分娩　　　　　　　　副高：熟练掌握　　正高：熟练掌握

目前国内多数产妇分娩采取仰卧位。但仰卧位分娩时继发性宫缩乏力和胎儿窘迫的发生率较坐位分娩高，异常分娩也较多，而且从分娩的生理来说，也不是理想的分娩体位。优点：①有利于经阴道助产手术的操作如会阴切开术、胎头吸引术、产钳术等；②对新生儿处理较为便利。缺点：①妊娠子宫压迫下腔静脉，使回心血量减少，产妇可出现仰卧位低血压；②仰卧位使骨盆的可塑性受限，且宫缩的效率较低，从而增加难产的机会；③胎儿的重力失去应有的作用，并导致产程延长；④增加产妇的不安和产痛等。

知识点5：坐位分娩　　　　　　　　　副高：熟练掌握　　正高：熟练掌握

坐位分娩的优点：①可提高宫缩效率，缩短产程。由于胎儿的纵轴和产轴一致，故能充分发挥胎儿的重力作用，可使抬头对宫颈的压力增加。②由于子宫胎盘的血供改善，也可使宫缩加强，胎儿窘迫和新生儿窒息的发生率降低。③可减少骨盆的倾斜度，有利于胎头入盆和分娩机制的顺利完成。④X线检查表明，由于仰卧位改坐位时，可使坐骨棘间距平均增加0.76cm。骨盆出口前后径增加1~2cm，骨盆出口面积平均增加28%。⑤产妇分娩时感觉较舒适，由于产妇在分娩过程中可以环视周围的一切，并与医护人员保持密切联系，可减轻其紧张和不安的情绪。缺点：①分娩时间不宜过长，否则易发生阴部水肿；②坐位分娩时胎头娩出较快，易造成新生儿颅内出血及阴道、会阴裂伤；③接生人员保护会阴和新生儿处理不便。

知识点6：接产步骤　　　　　　　　　　副高：熟练掌握　正高：熟练掌握

接产者站在产妇右侧，当胎头拨露使阴唇后联合紧张时，开始保护会阴。方法是：在会阴部铺盖无菌巾，接产者右肘支在产床，右手拇指与其余四指分开，利用手掌大鱼际肌顶住会阴部。每当宫缩时应向上向内方托压，左手同时应下压胎头枕部，协助胎头俯屈和使胎头缓慢下降。宫缩间歇时，保护会阴的右手稍放松，以免压迫过久过紧引起会阴水肿。当胎头枕部在耻骨弓下露出时，左手应按分娩机制协助胎头仰伸。此时若宫缩强，应嘱产妇呼气消除腹压，并嘱产妇在宫缩间歇时稍向下屏气，使胎头缓慢娩出，以免过强的产力造成会阴撕裂。若胎头娩出发现脐带绕颈一周且较松时，可用手将脐带顺胎肩推上或从胎头退下，若脐带绕颈过紧或绕颈两周及两周以上，应快速松解脐带，立刻用两把血管钳夹住一段脐带从中间剪断，注意勿伤及胎儿颈部。

胎头娩出后，右手仍应注意保护会阴，不要急于娩出胎肩，而应先以左手自鼻根向下颏挤压，挤出口鼻内的黏液和羊水，以减少胎儿胸部娩出后吸入羊水和血液，然后协助胎头复位及外旋转，使胎儿双肩径与骨盆出口前后径相一致。接产者左手向下轻压胎儿颈部，协助前肩从耻骨弓下先娩出，再托胎颈向上使后肩从会阴前缘缓慢娩出。双肩娩出后，保护会阴的右手方可放松，然后双手协助胎体及下肢相继以侧位娩出。

知识点7：会阴裂伤的诱因及预防　　　　副高：熟练掌握　正高：熟练掌握

（1）会阴裂伤的诱因：会阴水肿、会阴过紧缺乏弹力，耻骨弓过低，胎儿过大，胎儿娩出过快等，均易造成会阴撕裂。

（2）会阴裂伤的预防：①指导产妇分娩时正确用力，防止胎儿娩出过快。②及时发现会阴、产道的异常，选择合适的分娩方式。如会阴坚韧、水肿或瘢痕形成，估计会造成严重裂伤时，可作较大的会阴切开术或改行剖宫产术。③提高接生操作技术，正确保护会阴。④初产妇行阴道助产前应作会阴切开，切开大小根据胎儿大小及会阴组织的伸展性。助产时术者与助手要密切配合，要求胎头以最小径线通过会阴，且不能分娩过快、过猛。

知识点8：会阴切开的指征和时间　　　　副高：熟练掌握　正高：熟练掌握

（1）会阴切开的指征：会阴过紧或胎儿过大，估计分娩时会阴撕裂难以避免者或母儿有病理情况急需结束分娩者。

（2）会阴切开的时间：①一般在宫缩时可看到胎头露出外阴口3～4cm时切开，可以防止产后盆底松弛，避免膀胱膨出，直肠膨出及尿失禁；②也有主张胎头着冠时切开，可以减少出血；③决定手术助产时切开。

知识点9：会阴切开术的术式　　　　　　副高：熟练掌握　正高：熟练掌握

（1）会阴左侧后一侧切开术：阴部神经阻滞及局部浸润麻醉生效后，术者于宫缩时以左手示、中两指伸入阴道内，撑起左侧阴道壁，右手用钝头直剪自会阴后联合中线向左侧45°（会阴高度膨隆为60°~70°）剪开会阴，长4~5cm。切开后用纱布压迫止血。胎盘娩出后即刻缝合。

（2）会阴正中切开术：局部浸润麻醉后，术者于宫缩时沿会阴后联合正中垂直剪开2cm。此法优点为剪开组织少、出血不多、术后组织肿胀及疼痛轻微，切口愈合快；缺点为切口有自然延长撕裂至肛门括约肌的危险。胎儿大、接产技术不熟练者不宜采用。

知识点10：会阴切开的缝合	副高：熟练掌握　正高：熟练掌握

一般在胎盘娩出后，检查软产道有无裂伤，然后缝合会阴切口。会阴缝合的关键必须彻底止血，重建解剖结构。缝合完毕后亦行肛指检查缝线是否穿过直肠黏膜，如确有缝线穿过黏膜，则应拆除重缝。

三、第三产程

知识点1：第三产程的临床表现	副高：熟练掌握　正高：熟练掌握

胎儿娩出后，宫底降至脐平，产妇略感轻松，宫缩暂停数分钟后再次出现。由于宫腔容积突然明显缩小，胎盘不能相应缩小与子宫壁发生错位而剥离，剥离面出血形成胎盘后血肿。子宫继续收缩，剥离面积继续扩大，直至胎盘完全剥离而娩出。

知识点2：胎盘剥离的征象	副高：熟练掌握　正高：熟练掌握

胎盘剥离的征象有：①宫体变硬呈球形，下段被扩张，宫体呈狭长形被推向上，宫底升高达脐上；②剥离的胎盘降至子宫下段，阴道口外露的一段脐带自行延长；③阴道少量流血；④用手掌尺侧在产妇耻骨联合上方轻压子宫下段时，宫体上升而外露的脐带不再回缩。

知识点3：胎盘剥离及娩出方式	副高：熟练掌握　正高：熟练掌握

胎盘剥离及娩出方式有：①胎儿面娩出式：多见。胎盘从中央开始剥离，而后向周围剥离，其特点是胎盘胎儿面先排出，随后见少量阴道流血；②母体面娩出式：少见。胎盘从边缘开始剥离，血液沿剥离面流出，其特点是胎盘母体面先排出，胎盘排出前先有较多量阴道流血。

知识点4：正常新生儿出生时的处理	副高：熟练掌握　正高：熟练掌握

（1）一般处理：新生儿出生后置于台上擦干、保暖。

（2）清理呼吸道：胎儿娩出后，应迅速擦拭新生儿面部，断脐后吸出口鼻中的黏液，以免发生吸入性肺炎。当确认呼吸道通畅而仍未啼哭时，可用手轻拍新生儿足底，新生儿大声啼哭后即可处理脐带。

（3）新生儿Apgar评分及其意义：虽然判断新生儿窒息及严重程度有多种方法，但目前仍普遍采用新生儿Apgar评分法。该评分法是以出生后1分钟内的心率、呼吸、肌张力、喉反射及皮肤颜色5项体征为依据，每项为0～2分，满分为10分（见表）。8～10分属正常新生儿；4～7分为轻度窒息，又称青紫窒息，需清理呼吸道、人工呼吸、吸氧、用药等措施才能恢复；0～3分为重度窒息，又称苍白窒息，低氧严重需紧急抢救，行直视下喉镜气管内插管并给氧。对缺氧较严重的新生儿，应在出生后5分钟、10分钟时再次评分，直至连续两次评分均≥8分。1分钟评分是出生当时的情况，反映在宫内的情况；5分钟及以后评分是反映复苏效果，与预后关系密切。新生儿阿普加评分以呼吸为基础，皮肤颜色最灵敏，心率是最终消失的指标。临床恶化顺序为皮肤颜色→呼吸→肌张力→反射→心率。复苏有效顺序为心率→反射→皮肤颜色→呼吸→肌张力。肌张力恢复越快，预后越好。

新生儿Apgar评分法

体　　征	应得分数		
	0	1	2
心率	无	<100次/分	≥100次/分
呼吸	无	慢，不规律	规则，啼哭
肌张力	瘫软	四肢稍屈曲	活动活跃
反射	无反应	皱眉	哭声响亮
皮肤颜色	青紫、苍白	躯体红润，四肢青紫	全身红润

（4）处理脐带：用两把血管钳钳夹脐带，两钳相隔2～3cm，在其中间剪断。用75%酒精消毒脐带根部及其周围，在距脐根0.5cm处用无菌粗线结扎第一道，再在结扎线外0.5cm处结扎第二道，在第二道结扎线外0.5cm处剪断脐带，挤出残余血液，用5%聚维酮碘溶液或75%酒精消毒脐带断面，待脐带断面干后，以无菌纱布覆盖，再用脐带布包扎。

（5）处理新生儿：擦净新生儿足底胎脂，打新生儿足印及产妇拇指印于新生儿病历上。对新生儿做详细体格检查，系以标明新生儿性别、体重、出生时间、母亲姓名和床号的手腕带和包被。将新生儿抱给母亲，进行首次吸吮乳头。

> 知识点5：新生儿的断脐方法　　　　　副高：熟练掌握　　正高：熟练掌握

（1）气门芯套扎法：在平脐轮处到距脐根部0.5cm处用止血钳钳夹脐带留止血钳印，借助止血钳将气门芯套入脐带下缘止血钳钳夹的印迹处，剪去气门芯上缘0.5cm处脐带，消毒脐带断端后用脐带卷包扎。

（2）线扎法：在距脐根部0.5cm处用粗丝线结扎第一道，再在离脐根部0.5～1.0cm处结扎第二道，在线外0.5cm处剪断脐带，用脐带卷包扎。

（3）脐带夹断脐法：在距脐根0.5～1.0cm处夹上脐带夹，在脐带夹上0.5cm处剪断脐带，用脐带卷包扎。

（4）脐带剪断器断脐：消毒后，距脐轮1cm处夹紧脐带后利用一次性脐带剪断器的内固定刀片迅速将脐带剪断，夹子留于脐带断端。

知识点6：协助胎盘胎膜娩出	副高：熟练掌握　正高：熟练掌握

正确处理胎盘娩出，能够减少产后出血的发生。接产者不应在胎盘尚未完全剥离时用力按揉、下压宫底或牵拉脐带，以免引起胎盘部分剥离而出血或拉断脐带，甚至造成子宫内翻。当确认胎盘已完全剥离时，于宫缩时以左手握住宫底（拇指置于子宫前壁，其余4指放在子宫后壁）并按压，同时右手轻拉脐带，协助娩出胎盘。当胎盘娩出至阴道口时，接产者用双手捧住胎盘，向一个方向旋转并缓慢向外牵拉，协助胎盘胎膜完整剥离排出。若发现胎膜部分断裂，用血管钳夹住断裂上端的胎膜，再继续向原方向旋转，直至胎膜完全排出，仔细检查胎盘的母体面，确定没有胎盘成分遗留。胎盘胎膜排出后，按摩子宫刺激其收缩以减少出血，同时注意观察并测量出血量。

知识点7：检查胎盘、胎膜	副高：熟练掌握　正高：熟练掌握

将胎盘铺平，先检查胎盘母体面胎盘小叶有无缺损。疑有缺损用Küstner牛乳测试法，从脐静脉注入牛乳，若见牛乳自胎盘母体面溢出，则溢出部位为胎盘小叶缺损部位。然后将胎盘提起，检查胎膜是否完整，再检查胎盘胎儿面边缘有无血管断裂，能够及时发现副胎盘。副胎盘为一小胎盘，与正常胎盘分离，但两者间有血管相连。若有副胎盘、部分胎盘残留或大部分胎膜残留时，应在无菌操作下徒手入宫腔取出残留组织。若手取胎盘困难，用大号刮匙清宫。若确认仅有少许胎膜残留，给予子宫收缩剂待其自然排出。详细记录胎盘娩出时间，方式和胎盘大小和重量。胎盘娩出后子宫应呈强直性收缩，硬如球状，阴道出血很少。

知识点8：检查软产道	副高：熟练掌握　正高：熟练掌握

胎盘娩出后，应仔细检查软产道（包括会阴、小阴唇内侧、尿道口周围、前庭、阴道和宫颈）有无裂伤。如有裂伤应立即按原来的解剖位置或层次逐层缝合。

知识点9：预防产后出血	副高：熟练掌握　正高：熟练掌握

正常分娩出血量多不超过300ml。遇有产后出血高危因素（有产后出血史、分娩次数≥5次、多胎妊娠、羊水过多、巨大儿、滞产等）产妇，可在胎儿前肩娩出时静注缩宫素10～20U，也可在胎儿前肩娩出后立即肌内注射缩宫素10U或缩宫素10U加于0.9%氯化钠注射液20ml内静脉快速注入，均能促使胎盘迅速剥离减少出血。若胎盘未完全剥离而出血多时，应行手取胎盘术。若第三产程超过30分钟，胎盘仍未排出且出血不多时，应排空膀胱后，再轻轻按压子宫及静注子宫收缩剂，仍不能使胎盘排出时，应行手取胎盘术。若胎盘娩出后出血较多时，可经下腹部直接在宫体肌壁内或肌内注射麦角新碱0.2～0.4mg，并将缩宫

素20U加于5%葡萄糖液500ml内静脉滴注。

知识点10：观察产后一般情况　　　　副高：熟练掌握　正高：熟练掌握

胎盘娩出2小时内是产后出血的高危期，有时被称为第四产程。应在分娩室观察一般情况、产妇面色、结膜和甲床色泽，测量血压、脉搏和阴道流血量。注意子宫收缩、宫底高度、膀胱充盈否、会阴及阴道有无血肿等，发现异常情况及时处理。产后2小时无异常，将产妇和新生儿送回病房。

第六节　分娩镇痛

知识点1：理想的分娩镇痛标准　　　　副高：熟练掌握　正高：熟练掌握

理想的分娩镇痛标准：①对产妇及胎儿副作用小；②药物起效快，作用可靠，便于给药；③避免运动阻滞，不影响宫缩和产妇运动；④产妇清醒，能配合分娩过程；⑤能满足整个产程镇痛要求。分娩疼痛主要来自子宫收缩、宫颈扩张、盆底组织受压、阴道扩张、会阴伸展，其主要感觉神经传导至胸$_{11}$～骶$_4$脊神经后，经脊髓上传至大脑痛觉中枢，因此阴道分娩镇痛需将神经阻滞范围控制在胸$_{11}$～骶$_4$之间。

知识点2：常用的分娩镇痛药物　　　　副高：熟练掌握　正高：熟练掌握

目前常用的分娩镇痛药物包括：①麻醉性镇痛药芬太尼、舒芬太尼和瑞芬太尼；②局麻药利多卡因、布比卡因和罗哌卡因；③吸入麻醉药氧化亚氮。这些药物均能通过胎盘进入胎儿体内。目前临床上常将小剂量麻醉性镇痛药和低浓度局麻药联合用于腰麻或硬膜外镇痛，这两类药物复合使用镇痛好，互补可减少麻醉性镇痛药剂量和降低局麻药浓度，并进一步降低母体低血压、瘙痒和胎儿呼吸抑制的可能，是目前首选的分娩镇痛药物组合。吸入性麻醉药氧化亚氮储存于压力罐中，经减压和流量挥发器给予面罩吸入，浓度为40%～50%，应用时需防止产妇缺氧或过度通气。其优点是无需特殊的麻醉操作，使用方便。缺点是镇痛不全和产房环境污染较大。

知识点3：分娩镇痛药物的作用　　　　副高：熟练掌握　正高：熟练掌握

芬太尼和舒芬太尼可直接作用于椎管内阿片受体，也可通过全身吸收作用于中枢阿片受体；瑞芬太尼是短效麻醉性镇痛药，仅用于产妇静脉自控镇痛。提高痛阈，抑制痛觉，但因剂量过大，对胎儿呼吸有抑制作用，分娩镇痛时适宜椎管内小剂量持续给药。局麻药利多卡因、布比卡因和罗哌卡因直接作用于脊髓或神经根，镇痛确切，并能保持产妇清醒，不易对胎儿呼吸产生抑制作用，但浓度过高影响下肢运动，分娩镇痛时采用低浓度（0.04%～0.1%）为合适。

知识点4：分娩镇痛的方法及优缺点　　　　　　副高：熟练掌握　正高：熟练掌握

以下镇痛方法均适用于第一、第二产程。

（1）连续硬膜外镇痛：经硬膜外途径连续输入低浓度的局麻药（0.04%～0.1%布比卡因或罗哌卡因）和小剂量麻醉性镇痛药（如芬太尼1～2μg/ml或0.25～1μg/ml），每小时6～12ml。优点为镇痛平面恒定，镇痛效果确切，绝大部分情况能将模糊视觉疼痛（VAS）评分降至3以内，对下肢运动影响轻微，母婴耐受良好。缺点是产程中镇痛需求发生变化时，难以及时调整给药量。

（2）产妇自控硬膜外镇痛：优点为易于掌握用药剂量、便于自行给药，能减少用药剂量，从而减轻相应的副作用。

（3）腰麻－硬膜外联合阻滞：腰麻给药采用10～20μg芬太尼或舒芬太尼8～10μg单独或复合布比卡因或罗哌卡因0.5～2mg。腰麻能维持镇痛1～1.5小时，腰麻作用减退时需要开始连续硬膜外镇痛。第二产程宫缩强烈时，往往需要增加局麻药浓度。该方法优点是镇痛起效快，用药剂量少。缺点是腰麻时局麻药常常暂时影响下肢运动，麻醉性镇痛药也可引起暂时性瘙痒。

（4）微导管连续腰麻镇痛：用28G导管将舒芬太尼和布比卡因按比例注入蛛网膜下腔镇痛。

（5）产妇自控静脉瑞芬太尼镇痛：采用静脉镇痛泵产妇疼痛时，按压静脉输入瑞芬太尼，产生中枢镇痛作用。优点是对腹肌和下肢肌力无影响，产力正常。

（6）氧化亚氮吸入镇痛。

知识点5：分娩镇痛时机　　　　　　　　　　　副高：熟练掌握　正高：熟练掌握

产妇进入临产至第二产程均可用药。目前认为在没有分娩镇痛禁忌的产妇，当开始规律宫缩，疼痛VAS评分>3分时即可开始分娩镇痛。在产程过程中，只要产妇提出要求，排除分娩镇痛禁忌，均可给予镇痛。

知识点6：分娩镇痛的适应证和禁忌证　　　　　副高：熟练掌握　正高：熟练掌握

（1）适应证：①无剖宫产适应证；②无硬膜外禁忌证；③产妇自愿。

（2）禁忌证：①产妇拒绝；②凝血功能障碍、接受抗凝治疗期间；③局部皮肤感染和全身感染未控制；④产妇难治性低血压及低血容量、显性或隐性大出血；⑤原发性或继发性宫缩乏力和产程进展缓慢；⑥对所使用的药物过敏；⑦已经过度镇静；⑧伴严重的基础疾病，包括神经系统严重病变引起的颅压增高、严重主动脉瓣狭窄和肺动脉高压、上呼吸道水肿等。

第二章　正常产褥

正常产褥

正常产褥

知识点1：产褥期母体子宫的变化　　　　　副高：熟练掌握　正高：熟练掌握

产褥期子宫变化最大。在胎盘娩出后子宫逐渐恢复至未孕状态的全过程，称为子宫复旧。子宫复旧一般需要6周，其主要变化是宫体肌纤维缩复和子宫内膜的再生，同时还有子宫血管变化、子宫下段和宫颈的复原等。

（1）子宫体肌纤维缩复：肌浆中的蛋白质被分解排出，细胞质减少导致肌细胞缩小。被分解的蛋白及其代谢产物通过肾脏排出体外。随着子宫体肌纤维不断缩复，子宫体积及重量均发生变化。胎盘娩出后，子宫体逐渐缩小，于产后1周子宫缩小至约妊娠12周大小，在耻骨联合上方可触及。于产后10天，子宫降至骨盆腔内，腹部检查触不到宫底。子宫于产后6周恢复到妊娠前大小。子宫重量也逐渐减少，分娩结束时约为1000g，产后1周时约为500g，产后2周时约为300g，产后6周恢复至50~70g。

（2）子宫内膜再生：胎盘、胎膜从蜕膜海绵层分离并娩出后，遗留的蜕膜分为两层，表层发生变性、坏死、脱落，形成恶露的一部分自阴道排出；接近肌层的子宫内膜基底层逐渐再生新的功能层，内膜缓慢修复，约产后第3周，除胎盘附着部位外，宫腔表面均由新生内膜覆盖，产后6周后胎盘附着部位全部修复。

（3）子宫血管变化：胎盘娩出后，胎盘附着面立即缩小，面积仅为原来的一半。子宫复旧导致开放的子宫螺旋动脉和静脉窦压缩变窄，数小时后血管内形成血栓，出血量逐渐减少直至停止。若在新生内膜修复期间，胎盘附着面因复旧不良出现血栓脱落，可导致晚期产后出血。

（4）子宫下段：产后子宫下段肌纤维缩复，逐渐恢复为非孕时的子宫峡部。

（5）宫颈变化：胎儿娩出后，宫颈外口如袖口状，产后2~3天宫口可容2指，产后1周宫口关闭，宫颈管复原，产后4周左右宫颈管恢复至孕前状态。分娩时宫颈外口常发生轻度裂伤，使初产妇的宫颈外口由产前圆形（未产型），变为产后一字形横裂（已产型）。

知识点2：产褥期母体阴道的变化　　　　　副高：熟练掌握　正高：熟练掌握

分娩后阴道腔扩大，阴道黏膜及周围组织水肿，阴道黏膜皱襞因过度伸展而减少甚至消失，致使阴道壁松弛及肌张力低。阴道壁肌张力于产褥期逐渐恢复，阴道腔逐渐缩小，阴道黏膜皱襞约在产后3周重新显现，但阴道于产褥期结束时仍不能完全恢复至未孕时的紧张度。

知识点3：产褥期母体外阴的变化　　　　　副高：熟练掌握　正高：熟练掌握

分娩后外阴轻度水肿，于产后2~3天内逐渐消退。会阴部血液循环丰富，若有轻度撕裂或会阴侧切缝合后，均能在产后3~4天内愈合。处女膜在分娩时撕裂，形成残缺的处女膜痕。

知识点4：产褥期母体盆底组织的变化　　　　副高：熟练掌握　　正高：熟练掌握

在分娩过程中，由于胎儿先露部长时间的压迫，使盆底肌肉和筋膜过度伸展致弹性降低，且常伴有盆底肌纤维的部分撕裂，产褥期应避免过早进行较强的重体力劳动。若能于产褥期坚持做产后康复锻炼，盆底肌可能在产褥期内即恢复至接近未孕状态。若盆底肌及其筋膜发生严重撕裂造成盆底松弛，加之产褥期过早参加重体力劳动；或者分娩次数过多，且间隔时间短，盆底组织难以完全恢复正常。以上均是导致阴道壁脱垂及子宫脱垂的重要原因。

知识点5：产褥期母体乳房的变化　　　　副高：熟练掌握　　正高：熟练掌握

产后乳房的主要变化是泌乳。妊娠期孕妇体内雌激素、孕激素、胎盘生乳素升高，使乳腺发育及初乳形成。当胎盘剥离娩出后，产妇血中雌激素、孕激素及胎盘生乳素水平急剧下降，抑制下丘脑分泌的催乳素抑制因子（PIF）释放，在催乳素作用下，乳汁开始分泌。婴儿每次吸吮乳头时，来自乳头的感觉信号经传入神经纤维到达下丘脑，通过抑制下丘脑分泌的多巴胺及其他催乳素抑制因子，使腺垂体催乳素呈脉冲式释放，促进乳汁分泌。吸吮乳头还能反射性地引起神经垂体释放缩宫素，缩宫素使乳腺腺泡周围的肌上皮收缩，使乳汁从腺泡、小导管进入输乳导管和乳窦而喷出乳汁。吸吮及不断排空乳房是保持乳腺不断泌乳的重要条件。若此期乳汁不能正常排空，可出现乳汁淤积，导致乳房胀痛及硬结形成。若乳汁不足可出现乳房空软。

知识点6：产褥期循环系统的变化　　　　副高：熟练掌握　　正高：熟练掌握

子宫胎盘血循环终止且子宫缩复，大量血液从子宫涌入产妇体循环，加之妊娠期潴留的组织间液回吸收，产后72小时内，产妇循环血量增加15%~25%，此时应注意预防心衰的发生。循环血量于产后2~3周恢复至未孕状态。

知识点7：产褥期血液系统的变化　　　　副高：熟练掌握　　正高：熟练掌握

产褥早期血液仍处于高凝状态，有利于胎盘剥离创面形成血栓，减少产后出血量。血纤维蛋白原、凝血酶、凝血酶原于产后2~4周内降至正常。血红蛋白水平于产后1周左右回升。白细胞总数于产褥早期较高，可达（15~30）×10^9/L，一般1~2周恢复正常。淋巴细胞稍减少，中性粒细胞增多，血小板数增多。红细胞沉降率于产后3~4周降至正常。

知识点8：产褥期消化系统的变化　　　　副高：熟练掌握　　正高：熟练掌握

妊娠期胃肠蠕动及肌张力均减弱，胃液中盐酸分泌量减少，产后需1~2周逐渐恢复。

产后1～2天内产妇常感口渴，喜进流食或半流食。产褥期活动减少，肠蠕动减弱，加之腹肌及盆底肌松弛，容易便秘。

| 知识点9：产褥期泌尿系统的变化 | 副高：熟练掌握　正高：熟练掌握 |

妊娠期体内潴留的多量水分主要经肾排出，故产后1周内尿量增多。妊娠期发生的肾盂及输尿管扩张，产后需2～8周恢复正常。在产褥期，尤其在产后24小时内，由于膀胱肌张力降低，对膀胱内压的敏感性降低，加之外阴切口疼痛、不习惯卧床排尿、器械助产、区域阻滞麻醉，均可能增加尿潴留的发生。

| 知识点10：产褥期内分泌系统的变化 | 副高：熟练掌握　正高：熟练掌握 |

产后雌激素及孕激素水平急剧下降，至产后1周时已降至未孕时水平。胎盘生乳素于产后6小时已不能测出。催乳素水平因是否哺乳而异，哺乳产妇的催乳素于产后下降，但仍高于非妊娠时水平，吸吮乳汁时催乳素明显增高；不哺乳产妇的催乳素于产后2周降至非妊娠时水平。

月经复潮及排卵时间受哺乳影响。不哺乳产妇通常在产后6～10周月经复潮，在产后10周左右恢复排卵。哺乳产妇的月经复潮延迟，有的在哺乳期间月经一直不来潮，平均在产后4～6个月恢复排卵。产后较晚月经复潮者，首次月经来潮前多有排卵，故哺乳产妇月经虽未复潮，却仍有受孕可能。

| 知识点11：产褥期腹壁的变化 | 副高：熟练掌握　正高：熟练掌握 |

妊娠期出现的下腹正中线色素沉着，在产褥期逐渐消退。初产妇腹壁紫红色妊娠纹变成银白色陈旧妊娠纹。腹壁皮肤受增大的妊娠子宫影响，部分弹力纤维断裂，腹直肌出现不同程度分离，产后腹壁明显松弛，腹壁紧张度需在产后6～8周恢复。

| 知识点12：产褥期生命体征的表现 | 副高：熟练掌握　正高：熟练掌握 |

正常产妇，产后生命体征在正常范围。产后24小时内，体温略升高但不超过38℃，可能与产程长导致过度疲劳有关。产后3～4天可能会出现"泌乳热"，乳房充血影响血液和淋巴回流，乳汁不能排出，一般不超过38℃。持续4～16小时体温即下降，不属病态，但需排除其他原因尤其是感染而引起的发热。心率可反映体温和血容量情况，当心率加快时，应注意有无感染和失血。血压于产褥初期平稳，若血压下降，需警惕产后出血。对有妊娠期高血压疾病者，产后仍应监测血压，预防产后子痫的发生。产后呼吸恢复为胸腹式呼吸。

| 知识点13：产褥期恶露的分类及表现 | 副高：熟练掌握　正高：熟练掌握 |

产后随子宫蜕膜脱落，含有血液、坏死蜕膜等组织经阴道排出，称为恶露。恶露有血腥

味，但无臭味，持续4～6周，总量为250～500ml。若子宫复旧不全或宫腔内残留胎盘、多量胎膜或合并感染时，恶露增多，血性恶露持续时间延长并有臭味。恶露因其颜色、内容物及时间不同可分为：①血性恶露：因含大量血液得名。色鲜红，量多，有时有小血块。镜下见多量红细胞、坏死蜕膜及少量胎膜。血性恶露持续3～4天。出血逐渐减少，浆液增加，转变为浆液恶露。②浆液恶露：因含多量浆液得名。色淡红，镜下见较多坏死蜕膜组织、宫腔渗出液、宫颈黏液、少量红细胞及白细胞，且有细菌。浆液恶露持续10天左右，浆液逐渐减少，白细胞增多，变为白色恶露。③白色恶露：因含大量白细胞，色泽较白得名。质黏稠。镜下见大量白细胞、坏死蜕膜组织、表皮细胞及细菌等。白色恶露约持续3周干净。若子宫复旧不全或宫腔内残留部分胎盘、胎膜或合并感染时恶露增多，血性恶露持续时间延长并伴有臭味。

| 知识点14：产褥期其他表现 | 副高：熟练掌握　　正高：熟练掌握 |

（1）子宫复旧：胎盘娩出后，子宫圆而硬，宫底在脐下一指。产后第1天略上升至脐平，以后每天下降1～2cm，至产后10天子宫降入骨盆腔内。腹部检查触不到宫底。

（2）产后宫缩痛：在产褥早期因子宫收缩引起下腹部阵发性剧烈疼痛，称为产后宫缩痛。于产后1～2天出现，持续2～3天自然消失，多见于经产妇。哺乳时反射性缩宫素分泌增多使疼痛加重，不需特殊用药。

（3）褥汗：产后1周内皮肤排泄功能旺盛，排出大量汗液，以夜间睡眠和初醒时更明显，不属病态。但要注意补充水分，防止脱水及中暑。

| 知识点15：产后2小时内的处理 | 副高：熟练掌握　　正高：熟练掌握 |

产后2小时内极易发生如产后出血、子痫、产后心力衰竭等严重并发症，因此应在产房内严密观察产妇的生命体征、子宫收缩情况及阴道流血量，并注意宫底高度及膀胱是否充盈等。最好用弯盘放在产妇臀下以收集阴道流血量。若发现子宫收缩乏力，应按摩子宫并肌内注射子宫收缩剂（缩宫素、前列腺素或麦角新碱）。若阴道流血量虽不多，但子宫收缩不良、宫底上升者，提示宫腔内有积血，应挤压宫底排出积血，并给予子宫收缩剂。若产妇自觉肛门坠胀，提示有阴道后壁血肿的可能，应进行肛查确诊后及时给予处理。在此期间还应协助产妇首次哺乳。若产后2小时一切正常，将产妇连同新生儿送回病室，仍需勤巡视。

| 知识点16：产褥期饮食处理 | 副高：熟练掌握　　正高：熟练掌握 |

产后1小时可让产妇进流食或清淡半流食，以后可进普通饮食。食物应富有营养、足够热量和水分。若哺乳，应多进食蛋白质、热量丰富的食物，并适当补充维生素和铁剂，推荐补充铁剂3个月。

知识点17：产褥期排尿与排便处理　　　　　副高：熟练掌握　正高：熟练掌握

产后5天内尿量明显增多，应鼓励产妇尽早自行排尿。产后4小时内应让产妇排尿。若排尿困难，除鼓励产妇坐起排尿，解除怕排尿引起疼痛的顾虑外，可选用以下方法：①用热水熏洗外阴，用温开水冲洗尿道外口周围诱导排尿。热敷下腹部，按摩膀胱，刺激膀胱肌收缩。②针刺关元、气海、三阴交、阴陵泉等穴位。③肌内注射甲硫酸新斯的明1mg，兴奋膀胱逼尿肌促其排尿。若使用上述方法均无效时应予导尿，留置导尿管1～2天，并给予抗生素预防感染。

产后因卧床休息、食物缺乏纤维素，加之肠蠕动减弱，产褥早期腹肌、盆底肌张力降低，容易发生便秘，应鼓励产妇多吃蔬菜及早日下床活动。若发生便秘，可口服缓泻剂。

知识点18：产褥期子宫复旧及恶露的处理　　副高：熟练掌握　正高：熟练掌握

每天应在同一时间手测宫底高度，以便了解子宫复旧情况。测量前应嘱产妇排尿。每天应观察恶露数量、颜色及气味。若子宫复旧不全，红色恶露增多且持续时间延长时，应及早给予子宫收缩剂；若合并感染，恶露有腐臭味且有子宫压痛，应给予广谱抗生素控制感染。

知识点19：产褥期会阴处理　　　　　　　　副高：熟练掌握　正高：熟练掌握

用0.05%聚维酮碘液擦洗外阴，每天2～3次，平时应尽量保持会阴部清洁及干燥。会阴部有水肿者，可用50%硫酸镁液湿热敷，产后24小时后可用红外线照射外阴。会阴部有缝线者，应每日检查切口有无红肿、硬结及分泌物。于产后3～5天拆线。若伤口感染，应提前拆线引流或行扩创处理，并定时换药。

知识点20：产褥期情绪变化的观察　　　　　副高：熟练掌握　正高：熟练掌握

经历妊娠及分娩的激动与紧张后，精神极度放松、对哺育新生儿的担心、产褥期的不适等，均可造成产妇情绪不稳定，尤其在产后3～10天，可表现为轻度抑郁。应帮助产妇减轻身体不适，并给予精神关怀、鼓励、安慰，使其恢复自信。抑郁严重者，需服抗抑郁药物治疗，尽早诊断及干预。

知识点21：产褥期正确的哺乳方法　　　　　副高：熟练掌握　正高：熟练掌握

应于产后半小时内开始哺乳，可通过新生儿吸吮动作刺激泌乳。哺乳时间及频率取决于新生儿的需要及乳母感到奶胀的情况。哺乳前，母亲应洗手并用温开水清洁乳房及乳头。哺乳时，母亲及新生儿均应选择最舒适位置，一手拇指放在乳房上方，余四指放在乳房下方，将乳头和大部分乳晕放入新生儿口中，用手扶托乳房，防止乳房堵住新生儿鼻孔。让新生儿吸空一侧乳房后，再吸吮另一侧乳房。哺乳后佩戴合适棉质乳罩。每次哺乳后，应将新生儿抱起轻拍背部1~2分钟，排出胃内空气以防吐奶。对于阳光照射有限的新生儿，美国儿科协会（2008年）推荐最初2个月每日补充维生素D 400U。哺乳期以1年为宜，并可根据母亲及婴儿的意愿持续更久。乳汁确实不足时，应及时补充按比例稀释的牛奶。

知识点22：哺乳时特殊情况的处理 副高：熟练掌握 正高：熟练掌握

（1）乳胀：多因乳房过度充盈及乳腺管阻塞所致。哺乳前湿热敷3~5分钟，并按摩、拍打抖动乳房，频繁哺乳、排空乳房。

（2）催乳：若出现乳汁不足，鼓励乳母树立信心，指导哺乳方法，按需哺乳、夜间哺乳，适当调节饮食，喝营养丰富的肉汤。

（3）退奶：产妇因病不能哺乳，应尽早退奶。最简单的退奶方法是停止哺乳，不排空乳房，少食汤汁，但有半数产妇会感到乳房胀痛。佩戴合适胸罩，口服镇痛药物，2~3天后疼痛减轻。其他退奶方法有：①生麦芽60~90g，水煎当茶饮，每天1剂，连服3~5天；②芒硝250g分装两纱布袋内，敷于两乳房并包扎，湿硬时更换；③己烯雌酚，每次5mg，每天3次，连服3天，或肌注苯甲酸雌二醇4mg，每天1次，连用3~5天；④针刺足临泣、悬钟等穴位，每天1次，两侧交替，7天为一疗程；⑤对已有大量乳汁分泌，需停止哺乳时可用溴隐亭2.5mg/次，每天2次，与食物共服，连用14天。

（4）乳头皲裂：轻者可继续哺乳。哺乳前湿热敷3~5分钟，挤出少许乳汁，使乳晕变软，以利新生儿含吮乳头和大部分乳晕。哺乳后挤少许乳汁涂在乳头和乳晕上，短暂暴露和干燥，也可涂抗生素软膏或10%复方苯甲酸酊。皲裂严重者应停止哺乳，可挤出或用吸乳器将乳汁吸出后喂给新生儿。

知识点23：产褥期产褥中暑的预防 副高：熟练掌握 正高：熟练掌握

产褥中暑是指产褥期因高温环境使体内余热不能及时散发，引起中枢性体温调节功能障碍的急性热病，表现为高热、水电解质紊乱，循环衰竭和神经系统功能损害等。本病不多见，但起病急骤，发展迅速，处理不当能遗留严重后遗症，甚至死亡。常见原因是关门关窗，使身体处于高温，高湿状态，导致体温调节中枢功能障碍所致。临床诊断根据病情程度分为：①中暑先兆：发病前多有短暂的先兆症状，表现为口渴、多汗、心悸、恶心、胸闷、四肢无力。此时体温正常或低热；②轻度中暑：中暑先兆未能及时处理，产妇体温逐渐升高达38.5℃以上，随后出现面色潮红、胸闷、脉搏增快、呼吸急促、口渴、痱子满布全身；③重度中暑：产妇体温继续升高达41~42℃，呈稽留热型，可出现面色苍白、呼吸急促、谵妄、抽搐、昏迷。如果处理不及时在数小时内可因呼吸、循环衰竭而死亡。幸存者也常遗留中枢神经系统不可逆的后遗症。诊断需注意与产后子痫、产褥感染、败血症等相鉴别。治疗原则：立即改变高温和不通风环境，迅速降温（是抢救成功的关键），及时纠正水、电解质紊乱及酸中毒。应做好卫生宣教，居室保持通风，避免室温过高，产妇衣着应宽大透气，有利于散热，以舒适为宜。

知识点24：产褥期的保健 副高：熟练掌握 正高：熟练掌握

目的是防止产后出血、感染等并发症的发生，促进产后生理功能的恢复。

（1）饮食起居：合理饮食，保持身体清洁。产妇居室应清洁通风，注意休息，至少3周以后才能进行全部家务劳动。

（2）适当活动及做产后康复锻炼：产后尽早适当活动，经阴道自然分娩的产妇，产后6～12小时内即可起床轻微活动，于产后第2天可在室内随意走动。行会阴后-侧切开或行剖宫产的产妇，可适当推迟活动时间。待拆线后伤口不感疼痛时，也应做产后康复锻炼。产后康复锻炼可避免或减少静脉栓塞的发生，且能使盆底及腹肌张力恢复。产后康复锻炼的运动量应循序渐进。

（3）计划生育指导：若已恢复性生活，应采取避孕措施，哺乳者以工具避孕为宜，不哺乳者可选用药物避孕。

知识点25：产褥期的产后检查 副高：熟练掌握 正高：熟练掌握

产后检查包括产后访视和产后健康检查两部分。产妇出院后，由社区医疗保健人员在产妇出院后3天、产后14天和产后28天分别做3次产后访视，了解产妇及新生儿健康状况，内容包括：①了解产妇饮食、睡眠等一般状况；②检查乳房，了解哺乳情况；③观察子宫复旧及恶露；④观察会阴切口、剖宫产腹部切口；⑤了解产妇心理状况。若发现异常应及时给予指导。

产妇应于产后6周去医院常规随诊，包括全身检查及妇科检查。前者主要测血压、脉搏，查血、尿常规，了解哺乳情况，若有内科合并症或产科合并症应做相应检查；后者主要观察盆腔内生殖器是否已恢复至非孕状态；同时应带婴儿在医院做一次全面检查。

第三章　异常妊娠

第一节　自 然 流 产

| 知识点1：流产的概念及分类 | 副高：熟练掌握　正高：熟练掌握 |

流产是指妊娠不足28周、胎儿体重不足1000g而终止者。发生于妊娠12周前者称早期流产，发生在妊娠12周至不足28周者称晚期流产。前者较为多见。流产又分为自然流产和人工流产。自然流产的发生率占全部妊娠的15%左右。

| 知识点2：自然流产的病因 | 副高：熟练掌握　正高：熟练掌握 |

（1）染色体异常：50%～60%的自然流产胚胎有染色体异常，多发生在早期妊娠，以及产母年龄过小或过大者。流产时妊娠产物有时仅为一空孕囊或已退化的胚胎。

（2）母体因素：①全身性疾病：母体患有严重中毒性感染疾病，如肺炎或伤寒。高热和细菌毒素对胚胎有致命的影响。②病毒感染：母体感染风疹、生殖道疱疹、巨细胞病毒等疾病，病毒可通过胎盘传染胚胎及胎儿。③母体内分泌功能失调：黄体功能不足、甲状腺功能低下者往往影响蜕膜、胎盘，或引起胚胎发育不良而流产。④生殖器官疾病：孕妇可因纵隔子宫及子宫发育不良等子宫畸形、多发性子宫肌瘤影响胎儿的生长发育导致流产。宫颈内口松弛或损伤可导致妊娠时胎膜破裂发生晚期流产。⑤创伤：妊娠期外伤或施行卵巢肿瘤和阑尾手术等，特别是在妊娠早期，可刺激子宫收缩而引起流产。

（3）胎盘内分泌功能不足：妊娠8周后，胎盘逐渐成为产生孕激素、β-hCG、人胎盘生乳素（HPL）及雌激素的主要场所。妊娠早期时卵巢妊娠黄体的功能逐渐为胎盘所代替，而当胎盘内分泌功能不足时，上述激素值下降，妊娠将难以继续。

（4）免疫因素：母儿免疫系统相互影响，若互不适应，则可引起排斥而致流产。母体有抗精子抗体则多为早期流产，如母儿Rh血型不合、ABO血型不合，可引起死胎，多为晚期流产。

（5）环境因素：某些有害的化学物质（如铅、有机汞、镉、DDT、乙醇及烟草等）和物理因素（如噪声、放射线、高温等）可直接或间接对胚胎或胎儿造成损害而致流产。

| 知识点3：自然流产的病理 | 副高：熟练掌握　正高：熟练掌握 |

（1）早期流产：胚胎多在排出之前已死亡，多伴有底蜕膜出血、周边组织坏死、胚胎绒

毛分离，已分离的胚胎组织如同异物，可引起子宫收缩，妊娠物多能完全排出。少数排出不全或完全不能排出，导致出血量较多。无胚芽的流产多见于妊娠8周前，有胚芽的流产多见于妊娠8周后。

（2）晚期流产：多数胎儿排出之前尚有胎心，流产时先出现腹痛，然后排出胎儿、胎盘；或在没有明显产兆情况下宫口开张、胎儿排出。少数胎儿在排出之前胎心已停止，随后胎儿自行排出；或不能自行排出形成肉样胎块，或胎儿钙化后形成石胎。其他还可见压缩胎儿、纸样胎儿、浸软胎儿、脐带异常等病理表现。

知识点4：自然流产的临床表现	副高：熟练掌握　正高：熟练掌握

（1）停经：大多数流产患者有明显的停经史，根据停经时间的长短可将流产分为早期流产和晚期流产。

（2）阴道流血：发生在妊娠12周以内流产者，开始时绒毛与蜕膜分离，血窦开放，即开始出血。当胚胎完全分离排出后，由于子宫收缩，出血停止。早期流产的全过程均伴有阴道流血，而且出血量往往较多。晚期流产者，胎盘已形成，流产过程与早产相似，胎盘继胎儿分娩后排出，一般出血量不多。

（3）腹痛：早期流产开始阴道流血后宫腔内存有血液，特别是血块，刺激子宫收缩，呈阵发性下腹痛，特点是阴道流血往往出现在腹痛之前。晚期流产则先有阵发性的子宫收缩，然后胎儿胎盘排出，特点是往往先有腹痛，然后出现阴道流血。

知识点5：先兆流产	副高：熟练掌握　正高：熟练掌握

先兆流产指妊娠28周前，先出现少量阴道流血，继之常出现阵发性下腹痛或腰背痛。妇科检查：宫颈口未开，胎膜未破，妊娠产物未排出，子宫大小与停经周数相符。妊娠有希望继续者，经休息及治疗后，若流血停止及下腹痛消失，妊娠可以继续；若阴道流血量增多或下腹痛加剧，则可能发展为难免流产。

知识点6：难免流产	副高：熟练掌握　正高：熟练掌握

难免流产是先兆流产的继续，妊娠难以持续，有流产的临床过程。阴道出血量超过月经量，下腹阵发性剧痛或出现阴道流水（胎膜已破）。妇科检查：宫颈口已扩张，羊膜囊突出或已破裂，有时可见胚胎组织或胎囊堵塞于宫颈管中，甚至露见于宫颈外口，子宫大小与停经周数相符或略小。

知识点7：不全流产	副高：熟练掌握　正高：熟练掌握

不全流产由难免流产发展而来。妊娠产物已部分排出体外，尚有部分残留于宫腔内，影响子宫收缩，以致阴道出血较多，时间较长，易引起宫内感染，甚至因流血过多而发生失血

性休克。妇科检查：宫颈口已扩张，不断有血液自宫颈口内流出，有时尚可见胎盘组织堵塞于宫颈口或部分妊娠产物已排出于阴道内，而部分仍留在宫腔内。一般子宫小于停经周数。

知识点8：完全流产　　　　　　　　　　　副高：熟练掌握　　正高：熟练掌握

完全流产常常发生于妊娠8周以前。指妊娠产物已全部排出，阴道流血逐渐停止，腹痛逐渐消失。妇科检查：宫颈口已关闭，子宫接近正常大小。

知识点9：稽留流产　　　　　　　　　　　副高：熟练掌握　　正高：熟练掌握

稽留流产又称过期流产，指胚胎或胎儿已死亡滞留宫腔内未能及时自然排出者。表现为早孕反应消失，有先兆流产症状或无任何症状，子宫不再增大反而缩小。若已到中期妊娠，孕妇腹部不见增大，胎动消失。妇科检查：阴道内可见少量血性分泌物，宫颈口未开，子宫较停经周数小，由于胚胎组织机化，子宫失去正常组织的柔韧性，质地不软，或已孕4个月尚未听见胎心，触不到胎动。

知识点10：习惯性流产　　　　　　　　　　副高：熟练掌握　　正高：熟练掌握

习惯性流产指自然流产连续发生3次或以上者，每次流产多发生于同一妊娠月份，临床症状与一般流产相同。早期习惯性流产的原因常为黄体功能不足、多囊卵巢综合征、高泌乳素血症、甲状腺功能减退、染色体异常、生殖道感染及免疫因素等。晚期习惯性流产最常见的原因为宫颈内口松弛、子宫畸形、子宫肌瘤等。宫颈内口松弛者于妊娠后，常于妊娠中期，胎儿长大，羊水增多，宫腔内压力增加，胎囊向宫颈内口突出，宫颈管逐渐短缩、扩张。患者多无自觉症状，一旦胎膜破裂，胎儿迅即排出。

知识点11：感染性流产　　　　　　　　　　副高：熟练掌握　　正高：熟练掌握

感染性流产是指流产合并生殖系统感染。各型流产均可并发感染，最多发生于不全流产。子宫腔内胎盘组织残留、手术时无菌操作不严或非法堕胎及流产症状出现后仍有性交等均可引起感染。感染可局限于子宫腔，也可蔓延至盆腔。妇科检查：体温升高、脉搏增快。宫口可见脓性分泌物流出，宫颈举痛明显，子宫体压痛，附件区增厚或有痛性包块。严重时感染可扩展到盆腔、腹腔乃至全身，并发盆腔炎、腹膜炎、败血症及感染性休克等。

知识点12：自然流产的妊娠试验检查　　　　副高：熟练掌握　　正高：熟练掌握

采用酶联免疫法测定尿hCG，对诊断妊娠有意义。多选用血清β-hCG的定量测定，可进一步了解流产预后。一般妊娠后8～9天在母血中即可测出β-hCG，随着妊娠的进程，β-hCG逐渐升高，早孕期β-hCG倍增时间为48小时左右，孕8～10周达高峰。血清β-hCG值低或呈下降趋势，提示可能发生流产。

知识点13：自然流产的B超检查　　　　副高：熟练掌握　　正高：熟练掌握

对疑为先兆流产者，可根据妊娠囊的形态、有无胎心反射及胎动来确定胚胎或胎儿是否存活，以指导正确的治疗方法。一般妊娠5周后宫腔内即可见到孕囊光环，为圆形或椭圆形的无回声区，有时由于着床过程中的少量出血，孕囊周围可见环形暗区，此为早孕双环征。孕6周后可见胚芽声像，并出现心管搏动。孕8周可见胎体活动，孕囊约占宫腔一半。孕9周可见胎儿轮廓。孕10周孕囊几乎占满整个宫腔。孕12周胎儿出现完整形态。不同类型的流产及其超声图像特征有所差别，可帮助鉴别诊断。

（1）先兆流产声像图特征：子宫大小与妊娠月份相符，少量出血者孕囊一侧见无回声区包绕，出血多者宫腔有较大量的积血，有时可见胎膜与宫腔分离，胎膜后有回声区，孕6周后可见到正常的心管搏动。

（2）难免流产声像图特征：孕囊变形或塌陷，宫颈内口开大，并见有胚胎组织阻塞于宫颈管内，羊膜囊未破者可见到羊膜囊突入宫颈管内或突出宫颈外口，心管搏动多已消失。

（3）不全流产声像图特征：子宫较正常妊娠月份小，宫腔内无完整的孕囊结构，代之以不规则的光团或小暗区，心管搏动消失。

（4）完全流产声像图特征：子宫大小正常或接近正常，宫腔内空虚，见有规则的宫腔线，无不规则光团。

B超检查在确诊宫颈功能不全引起的晚期流产中也很有价值。通过B超可以观察宫颈长度、内口宽度、羊膜囊突出等情况，能够客观地评价妊娠期宫颈结构，且具有无创伤可重复等优点。

知识点14：自然流产的其他激素测定　　　　副高：熟练掌握　　正高：熟练掌握

其他激素主要有血孕酮的测定，可以协助判断先兆流产的预后。甲状腺功能减退和亢进均易发生流产，测定游离T_3和T_4有助于孕期甲状腺功能的判断。人胎盘泌乳素（hPL）的分泌与胎盘功能密切相关，妊娠6~7周时血清hPL正常值为0.02mg/L，8~9周为0.04mg/L。hPL低水平常常是流产的先兆。正常空腹血糖值为5.9mmol/L，异常时应进一步做糖耐量试验，排除糖尿病。

知识点15：自然流产的病因筛查　　　　副高：熟练掌握　　正高：熟练掌握

引发流产发生的病因众多，特别是针对习惯性流产者，进行系统的病因筛查，明确诊断，及时干预治疗，为避免流产的再次发生是必要的。筛查内容包括：胚胎染色体及夫妇外周血染色体核型分析、生殖道微生物检测、内分泌激素测定、生殖器官解剖结构检查、凝血功能测定、自身抗体检测等。

知识点16：不同类型流产的诊断标准 副高：熟练掌握 正高：熟练掌握

见下表。

不同类型流产的诊断标准

	症状		体征			辅助检查	
流产类型	阴道出血	下腹痛	宫颈口	有无妊娠产物排出	子宫大小	尿hCG试验	B超检查
先兆流产	少	轻或下坠	闭	无	与妊娠月份相符	阳性	有胎囊、胎心、胎动反射
难免流产	增多	阵发性加剧	扩张	无，有时羊膜膨出或羊水流出	与妊娠月份相符或略小	阳性或阴性	有或无胎心、胎动反射
不全流产	持续少量或大量出血	减轻	扩张	部分排出或阻塞宫颈口	小于妊娠周数	阳性或阴性	无胎心、胎动
完全流产	少或无	消失	闭	全部排出	正常或稍大	阴性	子宫正常

知识点17：自然流产的保胎治疗 副高：熟练掌握 正高：熟练掌握

保胎适用于先兆流产或习惯性流产者，估计胚胎尚存活，有可能继续妊娠。

（1）卧床休息，禁止性生活，减少不必要的阴道检查。

（2）安定情绪，给予心理治疗和适当的镇静药物，如苯巴比妥0.03g，每天3次。

（3）内分泌治疗：黄体功能不足者，肌内注射黄体酮20mg，每天1次，可连续7~10天。维生素E 50mg，每天1次。甲状腺功能减退者，可服甲状腺素片0.03~10.06g，每天1~2次。

（4）腹痛剧烈者，用哌替啶50mg，肌内注射，或口服沙丁胺醇2.4mg，每天2~3次。

上述治疗2周后，如阴道出血不止或增多，腹痛加重，应停止保胎，检查妊娠能否继续。

知识点18：自然流产的清宫治疗 副高：熟练掌握 正高：熟练掌握

难免流产、不全流产及稽留流产时，已不能继续妊娠，应及时清宫以防止出血、感染和凝血功能障碍。

（1）难免流产：早期难免流产应及时清宫，并将刮出物送病检。如有条件可行绒毛染色体核型分析，对明确流产的原因有帮助。晚期难免流产可考虑药物引产等，如用缩宫素10U加5%葡萄糖液500ml静脉滴注，促使子宫收缩，排除妊娠产物，其后如仍疑有组织残留子宫腔内，需及时清宫，应给予抗生素预防感染。

（2）不全流产：一经确诊，应尽快行刮宫术或钳刮术，清除宫腔内残留组织。流血多有休克者应先输血、输液、待血压上升、情况好转立即清宫。术后给以抗生素预防感染。

（3）稽留流产：因胚胎组织机化，有可能与子宫壁紧密粘连，造成刮宫困难；也可能发生凝血机制障碍。处理前，应检查血常规、出凝血时间、血小板、血纤维蛋白原（凝血因子Ⅰ）、凝血酶原时间及3P试验等。如有异常，应先纠正，可输新鲜血及适量肝素等；如无异常，用己烯雌酚5mg，每天3次，共5天，提高子宫肌对缩宫素的敏感性。清宫前做好输液、输血准备，有条件者，应在B超监测下刮宫，防止子宫穿孔。一次不能刮净，可于5～7天后再次刮宫。子宫大于12孕周者，可静脉滴注缩宫素，也可用依沙吖啶或米非司酮进行引产。

知识点19：自然流产的其他治疗　　　　　副高：熟练掌握　正高：熟练掌握

（1）完全流产：流产症状消失，超声检查证实宫腔内无残留妊娠物，若无感染征象，无需特殊处理。

（2）习惯性流产：应于再次怀孕前查找流产原因，如夫妇双方染色体、血型及男方精液、女方生殖道的检查等，能纠正者积极治疗。如为宫颈内口松弛，于妊娠前做宫颈内口修补术，或于妊娠14～16周行宫颈内口环扎术。原因不明者，可按黄体功能不足给以黄体酮治疗，每天10～20mg，肌内注射，直至妊娠10周或超过以往发生流产的月份。

（3）感染性流产：流产感染多为不全流产合并感染。治疗原则应积极控制感染，若阴道流血不多，应用广谱抗生素2～3天，待控制感染后再行刮宫，清除宫腔残留组织以止血。若阴道流血量多，静脉滴注广谱抗生素和输血的同时，用卵圆钳将宫腔内残留组织夹出，使出血减少，切不可用刮匙全面搔刮宫腔，以免造成感染扩散。术后继续应用抗生素，待感染控制后再行彻底刮宫。若已合并感染性休克者，应积极纠正休克。若感染严重或腹、盆腔有脓肿形成时，应行手术引流，必要时切除子宫。

第二节　早　产

知识点1：早产的概念　　　　　　　　　副高：熟练掌握　正高：熟练掌握

妊娠满28周但不满37周分娩者称为早产。此时出生的新生儿称为早产儿，体重为1000～2499g，占分娩总数的5%～15%。早产儿各器官发育尚不够健全，出生孕周越小，体重越轻，其预后越差。出生1岁以内死亡的婴儿约2/3为早产儿。随着早产儿的治疗及监护手段不断进步，其生存率明显提高，伤残率下降。

知识点2：自发性早产及原因　　　　　　副高：熟练掌握　正高：熟练掌握

自发性早产是最常见的类型，约占45%。其发生的机制有：①孕酮撤退；②缩宫素作用；③蜕膜活化。自发性早产的高危因素包括：早产史、妊娠间隔短于18个月或大于5年、早孕期有先兆流产（阴道流血）、宫内感染（主要为解脲支原体和人型支原体）、细菌性阴道病、牙周病、不良生活习惯（每日吸烟≥10支，酗酒）、贫困和低教育人群、孕期高强度劳动、子宫过度膨胀（如羊水过多、多胎妊娠）及胎盘因素（前置胎盘、胎盘早剥、胎盘功能减退等），近年发现某些免疫调节基因异常可能与自发性早产有关。

知识点3：未足月胎膜早破早产及原因　　　　　副高：熟练掌握　　正高：熟练掌握

未足月胎膜早破早产病因及高危因素包括：未足月胎膜早破（PPROM）史、体重指数（BMI）<19.8、营养不良、吸烟、宫颈功能不全、子宫畸形（如中隔子宫、单角子宫、双角子宫等）、宫内感染、细菌性阴道病、子宫过度膨胀、辅助生殖技术受孕等。

知识点4：治疗性早产及原因　　　　　　　　　副高：熟练掌握　　正高：熟练掌握

治疗性早产是指由于母体或胎儿的健康原因不允许继续妊娠，在未足37周时采取引产或剖宫产终止妊娠。终止妊娠的常见指征有：子痫前期、胎儿窘迫、胎儿生长受限、羊水过少或过多、胎盘早剥、妊娠并发症（如慢性高血压、糖尿病、心脏病、肝病、急性阑尾炎、肾脏疾病等）、前置胎盘出血、其他不明原因产前出血、血型不合溶血以及胎儿先天缺陷等。

知识点5：早产的临床表现　　　　　　　　　　副高：熟练掌握　　正高：熟练掌握

子宫收缩是早产的主要临床表现，最初为不规则宫缩，常伴有少许阴道流血或血性分泌物，以后可发展为规则宫缩，其过程与足月临产相似，胎膜早破较足月临产多。宫颈管先逐渐消退，然后扩张。分娩出的新生儿体重<2500g。临床上，早产可分为先兆早产和早产临产两个阶段。

知识点6：早产的分类及临床表现　　　　　　　副高：熟练掌握　　正高：熟练掌握

（1）先兆早产：妊娠满28周至不足37周出现下腹坠胀、腰背痛、阴道分泌物增多等自觉症状，监护发现每小时宫缩≥4次（除外生理性宫缩、压力<15mmHg）。

（2）早产临产：在先兆早产的基础上，如子宫收缩较规则，间隔5~6分钟，持续30秒以上，伴以宫颈管消退≥75%以及进行性宫口扩张≥2cm，则可诊断为早产临产。

（3）难免早产：规则的宫缩不断加强，宫口扩展至3cm。

知识点7：早产的诊断　　　　　　　　　　　　副高：熟练掌握　　正高：熟练掌握

子宫收缩与产程进展仅说明妊娠即将结束，如何判断是否属于早产范畴，关键在于确定孕周及胎儿大小。临床可从以下几方面推算孕周及估计胎儿大小：

（1）临床推算：①详细了解以往月经周期，询问末次月经日期、早孕反应开始出现时间及胎动开始时间；②根据早孕期妇科检查时子宫体大小是否与停经月份相符合；③参照目前耻骨联合上子宫长度和腹围推算孕周。

（2）超声检查：胎儿头径、头围、腹围、股骨长度与胎龄及体重密切相关。根据超声测量值可估计孕周与胎儿大小。

知识点8：早产的鉴别诊断	副高：熟练掌握 　正高：熟练掌握

妊娠进入晚期，子宫敏感度、收缩性逐渐增高，常在劳累、多行走后发生收缩，然而稍微休息，立即好转，与先兆早产的临床表现不同。

难免早产则需要与假阵缩相鉴别。假阵缩的特点是宫缩间歇时间长且不规则，持续时间短且不恒定，宫缩强度不增加，常在夜间出现而于清晨消失。此种宫缩仅引起下腹部轻微胀痛，子宫颈管长度不短缩，子宫颈口无明显扩张，可被镇静剂抑制。与其他引起腹痛的内外科疾病鉴别，如合并阑尾炎、肾结石等鉴别。

知识点9：早产的预测	副高：熟练掌握 　正高：熟练掌握

（1）高危因素：①早产史；②晚期流产史；③年龄<18岁或>40岁；④患有躯体疾病和妊娠并发症；⑤体重过轻（BMI≤18）；⑥无产前保健，经济状况差；⑦吸毒或酗酒者；⑧孕期长期站立，特别是每周站立超过40小时；⑨有生殖道感染或性传播感染高危史或合并性传播疾病如梅毒等；⑩多胎妊娠；⑪助孕技术后妊娠；⑫生殖系统发育畸形。

（2）宫颈形态和长度：①指检法：包括肛查及阴道检查，以阴道检查为多。在25~31周，指检发现宫颈管长度≤1cm；宫颈内口开张能容纳指尖时，往往数周后发生早产。②超声检测：更加可靠的是宫颈的超声检测，目前研究较多的是经阴道探查宫颈长度和宫颈内口漏斗的宽度。宫颈长度>3.0cm是排除早产发生的较可靠指标。对有先兆早产症状者应动态监测宫颈长度。

（3）实验室检查：①胎儿纤维结合蛋白（fFN）：一般以fFN>50ng/ml为阳性，提示早产风险增加；若fFN阴性，则1周内不分娩的阴性预测值达97%，2周内不分娩的阴性预测值达95%。可以看出，fFN的意义在于其阴性预测价值。②胰岛素样生长因子结合蛋白-1（IGFBP-1）：破膜前宫颈阴道分泌物中磷酸化IGFBP-1的含量如果大于50μg/L即为阳性。③基质金属蛋白酶（MMP）：羊水中MMP-8越高，至分娩发动的间隔时间越短，对14天内发生分娩的阳性预测值达到94%。

知识点10：早产促胎肺成熟治疗	副高：熟练掌握 　正高：熟练掌握

妊娠<34周，1周内有可能分娩的孕妇，应使用糖皮质激素促胎儿肺成熟。糖皮质激素的作用是促胎肺成熟，同时也能促进胎儿其他组织发育。对于治疗性早产前及有早产风险的孕妇应用糖皮质激素可以降低新生儿呼吸窘迫综合征、脑室出血、新生儿坏死性小肠结肠炎等风险，降低新生儿死亡率，并不增加感染率。糖皮质激素的应用方法：地塞米松5mg，肌注，每12小时1次连续2天；或倍他米松12mg，肌注，每天1次连续2天；或羊膜腔内注射地塞米松10mg 1次，羊膜腔内注射地塞米松的方法适用于妊娠合并糖尿病患者。多胎妊娠

则适用地塞米松5mg，肌注，每8小时1次连续2天或倍他米松12mg，肌注，每18小时1次连续3次。

糖皮质激素的副作用：①孕妇血糖升高；②降低母、儿免疫力。多疗程应用可能对胎儿神经系统发育产生一定的影响，所以，不推荐产前反复、多疗程应用。

知识点11：宫缩抑制剂的应用条件　　　　副高：熟练掌握　正高：熟练掌握

凡符合以下条件者，可应用宫缩抑制剂以延长妊娠数天，为糖皮质激素促胎肺成熟争取时间；或数周，使胎儿能继续在宫内发育生长，以降低新生儿死亡率及病率：①难免早产诊断明确；②除外明显胎儿畸形；③无继续妊娠的禁忌证；④子宫颈扩张≤3cm，产程尚处于潜伏期，或即将进入活跃期。

知识点12：宫缩抑制剂的选择及作用机制　　　　副高：熟悉　正高：熟悉

先兆早产患者，可通过适当控制宫缩来延长妊娠时间。早产临产患者，宫缩抑制剂虽不能阻止早产分娩，但可以延长妊娠3～7天，为促胎肺成熟治疗和宫内转运赢得时机。

（1）β肾上腺素能受体激动药：可激动子宫平滑肌中的β受体，抑制子宫平滑肌收缩而延续妊娠。常用药物有利托君：100mg溶于5%葡萄糖液500ml中静脉滴注，保持0.15～0.35mg/min滴速，滴至宫缩消失后，至少持续12小时。以后改为口服10mg，每4～6小时1次。

（2）硫酸镁：直接作用于子宫肌细胞，拮抗钙离子对子宫的收缩作用。一般用25%硫酸镁16ml加于5%葡萄糖液100ml中静脉滴注，在30～60分钟内静脉滴注完毕，然后维持1～2g/h滴速至宫缩<6次/小时，每日总量不超过30g，一般用药不超过48小时。用硫酸镁滴注过程中应注意患者膝反射是否存在，以及呼吸、尿量是否正常。

（3）阿托西班：通过竞争子宫平滑肌细胞膜上的缩宫素受体，抑制由缩宫素所诱发的子宫收缩而延续妊娠。其副作用轻微，无明确禁忌证。起始剂量为6.75mg静脉滴注1分钟，继之18mg/h滴注，维持3小时，接着6mg/h缓慢滴注，持续45小时。

（4）钙通道阻滞剂：可选择性减少慢通道Ca^{2+}内流、干扰细胞内Ca^{2+}浓度，从而抑制子宫收缩而延续妊娠。常用药物为硝苯地平。用法：10mg口服，每6～8小时1次，应密切注意孕妇心率及血压变化。已用硫酸镁者慎用，以防血压急剧下降。

（5）前列腺素合成酶抑制剂：能抑制前列腺素合成酶，减少前列腺素合成或抑制前列腺素释放，从而抑制宫缩。常用药物为吲哚美辛，初始剂量50～100mg，经阴道或直肠给药，也可口服。然后，每6小时给予25mg维持48小时。用药过程需密切监测羊水量及胎儿动脉导管血流。

知识点13：早产的抗生素治疗　　　　副高：熟练掌握　正高：熟练掌握

对未足月胎膜早破、先兆早产和早产临产孕妇做阴道分泌物细菌学检查，尤其是B族链球菌的培养。有条件可做羊水感染指标相关检查。阳性者应根据药敏试验选用对胎儿安全的抗生素，对未足月胎膜早破者，必须预防性使用抗生素。虽然早产的主要原因是感染所致，但研究显示，抗生素并不能延长孕周及降低早产率。①对有早产史或其他早产高危孕妇，应结合病情个体化地应用抗生素。②对胎膜早破的先兆早产孕妇建议常规应用抗生素预防感染。③抗生素预防性应用防止胎膜未破性早产：亚临床和临床感染被认为是早产发生的病因之一。因此有人建议应对早产孕妇采用抗生素治疗，以减少早产的发生率。Cochrane 评价发现胎膜未破早产孕妇的抗生素治疗，使孕妇绒毛膜炎和子宫内膜炎感染减少，但没有减少早产或不良新生儿结局，对新生儿结局并无益处。相反，增加了新生儿发病风险。不推荐常规应用该治疗。

知识点14：终止早产的指征 　　副高：熟练掌握　正高：熟练掌握

符合下列情况，应终止早产治疗：①宫缩进行性增强，经过治疗无法控制者；②有宫内感染者；③衡量母胎利弊，继续妊娠对母胎的危害大于胎肺成熟对胎儿的好处；④孕周已达34周，如无母胎并发症，应停用宫缩抑制剂，顺其自然，不必干预，只需密切监测胎儿情况即可。

知识点15：分娩方式的选择 　　副高：熟练掌握　正高：熟练掌握

（1）阴道分娩：因胎儿小，大多可以经阴道分娩。阴道分娩的重点在于避免创伤性分娩、新生儿窒息以及为出生后的复苏与保暖作好充分准备。①吸氧；②第一产程中，使临产妇取左侧卧位以增加胎盘灌注量；③避免应用镇静剂和镇痛剂；④肌内注射维生素K_1 10mg，以降低新生儿颅内出血发生率；⑤进入第二产程后，适时在阴部神经阻滞麻醉下行会阴切开术，以减少盆底组织对胎头的阻力，必要时施行预防性产钳助产术，但操作须轻柔，以防损伤胎头。

（2）剖宫产：对于胎龄虽小、胎肺已成熟、估计有存活希望的婴儿，为减少阴道分娩所致的颅内损伤可考虑剖宫产，但应充分向家属交代预后。

知识点16：早产的预防 　　副高：熟练掌握　正高：熟练掌握

积极预防早产是降低围生儿死亡率的重要措施之一。

（1）定期产前检查，指导孕期卫生，积极治疗泌尿道、生殖道感染，孕晚期节制性生活，以免胎膜早破。对早产高危孕妇，应定期行风险评估，及时处理。

（2）加强对高危妊娠的管理，积极治疗妊娠并发症及预防并发症的发生，减少治疗性早产率，提高治疗性早产的新生儿生存率。

（3）已明确宫颈功能不全者，应于妊娠14~18周行宫颈环扎术。

（4）对怀疑宫颈功能不全，尤其是孕中、晚期宫颈缩短者，可选用：①黄体酮阴道制剂，100~200mg每晚置阴道内，从妊娠20周用至34周，可明显减少34周前的早产率。②宫颈环扎术，曾有2次或2次以上晚期流产或早产史患者，可在孕14～18周行预防性宫颈环扎术。如孕中期以后超声检查提示宫颈短于25mm者，也可行应激性宫颈环扎术。如宫颈功能不全在孕中期后宫口已开张，甚至宫颈外口已见羊膜囊脱出，可采用紧急宫颈环扎术作为补救，仍有部分患者可延长孕周。③子宫托：用子宫托可代替环扎术处理孕中期以后宫颈缩短的宫颈功能不全患者。

第三节 过期妊娠

知识点1：过期妊娠的概念	副高：熟练掌握 正高：熟练掌握

平时月经周期规则，妊娠达到或超过42周（≥294天）尚未分娩者，称为过期妊娠。过期妊娠占妊娠总数的3%～15%，围生儿死亡率约为足月分娩的3倍，死亡围生儿中死胎约占35%、死产约占45%、新生儿死亡约占20%。近年来，因对妊娠超过41周孕妇的积极处理，过期妊娠的发生率明显下降。

知识点2：过期妊娠的原因	副高：熟练掌握 正高：熟练掌握

（1）性激素比例失常：内源性雌二醇和前列腺素分泌不足，孕酮水平增高，导致孕激素优势，分娩发动延迟。

（2）头盆不称和胎位异常：胎先露部不能紧贴子宫下段及宫颈内口，不能引起反射性子宫收缩。

（3）胎儿异常：如无脑畸形儿，由于无下丘脑，垂体-肾上腺轴发育不良或缺如，肾上腺皮质萎缩，雌激素分泌不足。此外，或小而不规则的胎儿，不能紧贴子宫下段及宫颈内口。

（4）遗传因素：如伴性隐性遗传病——胎盘硫酸酯酶缺乏症，雌激素水平低下。

知识点3：过期妊娠的病理	副高：熟练掌握 正高：熟练掌握

（1）胎盘：过期妊娠的胎盘病理有两种类型：一种是胎盘功能正常，除重量略有增加外胎盘外观和镜检均与足月妊娠胎盘相似；另一种是胎盘功能减退。

（2）羊水：正常妊娠38周后羊水量随妊娠推延逐渐减少，妊娠42周后羊水迅速减少，约30%减至300ml以下；羊水粪染率明显增高，是足月妊娠的2～3倍，若同时伴有羊水过少，羊水粪染率达71%。

（3）胎儿：过期妊娠胎儿生长模式与胎盘功能有关，可分以下3种：①正常生长及巨大胎儿：胎盘功能正常者，能维持胎儿继续生长，约25%成为巨大胎儿，其中5.4%胎儿出生体重＞4500g。②胎儿过熟综合征：过熟儿表现出过熟综合征的特征性外貌，与胎盘功能减退、胎盘血流灌注不足、胎儿缺氧及营养缺乏等有关。典型表现为皮肤干燥、松弛、起皱、脱皮，脱皮尤以手心和脚心明显；身体瘦长、胎脂消失、皮下脂肪减少，表现为消耗状；头发浓密，指（趾）甲长；新生儿睁眼、异常警觉和焦虑，容貌似"小老人"。因为羊水减少和胎粪排出，胎儿皮肤黄染，羊膜和脐带呈黄绿色。③胎儿生长受限：小样儿可与过期妊娠共存，后者更增加胎儿的危险性，约1/3过期妊娠死产儿为生长受限小样儿。

知识点4：过期妊娠对母儿的影响 副高：熟练掌握 正高：熟练掌握

（1）胎儿窘迫：过期妊娠时的主要病理变化是胎盘功能减退、胎儿供氧不足，同时胎儿越成熟，对缺氧的耐受能力越差，因此，当临产子宫收缩较强时，过期胎儿就容易发生窘迫，甚至宫内死亡。

（2）羊水量减少：妊娠38周后，羊水量开始减少，妊娠足月羊水量约为800ml，后随妊娠延长羊水量逐渐减少。妊娠42周后约30%减少至300ml以下；羊水胎盘粪染率明显增高，是足月妊娠的2～3倍，若同时伴有羊水过少，羊水粪染率增加。

（3）分娩困难及损伤：过期妊娠使巨大儿的发生率增加；胎儿过熟，头颅硬、可塑性小，因此过期妊娠分娩时易发生困难，使手术产的机会增加。

知识点5：过期妊娠的分类 副高：熟练掌握 正高：熟练掌握

（1）生理性过期妊娠：胎盘功能正常，胎盘结构与正常妊娠足月胎盘相同，胎儿继续发育，体重增加，可发育为巨大儿。

（2）病理性过期妊娠：胎盘功能减退，胎盘绒毛内血管床减少，间质纤维化增加，合体细胞小结形成增多，胎盘物质交换和运输能力下降。

知识点6：过期妊娠的临床表现 副高：熟练掌握 正高：熟练掌握

由于胎盘功能减退，氧气和营养成分供应相对不足，胎儿不易再继续生长发育，表现为：①Ⅰ期：过度成熟，表现为胎脂消失，皮下脂肪减少，皮肤干燥松弛且多皱褶，身材瘦长，头发浓密，指（趾）甲长，容貌似"小老人"。②Ⅱ期：胎儿缺氧，肛门括约肌松弛，有胎粪排出，羊水及胎儿皮肤黄染，羊膜及脐带绿染；此期最为严重，胎儿及新生儿死亡率高。③Ⅲ期：胎儿全身因粪染历时较长广泛黄染，指（趾）甲和皮肤呈黄色，脐带及胎膜呈黄绿色。

知识点7：过期妊娠预产期及孕龄的核实 副高：熟练掌握 正高：熟练掌握

（1）病史：①以末次月经第1天计算：平时月经规律、周期为28～30天的孕妇停经≥42周尚未分娩，可诊断为过期妊娠，若月经周期超过30天，应酌情顺延。②根据排卵日推算：月经不规则、哺乳期受孕或末次月经记不清的孕妇，可根据基础体温提示的排卵日推算预产期，若排卵后≥280天仍未分娩者可诊断为过期妊娠。③根据性交日期推算预产期。④根据辅助生殖技术（如人工授精、体外受精-胚胎移植术）的日期推算预产期。

（2）临床表现：早孕反应及胎动出现时间、妊娠早期妇科检查子宫大小，均有助于推算孕龄。

（3）辅助检查：①孕龄20周内超声检查确定孕龄：妊娠5～12周主要以胎儿顶臀径推算孕龄，妊娠12～20周内主要以胎儿双顶径、股骨长度推算孕龄。②根据妊娠初期血、尿hCG增高时间推算孕周。

| 知识点8：过期妊娠胎盘功能的判断 | 副高：熟练掌握 正高：熟练掌握 |

（1）胎动计数：每天早、中、晚3个固定时间自计胎动1小时，3次胎动之和乘4即为12小时胎动数。胎动计数>30次/12小时为正常，<10次/12小时或逐日下降超过50%，应视为胎盘功能减退。

（2）无应激试验（NST）：①NST反应型：a. 每20分钟内有两次及以上伴胎心率加速的胎动；b. 加速幅度15次/分以上，持续15秒以上；c. 胎心率长期变异正常，3～6周期/分，变异幅度6～25次/分。②NST无反应型：a. 监测40分钟无胎动或胎动时无胎心率加速反应；b. 伴胎心率基线长期变异减弱或消失。③NST可疑型：a. 每20分钟内仅一次伴胎心加速的胎动；b. 胎心加速幅度<15次/分，持续<15秒；c. 基线长期变异幅度<6次/分；d. 胎心率基线水平异常，>160或<110次/分；e. 存在自发性变异减速。符合以上任何一条即列为NST可疑型。

（3）缩宫素激惹试验（OCT）：缩宫素静脉滴注诱发有效宫缩，即每10分钟有3次宫缩，每次持续30秒。OCT阳性是指胎心晚期减速在10分钟内持续出现3次以上，提示胎盘功能减退。注意假阴性及假阳性结果。

（4）胎儿生物物理相：建议采用Manning评分法（见下表），满分为10分，8～10分无急慢性低氧，6～8分可能有急或慢性缺氧，4～6分有急或慢性低氧，2～4分有急性低氧伴慢性低氧，0分有急慢性低氧。

Manning评分

项　　目	2分（正常）	0分（异常）
无应激试验（NST）（20分钟）	≥2次胎动伴胎心加速≥15次/分，持续≥15秒	<2次胎动，胎心加速>15次/分，持续<15秒
胎儿呼吸运动（FBM）（30分钟）	≥1次，持续30秒	无或最大持续<30秒
胎动（FM）（30分钟）	≥3次躯干和肢体活动	≤2次躯干和肢体活动
肌张力（FT）	≥1次躯干和肢体伸展复屈，手指摊开合拢	无活动，躯干完全伸展，伸展缓慢，部分复屈
羊水量（AVF）	羊水暗区垂直直径≥2cm	无或最大羊水暗区垂直直径<2cm

注：表中前四项为急性缺氧的标志，其敏感性依次为NST>FBM>FM>FT

（5）脐动脉血流图：采用超声多普勒测定脐动脉S/D的比值来判断其血管阻力，S/D≥3.0为异常。

（6）羊膜镜检查：观察羊水性状。对过期妊娠者应每2天观察1次，发现粪染立即处理。

（7）尿雌三醇（E₃）及雌三醇/肌酐（E/C）比值测定：如24小时E_3的总量<10mg，或尿E/C比值<10时，为子宫胎盘功能减退。

知识点9：过期妊娠终止妊娠的指征　　副高：熟练掌握　正高：熟练掌握

具有以下情况之一者应立即终止妊娠：①宫颈已成熟者。②胎儿体重≥4000g或胎儿生长受限（FGR）。③胎动<10次/12小时，或NST无反应型，OCT阳性或可疑。④Manning评分<6分。⑤24小时孕妇尿雌三醇<10mg或下降50%或即时尿雌三醇/肌酐比值持续降低。⑥合并羊水过少或羊水粪染。⑦并发重度子痫前期或子痫。

知识点10：过期妊娠可从阴道试产的条件　　副高：熟练掌握　正高：熟练掌握

过期妊娠孕妇具有以下条件者可从阴道试产：①无明显头盆不称。②NST试验阳性，Manning评分>6分。③宫颈条件好，Bishop评分>7分引产成功率高。④羊水无粪染，羊水指数>8cm。⑤无明显母体并发症。

知识点11：过期妊娠进行剖宫产的指征　　副高：熟练掌握　正高：熟练掌握

如出现胎盘功能减退或胎儿窘迫征象，无论宫颈条件成熟与否，均应行剖宫产尽快结束分娩。剖宫产的指征包括：①引产失败。②产程中出现胎儿窘迫征象。③破膜后羊水少、黏稠、粪染。④头盆不称，梗阻性难产。⑤巨大儿。⑥臀位伴骨盆轻度狭窄。⑦高龄初产妇。⑧同时存在妊娠并发症，如糖尿病、慢性肾炎、重度子痫前期等。

第四节　妊娠期高血压疾病

知识点1：妊娠期高血压疾病的概念　　副高：熟练掌握　正高：熟练掌握

妊娠期高血压疾病（HDP）是妊娠与血压升高并存的一组疾病，发生率5%~12%。HDP包括妊娠期高血压、子痫前期、子痫、慢性高血压并发子痫前期和妊娠合并慢性高血压，严重影响母婴健康，是孕产妇和围生儿病死率升高的重要原因之一。

知识点2：妊娠期高血压疾病的高危因素　　副高：熟练掌握　正高：熟练掌握

流行病学调查发现，以下情况与HDP的发生密切相关：①孕妇年龄≥40岁；②子痫前期病史；③抗磷脂抗体阳性；④高血压、慢性肾炎、糖尿病；⑤初次产检时BMI≥35；⑥子痫前期家族史（母亲或姐妹）；⑦本次妊娠为多胎妊娠、首次怀孕、妊娠间隔时间≥10年以及孕早期收缩压≥130mmHg或舒张压≥80mmHg。

知识点3：妊娠期高血压疾病的临床表现　　　　　副高：熟练掌握　　正高：熟练掌握

妊娠期高血压疾病典型的临床表现为：妊娠20周以后出现高血压、水肿、蛋白尿。轻者可无症状或有轻微头晕，血压轻度升高，伴水肿或轻微蛋白尿；重者出现头痛、眼花、恶心、呕吐、持续性右上腹疼痛等，血压明显升高，蛋白尿增多，水肿明显，甚至昏迷、抽搐。

知识点4：妊娠期高血压疾病的分类与临床表现　　　　副高：熟练掌握　　正高：熟练掌握

（1）妊娠期高血压：妊娠期出现高血压，收缩压≥140mmHg和/或舒张压≥90mmHg，于产后12周恢复正常。尿蛋白（－），产后方可确诊。少数患者可伴有上腹部不适或血小板减少症状。

（2）子痫前期：①轻度：妊娠20周后出现，收缩压≥140mmHg和/或舒张压≥90mmHg，伴有尿蛋白≥0.3g/24h，或随机尿蛋白（＋）。②重度：血压和尿蛋白持续升高，发生母体脏器功能不全或胎儿并发症。出现下述任一不良情况可诊断为重度子痫前期：①血压持续升高，收缩压≥160mmHg和/或舒张压≥110mmHg；②尿蛋白≥5g/24h或间隔4小时两次尿蛋白≥（＋＋＋）；③持续性头痛或视觉障碍或其他脑神经症状；④持续性上腹部疼痛，肝包膜下血肿或肝破裂症状；⑤肝功能异常，肝酶ALT或AST水平升高；⑥肾脏功能异常，少尿（24小时尿量<400ml或每小时尿量<17ml）或血肌酐>106μmol/L；⑦低蛋白血症伴胸腔积液或腹水；⑧血液系统异常，血小板呈持续性下降并低于$100×10^9$/L；血管内溶血、贫血、黄疸或血乳酸盐脱氢酶（LDH）升高；⑨心力衰竭、肺水肿；⑩胎儿生长受限或羊水过少；⑪早发型即妊娠34周以前发病。

（3）子痫：子痫前期基础上发生不能用其他原因解释的抽搐。子痫发生前可有不断加重的重度子痫前期，但也可发生于血压升高不显著、无蛋白尿病例。通常产前子痫较多，发生于产后48小时者约25%。子痫抽搐进展迅速，前驱症状短暂，表现为抽搐、面部充血、口吐白沫、深昏迷；随之深部肌肉僵硬，很快发展成典型的全身高张阵挛惊厥、有节律的肌肉收缩和紧张，持续1~1.5分钟，其间患者无呼吸动作；此后抽搐停止，呼吸恢复，但患者仍昏迷，最后意识恢复，但困惑、易激惹、烦躁。

（4）慢性高血压并发子痫前期：慢性高血压孕妇妊娠前无蛋白尿，妊娠后出现尿蛋白≥0.3g/24h；或妊娠前有蛋白尿，妊娠后尿蛋白明显增加或血压进一步升高或出现血小板减少<$100×10^9$/L。

（5）妊娠合并慢性高血压：妊娠20周前收缩压≥140mmHg和/或舒张压≥90mmHg除外滋养细胞疾病，妊娠期无明显加重；或妊娠20周后首次诊断高血压并持续至产后12周以后。

知识点5：妊娠期高血压疾病的诊断　　　　　　　副高：熟练掌握　　正高：熟练掌握

（1）病史：有本病高危因素及上述临床表现，特别注意有无头痛、视力改变、上腹不适等。

（2）高血压：同一手臂至少测量2次。收缩压≥140mmHg和/或舒张压≥90mmHg定义为高血压。若血压较基础血压升高30/15mmHg，但低于140/90mmHg时，不作为诊断依据，但须严密观察。对首次发现血压升高者，应间隔4小时或以上复测血压。对严重高血压患者（收缩压≥160mmHg和/或舒张压≥110mmHg），为观察病情指导治疗，应密切观察血压。为确保测量准确性，应选择型号合适的袖带（袖带长度应该是上臂围的1.5倍）。

（3）尿蛋白：高危孕妇每次产检均应检测尿蛋白。尿蛋白检查应选中段尿。对可疑子痫前期，孕妇应测24小时尿蛋白定量。尿蛋白≥0.3g/24h或随机尿蛋白≥3.0g/L或尿蛋白定性≥（＋）定义为蛋白尿。避免阴道分泌物或羊水污染尿液。当泌尿系统感染、严重贫血、心力衰竭和难产时，可导致蛋白尿。

（4）水肿：一般为凹陷性水肿，限于膝以下为"＋"，延及股为"＋＋"，延及外阴及腹壁为"＋＋＋"，全身水肿或伴有腹水为"＋＋＋＋"。若孕妇体重每周突然增加0.9kg以上或每月增加2.7kg以上，表明有隐性水肿存在。

知识点6：妊娠期高血压疾病的辅助检查　　　副高：熟练掌握　　正高：熟练掌握

（1）血液检查：包括全血细胞计数、血红蛋白含量、血细胞比容、血小板计数、凝血功能、电解质等。

（2）尿液检查：尿比重＞1.020提示尿液浓缩，尿蛋白（＋）时尿蛋白含量约300mg/24h；尿蛋白（＋＋＋）时尿蛋白含量约5g/24h。尿蛋白检查在严重妊娠期高血压疾病患者应每2日检查1次或每日检查。

（3）肝肾功能测定：肝细胞功能受损时ALT、AST升高。可出现白蛋白缺乏为主的低蛋白血症，白/球比值倒置。肾功能受损时，血清肌酐、尿素氮、尿酸升高，肌酐升高与病情严重程度相平行。

（4）眼底检查：眼底改变是反映子痫-子痫前期病变程度的重要标志，对估计病情有重要意义。眼底的主要改变为视网膜小动脉痉挛，动静脉管径之比可由正常的2∶3变为1∶2，甚至1∶4。严重时可出现视网膜水肿、视网膜脱离或有棉絮状渗出物及出血，患者可出现视物模糊或突然失明。

（5）损伤性血流动力学监测：当子痫-子痫前期患者伴有严重的心脏病、肾脏疾病、难以控制的高血压、肺水肿以及不能解释的少尿时，可以监测孕妇的中心静脉或肺毛细血管楔压。

（6）其他检验：如心电图、B超等。疑有脑出血可行CT或MRI检查。

知识点7：妊娠期高血压疾病的鉴别诊断　　　副高：熟练掌握　　正高：熟练掌握

（1）慢性肾炎合并妊娠：在妊娠期血压升高的孕妇中，除妊娠期高血压疾病以外，还有慢性肾炎合并妊娠。主要的鉴别点在于：慢性肾炎合并妊娠的患者往往会有肾炎的病史，实验室检查先有蛋白尿、肾功能的损害，然后出现血压升高，结束妊娠以后肾功能损害和蛋白尿依然存在。

（2）妊娠期发生抽搐：子痫应与癫痫、脑炎、脑肿瘤、脑血管畸形破裂出血、糖尿病高渗性昏迷、低血糖昏迷等鉴别。鉴别主要依靠病史、临床表现、影像学检查、血液检查等。另外，妊娠期高血压疾病本身并发症——脑血管意外，包括脑出血、脑梗死、脑水肿。妊娠期高血压疾病死亡的主要原因是脑血管意外，死于子痫的孕产妇尸检80%有脑出血，并且缺血与出血同时存在。脑实质出血轻者仅见淤点，重者呈大片状，出血部位多见于双顶叶、枕叶皮质及皮质下区，其次为基底节和矢状窦，血液还可流入脑室系统。临床表现与出血部位密切相关。一般脑梗死发病呈亚急性可慢性，意识障碍不明显，可有头痛、恶心、呕吐等颅内压增高症状。子痫是颅内出血最常见的原因，发生子痫前常有额部剧烈搏动性疼痛，使用镇静剂无效，伴有兴奋、反射亢进，以后发生抽搐，注意抽搐发生后的无偏瘫、喷射性呕吐、失明和长时间昏迷，如出现上述症状，应怀疑有脑出血，可行CT或MRI检查确诊。

知识点8：妊娠期高血压疾病的预测　　　　　副高：熟练掌握　正高：熟练掌握

（1）高危因素：本病发病的高危因素均为较强的预测指标。

（2）生化指标：①可溶性酪氨酸激酶-1（sFlt-1）升高者子痫前期的发生率升高5～6倍。②胎盘生长因子（PLGF）在妊娠5～15周血清浓度<32pg/ml，妊娠16～20周<60pg/ml，对子痫前期预测的敏感性、特异度较高。③胎盘蛋白13（PP13）可作为早发型子痫前期危险评估的合理标志物。④可溶性内皮因子（sEng）在PE临床症状出现前2～3个月水平即已升高，预测的敏感性较强。

（3）物理指标：子宫动脉血流搏动指数（PI）的预测价值较肯定。妊娠早期子宫动脉PI>95th%，妊娠中期（23周）子宫动脉PI>95th%，预测子痫前期的敏感度较高。

（4）联合预测：①分子标志物间联合：sFlt-1/PLGF>10提示5周内可能发生PE；妊娠早期PLGF联合PP13，PLGF联合sEng，预测检出率较高。②分子标志物联合子宫动脉（UA）多普勒：UA多普勒联合PP13及β-hCG，检出率高达100%，假阳性率仅3%；UA多普勒联合PLGF或sFlt-1或sEng；UA多普勒联合PP13及妊娠相关血浆蛋白A（PAPP-A）；抑制素A联合UA多普勒，检出率较高，假阳性率较低。

知识点9：妊娠期高血压疾病的并发症　　　　副高：熟练掌握　正高：熟练掌握

妊娠期高血压疾病的并发症包括：①脑卒中（脑梗死、脑出血）；②心脏病；③肾衰竭；④胎盘早期剥离；⑤凝血功能障碍；⑥HELLP综合征，即溶血（H）、肝酶升高（EL）、低血小板（LP）；⑦胎儿宫内发育迟缓（IUGR）或胎死宫内；⑧产后血液循环衰竭。

知识点10：妊娠期高血压疾病的预防　　　　副高：熟练掌握　正高：熟练掌握

对低危人群目前尚无有效的预防方法。对高危人群可能有效的预防措施包括：①适度锻炼：妊娠期应适度锻炼合理安排休息，以保持妊娠期身体健康。②合理饮食：妊娠期不推荐严格限制盐的摄入，也不推荐肥胖孕妇限制热量摄入。③补钙：低钙饮食（摄入量<600mg/d）

的孕妇建议补钙。口服至少1g/d。④阿司匹林抗凝治疗：高凝倾向孕妇孕前或孕后每日睡前口服低剂量阿司匹林（25～75mg/d）直至分娩。

| 知识点11：妊娠期高血压疾病的个体化治疗 | 副高：熟练掌握　　正高：熟练掌握 |

治疗目的是控制病情、延长孕周、确保母儿安全。治疗基本原则：镇静、解痉，有指征的降压、利尿，密切监测母胎情况，适时终止妊娠。根据病情轻重分类，可以进行个体化治疗：①妊娠期高血压，休息、镇静、监测母胎情况，酌情降压治疗。②子痫前期，镇静、解痉，有指征的降压、利尿，密切监测母胎情况，适时终止妊娠。③子痫，控制抽搐，病情稳定后终止妊娠。④妊娠合并慢性高血压，以降压治疗为主，注意子痫前期的发生。⑤慢性高血压并发子痫前期，同时兼顾慢性高血压和子痫前期的治疗。

| 知识点12：妊娠期高血压疾病的评估和监测 | 副高：熟练掌握　　正高：熟练掌握 |

妊娠高血压疾病病情复杂、变化快。分娩和产后生理变化及各种不良刺激均可能导致病情加重。因此，对产前、产时、产后的病情进行密切监测十分重要，以便了解病情轻重和进展情况，及时合理干预，早防早治，避免不良临床结局发生。

（1）基本检查：了解有无头痛、胸闷、眼花、上腹部疼痛等自觉症状，检查血压、血尿常规、注意体质量指数、尿量、胎心、胎动监护。

（2）孕妇特殊检查：包括眼底检查、凝血指标、心肝肾功能、血脂、血尿酸及电解质等检查。

（3）胎儿的特殊检查：包括胎儿发育情况、B超和胎心监护监测胎儿宫内状况和脐动脉血流等。

| 知识点13：妊娠期高血压疾病的一般治疗 | 副高：熟练掌握　　正高：熟练掌握 |

（1）地点：妊娠期高血压疾病患者可在家或住院治疗，轻度子痫前期应住院评估决定是否院内治疗，重度子痫前期及子痫患者应住院治疗。

（2）休息和饮食：应注意休息，并取侧卧位。但子痫患者住院期间不建议绝对卧床休息。保证充足的蛋白质和热量。不建议限制食盐摄入。

（3）镇静：为保证充足睡眠，必要时可睡前口服地西泮2.5～5mg。

| 知识点14：妊娠期高血压疾病的降压治疗 | 副高：熟练掌握　　正高：熟练掌握 |

（1）目的：预防子痫、心脑血管意外和胎盘早剥等严重母胎并发症。

（2）适应证：收缩压≥160mmHg和/或舒张压≥110mmHg的高血压孕妇应降压治疗；收缩压≥140mmHg和/或舒张压≥90mmHg的高血压患者可使用降压治疗。妊娠前已用降压药治疗的孕妇应继续降压治疗。

（3）目标血压：①孕妇无并发脏器功能损伤，收缩压应控制在130~155mmHg，舒张压应控制在80~105mmHg。②孕妇并发脏器功能损伤，则收缩压应控制在130~139mmHg，舒张压应控制在80~89mmHg。降压过程力求下降平稳，血压不可低于130/80mmHg，以保证子宫胎盘血流灌注。

（4）降压药物：常用的口服降压药物有：拉贝洛尔、硝苯地平短效或缓释片、肼屈嗪。如口服药物血压控制不理想，可使用静脉用药，常用的有：拉贝洛尔、尼卡地平、酚妥拉明。

（5）注意事项：妊娠期一般不使用利尿剂降压，以防血液浓缩、有效循环血量减少和高凝倾向。不推荐使用阿替洛尔和哌唑嗪；硫酸镁不可作为降压药使用；禁止使用血管紧张素转换酶抑制剂（ACEI）和血管紧张素Ⅱ受体拮抗剂（ARB）。

知识点15：治疗妊娠期高血压疾病的降压药物　　　　副高：熟悉　正高：熟悉

（1）拉贝洛尔：α、β肾上腺素能受体阻滞剂，降低血压但不影响肾及胎盘血流量，并可对抗血小板凝集，促进胎肺成熟。该药显效快，不引起血压过低或反射性心动过速。用法：50~150mg口服，3~4次/天。静脉注射：初始剂量20mg，10分钟后如未有效降压则剂量加倍，最大单次剂量80mg，直至血压被控制，每天最大总剂量220mg。静脉滴注：50~100mg加入5%葡萄糖溶液250~500ml，根据血压调整滴速，待血压稳定后改口服。

（2）硝苯地平：二氢吡啶类钙离子通道阻滞剂，可解除外周血管痉挛，使全身血管扩张、血压下降，因其降压作用迅速，不主张舌下含服。用法：10mg口服，3~4次/天，必要时可加量，一天30~90mg，24小时总量不超过120mg。紧急时舌下含服10mg，起效快，但不推荐常规使用。与硫酸镁有协同作用，不建议联合使用。

（3）尼莫地平：二氢吡啶类钙离子通道阻滞剂，可选择性扩张脑血管。用法：20~60mg口服，2~3次/天。静脉滴注：20~40mg加入5%葡萄糖溶液250ml，每天总量不超过360mg。

（4）尼卡地平：二氢吡啶类钙离子通道阻滞剂。用法：口服初始剂量20~40mg，每天3次。静脉滴注1mg/h起，根据血压变化每10分钟调整剂量。

（5）酚妥拉明：α肾上腺素能受体阻滞剂。用法：10~20mg溶入5%葡萄糖溶液100ml~200ml，以10μg/min静脉滴注。必要时根据降压效果调整。

（6）甲基多巴：中枢性肾上腺素能神经阻滞剂，抑制外周交感神经而降低血压，妊娠期使用效果较好。用法：250mg口服，每天3次，以后根据病情酌情增减，最高不超过2g/d。

（7）硝酸甘油：作用于氧化亚氮合酶，可同时扩张动脉和静脉，降低前后负荷，主要用于合并心力衰竭和急性冠脉综合征时高血压急症的降压治疗。起始剂量5~10μg/min静脉滴注，每5~10分钟增加滴速至维持剂量20~50μg/min。

（8）硝普钠：强效血管扩张剂，扩张周围血管使血压下降。由于药物能迅速通过胎盘进入胎儿体内，并保持较高浓度，其代谢产物（氰化物）对胎儿有毒性作用，故不宜在妊娠期使用。分娩期或产后血压过高，但应用其他降压药效果不佳时，可考虑使用。用法：50mg加入5%葡萄糖溶液500ml按0.5~0.8μg/（kg·min）静脉缓滴。妊娠期仅适用于其他降压药物应用无效的高血压危象孕妇。产前应用不超过4小时。用药期间应严密监测血压及心率。

知识点16：硫酸镁防治子痫的作用机制和用药指征　　　　副高：熟悉　　正高：熟悉

（1）作用机制：①镁离子抑制运动神经末梢释放乙酰胆碱，阻断神经肌肉接头间的信息传导，使骨骼肌松弛；②镁离子刺激血管内皮细胞合成前列环素，抑制内皮素合成，降低机体对血管紧张素Ⅱ的反应，从而缓解血管痉挛状态；③镁离子通过阻断谷氨酸通道阻止钙离子内流，解除血管痉挛、减少血管内皮损伤；④镁离子可提高孕妇和胎儿血红蛋白的亲和力，改善氧代谢。

（2）用药指征：①控制子痫抽搐及防止再抽搐；②预防重度子痫前期发展成为子痫；③子痫前期临产前用药预防抽搐。

知识点17：硫酸镁防治子痫的用药方案　　　　　　　　　副高：熟悉　　正高：熟悉

（1）控制子痫：静脉用药：负荷剂量硫酸镁2.5～5g，溶于10%葡萄糖溶液20ml静脉注射（15～20分钟），或者5%葡萄糖溶液100ml快速静滴，继而1～2g/h静滴维持。或者夜间睡眠前停止静脉给药，改为肌内注射，用法：25%硫酸镁20ml＋2%利多卡因2ml臀部肌内注射。24小时硫酸镁总量25～30g，疗程24～48小时。

（2）预防子痫发作（适用于子痫前期和子痫发作后）：负荷和维持剂量同控制子痫处理。用药时间长短根据病情需要掌握，一般每天静脉滴注6～12小时，24小时总量不超过25g。用药期间每日评估病情变化，决定是否继续用药。

知识点18：使用硫酸镁的注意事项　　　　　　　　　　　副高：熟悉　　正高：熟悉

（1）使用硫酸镁的必备条件：①膝腱反射存在；②呼吸≥16次/分；③尿量≥17ml/h或≥400ml/d；④备有10%葡萄糖酸钙溶液。

（2）中毒及解救：血清镁离子的有效治疗浓度为1.8～3.0mmol/L，超过3mmol/L即可出现中毒症状。镁离子中毒时停用硫酸镁并静脉缓慢推注（5～10分钟）10%葡萄糖酸钙溶液10ml。如患者同时合并肾功能不全、心肌病、重症肌无力等，则硫酸镁应慎用或减量使用。条件许可，用药期间可监测血清镁离子浓度。

知识点19：扩容疗法的适应证　　　　　　　　　　　副高：熟练掌握　　正高：熟练掌握

除非有严重的液体丢失（如呕吐、腹泻、分娩出血）或高凝状态者，子痫前期孕妇不推荐扩容治疗，否则会增加血管外液体量，导致一些严重并发症的发生如肺水肿、脑水肿等。子痫前期患者出现少尿如无肌酐升高不建议常规补液，持续性少尿不推荐使用多巴胺或呋塞米。

知识点20：镇静药物的应用   副高：熟悉   正高：熟悉

（1）地西泮（安定）：具有较强的镇静、抗惊厥、肌肉松弛作用。对胎儿及新生儿的影响较小。口服2.5～5.0mg，3次/天，或者睡前服用，可缓解患者的精神紧张、失眠等症状，保证患者获得足够的休息。地西泮10mg肌内注射或者静脉注射（>2分钟）可用于控制子痫发作和再次抽搐。1小时内用药超过30mg可能发生呼吸抑制，24小时总量不超过100mg。

（2）苯巴比妥钠：具有较好的镇静、抗惊厥、控制抽搐作用，用于子痫发作时0.1g肌内注射，预防子痫发作时30mg口服，3次/天。由于该药可致胎儿呼吸抑制，分娩前6小时宜慎重。

（3）冬眠合剂：可广泛抑制神经系统，有助于解痉降压，控制子痫抽搐。冬眠合剂由氯丙嗪（50mg）、哌替啶（100mg）和异丙嗪（50mg）3种药物组成，可抑制中枢神经系统，有助于解痉、降压、控制子痫抽搐。通常以1/3～1/2量肌内注射，或以半量加入5%葡萄糖溶液250ml，静脉滴注。由于氯丙嗪可使血压急剧下降，导致肾及胎盘血流量降低，而且对母胎肝脏有一定损害，故仅应用于硫酸镁治疗效果不佳者。

知识点21：利尿治疗的适应证   副高：熟练掌握   正高：熟练掌握

子痫前期患者不主张常规应用利尿剂，仅当患者出现全身性水肿、肺水肿、脑水肿、肾功能不全、急性心力衰竭时，可酌情使用呋塞米等快速利尿剂。甘露醇主要用于脑水肿。甘油果糖适用于肾功能有损伤的患者。严重低蛋白血症有腹水者应补充白蛋白后再应用利尿剂效果较好。

知识点22：促胎肺成熟治疗   副高：熟练掌握   正高：熟练掌握

孕周<35周的子痫前期患者，预计1周内可能分娩的均应接受糖皮质激素促胎肺成熟治疗。用法：地塞米松6mg，肌内注射，每12小时1次，连续2天；或倍他米松12mg，肌内注射，每天1次，连续2天；或羊膜腔内注射地塞米松10mg 1次。不推荐反复、多疗程产前给药。临床已有宫内感染证据者禁忌使用糖皮质激素。

知识点23：终止妊娠的时机   副高：熟练掌握   正高：熟练掌握

（1）妊娠期高血压、轻度子痫前期的孕妇可期待至孕37周以后。

（2）重度子痫前期患者：①小于妊娠26周的经治疗病情不稳定者建议终止妊娠。②妊娠26～28周根据母胎情况及当地围生期母儿诊治能力决定是否可以行期待治疗。③妊娠28～34周，如病情不稳定，经积极治疗24～48小时病情仍加重，应终止妊娠；如病情稳定，可以考虑期待治疗，并建议转至具备早产儿救治能力的医疗机构。④大于妊娠34周患者，胎儿成熟后可考虑终止妊娠。⑤妊娠37周后的重度子痫前期可考虑终止妊娠。

（3）子痫控制2小时后可考虑终止妊娠。

知识点24：终止妊娠的方式　　　　　　　　　副高：熟练掌握　　正高：熟练掌握

妊娠期高血压疾病患者，如无产科剖宫产指征，原则上考虑阴道试产。但如果不能短时间内阴道分娩、病情有可能加重，可考虑放宽剖宫产指征。

知识点25：分娩期间注意事项　　　　　　　　副高：熟练掌握　　正高：熟练掌握

分娩期间的注意事项有：①注意观察自觉症状变化；②检测血压并继续降压治疗，应将血压控制在≤160/110mmHg；③检测胎心变化；④积极预防产后出血；⑤产时不可使用任何麦角新碱类药物。

知识点26：早发型重度子痫前期期待治疗的指征

　　　　　　　　　　　　　　　　　　　　　　　副高：熟练掌握　　正高：熟练掌握

妊娠34周之前发病者称为早发型；妊娠34周之后发病者为晚发型。早发型重度子痫前期期待治疗的指征为：①孕龄不足32周经治疗症状好转，无器官功能障碍或胎儿情况恶化，可考虑延长孕周；②孕龄32～34周，24小时尿蛋白定量<5g；③轻度胎儿生长受限、胎儿监测指标良好；④彩色多普勒超声测量显示无舒张期脐动脉血反流；⑤经治疗后血压下降；⑥无症状、仅有实验室检查提示胎儿缺氧经治疗后好转者。

知识点27：子痫的处理　　　　　　　　　　　副高：熟练掌握　　正高：熟练掌握

（1）一般急诊处理：子痫发作时需保持气道通畅，维持呼吸、循环功能稳定，密切观察生命体征、尿量（应留置导尿管监测）等。避免声、光等刺激。预防坠地外伤、唇舌咬伤。

（2）控制抽搐：硫酸镁是治疗子痫及预防复发的首选药物。当患者存在硫酸镁应用禁忌或硫酸镁治疗无效时，可考虑应用地西泮、苯妥英钠或冬眠合剂控制抽搐。子痫患者产后需继续应用硫酸镁24～48小时，至少住院密切观察4天。

用药方案：①25%硫酸镁20ml加于25%葡萄糖液20ml静脉推注（>5分钟），继之用以2～3g/h静脉滴注，维持血药浓度，同时应用有效镇静药物，控制抽搐；②20%甘露醇250ml快速静脉滴注降低颅压。

（3）控制血压：脑血管意外是子痫患者死亡的最常见原因。当收缩压持续≥160mmHg，舒张压≥110mmHg时要积极降压以预防心脑血管并发症。

（4）降低颅压：可用20%甘露醇250ml快速静脉滴注降低颅压。

（5）纠正缺氧和酸中毒：面罩和气囊吸氧，根据二氧化碳结合力及尿素氮值，给予适量4%碳酸氢钠纠正酸中毒。

（6）适时终止妊娠：子痫患者抽搐控制2小时后可考虑终止妊娠。对于早发型子痫前期治疗效果较好者，可适当延长孕周，但须严密监护孕妇和胎儿。

知识点28：妊娠期高血压疾病的产后处理　　　　副高：熟练掌握　　正高：熟练掌握

重度子痫前期患者产后应继续使用硫酸镁24～48小时预防产后子痫。子痫前期患者产后3～6天是产褥期血压高峰期，高血压、蛋白尿等症状仍可能反复出现甚至加剧，因此这期间仍应每天监测血压及尿蛋白。如血压≥160/110mmHg应继续给予降压治疗。哺乳期可继续应用产前使用的降压药物，禁用ACEI和ARB类（卡托普利、依那普利除外）。注意监测及记录产后出血量，患者在重要器官功能恢复正常后方可出院。

妊娠
剧吐

第五节　妊娠剧吐

知识点1：妊娠剧吐的概念　　　　　　　　　　副高：熟练掌握　　正高：熟练掌握

孕妇5～10周频繁呕吐、不能进食，排除其他疾病引发的呕吐，体重较妊娠前减轻≥5%、体液电解质失衡及新陈代谢障碍，需住院输液治疗者，称为妊娠剧吐。有恶心呕吐的孕妇中通常只有0.3%～1.0%发展为妊娠剧吐。

知识点2：妊娠剧吐的病因　　　　　　　　　　副高：熟练掌握　　正高：熟练掌握

（1）绒毛膜促性腺激素（hCG）：早孕反应的出现和消失恰与孕妇体内人绒毛膜促性腺激素（hCG）值变化相吻合，呕吐严重时，孕妇hCG水平较高；多胎和葡萄胎孕妇血中hCG值明显升高，发生妊娠剧吐者也显著增加，而在终止妊娠后，症状立即消失，均提示本症与hCG关系密切，但症状轻重不一定和hCG值成正比。

（2）激素水平：除了血清中高浓度的hCG水平，雌激素水平升高可能也是相关因素之一。一些激素水平包括胎盘血清标志物、ACTH、泌乳素和皮质醇等可能也与之有关。

（3）自主神经功能紊乱：有些神经系统功能不稳定、精神紧张的孕妇，妊娠剧吐多见，说明本症也可能与自主神经功能紊乱有关。

（4）幽门螺杆菌：与无症状的孕妇相比，妊娠剧吐患者血清抗幽门螺杆菌的IgG浓度升高，故该病可能与幽门螺杆菌–消化性溃疡的致病因素有关。

（5）维生素缺乏：维生素B_6的缺乏可导致妊娠剧吐。

知识点3：妊娠剧吐的临床表现　　　　　　　　副高：熟练掌握　　正高：熟练掌握

（1）恶心、呕吐：常于停经6周左右出现，多见于初孕妇。首先出现恶心、呕吐等早孕反应，以后症状逐渐加剧，直至不能进食，呕吐物中有胆汁和咖啡渣样物。

（2）水、电解质紊乱：严重呕吐和不能进食可导致脱水及电解质紊乱，使氢、钠、钾离子大量丢失：患者明显消瘦，神疲乏力，皮肤黏膜干燥，口唇干裂，眼球内陷，脉搏增快，尿量减少，尿比重增加并出现酮体。

（3）酸、碱平衡失调：可出现饥饿性酸中毒，呕吐物中盐酸的丢失可致碱中毒和低钾血症。

（4）脏器功能损伤：如呕吐严重，不能进食，可出现脏器功能损伤。如肝功能受损，则出现血转氨酶和胆红素增高；肾功能受损，则血尿素氮、肌酐升高，尿中可出现蛋白和管型；眼底检查可有视网膜出血。严重并发症如Wernicke-Korsakoff综合征主要表现为中枢神经系统症状，病情继续发展，可致患者意识模糊，陷入昏迷状态。

知识点4：妊娠剧吐的检查　　　　副高：熟练掌握　正高：熟练掌握

（1）血液检查：测定血红细胞计数、血红蛋白、血细胞比容、全血及血浆黏度，可了解有无血液浓缩及其程度。查血清电解质、CO_2结合力或血气分析以判断有无电解质紊乱及酸碱平衡失调。测定血钾、钠、氯，以了解有无电解质紊乱。监测肝肾功能以了解其有无受损。

（2）尿液检查：记24小时尿量，测定尿量、尿比重、尿酮体等情况，检查有无尿蛋白及管型。

（3）肝肾功能检查：包括胆红素、转氨酶、尿素氮、尿酸和肌酐等。

（4）心电图检查：此项尤为重要，可及时发现有无低血钾或高血钾所致的心率失常及心肌损害。

（5）眼底检查：了解有无视网膜出血。

（6）MRI：一旦出现神经系统症状，需要采用MRI头颅检查，排除其他的神经系统病变。同时，Wernicke-Korsakoff综合征可有特征性的表现：对称性第三、第四脑室，中脑导水管周围，乳头体、四叠体、丘脑等为主要受累部位；MRI上可见上述部位病变呈稍长T1长T2信号，FILAIR序列呈现高信号，DWI序列病变急性期为高信号，亚急性期为低信号，急性期由于血脑屏障破坏病变可强化。

知识点5：妊娠剧吐的诊断与鉴别诊断　　　副高：熟练掌握　正高：熟练掌握

根据病史和临床表现诊断并不困难。首先要明确是否为妊娠，并排除葡萄胎、消化系统或神经系统等其他疾病引起的呕吐，如孕妇合并急性病毒性肝炎、胃肠炎、胰腺炎、脑膜炎、尿毒症等，尤其是胃癌、胰腺癌等恶性肿瘤虽属罕见并发症，但一旦漏诊，将贻误患者生命，也应予以考虑。

知识点6：妊娠剧吐的并发症　　　　　副高：熟练掌握　正高：熟练掌握

（1）甲状腺功能亢进：妊娠后hCG水平升高，由于hCG与促甲状腺激素（TSH）的β亚单位化学结构相似，可刺激甲状腺分泌甲状腺激素，继而反馈性抑制TSH水平，故60%～70%的妊娠剧吐孕妇可出现短暂的甲状腺功能亢进，表现为TSH水平下降或游离T_4水平升高，常为暂时性，一般无需使用抗甲状腺药物，甲状腺功能通常在孕20周恢复正常。

（2）Wernicke脑病：一般在妊娠剧吐持续3周后发病，为严重呕吐引起维生素B₁严重缺乏所致。临床表现为眼球震颤、视力障碍、步态和站立姿势受影响，可发生木僵或昏迷甚至死亡。

| 知识点7：妊娠剧吐的治疗 | 副高：熟练掌握　正高：熟练掌握 |

持续性呕吐合并酮症的孕妇需要住院治疗，包括静脉补液、补充多种维生素尤其是B族维生素、纠正脱水及电解质紊乱、合理使用止吐药物，防治并发症。

（1）一般处理及心理支持：应尽量避免接触容易诱发呕吐的气味、食品等。避免早晨空腹，鼓励少量多餐。

（2）纠正脱水及电解质紊乱：禁食2～3天。每天静脉滴注葡萄糖液和葡萄糖盐水共3000ml，但需根据患者体重酌情增减。同时应根据化验结果决定补充电解质和碳酸氢钠溶液的剂量，输液中加入维生素C及维生素B₆。每天尿量至少应达到1000ml。贫血严重或营养不良者，也可输血或静脉滴注复方氨基酸250ml。尿酮体阳性者应适当多给予葡萄糖液。在此期间，医护人员对患者的关心、安慰及鼓励是很重要的。

（3）止吐：呕吐停止后，可少量多次进食及口服多种维生素，同时输液量可逐天递减至停止静脉补液。输液期间及停止补液以后，必须每天早晚各一次查尿酮体，阳性者恢复原输液量。若效果不佳（包括复发病例），可用氢化可的松200～300mg加入5%葡萄糖液内缓慢静脉滴注。同时进行静脉高营养疗法，每5～7天监测体重以判断疗效。对于孕周大于12～14周的患者可酌情给予止吐药，如甲氧氯普胺（胃复安），10mg，每天3次；或异丙嗪，25mg，每天3次；或苯海拉明，12.5～25mg，q4～6h，均可缓解恶心和呕吐等症状。甲氧氯普胺可能有嗜睡、头晕和肌张力障碍等不良反应。此外，可试用针灸疗法，在手腕掌侧折痕近端5cm处针灸，30分钟1次，每天3次，可有效缓解剧吐。

（4）若剧吐后出现青紫窒息，应考虑是否有胃液吸入综合征；若剧吐后出现胸痛、呕血，应考虑是否有Mallory-Weiss综合征，即由于剧吐引起的食管和胃交界处黏膜破裂出血。该征必须紧急手术治疗。

（5）经上述治疗，若病情不见好转，而出现以下情况，应考虑终止妊娠：①体温升高达38℃以上，卧床时心率每分钟超过120次。②持续性黄疸和/或蛋白尿，肝肾功能严重受损。③伴发Wernicke综合征等。

异位妊娠1　异位妊娠2

第六节　异位妊娠

| 知识点：异位妊娠的概念 | 副高：熟练掌握　正高：熟练掌握 |

异位妊娠又称宫外孕，是指受精卵在子宫体腔以外着床，是妇产科常见急腹症之一。异位妊娠依受精卵在子宫体腔外种植部位不同而分为：输卵管妊娠、卵巢妊娠、腹腔妊娠、阔韧带妊娠及宫颈妊娠。输卵管妊娠占异位妊娠的95%左右，其中壶腹部妊娠最为常见，其次为峡部、伞部，间质部妊娠较少见。近年来，因异位妊娠得到更早的诊断和处理，患者的

存活率和生育保留能力明显提高。

一、输卵管妊娠

知识点1：输卵管妊娠的病因　　　　　副高：熟练掌握　　正高：熟练掌握

（1）输卵管异常：是输卵管妊娠的主要病因。可分为输卵管黏膜炎和输卵管周围炎。①输卵管黏膜炎：轻者可使黏膜皱褶粘连，管腔变窄，或使纤毛功能受损，从而导致受精卵在输卵管内运行受阻而于该处着床。②输卵管周围炎：病变主要在输卵管浆膜层或浆肌层，常造成输卵管周围粘连，输卵管扭曲，管腔狭窄，蠕动减弱，影响受精卵运行。淋病奈瑟菌及沙眼衣原体所致的输卵管炎常累及黏膜，而流产和分娩后感染往往引起输卵管周围炎。③结节性输卵管峡部炎：是一种特殊类型的输卵管炎，多由结核分枝杆菌感染生殖道引起，该病变的输卵管黏膜上皮呈憩室样向肌壁内伸展，肌壁发生结节性增生，使输卵管近端肌层肥厚，影响其蠕动功能，导致受精卵运行受阻，容易发生输卵管妊娠。

（2）输卵管发育不良或功能异常：输卵管过长、肌层发育差、黏膜纤毛缺乏、双输卵管、输卵管憩室或有输卵管副伞等，均可造成输卵管妊娠。输卵管功能（包括蠕动、纤毛活动以及上皮细胞分泌）受雌、孕激素调节。若调节失败，可影响受精卵正常运行。此外，精神因素可引起输卵管痉挛和蠕动异常，干扰受精卵运送。

（3）输卵管妊娠史或手术史：曾有输卵管妊娠史，不管是经过保守治疗后自然吸收，还是接受输卵管保守性手术，再次妊娠复发的概率达10%。输卵管绝育史及手术史者，输卵管妊娠的发生率为10%～20%，尤其是腹腔镜下电凝输卵管及硅胶环套术绝育，可因输卵管瘘或再通而导致输卵管妊娠。曾因不孕接受输卵管粘连分离术、输卵管成形术（输卵管吻合术或输卵管造口术）者，再妊娠时输卵管妊娠的可能性也增加。

（4）辅助生殖技术：近年由于辅助生殖技术的应用，使输卵管妊娠发生率增加，既往少见的异位妊娠，如卵巢妊娠、宫颈妊娠、腹腔妊娠的发生率也增加。

（5）避孕失败：包括宫内节育器避孕失败、口服紧急避孕药失败，发生异位妊娠的机会较大。

（6）其他：输卵管周围肿瘤，如子宫肌瘤或卵巢肿瘤压迫，可影响输卵管的通畅。输卵管子宫内膜异位，致使受精卵在该处着床。宫内节育器（IUD）的使用可能导致输卵管炎症或逆蠕动，若IUD避孕失败则异位妊娠机会较大。

知识点2：输卵管妊娠的病理——输卵管的特点　　　副高：熟练掌握　　正高：熟练掌握

输卵管的特点：输卵管管腔狭小，管壁薄且缺乏黏膜下组织，受精很快穿过黏膜上皮接近或进入肌层。受精卵或胚胎往往发育不良，常发生以下结局：

（1）输卵管妊娠破裂：多见于妊娠6周左右输卵管峡部妊娠。受精卵着床于输卵管黏膜皱襞间，胚泡生长发育时绒毛向管壁方向侵袭肌层及浆膜，最终穿破浆膜，形成输卵管妊娠破裂。输卵管肌层血管丰富，短期内可发生大量腹腔内出血，使患者出现休克。出血量远较输卵管妊娠流产多，腹痛剧烈，也可反复出血，在盆腔与腹腔内形成积血和血肿，孕囊可自破裂口排入盆腔。输卵管妊娠破裂绝大多数为自发性，也可发生于性交或盆腔双合诊后。

输卵管间质部妊娠常与宫角妊娠混淆，但严格地讲，间质部妊娠更靠近输卵管黏膜，而宫角妊娠则位于宫腔的侧上方。间质部妊娠虽不多见，但由于输卵管间质部管腔周围肌层较厚，血运丰富，因此破裂常发生于妊娠12～16周。一旦破裂，犹如子宫破裂，症状极严重，往往在短时间内出现低血容量休克症状，后果严重。

（2）输卵管妊娠流产：多见于妊娠8～12周的输卵管壶腹部或伞端妊娠。受精卵种植在输卵管黏膜皱襞内，由于蜕膜形成不完整，发育中的胚泡常向管腔突出，最终突破包膜而出血。胚泡与管壁分离，若整个胚泡剥离落入管腔，刺激输卵管逆蠕动经伞端排出到腹腔，形成输卵管妊娠完全流产，出血一般不多。若胚泡剥离不完整，妊娠产物部分排出到腹腔，部分尚附着于输卵管壁，形成输卵管妊娠不全流产，滋养细胞继续侵袭输卵管壁，导致反复出血。出血的量和持续时间与残存在输卵管壁上的滋养细胞多少有关。如果伞端堵塞血液不能流入盆腔而积聚在输卵管内，形成输卵管血肿或输卵管周围血肿。如果血液不断流出并积聚在直肠子宫陷窝，造成盆腔积血和血肿，量多时甚至流入腹腔。

（3）输卵管妊娠胚胎停止发育并吸收：这种情况常在临床上被忽略，要靠检测血hCG进行诊断，但若血hCG水平很低，常被诊断为未知部位妊娠（PUL），不易与宫内妊娠隐性流产相鉴别。

（4）陈旧性宫外孕：输卵管妊娠流产或破裂，若长期反复内出血形成的盆腔血肿不消散，血肿机化变硬并与周围组织粘连。机化性包块可存在多年，甚至钙化形成石胎。

（5）继发性腹腔妊娠：无论输卵管妊娠流产或破裂，胚胎从输卵管排入腹腔内或阔韧带内，多数死亡，偶尔也有存活者。若存活胚胎的绒毛组织附着于原位或排至腹腔后重新种植而获得营养，可继续生长发育，形成继发性腹腔妊娠。

知识点3：输卵管妊娠的病理——子宫的变化　　　副高：熟练掌握　　正高：熟练掌握

输卵管妊娠和正常妊娠一样，合体滋养细胞产生hCG维持黄体生长，使甾体激素分泌增加，致使月经停止来潮，子宫增大变软，子宫内膜出现蜕膜反应。

若胚胎受损或死亡，滋养细胞活力消失，蜕膜自宫壁剥离而发生阴道流血。有时蜕膜可完整剥离，随阴道流血排出三角形蜕膜管型；有时呈碎片排出。排出的组织见不到绒毛，组织学检查无滋养细胞，此时血hCG下降。子宫内膜形态学改变呈多样性，若胚胎死亡已久内膜可呈增殖期改变，有时可见Arias-Stella（A-S）反应，镜检见内膜腺体上皮细胞增生、增大，细胞边界不清，腺细胞排列成团突入腺腔，细胞极性消失，细胞核肥大、深染，细胞质有空泡。这种子宫内膜过度增生和分泌反应可能为甾体激素过度刺激所引起；若胚胎死亡后部分深入肌层的绒毛仍存活，黄体退化迟缓，内膜仍可呈分泌反应。

知识点4：输卵管妊娠的症状表现　　　　　副高：熟练掌握　　正高：熟练掌握

典型症状为停经、腹痛与阴道流血，即异位妊娠三联征。

（1）停经：大部分患者有6～8周停经史，但有20%～30%的患者无明显停经史。输卵管间质部妊娠停经时间较长，约3个月。

（2）腹痛：是95%的患者就诊时的主要症状，大多突然发作。胚胎在输卵管内逐渐增大，使输卵管膨胀，表现为一侧下腹部隐痛或酸胀感。当输卵管妊娠流产或破裂时，患者突然感到一侧下腹撕裂样痛，严重时伴头昏、眼花、晕厥。当血液积聚于直肠子宫陷凹时，可引起下坠及排便感。血液刺激胃部引起上腹疼痛，刺激膈肌时，可引起肩胛部放射性疼痛，偶有误诊为上消化道急诊。若腹腔出血不多，疼痛可于数小时后减弱而消失，以后可以反复发作。

（3）阴道出血：占60%～80%。系子宫蜕膜剥离所致。常为不规则阴道出血，少量、深褐色，可伴有蜕膜管型或碎片排出。少数出血量较多，类似月经。阴道流血可伴有蜕膜管型或蜕膜碎片排出，这是子宫蜕膜剥离所致。阴道流血常在病灶去除后或绒毛滋养细胞完全吸收后方能停止。

（4）晕厥与休克：由于腹腔内急性大量出血而致休克，与阴道出血量不成比例。此时表现为面色苍白，出冷汗，脉微弱而数，血压下降。

（5）腹部包块：输卵管妊娠流产或破裂时所形成的血肿时间较久者，由于血液凝固并与周围组织或器官（如子宫、输卵管、卵巢、肠管或大网膜等）发生粘连形成包块，包块较大或位置较高者，腹部可扪及。

知识点5：输卵管妊娠的体征表现　　　　　副高：熟练掌握　正高：熟练掌握

（1）一般情况：当腹腔出血不多时，血压可代偿性轻度升高；当腹腔出血较多时，可出现面色苍白、脉搏快而细弱、心率增快和血压下降等休克表现。通常体温正常，休克时体温略低，腹腔内血液吸收时体温略升高，但不超过38℃。

（2）腹部检查：腹肌一般不紧张，下腹患侧压痛及反跳痛。内出血多时，腹部隆起，移动性浊音阳性。有些患者下腹可触及包块，若反复出血并积聚，包块可不断增大变硬。

（3）妇科检查：阴道内常有来自宫腔的少许血液。输卵管妊娠未发生流产或破裂者，除子宫略大较软外，仔细检查可触及胀大的输卵管及轻度压痛。输卵管妊娠流产或破裂者，阴道后穹隆饱满，有触痛。将宫颈轻轻上抬或向左右摆动时引起剧烈疼痛，称为宫颈举痛或摇摆痛，此为输卵管妊娠的主要体征之一，是因加重对腹膜的刺激所致。内出血多时，检查子宫有漂浮感。子宫一侧或其后方可触及肿块，其大小、形状、质地常有变化，边界多不清楚，触痛明显。病变持续较久时肿块机化变硬，边界亦渐清楚。输卵管间质部妊娠时，子宫大小与停经月份基本符合，但子宫不对称，一侧角部突出，破裂所致的征象与子宫破裂极相似。

知识点6：输卵管妊娠的实验室检查　　　　　副高：熟练掌握　正高：熟练掌握

（1）hCG测定：尿或血hCG测定对早期诊断异位妊娠至关重要。异位妊娠时，体内hCG水平较宫内妊娠低，但超过99%的异位妊娠患者hCG阳性，除非极少数陈旧性宫外孕可表现为阴性结果。血hCG阳性，若经阴道超声可以见到孕囊、卵黄囊甚至胚芽的部位，即可明确宫内或异位妊娠；若经阴道超声未能在宫内或宫外见到孕囊或胚芽，则为未知部位妊娠（PUL），需警惕异位妊娠的可能。血清hCG值有助于对PUL进一步明确诊断，若≥3500U/L，则应怀疑异位妊娠存在。若<3500U/L，则需继续观察hCG的变化：如果hCG持续上升，复查经阴道超声明确妊娠部位；如果hCG没有上升或上升缓慢，可以刮宫取内膜做病理检查。

（2）孕酮测定：血清孕酮的测定对判断正常妊娠胚胎的发育情况有帮助。输卵管妊娠时，血清孕酮水平偏低，多数在10~25ng/ml。如果血清孕酮值>25ng/ml，异位妊娠概率<1.5%；如果其值<5ng/ml，应考虑宫内妊娠流产或异位妊娠。

知识点7：输卵管妊娠的特殊检查	副高：熟练掌握　正高：熟练掌握

（1）超声诊断：B超是早期诊断异位妊娠的重要方法之一。异位妊娠的声像特点有：①子宫腔内空虚，无妊娠环。②子宫旁有稠密的光点及光斑围绕即双环征，若该区查出胚芽及原始心管搏动，可诊断异位妊娠。超声检查若能结合临床表现及hCG测定，更有助于诊断。

（2）阴道后穹隆穿刺：是一种简单可靠的诊断方法，适用于疑有腹腔内出血的患者。腹腔内出血最易积聚于直肠子宫陷凹，即使血量不多，也能经阴道后穹隆穿刺抽出血液。抽出暗红色不凝血液，说明有血腹症存在。陈旧性宫外孕时，可抽出小块或不凝固的陈旧血液。若穿刺针头误入静脉，则血液较红，将标本放置10分钟左右即可凝结。当无内出血、内出血量很少、血肿位置较高或直肠子宫陷凹有粘连时，可能抽不出血液，故阴道后穹隆穿刺阴性不能排除输卵管妊娠。

（3）诊断性刮宫：是帮助诊断早期未破裂型异位妊娠的一个很重要的方法，可以弥补血清学检查以及超声检查的不足。仅适用于阴道流血量较多者，以排除宫内妊娠流产。对可疑患者可行刮宫术，刮出物肉眼检查后送病理检查，若找到绒毛组织，即可确定为宫内妊娠，无须再处理。若刮出物未见绒毛组织，刮宫术次日测定血β-hCG水平无明显下降或继续上升则诊断为异位妊娠。诊刮后12小时血hCG下降<15%，异位妊娠不能除外。

（4）腹腔镜检查：适用于早期异位妊娠，患者血流动力学状况稳定者。有助于提高异位妊娠诊断的准确性及与原因不明的急腹症鉴别。腹腔镜下可见一侧输卵管肿大，表面紫蓝色，腹腔内无出血或少量出血。腹腔内大出血伴休克者禁做腹腔镜检查。目前很少将腹腔镜作为检查的手段，而更多作为手术治疗。

知识点8：输卵管妊娠的鉴别诊断	副高：熟练掌握　正高：熟练掌握

输卵管妊娠应与流产、急性输卵管炎、急性阑尾炎、黄体破裂及卵巢囊肿蒂扭转鉴别（见下表）。

输卵管妊娠的鉴别诊断

	输卵管妊娠	流 产	急性输卵管炎	急性阑尾炎	黄体破裂	卵巢囊肿蒂扭转
停经	多有	有	无	无	多无	无
腹痛	突然撕裂样剧痛，自下腹一侧开始向全腹扩散	下腹中央阵发性坠痛	两下腹持续性疼痛	持续性疼痛，从上腹开始经脐周转至右下腹	下腹一侧突发性疼痛	下腹一侧突发性疼痛
阴道流血	量少，暗红色，可有蜕膜管型排出	开始量少，后增多，鲜红色，有小血块或绒毛排出	无	无	无或有如月经量	无
休克	程度与外出血不成正比	程度与外出血成正比	无	无	无或有轻度休克	无
体温	正常，有时低热	正常	升高	升高	正常	稍高
盆腔检查	宫颈举痛，直肠子宫陷凹有肿块	无宫颈举痛，宫口稍开，子宫增大变软	举宫颈时两侧下腹疼痛	无肿块触及，直肠指检右侧高位压痛	无肿块触及，一侧附件压痛	宫颈举痛，卵巢肿块边缘清晰，蒂部触痛明显
白细胞计数	正常或稍高	正常	升高	升高	正常或稍高	稍高
血红蛋白	下降	正常或稍低	正常	正常	下降	正常
阴道后穹隆穿刺	可抽出不凝血液	阴性	可抽出渗出液或脓液	阴性	可抽出血液	阴性
hCG检测	多为阳性	多为阳性	阴性	阴性	阴性	阴性
B超	一侧附件低回声区，其内有妊娠囊	宫内可见妊娠囊	两侧附件低回声区	子宫附件区无异常回声	一侧附件低回声区	一侧附件低回声区，边缘清晰，有条索状蒂

知识点9：输卵管妊娠手术治疗的适应证 　　　副高：熟练掌握　　正高：熟练掌握

手术治疗分为保守手术和根治手术。保守手术为保留患侧输卵管，根治手术为切除患侧输卵管。手术治疗适用于：①生命体征不稳定或有腹腔内出血征象者；②诊断不明确者；③异位妊娠有进展者（如血 hCG > 3000U/L 或持续升高、有胎心搏动、附件区大包块等）；④随诊不可靠者；⑤药物治疗禁忌证或无效者。

知识点10：输卵管妊娠的根治手术 　　　副高：熟练掌握　　正高：熟练掌握

根治手术适用于无生育要求的输卵管妊娠、内出血并发休克的急症患者。应在积极纠正休克同时，迅速打开腹腔，提出病变输卵管，用卵圆钳钳夹出血部位，暂时控制出血，并加快输血、输液，待血压上升后继续手术切除输卵管，并酌情处理对侧输卵管。输卵管间质部妊娠，应争取在破裂前手术，避免大量出血。手术应做子宫角部楔形切除及患侧输卵管切除，必要时切除子宫。

知识点11：输卵管妊娠的保守手术 　　　副高：熟练掌握　　正高：熟练掌握

保守手术适用于有生育要求的妇女。伞部妊娠可行输卵管挤压术将妊娠产物挤出；壶腹部妊娠行输卵管切开术，将胚胎取出；峡部妊娠行病变切除及显微外科技术断端吻合术。术后应密切监测血hCG水平，若术后血hCG升高、术后1天血hCG下降<50%，或术后12天血hCG未下降至术前值的10%以下，均可诊断为持续性异位妊娠，及时给予甲氨蝶呤治疗，必要时需再手术。

知识点12：输卵管妊娠的期待疗法 　　　副高：熟练掌握　　正高：熟练掌握

国内选择期待治疗的指征为：①患者病情稳定，无明显症状或症状轻微；②B超检查包块直径<3cm，无胎心搏动；③腹腔内无出血或出血<100ml；④血β-hCG<1000U/L且效价48小时下降>15%。

知识点13：输卵管妊娠的药物治疗 　　　副高：熟练掌握　　正高：熟练掌握

药物治疗主要适用于早期输卵管妊娠，要求保存生育能力者。其病灶直径<4cm，未破裂或流产，无明显内出血，血β-hCG<2000U/L。符合下列条件可采用此法：①无药物治疗的禁忌证；②输卵管妊娠未发生破裂；③妊娠囊直径<4cm；④血hCG<2000U/L；⑤无明显内出血。主要的禁忌证为：①生命体征不稳定；②异位妊娠破裂；③妊娠囊直径≥4cm或≥3.5cm伴胎心搏动；④药物过敏、慢性肝病、血液系统疾病、活动性肺部疾病、免疫缺陷、消化性溃疡等。常用甲氨蝶呤（MTX），抑制滋养细胞增生，破坏绒毛，使胚胎组织坏死、脱落、吸收而免于手术。全身用药为MTX 0.4mg/（kg·d），5天一疗程，间隔5天，根据病情可用1~2疗程。局部用药可采用在B超引导下穿刺异位妊娠囊或在腹腔镜直视下穿刺，将MTX 10~50mg注入其中。用药期间应注意病情变化及药物的不良反应；用B超和β-hCG监测治疗效果，若用药后2周，临床症状缓解或消失，β-hCG迅速下降，连续3次阴性，腹痛缓解或消失，阴道流血减少或消失为显效。

二、卵巢妊娠

知识点1：卵巢妊娠的诊断标准 　　　副高：熟练掌握　　正高：熟练掌握

卵巢妊娠是指受精卵在卵巢着床和发育，其诊断标准为：①双侧输卵管正常；②胚泡位于卵巢组织内；③卵巢及胚泡以卵巢固有韧带与子宫相连；④胚泡壁上有卵巢组织。

知识点2：卵巢妊娠的临床表现 　　　副高：熟练掌握　　正高：熟练掌握

卵巢妊娠的临床表现与输卵管妊娠极相似，主要症状为停经、腹痛及阴道流血。卵巢妊娠绝大多数在早期破裂，极少数可妊娠至足月，甚至胎儿存活。破裂后可引起腹腔内大量出血，甚至休克。术中经仔细探查方能明确诊断，应将切除组织进行病理检查。

| 知识点3：卵巢妊娠的治疗 | 副高：熟练掌握　正高：熟练掌握 |

治疗方法为手术治疗，手术应根据病灶范围做卵巢部分切除、卵巢楔形切除、卵巢切除术或患侧附件切除术，手术也可在腹腔镜下进行。

三、腹腔妊娠

| 知识点1：腹腔妊娠的概念及分类 | 副高：熟练掌握　正高：熟练掌握 |

腹腔妊娠是指胚胎或胎儿位于输卵管、卵巢及阔韧带以外的腹腔内，发病率约为1∶15000，母体死亡率约为5%，胎儿存活率仅为1‰。腹腔妊娠分为原发性和继发性两类。①原发性腹腔妊娠：指受精卵直接种植于腹膜、肠系膜、大网膜等处，极少见。②继发性腹腔妊娠：往往发生于输卵管妊娠流产或破裂后，偶可继发于卵巢妊娠或子宫内妊娠而子宫存在缺陷（如瘢痕子宫裂开或子宫腹膜瘘）破裂后。胚胎落入腹腔，部分绒毛组织仍附着于原着床部位，并继续向外生长，附着于盆腔腹膜及邻近脏器表面，腹腔妊娠胎盘附着异常，血液供应不足，胎儿不易存活至足月。

| 知识点2：原发性腹腔妊娠的诊断标准 | 副高：熟练掌握　正高：熟练掌握 |

原发性腹腔妊娠的诊断标准为：①两侧输卵管和卵巢正常，无近期妊娠的证据；②无子宫腹膜瘘形成；③妊娠只存在于腹腔内，无输卵管妊娠等的可能性。

| 知识点3：腹腔妊娠的临床表现及检查 | 副高：熟练掌握　正高：熟练掌握 |

患者有停经及早孕反应，且病史中多有输卵管妊娠流产或破裂症状，或孕早期出现不明原因的短期贫血症状，伴有腹痛及阴道流血，以后逐渐缓解。随后阴道流血停止，腹部逐渐增大。胎动时，孕妇常感腹部疼痛，随着胎儿长大，症状逐渐加重。腹部检查发现子宫轮廓不清，但胎儿肢体极易触及，胎位异常，肩先露或臀先露，先露高浮，胎心异常清晰，胎盘杂音响亮。盆腔检查发现宫颈位置上移，子宫比妊娠月份小并偏于一侧，但有时不易触及，胎儿位于子宫另一侧。近预产期时可有阵缩样假分娩发动，但宫口不扩张，经宫颈不易触及胎先露部。若胎儿死亡，妊娠征象消失，月经恢复来潮，粘连的脏器和大网膜包裹死胎，胎儿逐渐缩小，日久者干尸化或成为石胎。若继发感染，形成脓肿，可向母体肠管、阴道、膀胱或腹壁穿通，排出胎儿骨骼。

B超检查发现宫腔内空虚，胎儿与子宫分离；在胎儿与膀胱间未见子宫肌壁层；胎儿与子宫关系异常或胎位异常；子宫外可见胎盘组织。MRI、CT对诊断也有一定帮助。

知识点 4：腹腔妊娠的处理　　　　　　　　　副高：熟练掌握　　正高：熟练掌握

腹腔妊娠确诊后，应立即行剖腹取出胎儿。术前评估和准备非常重要，包括术前血管造影栓塞术、子宫动脉插管、输尿管插管、肠道准备、充分备血及多专科抢救团队等。胎盘的处理应根据其附着部位、胎儿存活及死亡时间决定，应特别慎重。胎盘附着于子宫、输卵管或阔韧带者，可将胎盘连同附着器官一并切除。胎盘附着于腹膜或肠系膜等处，胎儿存活或死亡不久（不足 4 周），则不能触动胎盘，在紧靠胎盘处结扎脐带，将胎盘留在腹腔内，约需半年逐渐吸收，若未吸收而发生感染者，应再度剖腹酌情切除或引流；若胎儿死亡已久，则可试行剥离胎盘，有困难时仍宜将胎盘留于腹腔内，一般不做胎盘部分切除。术后需用抗生素预防感染。将胎盘留于腹腔内者，应定期通过超声检查及血 hCG 测定了解胎盘退化吸收程度。

四、宫颈妊娠

知识点 1：宫颈妊娠的概念　　　　　　　　　副高：熟练掌握　　正高：熟练掌握

宫颈妊娠是指受精卵着床和发育在宫颈管内者。本病极为罕见。近年来宫颈妊娠的发病率有所增高。多见于经产妇，有停经及早孕反应，由于受精卵着床于以纤维组织为主的宫颈部，所以妊娠一般很少维持至 20 周。

知识点 2：宫颈妊娠的病因　　　　　　　　　副高：熟练掌握　　正高：熟练掌握

宫颈妊娠的病因主要包括：①受精卵运行过快或发育过缓，子宫内膜成熟延迟，或子宫平滑肌异常收缩；②人工流产、剖宫产或引产导致子宫内膜病变、缺损、瘢痕形成或粘连，或宫内节育器的使用，都可干扰受精卵在子宫内的着床；③体外受精-胚胎移植（IVF-ET）等助孕技术的宫颈管内操作；④子宫发育不良、内分泌失调、子宫畸形或子宫肌瘤致宫腔变形。

知识点 3：宫颈妊娠的临床表现　　　　　　　副高：熟练掌握　　正高：熟练掌握

宫颈妊娠临床表现多为停经后出现阴道流血或仅为血性分泌物，可突然大量流血危及生命。不伴腹痛是其特点。体征：宫颈膨大呈圆锥状、蓝紫色、变软，宫颈外口扩张边缘薄，内口紧闭，无明显触痛，而子宫正常大小或稍大，硬度正常。

知识点 4：宫颈妊娠的影像学特征　　　　　　副高：熟练掌握　　正高：熟练掌握

宫颈妊娠 B 超检查可见：①子宫体正常或略大，宫腔空虚，子宫蜕膜较厚；②宫颈膨大如球状，与宫体相连呈沙漏状；③宫颈管内可见完整的孕囊，有时还可见到胚芽或原始心管搏动，如胚胎已死亡则回声紊乱；④宫颈内口关闭，胚胎不超过内口。

知识点5：宫颈妊娠的处理　　　　副高：熟练掌握　正高：熟练掌握

（1）流血量少或无流血：可选择药物保守治疗，首选MTX全身用药；或经宫颈注射于胚囊内。应用MTX后应待血hCG明显下降后再行刮宫术，否则仍有大出血的可能。

（2）流血量多或大出血：需在备血后操作，可刮除宫颈管内胚胎组织，纱条填塞；或切开宫颈剥除胎盘；或选择子宫动脉栓塞，同时使用栓塞剂和MTX。如发生失血性休克，必要时切除子宫挽救患者生命。

五、剖宫产瘢痕部位妊娠

知识点1：剖宫产瘢痕部位妊娠的概念　　副高：熟练掌握　正高：熟练掌握

剖宫产瘢痕部位妊娠（CSP）是指有剖宫产史孕妇，胚胎着床于子宫下段剖宫产切口瘢痕处，是一种特殊部位的异位妊娠，为剖宫产的远期并发症之一。近年来由于国内剖宫产率居高不下，此病的发生率呈上升趋势。

知识点2：CSP的病因　　　　　　　副高：熟练掌握　正高：熟练掌握

CSP病因至今尚未阐明，可能是由于剖宫产术后子宫切口愈合不良，瘢痕宽大，或者炎症导致瘢痕部位有微小裂孔，当受精卵运行过快或者发育迟缓，在通过宫腔时未具种植能力，当抵达瘢痕处时通过微小裂孔进入子宫肌层而着床。

知识点3：CSP的临床表现　　　　　　副高：熟练掌握　正高：熟练掌握

CSP临床表现为既往有子宫下段剖宫产史，此次停经后伴不规则阴道出血。临床上常被误诊为宫颈妊娠、难免流产或不全流产。由于子宫峡部肌层较薄弱，加之剖宫产切口瘢痕缺乏收缩能力，CSP在流产或刮宫时断裂的血管不能自然关闭，可发生致命的大量出血。

知识点4：CSP的超声检查诊断标准　　副高：熟练掌握　正高：熟练掌握

CSP的超声检查诊断标准为：①宫腔及宫颈管内未探及妊娠囊；②妊娠囊或混合性包块位于子宫峡部前壁宫颈内口水平处或既往剖宫产瘢痕处；③妊娠囊或包块与膀胱之间，子宫下段前壁肌层变薄或连续性中断；④彩色多普勒血流成像在妊娠囊滋养层周边探及明显的环状血流信号；⑤附件区未探及包块，直肠子宫陷凹无游离液（CSP破裂除外）。

| 知识点 5：CSP 的处理 | 副高：熟练掌握   正高：熟练掌握 |

一旦确诊 CSP 须立即住院治疗，治疗方案依据个体化的原则。①早期妊娠：如无腹痛，阴道出血不多，妊娠包块未破裂者可先选择 MTX 治疗，可局部用药或全身用药；或子宫动脉栓塞，待血 hCG 明显下降及妊娠包块周围血供明显减少后在 B 超引导下行清宫术。②中期妊娠：如无并发症，可密切观察下继续妊娠；如需终止妊娠，可先行子宫动脉栓塞术后再行引产术，也可行剖宫取胎术并局部病灶切除。③晚期妊娠：瘢痕处胎盘多有植入，分娩前应充分做好处理准备。对于清宫、引产或足月分娩后大量出血者，应立即宫腔填塞或水囊压迫止血，尽快行子宫动脉栓塞术。危急情况下可行子宫切除术来抢救患者生命。

第四章　胎盘与胎膜异常

第一节　胎盘早剥

| 知识点1：胎盘早剥的概念 | 副高：熟练掌握　正高：熟练掌握 |

胎盘早剥是指妊娠20周后或分娩期，正常位置的胎盘在胎儿娩出前部分或全部从子宫壁剥离。胎盘早剥属妊娠晚期严重并发症，起病急，进展快，若处理不及时可危及母儿生命。

| 知识点2：胎盘早剥的病因 | 副高：熟练掌握　正高：熟练掌握 |

（1）孕妇血管病变：胎盘早剥多发生于子痫前期、子痫、慢性高血压及慢性肾脏疾病的孕妇。当这类疾病引起全身血管痉挛及硬化时，子宫底蜕膜也可发生螺旋小动脉痉挛或硬化，引起远端毛细血管缺血坏死而破裂出血，血液流至底蜕膜层与胎盘之间，并形成血肿，导致胎盘从子宫壁剥离。

（2）机械因素：腹部外伤或直接被撞击、性交、外倒转术等都可诱发胎盘早剥。羊水过多时突然破膜，羊水流出过快，或双胎分娩时第一胎儿娩出过快，使宫内压骤减，子宫突然收缩而导致胎盘早剥。临产后胎儿下降，脐带过短使胎盘自子宫壁剥离。

（3）子宫静脉压升高：仰卧位低血压综合征时，子宫压迫下腔静脉使回心血量减少，子宫静脉淤血使静脉压升高，导致蜕膜静脉床淤血或破裂而发生胎盘剥离。

（4）其他：高龄孕妇、经产妇易发生胎盘早剥；不良生活习惯如吸烟、酗酒及吸食可卡因等也是国外发生率增高的原因；胎盘位于子宫肌瘤部位易发生胎盘早剥。

| 知识点3：胎盘早剥的病理及病理生理变化 | 副高：熟练掌握　正高：熟练掌握 |

主要为底蜕膜出血，形成血肿，使该处胎盘自子宫壁剥离。如剥离面积小，血液易凝固而出血停止，临床可无症状或症状轻微。如继续出血，胎盘剥离面也随之扩大，形成较大胎盘后血肿，血液可冲开胎盘边缘及胎膜经宫颈管流出，称为显性剥离。如胎盘边缘或胎膜与子宫壁未剥离，或胎头进入骨盆入口压迫胎盘下缘，使血液积聚于胎盘与子宫壁之间而不能外流，故无阴道流血表现，称为隐性剥离。

当隐性剥离内出血急剧增多时，胎盘后血液积聚于胎盘与子宫壁之间，压力不断增加，血液浸入子宫肌层，引起肌纤维分离、断裂乃至变性。血液浸入浆膜层时，子宫表面呈现紫蓝色淤斑，以胎盘附着处明显，称为子宫胎盘卒中，又称为库弗莱尔子宫。血液还可渗入卵巢生发上皮下、输卵管系膜、阔韧带内。大量组织凝血活酶从剥离处的胎盘绒毛和蜕膜中释放进入母体血液循环，激活凝血系统并影响血供，导致多器官功能障碍。随着促凝物质不断入血，激活纤维蛋白溶解系统，产生大量的纤维蛋白原降解产物（FDP），引起继发性纤溶亢进。大量凝血因子消耗，最终导致凝血功能障碍。

知识点4：国外胎盘早剥的Sher分度   副高：熟练掌握   正高：熟练掌握

（1）Ⅰ度：以外出血为主，多见于分娩期，胎盘剥离面积小，患者常无腹痛或腹痛轻微，贫血体征不明显。腹部检查：子宫软，子宫大小与妊娠周数相符，胎位清楚，胎心多正常，产后检查见胎盘母体面有凝血块及压迹即可诊断。

（2）Ⅱ度：胎盘剥离1/3左右，主要症状为突然发生的持续性腹痛、腰酸或腰背痛，疼痛程度与胎盘后积血多少成正比。无阴道流血或仅有少量阴道流血，贫血程度与外出血量不符。腹部检查：子宫大于妊娠周数，宫底随胎盘后血肿增大而升高。胎盘附着处压痛明显，宫缩有间歇，胎位可扪及，胎儿存活。

（3）Ⅲ度：胎盘剥离超过胎盘面积1/2，临床表现较Ⅱ度加重。患者可出现恶心、呕吐、面色苍白、四肢湿冷、脉搏细数、血压下降等休克症状。腹部检查见：子宫硬如板状，宫缩间歇期不能放松，胎位触不清，胎心消失。①Ⅲa：患者无凝血功能障碍；②Ⅲb：患者有凝血功能障碍。

知识点5：国内胎盘早剥的分型   副高：熟练掌握   正高：熟练掌握

（1）轻型：相当于SherⅠ度。以外出血为主。胎盘剥离面不超过胎盘面积的1/3，体征不明显。主要症状为较多量的阴道流血，色暗红，无腹痛或伴轻微腹痛，贫血体征不明显。检查：子宫软，无压痛或胎盘剥离处有轻压痛，宫缩有间歇。子宫大小与妊娠月份相符，胎位清楚，胎心率多正常。部分病例仅靠产后检查胎盘，发现胎盘母体面有陈旧凝血块及压迹而得以确诊。

（2）重型：包括SherⅡ、SherⅢ度。常为内出血或混合性出血，胎盘剥离面一般超过胎盘面积的1/3，伴有较大的胎盘后血肿，多见于子痫前期、子痫，主要症状为突发的持续性腹痛，腰酸及腰背痛。疼痛程度与胎盘后积血多少呈正相关，严重时可出现恶心、呕吐、出汗、面色苍白、脉搏细弱、血压下降等休克征象。临床表现的严重程度与阴道流血量不相符。检查：子宫硬如板状，压痛，尤以胎盘剥离处最明显，但子宫后壁胎盘早剥时压痛可不明显。子宫往往大于妊娠月份，宫底随胎盘后血肿的增大而增高，子宫多处于高张状态，如有宫缩则间歇期不能放松，故胎位触不清楚。如剥离面超过胎盘面积的1/2，由于缺氧，常常胎心消失，胎儿死亡。重型患者病情凶险，可很快出现严重休克、肾功能异常及凝血功能障碍。

知识点6：胎盘早剥的临床表现   副高：熟练掌握   正高：熟练掌握

（1）症状：①阴道出血：轻型以外出血为主，重型以内出血为主。阴道出血量与休克程度不成比例。②腹痛：突然发作的持续性腹痛，其程度与胎盘后积血多少有关，积血越多，疼痛越剧烈。

（2）体征：子宫硬如板状，压痛明显，子宫间歇期不放松。随着胎盘后血肿增大，宫底升高，胎位不清，胎心不清或消失。

知识点7：胎盘早剥的辅助检查　　　　　　　副高：熟练掌握　　正高：熟练掌握

（1）超声检查：可协助了解胎盘的部位及胎盘早剥的类型，并可明确胎儿大小及存活情况。典型的声像图显示胎盘与子宫壁之间出现边缘不清楚的液性低回声区即为胎盘后血肿，胎盘异常增厚或胎盘边缘圆形裂开。需要注意的是，超声检查阴性结果不能完全排除胎盘早剥，尤其是胎盘附着在子宫后壁时。

（2）电子胎心监护：协助判断胎儿的宫内状况，电子胎心监护可出现胎心基线变异消失、变异减速、晚期减速、正弦波形及胎心率缓慢等。

（3）实验室检查：包括全血细胞计数、血小板计数、凝血功能、肝肾功能及血电解质检查等。Ⅲ级患者应检测肾功能和血气分析，DIC筛选试验结果可疑者进一步做纤溶确诊试验（包括凝血酶时间、优球蛋白溶解时间和血浆鱼精蛋白副凝试验）。血纤维蛋白原<250mg/L为异常，如果<150mg/L对凝血功能障碍有诊断意义。情况紧急时可抽取肘静脉血2ml放入干燥试管中，7分钟后若无血块形成或形成易碎的软凝血块，提示凝血功能障碍。

知识点8：胎盘早剥的诊断　　　　　　　　　副高：熟练掌握　　正高：熟练掌握

胎盘早剥依据病史、症状、体征，结合实验室检查结果做出临床诊断并不困难。怀疑有胎盘早剥时，应在腹部体表画出子宫底高度，以便观察。Ⅰ度临床表现不典型，依据B超检查确诊，并与前置胎盘相鉴别。Ⅱ度及Ⅲ度胎盘早剥症状与体征比较典型，诊断多无困难，主要与先兆子宫破裂相鉴别。

知识点9：胎盘早剥的鉴别诊断　　　　　　　副高：熟练掌握　　正高：熟练掌握

见下表。

胎盘早剥与前置胎盘、先兆子宫破裂的鉴别

	胎盘早剥	前置胎盘	先兆子宫破裂
病史	妊娠高血压综合征、外伤	宫腔操作	剖宫产、梗阻性分娩
腹痛	剧烈	无	强烈子宫收缩，烦躁不安
阴道出血	有内出血、外出血，出血量与全身失血症状不成正比	外出血与全身失血症状成正比	少量出血，可有血尿
子宫	子宫硬如板压痛，胎心不清或消失	子宫软、无压痛，先露高浮，胎位异常	子宫下段压痛，可有病理性收缩环
异常			
超声检查	胎盘后血肿，胎盘增厚	胎盘位于子宫下段或覆盖宫颈口	无特殊变化

| 知识点 10：胎盘早剥的并发症 | 副高：熟练掌握 正高：熟练掌握 |

（1）弥散性血管内凝血（DIC）：重型胎盘早剥特别是胎死宫内的患者可能发生 DIC，可表现为皮肤、黏膜出血，以及咯血、呕血、血尿及产后出血。一旦发生 DIC，病死率较高，应积极预防。

（2）出血性休克：无论显性及隐性出血，量多时可致休克；子宫胎盘卒中者产后因宫缩乏力可致严重的产后出血；凝血功能障碍也是导致出血的重要原因。大量出血使全身重要器官缺血缺氧导致心、肝、肾衰竭，脑垂体及肾上腺皮质坏死，导致希恩综合征的发生。

（3）羊水栓塞：胎盘早剥时，剥离面子宫血管开放，破膜后羊水可沿开放的血管进入母血循环导致羊水栓塞。

（4）急性肾衰竭：重型胎盘早剥常由严重妊娠期高血压疾病等引起。子痫前期或子痫时，肾内小动脉痉挛，肾小球前小动脉极度狭窄，导致肾脏缺血。而胎盘早剥出血、休克及 DIC 等，可在其基础上更加减少肾血流量，导致肾皮质或肾小管缺血坏死，出现急性肾衰竭。

（5）胎儿宫内死亡：胎盘早剥面积大、出血多，胎儿可因缺血缺氧而死亡。

| 知识点 11：胎盘早剥对母胎的影响 | 副高：熟练掌握 正高：熟练掌握 |

胎盘早剥对母胎影响极大。剖宫产率、贫血、产后出血率、DIC 发生率均升高。由于胎盘早剥出血引起胎儿急性缺氧，新生儿窒息率、早产率、胎儿宫内死亡率明显升高，围生儿死亡率约为 11.9%，是无胎盘早剥者 25 倍。更为严重的是胎盘早剥新生儿还可遗留显著神经系统发育缺陷等后遗症。

| 知识点 12：胎盘早剥的治疗 | 副高：熟练掌握 正高：熟练掌握 |

胎盘早剥严重危及母儿生命，母儿的预后取决于处理是否及时与恰当。治疗原则为早期识别、积极处理休克、及时终止妊娠、控制 DIC、减少并发症。

（1）纠正休克：建立静脉通道，迅速补充血容量，改善血液循环。根据血红蛋白的多少，输注红细胞、血浆、血小板、冷沉淀等，最好输新鲜血，既可补充血容量又能补充凝血因子，应使血细胞比容提高到 0.30 以上，血红蛋白维持在 100g/L，尿量 > 30ml/h。

（2）及时终止妊娠：一旦确诊 Ⅱ、Ⅲ 级胎盘早剥应及时终止妊娠。根据孕妇病情轻重、胎儿宫内状况、产程进展、胎产式等，决定终止妊娠的方式。

（3）阴道分娩：适用于 0 ~ Ⅰ 级患者，一般情况良好，病情较轻，以外出血为主，宫口已扩张，估计短时间内可结束分娩。人工破膜使羊水缓慢流出，缩小子宫容积，腹部包裹腹带压迫胎盘使其不再继续剥离，必要时滴注缩宫素缩短第二产程。产程中应密切观察心率、血压、宫底高度、阴道出血量以及胎儿宫内状况，发现异常征象应行剖宫产术。

对 20 ~ 34^{+6} 周合并 Ⅰ 级胎盘早剥的产妇，尽可能保守治疗延长孕周，孕 35 周前应用糖皮质激素促进胎肺成熟。注意密切监测胎盘早剥情况，一旦出现明显阴道流血、子宫张力高、凝血功能障碍及胎儿窘迫时应立即终止妊娠。

（4）剖宫产术：①Ⅰ级胎盘早剥，出现胎儿窘迫征象者；②Ⅱ级胎盘早剥，不能在短时间内结束分娩者；③Ⅲ级胎盘早剥，产妇病情恶化，胎儿已死，不能立即分娩者；④破膜后产程无进展者；⑤产妇病情急剧加重危及生命时，不论胎儿是否存活均应立即行剖宫产。剖宫产取出胎儿与胎盘后，立即注射宫缩剂，人工剥离胎盘的同时应促进子宫收缩。发现有子宫胎盘卒中时，可边按摩子宫，边用热盐水纱垫湿热敷子宫，多数子宫收缩转佳，出血量减少。若发生DIC以及难以控制的大量出血，应快速输血、凝血因子，并行子宫切除术。

（5）早期预防及识别凝血功能异常及脏器功能损害：胎盘早剥时剥离处的胎盘绒毛及蜕膜释放大量组织凝血活酶，易导致DIC，并在肺、肾等器官内形成微血栓，引起器官缺血缺氧及功能障碍。同时在产前出血的同时易发生产后出血，产后应密切观察子宫收缩、宫底高度、阴道流血量及全身情况，并监测主要脏器的功能情况，避免造成急性损害而危及生命或形成永久损害。

知识点13：凝血功能异常的处理　　　　副高：熟练掌握　　正高：熟练掌握

（1）补充血容量和凝血因子：出血可导致血容量不足及凝血因子的丧失，输入足够的新鲜血液可有效补充血容量及凝血因子。10U新鲜冷冻血浆可提高纤维蛋白原含量1g/L。无新鲜血液时可用新鲜冰冻血浆替代，也可输入纤维蛋白原3~6g，基本可以恢复血纤维蛋白原水平。血小板减少时可输入血小板浓缩液。经过以上处理而尽快终止妊娠后，凝血因子往往可恢复正常。

（2）肝素的应用：高效的抗凝剂，可阻断凝血过程，防止凝血因子及血小板的消耗，宜在血液高凝期尽早使用，禁止在有显著出血倾向或纤溶亢进阶段使用。

（3）抗纤溶治疗：DIC处于血液不凝固而出血不止的纤溶阶段时，可在肝素化和补充凝血因子的基础上应用抗纤溶药物治疗。临床常用药物有抑肽酶、氨甲环酸、氨基己酸、氨甲苯酸等。

知识点14：胎盘早剥并发症的处理　　　　副高：熟练掌握　　正高：熟练掌握

（1）产后出血：胎儿娩出后应立即给予子宫收缩药物，如缩宫素、前列腺素制剂、麦角新碱等；胎儿娩出后，促进胎盘剥离。注意预防DIC的发生。若有不能控制的子宫出血或血不凝、凝血块较软，应按凝血功能障碍处理。另可采用子宫压迫止血、动脉结扎、动脉栓塞、子宫切除等手段控制出血。

（2）凝血功能障碍：迅速终止妊娠、阻断促凝物质继续进入孕妇血液循环，同时纠正凝血机制障碍：补充血容量和凝血因子，及时、足量输入同等比例的红细胞悬液、血浆和血小板。也可酌情输入冷沉淀，补充纤维蛋白原。

（3）肾衰竭：若患者尿量<30ml/h或无尿（<100ml/24h），提示血容量不足，应及时补充血容量；若尿量<17ml/h，在血容量已补足基础上可给予呋塞米20~40mg静脉推注，必要时重复用药。注意维持电解质及酸碱平衡。经过上述处理后，短期内尿量不增且血清尿素氮、肌酐、血钾进行性升高，二氧化碳结合力下降，提示肾衰竭可能性大。出现尿毒症时，

应及时行血液透析治疗。

前置
胎盘

第二节　前置胎盘

| 知识点1：前置胎盘的概念 | 副高：熟练掌握　正高：熟练掌握 |

前置胎盘是指正常妊娠时胎盘附着于子宫体的前壁、后壁或侧壁，妊娠28周后胎盘部分或全部附着于子宫下段或覆盖在子宫颈内口处，其位置低于胎儿先露部。前置胎盘是妊娠晚期的严重并发症，也是妊娠晚期阴道流血的最常见原因，如处理不当可威胁母婴安全。

| 知识点2：前置胎盘的病因 | 副高：熟练掌握　正高：熟练掌握 |

（1）子宫内膜病变或损伤：多次流产及刮宫、产褥感染、剖宫产、子宫手术史、盆腔炎等为子宫内膜损伤引发前置胎盘的常见因素。上述情况可引起子宫内膜炎或萎缩性病变，再次受孕时子宫蜕膜血管形成不良，胎盘血供不足，为摄取足够营养而增大胎盘面积，延伸到子宫下段。前次剖宫产手术瘢痕可妨碍胎盘在妊娠晚期向上迁移，增加前置胎盘可能性。辅助生殖技术，促排卵药物改变了体内性激素水平，使子宫内膜与胚胎发育不同步等，导致前置胎盘的发生。

（2）胎盘异常：胎盘大小和形态异常，均可发生前置胎盘。胎盘面积过大而延伸至子宫下段，前置胎盘发生率双胎较单胎妊娠高1倍；胎盘位置正常而副胎盘位于子宫下段接近宫颈内口；膜状胎盘大而薄扩展到子宫下段。

（3）受精卵滋养层发育迟缓：受精卵到达子宫腔后，滋养层尚未发育到可以着床的阶段，继续向下移，着床于子宫下段而发育成前置胎盘。

（4）辅助生殖技术：使用的促排卵药物，改变了体内性激素水平，由于受精卵的体外培养和人工植入，造成子宫内膜与胚胎发育不同步，人工植入时可诱发宫缩，导致其着床于子宫下段。

| 知识点3：前置胎盘的临床分类 | 副高：熟练掌握　正高：熟练掌握 |

按胎盘下缘与宫颈内口的关系，分为4类。

（1）完全性前置胎盘：又称为称中央性前置胎盘，子宫颈内口完全被胎盘组织覆盖。

（2）部分性前置胎盘：子宫颈内口部分被胎盘组织覆盖。

（3）边缘性前置胎盘：胎盘附着于子宫下段，其下缘到达宫颈口，但未超越宫颈内口。

（4）低置胎盘：胎盘附着于子宫下段，边缘距宫颈内口<2cm。

由于子宫下段的形成、宫颈管消失、宫口扩张等因素，胎盘边缘与宫颈内口的关系常随孕周的不同时期而改变。目前临床上以处理前最后一次检查结果来确定其分类。

既往有剖宫产史或子宫肌瘤剔除术史，此次妊娠为前置胎盘，胎盘附着于原手术瘢痕部位者，发生胎盘粘连、植入和致命性大出血的风险高，称为凶险性前置胎盘。

知识点4：前置胎盘的症状表现　　　　　副高：熟练掌握　正高：熟练掌握

典型症状为妊娠晚期或临产时，发生无诱因、无痛性反复阴道流血。妊娠晚期子宫下段逐渐伸展，牵拉宫颈内口，宫颈管缩短；临产后规律宫缩使宫颈管消失成为软产道一部分。宫颈口扩张，附着于子宫下段及宫颈内口的胎盘前置部分不能相应伸展而与其附着处分离，血窦破裂出血。前置胎盘出血前无明显诱因，初次出血量一般不多，剥离处血液凝固后，出血停止；也有初次即发生致命性大出血而导致休克。由于子宫下段不断伸展，前置胎盘出血常反复发生，出血量也越来越多。阴道流血发生孕周迟早、反复发生次数、出血量多少与前置胎盘类型有关。完全性前置胎盘初次出血时间多在妊娠28周左右；边缘性前置胎盘出血多发生在妊娠晚期或临产后，出血量较少；部分性前置胎盘的初次出血时间、出血量及反复出血次数，介于两者之间。

知识点5：前置胎盘的体征表现　　　　　副高：熟练掌握　正高：熟练掌握

前置胎盘孕妇一般情况与出血量有关，大量出血呈现面色苍白、脉搏增快微弱、血压下降等休克表现。腹部检查：子宫软，无压痛，大小与妊娠周数相符。由于子宫下段有胎盘占据，影响胎先露部入盆，故胎先露高浮，常并发胎位异常。反复出血或一次出血量过多可使胎儿宫内缺氧，严重者胎死宫内。当前置胎盘附着于子宫前壁时，可在耻骨联合上方闻及胎盘杂音。临产时检查见宫缩为阵发性，间歇期子宫完全松弛。

知识点6：前置胎盘的辅助检查　　　　　副高：熟练掌握　正高：熟练掌握

（1）B超检查：是诊断前置胎盘最常用的手段，可确定胎盘的位置，并可清楚地判断胎盘与子宫颈内口的关系，故可诊断前置胎盘的类型，为临床提供可靠的依据。B超诊断前置胎盘时，必须注意妊娠周数。妊娠中期胎盘占据子宫壁一半面积，因此胎盘贴近或覆盖宫颈内口机会较多；妊娠晚期胎盘占据宫壁面积减少到1/3或1/4，子宫下段形成及伸展增加宫颈内口与胎盘边缘间的距离，大部分胎盘可随宫体上移而成为正带位置胎盘。妊娠中期B超检查发现胎盘前置者，不宜诊断为前置胎盘，而应称为胎盘前置状态。

（2）磁共振检查（MRI）：可用于确诊前置胎盘，但价格昂贵，国内已开展应用。

（3）产后检查胎盘胎膜：产后应检查胎盘有无形态异常，有无副胎盘。胎盘边缘见陈旧性紫黑色血块附着处即为胎盘前置部分；胎膜破口距胎盘边缘在7cm以内则为边缘性或部分性前置胎盘。

知识点7：前置胎盘的鉴别诊断　　　　　副高：熟练掌握　正高：熟练掌握

前置胎盘应与胎盘早期剥离、胎盘边缘窦破裂、帆状胎盘前置血管破裂、宫颈炎症及宫颈癌相鉴别。仔细地询问病史和体检有助于鉴别诊断，如有困难可行B超检查。胎盘早剥时，B超可发现胎盘增厚、胎盘后血肿，胎盘边缘窦破裂时，胎盘位置正常。如果B超发现胎盘位置正常，可行阴道窥诊，直视宫颈有无病变。帆状胎盘前置血管破裂为胎儿出血，由于血管的位置异常，在胎膜发生破裂时血管亦发生破裂，突然出血，胎儿迅速死亡，对母亲危害不大。

知识点8：前置胎盘对母儿的影响　　　　　副高：熟练掌握　　正高：熟练掌握

（1）产后出血：行剖宫产时，当子宫切口无法避开附着于前壁的胎盘，导致出血明显增多。胎儿娩出后，子宫下段肌组织菲薄，收缩力差，附着于此处的胎盘不易完全剥离，一旦剥离，因开放的血窦不易关闭，常发生产后出血，量多且不易控制。

（2）植入性胎盘：子宫下段蜕膜发育不良，胎盘绒毛穿透底蜕膜，侵入子宫肌层，使胎盘剥离不全而发生生产后出血。

（3）产褥感染：细菌经阴道上行侵入靠近宫颈外口的胎盘剥离面，同时多数产妇因反复失血而致贫血，免疫力下降，容易发生产褥期感染。

（4）围生儿预后不良：出血量多可致胎儿窘迫，甚至缺氧死亡。治疗性早产率增加，低出生体重发生率和新生儿死亡率高。

知识点9：前置胎盘的期待疗法　　　　　　副高：熟练掌握　　正高：熟练掌握

期待疗法是为了延长胎龄，减少早产儿，降低围生儿的死亡率和发病率。符合以下条件可采用期待疗法：①孕妇一般情况好。②阴道出血不多。③孕龄<34周。④胎儿体重<2000g。⑤胎儿存活。具体的措施有：

（1）绝对卧床休息：左侧卧位，定时吸氧（每天吸氧3次，每次20～30分钟）、禁止性生活、阴道检查、肛门检查、灌肠及任何刺激，保持孕妇良好情绪，可应用镇静剂地西泮5mg，口服，每天3次。

（2）抑制宫缩：是期待治疗成功与否的重要措施，子宫收缩可致胎盘剥离而引起出血增多。镇静药和宫缩抑制药有：①25%硫酸镁20～40ml溶于5%葡萄糖液250～500ml，静脉滴注（1g/h）；②100～150mg利托君（安宝）溶于5%葡萄糖液500ml，静脉滴注（初始剂量为0.05mg/min，最大剂量为0.35mg/min，停止静脉滴注30分钟前改为口服10mg，每4～6小时1次）；③沙丁胺醇2.4～4.8mg，每天3次。

（3）纠正贫血：视贫血严重程度补充铁剂，或少量多次输血。

（4）预防感染：可用广谱抗生素预防感染。

（5）促胎儿生长及肺成熟：密切监护胎儿宫内生长情况，适当使用能量等支持药物促胎儿宫内生长，大于32孕周妊娠者，可给予地塞米松10mg静脉或肌内注射，每天1～2次。连用2～3天，以促进胎儿肺成熟，急需时可羊膜腔内一次性注射。

（6）终止妊娠：严密观察病情，期待治疗一般至36周，各项指标提示胎儿已成熟者，可适时终止妊娠，避免在出现危险时再处理及急诊终止妊娠。对无反复出血者可延长至足月。

知识点10：前置胎盘的终止妊娠疗法	副高：熟练掌握 正高：熟练掌握

（1）剖宫产术：剖宫产术是处理前置胎盘的主要手段。剖宫产指征：①完全性前置胎盘，持续大量阴道流血；②部分性和边缘性前置胎盘出血量较多，先露高浮，胎龄达妊娠36周以上，短时间内不能结束分娩，有胎心、胎位异常。手术多选择子宫下段切口，适当选择切口的位置，尽可能避开胎盘。若切口无法避开胎盘，应推开胎盘破膜，迅速娩出胎儿，加强子宫收缩，减少产后出血。

（2）阴道分娩：适用于边缘性前置胎盘、枕先露、阴道流血不多、无头盆不称和胎位异常，估计在短时间内能结束分娩者。可在备血、输液条件下人工破膜，破膜后，胎头下降压迫胎盘前置部位而止血，并可促进子宫收缩加快产程。若破膜后胎先露部下降不理想，仍有出血或分娩进展不顺利，立即改行剖宫产术。

第三节 胎膜早破

知识点1：胎膜早破的概念	副高：熟练掌握 正高：熟练掌握

胎膜早破（PROM）是指临产前胎膜破裂，是妊娠晚期常见的并发症，它使早产率、围生儿死亡率、宫内感染率、产褥感染率均升高。临床上，及时诊断并有效处理该并发症非常必要。妊娠37周后的胎膜早破的发生率为10%，妊娠不满37周的胎膜早破发生率为2.0%~3.5%。

知识点2：胎膜早破的病因	副高：熟练掌握 正高：熟练掌握

胎膜早破是多种因素影响的结果，常见因素包括以下几点：

（1）生殖道感染：是胎膜早破的主要原因。病原微生物上行性感染，可引起胎膜炎，细菌可以产生蛋白酶、胶质酶和弹性蛋白酶，这些酶可以直接降解胎膜的基质和胶质，使胎膜局部抗张能力下降而破裂。

（2）羊膜腔压力增高：双胎妊娠、羊水过多、巨大儿宫内压力增加，覆盖于宫颈内口处的胎膜自然成为薄弱环节而容易发生破裂。

（3）胎膜受力不均：头盆不称、胎位异常使胎先露部不能衔接，前羊膜囊所受压力不均，导致胎膜破裂。因手术创伤或先天性宫颈组织结构薄弱，宫颈内口松弛，前羊膜囊楔入，受压不均；宫颈过短（<25mm）或宫颈功能不全，宫颈锥形切除，胎膜接近阴道，缺乏宫颈黏液保护，易受病原微生物感染，导致胎膜早破。

（4）营养因素缺乏：维生素C、锌及铜缺乏，可使胎膜抗张能力下降，易引起胎膜早破。

（5）其他：细胞因子IL-6、IL-8、TNF-α升高，可激活溶酶体酶，破坏羊膜组织导致胎膜早破；羊膜穿刺不当、人工剥膜、妊娠晚期性生活频繁等均有可能导致胎膜早破。

知识点3：胎膜早破的临床表现　　　　副高：熟练掌握　正高：熟练掌握

大多数患者突然感到较多液体从阴道流出，并有阵发性或持续性阴道流液，时多时少，无腹痛等其他产兆。肛门检查时触不到胎囊，如上推胎儿先露部时，见液体从阴道流出，有时可见到流出液中有胎脂或被胎粪污染，呈黄绿色。如并发明显羊膜腔感染，则阴道流出液体有臭味，并伴发热、母儿心率增快、子宫压痛、白细胞计数增高、C反应蛋白阳性等急性感染表现。隐匿性羊膜腔感染时，虽无明显发热，但常出现母儿心率增快。患者在流液后，常很快出现宫缩及宫口扩张。

知识点4：胎膜早破的实验室检查　　　　副高：熟练掌握　正高：熟练掌握

（1）阴道液酸碱度检查：正常阴道液pH为4.5~5.5；羊水pH为7.0~7.5；尿液pH为5.5~6.5。若用pH纸测试，pH≥7.0（偏碱性），则为阳性，可诊断胎膜早破。该方法较简便，但若为高位破膜，阴道残存羊水量少或阴道中混有血性黏液（也偏碱性），则影响准确性。

（2）阴道液涂片检查：吸取后穹隆液体，置1滴于清洁玻片上，文火烘干后镜检，如为羊水则可见羊齿状或金鱼草样透明结晶及少量小十字形透明结晶体。或将所取阴道液离心，沉渣涂片干燥后，用0.5‰亚甲蓝染色可见淡蓝色或不着色胎儿皮肤及毳毛；用苏丹Ⅲ染色见橘黄色脂肪小粒；用0.5%硫酸尼罗蓝染色可见橘黄色胎儿上皮细胞。

知识点5：胎膜早破的辅助检查　　　　　副高：熟练掌握　正高：熟练掌握

（1）羊膜镜检查：已破膜者，看不到前羊膜囊，可直视胎儿先露部，即可诊断胎膜早破，有时还能及时发现羊水性状，对临床诊断及处理均有一定帮助。

（2）胎儿纤维连接蛋白（fFN）：胎儿纤维连接蛋白是胎膜分泌的细胞外基质蛋白，胎膜破裂，其进入宫颈及阴道分泌物。在诊断存在疑问时，这是一个有用和能明确诊断的实验。

（3）B超检查：可根据显露部位前样水囊是否存在，如消失应高度怀疑有胎膜早破，此外，羊水逐日减少，破膜超过24小时者，最大羊水池深度往往<3cm，可协助诊断胎膜早破。

知识点6：绒毛膜羊膜炎的诊断　　　　　副高：熟练掌握　正高：熟练掌握

胎膜早破（PROM）的主要并发症是绒毛膜羊膜炎。其诊断依据包括：母体心动过速≥100次/分、胎儿心动过速≥160次/分、母体体温≥38℃、子宫激惹、羊水恶臭、母体白细胞计数≥15×10⁹/L、中性粒细胞≥90%；出现上述任何一项表现应考虑有绒毛膜羊膜炎。

知识点7：经腹羊膜腔穿刺检查的方法　　　副高：熟练掌握　正高：熟练掌握

（1）羊水细菌培养：是诊断羊膜腔感染的金标准。但方法费时，无法快速诊断。

（2）羊水白介素-6（IL-6）测定：如羊水中IL-6≥7.9ng/ml，提示急性绒毛膜羊膜炎。该方法诊断敏感性较高，且对预测新生儿并发症如肺炎、败血症等有帮助。

（3）羊水涂片革兰染色检查：如找到细菌，则可诊断绒毛膜羊膜炎，该法特异性较高，但敏感性较差。

（4）羊水涂片计数白细胞：≥30个白细胞/ml，提示绒毛膜羊膜炎，该法诊断特异性较高。如羊水涂片革兰染色未找到细菌，而涂片白细胞计数增高，应警惕支原体、衣原体感染。

（5）羊水葡萄糖定量检测：如羊水葡萄糖<10mmol/L，提示绒毛膜羊膜炎。该方法常与上述其他指标同时检测，综合分析，评价绒毛膜羊膜炎的可能性。

知识点8：胎膜早破对母儿的影响   副高：熟练掌握   正高：熟练掌握

（1）对母体的影响：①感染：宫内感染的风险随破膜时间延长和羊水量减少程度而增加。②胎盘早剥：胎膜早破后宫腔压力改变，容易发生胎盘早剥。③剖宫产率增加：羊水减少致使脐带受压、宫缩不协调和胎儿窘迫需要终止妊娠时引产不易成功，导致剖宫产率增加。

（2）对围生儿的影响：①早产：PPROM是早产的主要原因之一。早产儿的预后与胎膜早破的发生及分娩的孕周密切相关。②感染：并发绒毛膜羊膜炎时，易引起新生儿吸入性肺炎、颅内感染及败血症等。③脐带脱垂和受压：羊水过多及胎先露未衔接者胎膜破裂时脐带脱垂的风险增高；继发羊水减少，脐带受压，可致胎儿窘迫。④胎肺发育不良及胎儿受压：破膜时孕周越小，胎肺发育不良风险越高。羊水过少程度重、时间长，可出现胎儿受压表现，胎儿骨骼发育异常如铲形手、弓形腿及胎体粘连等。

知识点9：胎膜早破的治疗原则   副高：熟练掌握   正高：熟练掌握

胎膜早破的治疗原则有：①妊娠<24周的孕妇应终止妊娠；②妊娠28～35周的孕妇若胎肺不成熟，无感染征象、无胎儿窘迫可期待治疗，但必须排除绒毛膜羊膜炎；③若胎肺成熟或有明显感染时，应立即终止妊娠；④对胎儿窘迫的孕妇，妊娠>36周应终止妊娠。

知识点10：发生在36周后的胎膜早破的治疗   副高：熟练掌握   正高：熟练掌握

观察12～24小时，大多数发生在36周后的胎膜早破患者可自然临产。临产后观察患者的体温、心率、宫缩、羊水流出量、性状及气味，必要时B超检查了解羊水量，胎儿电子监护进行宫缩应激试验，了解胎儿宫内情况。若羊水减少，且收缩激惹试验CST显示频繁变异减速，应考虑羊膜腔输液；如变异减速改善，产程进展顺利，则等待自然分娩。否则，行剖宫产术。若未临产，但发现有明显羊膜腔感染体征，应立即使用抗生素，并终止妊娠。如检查正常，破膜后12小时，给予抗生素预防感染，破膜24小时仍未临产且无头盆不称，应引产。目前研究发现，静脉滴注缩宫素引产似乎最合适。

知识点 11：未足月胎膜早破的期待疗法 　　副高：熟练掌握　　正高：熟练掌握

期待疗法适用于妊娠 28～35 周、胎膜早破不伴感染、羊水池深度≥3cm 者。

（1）一般处理：绝对卧床，保持外阴清洁，避免不必要的肛门及阴道检查，密切观察产妇体温、心率、宫缩、阴道流液性状和血白细胞计数。

（2）预防感染：破膜超过 12 小时，应给予抗生素预防感染。B 族链球菌感染用青霉素；支原体或衣原体感染选择红霉素或罗红霉素。如感染的微生物不明确，可选用食品及药物管理局分类为 B 类的广谱抗生素，常用 β-内酰胺类抗生素，可间断给药，如开始给氨苄西林或头孢菌素类静脉滴注，48 小时后改为口服。若破膜后长时间不临产，且无明显临床感染征象，则停用抗生素，进入产程时继续用药。

（3）抑制宫缩：对无继续妊娠禁忌证的患者，可考虑应用宫缩抑制剂预防早产。如无明显宫缩，可口服利托君；有宫缩者，静脉给药，待宫缩消失后，口服维持用药。

（4）肾上腺糖皮质激素促胎肺成熟：妊娠 35 周前的胎膜早破，应给予倍他米松 12mg 静脉滴注，每天 1 次共 2 次，或地塞米松 10mg 静脉滴注，每天 1 次，共 2 次。

（5）纠正羊水过少：羊水池深度≤2cm，妊娠<35 周，可行经腹羊膜腔输液，有助于胎肺发育，避免产程中脐带受压（CST 显示频繁变异减速）。

知识点 12：未足月胎膜早破的终止妊娠法 　　副高：熟练掌握　　正高：熟练掌握

一旦胎肺成熟或发现明显临床感染征象，在抗感染的同时，应立即终止妊娠。对胎位异常或宫颈不成熟，缩宫素引产不易成功者，应根据胎儿出生后存活的可能性，考虑剖宫产或更换引产方法。

知识点 13：胎膜早破的预防 　　副高：熟练掌握　　正高：熟练掌握

（1）尽早治疗下生殖道感染：妊娠期应及时治疗滴虫阴道炎、细菌性阴道病、宫颈沙眼衣原体感染、淋病奈氏菌感染等。

（2）加强围生期卫生宣教与指导：妊娠晚期禁止性生活，避免突然腹压增加。

（3）注意营养平衡：补充足量的维生素、钙、锌及铜等营养素。

（4）治疗宫颈内口松弛：宫颈内口松弛者，妊娠 14～18 周行宫颈环扎术并卧床休息。

第四节　胎盘植入

知识点 1：胎盘植入概述 　　副高：熟练掌握　　正高：熟练掌握

胎盘植入指胎盘组织不同程度地侵入子宫肌层的一组疾病。根据胎盘绒毛侵入子宫肌层深度分为：①胎盘粘连：胎盘绒毛黏附于子宫肌层表面；②胎盘植入：胎盘绒毛深入子宫肌壁间；③穿透性胎盘植入：胎盘绒毛穿过子宫肌层到达或超过子宫浆膜面。也可根据植入面积可以分成完全性和部分性胎盘植入。

胎盘植入在临床上可出现严重产后出血、休克，以致子宫切除，严重者甚至患者死亡，其产褥期感染的概率也相应增高。常见的高危因素为前置胎盘、剖宫产史、子宫肌瘤剔除术史、子宫穿孔史、胎盘植入史、多次流产史、高龄妊娠等。

知识点2：胎盘植入的临床表现与诊断　　　　副高：熟练掌握　　正高：熟练掌握

无典型临床表现与体征。临床诊断主要依据高危因素结合超声和/或磁共振检查，确诊需根据手术中或分娩时所见或分娩后的病理学诊断。

（1）临床表现：主要表现为胎儿娩出后超过30分钟，胎盘仍不能自行剥离，伴或不伴阴道流血，行徒手取胎盘时剥离困难或发现胎盘与子宫壁粘连紧密无缝隙；或行剖宫产时发现胎盘植入，甚至穿透子宫肌层。

（2）影像学预测：彩色多普勒超声检查是判断胎盘位置、预测胎盘植入最常用的方法。磁共振多用于评估子宫后壁的胎盘植入、胎盘侵入子宫肌层的深度、宫旁组织和膀胱受累程度以及临床上高度疑诊，但超声不能确诊者。

知识点3：胎盘植入的处理　　　　　　　　　副高：熟练掌握　　正高：熟练掌握

胎盘植入易发生严重的产科出血，需在有抢救条件的医疗机构、由有胎盘植入处置经验的产科医师、麻醉科医师及有早产儿处置经验的儿科医师组成的救治团队处理。

（1）阴道分娩：非前置胎盘的患者无剖宫产指征均可经阴道试产。

（2）剖宫产：适用于合并前置胎盘或其他剖宫产指征者。术前充分做好产后出血的防治措施，包括血液制品、药物、手术人员等准备；子宫切口依胎盘附着位置而定，原则上应避开胎盘或胎盘主体部分，术中可采用多样化止血措施；术后需预防性应用抗生素。

第五章 胎儿发育异常

第一节 多胎妊娠

知识点1：多胎妊娠的概念 副高：熟练掌握 正高：熟练掌握

多胎妊娠是指在一次妊娠中宫腔内同时有两个或两个以上胎儿，以双胎妊娠多见。多胎妊娠较易出现妊娠期高血压疾病、妊娠期肝内胆汁淤积症、胎膜早破、贫血、产后出血等并发症，孕产妇及围生儿死亡率增高。多胎妊娠属高危妊娠范畴。

知识点2：多胎妊娠的分类 副高：熟练掌握 正高：熟练掌握

（1）双卵双胎：两个卵子分别受精而成，约占70%。胎儿的遗传基因不完全相同，性别和血型可以不同，外貌和指纹等表型不同。胎盘可为两个或一个，但胎盘的血液循环各自独立，胎儿分别位于自己的胎囊中，两胎囊之间的中隔由两层羊膜和两层绒毛膜组成，两层绒毛膜有时融合为一层。

（2）单卵双胎：一个受精卵分裂而成，约占30%，原因不明。胎儿的遗传基因完全相同，性别、血型、表型等也完全相同。根据受精卵分裂时间不同而形成以下4种类型：①双羊膜囊双绒毛膜单卵双胎。②双羊膜囊单绒毛膜单卵双胎。③单羊膜囊单绒毛膜单卵双胎。④联体双胎。

知识点3：多胎妊娠期的母体变化 副高：熟练掌握 正高：熟练掌握

双胎或多胎妊娠时，与单胎妊娠相比母体负担更重，变化更大。子宫体积及张力明显增大，其容量将增加超过10L，重量将增加至少9kg，当合并羊水过多时，容积和重量增加更明显。孕妇血容量扩张较单胎妊娠多500ml，心率和心搏量都增加，心排出量增多，加上宫底上升抬高横膈，心脏向左向上移位更加明显，心脏负担加重。由于血容量的剧增，以及两个胎儿的发育，对铁、叶酸等营养物质的需要剧增，而孕妇常常早孕反应重，胃储纳消化吸收功能减弱，孕期易患贫血、低钙血症等。相对于单胎，双胎或多胎妊娠孕妇骨关节及韧带的变化更加明显。容易发生腰椎间盘突出或耻骨联合分离，影响孕妇活动。

知识点4：多胎妊娠的临床表现 副高：熟练掌握 正高：熟练掌握

多胎妊娠多有双胎妊娠家族史或使用促排卵药、移植多个胚胎等人工助孕史。临床表现主要为早孕反应较重，中期妊娠后体重及腹部迅速增加、下肢水肿、静脉曲张等压迫症状明显，妊娠晚期常有呼吸困难、心悸、行动不便等。

| 知识点5：多胎妊娠的诊断检查 | 副高：熟练掌握　正高：熟练掌握 |

（1）产科检查：子宫大于停经周数，妊娠中晚期腹部可触及多个小肢体或3个以上胎极；胎头较小，与子宫大小不成比例；不同部位可听到两个胎心，其间隔有无音区，或同时听诊1分钟，两个胎心率相差10次以上。双胎妊娠时胎位多为纵产式，以两个头位或一头一臀常见。

（2）B超检查：对诊断及监护双胎有较大帮助。妊娠35天后，宫腔内可见两个妊娠囊；妊娠6周后，可见两个原始心管搏动，可筛查胎儿结构畸形，如联体双胎、开放性神经管畸形等，B超还可帮助确定两个胎儿的胎位。

（3）绒毛膜性判断：由于单绒毛膜性双胎特有的双胎并发症较多，因此在妊娠早期进行绒毛膜性判断非常重要。在妊娠6～10周，可通过宫腔内孕囊数目进行绒毛膜性判断，如宫腔内有两个孕囊，为双绒毛膜双胎，如仅见一个孕囊，则单绒毛膜性双胎可能性较大。妊娠10～14周，可以通过判断胎膜与胎盘插入点呈双胎峰或者T字征来判断双胎的绒毛膜性。前者为双绒毛膜性双胎，后者为单绒毛膜性双胎。此时，还可以检测双胎的颈项透明层厚度来预测非整倍体发生的概率。妊娠早期之后，绒毛膜性的检测难度增加，此时可以通过胎儿性别、两个羊膜囊间隔厚度、胎盘是否独立做综合判断。

| 知识点6：双胎的产前筛查及产前诊断 | 副高：熟练掌握　正高：熟练掌握 |

双胎的产前筛查及产前诊断妊娠11～13^{+6}周超声筛查可以通过检测胎儿颈项透明层（NT）评估胎儿发生唐氏综合征的风险，并可早期发现部分严重的胎儿畸形。外周血胎儿DNA作为一种无创的手段也可以用于双胎妊娠的非整倍体筛查。由于较高的假阳性率，不建议单独使用妊娠中期生化血清学方法对双胎妊娠进行唐氏综合征的筛查。双胎妊娠的产前诊断指征基本与单胎相似。对于双绒毛膜性双胎，应对两个胎儿进行取样。对于单绒毛膜性双胎，通常只需对其中任一胎儿取样；但如出现一胎结构异常或双胎大小发育严重不一致，则应对两个胎儿分别取样。

| 知识点7：多胎妊娠的鉴别诊断 | 副高：熟练掌握　正高：熟练掌握 |

当宫底高度大于停经月份时，首先应重新核定孕周，特别对于月经周期不规则的孕妇，第二应排空膀胱再测宫底高度，做好这两项工作后确定子宫大于停经月份，还应与以下情况相鉴别：①妊娠滋养细胞疾病。②子宫畸形（纵隔子宫、双角子宫或残角子宫）合并妊娠。③子宫肌瘤合并妊娠。④附件肿瘤合并妊娠。⑤羊水过多。⑥巨大儿。通过询问相关病史，主要依靠超声检查，可以鉴别诊断。

知识点8：孕产妇的并发症　　　　　　　　副高：熟练掌握　　正高：熟练掌握

（1）妊娠期高血压疾病：发病率达40%以上，比单胎妊娠多3～4倍，且发病早、程度重、易出现心肺并发症及子痫。

（2）妊娠期肝内胆汁淤积综合征：发生率是单胎妊娠的两倍，胆酸常高出正常值10倍以上，易引起早产、胎儿窘迫、死胎、死产，围生儿死亡率增高。

（3）贫血：发生率与机体对铁及叶酸的需求量增加有关，可引起孕妇多系统损害以及胎儿生长发育障碍等。

（4）羊水过多：发生率约12%，多见于单卵双胎，尤其是双胎输血综合征、胎儿畸形胎膜早破。

（5）胎膜早破：发生率约14%，可能与宫腔压力增高有关。

（6）胎盘早剥：是双胎妊娠产前出血的主要原因，与妊娠期高血压疾病、羊水过多突然破膜、双胎之第一胎娩出后宫腔压力骤减相关。

（7）宫缩乏力：子宫肌纤维伸展过度，常发生原发性宫缩乏力，致产程延长。

（8）产后出血：经阴道分娩的双胎妊娠平均产后出血量≥500ml，与子宫过度膨胀致产后宫缩乏力及胎盘附着面积增大有关。

（9）流产：发生率是单胎妊娠的2～3倍，可能与畸形、胎盘发育异常、胎盘血供障碍、宫内容积相对狭窄有关。

知识点9：围生儿并发症　　　　　　　　　副高：熟练掌握　　正高：熟练掌握

（1）早产：发生率约50%，其风险为单胎妊娠的7～10倍。与胎膜早破、宫腔压力过高以及严重母儿并发症相关。

（2）胎儿生长受限：一般胎儿数量越多，胎儿生长受限越严重。胎儿生长受限可能与胎儿拥挤、胎盘占蜕膜面积相对较小有关。两胎儿大小不一致可能与胎盘血液灌注不均衡、双胎输血综合征以及一些胎儿畸形有关。应建立多胎妊娠胎儿生长发育生理曲线。

（3）双胎输血综合征（TTTS）：见于双羊膜囊单绒毛膜单卵双胎，发生率10%～20%。两个胎儿体重差别>20%、血红蛋白差别>50g/L提示双胎输血综合征可能。

（4）脐带异常：主要是脐带脱垂和脐带互相缠绕、扭转，后者常见于单羊膜囊双胎。

（5）胎头碰撞和胎头交锁：胎头碰撞发生于两个胎儿均为头先露且同时入盆。胎头交锁发生于第一胎儿臀先露头未娩出、第二胎儿头先露头已入盆。

（6）胎儿畸形：双卵双胎妊娠胎儿畸形的发生概率与单胎妊娠相似；而在单卵双胎，胎儿畸形的发生率增加2～3倍。最常见的畸形为心脏畸形、神经管缺陷、面部发育异常、胃肠道发育异常和腹壁裂等。有些畸形为单卵双胎所特有，如联体双胎、无心畸形等。

知识点10：单绒毛膜双胎特有的并发症　　　副高：熟练掌握　　正高：熟练掌握

单绒毛膜性双胎由于两胎儿共用一个胎盘，胎盘之间存在血管吻合，因此可以出现较多且较严重的并发症，围生儿发病率和死亡率均增加。

（1）双胎输血综合征（TTTS）：是单绒毛膜双羊膜囊单卵双胎的严重并发症。通过胎盘间的动-静脉吻合支，血液从动脉向静脉单向分流，使一个胎儿成为供血儿，另一个胎儿成为受血儿，造成供血儿贫血、血容量减少，致使生长受限、肾灌注不足、羊水过少，甚至因营养不良而死亡；受血儿血容量增多、动脉压增高、各器官体积增大、胎儿体重增加，可发生充血性心力衰竭、胎儿水肿、羊水过多。既往对于双胎输血综合征的诊断通常是通过产后检查新生儿，如果两个胎儿体重相差≥20%、血红蛋白相差>50g/L，提示双胎输血综合征。目前国际上对TTTS的诊断主要依据为：①单绒毛膜性双胎；②双胎出现羊水量改变，一胎羊水池最大深度>8cm，另一胎<2cm即可诊断。有时供血儿出现羊水严重过少，被挤压到子宫的一侧，成为"贴附儿"。根据Quintero分期，TTTS可分为5期：Ⅰ期：仅羊水量异常；Ⅱ期：超声不能显示供血儿膀胱；Ⅲ期：出现脐动脉、静脉导管、脐静脉多普勒血流的异常；Ⅳ期：任何一胎水肿或腹水；Ⅴ期：任何一胎死亡。双胎输血综合征如果不经治疗，胎儿的死亡率高达90%。

（2）选择性宫内生长受限（sIUGR）：也是单绒毛膜性双胎特有的严重并发症。目前诊断主要是根据FGR胎儿体重估测位于该孕周第10百分位以下，两胎儿体重相差25%以上。其发病原因主要为胎盘分配不均，FGR胎儿通常存在脐带边缘附着或帆状插入。sIUGR可分为3型：Ⅰ型为仅出现体重相差；Ⅱ型为小胎儿出现脐血流舒张期缺失或倒置；Ⅲ型为小胎儿出现间歇性脐血流舒张期改变。

sIUGR和双胎输血综合征在诊断上易出现混淆，但其诊断均需满足单绒毛膜性双胎这一前提。TTTS诊断的必要条件是两个胎儿出现羊水过多-过少序列征（TOPS），而并非两个胎儿体重是否有差异。sIUGR胎儿羊水量可正常，或仅出现一胎的羊水异常，其诊断依据为两胎之间出现的体重差异且一胎存在IUGR。

（3）一胎无心畸形：也称动脉反向灌注序列（TRAPS），为少见畸形。双胎之一心脏缺如、残留或无功能。最显著的特征是结构正常的泵血胎通过一根胎盘表面动脉，动脉吻合向寄生的无心胎供血。如不治疗，正常胎儿可发生心力衰竭而死亡。

（4）单绒毛膜单羊膜囊双胎：为极高危的双胎妊娠，由于两胎儿共用一个羊膜腔，两胎儿之间无胎膜分隔，因脐带缠绕和打结而发生宫内意外可能性较大。

（5）贫血多血质序列征（TAPS）：TAPS定义为单绒毛膜双羊膜囊双胎的一种慢性的胎-胎输血，两胎儿出现严重的血红蛋白差异但并不存在TOPS。TAPS可能为原发，占单绒毛膜性双胎的3%~5%，也可能为TTTS行胎儿镜激光术后的胎盘上小的动-静脉血管残留所致，占TTTS胎儿镜激光术后的2%~13%。对TAPS的诊断主要通过大脑中动脉收缩期峰值流速（PSV）的检测。TAPS产前诊断标准为受血儿大脑中动脉PSV<1.0中位数倍数（MoM），供血儿PSV>1.5MoM。

知识点11：多胎妊娠的妊娠期处理及监护　　　　　副高：熟练掌握　正高：熟练掌握

（1）一般处理：注意休息和营养指导，补充含一定叶酸量的复合维生素，纠正贫血，适当补充铁及钙剂，合理饮食，保证胎儿生长所需的足够营养。

（2）监护胎儿发育状况及胎位：动态超声及胎儿电子监测观察胎儿生长发育状况、宫内安危及胎位，发现胎儿致死性畸形应及时人工终止妊娠，发现TTTS可在胎儿镜下激光凝固胎盘表面可见血管吻合支，胎位异常一般不予处理。

（3）预防早产：孕龄34周前出现产兆者应测量阴道后穹隆分泌物中的胎儿纤维连接蛋白及宫颈长度，胎儿纤维连接蛋白阳性且超声测量宫颈长度＜3cm者近期早产可能性较大，应预防性使用宫缩抑制剂及糖皮质激素。

（4）及时防治妊娠期并发症：防治母体严重妊娠期并发症，妊娠期注意血压及尿蛋白变化，及时发现和治疗妊娠期高血压疾病。重视孕妇瘙痒主诉，动态观察孕妇血甘胆酸及肝功能变化，早期诊断和治疗妊娠肝内胆汁淤积症。

（5）定期监测：定期监测胎心、胎动变化，可自孕33周起，每周行NST检查。

（6）选择妊娠方式：妊娠晚期通过腹部触诊和B超检查确定胎位，帮助选择分娩方式。终止妊娠指征：①合并急性羊水过多伴随明显的压迫症状；②胎儿致死性畸形；③孕妇严重并发症；④预产期已到尚未临产；⑤胎盘功能减退等。

知识点12：多胎妊娠的分娩期处理　　　　　副高：熟练掌握　　正高：熟练掌握

（1）阴道分娩：①指征：头头位或头臀位双胎，妊娠足月，无头盆不称，宫颈条件成熟，产力好，临产后产程进展顺利，无胎儿宫内窘迫者。②注意事项：a. 保持体力，应保证产妇足够的摄入量及睡眠；b. 观察胎心变化；c. 注意宫缩和产程进展对胎头已衔接者，可在产程早期行人工破膜，加速产程进展，如宫缩乏力，可在严密监护下，给予低浓度缩宫素静脉滴注；d. 必要时行会阴后–侧切开术，减轻胎头受压；e. 第一个胎儿娩出后由助手扶正并固定第二个胎儿为纵产式；f. 第一个胎儿娩出后立即钳夹脐带以预防胎儿失血或继续受血；g. 第一胎儿娩出后15分钟仍无宫缩可行人工破膜并静脉滴注缩宫素；h. 一旦出现脐带脱垂、胎盘早剥等严重并发症立即行阴道助产结束快速娩出第二胎儿。

（2）剖宫产指征：①第一胎儿为肩先露或臀先露；②宫缩乏力致产程延长，经保守治疗效果不佳；③胎儿窘迫，短时间内不能经阴道结束分娩；④联体双胎孕周＞26周；⑤重度子痫前期、胎盘早剥等严重妊娠并发症需尽快终止妊娠。

（3）积极防治产后出血：无论阴道分娩还是剖宫产，均需积极防治产后出血：①临产时应备血；②胎儿娩出前需建立静脉通道；③第二胎儿娩出后立即使用宫缩剂，并使其作用维持到产后2小时以上。

知识点13：单绒毛膜双胎及其特有并发症的处理　　　副高：熟练掌握　　正高：熟练掌握

双胎的胎儿预后取决于绒毛膜性，而并不是合子性（卵性）。如在26周之前确诊为双胎输血综合征，可在胎儿镜下用激光凝固胎盘表面可见的血管吻合支，使胎儿存活率提高。对于较晚发现的双胎输血综合征合并羊水过多，可采取快速羊水减量术。对于严重的sIUGR或者单绒毛膜性双胎一胎合并畸形或TRAPS，可采用选择性减胎术（射频消融术或脐带电凝术），减去FGR胎儿或畸形胎儿。若无并发症，单绒毛膜性双胎的分娩孕周一般为35～37

周，通常不超过37周。严重sIUGR和TTTS在严密监护下可期待至32～34周分娩。单绒毛膜单羊膜囊双胎的分娩孕周也为32～34周。

第二节　巨 大 胎 儿

知识点1：巨大胎儿的概念	副高：熟练掌握　正高：熟练掌握

胎儿体重达到或超过4000g称为巨大胎儿。目前，欧美国家定义为胎儿体重达到或超过4500g，近年因营养过剩致巨大胎儿的孕妇有逐渐增多趋势。巨大胎儿的发生率增加较快，男胎多于女胎。

知识点2：巨大胎儿的高危因素	副高：熟练掌握　正高：熟练掌握

巨大胎儿的高危因素有：①孕妇肥胖；②妊娠合并糖尿病，尤其是2型糖尿病；③过期妊娠；④经产妇；⑤父母身材高大；⑥高龄产妇；⑦有巨大胎儿分娩史；⑧种族、民族因素。

知识点3：巨大胎儿对母儿的影响	副高：熟练掌握　正高：熟练掌握

（1）对母体的影响：头盆不称发生率上升，增加剖宫产率；经阴道分娩主要危险是肩难产，其发生率与胎儿体重成正比。肩难产处理不当可发生严重的阴道损伤和会阴裂伤甚至子宫破裂；子宫过度扩张，易发生子宫收缩乏力、产程延长，易导致产后出血。胎先露长时间压迫产道，容易发生尿瘘或粪瘘。

（2）对胎儿的影响：胎儿大，常需手术助产，可引起颅内出血、锁骨骨折、臂丛神经损伤等产伤，还可引起胎儿窘迫、新生儿窒息，严重时甚至死亡。

知识点4：巨大胎儿的诊断	副高：熟练掌握　正高：熟练掌握

目前，尚无方法准确预测胎儿大小，通过病史、临床表现及辅助检查可作出初步判断，但巨大胎儿需出生后才能确诊。

（1）病史及临床表现：多有巨大胎儿分娩史、糖尿病史。产妇在妊娠期体重增加迅速，常在妊娠晚期出现呼吸困难，腹部沉重及两肋部胀痛等症状。

（2）腹部检查：腹部明显膨隆，宫高≥35cm。触诊胎体大，先露部高浮，胎心正常但位置稍高，当子宫高加腹围≥140cm时，巨大胎儿的可能性较大。

（3）B超检查：测量胎儿双顶径、股骨长、腹围及头围等各项生物指标，可监测胎儿的生长发育情况。利用超声检查预测可胎儿体重，但预测巨大胎儿的体重还有一定的难度，目前尚无证据支持哪种预测方法更有效。巨大胎儿的胎头双顶径往往会>10cm，此时需进一步测量胎儿肩径及胸径，若肩径及胸径大于头径者需警惕难产发生。

知识点5：巨大胎儿的处理　　　　　　　　副高：熟练掌握　　正高：熟练掌握

（1）妊娠期：对于有巨大胎儿分娩史或妊娠期疑为巨大胎儿者，应监测血糖，排除糖尿病。若确诊为糖尿病应积极治疗，控制血糖。于足月后根据胎盘功能及糖尿病控制情况等综合评估，决定终止妊娠时机。

（2）分娩期：①估计胎儿体重≥4000g且合并糖尿病者，建议剖宫产终止妊娠；②估计胎儿体重≥4000g而无糖尿病者，可阴道试产，但需放宽剖宫产指征。产时应充分评估，必要时产钳助产，同时做好处理肩难产的准备工作。分娩后应行宫颈及阴道检查，了解有无软产道损伤，并预防产后出血。

（3）预防性引产：对妊娠期发现巨大胎儿可疑者，不建议预防性引产。因为预防性引产并不能改善围生儿结局，不能降低肩难产率，反而可能增加剖宫产率。

（4）新生儿处理：预防新生儿低血糖，在出生后30分钟监测血糖。出生后1～2小时开始喂糖水，及早开奶。轻度低血糖者口服葡萄糖，严重低血糖者静脉输注。新生儿易发生低钙血症，应补充钙剂，多用10%葡萄糖酸钙1ml/kg加入葡萄糖液中静脉滴注。

第三节　胎儿生长受限

知识点1：胎儿生长受限的概念　　　　　　副高：熟练掌握　　正高：熟练掌握

胎儿在各种不利因素影响下，未能达到其潜在的生长速率称为胎儿生长受限（FGR）。表现为足月胎儿出生体重<2500g，或胎儿体重低于同孕龄平均体重的两个标准差，或低于同孕龄正常体重的第10百分位数。围生儿患病率和死亡率增高，可能出现远期体格及智能发育异常。

知识点2：引起FGR的孕妇因素　　　　　　副高：熟练掌握　　正高：熟练掌握

（1）妊娠并发症：妊娠期高血压疾病、慢性肾炎、糖尿病血管病变的孕妇由于子宫胎盘灌注不够易引起胎儿生长受限。自身免疫性疾病、发绀型心脏病、严重遗传型贫血等均引起FGR。

（2）遗传因素：胎儿出生体重差异，40%来自父母的遗传基因，又以母亲的影响较大，如孕妇身高、孕前体重、妊娠时年龄以及孕产次等。

（3）营养不良：孕妇偏食、妊娠剧吐以及摄入蛋白质、维生素、微量元素和热量不足的，容易产生小样儿（小于胎龄儿），胎儿出生体重与母体血糖水平呈正相关。

（4）烟、酒和某些药物的影响：吸烟、喝酒、麻醉剂及相关药品均与FGR相关。有些降压药降低动脉压，降低子宫胎盘的血流量，也影响胎儿宫内生长。

知识点3：引起FGR的胎儿因素　　　　　　副高：熟练掌握　　正高：熟练掌握

（1）染色体异常：21、18或13-三体综合征、Turner综合征、猫叫综合征常引起FGR。

21-三体综合征胎儿生长受限一般是轻度的，18-三体综合征胎儿常有明显的生长受限。

（2）胎儿畸形：如先天性成骨不全和各类软骨营养障碍等可伴发FGR，严重畸形的婴儿有1/4伴随生长受限，畸形越严重，婴儿越可能是小样儿。许多遗传性综合征也与FGR有关。

（3）胎儿感染：在胎儿生长受限病例中，多达10%的人发生病毒、细菌、原虫和螺旋体感染。宫内感染如风疹病毒、巨细胞病毒、弓形虫、梅毒螺旋体等均可引起FGR。

（4）多胎：与正常单胎相比，双胎或更多胎妊娠更容易发生其中一个或多个胎儿生长受限。

知识点4：引起FGR的胎盘因素　　　　　副高：熟练掌握　　正高：熟练掌握

胎盘结构和功能异常是发生FGR的病因，在FGR中孕36周后胎盘增长缓慢、胎盘绒毛膜面积和毛细血管面积均减少。慢性部分胎盘早剥、广泛性梗死或绒毛膜血管瘤均可造成FGR。脐带帆状附着也可导致FGR。

知识点5：FGR的分期　　　　　　　　　副高：熟练掌握　　正高：熟练掌握

FGR基本分3期：①第一期（妊娠17周之前）：主要是细胞增殖，所有器官的细胞数目均增加。②第二期（妊娠17～32周）：细胞继续增殖但速率下降，细胞体积开始增大。③第三期（妊娠32周后至足月）：细胞增生肥大，胎儿突出表现为糖原和脂肪沉积。

知识点6：FGR的分型及临床特点　　　　副高：熟练掌握　　正高：熟练掌握

胎儿生长受限根据其发生时间、胎儿体重及病因，分为以下3类。

（1）内因性匀称型FGR：属于早发性胎儿生长受限。主要原因是染色体异常或在胎儿发育第一阶段发生宫内感染等不良宫内接触。临床特点为：①胎儿身高、头围、体重呈均衡发育但小于同孕龄正常胎儿。②外表无营养不良，器官成熟度与孕期相符，各器官的细胞数目减少，脑发育落后。③胎盘较小。④胎儿无缺氧现象。⑤胎儿出生缺陷发生率高，围生儿病死率高，预后不佳。产后新生儿多有脑神经发育障碍，伴小儿智力障碍。

（2）外因性不匀称型FGR：常见。不良因素主要发生于妊娠晚期，属于继发性胎儿生长受限。主要原因是子宫胎盘功能低下、血管病变等。临床特点为：①新生儿外表呈营养不良或过熟儿状态，发育不匀称，身长、头径与孕龄相符而体重偏低。②胎儿常有宫内慢性缺氧及代谢障碍，各器官细胞数量正常，但细胞体积缩小，以肝脏为著。③胎盘体积正常，但功能下降，伴有缺血缺氧的病理改变，常有梗死、钙化、胎膜黄染等。④新生儿在出生以后躯体发育正常，易发生低血糖。

（3）外因性匀称型FGR：为上述两型的混合型。致病因素在整个妊娠期发生作用，常见营养不良、吸烟酗酒等所致。临床特点为：①新生儿身长、体重、头径均小于该孕龄正常值，外表有营养不良表现。②各器官细胞数目减少，导致器官体积均缩小，肝脾严重受累，脑细胞数也明显减少。③胎盘小，外观正常。胎儿少有宫内缺氧，但存在代谢不良。④新生儿的生长与智力发育常受到影响。

知识点7：FGR的诊断——询问病史	副高：熟练掌握　正高：熟练掌握

（1）高危孕妇：应从孕早期开始定期行超声检查，动态观察胎儿生长发育状况，早期诊断。

（2）核对预产期：如末次月经不准或不详者按以下五项综合估测预产期：①早孕反应出现时间（一般于停经40天左右）；②妊娠试验阳性出现时间（一般于停经40天左右）；③首次妇科检查子宫大小是否与孕月相符；④初次听到胎心的时间一般在18～20周；⑤初次胎动时间一般在18～20周。

知识点8：FGR的临床指标	副高：熟练掌握　正高：熟练掌握

（1）测量子宫长度及腹围：连续3周测量值均位于第10百分位数以下者，为FGR筛选指标。

（2）计算胎儿发育指数：胎儿发育指数＝子宫长度（cm）−3×（月份＋1）。指数在−3～＋3之间为正常，<−3可能为FGR。

（3）观察妊娠晚期体重增长：妊娠晚期孕妇每周增加体重0.5kg。若体重增长停滞或增长缓慢时，可能为FGR。

知识点9：FGR的辅助检查	副高：熟练掌握　正高：熟练掌握

（1）B超：①胎儿双顶径（BPD）：BPD增长正常值，如妊娠早期平均3.6～4.0mm/w，妊娠中期2.4～2.8mm/w，妊娠晚期2.0mm/w。如增长<2.0mm/w，或<4.0mm/3w，或<6.0mm/4w，妊娠晚期增长<1.7mm/w，均应考虑FGR。②胎儿腹围和头围（HC/AC）：低于同孕龄第10百分位数，有助于判断不匀称型FGR。③羊水量及胎盘成熟度：多数合并羊水过少、胎盘老化。④全子宫容积（TIUV）：TIUV＝子宫长×宽×高×0.52。FGR时TIUV减少。

（2）彩色多普勒超声：脐动脉舒张期末波缺失或倒置，诊断意义较大。正常妊娠晚期脐动脉S/D比值≤3，若升高应考虑FGR可能。随着彩色多普勒超声的广泛应用，有学者提出测量子宫动脉的血流可以预测FGR，尤其以子宫动脉的PI值及切迹的意义更大。

（3）抗心磷脂抗体（ACA）的测定：近年来，有关自身抗体与不良妊娠的关系已越来越多被人们所关注，研究表明ACA与FGR的发生有关。

知识点10：FGR的生化测定	副高：熟练掌握　正高：熟练掌握

（1）尿雌三醇测定：①不匀称型FGR：妊娠27周后，尿雌三醇值不再增高，到妊娠38

周时曲线尚在两个标准差以下，提示有严重代谢功能不足。②匀称型FGR：尿雌三醇曲线位于正常值和两个标准差之间，呈平行状态。

（2）蛋白激素酶测定：①甲胎蛋白（AFP）：AFP > 3SD，在妊娠37周前发生FGR的可能性5.8倍于正常。②妊娠特异蛋白：约78.56%病例在妊娠24周后小于第十百分位。③碱性核糖核酸酶测定：羊水中碱性核糖核酸酶和尿酸含量升高对诊断FGR有一定帮助。

知识点11：FGR的妊娠期治疗　　　　　副高：熟练掌握　正高：熟练掌握

（1）卧床休息：左侧卧位可使肾血流量和肾功能恢复正常，从而改善子宫胎盘的供血。

（2）吸氧：胎盘交换功能障碍是导致FGR的原因之一，吸氧能够改善胎儿的内环境。

（3）补充营养物质：治疗越早效果越好，<孕32周开始治疗效果好，孕36周后治疗效果差。①食物：补充富有营养、高热量、高蛋白、高维生素饮食。②药物：口服复合氨基酸片，每次1片，每天1～2次；静脉滴注脂肪乳注射液，每次250～500ml，每3天1次，连用1～2周；10%葡萄糖注射液500ml加维生素C或能量合剂，每天1次，连用10天；口服叶酸，每次5～10mg，每天3次，连用15～30天；适量补充维生素E、B族维生素、铁剂、锌剂、钙剂等。

（4）治疗原发疾病：针对病因积极治疗，防止疾病加重和并发症发生。

（5）改善胎盘血流：β肾上腺素能受体激动剂能舒张血管、松弛子宫，改善胎盘血流。硫酸镁能恢复胎盘的血流灌注。丹参能促进细胞代谢、改善微循环、降低毛细血管通透性，有助于恢复胎盘功能，可将500ml右旋糖酐40与4ml复方丹参注射液一起静脉滴注。低分子肝素、阿司匹林可用于抗磷脂抗体综合征引起的FGR。

（6）加强胎儿宫内监测：包括胎动计数以及动态胎心监护、胎儿成熟度评估、超声监测。

知识点12：FGR的产科处理　　　　　副高：熟练掌握　正高：熟练掌握

（1）继续妊娠指征：胎盘功能正常，胎儿状况良好，妊娠未足月、孕妇无并发症。在严密监视下妊娠至足月，但不应超过预产期。

（2）终止妊娠指征：①治疗后FGR无改善，胎儿停止生长3周以上；②胎盘提前老化，伴羊水过少等胎盘功能低下表现；③NST、胎儿生物物理评分及脐动脉S/D比值测定等提示胎儿缺氧；④妊娠并发症病情加重，继续妊娠可能危害母婴健康或生命。一般在妊娠34周左右考虑终止妊娠，孕龄不足34周，应先促胎肺成熟再终止妊娠。

（3）分娩方式选择：FGR胎儿对缺氧耐受力差，胎儿胎盘贮备不足，难以耐受分娩过程中子宫收缩时的缺氧状态，应适当放宽剖宫产指征。①阴道分娩：FGR孕妇自然临产后应尽快入院，加强胎心监护。排除阴道分娩禁忌证，根据胎儿情况、宫颈成熟度及羊水量决定是否引产及引产方式。②剖宫产：单纯的FGR并非剖宫产指征。胎儿病情危重、产道条件欠佳或有其他剖宫产指征，应行剖宫产结束分娩。

知识点 13: FGR 的新生儿处理　　　　　　副高: 熟练掌握　正高: 熟练掌握

应即时处理新生儿, 以免因缺氧发生胎粪吸入, 清理声带下的呼吸道吸出胎粪, 并做好新生儿复苏抢救。及早喂养糖水以防止低血糖, 同时应注意低血钙、防止感染及纠正红细胞增多症等并发症。

知识点 14: FGR 的预防　　　　　　　　　副高: 熟练掌握　正高: 熟练掌握

对于既往有 FGR 和子痫前期病史的孕妇, 建议从孕 12~16 周开始应用低剂量阿司匹林至 36 周, 可以降低再次发生 FGR 的风险。存在 ≥2 项高危因素的孕妇, 也可建议于妊娠早期开始服用小剂量阿司匹林进行预防。其中高危因素包括肥胖、年龄 >40 岁、孕前高血压、孕前糖尿病 (1 型或 2 型)、辅助生殖技术受孕史、多胎妊娠、胎盘早剥病史、胎盘梗死病史。因母体因素引起的 FGR, 应积极治疗原发病, 如戒除烟酒、毒品等, 使 FGR 风险降到最低。

第四节　死　胎

知识点 1: 死胎的概念　　　　　　　　　　副高: 熟练掌握　正高: 熟练掌握

妊娠 20 周后胎儿在宫内死亡者称为死胎。胎儿在分娩过程中死亡称为死产, 也是死胎的一种。

知识点 2: 死胎的病因　　　　　　　　　　副高: 熟练掌握　正高: 熟练掌握

(1) 胎盘及脐带因素: 如胎盘早剥、前置胎盘、脐带血管前置、脐带帆状附着、急性绒毛膜羊膜炎、脐带过短、脐带扭转、脐带打结、脐带脱垂等, 导致胎儿窘迫。

(2) 胎儿因素: 胎儿生长受限、严重胎儿畸形、胎儿宫内感染、严重遗传性疾病、母儿血型不合等。

(3) 孕妇因素: ①全身因素: 如妊娠期高血压疾病、抗磷脂抗体综合征、过期妊娠、糖尿病、慢性肾炎、心血管疾病、全身和腹腔感染、休克等; ②子宫局部因素: 如宫缩过强或张力过大、子宫破裂、子宫肌瘤、子宫畸形等。

知识点 3: 死胎的临床表现　　　　　　　　副高: 熟练掌握　正高: 熟练掌握

胎儿死亡后孕妇最常见的主诉有: 胎动消失; 体重不增或减轻; 乳房退缩; 感觉不适, 有血性或水样阴道分泌物等。定期随访检查可发现子宫不随孕周增加而增大; 胎心未闻及; 胎动未扪及; 腹部触诊未扪及有弹性的、坚固的胎体部分。

知识点4：死胎的超声检查 　　　　　　副高：熟练掌握　正高：熟练掌握

死亡时间较短者，仅见胎动和胎心搏动消失，体内各器官血流，脐带血流停止，身体张力及骨骼、皮下组织回声正常，羊水回声区无异常改变。若胎儿死亡过久，可显示颅骨重叠、颅板塌陷、颅内结构不清，胎儿轮廓不清、胎盘肿胀。

知识点5：胎儿死亡后的常规检查 　　　　　副高：熟练掌握　正高：熟练掌握

（1）分娩前所需检测：胎儿血红细胞外周涂片检查、宫颈分泌物培养、尿液病毒分离/培养、母血病毒分离、弓形虫检测等、间接抗球蛋白试验、空腹血糖或糖基血红蛋白、抗心磷脂抗体、血常规、纤维蛋白原及血小板测定。有技术条件者羊水穿刺，行染色体核型分析及病毒检测，需氧、厌氧培养。

（2）分娩后所需检测：母亲凝血功能、胎盘细菌培养、胎盘组织病理学检查、脐血培养、胎儿咽喉部、外耳部和肛门细菌培养，尸解等。

知识点6：死胎的处理 　　　　　　　　　副高：熟练掌握　正高：熟练掌握

确诊后应尽早引产。可经羊膜腔注入依沙吖啶引产，或先地诺前列酮促宫颈成熟、再静脉滴注缩宫素。应注意预防并发症，产后仔细检查胎儿及胎盘、脐带，寻找死胎原因。

胎儿死亡4周尚未排出者，应检查凝血功能，防治DIC。当纤维蛋白原<1.5g/L、血小板<$100×10^9$/L时，可使用肝素，每次0.5mg/kg，间隔6小时可重复给药，用药期间以试管凝血时间监测。一般24~48小时后纤维蛋白原和血小板恢复到有效止血水平，再引产，配备新鲜血，注意预防产后出血和感染。

多胎妊娠如其中一胎先死于宫内，一般可观察等待，孕妇常有一过性纤维蛋白原及血小板减少，其后又自行恢复正常。一旦纤维蛋白原下降至2g/L，估计胎儿已能存活，应立即引产；如胎龄尚小，可静脉滴注小剂量肝素150~200mg/24h，用药期间以试管监测凝血时间在20分钟以内。通常24~48小时后血浆纤维蛋白原水平回升，以后酌情减量，适时终止妊娠。

第五节　胎儿窘迫

知识点1：胎儿窘迫的概念 　　　　　　　副高：熟练掌握　正高：熟练掌握

胎儿在子宫内因急性或慢性缺氧而危及其健康和生命的综合征，称为胎儿窘迫。它是围生儿死亡及智力低下的主要原因之一。急性胎儿窘迫多见于分娩期，慢性胎儿窘迫多见于妊娠晚期，临产后易合并急性胎儿窘迫。

知识点2：胎儿窘迫的病因　　　　　　　　副高：熟练掌握　　正高：熟练掌握

母体血液含氧量不足、母胎间血氧运输及交换障碍、胎儿自身因素异常，均可导致胎儿窘迫。

（1）胎儿急性缺氧：系因母胎间血氧运输及交换障碍或脐带血循环障碍所致。常见因素有：①前置胎盘、胎盘早剥；②脐带异常，如脐带绕颈、脐带真结、脐带扭转、脐带脱垂、脐带血肿、脐带过长或过短、脐带附着于胎膜等；③母体严重血循环障碍致胎盘灌注急剧减少，如各种原因导致休克等；④缩宫素使用不当，造成过强及不协调宫缩，宫内压长时间超过母血进入绒毛间隙的平均动脉压；⑤孕妇应用麻醉药及镇静剂过量，抑制呼吸。

（2）胎儿慢性缺氧：①母体血液含氧量不足，如合并先天性心脏病或伴心功能不全、肺部感染、慢性肺功能不全、哮喘反复发作及重度贫血等；②子宫胎盘血管硬化、狭窄、梗死，使绒毛间隙血液灌注不足，如妊娠期高血压疾病、慢性肾炎、糖尿病、过期妊娠等；③胎儿严重的心血管疾病、呼吸系统疾病，胎儿畸形，母儿血型不合，胎儿宫内感染、颅内出血及颅脑损伤，致胎儿运输及利用氧能力下降等。

知识点3：胎儿窘迫的病理生理变化　　　　　副高：熟练掌握　　正高：熟练掌握

（1）子宫胎盘单位提供胎儿氧气及营养，同时排出二氧化碳和胎儿代谢产物。胎儿对宫内缺氧有一定的代偿能力，当产时子宫胎盘单位功能失代偿时，会导致胎儿缺血缺氧（血氧水平降低）。胎儿缺血缺氧会引起全身血流重新分配，分流血液到心、脑及肾上腺等重要器官。电子胎心监护出现的基线变异减少或消失、反复晚期减速。如果缺氧持续，则无氧糖酵解增加，发展为代谢性酸中毒。乳酸堆积并出现胎儿重要器官尤其是脑和心肌的进行性损害，如不及时给予干预，则可能造成严重及永久性损害，如缺血缺氧性脑病甚至胎死宫内。重度缺氧可致胎儿呼吸运动加深，羊水吸入，出生后可出现新生儿吸入性肺炎。

（2）妊娠期慢性缺氧使子宫胎盘灌注下降，导致胎儿生长受限，肾血流减少引起羊水减少。脐带因素的胎儿缺氧常表现为胎心突然下降或出现反复重度变异减速，可出现呼吸性酸中毒，如不解除诱因则可发展为混合性酸中毒，造成胎儿损害。

知识点4：胎儿窘迫的临床表现　　　　　　　副高：熟练掌握　　正高：熟练掌握

（1）慢性胎儿窘迫：多发生在妊娠末期，通常延续至临产加重。多由于孕妇全身性疾病或妊娠期疾病引起胎盘功能不全或胎儿因素所引起。临床上除可发现母体存在引起胎盘供血不足的疾病外，还发生胎儿宫内发育受限。孕妇体重、宫高、腹围持续不长或增长很慢。

（2）急性胎儿窘迫：多发生在分娩期，常因脐带因素（如脐带脱垂、脐带绕颈、脐带打结）、胎盘早剥、宫缩强且持续时间长及产妇低血压休克引起。

知识点5：急性胎儿窘迫的检查与诊断　　　　副高：熟练掌握　正高：熟练掌握

急性胎儿窘迫多发生在分娩期，伴有脐带脱垂、前置胎盘、胎盘早剥、产程延长或宫缩过强、休克等病理因素。

（1）胎心率异常：缺氧早期，无宫缩时胎心率增快达160次/分以上，严重缺氧时胎心率减慢达110次/分以下。胎心率减慢至100次/分以下、基线变异低于5次/分，伴频繁晚期减速或重度变异减速，提示胎儿严重缺氧，随时可能胎死宫内。

（2）羊水胎粪污染：胎儿可在宫内排出胎粪，尽管胎儿宫内缺氧可能促发胎儿排出胎粪，但影响胎粪排出最主要的因素是孕周，孕周越大羊水胎粪污染的概率越高，某些高危因素也会增加胎粪排出的概率，如妊娠期肝内胆汁淤积症。10%～20%的分娩中会出现羊水胎粪污染，羊水中胎粪污染不是胎儿窘迫的征象。依据胎粪污染的程度不同，羊水污染分3度：Ⅰ度污染呈浅绿色，多见于慢性胎儿窘迫；Ⅱ度污染呈黄绿色、浑浊，多见于急性胎儿窘迫；Ⅲ度污染呈棕黄色、稠厚，提示胎儿严重缺氧。当胎心率<120次/分、胎先露部固定、前羊水清时，应在无菌条件下于宫缩间歇期轻轻上推胎先露部，使后羊水流出，观察后羊水性状。

（3）胎动异常：初期时胎动频繁，继而胎动减少、减弱，甚至消失。单纯的胎动频繁不属于胎动异常。

（4）酸中毒：正常胎儿头皮血pH为7.25～7.35、PO_2 15～30mmHg、PCO_2 35～55mmHg，当pH<7.2、PO_2<10mmHg、CO_2>60mmHg诊断胎儿酸中毒。但该方法对新生儿缺血缺氧性脑病的阳性预测值仅为3%，应用较少。

知识点6：慢性胎儿窘迫的检查与诊断　　　　副高：熟练掌握　正高：熟练掌握

慢性胎儿窘迫多发生在妊娠晚期，因妊娠期高血压疾病、慢性肾炎、糖尿病、严重贫血、妊娠期肝内胆汁淤积症、过期妊娠等引起，可伴有胎儿宫内发育迟缓。

（1）胎动异常：每日早、中、晚各计数1小时胎动次数，3个小时胎动次数之和乘以4，结果约为12小时的胎动总次数。正常情况下，足月妊娠时胎动次数>20次/24小时。胎动减少，尤其是进行性减少，提示胎儿窘迫。

（2）胎儿电子监护异常：①NST无反应型（连续监测胎心率20～40分钟，胎动时胎心率加速<15次/分、持续时间<15秒）。②无胎动或宫缩时胎心率>180次/分或<110次/分达10分钟以上。③基线变异<5次/分。④OCT频繁重度变异减速或晚期减速。

（3）胎儿生物物理评分低：对NST及B超获得的胎动、胎儿呼吸运动、胎儿肌张力、羊水量进行综合评分，每项2分。总分4～7分可疑缺氧，不足3分提示胎儿窘迫。

（4）胎盘激素下降：①24小时尿E_3<10mg或连续下降>30%，随机尿雌激素/肌酐（E/C）比值<10。②妊娠特异$β_1$糖蛋白<100mg/L。③胎盘生乳素<4mg/L。

（5）羊膜镜检查：羊水胎粪污染。

知识点7：急性胎儿窘迫的治疗 副高：熟练掌握 正高：熟练掌握

急性胎儿窘迫应积极处理，改善胎儿供氧。

（1）一般处理：左侧卧位，吸氧（10L/min，30分/次、间隔5分钟以上，纠正酸中毒、水电解质紊乱），停用缩宫素，阴道检查除外脐带脱垂并评估产程进展。纠正脱水、酸中毒、低血压及电解质紊乱。对于可疑胎儿窘迫者行连续胎心监护或胎儿头皮血pH测定。

（2）病因治疗：若为不协调性子宫收缩过强，或因缩宫素使用不当引起宫缩过频过强，应给予单次静脉或皮下注射特布他林，也可给予硫酸镁或其他β受体激动剂抑制宫缩。若为羊水过少，有脐带受压现象，可经腹羊膜腔输液。

（3）尽快终止妊娠：如无法即刻阴道自娩，且有进行性胎儿缺氧和酸中毒的证据，一般于预后无法纠正者，均应尽快手术终止妊娠。①宫口未开全、出现以下任何一项临床表现均应立即剖宫产：a. 胎心率持续低于120次/分或高于180次/分，伴羊水Ⅱ～Ⅲ度污染。b. 羊水Ⅲ度污染，B超显示羊水池＜2cm。c. 持续胎心缓慢在100次/分以下；d. 胎心监护反复出现晚期减速或出现重度可变减速，胎心60次/分以下持续60秒以上；e. 胎心图基线变异消失伴晚期减速。②宫口开全、骨盆各径线正常、胎头双顶径已达坐骨棘平面以下3cm，吸氧同时尽快助产经阴道娩出胎儿。

知识点8：慢性胎儿窘迫的治疗 副高：熟练掌握 正高：熟练掌握

慢性胎儿窘迫应针对病因处理，视孕周、有无胎儿畸形、胎儿成熟度和窘迫的严重程度决定处理。

（1）定期做产前检查者，估计胎儿情况尚可，应嘱孕妇取侧卧位减少下腔静脉受压，增加回心血流量，使胎盘灌注量增加，改善胎盘血供应，延长孕周数。每日吸氧提高母血氧分压；静脉注射50%葡萄糖40ml加维生素C 2g，每天2次；根据情况做NST检查；每日胎动计数。

（2）接近足月妊娠，估计在娩出后胎儿生存机会极大者，为减少宫缩对胎儿的影响，可考虑行剖宫产。如胎肺尚未成熟，可在分娩前48小时静脉注射地塞米松10mg促进胎儿肺泡表面活性物质的合成，预防呼吸窘迫综合征的发生。如果孕周小，胎儿娩出后生存可能性小，将情况向家属说明，做到知情选择。

第六节 胎儿先天畸形

知识点1：胎儿先天畸形的概念 副高：掌握 正高：掌握

胎儿先天畸形指胎儿在宫内发生的结构异常，是出生缺陷的一种。全球前五位的常见严重出生缺陷占所有出生缺陷的25%，依次为先天性心脏病、神经管缺陷、血红蛋白病（地中海贫血）、Down综合征和G-6-PD。我国主要出生缺陷2007年排前五位的是先天性心脏病、多指（趾）、总唇裂、神经管缺陷和脑积水。

知识点2：导致胎儿畸形的因素　　　　　副高：掌握　正高：掌握

（1）遗传原因：主要分为单基因遗传病、多基因遗传病和染色体病。①单基因病：是由于一个或一对基因异常引起，可表现为单个畸形或多个畸形。②多基因遗传病：是由于两对以上基因变化，通常仅表现为单个畸形。多基因遗传病的特点是：基因之间没有显、隐性的区别，而是共显性，每个基因对表型的影响很小，称为微效基因，微效基因具有累加效应，常常是遗传因素与环境因素共同作用。③染色体数目或结构异常：包括常染色体和性染色体，均可导致胎儿畸形，又称染色体病。

（2）环境因素：包括放射、感染、母体代谢失调、药物及环境化学物质、毒品等环境中可接触的物质。环境因素致畸与其剂量–效应、临界作用以及个体敏感性吸收、代谢、胎盘转运、接触程度等有关。环境因素还常常参与多基因遗传病的发生。

知识点3：先天性心脏病的种类　　　　　副高：掌握　正高：掌握

先天性心脏病由多基因遗传及环境因素综合致病。妊娠期糖尿病孕妇胎儿患先天性心脏病的概率升高。环境因素中妊娠早期感染，特别是风疹病毒感染容易引起发病。先天性心脏病种类繁多，有法洛四联症、室间隔缺损、左心室发育不良、大血管转位、心内膜垫缺损、Ebstein畸形、心律失常等。由于医学超声技术水平的提高，绝大多数先天性心脏病可以在妊娠中期发现。

知识点4：先天性心脏病——法洛四联症　　　　　副高：掌握　正高：掌握

法洛四联症是指胎儿心脏同时出现以下室间隔缺损、右心室肥大、主动脉骑跨和肺动脉狭窄四种发育异常。法洛四联症占胎儿心脏畸形的6%～8%，属于致死性畸形，一旦确诊建议终止妊娠。

知识点5：先天性心脏病——室间隔缺损　　　　　副高：掌握　正高：掌握

最常见的先天性心脏病是室间隔缺损，占20%～30%。可分为3种类型：①圆锥间隔：约占室间隔的1/3；②膜部室间隔：为缺损好发部位，面积甚小，直径不足1.0cm；③肌部间隔：面积约占2/3，缺损最少见。

各部分缺损又分若干亚型：①漏斗部缺损分干下型（缺损位于肺动脉瓣环下，主动脉右与左冠状瓣交界处之前），嵴上（内）型缺损（位于室上嵴之内或左上方）；②膜部缺损分嵴下型（位于室上嵴右下方），单纯膜部缺损，隔瓣下缺损（位于三尖瓣隔叶左下方）；③肌部缺损可发生在任何部位，可单发或多发。大部分室间隔缺损出生后需要手术修补。

知识点6：先天性心脏病——左心室发育不良　　　　　副高：掌握　正高：掌握

左心室发育不良占胎儿心脏畸形的2%～3%，左心室狭小，常合并有二尖瓣狭窄或闭锁、主动脉发育不良。属致死性心脏畸形。

知识点7：先天性心脏病——大血管转位　　副高：掌握　正高：掌握

大血管转位占胎儿心脏畸形的4%～6%，发生于孕4～5周，表现为主动脉从右心室发出，肺动脉从左心室发出，属复杂先天畸形。出生后需要手术治疗。首选手术方式是动脉调转术，但因需冠状动脉移植、肺动脉瓣重建为主动脉瓣、血管转位时远段肺动脉扭曲、使用停循环技术等，术后随访发现患儿存在冠状动脉病变、主动脉瓣反流、神经发育缺陷、肺动脉狭窄等并发症。影响手术的中远期效果。

知识点8：先天性心脏病——心内膜垫缺损　　副高：掌握　正高：掌握

心内膜垫缺损占胎儿心脏畸形的5%左右，其中60%合并有其他染色体异常。心内膜垫是胚胎的结缔组织，参与形成心房间隔、心室间隔的膜部，以及二尖瓣和三尖瓣的瓣叶和腱索。心内膜垫缺损又称房室管畸形，主要病变是房室环上、下方心房和心室间隔组织部分缺失，且可伴有不同程度的房室瓣畸形。出生后需手术治疗，合并染色体异常时，预后不良。

知识点9：先天性心脏病——Ebstein畸形　　副高：掌握　正高：掌握

Ebstein畸形占胎儿心脏畸形的0.3%左右，属致死性心脏畸形，又名三尖瓣下移畸形。三尖瓣隔瓣和/或后瓣偶尔连同前瓣下移附着于近心尖的右室壁上，将右室分为房化右室和功能右室，异位的瓣膜绝大多数关闭不全，也可有狭窄。巨大的房化右室和严重的三尖瓣关闭不全影响患者心功能，48%胎死宫内，35%出生后虽经及时治疗仍死亡。

知识点10：先天性心脏病——胎儿心律失常　　副高：掌握　正高：掌握

胎儿心律失常占胎儿心脏畸形的10%～20%，主要表现为期外收缩、心动过速和心动过缓。胎儿超声心动图是产前检查胎儿心律失常的可靠的无创性影像技术，其应用有助于早期检出并指导心律失常胎儿的处理。大多数心律失常的胎儿预后良好，不需要特殊治疗，少部分合并胎儿畸形或出现胎儿水肿，则预后不良，可采用宫内药物（如地高辛）治疗改善预后。

知识点11：多指（趾）　　副高：掌握　正高：掌握

多指（趾）临床上分为3种类型：①单纯多余的软组织块或称浮指；②具有骨和关节正常成分的部分多指；③具有完全的多指。超过100多种异常或遗传综合征合并有多指（趾）表现，预后也与是否合并有其他异常或遗传综合征有关。单纯多指（趾）具有家族遗传性，手术效果良好。

知识点12：总唇裂　　　　　　　　　　　　副高：掌握　正高：掌握

总唇裂包括唇裂和腭裂。单纯小唇裂出生后手术修补效果良好，但严重唇裂同时合并有腭裂时，影响哺乳。B超妊娠中期筛查有助诊断，但可能漏诊部分腭裂，新生儿预后与唇腭裂种类、部位、程度，以及是否合并有其他畸形或染色体异常有关。孕前3个月开始补充含有一定叶酸的多种维生素可减少唇腭裂的发生。

知识点13：无脑儿　　　　　　　　　　　　副高：掌握　正高：掌握

（1）临床表现：无脑儿是先天畸形胎儿中最常见的一种，系前神经孔闭合失败所致，是神经管缺陷中最严重的一种类型。分为两种类型：①脑组织变性坏死突出颅外；②脑组织未发育。无脑儿女胎比男胎多4倍，眼球突出呈"蛙样"面容，颈项短，无大脑，仅见颅底或颅底部分脑组织，不可能存活。若伴羊水过多常早产，不伴羊水过多常过期产。

（2）诊断：由于B超诊断准确率提高，基本能早期诊断。妊娠14周后，B超探查见不到圆形颅骨光环，头端有不规则"瘤结"。腹部触诊时，胎头较小。肛门检查和阴道检查时可触及凹凸不平的颅底部。无脑儿应与面先露、小头畸形、脑脊膜膨出相区别。无脑儿垂体及肾上腺发育不良，孕妇尿E_3常呈低值。无脑儿脑膜直接暴露在羊水中，使羊水甲胎蛋白（AFP）呈高值。无脑儿因吞咽羊水减少，常伴有羊水过多。

（3）处理：无脑儿一经确诊应引产。因头小不能扩张软产道而致胎肩娩出困难，有时需耐心等待。伴有脑脊膜膨出造成分娩困难者，可行毁胎术或穿刺脑膨出部位放出其内容物后再娩出。

知识点14：脊柱裂　　　　　　　　　　　　副高：掌握　正高：掌握

（1）种类：脊柱裂属脊椎管部分未完全闭合的状态，也是神经管缺陷中最常见的一种，发生率有明显的地域和种族差别。脊柱在妊娠8～9周开始骨化，如两半椎体不融合则形成脊柱裂，多发生在胸腰段。脊柱裂有3种：①脊椎管缺损：多位于腰骶部，外面有皮肤覆盖，称为隐性脊柱裂，脊髓和脊神经多正常，无神经系统症状。②两个脊椎骨缺损：脊膜可从椎间孔突出，表面可见皮肤包着的囊，囊大时可含脊膜、脊髓及神经，称为脊髓脊膜膨出，多有神经系统症状。③脊髓裂：形成脊髓部分的神经管缺失，停留在神经褶和神经沟阶段，称为脊髓裂，同时合并脊柱裂。

（2）诊断：隐性脊柱裂在产前B超检查中常难发现。较大的脊柱裂产前B超较易发现，妊娠18～20周是发现的最佳时机，B超探及某段脊柱两行强回声的间距变宽，或形成角度呈V或W形，脊柱短小、不完整、不规则弯曲，或伴有不规则的囊性膨出物。开放性脊柱裂胎儿的母血及羊水甲胎蛋白均高于正常。80%脊柱裂胎儿的母体血清AFP高于2.5MoM。

（3）处理：脊柱裂患儿的死亡率及病残率均较高，若诊断为脊柱裂者，应建议引产。

知识点15：脑积水和水脑　　　　　　　　　　　　副高：掌握　　正高：掌握

脑积水是脑脊液过多（500～3000ml）的蓄积于脑室系统内，致脑室系统扩张和压力升高，常压迫正常脑组织。脑积水常伴有脊柱裂、足内翻等畸形。水脑是指双侧大脑半球缺失，颅内充满了脑脊液。严重的脑积水及水脑可致梗阻性难产、子宫破裂、生殖道瘘等，对母亲有严重危害。

（1）诊断：在耻骨联合上方触到宽大、骨质薄软、有弹性的胎头，且大于胎体并高浮，跨耻征阳性。阴道检查盆腔空虚，胎先露部过高，颅缝宽，颅骨软而薄，囟门大且紧张，胎头有如乒乓球感觉。严重的脑积水及水脑产前B超易发现，妊娠20周后，颅内大部分被液性暗区占据，中线漂动，脑组织受压变薄，胎头周径明显大于腹周径，应考虑为脑积水。水脑的典型B超表现是头颅呈一巨大的无回声区，内无大脑组织及脑中线回声。

（2）处理：胎儿若诊断为严重脑积水及水脑，应建议引产，处理过程应以产妇免受伤害为原则。头先露，宫口扩张3cm时行颅内穿刺放液，或临产前B型超声监视下经腹行脑室穿刺放液，缩小胎头娩出胎儿。

知识点16：21-三体综合征　　　　　　　　　　　副高：掌握　　正高：掌握

21-三体综合征又称为唐氏综合征、先天愚型，是染色体异常中最常见的一种。该疾病随着母亲的年龄上升发病率增加。根据染色体核型的不同，21-三体综合征分为单纯21-三体型、嵌合型和易位型三种类型。21-三体综合征的发生起源于卵子或精子发生的减数分裂过程中随机发生的染色体的不分离现象，导致21号染色体多了一条，破坏了正常基因组遗传物质间的平衡，造成患儿智力低下，颅面部畸形及特殊面容，肌张力低下，多并发先天性心脏病，患者白血病的发病率增高，为普通人群的10～20倍。生活难以自理，患者预后一般较差约50%于5岁前死亡。目前对唐氏综合征缺乏有效的治疗方法。

唐氏综合征筛查是产前筛查的重点，通过妊娠早、中期唐氏综合征母体血清学检测（早期PAPP-A、游离β-hCG，中期AFP、β-hCG和uE$_3$等），结合B超检查，可检测90%以上的唐氏综合征。对高风险胎儿，通过绒毛活检或羊水穿刺或脐血穿刺等技术进行染色体核型分析可以确诊。一旦确诊，建议终止妊娠。

知识点17：致死性侏儒　　　　　　　　　　　　　副高：掌握　　正高：掌握

致死性侏儒是一种最常见的致死性的骨骼畸形，表现为长骨极短且弯曲、窄胸、头颅相对较大，多伴有羊水过多。B超检查可见胎儿长骨呈"电话听筒"样表现，尤以股骨和肱骨更为明显。本病的死因与胸腔极度狭窄致肺发育不良、心肺衰竭有关。该病为散发性疾病，再发风险极低。一旦发现为致死性侏儒，应尽早终止妊娠。

知识点18：联体儿   副高：掌握   正高：掌握

联体儿极少见。系单卵双胎在孕早期发育过程中未能分离，或分离不完全所致，多数性别相同。分为：①相等联体儿：头部、胸部、腹部等联体。②不等联体儿：常为寄生胎。腹部检查不易与双胎妊娠相区别。B超诊断不困难。联体双胎所涉及的脏器越多越重要，预后就越差。一旦发现为联体儿，可考虑终止妊娠。足月妊娠应行剖宫产术。

知识点19：胎儿先天畸形的辅助检查   副高：掌握   正高：掌握

（1）产科B超检查：除早期B超确定宫内妊娠、明确孕周、了解胚胎存活发育情况外，早期妊娠和中期妊娠遗传学超声筛查，能发现70%以上的胎儿畸形。

（2）母体血清学筛查：可用于胎儿染色体病特别是唐氏综合征的筛查。早孕期检测PAPPA和β-hCG，中孕期检测AFP、β-hCG和uE$_3$，是广泛应用的组合。优点是无创伤性，缺点是只能提供风险率，不能确诊。

（3）侵入性检查：孕早期绒毛吸取术，孕中期羊膜腔穿刺术和孕中晚期脐带穿刺术可以直接取样，进行胎儿细胞染色体诊断。

（4）胎儿镜：有创、直观，对发现胎儿外部畸形（包括一些B超不能发现的小畸形）优势明显，但胎儿高流失率阻碍其临床广泛应用。

（5）孕前及孕期母血TORCH检测：有助于了解胎儿畸形的风险与病因。

（6）分子生物学技术：从孕妇外周血中富集胎儿来源的细胞或遗传物质，联合应用流式细胞仪、单克隆抗体技术、聚合酶链反应技术进行基因诊断，是胎儿遗传疾病产前诊断的发展方向。

知识点20：胎儿先天畸形的预防和治疗   副高：掌握   正高：掌握

（1）预防：实施三级预防。①一级预防：通过健康教育、选择最佳生育时机、遗传咨询、孕前保健、合理营养、避免接触放射线和有毒有害物质、预防感染、谨慎用药、戒烟戒酒等孕前阶段综合干预，减少出生缺陷的发生。②二级预防：通过孕期筛查和产前诊断识别胎儿严重先天缺陷，早期发现，早期干预，减少缺陷儿的出生。③三级预防：对新生儿疾病的早期筛查、早期诊断、及时治疗，避免或减轻致残，提高患儿生活质量和生存概率。

（2）治疗：①致死性或严重畸形如无脑儿、严重脑积水、法洛四联症、唐氏综合征等，一经确诊应行引产术终止妊娠；②有存活机会且能通过手术矫正的先天畸形，分娩后转有条件的儿科医院进一步诊治。

宫内治疗胎儿畸形国内外有一些探索并取得疗效，如双胎输血综合征的宫内激光治疗，胎儿心律失常的宫内药物治疗等。但争议较大，需进一步研究探索。

第六章 羊水量异常与脐带异常

第一节 羊 水 过 多

知识点1：羊水过多的概念　　　　副高：熟练掌握　正高：熟练掌握

羊水过多是指妊娠期间羊水量超过2000ml，分为慢性和急性两种。慢性羊水过多是指羊水在数周内增多缓慢，数周内形成羊水过多，通常症状轻微；急性羊水过多是指羊水在数日内迅速增加而使子宫明显膨胀，并且压迫症状严重。

知识点2：羊水过多的病因　　　　副高：熟练掌握　正高：熟练掌握

约1/3的羊水过多孕妇的病因不明，称为特发性羊水过多。明显的羊水过多可能与胎儿结构异常、妊娠合并症和并发症等因素有关。

（1）胎儿畸形：羊水过多伴有以下高危因素时，胎儿畸形率明显升高：①胎儿发育迟缓；②早产；③发病早，特别是发生在32周之前；④无法用其他高危因素解释。胎儿畸形以中枢神经系统和消化道畸形为主，与脑脊膜外露渗出液增多、吞咽障碍、抗利尿激素缺乏有关。

（2）胎儿染色体异常：18-三体、21-三体、13-三体胎儿可出现胎儿吞咽羊水障碍，引起羊水过多。

（3）多胎妊娠：单卵单绒毛膜双羊膜囊时，两个胎盘动静脉吻合，易并发双胎输血综合征，受血儿循环血量增多、胎儿尿量增加，引起羊水过多。另外双胎妊娠中一胎为无心脏畸形者必有羊水过多。

（4）孕妇及胎儿各种疾病：如妊娠期糖尿病、贫血、妊娠期高血压疾病、母儿血型不合、急性病毒性肝炎等。

（5）胎儿水肿：羊水过多与胎儿免疫性水肿（母儿血型不合溶血）及非免疫性水肿（多由宫内感染引起）有关。

（6）胎盘脐带病变：胎盘增大，人胎盘催乳素（HPL）分泌增加，可能导致羊水量增加。胎盘绒毛血管瘤直径在1cm以上、巨大胎盘、脐带帆状附着等往往也伴有羊水过多。

知识点3：急性羊水过多的临床表现　　　　副高：熟练掌握　正高：熟练掌握

急性羊水过多较少见，多发生在妊娠20~24周。羊水突然增多，数日内子宫明显增大，产生一系列压迫症状。患者感到腹部胀痛、腰酸、行动不便，因横膈抬高可引起呼吸困难，甚至发绀，不能平卧。子宫压迫下腔静脉，引起血液回流受阻，下腹部、外阴、下肢严重水肿。检查可见腹部高度膨隆、皮肤张力大、变薄，腹壁下静脉扩张，可伴外阴部静脉曲张及水肿；子宫大于妊娠月份、张力大，胎位检查不清、胎心音遥远或听不清。

知识点4：慢性羊水过多的临床表现　　　　副高：熟练掌握　正高：熟练掌握

慢性羊水过多较多见，多发生在妊娠28～32周。羊水在数周内缓慢增多，出现较轻微的压迫症状或无症状，仅腹部增大较快，临床上无明显不适或仅出现轻微压迫症状，如胸闷、气急，但能忍受。检查可见宫高及腹围增加过快，测量子宫底高度及腹围大于同期孕周，腹壁皮肤发亮、变薄；触诊时感觉子宫张力大，有液体震颤感，胎位不清，胎心遥远。

知识点5：羊水过多的辅助检查　　　　副高：熟练掌握　正高：熟练掌握

（1）超声检查：是重要的辅助检查方法，不仅能测量羊水量，还可了解胎儿情况，如无脑儿、脊柱裂、胎儿水肿及双胎等。B超诊断羊水过多的标准有：①羊水容量（AFV）：≥8cm诊断为羊水过多，其中AFV 8～11cm为轻度羊水过多，12～15cm为中度羊水过多，>15cm为重度羊水过多。②羊水指数（AFI）：≥25cm诊断为羊水过多，其中AFI 25～35cm为轻度羊水过多，36～45cm为中度羊水过多，>45cm为重度羊水过多。也有认为以AFI大于该孕周的3个标准差或大于第97.5百分位较为恰当。

（2）羊水甲胎蛋白测定（AFP）：开放性神经管缺陷时，羊水中AFP明显增高，超过同期正常妊娠平均值加3个标准差以上。

（3）孕妇血糖检查：尤其慢性羊水过多者，应排除糖尿病。

（4）孕妇血型检查：如胎儿水肿者应检查孕妇Rh、ABO血型，排除母儿血型不合溶血引起的胎儿水肿。

（5）胎儿染色体检查：羊水细胞培养或采集胎儿血培养作染色体核型分析，或应用染色体探针对羊水或胎儿血间期细胞真核直接原位杂交，了解染色体数目、结构异常。

知识点6：羊水过多对母儿的影响　　　　副高：熟练掌握　正高：熟练掌握

（1）对母体的影响：羊水过多时子宫张力增高，影响孕妇休息而使血压升高，加之过高的宫腔、腹腔压力增加，可出现类似腹腔间室综合征的表现，严重可引起孕妇心力衰竭。子宫张力过高，除了容易发生胎膜早破、早产外，可发生胎盘早剥。子宫肌纤维伸展过度可致产后子宫收缩乏力，产后出血发生率明显增多。

（2）对胎儿的影响：胎位异常、胎儿窘迫、早产增多。破膜时羊水流出过快可导致脐带脱垂。羊水过多的程度越重，围生儿的病死率越高。妊娠中期重度羊水过多的围生儿死亡率超过50%。

知识点7：羊水过多合并严重胎儿畸形的处理　　副高：熟练掌握　正高：熟练掌握

羊水过多合并严重胎儿畸形确诊后应及时终止妊娠。具体处理措施为：

（1）做阴道拭子细菌培养，然后住院引产。

（2）孕妇无明显心肺压迫症状，一般情况尚好，可经腹羊膜腔穿刺放出适量羊水后，注入依沙吖啶50~100mg引产。

（3）人工破膜引产：用高位破膜器自宫口沿胎膜向上送入15~16cm，刺破胎膜，使羊水以500ml/h的速度缓慢流出，并于羊水流出后腹部放置沙袋，注意严格无菌操作和生命体征监测，预防腹压骤降引起胎盘早剥、回心血量骤减等。破膜后12小时无宫缩，可促宫颈成熟或用缩宫素等引产。可预防性应用抗生素。

知识点8：羊水过多合并正常胎儿的处理　　副高：熟练掌握　正高：熟练掌握

（1）胎龄不足37周、胎肺不成熟，应尽量延长孕周：①自觉症状较轻：注意休息，低盐饮食，左侧卧位。酌情使用镇静药和利尿剂，每周超声监测羊水量变化及胎儿发育情况。②自觉症状严重：可穿刺放羊水。超声定位穿刺点，或在超声引导下，用15~18号腰椎穿刺针经腹穿刺羊膜腔缓慢放羊水，速度约每小时500ml，一次放羊水量不超过1500ml。根据羊水消长的情况，3~4周后可重复进行。③使用前列腺素合成酶抑制剂：吲哚美辛2.2~2.4mg/（kg·d），分3次口服。用药期间，动态监测羊水量变化（每周1次超声检测）及胎儿超声心动图变化（用药后24小时1次，以后每周1次），发现羊水量明显减少或动脉导管狭窄及时停药。

（2）积极治疗原发疾病：若为妊娠期糖尿病或糖尿病合并妊娠，需控制孕妇过高的血糖；母儿血型不合溶血，胎儿尚未成熟，而B超检查发现胎儿水肿，或脐血显示Hb<60g/L，应考虑胎儿宫内输血。

（3）破膜时应注意脐带脱垂、胎盘早剥：破膜后无宫缩可静脉滴注缩宫素。胎儿娩出后及时应用宫缩剂预防产后出血。

第二节　羊水过少

知识点1：羊水过少的概念　　副高：熟练掌握　正高：熟练掌握

羊水过少是指妊娠晚期羊水量少于300ml者。羊水过少严重影响围生儿预后，羊水量少于50ml，围生儿病死率高达88%。

知识点2：羊水过少的病因　　副高：熟练掌握　正高：熟练掌握

羊水过少主要与羊水产生减少或羊水外漏增加有关。部分羊水过少原因不明。常见原因包括：

（1）胎儿畸形：以胎儿泌尿系统畸形为主，如Meckel-Gruber综合征、Prune-Belly综合征、胎儿肾缺如（Potter综合征）、肾小管发育不全、输尿管或尿道梗阻、膀胱外翻等引起少尿或无尿，导致羊水过少。染色体异常、脐膨出、膈疝、法洛四联症、水囊状淋巴管瘤、小头畸形、甲状腺功能减退等也可引起羊水过少。

（2）胎盘功能减退：过期妊娠、胎儿生长受限和胎盘退行性变均能导致胎盘功能减退。胎儿慢性缺氧引起胎儿血液重新分配，为保障胎儿脑和心脏血供，肾血流量降低，胎儿尿生成减少，导致羊水过少。

（3）羊膜病变：某些原因不明的羊水过少与羊膜通透性改变，以及炎症、宫内感染有关。胎膜破裂，羊水外漏速度超过羊水生成速度，可导致羊水过少。

（4）孕妇血容量改变：妊娠期高血压疾病可致胎盘血流减少。孕妇脱水、血容量不足时，孕妇血浆渗透压增高，使胎儿血浆渗透压相应增高，尿液形成减少。

（5）药物影响：孕妇服用某些药物，如前列腺素合成酶抑制剂、血管紧张素转换酶抑制剂等有抗利尿作用，使用时间过长，可发生羊水过少。

知识点3：羊水过少的临床表现　　副高：熟练掌握　　正高：熟练掌握

羊水过少的临床症状多不典型。孕妇于胎动时感到腹痛，胎盘功能减退时常有胎动减少。检查见宫高腹围较同期孕周小，合并胎儿生长受限更明显，有子宫紧裹胎儿感。子宫敏感，轻微刺激易出现激惹性宫缩。临产后阵痛明显，且宫缩多不协调。胎膜破裂者，阴道漏出清亮或血性流液等。阴道检查时，发现前羊膜囊不明显，胎膜紧贴胎儿先露部，人工破膜时羊水流出极少。

知识点4：羊水过少的辅助检查　　副高：熟练掌握　　正高：熟练掌握

（1）超声检查：是最重要的辅助检查方法。妊娠晚期羊水量AFV≤2cm为羊水过少，≤1cm为严重羊水过少。AFI≤5cm诊断为羊水过少，≤8cm为羊水偏少。B超检查还能及时发现胎儿生长受限，以及胎儿肾缺如、肾发育不全、输尿管或尿道梗阻等畸形。

（2）羊水量直接测量：破膜时以容器置于外阴收集羊水，或刮宫产时用吸引器收集羊水。本方法缺点是不能早期诊断。

（3）电子胎儿监护：羊水过少胎儿的胎盘储备功能减低，无应激试验（NST）可呈无反应型。分娩时主要威胁胎儿，子宫收缩致脐带受压加重，可出现胎心率异减速和晚期减速。

（4）胎儿染色体检查：需排除胎儿染色体异常时可做羊水细胞培养，或采集胎儿脐带血细胞培养，作染色体核型分析，荧光定量PCR法快速诊断。羊水过少时，穿刺取样较困难，应告知风险和失败可能。

知识点5：羊水过少对母儿的影响　　副高：熟练掌握　　正高：熟练掌握

（1）对母体的影响：手术分娩率和引产率均增加。

（2）对胎儿的影响：羊水过少时，围生儿病死率明显增高。轻度羊水过少时，围生儿病死率增高13倍；重度羊水过少时，围生儿病死率增高47倍，死亡原因主要是胎儿缺氧和胎儿结构异常。羊水过少若发生在妊娠早期，胎膜与胎体粘连造成胎儿结构异常，甚至肢体短缺；若发生在妊娠中、晚期，子宫外压力直接作用于胎儿，引起胎儿肌肉骨骼畸形，如斜颈、曲背、手足畸形等；先天性无肾所致的羊水过少可引起Potter综合征（肺发育不全、长内眦赘皮、扁平鼻、耳大位置低、铲形手及弓形腿等），预后极差，多数患儿娩出后即死亡。羊水过少往往伴有胎儿生长受限，甚至出现胎死宫内。

知识点6：羊水过少合并胎儿畸形的处理	副高：熟练掌握　正高：熟练掌握

羊水过少合并胎儿畸形确诊后应尽早终止妊娠。可选用B超引导下经腹羊膜腔穿刺注入依沙吖啶引产。

知识点7：羊水过少合并正常胎儿的处理	副高：熟练掌握　正高：熟练掌握

羊水过少合并正常胎儿的处理方法是寻找与去除病因，增加补液量，改善胎盘功能，抗感染。嘱孕妇自行计数胎动，进行胎儿生物物理评分，B超动态监测羊水量及脐动脉收缩期最高血流速度与舒张期最低血流速度（S/D）的比值，胎儿电子监护，严密监测胎儿宫内情况，具体的处理措施有：

（1）终止妊娠：对妊娠已足月、胎儿可宫外存活者，应及时终止妊娠。合并胎盘功能不良、胎儿窘迫，或破膜时羊水少且胎粪严重污染者，估计短时间不能结束分娩的，应采用剖宫产术终止妊娠，以降低围生儿病死率。对胎儿贮备功能尚好，无明显宫内缺氧，人工破膜羊水清亮者可以阴道试产。若选择阴道试产，需密切观察产程进展，连续监测胎心变化。

（2）增加羊水量期待治疗：对妊娠未足月、胎肺不成熟者，可行增加羊水量延长妊娠期。可选用羊膜腔输液补充羊水，尽量延长孕周。有以下两种方法：①经腹羊膜腔输液：常在中期妊娠羊水过少时采用。主要有帮助诊断和预防胎肺发育不良两个目的。具体方法：常规消毒腹部皮肤，在B超引导下避开胎盘行羊膜穿刺，以10ml/min速度输入37℃的0.9%氯化钠液200ml，若未发现明显胎儿畸形，应用宫缩抑制剂预防流产或早产。②经宫颈羊膜腔输液：常在产程中或胎膜早破时使用。适合于羊水过少伴频繁胎心变异减速或羊水Ⅲ度粪染者。主要目的是缓解脐带受压，提高阴道安全分娩的可能性，以及稀释粪染的羊水，减少胎粪吸入综合征的发生。具体方法：常规消毒外阴、阴道，经宫颈放置宫腔压力导管进羊膜腔，输入加温至37℃的0.9%氯化钠液300ml，输液速度为10ml/min。如羊水指数达8cm，并解除胎心变异减速，则停止输液，否则再输250ml。若输液后AFI已≥8cm，但胎心减速不能改善亦应停止输液，按胎儿窘迫处理。输液过程中B超监测AFI、间断测量宫内压，可同时胎心内监护，注意无菌操作。

第三节 脐带异常

知识点1：脐带先露和脐带脱垂的概念　　　副高：熟练掌握　正高：熟练掌握

胎膜未破时脐带位于胎先露前方或一侧，称为脐带先露，也称隐性脐带脱垂。若胎膜已破，脐带进一步脱出于胎儿先露的下方，经宫颈进入阴道内，甚至到外阴部，称为脐带脱垂。

知识点2：脐带先露和脐带脱垂的病因　　　副高：熟练掌握　正高：熟练掌握

（1）胎头未衔接时如头盆不称、胎头入盆困难。
（2）胎位异常，如臀先露、肩先露、枕后位。
（3）胎儿过小或羊水过多。
（4）脐带过长。
（5）脐带附着异常及低置胎盘等。

知识点3：脐带异常对母儿的影响　　　副高：熟练掌握　正高：熟练掌握

（1）对母体的影响：增加剖宫产率及手术助产率。
（2）对胎儿的影响：发生在胎先露部尚未衔接、胎膜未破时的脐带先露，因宫缩时胎先露部下降，一过性压迫脐带导致胎心率异常。胎先露部已衔接、胎膜已破者，脐带受压于胎先露部与骨盆之间，引起胎儿缺氧，甚至胎心完全消失；以头先露最严重，肩先露最轻。若脐带血液循环阻断超过7~8分钟可胎死宫内。

知识点4：脐带先露和脐带脱垂的诊断　　　副高：熟练掌握　正高：熟练掌握

有脐带脱垂危险因素存在时，应警惕脐带脱垂的发生。胎膜未破，于胎动、宫缩后胎心率突然变慢，改变体位、上推胎先露部及抬高臀部后迅速恢复者，应考虑有脐带先露的可能，临产后应行胎心监护。胎膜已破出现胎心率异常，应立即行阴道检查，了解有无脐带脱垂和脐带血管有无搏动。在胎先露部旁或其前方以及阴道内触及脐带者，或脐带脱出于外阴者，即可确诊。B超及彩色多普勒超声等有助于明确诊断。

知识点5：脐带脱垂的处理　　　副高：熟练掌握　正高：熟练掌握

（1）脐带先露：经产妇、胎膜未破、宫缩良好者取头低臀高位，密切观察胎心率，等待胎头衔接，宫口逐渐扩张，胎心持续良好者，可经阴道分娩。初产妇或足先露、肩先露者，应行剖宫产术。
（2）脐带脱垂：发现脐带脱垂、胎心尚好、胎儿存活者，应争取尽快娩出胎儿。①宫口开全：胎头已入盆，行产钳术牵拉娩出胎儿；若臀先露应立即行臀牵引。若胎心消失时间较长，应按死胎处理。②宫颈未开全：产妇立即取头低臀高位，将胎先露部上推，应用抑制子宫收缩的药物，以缓解或减轻脐带受压；严密监测胎心的同时，尽快行剖宫产术。

知识点6：脐带先露的预防与注意事项	副高：熟练掌握 正高：熟练掌握

（1）妊娠晚期及临产后，超声检查有助于尽早发现脐带先露。
（2）对临产后胎先露迟迟不入盆者，尽量不做或少做肛查或阴道检查。
（3）需人工破膜者应行高位破膜，避免脐带随羊水流出而脱出。

知识点7：脐带缠绕的概念及原因	副高：熟练掌握 正高：熟练掌握

脐带围绕胎儿颈部、四肢或躯干者，称为脐带缠绕。90%为脐带绕颈，以绕颈1周者居多，占分娩总数的20%左右。发生原因与脐带过长、胎儿小、羊水过多及胎动频繁等有关。脐带绕颈对胎儿影响与脐带缠绕松紧、缠绕周数及脐带长短有关。

知识点8：脐带缠绕的临床特点	副高：熟练掌握 正高：熟练掌握

脐带缠绕的临床特点有：①胎先露部下降受阻：脐带缠绕使脐带相对变短，影响胎先露部入盆，可使产程延长或停滞；②胎儿窘迫：当缠绕周数多、过紧使脐带受牵拉，或因宫缩使脐带受压，导致胎儿血循环受阻，胎儿缺氧；③胎心率变异：出现频繁的变异减速；④脐带血流异常：彩色多普勒超声检查：在胎儿颈部发现脐带血流信号；⑤B超检查：见脐带缠绕处皮肤有明显压迹，脐带缠绕一周呈U形压迹，内含一小圆形衰减包块，并可见其中小短光条；脐带缠绕两周呈W形；脐带缠绕3周或3周以上呈锯齿形，其上为一条衰减带状回声。出现上述情况应高度警惕脐带缠绕，特别是胎心监护出现频繁的变异减速，经吸氧、改变体位不能缓解时，应及时终止妊娠。

知识点9：脐带长度异常的表现	副高：熟练掌握 正高：熟练掌握

脐带正常长度为30～100cm，平均长度为55cm。脐带短于30cm者，称为脐带过短。脐带超过100cm者，称为脐带过长。妊娠期间脐带过短常无临床征象，临产后因胎先露部下降，脐带被牵拉过紧，使胎儿血循环受阻，因缺氧出现胎心率异常；严重者导致胎盘早剥。胎先露部下降受阻，引起产程延长，以第二产程延长居多。经抬高床脚和吸氧，胎心率仍无改善，应立即行剖宫产结束分娩。脐带过长易造成脐带绕颈、绕体、打结、脱垂或脐带受压。

知识点10：脐带打结的分类	副高：熟练掌握 正高：熟练掌握

脐带打结有假结和真结两种。①脐带假结：指因脐血管较脐带长，血管卷曲似结，或因

脐静脉较脐动脉长形成迂曲似结，通常对胎儿无大危害；②脐带真结：较少见。多先为脐带缠绕胎体，后因胎儿穿过脐带套环而成真结。若脐带真结未拉紧则无症状，拉紧后胎儿血循环受阻可致胎死宫内。多数在分娩后确诊。

知识点11：脐带扭转的表现	副高：熟练掌握 正高：熟练掌握

脐带扭转是指胎儿活动使脐带顺其纵轴扭转呈螺旋状，生理性扭转可达6～11周。脐带过分扭转在近胎儿脐轮部变细呈索状坏死，引起血管闭塞或伴血栓形成，胎儿可因血运中断而致死亡。

知识点12：脐带附着异常的临床表现及诊断	副高：熟练掌握 正高：熟练掌握

正常情况下，脐带附着于胎盘胎儿面的近中央处。脐带附着于胎盘边缘者，称为球拍状胎盘，分娩过程中对母儿无大影响，多在产后检查胎盘时发现。脐带附着于胎膜上，脐带血管通过羊膜与绒毛膜间进入胎盘者，称为脐带帆状附着，若胎膜上的血管跨过宫颈内口位于胎先露部前方，称为前置血管。当胎膜破裂时，伴前置血管破裂出血达200～300ml时可导致胎儿死亡。若前置血管受胎先露部压迫，可导致脐血循环受阻，胎儿窘迫或死亡。临床表现为胎膜破裂时发生无痛性阴道流血，伴胎心率异常或消失，胎儿死亡。取流出血涂片检查，查到有核红细胞或幼红细胞并有胎儿血红蛋白，即可确诊。产前超声检查应注意脐带附着在胎盘的部位。

知识点13：脐血管数目异常	副高：熟练掌握 正高：熟练掌握

正常脐带有三条血管：一条脐静脉，两条脐动脉。如只有一条脐动脉，称为单脐动脉。大多数病例在产前用B超可以发现，如果B超只发现单脐动脉这一因素，而没有其他结构异常，新生儿预后良好，如果同时有其他超声结构异常，非整倍体以及其他畸形的风险增高，如肾脏发育不全、无肛门、椎骨缺陷等。

第七章 妊娠合并疾病

第一节 妊娠期肝内胆汁淤积症

知识点1：妊娠期肝内胆汁淤积症的概念　　　　副高：掌握　正高：掌握

妊娠期肝内胆汁淤积症（ICP）是妊娠中、晚期特有的并发症，主要发生在妊娠晚期，少数发生在妊娠中期，以皮肤瘙痒和胆酸高值为特征，主要危及胎儿。该病有明显的地域和种族差异，智利发病率最高，国内无确切的ICP流行病学资料。ICP对孕妇是一种良性疾病，但对围生儿可能造成严重的不良影响。

知识点2：ICP的病因　　　　副高：掌握　正高：掌握

（1）雌激素作用：妊娠期体内雌激素水平大幅度增加。雌激素可使Na^+/K^+-ATP酶活性下降，能量提供减少，导致胆酸代谢障碍；可使肝细胞膜中胆固醇与磷脂比例上升，流动性降低，从而影响了对胆酸的通透性，使胆汁流出受阻；作用于肝细胞内雌激素受体，改变肝细胞蛋白质的合成，导致胆汁回流增加。上述因素综合作用可能导致ICP的发生。

（2）遗传与环境因素：流行病学研究发现，ICP发病率与季节有关，冬季高于夏季。世界各地ICP发病率明显不同，并且在母亲或姐妹中有ICP病史的孕妇ICP发病率明显增高，其完全外显的特性及母婴直接传播的特性，符合孟德尔显性遗传规律，表明遗传及环境因素在ICP发生中起一定作用。

知识点3：ICP对母儿的影响　　　　副高：熟练掌握　正高：熟练掌握

（1）对母体的影响：ICP患者伴发明显的脂肪痢时，脂溶性维生素K的吸收减少，可导致产后出血。

（2）对胎儿及新生儿的影响：由于胆汁酸毒性作用使围生儿发病率和死亡率明显升高。可发生胎儿窘迫、早产、羊水胎粪污染。此外，尚有不能预测的突发的胎死宫内、新生儿颅内出血等。

知识点4：ICP的临床表现　　　　副高：掌握　正高：掌握

（1）瘙痒：ICP的首发症状是无皮肤损伤的瘙痒，约80%患者在妊娠30周后出现，有的甚至更早。瘙痒程度不一，常呈持续性，白昼轻，夜间加剧。瘙痒一般始于手掌和脚掌，后渐向肢体近端延伸甚至可发展到面部，这种瘙痒症状常出现在实验室检查异常结果之前平均约3周，也有达数月者，多于分娩后24～48小时缓解，少数在1周或1周以上缓解。

（2）黄疸：10%～15%的患者出现轻度黄疸，多在瘙痒2～4周后出现，一般不随孕周的增加而加重。于分娩后1～2周内消退。ICP孕妇有无黄疸与胎儿预后关系密切，有黄疸者羊水粪染、新生儿窒息及围生儿死亡率均显著增加。

（3）皮肤抓痕：ICP不存在原发皮损四肢皮肤出现因瘙痒所致条状抓痕。皮肤组织活检无异常发现。

（4）消化道症状：一般无明显消化道症状，少数孕妇出现上腹不适，轻度脂肪痢，但精神状况良好。

| 知识点5：ICP的诊断 | 副高：掌握　正高：掌握 |

（1）血清胆酸：胆汁中的胆酸主要是甘胆酸（CG）及牛磺酸，其比值为3∶1，临床上常通过检测血清中CG值了解胆酸水平。ICP患者血甘胆酸浓度在30周时突然升高至2～2.5μmol/L，为正常水平的100倍，并持续至产后方才下降，5～8周后恢复正常。血清胆酸升高是ICP最主要的特异性证据。在瘙痒症状出现或转氨酶升高前数周血清胆酸已升高，且其值越高，病情越严重，出现瘙痒时间越早，因此测定孕妇血清甘胆酸不但是早期诊断ICP最敏感的方法，对判断病情严重程度和及时监护、处理均有参考价值。

（2）肝功能测定：大多数ICP患者的门冬氨酸氨基转氨酶（AST）、丙氨酸氨基转氨酶（ALT）轻至中度升高，为正常水平的2～10倍，ALT较AST更敏感；部分患者血清胆红素轻至中度升高，很少超过85.5μmol/L，其中直接胆红素占50%以上。

（3）产后胎盘病理检查：ICP可见母体面、胎儿面及羊膜均呈不同程度的黄色和灰色斑块，绒毛膜板及羊膜有胆盐沉积，滋养细胞肿胀、数量增多，绒毛基质水肿，间隙狭窄。

| 知识点6：ICP分度 | 副高：熟练掌握　正高：熟练掌握 |

ICP分度对ICP的严重程度进行分度有助于临床管理，常用的指标包括血清总胆汁酸、肝酶水平、瘙痒程度以及是否合并其他异常。总胆汁酸水平与围产结局密切相关。

（1）轻度：①血清总胆汁酸10～39.9μmol/L；②主要症状为瘙痒，无其他明显症状。

（2）重度：①血清总胆汁酸≥40μmol/L；②症状严重伴其他情况，如多胎妊娠、妊娠期高血压疾病、复发性ICP、既往有因ICP的死胎史或新生儿窒息死亡史等。满足以上任何一条即为重度。

| 知识点7：ICP的鉴别诊断 | 副高：掌握　正高：掌握 |

诊断ICP需排除其他能引起瘙痒、黄疸和肝功能异常的疾病。ICP患者无发热、急性上腹痛等肝炎的一般表现，如果患者出现剧烈呕吐、精神症状或高血压，则应考虑为妊娠急性

脂肪肝和先兆子痫。分娩后ICP患者所有症状消失,实验室检查异常结果恢复正常,否则需考虑其他原因引起的胆汁淤积。

知识点8:ICP的一般处理　　　　　副高:掌握　正高:掌握

适当卧床休息,取左侧卧位增加胎盘血流量,间断吸氧、给予高渗葡萄糖液、维生素类及能量,既保肝又可提高胎儿对缺氧的耐受性。定期检测肝功能、血甘胆酸、胆红素。

知识点9:ICP的胎儿监测　　　　　副高:熟练掌握　正高:熟练掌握

建议通过胎动、电子胎心监护(EFM)及超声检查等密切监测胎儿情况。胎动是评估胎儿宫内状态最简便的方法,胎动减少、消失等是胎儿宫内缺氧的危险信号,应立即就诊。孕32周起可每周检查NST。测定胎儿脐动脉血流收缩期与舒张期比值(S/D值)对预测围生儿预后有一定意义。产科超声用于监测胎儿生长情况以及胎心监护不确定时的生物物理评分。

知识点10:ICP的药物治疗　　　　　副高:掌握　正高:掌握

(1)考来烯胺(消胆胺):可阻断胆酸的肝肠循环,降低血清胆酸的浓度,有助于减轻瘙痒症状,但不能改善生化参数异常及胎儿预后。考来烯胺可发生脂肪痢,故用药同时应补充维生素K和其他脂溶性维生素。用法用量:每次4g,每天2~3次口服。

(2)苯巴比妥:此药可诱导酶活性和产生细胞色素P450,增加胆酸盐流量,改善瘙痒症状;可使肝细胞微粒体与葡萄糖醛酸结合,降低血清胆酸水平;但生化参数变化不明显。用法用量:每次0.03g,每天3次口服,可连用2~3周。

(3)地塞米松:可诱导酶活性,通过胎盘减少胎儿肾上腺脱氢表雄酮的分泌,降低雌激素的产生而减轻胆汁淤积并能促进胎肺成熟,从而降低高胆酸血症所致的死胎及早产所引起的新生儿呼吸窘迫综合征。用法用量:每天12mg口服,连用7天,后3天逐渐减量直至停药。

(4)熊去氧胆酸(UDCA):UDCA是ICP治疗的一线用药,服用后可抑制肠道对疏水性胆酸的重吸收从而改善肝功能,降低胆酸水平,改善胎儿胎盘单位的代谢环境,延长胎龄。用法用量:15mg/(kg·d),分3~4次口服,共20天。ICP瘙痒症状和生化指标均有明显改善。停药后症状和生化指标若有波动,继续用药仍有效。治疗期间应根据病情每1~2周检查一次肝功能,监测生化指标的改变。

知识点11:ICP的辅助治疗　　　　　副高:掌握　正高:掌握

(1)护肝治疗:在降胆酸治疗的基础上使用护肝药物,葡萄糖、维生素C、肌苷等保肝药物可改善肝功能。

（2）改善瘙痒症状：炉甘石液、薄荷类、抗组胺药物对瘙痒有缓解作用。

（3）预防产后出血：当伴发明显的脂肪痢或凝血酶原时间延长时，为预防产后出血，应及时补充维生素K，每天5~10mg，口服或肌内注射。

（4）中药：如茵陈、川芎等降黄药物治疗ICP有一定效果。

知识点12：ICP的产科处理　　　　　　　　　副高：掌握　正高：掌握

（1）产前监护：妊娠晚期加强监护，尽可能防止胎儿突然死亡。从孕34周开始每周行NST试验，警惕基线胎心率变异消失，以便及时发现慢性胎儿宫内缺氧；每日测胎动，若12小时内胎动少于10次应考虑胎儿有宫内窘迫；定期行B超检查，警惕羊水过少的发生。

（2）适时终止妊娠：为避免继续待产突然出现的死胎风险可在足月后尽早终止妊娠。①终止妊娠指征：孕妇出现黄疸症状，胎龄已达36周；羊水量逐渐减少；无黄疸妊娠已足月或胎肺已成熟。②终止妊娠方式：轻度ICP、无产科和其他剖宫产指征、孕周<40周者，可考虑阴道试产。产程中应密切监测宫缩及胎心情况，做好新生儿复苏准备，若可疑胎儿窘迫应适当放宽剖宫产指征。重度ICP、既往有ICP病史并存在与之相关的死胎死产及新生儿窒息或死亡病史、高度怀疑胎儿窘迫或存在其他阴道分娩禁忌证者，应行剖宫产终止妊娠。

第二节　妊娠合并心脏病

知识点1：妊娠合并心脏病的类型　　　　　　　副高：掌握　正高：掌握

妊娠合并心脏病（包括妊娠前已有心脏病及妊娠后发现或发生心脏病）是孕产妇死亡的重要原因，在我国占孕产妇死亡原因第二位，是最常见的非直接产科死因。主要类型有先天性心脏病、风湿性心脏病、妊娠期高血压性心脏病、围生期心肌病、心肌炎等。

知识点2：妊娠、分娩期心脏血管方面的变化　　副高：熟练掌握　正高：熟练掌握

（1）妊娠期：母体循环系统在妊娠期发生了一系列的适应性变化，主要表现在总血容量、心排出量逐渐增加，至妊娠32~34周达高峰；心率也逐渐增加，至妊娠晚期每分钟平均增加10~15次。心脏病孕妇的血容量与血流动力学变化增加了心力衰竭的风险。

（2）分娩期：为心脏负担最重的时期。子宫收缩使孕妇动脉压与子宫内压之间压力差减小，且每次宫缩时有25~500ml液体被挤入体循环，增加了全身血容量；每次宫缩时心排血量约增加24%，同时有血压增高、脉压增宽及中心静脉压升高。第二产程时由于孕妇屏气，先天性心脏病孕妇有时可因肺循环压力增加，使原来左向右分流转为右向左分流而出现发绀。胎儿胎盘娩出后子宫突然缩小，胎盘循环停止，回心血量增加。加之腹腔内压骤减，大量血液向内脏灌注，造成血流动力学急剧变化。此时，患心脏病孕妇极易发生心力衰竭。

（3）产褥期：产后3日内仍是心脏负担较重的时期。除子宫收缩使一部分血液进入体循

环外，妊娠期组织间潴留的液体也开始回到体循环。妊娠期出现的一系列心血管变化，在产褥期尚不能立即恢复到妊娠前状态。心脏病孕妇此时仍应警惕心力衰竭的发生。

从妊娠、分娩及产褥期对心脏的影响看，妊娠32~34周、分娩期（第一产程末、第二产程）、产后3日内心脏负担最重，是心脏病孕妇的危险时期，极易发生心力衰竭。

知识点3：左向右分流型先天性心脏病对妊娠的影响　　　　副高：掌握　正高：掌握

（1）房间隔缺损：是最常见的先天性心脏病，其对妊娠的影响，取决于缺损的大小。缺损面积<1cm²者多无症状，仅在体检时被发现，多能耐受妊娠及分娩。若缺损面积较大，妊娠期及分娩期由于肺循环阻力增加、肺动脉高压、右心房压力增加，妊娠期体循环阻力下降、分娩期失血、血容量减少，可引起右至左的分流出现发绀，极有可能发生心力衰竭。房间隔缺损面积>2cm²者，最好妊娠前手术矫治后再妊娠。

（2）室间隔缺损：可以单独存在，或与其他心脏畸形合并存在。以膜部缺损最常见。缺损大小及肺动脉压力的改变，直接影响血流动力学变化。缺损面积<1.25cm²，既往无心衰史，也无其他并发症者，较少发生肺动脉高压和心力衰竭，一般能顺利度过妊娠与分娩期。室间隔缺损较大，常较早出现症状，多在儿童期肺动脉高压出现前已行手术修补，若缺损较大且未修补的成人，易出现肺动脉高压和心力衰竭，且细菌性心内膜炎的发生率也较高。妊娠能耐受轻、中度的左向右分流，当肺动脉压接近或超过体循环水平时，将发展为右向左分流或艾森曼格综合征，孕产妇死亡率将高达30%~50%。后者应禁止妊娠，如果避孕失败，应于妊娠早期行治疗性人工流产。

（3）动脉导管未闭：是较多见的先天性心脏病。儿童期可手术治愈，故妊娠合并动脉导管未闭者并不多见。与其他分流一样，妊娠结局与动脉导管未闭部分的管径大小有关，较大分流的动脉导管未闭，妊娠前未行手术矫治者，肺动脉高压使血流逆转可出现发绀和心力衰竭。若妊娠早期已有肺动脉高压或有右向左分流者，建议终止妊娠。未闭动脉导管口径较小、肺动脉压正常者，妊娠期一般无症状，可继续至妊娠足月。

知识点4：右向左分流型先天性心脏病对妊娠的影响　　　　副高：掌握　正高：掌握

临床上最常见的是法洛四联症及艾森曼格综合征。

（1）法洛四联症：是一种联合的先天性心血管畸形，包括肺动脉狭窄、室间隔缺损、主动脉右位和右心室肥大，是最常见的发绀型心脏病。未行手术矫治者很少存活至生育年龄。此类患者对妊娠期血容量增加和血流动力学改变的耐受力极差，孕妇和胎儿死亡率可高达30%~50%。若发绀严重，自然流产率可高达80%。故这类心脏病妇女不宜妊娠，若已妊娠也应尽早终止。经手术治疗后心功能为Ⅰ~Ⅱ级者，可在严密观察下继续妊娠。

（2）艾森曼格综合征：也称肺动脉高压性右向左分流综合征。实际上是一组先天性心脏疾病发展的后果。如先天性室间隔缺损、房间隔缺损、动脉导管未闭等持续存在时，肺动脉高压进行性发展，使得右心系统压力持续增高甚至超过左心系统压力，原来的左向右分流转变为右向左分流而出现青紫，孕产妇死亡率增高。

知识点5：无分流型先天性心脏病对妊娠的影响　　　　副高：掌握　　正高：掌握

（1）肺动脉口狭窄：单纯肺动脉口狭窄的预后一般较好，多数可存活至生育期。轻度狭窄者，能度过妊娠及分娩期。重度狭窄（瓣口面积减少60%以上）者，由于妊娠期及分娩期血容量及心排出量增加，加重右心室负荷，严重时可发生右心衰竭。因此，严重肺动脉口狭窄宜于妊娠前行手术矫治。

（2）主动脉缩窄：妊娠合并主动脉缩窄较少见。此病常伴其他心血管畸形，预后较差，合并妊娠时20%会发生各种并发症，围生儿预后也较差，胎儿死亡率10%～20%。轻度主动脉缩窄，心脏代偿功能良好，患者可在严密观察下继续妊娠。中、重度狭窄者即使经手术矫治，也应避孕或在孕早期终止妊娠。

（3）马方综合征：为结缔组织遗传性缺陷导致主动脉中层囊性退变。本病死亡原因多为血管破裂。患本病妇女应避孕，妊娠者若B超心动图发现主动脉根部直径>40mm时，应终止妊娠。妊娠时应严格限制活动，控制血压，必要时使用β受体阻滞剂以降低心肌收缩力。

知识点6：风湿性心脏病对妊娠的影响　　　　副高：掌握　　正高：掌握

以单纯性二尖瓣狭窄最多见，部分为二尖瓣狭窄合并关闭不全。主动脉瓣病变少见。

（1）二尖瓣狭窄：最多见。占风湿性心脏病的2/3～3/4。无明显血流动力学改变的轻度二尖瓣狭窄（瓣口面积1.5～2.0m²）患者，可以耐受妊娠。中、重度的二尖瓣狭窄患者，肺水肿和心力衰竭的发生率增高，母胎死亡率增加，尤其在分娩时和产后孕产妇死亡率更高。因此，病变较严重、伴有肺动脉高压患者应在妊娠前纠正二尖瓣狭窄，已妊娠者宜早期终止妊娠。

（2）二尖瓣关闭不全：因妊娠期外周阻力下降，使二尖瓣反流程度减轻，故单纯二尖瓣关闭不全者一般情况下能较好耐受妊娠。但风湿性二尖瓣关闭不全患者约半数合并二尖瓣狭窄。

（3）主动脉瓣狭窄及关闭不全：主动脉瓣关闭不全者，妊娠期外周阻力降低可使主动脉反流减轻，一般可以耐受妊娠。主动脉瓣狭窄增加左心射血阻力，严重者应手术矫正后再考虑妊娠。

知识点7：妊娠期高血压疾病性心脏病对妊娠的影响　　　　副高：掌握　　正高：掌握

妊娠期高血压疾病性心脏病是指既往无心脏疾病史，在妊娠期高血压疾病的基础上，突然发生以左心衰竭为主的全心衰竭。妊娠期高血压疾病并发肺水肿的发生率为3%，这是由于冠状动脉痉挛，心肌缺血，周围小动脉阻力增加，水、钠潴留及血黏度增加等，加重了心脏负担而诱发急性心力衰竭。妊娠期高血压疾病合并中、重度贫血时更易引起心肌受累。这类心脏病在发生心衰之前，常有干咳，夜间更明显，易被误诊为上呼吸道感染或支气管炎而延误诊疗时机，产后病因消除，病情会逐渐缓解，多不遗留器质性心脏病变。

知识点8：围生期心肌病对妊娠的影响	副高：掌握 正高：掌握

发生于妊娠晚期至产后6个月内的扩张型心肌病为围生期心肌病。特征为既往无心血管疾病病史的孕妇，出现心肌收缩功能障碍和充血性心力衰竭。本病主要临床表现为呼吸困难、心悸、咳嗽、咯血、端坐呼吸、胸痛、肝大、水肿等心力衰竭的症状。25%～40%的患者出现相应器官栓塞症状。轻者仅有心电图T波改变而无症状。胸部X线片见心脏普遍增大、肺淤血。心电图示左室肥大、ST段及T波异常改变，可伴有各种心律失常。B超心动图显示心腔扩大，以左室、左房大为主，室壁运动普遍减弱，射血分数减少。部分患者可因发生心力衰竭、肺梗死或心律失常而死亡。初次心力衰竭经早期治疗后，1/3～1/2患者可以完全康复，再次妊娠可能复发。目前，围生期心肌病缺乏特异性的诊断手段，主要根据病史、症状体征及辅助检查，心内膜或心肌活检可见心肌细胞变性、坏死伴炎性细胞浸润，对鉴别诊断有意义。

知识点9：心肌炎对妊娠的影响	副高：掌握 正高：掌握

近年来，病毒性心肌炎呈增多趋势，急慢性心肌炎合并妊娠的比例在增加。妊娠期合并心肌炎的诊断较困难。主要表现为既往无心瓣膜病、冠心病或先心病，在病毒感染后1～3周内出现乏力、心悸、呼吸困难和心前区不适。检查可见心脏扩大，持续性心动过速、心律失常和心电图ST段及T波异常改变等。急性心肌炎病情控制良好者，可在密切监护下继续妊娠。

知识点10：妊娠合并心脏病的诊断	副高：掌握 正高：掌握

正常妊娠的生理性变化可以表现一些酷似心脏病的症状和体征，如心悸、气短、踝部水肿、乏力、心动过速等。心脏检查可以有轻度扩大、心脏杂音。妊娠还可使原有心脏病的某些体征发生变化，增加了诊断难度。诊断时应注意以下有意义的诊断依据：

（1）病史：妊娠前有心悸、气急或心力衰竭史；体检曾被诊断有器质性心脏病；曾有风湿热病史。

（2）症状：有劳力性呼吸困难、经常性夜间端坐呼吸、咯血、经常性胸闷胸痛等。

（3）体征：以下体征提示有心脏病：①发绀、杵状指、持续性颈静脉曲张；②心脏听诊有舒张期杂音或Ⅲ级或Ⅲ级以上全收缩期杂音，性质粗糙；③有心包摩擦音、舒张期奔马律、交替脉。

（4）X线、心电图及超声心动图的改变：包括：①X线提示心脏显著扩大；②心电图有严重的心律失常，如心房颤动、心房扑动、三度房室传导阻滞、ST段及T波异常改变等；③超声心动图显示心腔扩大、心肌肥厚、瓣膜运动异常、心内结构异常。

知识点11：心脏病孕妇心功能分级　　　副高：掌握　正高：掌握

（1）纽约心脏病协会（NYHA）依据患者生活能力状况，将心脏病孕妇心功能分为4级：①Ⅰ级：一般体力劳动不受限制；②Ⅱ级：一般体力劳动略受限制，休息时无症状，活动后心悸、轻度气短；③Ⅲ级：一般体力劳动显著受限，休息时无不适，轻微日常工作即感不适、心悸、呼吸困难，或既往有心力衰竭史；④Ⅳ级：一般体力活动严重受限，不能进行任何活动，休息时有心悸、呼吸困难等心力衰竭征象。

（2）根据心电图、负荷试验、X线、超声心动图等客观检查结果，评估心脏病的严重程度：此方案将心脏功能分为A～D级：①A级：无心血管病的客观依据；②B级：客观检查表明属于轻度心血管病患者；③C级：属于中度心血管病患者；④D级：属于重度心血管病患者。其中轻、中、重没有做出明确规定，由医生根据检查进行判断。

以上两种方案可单独应用，也可联合应用，如心功能Ⅱ级C、Ⅰ级B等。

知识点12：心脏病患者对妊娠耐受能力的判断　　　副高：掌握　正高：掌握

能否安全渡过妊娠期、分娩期及产褥期，取决于心脏病的种类、病变程度、是否手术矫治、心功能级别及具体医疗条件等因素。

（1）可以妊娠：心脏病变较轻，心功能Ⅰ～Ⅱ级，既往无心力衰竭史，亦无其他并发症者，妊娠后经密切监护，适当治疗多能耐受妊娠和分娩。

（2）不宜妊娠：心脏病变较重、心功能Ⅲ～Ⅳ级、既往有心力衰竭史、有肺动脉高压、右向左分流型先天性心脏病、严重心律失常、风湿热活动期、心脏病并发细菌性心内膜炎、急性心肌炎等，妊娠期极易发生心力衰竭，不宜妊娠。年龄在35岁以上，心脏病病程较长者，发生心力衰竭的可能性极大，不宜妊娠。若已妊娠，应在妊娠早期行治疗性人工流产。

知识点13：妊娠合并心脏病的并发症　　　副高：掌握　正高：掌握

（1）心力衰竭：是妊娠合并心脏病常见的严重并发症，也是妊娠合并心脏病孕产妇死亡的主要原因，因妊娠期及分娩期血流动力学的巨大变化，心力衰竭最容易发生在妊娠32～34周、分娩期及产褥早期。若出现下述症状与体征，应考虑为早期心力衰竭：①轻微活动后即出现胸闷、心悸、气短；②休息时心率每分钟超过110次，呼吸每分钟超过20次；③夜间常因胸闷而坐起呼吸，或到窗口呼吸新鲜空气；④肺底部出现少量持续性湿啰音，咳嗽后不消失。

（2）亚急性感染性心内膜炎：妊娠期、分娩期及产褥期易发生菌血症，如泌尿生殖道感染，已有缺损或病变的心脏易发生感染性心内膜炎。若不及时控制，可诱发心力衰竭。

（3）缺氧和发绀：妊娠时外周血管阻力降低，使发绀型先天性心脏病的发绀加重；非发绀型左至右分流的先天性心脏病，可因肺动脉高压及分娩失血，发生暂时性右至左分流引起缺氧和发绀。

（4）静脉栓塞和肺栓塞：妊娠时血液呈高凝状态，若合并心脏病伴静脉压增高及静脉淤滞者，有时可发生深部静脉血栓。虽不常见，一旦栓子脱落可诱发肺栓塞，是孕产妇的重要死亡原因之一。

（5）恶性心律失常：指心律失常发作时导致患者的血流动力学改变，出现血压下降甚至休克，心、脑、肾等重要器官供血不足多在原有心脏病的基础上发生，是孕妇猝死和心源性休克的主要原因。

知识点14：妊娠期的处理　　　　　　　　　副高：掌握　　正高：掌握

（1）人工流产终止妊娠的指征：凡妊娠3个月以内有以下情况者应考虑人工流产终止妊娠：①心功能Ⅲ级或Ⅲ级以上者；②以往有心力衰竭史或伴有严重内科并发症；③肺动脉高压；④慢性心房颤动；⑤高度房室传导阻滞；⑥并发细菌性心内膜炎；⑦先天性心脏病有明显发绀或肺动脉高压者；⑧活动性风湿热。妊娠12周以上者应与内科医师配合，严格监护下行钳刮术或中期引产。

（2）继续妊娠的注意事项：①充分休息，避免过劳及情绪过度激动。②妊娠期应适当控制体重，整个妊娠期体重增加不超过10kg，高蛋白、高维生素、低盐、低脂肪饮食。③定期进行产前检查，妊娠20周前，每2周产前检查1次，妊娠20周后每周1次。检查内容除针对产科情况外，还应判断心脏病的性质和心功能的分级。④及时发现心力衰竭早期症状，如轻微活动后即出现胸闷、心悸、气短；休息时心率每分钟超过110次，呼吸每分钟超过20次；夜间经常因胸闷而坐起呼吸，或到窗口呼吸新鲜空气；肺底部出现少量持续性湿啰音。⑤预防感染，尤其是上呼吸道感染；纠正贫血；治疗心律失常；防治妊娠期高血压疾病和其他合并症及并发症。⑥住院治疗，心功能Ⅲ级或Ⅲ级以上者，应立即住院治疗，心功能正常者应在预产期前1~2周住院待产，未临产的心力衰竭患者应先住入内科病房处理，待病情稳定，临近预产期可转入本科待产。⑦选择性剖宫产术，由于子宫下段剖宫产术是一种较为安全的分娩方式，因而对于心脏病患者，可就其骨盆情况、胎儿大小及其病情作出综合判定，估计从阴道分娩有一定困难者，可在胎儿成熟后尽早行选择性剖宫产术娩出胎儿，避免进入产程后的血流动力学变化更加加重病情，有心力衰竭者可在心力衰竭控制的情况下进行。

知识点15：分娩期分娩方式的选择　　　　　　副高：掌握　　正高：掌握

心功能Ⅰ~Ⅱ级，胎儿不大，胎位正常，宫颈条件良好者，可考虑在严密监护下经阴道分娩。胎儿偏大，产道条件不佳及心功能Ⅲ~Ⅳ级者，均应择期剖宫产。剖宫产可减少产妇因长时间宫缩所引起的血流动力学改变，减轻心脏负担。由于手术及麻醉技术的提高，术中监护措施的完善及高效广谱抗生素的应用，剖宫产已比较安全，故应放宽剖宫产指征。以选择连续硬膜外阻滞麻醉为宜，麻醉剂中不应加肾上腺素，麻醉平面不宜过高。为防止仰卧位低血压综合征，可采取左侧卧位15°，上半身抬高30°。术中、术后应严格限制输液量。不宜再妊娠者，应建议同时行输卵管结扎术。

知识点16：分娩期的处理　　　　　　　　　　　　　　　副高：掌握　正高：掌握

（1）第一产程：安慰及鼓励产妇，消除紧张情绪。适当应用地西泮、哌替啶等镇静剂。密切注意血压、脉搏、呼吸、心率。一旦发现心衰征象，应取半卧位，高浓度面罩吸氧，并给毛花苷丙0.4mg加25%葡萄糖液20ml缓慢静脉注射，必要时4～6小时重复给药0.2mg。产程开始后即应给予抗生素预防感染。

（2）第二产程：要避免屏气增加腹压，应行会阴后-侧切开、胎头吸引或产钳助产术，尽可能缩短第二产程。

（3）第三产程：胎儿娩出后，产妇腹部放置沙袋，以防腹压骤降而诱发心衰。要防止产后出血过多而加重心肌缺血，诱发先心病发生发绀及心衰。可静注或肌注缩宫素10～20U，禁用麦角新碱，以防静脉压增高。产后出血过多者应适当输血、输液，但需注意输液速度不可过快。

知识点17：产褥期的处理　　　　　　　　　　　　　　　副高：掌握　正高：掌握

（1）继续严密监测患者生命体征和心力衰竭征象。
（2）保证产妇充分休息。
（3）继续应用广谱抗生素预防感染，直至产后1周左右无感染征象时停药。
（4）心功能Ⅲ级以上者不宜哺乳。
（5）产前、产时有心力衰竭者，产后继续用强心药。
（6）产后至少住院2周，如无心力衰竭，一般情况尚好，可酌情提前出院。
（7）不宜妊娠者，应严格避孕或行绝育术。

知识点18：心脏手术的指征　　　　　　　　　　　　　　副高：掌握　正高：掌握

妊娠期血流动力学的改变使心脏储备能力下降，影响心脏手术后的恢复，加之术中用药及体外循环对胎儿的影响，一般不主张在孕期手术，尽可能在幼年、孕前或延至分娩后再行心脏手术。如果妊娠早期出现循环障碍症状，孕妇不愿做人工流产，内科治疗效果又不佳且手术操作不复杂，可考虑手术治疗。手术时期宜在妊娠12周以前进行，手术前注意保胎及预防感染。

第三节　妊娠合并病毒性肝炎

妊娠合并病
毒性肝炎

知识点1：病毒性肝炎的概念　　　　　　　　　　　　　副高：掌握　正高：掌握

病毒性肝炎是由肝炎病毒引起的以肝脏病变为主的传染性疾病，孕妇并发的最常见的肝脏疾病是病毒性肝炎，妊娠期感染可严重地危害孕妇及胎儿，病原发病率约为非妊娠期妇女的6～9倍，急性重型肝炎发生率为非孕期妇女的65.5倍。常见的病原体有甲型（HAV）、乙型（HBV）、丙型（HCV）、丁型（HDV）和戊型（HEV）五种病毒。除乙型肝炎病毒为DNA病毒外，其余均为RNA病毒。这些病毒在一定条件下都可造成严重肝功能损害甚至肝衰竭。我国是乙型肝炎的高发国家，妊娠合并重型肝炎仍然是我国孕产妇死亡的主要原因之一。

知识点2：甲型病毒性肝炎的病因	副高：掌握　正高：掌握

甲型病毒性肝炎由甲型肝炎病毒（HAV）引起，HAV是一种微小核糖核酸病毒，病毒表面无包膜，外层为壳蛋白，内部含有单链RNA。病毒耐酸、耐碱、耐热、耐寒能力强，经高热100℃，5分钟紫外线照射1小时，1：400，37℃甲醛浸泡72小时等均可灭活。

甲型肝炎主要经粪-口直接传播，病毒存在于受感染的人或动物的肝细胞质、血清、胆汁和粪便中。在甲型肝炎流行地区，绝大多数成人血清中都有甲肝病毒，因此，婴儿在出生后6个月内，由于血清中有来自母体的抗-HAV而不易感染甲型肝炎。

知识点3：乙型病毒性肝炎的病因	副高：掌握　正高：掌握

乙型病毒性肝炎由乙型肝炎病毒（HBV）引起，孕妇中HBsAg的携带率为5%～10%。妊娠合并乙型肝炎的发病率为0.025%～1.6%，70.3%产科肝病是乙型肝炎，乙型肝炎表面抗原携带孕妇的胎儿宫内感染率为5%～15%。乙型肝炎病毒是嗜肝DNA病毒，由外壳蛋白和核心成分组成。外壳蛋白含有表面抗原（HBsAg）和前S基因的产物；核心部分主要包括核心抗原（HBcAg）、e抗原（HBeAg）、DNA及DNA多聚酶，是乙型肝炎病毒复制部分。乙型肝炎的传播途径主要有血液传播、涎液传播和母婴垂直传播等。人群中40%～50%的慢性HBsAg携带者是由母婴传播造成的。母婴垂直传播的主要方式有宫内感染、产时传播和产后传播。

知识点4：丙型病毒性肝炎的病因	副高：掌握　正高：掌握

丙型病毒性肝炎由丙型肝炎病毒（HCV）引起，HCV属披盖病毒科，有包膜，基因组9.5kb，是单股正链RNA病毒。HCV经血液和血液制品传播是我国丙型肝炎的主要传播途径，国外90%以上的输血后肝炎是丙型肝炎，吸毒、性混乱、肾透析和医源性接触都是高危人群，除此之外，仍有40%～50%的HCV感染无明显的血液及血液制品暴露史，其中母婴传播是研究的热点。

知识点5：丁型病毒性肝炎的病因	副高：掌握　正高：掌握

丁型病毒性肝炎又称δ病毒，是一种缺陷的嗜肝RNA病毒。病毒直径38nm，含1678个核苷酸。HDV需依赖HBV才能复制，常与HBV同时感染或在HBV携带情况下重叠发生，导致病情加重或慢性化。国内各地的检出率为1.73%～25.66%。HDV主要经输血和血制品、

注射和性传播，也存在母婴垂直传播，HBV标志物若为阴性，HDV阳性母亲的新生儿也可能有HDV感染。

知识点6：戊型病毒性肝炎的病因 　　　　副高：掌握　　正高：掌握

戊型病毒性肝炎又称流行性或肠道传播的非甲非乙型肝炎。戊型肝炎病毒（HEV）直径为23~37nm，病毒基因组为正链单股RNA。戊型病毒性肝炎主要通过粪-口途径传播，输血可能也是一种潜在的传播途径，目前尚未见母婴垂直传播的报道。

知识点7：妊娠对病毒性肝炎的影响 　　　　副高：掌握　　正高：掌握

妊娠本身不增加对肝炎病毒的易感性，但妊娠期的生理变化及代谢特点，导致肝炎病情易波动。孕妇基础代谢率增高，各种营养物质需要量增加，肝内糖原储备减少；胎儿代谢产物部分靠母体肝脏完成解毒；妊娠期产生的大量雌激素需在肝内代谢和灭活；妊娠期内分泌系统变化，可导致体内HBV再激活；分娩时的疲劳、缺氧、出血、手术及麻醉等均加重肝脏负担；以及妊娠期细胞免疫功能增强，因而妊娠期重型肝炎发生率较非妊娠期增高。此外，妊娠并发症引起的肝损害、妊娠剧吐等，均易与病毒性肝炎的相应症状混淆，增加诊断的难度。

知识点8：HBV经胎盘感染胎儿的机制 　　　　副高：掌握　　正高：掌握

HBV经胎盘感染胎儿的机制可能有：①HBV使胎盘屏障受损或通透性改变，通过细胞与细胞间的传递方式实现的母血HBV经蜕膜毛细血管内皮细胞和蜕膜细胞及绒毛间隙直接感染绒毛滋养层细胞，然后进一步感染绒毛间质细胞，最终感染绒毛毛细血管内皮细胞而造成胎儿宫内感染的发生；②HBV先感染并复制于胎盘组织；③HBV患者精子中存在HBV DNA，提示HBV有可能通过生殖细胞垂直传播。父系传播不容忽视。

知识点9：病毒性肝炎的临床表现 　　　　副高：掌握　　正高：掌握

（1）甲型肝炎：临床表现均为急性，好发于秋冬季，潜伏期为2~7周。前期症状可有发热、厌油、食欲缺乏、恶心呕吐、乏力、腹胀和肝区疼痛等，一般在3周内好转。此后出现黄疸、皮肤瘙痒、肝脏肿大，持续2~6周或更长。多数病例症状轻且无黄疸。

（2）乙型肝炎：分急性乙型肝炎、慢性乙型肝炎、重症肝炎和HBsAg病毒携带者。潜伏期一般为6~20个月。妊娠合并乙肝急性期的临床表现出现不能用妊娠反应或其他原因解释的消化道症状，与甲肝类似，但起病更隐匿，前驱症状可能有急性免疫复合物样表现，如皮疹、关节痛等，黄疸出现后症状可缓解。乙型肝炎病程长，5%左右的患者转为慢性。极少数患者起病急，伴高热、寒战、黄疸等，如病情进行性加重，演变为重症肝炎则黄疸迅速加深，出现肝性脑病症状，凝血机制障碍，危及生命。妊娠时更易发生重症肝炎，尤其是妊娠晚期多见。

（3）其他类型的肝炎：临床表现与乙型肝炎类似，症状或轻或重。丙型肝炎的潜伏期为2～26周，输血引起者为2～16周。丁型肝炎的潜伏期为4～20周，多与乙型肝炎同时感染或重叠感染。戊型肝炎的潜伏期为2～8周，与甲肝症状相似，暴发流行时，易感染孕妇，妊娠后期发展为重症肝炎，导致肝衰竭，病死率可达30%。

知识点10：妊娠合并病毒性肝炎的诊断　　　　　　副高：掌握　正高：掌握

（1）病史：有与病毒性肝炎患者密切接触史，半年内有输血、注射血制品史。

（2）潜伏期：甲型肝炎为2～7周；乙型肝炎为6～20个月；丙型肝炎为2～26周；丁型肝炎为4～20周；戊型肝炎为2～8周。

（3）临床表现：患者出现不能用早孕反应或其他原因解释的消化系统症状，如食欲缺乏、恶心、呕吐、肝区疼痛、乏力等；部分患者有皮肤巩膜黄染、尿色深黄，妊娠早期、中期可触及肝大，肝区触痛或叩击痛。

（4）实验室检查：①血清丙氨酸氨基转移酶增加，血清胆红素增加，尿胆红素阳性。②病原学检查：甲型肝炎抗体（抗HAV-IgM）、丙型肝炎抗体（抗HCV-IgM）检查，以及乙型肝炎病毒的两对半检查（HBsAg、HBsAb、HBcAb、HBeAg和HBeAb）。

知识点11："乙肝两对半"检测的指标　　　　　　　副高：掌握　正高：掌握

（1）乙型肝炎表面抗原（HBsAg）：阳性是HBV感染的特异性标志，其效价高低与乙型病毒性肝炎传染性强弱相关，可用于预测抗病毒治疗效果。

（2）乙型肝炎表面抗体（HBsAb）：是保护性抗体，表示机体有免疫力，不易感染HBV。接种HBV疫苗后，HBsAb效价是评价疫苗效果的指标。

（3）乙型肝炎e抗原（HBeAg）：是HBV core/Precore基因编码的蛋白，在HBV感染肝细胞进行病毒复制时产生。通常被视为存在大量病毒的标志，效价高低反映传染性的强弱。在急性HBV感染情况下，HBeAg在HBsAg出现之后几日或几周内出现。如果HBeAg存在的时间超过12周，将被视为HBV慢性感染。在慢性HBV感染时，HBeAg阳性提示肝细胞内有HBV活动性复制。在急性HBV感染的恢复期，HBeAg是第一个转阴的标志物。慢性HBV感染经过抗病毒治疗，HBeAg可以消失并且产生相应的乙型肝炎e抗体（HBeAb）。

（4）HBeAb：阳性表示血清中病毒颗粒减少或消失，传染性减弱。

（5）乙型肝炎核心抗体（HBcAb）：HBcAb分为IgM和IgG型，IgM型阳性见于急性乙型病毒性肝炎及慢性肝炎急性活动期，IgG型阳性见于乙型病毒性肝炎恢复期和慢性HBV感染。

知识点12：妊娠合并病毒性肝炎的肝功能检查　　　　副高：掌握　正高：掌握

妊娠合并病毒性肝炎的肝功能检查主要包括血清丙氨酸氨基转移酶（ALT）、血清门冬氨酸氨基转移酶（AST）等，其中ALT是反映肝细胞损伤程度最常用的敏感指标。1%的肝细胞发生坏死时，血清ALT水平即可升高1倍。总胆红素升高在预后评估上较ALT及AST更有价值。胆红素持续上升而转氨酶下降，称为胆酶分离，提示重型肝炎的肝细胞坏死严重，预后不良。

知识点13：乙型病毒性肝炎的临床分型　　　　　　　副高：掌握　正高：掌握

（1）急性肝炎：病程在24周内，分为急性无黄疸型和急性黄疸型。急性黄疸型起病急，常在出现消化道症状后约1周皮肤黏膜出现黄染、瘙痒，大便颜色变浅，小便呈茶水样。无黄疸型起病相对较慢，因无黄疸，易被忽视。

（2）慢性肝炎：病程在24周以上，乙型病毒性肝炎根据HBeAg是否阳性可分为HBeAg阳性或HBeAg阴性慢性乙肝。此外，慢性肝炎还可根据病情分为轻度、中度和重度（见下表）。

慢性肝炎分度标准

	轻　　度	中　　度	重　　度
转氨酶（U/L）	≤正常3倍	>正常3倍	>正常3倍
总胆红素（μmol/L）	<正常2倍	正常2~5倍	>正常5倍
血清白蛋白（g/L）	35	31~35	<31
A/G比值	>1.5	1.1~1.5	<1.1
PTA（%）	>70	60~70	<60
胆碱酯酶（U/L）	>5400	4500~5400	<4500

知识点14：妊娠合并急性重症肝炎的诊断要点　　　　　副高：掌握　正高：掌握

出现以下情况时可考虑重型肝炎：

（1）消化道症状严重，表现食欲极度缺乏、频繁呕吐、腹胀，出现腹水。

（2）黄疸迅速加深，血清总胆红素值>171μmol/L，每日上升17.1μmol/L。

（3）出现肝臭气味，肝呈进行性缩小，肝功能明显异常，酶胆分离，A/G比值倒置。

（4）凝血功能障碍，全身出血倾向，PTA<40%。

（5）迅速出现肝性脑病表现，烦躁不安、嗜睡、昏迷。

（6）肝肾综合征出现急性肾衰竭。

知识点15：妊娠剧吐引起的肝损害与病毒性肝炎的鉴别诊断
　　　　　　　　　　　　　　　　　　　　　　　　　　副高：掌握　正高：掌握

妊娠剧吐多发生在妊娠早期，由于反复呕吐，可造成脱水、尿少、酸碱失衡、电解质失调、消瘦和黄疸等。实验室检查血胆红素和转氨酶轻度升高、尿酮体阳性。与病毒性肝炎相比，妊娠剧吐引起的黄疸较轻，经过治疗如补足液体、纠正电解质紊乱和酸中毒后，症状迅速好转。

知识点16：妊娠高血压综合征引起的肝损害与病毒性肝炎的鉴别诊断　　副高：掌握　正高：掌握

重度妊高征子痫和先兆子痫常合并肝功能损害，恶心、呕吐、肝区疼痛等临床症状与病毒性肝炎相似。但妊高征症状典型，除有高血压、水肿、蛋白尿和肾损害及眼底小动脉痉挛外，还可有头痛、头晕、视物模糊与典型子痫抽搐等，部分患者转氨酶升高，但妊娠结束后可迅速恢复。如合并HELLP综合征，应伴有溶血、肝酶升高及血小板减少。妊娠期肝炎合并妊高征时，两者易混淆，可检测肝炎病毒抗原抗体帮助鉴别诊断。

知识点17：妊娠期急性脂肪肝与病毒性肝炎的鉴别诊断　　副高：掌握　正高：掌握

妊娠期急性脂肪肝多发生于妊娠28～40周，临床罕见。本病起病急，进展快，以忽然剧烈、持续的呕吐开始，有时伴上腹疼痛及黄疸。1～2周后，病情迅速恶化，出现弥散性血管内凝血、肾衰竭、低血糖、代谢性酸中毒、肝性脑病、休克等。其主要病理变化为肝小叶弥漫性脂肪变性，但无肝细胞广泛坏死，可与病毒性肝炎鉴别。实验室检查转氨酶轻度升高，血清尿酸、尿素氮增高，直接胆红素明显升高，尿胆红素阴性。B超为典型的脂肪肝表现，肝区内弥漫的密度增高区，呈雪花状，强弱不均；CT为肝实质呈均匀一致的密度减低。

知识点18：妊娠期肝内胆汁淤积综合征与病毒性肝炎的鉴别诊断　　副高：掌握　正高：掌握

妊娠期肝内胆汁淤积综合征又称为妊娠期特发性黄疸、妊娠瘙痒症等。是发生于妊娠中、晚期，以瘙痒和黄疸为特征的疾病。其临床特点为先有皮肤瘙痒，进行性加重，黄疸一般为轻度。分娩后1～3天黄疸消退，症状缓解。患者一般情况好，无病毒性肝炎的前驱症状。实验室检查转氨酶正常或轻度升高，血胆红素轻度增加。肝组织活检无明显的实质性肝损害。

知识点19：药物性肝炎与病毒性肝炎的鉴别诊断　　副高：掌握　正高：掌握

妊娠期易引起肝损害的药物主要有氯丙嗪、异烟肼、利福平、对氨基水杨酸钠、呋喃妥因、磺胺类、四环素、红霉素、地西泮（安定）和巴比妥类药物等。酒精中毒、氟烷、氯仿等吸入也可能引起药物性肝炎。有时起病急，轻度黄疸和转氨酶升高，可伴有皮疹、皮肤瘙痒、蛋白尿、关节痛和嗜酸性粒细胞增多等，停药后可自行消失。诊断时应详细询问病史，尤其是用药史。妊娠期禁用四环素，因其可引起肝脏急性脂肪变，出现恶心呕吐、黄疸、肌肉酸痛、肝肾衰竭，并可致死胎、早产等。

（1）孕前处理：感染HBV的生育期妇女应在妊娠前行肝功能、血清HBV DNA检测以及肝脏超声检查。患者最佳的受孕时机是肝功能正常、血清HBV DNA低水平、肝脏超声无特殊改变。若有抗病毒治疗指征，可采用干扰素或核苷类药物治疗。应用干扰素治疗的妇女，停药后6个月可考虑妊娠。口服核苷类药物需要长时间治疗，最好应用替诺福韦或替比夫定，可以延续至妊娠期使用。

（2）妊娠期处理轻症急性肝炎，经积极治疗后好转者可继续妊娠。慢性活动性肝炎者妊娠后可加重，对母儿危害较大，治疗后效果不好应考虑终止妊娠。治疗主要采用护肝、对症、支持疗法。常用护肝药物有葡醛内酯、多烯磷脂酰胆碱、腺苷蛋氨酸、还原型谷胱甘肽注射液、门冬氨酸钾镁等。主要作用在于减轻免疫反应损伤，协助转化有害代谢产物，改善肝脏循环，有助于肝功能恢复。治疗期间严密监测肝功能、凝血功能等指标。

（3）分娩期处理：非重型肝炎可阴道分娩，分娩前数日肌注维生素K_1，每日20～40mg。准备好新鲜血液。防止滞产，宫口开全后可行胎头吸引术助产，以缩短第二产程。防止产道损伤和胎盘残留。胎肩娩出后立即使用缩宫素预防产后出血。

（4）产褥期处理：注意休息和护肝治疗。应用对肝损害较小的广谱抗生素预防或控制感染，是防止肝炎病情恶化的关键。

对HBsAg阳性母亲的新生儿，经过主动以及被动免疫后，不管孕妇HBeAg阳性还是阴性，其新生儿都可以母乳喂养，无需检测乳汁中有无HBV DNA。因病情严重不宜哺乳者应尽早回奶。回奶禁用雌激素等对肝脏有损害的药物，可选择口服生麦芽或乳房外敷芒硝。

非重型肝炎主要采用护肝、对症、支持疗法。常用护肝药物有葡醛内酯、多烯磷脂酰胆碱、腺苷蛋氨酸、还原型谷胱甘肽注射液、复方甘草甜素、丹参注射液、门冬氨酸钾镁等。主要作用在于减轻免疫反应损伤，协助转化有害代谢产物，改善肝脏循环，有助于肝功能恢复。必要时补充清蛋白、新鲜冰冻血浆、冷沉淀等血制品。

治疗期间严密监测肝功能、凝血功能等指标。患者经治疗后病情好转，可继续妊娠。治疗效果不好、肝功能及凝血功能指标继续恶化的孕妇，应考虑终止妊娠。分娩方式以产科指征为主，但对于病情较严重者或血清胆汁酸明显升高的患者可考虑剖宫产。

（1）护肝治疗：主要目的是防止肝细胞坏死、促进肝细胞再生、消退黄疸。可采用高血糖素－胰岛素－萄糖联合应用，高血糖素1～2mg、胰岛素6～12U溶于10%葡萄糖液500ml

内静脉滴注，每日1次，2～3周为一疗程，可以促进肝细胞再生。人血白蛋白可促进肝细胞再生，改善低蛋白血症，每次10～20g，每周1～2次。新鲜血浆200～400ml，每周2～4次输入能促进肝细胞再生和补充凝血因子。门冬氨酸钾镁可促进肝细胞再生，降低胆红素，使黄疸消退，40ml/d加于10%葡萄糖溶液500ml缓慢滴注，高钾血症患者慎用。

（2）对症支持治疗：可采用新鲜冰冻血浆与冷沉淀改善凝血功能，注意维持水和电解质平衡。必要时可以考虑短期使用肾上腺皮质激素。酸化肠道，减少氨的吸收；肝肾综合征、肝性脑病、高钾血症、肺水肿时可考虑血液透析。

（3）防治肝性脑病：主要为去除诱因，减少肠道氨等毒性产物，控制血氨。蛋白质摄入量每日应＜0.5g/kg，增加碳水化合物。保持大便通畅，减少氨及毒素的吸收。口服新霉素或甲硝唑抑制肠内细菌繁殖，减少氨等有毒物质的形成和吸收。醋谷胺600mg溶于5%葡萄糖溶液或精氨酸15～20g每日1次，静脉滴注，降低血氨、改善脑功能。六合氨基酸注射液250ml静滴，每日1～2次，补充支链氨基酸，调整血清氨基酸比值，使肝性脑病患者清醒。适当限制补液量，控制在每日1500ml以内。有脑水肿者，可适当使用甘露醇。

（4）防治肾衰竭：严格限制入液量，一般每日入液量为500ml加前一日尿量。呋塞米60～80mg静脉注射，必要时2～4小时重复一次，2～3次无效后停用。多巴胺20～80mg，扩张肾血管，改善肾血流。监测血钾浓度，防止高血钾。避免应用对肾脏有损害的药物。急性肾衰竭大量使用利尿药后仍无尿并出现高钾血症、肺水肿时应考虑血液透析。

（5）防治凝血功能障碍：可输注新鲜冰冻血浆与冷沉淀等改善凝血功能。

（6）防治感染：重型肝炎患者易发生胆道、腹腔、肺部等部位的细菌感染。注意无菌操作、口腔护理、会阴擦洗等护理，预防感染；有计划地逐步升级使用强有力的广谱抗生素，最初可选用头孢类第二、三代抗生素；使用广谱抗生素2周以上可经验性使用抗真菌药物；使用丙种球蛋白增强机体抵抗力。

（7）严密监测病情变化：包括肝功能、凝血功能、生化、血常规等指标，尤其是注意凝血酶原时间百分活度（PTA）、总胆红素、转氨酶、清蛋白、纤维蛋白原、肌酐等指标。监测中心静脉压、每小时尿量、24小时出入水量、水及电解质变化、酸碱平衡、胎儿宫内情况。根据实验室指标与患者病情变化，及时调整血制品与药品的使用顺序与剂量。

知识点23：妊娠合并重型肝炎的产科处理　　　　　　　　　　副高：掌握　　正高：掌握

（1）早期识别、及时转送：要重视妊娠合并重型肝炎患者的早期临床表现，早期识别并及时转送是现阶段降低妊娠合并重型肝炎病死率的重要举措之一。

（2）适时终止妊娠：妊娠合并重型肝炎在短期内病情多数难以康复，临床上应积极治疗，待病情有所稳定后选择人力充足的有利时机终止妊娠，即凝血功能、清蛋白、胆红素、转氨酶等重要指标改善并稳定24小时左右；或在治疗过程中出现以下产科情况，如胎儿窘迫、胎盘早剥或临产。

（3）分娩方式的选择及子宫切除：妊娠合并重型肝炎孕妇宜主动选择有利时机采用剖宫产方式终止妊娠。妊娠合并重型肝炎常发生产时产后出血，这是患者病情加重与死亡的主要原因之一。必要时剖宫产同时行子宫次全切除术。在子宫下段部位行子宫次全切除手术，方法简便安全，手术时间短、出血少、恢复快，有助于预防产后出血、防止产褥感染、减轻肝肾负担，可明显改善预后。对部分患者，如病情较轻，并发症少，特别是凝血功能较好、PTA经治疗后接近40%、子宫收缩良好、术中出血不多，探查肝脏缩小不明显者，也可考虑保留子宫。若子宫保留，术中及术后应采取足够措施减少及预防出血，如子宫动脉结扎、B-lynch缝合、促子宫收缩药物应用等。

（4）围术期处理：术前行中心静脉插管，建立静脉通路，监测中心静脉压；留置导尿管，用精密尿袋测量尿量，及时发现肾衰竭并调整补液量；请新生儿科医生到场协助处理新生儿、术时取下腹正中纵切口，有利于术中出血处理及探查肝脏关腹前用无醇型安尔碘液浸泡盆腹腔数分钟，随后以大量温生理盐水冲洗，以杀灭腹腔内细菌，清除腹腔内毒素等有害炎性物质。盆腔部位放置腹腔引流管将腹水送检，包括生化检测和细菌培养。腹部切口可用50%葡萄糖溶液20ml加胰岛素8U局部浸润注射，以促进切口愈合。关腹后用无醇型安尔碘液行阴道冲洗，消毒阴道以减少上行感染的机会。术后注意口腔、腹部切口、腹腔引流管、导尿管、中心静脉插管、补液留置管等管道的护理；注意防治并发症，同时继续抗感染，补充凝血因子、清蛋白、护肝对症支持治疗。

知识点24：肝炎病毒的母婴传播阻断　　　　副高：熟练掌握　　正高：熟练掌握

（1）甲型肝炎：接触甲型肝炎后，孕妇应于7日内肌注丙种球蛋白2～3ml。新生儿出生时及出生后1周各注射1次丙种球蛋白可以预防感染。甲型肝炎急性期禁止哺乳。

（2）乙型肝炎：HBV母婴传播的阻断措施包括：①所有孕妇应筛查夫妇双方的HBsAg；②妊娠中晚期HBV DNA载量≥$2×10^6$/ml，在与孕妇充分沟通和知情同意后，可于妊娠24～28周开始给予替诺福韦或替比夫定进行抗病毒治疗，可减少HBV母婴传播；③分娩时应尽量避免产程延长、软产道裂伤和羊水吸入；④产后新生儿尽早联合应用乙型肝炎免疫球蛋白（HBIG）和乙肝疫苗可有效阻断母婴传播。

随访检测结果有：①HBsAg阴性，抗-HBs阳性，且>100mU/ml，说明预防成功，无需特别处理；②HBsAg阴性，抗-HBs阳性，但<100mU/ml，表明预防成功，但对疫苗应答反应较弱，可在2～3岁加强接种1针，以延长保护年限；③HBsAg和抗-HBs均阴性（或<10mU/ml），说明没有感染HBV，但对疫苗无应答，需再次全程接种（3针方案），然后再复查；④HBsAg阳性，抗-HBs阴性，高度提示免疫预防失败；6个月后复查HBsAg仍阳性，可确定预防失败，已为慢性HBV感染。

（3）丙型肝炎：尚无特异的免疫方法。减少医源性感染是预防丙肝的重要环节。对易感人群可用丙种球蛋白进行被动免疫。对抗-HCV抗体阳性母亲的婴儿，在1岁前注射免疫球蛋白可对婴儿起保护作用。

知识点25：妊娠合并病毒性肝炎的新生儿处理　　　　副高：掌握　　正高：掌握

新生儿出生后应隔离4周，产妇为甲型肝炎传染期的新生儿，可于出生时及出生后1周内各接受1次丙种球蛋白注射。急性期禁止哺乳。乙肝等存在垂直传播的肝炎不宜哺乳。

第四节 妊娠合并急性脂肪肝

知识点1：妊娠期急性脂肪肝概述　　副高：熟练掌握　正高：熟练掌握

妊娠期急性脂肪肝（AFLP）是妊娠期最常见的导致急性肝衰竭的疾病，发病率低（约1/10000），多发生于妊娠晚期，以明显的消化道症状、肝功能异常和凝血功能障碍为主要特征，起病急、病情重、进展快，严重危及母体及围生儿生命。

知识点2：妊娠期急性脂肪肝的病因　　副高：熟练掌握　正高：熟练掌握

AFLP发病的确切机制不明。目前AFLP发病的主导学说认为该病是胎源性疾病，由胎儿线粒体脂肪酸氧化异常所致。研究发现，病毒感染、某些药物、遗传因素及营养情况等均可能损害胎儿线粒体脂肪酸β-氧化导致AFLP发生。妊娠期妇女雌激素、肾上腺皮质激素及生长激素的升高也可使脂肪酸代谢障碍，游离脂肪酸的堆积可能引起AFLP。此外，初产妇、多胎妊娠及男性胎儿的孕妇中发病风险增加。

知识点3：妊娠期急性脂肪肝的临床症状　　副高：熟练掌握　正高：熟练掌握

多发于妊娠晚期，表现为持续的消化道症状，如恶心、呕吐，可伴有不同程度的厌食、疲倦、上腹痛、进行性黄疸等。病情继续进展可累及多器官系统，出现低血糖、凝血功能异常、肝肾衰竭、腹水、肺水肿、意识障碍、肝性脑病等。可发生胎儿窘迫甚至死胎。

知识点4：妊娠期急性脂肪肝的辅助检查　　副高：熟练掌握　正高：熟练掌握

（1）实验室检查：转氨酶轻到中度升高，但碱性磷酸酶及胆红素明显升高，出现胆酶分离现象、低血糖、高血氨，可伴有肾功能异常；凝血时间延长，纤维蛋白原降低；白细胞显著升高，血小板减少。

（2）影像学检查：超声可发现弥漫性肝实质回声增强，CT检查提示密度降低，脂肪变性。但部分早期患者影像学改变不明显，影像学检查有一定假阴性率，其主要意义在于排除其他肝脏疾病。

（3）肝穿刺活检：表现为弥漫性的肝细胞小泡样脂肪变性，炎症及坏死不明显。

知识点5：妊娠期急性脂肪肝的诊断　　副高：熟练掌握　正高：熟练掌握

根据症状及实验室检查可做出AFLP的诊断，但需排除重型肝炎、药物性肝损害等。肝穿刺活检是诊断AFLP的标准，此为有创性操作，临床很少使用。

知识点6：妊娠期急性脂肪肝的鉴别诊断　　　　副高：熟练掌握　正高：熟练掌握

（1）病毒性肝炎血清病毒标志物为阳性，转氨酶水平更高。

（2）HELLP综合征有子痫前期史，且无明显氮质血症的表现。

（3）妊娠期肝内胆汁淤积症以皮肤瘙痒为主要表现，血清胆汁酸升高，但无明显消化道症状及凝血功能障碍。

知识点7：妊娠期急性脂肪肝的处理　　　　副高：熟练掌握　正高：熟练掌握

一旦确诊，尽快终止妊娠，加强支持治疗，维持内环境稳定。

（1）产科处理：尽快终止妊娠是改善母儿预后的关键，阴道试产适用于病情稳定、已临产、无胎儿窘迫征象者。若估计短时间内无法经阴道分娩，应在改善凝血功能后尽快剖宫产终止妊娠。

（2）对症支持处理：维持内环境稳定，补充能量及蛋白质；监测血糖情况，防止低血糖发生；纠正凝血功能异常，预防产后出血；预防感染，合理使用肝肾毒性低的抗生素；多学科协作，采用血液制品、人工肝、静脉滤过等方法防治肝性脑病、肾衰竭、感染等并发症。

知识点8：妊娠期急性脂肪肝的预后　　　　副高：熟练掌握　正高：熟练掌握

由于AFLP是一种胎源性疾病，妊娠终止前病情无法缓解。若发生多器官功能衰竭，预后不良。AFLP患者产后完全恢复需要数周时间，一般不留后遗症。

第五节　妊娠合并糖尿病

知识点1：妊娠期间的糖尿病的类型　　　　副高：掌握　正高：掌握

妊娠期间的糖尿病包括以下两种情况：①糖尿病合并妊娠（PGDM）：是指在原有糖尿病（DM）的基础上合并妊娠者，或者非妊娠期为隐性糖尿病，妊娠后发展为临床糖尿病，即出现糖尿病表现在先，妊娠在后。②妊娠期糖尿病（GDM）：是指妊娠期首次发现或发病的糖尿病，即妊娠在先，出现糖尿病表现在后。妊娠合并糖尿病患者中，90%以上为GDM，不是10%为PGDM。GDM患者的糖代谢异常大多于产后能恢复正常，但将来患2型糖尿病的机会增加。妊娠合并糖尿病对母儿均有很大危害，应引起重视。

知识点2：妊娠期糖代谢的特点　　　　副高：掌握　正高：掌握

在妊娠早中期，随着孕周增加，胎儿对营养物质需求量增加，通过胎盘从母体获取葡萄糖是胎儿能量的主要来源，孕妇血浆葡萄糖水平随妊娠进展而降低，空腹血糖约降低10%。

原因有：①胎儿从母体获取葡萄糖增加；②妊娠期肾血浆流量及肾小球滤过率均增加，但肾小管对糖的再吸收率不能相应增加，导致部分孕妇自尿中排糖量增加；③雌激素和孕激素增加母体对葡萄糖的利用。因此，空腹时孕妇清除葡萄糖能力较非妊娠期增强。孕妇空腹血糖较非孕妇低，这也是孕妇长时间空腹易发生低血糖及酮症的病理基础。到妊娠中晚期，孕妇体内拮抗胰岛素样物质增加，如肿瘤坏死因子、瘦素、胎盘生乳素、雌激素、孕酮、皮质醇和胎盘胰岛素酶等使孕妇对胰岛素的敏感性随孕周增加而下降，为维持正常糖代谢水平，胰岛素需求量必须相应增加。对于胰岛素分泌受限的孕妇，妊娠期不能代偿这一生理变化而使血糖升高，使原有糖尿病加重或出现GDM。

| 知识点3：妊娠对糖尿病的影响 | 副高：掌握　正高：掌握 |

（1）妊娠期：拮抗胰岛素的激素分泌增多，主要为胎盘分泌的胎盘泌乳素、雌激素、孕激素、肾上腺皮质激素等，故母体对胰岛素的需要量较非妊娠期增加1倍，加上胎盘泌乳素的脂解作用，使外周脂肪分解为糖类和脂肪酸，容易发生酮症酸中毒。另一方面，妊娠期由于血容量增加，血液稀释，则有胰岛素相对不足，并且肾小球滤过率增多、肾小管对糖的再吸收减少，使肾排糖阈降低，尿糖增加，易使病情复杂化，影响对胰岛素需要量的正确计算。

（2）分娩期：子宫收缩消耗大量糖原、临产后孕妇进食减少，容易发生酮症酸中毒。

（3）产褥期：随着胎盘的排出及全身内分泌激素的逐渐下降至非妊娠期水平，胰岛素的需要量随之相应减少，如不及时减少用量，极易发生低血糖症。

| 知识点4：糖尿病对孕妇的影响 | 副高：熟练掌握　正高：熟练掌握 |

（1）高血糖可使胚胎发育异常甚至死亡，流产发生率达15%～30%。

（2）发生妊娠期高血压疾病的可能性较非糖尿病孕妇高2～4倍，可能与存在严重胰岛素抵抗状态及高胰岛素血症有关；当糖尿病伴有微血管病变尤其合并肾脏病变时，妊娠期高血压及子痫前期发病率可高达50%以上。

（3）未能很好控制血糖的孕妇易发生感染，感染亦可加重糖尿病代谢紊乱，甚至诱发酮症酸中毒等急性并发症。

（4）羊水过多发生率较非糖尿病孕妇多10倍。其原因可能与胎儿高血糖、高渗性利尿致胎尿排出增多有关。

（5）因巨大胎儿发生率明显增高，难产、产道损伤、手术产概率增高，产程延长易发生产后出血。

（6）1型糖尿病孕妇易发生糖尿病酮症酸中毒。由于妊娠期复杂的代谢变化，加之高血糖及胰岛素相对或绝对不足，代谢紊乱进一步发展到脂肪分解加速，血清酮体急剧升高，进一步发展为代谢性酸中毒，是孕妇死亡的主要原因。

（7）GDM孕妇再次妊娠时，复发率高达33%～69%。远期患糖尿病概率也增加，17%～63%将发展为2型糖尿病。同时，远期心血管系统疾病的发生率也高。

知识点5：糖尿病对胎儿的影响　　副高：熟练掌握　正高：熟练掌握

（1）巨大胎儿：发生率高达25%～42%。原因为胎儿长期处于母体高血糖所致的高胰岛素血症环境中，促进蛋白、脂肪合成和抑制脂解作用，导致躯体过度发育。

（2）胎儿生长受限（FGR）：发生率约21%。妊娠早期高血糖有抑制胚胎发育的作用，导致胚胎发育落后。糖尿病合并微血管病变者，胎盘血管常出现异常，影响胎儿发育。

（3）流产和早产：妊娠早期血糖高可使胚胎发育异常，最终导致胚胎死亡而流产。合并羊水过多易发生早产，并发妊娠期高血压疾病、胎儿窘迫等并发症时常需提前终止妊娠，早产发生率为10%～25%。

（4）胎儿窘迫和胎死宫内：可由妊娠中晚期发生的糖尿病酮症酸中毒所致。

（5）胎儿畸形：未控制孕前糖尿病孕妇，严重畸形发生率为正常妊娠的7～10倍，与受孕后最初数周高血糖水平密切相关，是围生儿死亡的重要原因。

知识点6：糖尿病对新生儿的影响　　副高：熟练掌握　正高：熟练掌握

（1）新生儿呼吸窘迫综合征：发生率增高。高血糖刺激胎儿胰岛素分泌增加，形成高胰岛素血症，后者具有拮抗糖皮质激素促进肺泡Ⅱ型细胞表面活性物质合成及释放的作用，使胎儿肺表面活性物质产生及分泌减少，胎儿肺成熟延迟。

（2）新生儿低血糖：新生儿脱离母体高血糖环境后高胰岛素血症仍存在，若不及时补充糖，易发生低血糖，严重时危及新生儿生命。

知识点7：妊娠合并糖尿病患者发生糖尿病酮症酸中毒的常见诱因
　　　　　　　　　　　　　　　　　　　　　　副高：掌握　正高：掌握

由于妊娠期复杂的代谢变化，加之高血糖及胰岛素相对或绝对不足，代谢紊乱进一步发展到脂肪分解加速，血清酮体急剧升高，进一步发展为代谢性酸中毒。发生糖尿病酮症酸中毒的常见诱因有：①GDM未得到及时诊断而导致血糖过高；②糖尿病患者未及时治疗或血糖控制不满意时妊娠，随孕周增加胰岛素用量未及时调整；③使用肾上腺皮质激素和β-肾上腺素能受体激动剂影响孕妇糖代谢；④合并感染时胰岛素未及时调整用量等。糖尿病酮症酸中毒对母儿危害大，不仅是孕妇死亡的主要原因，发生在妊娠早期还有导致胎儿致畸作用，发生在妊娠中晚期易导致胎儿窘迫及胎死宫内。

知识点8：GDM的筛查及诊断　　副高：掌握　正高：掌握

（1）病史和临床表现：典型患者常表现为多饮、多食、多尿及反复发作的外阴阴道真菌感染；常有糖尿病家族史、多囊卵巢综合征、孕前体重＞90kg、胎儿出生体重＞4kg、既往可有不明原因的流产、死胎、死产、巨大胎儿、畸形儿等病史；本次妊娠胎儿偏大或羊水过多者应警惕患糖尿病。

（2）口服葡萄糖耐量试验（OGTT）：妊娠早期空腹血糖5.1～7.0mmol/L，在24～28周或以后（就诊晚者）直接进行75g OGTT，不再推荐妊娠期50g葡萄糖负荷试验（GCT）。

75g OGTT诊断标准：口服葡萄糖75g，测空腹血糖及服糖后1小时、2小时血糖值，分别为5.1mmol/L、10.0mmol/L、8.5mmol/L（92mg/dl、180mg/dl、153mg/dl），其中任何一点血糖达到或超过上述标准即诊断为GDM。

（3）医疗资源缺乏地区，24～28周检查空腹血糖（FPG），若FPG＞5.1mmol/L，可直接诊断为GDM；FPG＜4.4mmol/L，可暂不做OGTT；FPG在4.4～5.1mmol/L者，做OGTT。

（4）孕妇具有GDM高危因素，首次OGTT正常者，必要时在妊娠晚期重复OGTT。未定期孕期检查者，如果首次就诊时间在妊娠28周以后，建议初次就诊时进行75g OGTT或FPG检查。

知识点9：GDM 的高危因素 　　　　　　副高：掌握　正高：掌握

GDM的高危因素：①孕妇因素：年龄≥35岁、妊娠前超重或肥胖、糖耐量异常史、多囊卵巢综合征；②家族史：糖尿病家族史；③妊娠分娩史：不明原因的死胎、死产、流产史、巨大儿分娩史、胎儿畸形和羊水过多史、GDM史；④本次妊娠因素：妊娠期发现胎儿大于孕周、羊水过多；反复外阴阴道假丝酵母菌病者。

知识点10：糖尿病合并妊娠的诊断 　　　　　副高：掌握　正高：掌握

（1）妊娠前已确诊为糖尿病患者。

（2）妊娠前未进行过血糖检测的孕妇，存在高危因素，首次检查达到以下任何一项标准应诊断为糖尿病合并妊娠：糖化血红蛋白≥6.5%；空腹血糖≥7.0mmol/L；OGTT 2小时≥11.1mmol/L；伴有典型的高血糖或高血糖危象症状，同时任意血糖≥11.1mmol/L。

知识点11：妊娠合并糖尿病的分期 　　　　　副高：掌握　正高：掌握

依据患者发生糖尿病的年龄、病程以及是否存在血管并发症等进行分期（White分类法），有利于估计病情程度、判断预后。分期如下：①A级：妊娠期糖尿病。A1级：经控制饮食，FPG＜5.3mmol/L，餐后2小时血糖＜6.7mmol/L；A2级：经控制饮食，FPG≥5.3mmol/L，餐后2小时血糖≥6.7mmol/L。②B级：20岁以后发病，病程＜10年。③C级：发病年龄10～19岁，或病程长达10～19年。④D级：10岁以前发病，或病程≥20年，或眼底单纯性视网膜病变。⑤F级：糖尿病性肾病。⑥R级：眼底有增生性视网膜病变或玻璃体积血。⑦H级：并发冠状动脉粥样硬化性心脏病。⑧T级：有肾移植史。

知识点12：糖尿病患者可否妊娠的指标 　　　　副高：掌握　正高：掌握

（1）糖尿病患者于妊娠前应确定糖尿病严重程度。未经治疗的D、F、R级糖尿病一旦妊娠，对母儿危险均较大，应避孕，不宜妊娠。

（2）器质性病变较轻、血糖控制良好者，可在积极治疗、密切监护下继续妊娠。

（3）从妊娠前开始，在内科医师协助下严格控制血糖值。确保受孕前、妊娠期及分娩期血糖在正常范围。

知识点13：妊娠合并糖尿病的妊娠期处理　　　　　　副高：掌握　正高：掌握

（1）妊娠期监护：严密监护血糖、尿糖及酮体、糖化血红蛋白、眼底检查和肾功能等。妊娠早期、中期采用超声波及血清学筛查胎儿畸形。妊娠32周起可采用NST、脐动脉血流测定及胎动计数等判断胎儿宫内安危。

（2）血糖监测：①推荐每日监测血糖，孕妇每日监测血糖4次（空腹及餐后2小时）。建议标准：GDM者餐前≤5.3mmol/L，餐后1小时≤7.8mmol/L，餐后2小时≤6.7mmol/L；DM者餐前、睡前、夜间控制在3.3～5.6mmol/L，餐后血糖峰值在5.4～7.1mmol/L。②尿糖及酮体测定。③糖化血红蛋白测定：1～2个月测定1次，使其控制在≤6%的水平，理想水平是≤5.5%。

（3）血糖控制：①饮食控制，低糖低盐，每日能量约125kJ/kg（30kcal/kg），补充维生素、钙和铁剂，以控制在上述水平且孕妇无饥饿感为宜，辅以适量运动。如血糖仍控制不佳，则需药物治疗。②药物治疗选用胰岛素，常采用速效胰岛素或速效中效混合制剂，应从小剂量开始，根据血糖水平调节。随孕周增加，胰岛素用量应不断增加，高峰时间在妊娠32～33周，一部分患者妊娠晚期胰岛素用量减少；产程中，孕妇血糖波动大，应停用所有皮下注射胰岛素，每1～2小时检测一次血糖；产褥期，随胎盘排出，体内抗胰岛素物质急骤减少，胰岛素用量应减少至产前的1/3～1/2，并根据产后空腹血糖调整用量。③妊娠合并糖尿病酮症酸中毒时，应立即给予小剂量胰岛素持续静脉滴注降低血糖，纠正代谢紊乱，补液改善循环血容量和组织灌注，纠正电解质紊乱，去除诱因，酮体转阴后可改为胰岛素皮下注射。

知识点14：妊娠合并糖尿病的产时处理　　　　　　副高：掌握　正高：掌握

（1）分娩时机：①不需要胰岛素治疗的GDM孕妇，无母儿并发症的情况下，严密监测到预产期，未自然临产者采取措施终止妊娠。②妊娠前糖尿病及需胰岛素治疗的GDM者，如血糖控制良好，严密监测下，妊娠38～39周终止妊娠；血糖控制不满意者及时收入院。③有母儿并发症者，血糖控制不满意，伴血管病变、合并重度子痫前期、严重感染、胎儿生长受限、胎儿窘迫，严密监护下，适时终止妊娠，必要时抽取羊水，了解胎肺成熟情况，完成促胎儿肺成熟。

（2）分娩方式：糖尿病不是剖宫产的指征，决定阴道分娩者，应制定产程中分娩计划，产程中密切监测孕妇血糖、宫缩、胎心变化，避免产程过长。选择性剖宫产手术指征：糖尿病伴微血管病变及其他产科指征，如怀疑巨大胎儿、胎盘功能不良、胎位异常等产科指征者。妊娠期血糖控制不好，胎儿偏大或者既往有死胎、死产史者，应适当放宽剖宫产手术指征。

知识点15：妊娠合并糖尿病的分娩期处理 　　副高：掌握　正高：掌握

（1）一般处理：注意休息、镇静，给予适当饮食，严密观察血糖、尿糖及酮体变化，及时调整胰岛素用量，加强胎儿监护。

（2）阴道分娩：临产时情绪紧张及疼痛可使血糖波动，胰岛素用量不易掌握，严格控制产时血糖水平对母儿均十分重要。临产后仍采用糖尿病饮食，产程中一般应停用皮下注射胰岛素，孕前患糖尿病者静脉输注0.9%氯化钠注射液加胰岛素，根据产程中测得的血糖值调整静脉输液速度，血糖 > 5.6mmol/L，静脉滴注胰岛素1.25U/h；血糖7.8 ~ 10.0mmol/L，静脉滴注胰岛素1.5U/h；血糖 > 10.0mmol/L，静脉滴注胰岛素2U/h。同时复查血糖，根据血糖异常继续调整。产程不宜过长，否则增加酮症酸中毒、胎儿缺氧和感染危险。

（3）剖宫产：在手术前1天停止应用晚餐前精蛋白锌胰岛素，手术日停止皮下注射所有胰岛素，一般在早晨监测血糖及尿酮体。根据其空腹血糖水平及每日胰岛素用量，改为小剂量胰岛素持续静脉滴注。一般按3 ~ 4g葡萄糖加1U胰岛素比例配制葡萄糖注射液，并按每小时静脉输入2 ~ 3U胰岛素速度持续静脉滴注，每1 ~ 2小时测血糖1次，尽量使术中血糖控制在6.7 ~ 10.0mmol/L。术后每2 ~ 4小时测1次血糖，直到饮食恢复。

知识点16：妊娠合并糖尿病的产后处理 　　副高：掌握　正高：掌握

产褥期胎盘排出后，体内抗胰岛素物质迅速减少，大部分GDM患者在分娩后即不再需要使用胰岛素，仅少数患者仍需胰岛素治疗。胰岛素用量应减少至分娩前的1/3 ~ 1/2，并根据产后空腹血糖值调整用量。多数在产后1 ~ 2周胰岛素用量逐渐恢复至孕前水平。于产后6 ~ 12周行OGTT检查，若仍异常，可能为产前漏诊的糖尿病患者。

知识点17：妊娠合并糖尿病的新生儿处理 　　副高：掌握　正高：掌握

新生儿出生时应留脐血，进行血糖、胰岛素、胆红素、血细胞比容、血红蛋白、钙、磷、镁的测定，无论出生时状况如何，均应视为高危新生儿，尤其是妊娠期血糖控制不满意者，需给予监护，注意保暖和吸氧，重点防止新生儿低血糖，应在开奶同时，定期滴服葡萄糖液。

第六节　妊娠合并急性阑尾炎

知识点1：妊娠合并急性阑尾炎概述 　　副高：熟练掌握　正高：熟练掌握

妊娠合并急性阑尾炎是妊娠期最常见的外科急腹症。妊娠各期均可发生，但常见于妊娠期前6个月。妊娠期增大的子宫能使阑尾的位置发生改变，临床表现不典型，诊断难度增加。妊娠期阑尾炎穿孔及腹膜炎的发生率都明显增加，对母儿均不利。所以，早期诊断和及时处理对预后有至关重要的影响。

知识点2：妊娠期阑尾炎的特点及原因　　　　　副高：掌握　正高：掌握

妊娠期阑尾炎有两个特点：早期诊断比较困难、炎症容易扩散。

（1）妊娠期阑尾炎早期诊断比较困难：原因有：①阑尾炎的消化道症状与早孕反应容易混淆；②腹痛症状易与其他妊娠期腹痛性疾病，如早产、肾绞痛、肾盂肾炎、子宫肌瘤变性、胎盘早剥等相混淆；③妊娠期阑尾炎患者多数无转移性右下腹疼痛的阑尾炎典型症状，由于增大的子宫导致阑尾尾部移位，甚至疼痛不在右下腹部位；④正常妊娠妇女的血白细胞可有一定程度升高；⑤妊娠期阑尾炎的体征不典型，如压痛、反跳痛和腹肌紧张常不明显，肛门指诊直肠前壁右侧触痛不明显等。

（2）妊娠期阑尾炎炎症容易扩散：原因有：①妊娠期盆腔血液及淋巴循环旺盛，毛细血管通透性增强；②增大的子宫将腹壁与发生炎症的阑尾分开，使局部防卫能力减弱；③巨大的妊娠子宫妨碍大网膜游走，使大网膜不能抵达感染部位发挥防卫作用，炎症被网膜局限包裹的可能性变小；④炎症波及子宫可诱发子宫收缩，宫缩又促使炎症扩散，易导致弥漫性腹膜炎；⑤阑尾炎症状及体征不典型，早期诊断困难，容易延误诊疗时机。

知识点3：妊娠期合并急性阑尾炎的病理机制　　　副高：掌握　正高：掌握

急性阑尾炎按病情进展可分为急性单纯性阑尾炎、急性化脓性阑尾炎、急性坏疽性阑尾炎和阑尾穿孔。妊娠合并阑尾炎由于有其特殊性，更易发生阑尾穿孔，继发弥漫性腹膜炎，给母婴生命带来极大危险。

阑尾炎早期阑尾充血水肿，炎症仅局限在黏膜层，为单纯性阑尾炎；以后炎症进一步发展，阑尾高度充血，肿胀明显，阑尾腔可见溃疡及黏膜坏死，有小脓肿形成，为急性化脓性阑尾炎。后期部分或整个阑尾全层坏死，呈暗红色或黑色，如合并穿孔，炎症局限，可形成阑尾周围脓肿，如果炎症播散，引起弥漫性腹膜炎，可导致脓毒血症、麻痹性肠梗阻、门静脉炎、多发性肝脓肿等，后果严重。

知识点4：急性阑尾炎的临床病理分型　　　　　　副高：掌握　正高：掌握

（1）急性单纯性阑尾炎：本型为轻型阑尾炎或病变早期，临床症状和体征都较轻。本型的病变只局限于阑尾的黏膜和黏膜下层，阑尾轻度充血肿胀，表面有少许纤维素样渗出物。

（2）急性化脓性阑尾炎：本型常由单纯性阑尾炎发展而来，临床症状和体征都较重。本型的病变累及阑尾的全层，阑尾明显肿胀充血，表面覆盖脓性分泌物，阑尾腔可见溃疡及黏膜坏死。此时阑尾周围的腹腔内已有稀薄脓液，形成了局限性腹膜炎。

（3）坏疽性和穿孔性阑尾炎：本型属重型阑尾炎。本型表现为阑尾管壁全层或部分坏死，呈暗红色或黑色。阑尾管腔内积脓，压力较高。发生穿孔的部位多在阑尾近端的对侧系膜缘或阑尾根部。若穿孔的过程较快，穿孔口未被包裹，则积脓可进入腹腔，导致急性弥漫性腹膜炎。

（4）阑尾周围脓肿：急性阑尾炎坏疽或穿孔时如果过程较慢，穿孔的阑尾可被大网膜和周围的肠管包裹，形成炎性肿块及阑尾周围脓肿。由于阑尾位置的改变，脓肿可发生在盆腔、肝下或膈下。

知识点5：妊娠期合并急性阑尾炎的临床表现 　　副高：掌握　正高：掌握

（1）早期妊娠合并阑尾炎：右下腹疼痛不一定呈转移性，伴有发热、恶心、呕吐，腹泻较少，如诱发流产者在持续性右下腹疼痛的基础上，还有阵发性腹痛，为节律性子宫收缩所致，极易与原发症状相混淆。查体下腹有压痛和反跳痛，麦氏点处最为明显，伴有腹肌紧张，化验白细胞及中性粒细胞增多等。病史、症状及体征与非妊娠期阑尾炎相似。超声检测对阑尾炎、阑尾周围脓肿有一定的诊断价值。

（2）中晚期妊娠合并阑尾炎：临床表现常不典型。常无明显的转移性右下腹痛。阑尾尾部位于子宫背面时，疼痛可位于右侧腰部。约80%的孕妇其压痛点在右下腹，但压痛点位置常偏高，增大的子宫将壁腹膜向前顶起，故压痛、反跳痛和腹肌紧张常不明显。妊娠期白细胞计数 $> 15 \times 10^9$/L时有助于阑尾炎诊断。

知识点6：妊娠期合并急性阑尾炎的辅助检查 　　副高：掌握　正高：掌握

（1）血象：妊娠期白细胞计数呈生理性增加，至孕晚期可达（9~10）$\times 10^9$/L，分娩或应激状态时可达 25×10^9/L。因此，只用白细胞计数增高协助诊断阑尾炎意义不大。如分类有核左移，中性粒细胞超过80%或白细胞持续 $\geq 18 \times 10^9$/L，有临床意义。

（2）影像学检查：①B超：是简单安全的检查方法，可见阑尾呈低回声管状结构，僵硬，压之不变形、横切面呈同心圆似的靶向图像，直径 $\geq$ 7mm。②X线和CT：可显示阑尾区气影、阑尾改变、脓肿等，对阑尾炎诊断价值不大，妊娠期应慎用。

知识点7：妊娠期合并急性阑尾炎的鉴别诊断 　　副高：掌握　正高：掌握

（1）卵巢肿瘤蒂扭转：多见于妊娠早、中期及产后，常有下腹部包块史，表现为突发性、持续性下腹痛，如肿瘤血运受阻，肿瘤坏死，可有局限性腹膜炎表现。双合诊检查，可触及囊性或囊实性包块，有触痛，B超可明确诊断。

（2）异位妊娠破裂：应与妊娠早期急性阑尾炎鉴别。患者停经后可有少量不规则阴道流血，持续性下腹痛和肛门坠胀感。双合诊检查，宫颈举痛明显，后穹隆可饱满、触痛，右附件区可触及包块，B超显示盆腔内有液性暗区，如后穹隆穿刺抽出不凝血，即可确诊。

（3）右侧急性肾盂肾炎：起病急骤，一般寒战后出现高热，疼痛始于腰胁部，沿输尿管向膀胱部位放射，同时伴有尿痛、尿频、尿急等膀胱刺激症状。查体右侧肾区叩击痛明显，输尿管点和肋腰点有压痛，无腹膜刺激症状。尿常规镜下可见大量脓细胞和白细胞管型。

（4）右侧输尿管结石：绞痛剧烈，疼痛部位在腰胁部，向大腿内侧和外生殖器放射。实验室检查，尿中可见红细胞，X线或B超显示尿路结石，即可确诊。

（5）胆绞痛：多见于急性胆囊炎和胆石症。疼痛多见于右上腹肋缘下，阵发性绞痛，夜间多发，可向右肩部、右肩胛下角或右腰部放射。80%的患者可有寒战、发热、恶心、呕吐，也可有阻塞性黄疸。X线、B超或胆囊造影可协助诊断。

（6）上消化道溃疡急性穿孔：常有溃疡病史，一般为全腹疼痛，查体腹肌紧张，压痛反跳痛明显。X线立位检查，多有膈下游离液体，可协助诊断。

（7）胎盘早剥：应与妊娠晚期急性阑尾炎鉴别。胎盘早剥常有妊高征和外伤史，腹痛剧烈，检查子宫坚硬，僵直性收缩，胎心变慢或消失，产妇可有急性失血及休克症状。腹部B超显示胎盘后血肿，可明确诊断。

（8）其他：妊娠期急性阑尾炎尚需与妊高征、HELLP综合征、产褥感染、子宫肌瘤变性肠梗阻、急性胰腺炎等鉴别。

知识点8：妊娠期急性阑尾炎的治疗原则　　　　副高：掌握　正高：掌握

妊娠期急性阑尾炎的治疗原则是早期诊断和及时手术治疗。早期手术既简单又安全，还可降低近期或远期并发症的发生。故一旦高度怀疑急性阑尾炎，无论妊娠时期，均应在积极抗感染治疗的同时及时手术。

知识点9：妊娠期急性阑尾炎的手术治疗　　　　副高：掌握　正高：掌握

（1）麻醉选择：应以连续硬膜外麻醉或腰-硬联合麻醉为宜；若患者病情危重合并休克时，宜选用全身麻醉。

（2）手术切口：早期妊娠时可采取麦氏切口；妊娠中、晚期应选择高于麦氏点的右侧腹直肌旁切口为宜（相当于宫体上1/3部位）。同时应将右侧臀部垫高30°～45°或将手术床向左倾斜30°，使子宫左移，便于暴露阑尾。

（3）操作要点：基本术式是切除阑尾。手术操作要轻柔，保护好切口，尽量避免刺激子宫。阑尾切除后应尽量吸净腹腔内脓液，不放置引流，以免诱发宫缩导致流产和早产。但阑尾坏死形成脓肿时，局部清除阑尾病灶后应放置腹腔引流。

（4）终止妊娠的时机：原则上处理阑尾不必同时行剖宫取胎术，除非有产科指征。当出现下列情况时可考虑先行剖宫产术，再切除阑尾：①阑尾炎穿孔并发弥漫性腹膜炎，盆腹腔感染严重，或子宫胎盘已有感染征象者；②胎儿基本成熟，具备体外生存能力或妊娠已近预产期；③术中阑尾暴露困难。以上情况建议先施行腹膜外剖宫产后，再打开腹腔进行阑尾手术。如患者妊娠已近足月且临产，阑尾炎症状较轻，无剖宫产指征时，可先经阴分娩，再行阑尾切除术。

（5）术后处理：术后继续应用广谱抗生素。因阑尾炎中75%～90%为厌氧菌感染，需继续妊娠者，应选择对胎儿影响较小的青霉素类或头孢类抗生素，并联合应用甲硝唑。同时，术后3～4天内应给予宫缩抑制剂药物，避免流产或早产的发生。若胎儿已成熟且有剖宫产指征者，可同时行剖宫产术，术后积极抗感染治疗。

第七节　妊娠合并急性胰腺炎

知识点1：急性胰腺炎的分类　　　　　　　　副高：掌握　正高：掌握

急性胰腺炎是妊娠期常见的急腹症之一，多发生于妊娠晚期及产褥期，其发病机制可能与胆石症、高脂血症等有关。根据病理特点，急性胰腺炎可分为急性水肿性胰腺炎、急性出血性胰腺炎和急性坏死性胰腺炎3种。根据临床表现、生化改变、器官功能障碍、局部并发症以及对液体补充治疗的反应性等指标，可分为轻症胰腺炎和重症胰腺炎。妊娠合并急性胰腺炎多为轻症；重症占10%~20%，具有发病急、并发症多、病死率高等特点，严重威胁母婴健康。

知识点2：急性胰腺炎的发病机制　　　　　　　副高：掌握　正高：掌握

急性胰腺炎是胰腺的消化酶被异常激活后，对胰腺及其周围器官产生消化作用导致的炎症性疾病。机体正常状态下，胰腺通过一系列的保护机制使其腺细胞中的大部分消化酶以未活化的酶原形式存在。若任何原因造成酶原的提前激活即可诱发急性胰腺炎。

知识点3：妊娠合并急性胰腺炎的原因　　　　　副高：掌握　正高：掌握

妊娠合并急性胰腺炎（AP）的病因中，胆管疾病最为多见。其中胆石症约占67%~100%。其他原因可能与妊娠剧吐、增大的子宫机械性压迫致胰管内压增高、妊娠高血压综合征先兆子痫、胰腺血管长期痉挛、感染、甲状旁腺功能亢进，诱发高钙血症、噻嗪类利尿药及四环素等药物的应用、酒精中毒等有关。加之妊娠期神经内分泌的影响，胆管平滑肌松弛，Oddi括约肌痉挛，胰液反流入胰管，胰酶原被激活，胰液分泌增多，胰管内压力增高，胰组织发生出血水肿，更易导致胰腺炎的发生。妊娠期脂质代谢异常，甘油三酯升高，血清脂质颗粒栓塞胰腺血管，可造成急性胰腺炎，引起不良后果。

知识点4：急性胰腺炎的临床病理分型　　　　　副高：掌握　正高：掌握

（1）急性水肿性胰腺炎（轻型）：主要表现为胰腺水肿、肿胀，光镜下可见腺泡及间质水肿，炎性细胞浸润，可有散在出血坏死灶，此型预后良好。

（2）急性坏死性胰腺炎（重型）外观上胰腺腺体增大、高度水肿，呈暗紫色。灰黑色坏死灶散在或片状分布，坏疽时为黑色。镜下可见胰腺组织结构被破坏，大量炎性细胞浸润，大片坏死灶。患者腹腔内有血性渗液，液体内有大量淀粉酶。网膜和肠系膜上可见小片皂化斑。急性胰腺炎继发感染可形成脓肿，导致全身脓毒血症。

知识点5：妊娠期急性胰腺炎的临床表现　　　　　副高：掌握　正高：掌握

恶心、呕吐伴上腹疼痛为妊娠合并急性胰腺炎的三大典型症状，可有发热、黄疸、消化道出血、肠梗阻和休克等表现。

（1）急性腹痛：为急性胰腺炎的主要症状，表现为突发性上腹部剧烈疼痛，持续性，阵发性加重，多为饱餐或进食油腻食物后发作，但有的患者无明显诱因。疼痛多位于上腹部偏左，向左肩部和左腰部放射，严重时双侧腰背部均有放射痛。弯腰时减轻，进食后加重。

（2）恶心、呕吐：发病早，呕吐频繁，呕吐后不能缓解腹痛。

（3）腹胀：为大多数患者的共同症状，腹胀一般都极严重。

（4）发热：在妊娠合并急性胰腺炎的早期，只有中度发热，体温不超过38℃；胰腺有坏死时，则出现高热；有胆道梗阻时，表现为高热、寒战。

（5）其他症状：部分患者可有黄疸，但一般较轻。重症急性胰腺炎时患者可能出现休克和多器官功能衰竭等症状。

体格检查时患者中上腹压痛，肌紧张，反跳痛不明显。并发弥漫性腹膜炎时患者腹部胀气、膨隆，听诊肠鸣音减弱或消失。重症患者可有板状腹，患者腰部水肿，皮肤呈青紫色改变，脐周部皮肤也呈青紫色改变，这种改变是由于胰液外溢至皮下组织间隙，溶解皮下脂肪及毛细血管破裂出血引起。但妊娠晚期时由于子宫增大，腹部膨隆，胰腺位置较深，体征可不明显。

知识点6：妊娠期急性胰腺炎的辅助检查　　　　　副高：掌握　正高：掌握

（1）胰酶测定：血清、尿淀粉酶测定是最常用的诊断方法。淀粉酶或脂肪酶升高，≥正常值上限3倍，有诊断价值。淀粉酶在正常妊娠期有生理性增高，所以动态监测血淀粉酶不断升高对诊断更有帮助。血清淀粉酶是诊断急性胰腺炎的重要指标，一般于腹痛8小时开始升高，24小时达高峰，4~5天降至正常。尿淀粉酶变化仅供参考。血清脂肪酶升高持续时间较淀粉酶长，诊断急性胰腺炎的敏感性和特异性一般优于淀粉酶。

（2）B超：B超可显示胰腺体积增大，实质结构不均，界限模糊。出血、坏死时，可见粗大强回声及胰周围无声带区。据报道，70%的妊娠期急性胰腺炎腹部超声有异常，其中56%为多发性胆石引起，7%为胆汁淤积，5%可见胆囊壁增厚。

（3）CT增强扫描：增强CT示胰腺增大，以体尾部为主，有明显的密度减低区，小网膜区、肠系膜血管根部及左肾周围有不同程度的浸润。

（4）其他：X线片、磁共振、胰胆管或胰血管造影等必要时也可以协助诊断。

若患者具备急性胰腺炎特征性的腹痛，而血清胰酶水平低于正常值上限3倍，则需结合影像学检查结果才能确诊急性胰腺炎。

知识点7：妊娠期急性胰腺炎的鉴别诊断　　　　　副高：掌握　正高：掌握

（1）临产：妊娠期因胰腺位置相对较深，合并胰腺炎时体征可不典型，炎症刺激子宫，可引起宫缩，从而掩盖腹痛，易被误诊为临产。

（2）胎盘早剥：有腹膜炎时腹肌紧张、板状腹、压痛，甚至出现休克，易被误诊为胎盘早剥。

（3）其他：还需与消化性溃疡、胆囊炎、阑尾炎、胃肠炎、肠梗阻等疾病相鉴别。

| 知识点8：妊娠合并轻型急性胰腺炎的治疗 | 副高：掌握　正高：掌握 |

（1）禁食和胃肠减压：可减少胰腺分泌，也可减轻肠胀气和肠麻痹。

（2）抑制胰腺分泌和抗胰酶药物的应用：生长抑素可显著减少胰液分泌，但对胎儿的潜在影响目前尚不明确。抗胰酶药物最常用抑肽酶，第1、2天每天给予8万～12万kU缓慢静脉注射（每分钟不超过2ml），以后每天2万～4万kU静脉滴注，病情好转后减量，维持10天。同时给予H_2受体阻滞剂以抑制胃酸的分泌，进而抑制胰酶的分泌，最常用西咪替丁口服或静脉滴注。

（3）抗休克和纠正水电解质失衡：应根据每天液体出入量及热量需求计算输液量，一般每天补液3000～4000ml时，其中1/4～1/3采用胶体液。积极补充液体和电解质可恢复有效循环血量，从而改善胰腺循环和维持胎盘灌注。

（4）镇痛和解痉：适当缓解患者疼痛，首选盐酸哌替啶，给予50～100mg，2～6小时肌内注射1次，必要时还可静脉滴注。盐酸哌替啶导致Oddi括约肌痉挛的不良反应比吗啡要轻，但吗啡镇痛效果好。如果选用吗啡，则需联合应用阿托品或山莨菪碱（654-2）解痉。

（5）抗生素的应用：有感染征象是使用抗生素的重要依据，急性胰腺炎感染最常见的病原菌是革兰阴性杆菌、厌氧菌和真菌。应采用广谱、高效、易通过血胰屏障的抗生素，同时还要考虑对胎儿的影响。一般选用第三代头孢菌素，加用甲硝唑，或用亚胺培南0.5g，每8小时1次。

（6）营养支持：非手术治疗同时，应尽早给予静脉营养支持，满足母胎需要。对高脂血症者应给予特殊的支持治疗。

（7）中药治疗：目前国内已经将中药治疗广泛用于非妊娠期急性胰腺炎的治疗，并取得了很好的疗效。

| 知识点9：妊娠合并重症急性胆源性胰腺炎的治疗 | 副高：掌握　正高：掌握 |

妊娠合并重症急性胆源性胰腺炎的治疗以妊娠合并轻型急性胰腺炎为基础，根据临床表现以胆道疾病为主还是胰腺疾病为主而不同：①胆道无梗阻并以胆道疾病为主时主要采用保守治疗，同急性轻型胰腺炎的治疗；②胆道有梗阻并以胆道疾病为主时，应尽早手术解除胆道梗阻，如有条件可经内镜治疗；③临床症状以胰腺炎为主时，患者往往属于妊娠合并重症急性胰腺炎并发感染，需要手术治疗，在处理胰腺病变后，应探查胆总管，做胆道引流。

| 知识点10：妊娠合并重症急性非胆源性急性胰腺炎的治疗 | 副高：掌握　正高：掌握 |

妊娠合并重症急性非胆源性急性胰腺炎患者需要在非手术治疗的基础上，根据病情不

同而采取相应治疗措施：①急性反应期：先行保守治疗，密切监护血循环及各器官的功能变化，纠正血流动力学的异常，积极防止休克、肺水肿、急性呼吸窘迫综合征（ARDS）、急性肾脏功能障碍及脑病等严重并发症。如72小时内出现多器官功能衰竭，应重症监护的同时，进行手术引流；②全身感染期：首选广谱、高效、能通过血胰屏障的抗生素，动态CT加强扫描监测，对感染灶行手术处理，同时加强全身营养支持。

知识点11：妊娠合并急性胰腺炎的产科处理　　　副高：掌握　正高：掌握

终止妊娠可缓解急性胰腺炎的病情，故无论妊娠时期，若保守治疗病情加重，应及时终止妊娠。终止妊娠的指征有：①孕妇有明显的流产或早产征象；②胎儿窘迫或死胎；③已到临产期；④重症胰腺炎出现弥漫性腹膜炎，高热伴腹部体征加重，呼吸困难甚至多器官功能衰竭。终止妊娠的决策应以保全孕妇的生命为首位。应选择对母体影响最小、最快的方法，一般选择剖宫产，若孕妇已经临产、胎儿很小或产程进展顺利，可经阴道分娩。

第八节　妊娠合并肠梗阻

知识点1：妊娠与肠梗阻的关系　　　副高：掌握　正高：掌握

妊娠妇女的生理改变，与肠梗阻的发病有一定的关系，表现为：①妊娠期增大的子宫排挤肠管，使之错位，还可使已经粘连的肠管受到牵拉而扭曲或闭塞；②妊娠期孕激素水平升高，导致肠管平滑肌张力降低，肠蠕动减弱，容易发生肠麻痹；③若肠系膜过长或过短，妊娠可引起肠管间相互位置发生改变。

知识点2：妊娠期肠梗阻的好发时期　　　副高：掌握　正高：掌握

肠梗阻的发生与妊娠月份有关，发生于早、中、晚孕期的比例分别为6%、27%、44%，发生于产褥期的占21%。具体好发时间为：①妊娠中期，尤其是16~20周子宫增大，升入盆腔；②妊娠晚期32~36周时，胎头入盆，胎儿下降；③产后子宫很快复旧，使肠袢急剧易位。

知识点3：妊娠合并肠梗阻的分类　　　副高：掌握　正高：掌握

（1）按肠壁有无血运障碍：分为：①单纯性肠梗阻：只有肠内容物通过受阻，无肠管血运障碍，肠管高度膨胀. 引起肠管小血管受压；②绞窄性肠梗阻，指肠梗阻同时伴肠壁血运障碍，肠系膜血管栓塞或血栓形成，使相应的肠段急性缺血，严重时导致肠壁坏死、穿孔。

（2）按梗阻发生的原因：分为：①机械性肠梗阻：是临床上最常见的类型，约占90%以上，其中60%~70%由肠粘连引起，其次由肠扭转、肠套叠、腹部肿块、炎症等引起。②动力性肠梗阻：又分为麻痹性和痉挛性两类，前者多见。妊娠期行腹腔手术，腹部外伤或弥漫性腹膜炎者，由严重的神经、体液或代谢紊乱（如低血钾）等引起。急性肠炎、肠道功能紊乱等可发生痉挛性肠梗阻。③血运性肠梗阻：由于肠系膜血管发生栓塞或血栓形成，使肠管血运障碍，发生绞窄，可迅速继发坏死。

（3）按照梗阻部位：可分为：高位小肠（空肠）梗阻、低位小肠（回肠）梗阻和结肠梗阻。

（4）按梗阻的程度：分为完全性和不完全性肠梗阻。

| 知识点4：妊娠期肠梗阻的临床表现 | 副高：掌握　正高：掌握 |

（1）症状：①腹痛：是肠梗阻的主要症状。机械性肠梗阻时，由于梗阻部位以上肠管蠕动强烈，出现腹痛，表现为持续性或阵发性绞痛。疼痛多发生于中腹部，有时也偏于梗阻的一侧。若腹痛间歇期缩短，或成为持续性剧烈腹痛，伴呕吐含血的呕吐物，应警惕可能是绞窄性肠梗阻。②呕吐和腹胀：是机械性肠梗阻的主要症状。早期呕吐多为肠管膨胀引起，后呕吐和腹胀随梗阻的部位不同而变化。高位梗阻呕吐发生早，呕吐频繁，呕吐物主要是胃及十二指肠内容物，患者腹胀不明显，但有时可见胃型。低位肠梗阻时，呕吐出现较晚且间隔时间长，呕吐物为发酵、腐败并呈粪样的肠内容物，腹胀明显，遍及全腹，腹壁较薄的人可见肠型。③排便、排气停止：完全性肠梗阻时，表现为排便排气停止，但梗阻早期或不完全性肠梗阻可有少量的排气和排便。绞窄性肠梗阻如肠套叠、肠系膜血管栓塞或血栓形成，患者可排出血性黏液性粪便。

（2）体征：单纯性肠梗阻早期全身可无明显症状，晚期因呕吐导致脱水、电解质紊乱可出现相应症状。绞窄性肠梗阻时，可出现全身中毒症状或休克。

机械性肠梗阻腹部视诊常见肠型和肠蠕动波，触诊可有轻压痛，但无腹膜刺激征，听诊肠鸣音亢进，有气过水声或者金属音。绞窄性肠梗阻触诊可有固定压痛和腹膜刺激征，压痛的包块常为绞窄的肠袢，叩诊可有移动性浊音，听诊部分肠鸣音消失。

| 知识点5：妊娠期肠梗阻的诊断检查 | 副高：掌握　正高：掌握 |

（1）实验室检查：单纯性肠梗阻早期可无明显变化，随着病情加重，可出现白细胞计数、血红蛋白和红细胞比容增高，尿比重也增高，通过血气分析和血生化、肝肾功能检查，可了解患者有无酸碱失衡、电解质紊乱和肾功损害等情况。如白细胞总数和中性粒细胞显著增高，提示绞窄性肠梗阻可能。

（2）影像学检查：孕期是否选择X线应权衡利弊，对高度怀疑妊娠期肠梗阻的患者，应坚持X线检查。腹部X线透视和平片显示肠段扩张、积液和数量不等的气液平面。腹部立、卧位平片诊断阳性率可达80%以上，对首次X线检查不明确者，建议6小时后复查。B超检查有盆腹水或查体出现移动性浊音时应警惕有绞窄性肠梗阻可能。

| 知识点6：妊娠期肠梗阻的鉴别诊断 | 副高：掌握　正高：掌握 |

妊娠期肠梗阻首先应与妇产科急症如妊娠剧吐、隐性胎盘早剥、子痫前期伴呕吐、早产、子宫破裂、子宫肌瘤变性等鉴别。此外，还需要与妊娠合并急性阑尾炎、急性胆囊炎和

胆石症、急性胃炎、急性胰腺炎等内外科疾病鉴别。

知识点7：妊娠期肠梗阻的保守治疗 副高：掌握 正高：掌握

保守治疗多用于单纯性肠梗阻，具体措施包括：①首要措施是禁食和胃肠减压，以减少胃肠道积留的气体和液体，减轻肠管膨胀，利于肠壁血液循环恢复，使某些肠梗阻得以缓解，肠扭转得以复位，现在多采用鼻胃管减压；②静脉输液及时纠正水电解质紊乱和酸碱失衡，提供营养支持，必要时输血液和血液制品；③应用广谱抗生素预防感染，首选青霉素或头孢菌素类药物；④妊娠合并肠梗阻出现宫缩时，应给予保胎治疗。

知识点8：妊娠期肠梗阻的手术治疗 副高：掌握 正高：掌握

大多数妊娠合并肠梗阻患者需要手术治疗。妊娠合并单纯粘连性肠梗阻或不完全性和麻痹性肠梗阻时，严密观察保守治疗12～24小时，症状未缓解，应尽快手术；高度怀疑完全性肠梗阻、绞窄性肠梗阻、肠套叠或肿瘤时，应尽早手术探查。手术一般选用连续硬膜外麻醉，避免孕妇出现仰卧位低血压，多选择正中切口，手术操作应轻柔，尽量减少对子宫的刺激。根据病因不同，手术方式分为肠粘连松解术、肠套叠或肠扭转复位术、部分肠切除术和肠造口术等。

知识点9：妊娠期肠梗阻的产科处理 副高：掌握 正高：掌握

治疗妊娠合并肠梗阻时，必须密切监测子宫收缩和胎儿状况，给予保胎治疗，具体措施有：①经保守治疗缓解者，可继续妊娠；②发生于早期妊娠而需要手术者，先行人工流产，有部分患者在流产后梗阻可自行解除；③发生于妊娠中期者，可行手术治疗，术中尽量避免刺激子宫，术后保胎治疗，可继续妊娠；④妊娠28～34周时，若行外科手术能影响妊娠子宫，且术野暴露困难，建议在促胎肺成熟的基础上，同时行剖宫产术；⑤妊娠34周后，胎儿存活概率较高，可先行剖宫产术，充分暴露视野，再行外科手术。

知识点10：妊娠期肠梗阻的中西医结合治疗 副高：掌握 正高：掌握

目前，国内已有中药复方大承气汤经胃管注入或保留灌肠，配合补液、抗感染、保胎治疗妊娠晚期不完全性肠梗阻的成功报道。但治疗过程中亦须密切观察患者生命体征及临床表现，如12～24小时后症状不缓解或出现产科指征，即刻手术治疗。

第九节 妊娠合并淋病

知识点1：淋病的传播途径 副高：掌握 正高：掌握

淋病是由淋病奈瑟菌（简称淋菌）引起的以泌尿生殖系统化脓性感染为主要表现的性传

播疾病。主要通过性接触传播，间接传播比例很小，后者主要通过接触含菌衣物及消毒不彻底的检查器械等。妊娠期感染主要局限于下生殖道，包括宫颈、尿道、尿道旁腺和前庭大腺，急性淋病性输卵管炎极其少见。妊娠期盆腔供血增多及免疫功能改变可使播散性淋病增加。孕妇感染后可累及羊膜腔导致胎儿感染，新生儿也可在分娩时因通过感染的产道而传染。

知识点2：妊娠合并淋病的临床表现　　　　　　　　　　副高：掌握　正高：掌握

（1）孕妇感染：妊娠期任何阶段的淋菌感染，对妊娠预后均有影响。淋病的潜伏期为1～14天，60%～80%的妇女感染淋病后无症状，有症状者主要表现为排尿困难和白带过多。妊娠期淋球菌可血行性播散而引起播散性淋病。淋菌性输卵管炎是不孕的主要原因，其异位妊娠的发生率较正常者高6倍。妊娠期孕妇感染淋球菌的表现多种多样，一般较非妊娠期严重。在妊娠各期均可发生淋菌性绒毛膜羊膜炎，妊娠早期引起自然流产，妊娠晚期引起胎膜早破、早产、胎儿生长发育迟缓、宫内感染，产褥期可增加产妇发生子宫内膜炎和败血症的危险性。

（2）新生儿感染：孕妇感染淋病后，可通过羊水、产道使胎儿、新生儿感染，引起新生儿肺炎、脑膜炎、败血症和结膜炎。新生儿淋菌性结膜炎最常见，多在出生后1～2周内发病，可见双眼肿胀，结膜发红，有脓性分泌物流出。若未及时治疗，可进一步发展成淋菌眼眶蜂窝织性炎，累及角膜可形成角膜溃疡、云翳，甚至发生角膜穿孔或虹膜睫状体炎、全眼炎，可致失明。所以当新生儿患急性或暴发性结膜炎时应首先想到淋病，对此病没有治疗或治疗不彻底，可产生严重后果。

知识点3：妊娠合并淋病的诊断　　　　　　　　　　　　副高：掌握　正高：掌握

根据病史，临床表现和实验室检查可做出诊断。

（1）病史：追问性病接触史，对高危人群应予以重视，以免漏诊或误诊。

（2）涂片法：取尿道口、宫颈管等处的分泌物涂片行革兰染色，急性期在中性粒细胞内外均可找到典型肾形的革兰阴性双球菌，即可确诊。若仅在细胞外找到典型肾形的革兰阴性双球菌或不典型球菌，则结果可疑。革兰染色不适于咽喉部位分泌物的涂片检查。

（3）培养法：淋菌培养是诊断淋病的"金标准"。对涂片可疑有淋球菌，临床可疑淋病而涂片阴性者，经治疗后涂片已找不到淋球菌但仍遗有炎症者或为查找是否有耐药菌株，应取阴道或宫颈分泌物做细菌培养。

对于无症状的带菌者，月经期取材较非月经期的阳性率高。

知识点4：妊娠合并淋病的治疗　　　　　　　　　　　　副高：掌握　正高：掌握

治疗以及时、足量、规范化用药为原则。由于耐青霉素菌株增多，目前首选药物以第三代头孢菌素为主。头孢曲松125mg，单次肌内注射；或头孢克肟400mg，单次口服；对不能耐受头孢菌素类药物者，可选用阿奇霉素，2g，单次肌内注射。合并衣原体感染的孕妇应同时使用阿奇霉素1g，顿服或阿莫西林进行治疗。播散性淋病，头孢曲松1g，肌内注射或静脉注射，24小时1次；症状改善24～48小时后改为头孢克肟400mg，口服，每天2次，连用7天。

淋菌产妇分娩的新生儿，应尽快使用0.5%红霉素眼膏预防淋菌性眼炎，并预防用头孢曲松，25～50mg/kg（最大剂量不超过125mg），单次肌内注射或静脉注射。应注意新生儿播散性淋病的发生，治疗不及时可致新生儿死亡。患儿应隔离治疗直到治愈后24小时，其父母必须同时治疗。

第十节　妊娠合并梅毒

知识点1：梅毒的种类　　　　　　　　　　　副高：掌握　正高：掌握

梅毒是由苍白密螺旋体感染引起的慢性全身性性传播疾病（STD）。根据其病程分为早期梅毒与晚期梅毒。早期梅毒指病程在两年以内，包括：①一期梅毒（硬下疳）；②二期梅毒（全身皮疹）；③早期潜伏梅毒（感染1年内）。晚期梅毒指病程在两年以上，包括：①皮肤、黏膜、骨、眼等梅毒；②心血管梅毒；③神经梅毒；④内脏梅毒；⑤晚期潜伏梅毒。分期有助于指导治疗和追踪。根据其传播途径不同分为后天梅毒与先天梅毒。

知识点2：梅毒的传播途径　　　　　　　　副高：熟练掌握　正高：熟练掌握

性接触为最主要传播途径，占95%，偶可经接触污染衣物等间接感染。少数通过输入传染性梅毒患者的血液而感染。未经治疗在感染后1年内最具传染性，随病期延长，传染性逐渐减弱，病期超过4年基本无传染性。

孕妇可通过胎盘将梅毒螺旋体传给胎儿引起先天梅毒。梅毒孕妇即使病期超过4年，梅毒螺旋体仍可通过胎盘感染胎儿。未经治疗的一期、早期潜伏和晚期潜伏梅毒的母儿垂直传播率分别为70%～100%、40%、10%。新生儿也可在分娩时通过产道被传染，还可通过产后哺乳或接触污染衣物、用具而感染。

知识点3：梅毒的临床表现　　　　　　　　　副高：掌握　正高：掌握

（1）妊娠与梅毒：妊娠对梅毒的病程无影响，梅毒对妊娠的危害却很严重。孕妇感染梅毒的年数越短越容易传给胎儿，感染梅毒的年数越长，传给胎儿的机会越少，感染5年后就有可能生出健康的新生儿，说明母体对梅毒的免疫力逐渐增强，而梅毒的毒力日趋减弱，传给胎儿的危险性也逐渐减小。梅毒螺旋体可通过胎盘传给胎儿，引起流产（多为晚期流产）、早产、死胎或先天性梅毒儿，死亡率和致残率均高。分娩过程中通过污染的产道而感染者不属胎传梅毒。

（2）先天性梅毒：①早期先天性梅毒：很少在出生时即有症状，多数于3周～3个月时才有症状。多为早产儿，常伴低热。其典型症状：鼻黏膜肿胀，黏液黏稠，称"婴儿鼻塞"，引起吃奶困难、呼吸困难，进一步发展为黏膜破溃，破坏鼻软骨及鼻骨，形成鞍状鼻。喉头和口腔均可受累。全身皮肤与黏膜有斑丘疹样损害，尤以手掌和足底的大水疱或脓疱为其特征。也可出现全身淋巴结病、骨炎、骨质改变和肝脾大等。②晚期先天性梅毒：在4~5岁时开始出现症状，也可能是由早期先天性梅毒未经彻底治疗所致。典型症状有耳聋、间质性角膜炎、哈钦森牙、方颅、舟状肩胛、鞍鼻、弓状胫、关节炎和Clutton关节等。

知识点4：梅毒的诊断检查　　　　　　　　　　　副高：掌握　　正高：掌握

（1）直接镜检：取硬下疳或二期梅毒，特别是扁平湿疣表面的渗出物，涂片镜检。检查方法有：①吉姆萨染色或镀银染色：高倍镜下检查梅毒螺旋体；②暗视野检查法：在暗视野显微镜下检查出活动梅毒螺旋体即可确诊。但因正常人口腔中有致密梅毒螺旋体与之难以区别，故此法不适于检查口腔病变标本。

（2）血清学试验：①非梅毒螺旋体试验：包括性病研究试验（VDRL）和快速血浆反应素试验（RPR）等，可行定性和定量检测。同一实验室同一方法两次检测相差2个倍比稀释度（4倍）有意义。用于筛查和疗效判断，但缺乏特异性，确诊需进一步作梅毒螺旋体试验；②梅毒螺旋体试验：包括荧光梅毒螺旋体抗体吸附试验（FTA-ABS）和梅毒螺旋体被动颗粒凝集试验（TP-PA）等，测定血清特异性IgG抗体，该抗体终生阳性，不能用于观察疗效、鉴别复发或再感染。

（3）脑脊液检查：主要用于诊断神经梅毒，包括脑脊液梅毒血清性病研究实验（VDRL）、白细胞计数及蛋白测定等。

（4）先天梅毒：产前诊断先天梅毒很困难。B超检查可以提示甚至诊断，胎儿水肿、腹水、胎盘增厚和羊水过多等均支持感染，但感染胎儿的B超检查也可正常。聚合酶链反应（PCR）检测羊水中梅毒螺旋体DNA可诊断。

知识点5：妊娠合并梅毒的治疗原则　　　　　　　副高：掌握　　正高：掌握

首选青霉素治疗，妊娠早期治疗有可能避免胎儿感染；妊娠中晚期治疗可使受感染胎儿在出生前治愈。梅毒患者妊娠时，已接受正规治疗和随诊，则无需再治疗。如果对上次治疗和随诊有疑问或本次检查发现有梅毒活动征象者，应再接受一个疗程治疗。妊娠早期和晚期应各进行一个疗程的治疗，对妊娠早期以后发现的梅毒，争取完成2个疗程治疗，中间间隔2周。

知识点6：妊娠合并梅毒的青霉素治疗方案　　　　副高：掌握　　正高：掌握

根据梅毒分期采用相应的青霉素治疗方案，必要时增加疗程。

（1）早期梅毒包括一、二期及病期1年以内的潜伏梅毒：苄星青霉素240万U，单次肌内注射，亦有建议1周后重复1次。

（2）晚期梅毒包括三期及晚期潜伏梅毒：苄星青霉素240万U，肌内注射，每周1次，连用3次。

（3）神经梅毒：青霉素300万~400万U，静脉注射，每4小时1次，连用10~14天；或普鲁卡因青霉素，240万U，肌内注射，每天1次，加用丙磺舒500mg，口服，每天4次，连用10～14天。

青霉素过敏者，首选脱敏和脱敏后青霉素治疗。现有资料不足以推荐头孢菌素治疗孕妇梅毒和预防先天梅毒。四环素和强力霉素（多西环素）禁用于孕妇，红霉素和阿奇霉素对孕妇和胎儿感染疗效差，因此也不推荐应用。

（4）先天梅毒：血清学阳性孕妇所分娩新生儿均应采用非梅毒螺旋体试验进行定量评价。若脐血或新生儿血中RPR或VDRL滴度高于母血的4倍，可诊断先天梅毒。对先天梅毒儿应行脑脊液检查，以排除神经梅毒。确诊的先天梅毒儿均应治疗，普鲁卡因青霉素5万U/（kg·d），肌内注射，连用10天。脑脊液正常者使用苄星青霉素5万U/（kg·d），肌内注射，共1次。

知识点7：梅毒的产科处理　　　　副高：熟练掌握　正高：熟练掌握

（1）妊娠24～26周超声检查应注意胎儿有无肝脾大、胃肠道梗阻、腹水、胎儿水肿、胎儿生长受限及胎盘增大变厚等先天梅毒征象。若发现明显异常，提示预后不良；未发现异常无需终止妊娠。

（2）用青霉素抗梅治疗时应注意监测和预防吉－海反应，后者主要表现为发热、子宫收缩、胎动减少、胎心监护提示暂时性晚期减速等。

（3）妊娠合并梅毒不是剖宫产指征，分娩方式应根据产科情况决定。

（4）分娩前已接受规范治疗且效果良好者，排除胎儿感染后可母乳喂养。

知识点8：梅毒的随访　　　　　　　副高：熟练掌握　正高：熟练掌握

（1）经规范治疗后，应用非梅毒螺旋体试验复查抗体效价评价疗效。早期梅毒应在3个月后下降2个稀释度，6个月后下降4个稀释度；多数一期梅毒1年后，二期梅毒2年后转阴。晚期梅毒治疗后抗体效价下降缓慢，治疗2年后仍有约50%未转阴。少数晚期梅毒抗体效价低水平持续3年以上，可诊断为血清学固定。

（2）分娩后随访与未孕梅毒患者一致。对梅毒孕妇分娩的新生儿应密切随诊。

知识点9：梅毒的预防措施　　　　　副高：掌握　正高：掌握

（1）消灭传染源：梅毒患者是主要传染源，因此早发现、早治愈患者是消灭传染源的根本措施。

（2）切断传染途径：性生活勿滥。一方已感染梅毒，应劝对方检查，双方同时隔离、治疗。

（3）防止母婴传播：加强婚前及产前检查，若为梅毒患者治愈后才能结婚；婚后感染者，治愈后才能怀孕；若怀孕才发现感染者，应在早期积极进行治疗，防止传染给胎儿、婴儿。

第八章 异常分娩

第一节 产力异常

知识点1：产力异常的概念　　　　　　副高：熟练掌握　正高：熟练掌握

产力包括子宫收缩力、腹肌和膈肌收缩力以及肛提肌收缩力，其中以子宫收缩力为主。所谓产力异常主要指子宫收缩力异常，而腹壁肌和膈肌收缩力以及肛提肌收缩力只在第二产程中起到一定的辅助作用。

知识点2：子宫收缩力异常的概念　　　　　副高：熟练掌握　正高：熟练掌握

凡在分娩过程中，子宫收缩的节律性、对称性及极性不正常或强度、频率有改变，称为子宫收缩力异常，简称产力异常。

知识点3：子宫收缩力异常的分类　　　　　副高：熟练掌握　正高：熟练掌握

子宫收缩力异常临床上分为子宫收缩乏力及子宫收缩过强两类，每类又分为协调性子宫收缩和不协调性子宫收缩。子宫收缩力异常的分类如下图所示。

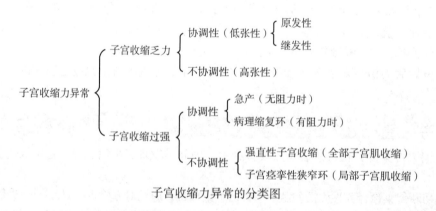

子宫收缩力异常的分类图

知识点4：子宫收缩乏力的病因　　　　　　副高：熟练掌握　正高：熟练掌握

影响子宫收缩功能的因素出现异常均会引起子宫收缩乏力。

（1）头盆不称或胎位异常：由于胎儿先露部下降受阻，先露部不能紧贴子宫下段及宫颈内口，不能引起反射性子宫收缩，导致继发性宫缩乏力。

（2）精神心理因素：不良的心理状态可以导致产力异常，特别是初产妇分娩时害怕疼痛、出血、发生难产等。临产前产妇这种紧张、焦虑、过早兴奋等情绪可通过中枢神经系统引发一系列不良反应，可减少子宫收缩次数或发生不规则宫缩，致使产程延长或引发难产。

（3）子宫局部因素：子宫肌纤维过度伸展（如多胎妊娠、巨大胎儿、羊水过多等）使子宫肌纤维失去正常收缩能力。高龄产妇、经产妇或宫内感染者、子宫肌纤维变性、结缔组织增生而影响子宫收缩。子宫发育不良、子宫畸形、子宫肌瘤等，均可引起原发性宫缩乏力。

（4）内分泌失调：临产后产妇体内缩宫素、乙酰胆碱和前列腺素合成与释放不足，或子宫对这些促进子宫收缩的物质敏感性降低，以及雌激素不足致缩宫素受体量少，均可导致宫缩乏力。胎儿肾上腺发育未成熟时，胎儿胎盘单位合成与分泌硫酸脱氢表雄酮量少，致宫颈成熟度欠佳，也可引起原发性宫缩乏力。

（5）药物因素：妊娠晚期尤其是临产后使用大剂量解痉、镇静、镇痛药物，可使子宫收缩受到抑制。行硬膜外麻醉无痛分娩或产妇衰竭时，也可影响子宫收缩力使产程延长。

（6）其他因素：临产后产妇休息不好、进食减少甚至呕吐，体力消耗大、过度疲劳均可引起宫缩乏力。产妇尿潴留或于第一产程后期过早使用腹压向下屏气等均可影响子宫收缩。

知识点5：子宫收缩乏力的临床表现和诊断　　　　**副高：熟练掌握　正高：熟练掌握**

（1）协调性子宫收缩乏力（低张性）：其特点为子宫收缩具有正常的节律性、对称性和极性，但收缩力弱，低于180Montevideo单位，持续时间短，间歇期长且不规律，宫缩<2次/10分钟。在宫缩的高峰期子宫体不隆起，以手指按压子宫底部肌壁仍可出现凹陷。根据羊膜腔内压力的测定，如宫缩时的子宫张力<15mmHg，则不足以使宫颈以正常的速度扩张、胎先露部不能如期下降，使产程延长，甚至停滞，故又称为低张性子宫收缩乏力。产妇可有轻度不适，一般对胎儿影响不大，但若未及时发现，导致产程拖延时间太久，则对母儿产生不良影响。协调性宫缩乏力主要见于宫颈扩张活跃期。

（2）不协调性子宫收缩乏力（高张性）：是指子宫收缩缺乏节律性、对称性和极性。子宫收缩的兴奋点发自子宫的某处、多处或子宫两角的起搏点不同步，宫缩的极性倒置，此起彼伏的收缩，导致宫缩间歇期子宫壁也不能完全放松，宫缩后腹痛也不能完全缓解。产妇往往自觉宫缩强，腹痛剧烈，拒按，精神紧张，体力衰竭。由于宫缩的极性异常，影响子宫平滑肌有效的收缩和缩复，不能使宫口扩张和胎先露下降，属于无效宫缩，故又称为高张性子宫收缩乏力。多发生于潜伏期。

诊断宫缩乏力不仅应从临床上进行观察，包括子宫收缩微弱、产程延长情况、对母婴的影响，还需对宫缩开始的形式、内压、强度、频率、持续时间、内压波形等诸多因素全面了解。①宫缩周期（开始收缩至下次开始收缩为一周期）：随分娩进展不断变化，如周期延长（>5分钟）诊断宫缩乏力；②宫缩程度：分娩开始为30mmHg，第二产程为50mmHg，如宫缩在25mmHg以下，并且反复、持续较长时间，可诊断为宫缩乏力。

知识点6：协调性（低张性）与不协调性（高张性）宫缩乏力的鉴别

副高：熟练掌握　正高：熟练掌握

协调性（低张性）与不协调性（高张性）宫缩乏力的鉴别

	协调性（低张性）宫缩乏力	不协调性（高张性）宫缩乏力
发生率	约占分娩的4%	占1%
发生时间	宫颈扩张活跃期多见	潜伏期多见
临床特点	无痛 （宫缩间歇时子宫肌松弛）	有痛 （宫缩间歇时子宫肌张力仍高）
胎儿窘迫	出现晚	出现早
镇静效果	不明显	明显
缩宫素效果	良好	不佳（宫缩未恢复协调前禁用）

知识点7：协调性和不协调性子宫收缩乏力的分类　　副高：熟练掌握　正高：熟练掌握

（1）原发性子宫收缩乏力：是指产程开始时即表现为子宫收缩乏力，往往为不协调性子宫收缩乏力，子宫颈口不能正常扩张，因多发生在潜伏期，应与假临产相鉴别。鉴别方法是给予强的镇静剂，若可以使宫缩停止则为假临产，不能停止者为原发性宫缩乏力。产妇往往有头盆不称和/或胎位异常，胎头无法衔接，不能很好地紧贴子宫下段，以产生反射性的正常子宫收缩。临床上多表现为潜伏期延长，或宫颈扩张活跃早期延缓或停滞。

（2）继发性子宫收缩乏力：是指临产初期子宫收缩正常，但至宫颈扩张活跃晚期或第二产程时，子宫收缩减弱，临床上往往表现为协调性宫缩乏力。这种情况常见于持续性枕横位与枕后位，或中骨盆平面狭窄。

知识点8：协调性子宫收缩乏力的处理　　副高：熟练掌握　正高：熟练掌握

无论是原发性还是继发性，首先得寻找原因，若有头盆不称，不能从阴道分娩者，应及时行剖宫产。若排除了头盆不称或胎位异常，无胎儿窘迫征象，估计能经阴道分娩者，应考虑加强宫缩。

（1）第一产程：①一般处理：消除产妇对分娩的顾虑和紧张情绪，指导其休息、饮食及大小便，注意补充营养与水分，不能进食者静脉补充营养，排尿困难时应及时导尿。对潜伏期出现的宫缩乏力，可用强镇静剂如哌替啶100mg或吗啡10mg肌内注射，绝大多数潜伏期宫缩乏力患者在休息后可自然转入活跃期。破膜12小时以上应给予抗生素预防感染。②加强子宫收缩：经上述一般处理，子宫收缩力仍弱，诊断为协调性宫缩乏力，产程无明显进展，可当宫口扩张3cm以上、无头盆不称、胎头已衔接而产程延缓时行人工破膜（需记住人工剥膜时不能人工破膜，且人工破膜应在宫缩间隙时进行，以防引起羊水栓塞这一严重并发症），也可用地西泮静脉注射，缩宫素静脉滴注，一般以缩宫素2.5U加入5%葡萄糖液500ml，从1~2mU/min开始，根据宫缩强弱进行调整，调整间隔为15~30分钟，每次增加1~2mU/min为宜，最大给药剂量通常不超过20mU/min，维持宫缩时宫腔压力达50~60mmHg，宫缩间隔2~3分钟，持续40~60秒。对于不敏感者，可逐渐增加缩宫素剂量。

应用缩宫素时应有医师或助产士在床旁守护，监测宫缩、胎心、血压及产程进展等状况。评估宫缩强度的方法有3种：①触诊子宫；②电子胎心监护；③宫腔内导管测量子宫收缩力，计算Montevideo单位（MU），MU的计算是将10分钟内每次宫缩产生的压力（mmHg）相加而得。一般临产时宫缩强度为80~120MU，活跃期宫缩强度为200~250MU，应用缩宫素促进宫缩时必须达到200~300MU，才能引起有效宫缩。若10分钟内宫缩>5次、持续1分钟以上或胎心率异常，应立即停止滴注缩宫素。外源性缩宫素在母体血中的半衰期为1~6分钟，故停药后能迅速好转，必要时加用镇静剂。若发现血压升高，应减慢缩宫素滴注速度。由于缩宫素有抗利尿作用，水的重吸收增加，可出现尿少，需警惕水中毒的发生。有明显产道梗阻或伴瘢痕子宫者不宜应用。

（2）第二产程：若无头盆不称，则应加强宫缩，以缩宫素为最佳选择，胎头双顶位已通过坐骨棘平面，等待自然分娩或行会阴侧切，行胎头吸引术或产钳助产；如胎头未衔接或胎儿宫内窘迫，应行剖宫产术。

（3）第三产程：宫缩乏力容易并发产后出血，故在胎肩娩出后，肌内注射或静脉滴注缩宫素（或麦角新碱），10~20U加入25%葡萄糖液20ml内，对产程长、破膜时间久及手术产者，应同时给予抗生素预防感染。

知识点9：缩宫素的禁忌证及并发症　　　　　副高：熟练掌握　　正高：熟练掌握

（1）缩宫素的禁忌证：有以下情况者应慎用或禁用缩宫素：①头盆不称；②子宫过度膨胀（如巨大儿、羊水过多、多胎妊娠）；③胎位异常（如肩先露、额位、颏后位、高直后位、前不均倾位等）；④前置胎盘；⑤胎盘早剥；⑥早产（可使新生儿高胆红素血症增加）；⑦胎儿宫内窘迫；⑧高龄初产妇；⑨有子宫或子宫颈手术病史（如剖宫产瘢痕子宫、子宫肌瘤剔除术后、子宫颈修补术后等）。

（2）缩宫素使用的并发症：①缩宫素过敏：产妇对缩宫素极度敏感而引起子宫强直收缩，短期内可导致胎儿窘迫或死亡，母体发生子宫破裂，是应用缩宫素最严重的并发症。②胎膜已破的产妇，特别是羊水中混有胎粪的经产妇，缩宫素致宫缩过强时可能发生羊水栓塞。③第三产程时静脉中快速大量推注缩宫素，可能导致心律失常及低血压。④持续大量静脉滴注缩宫素，特别是大量静脉补液时，由于缩宫素的抗利尿作用，使水的重吸收增加，可有水中毒的表现，即先有尿量减少，数小时后出现昏迷和抽搐。

| 知识点10：不协调性子宫收缩乏力的处理 | 副高：熟练掌握　正高：熟练掌握 |

不协调性子宫收缩乏力的处理原则是调节子宫收缩，使其恢复正常节律性及极性。应给予适量镇静药物，如哌替啶100mg或吗啡10mg肌注（限于估计胎儿在4小时内不会娩出者），或地西泮（安定）10mg缓慢静推，使产妇能熟睡一段时间，醒后多能恢复协调性子宫收缩，使产程得以顺利进展。需要注意的是，在未恢复协调性子宫收缩前，禁用缩宫素，以免加重病情。对伴有胎儿窘迫征象、明显头盆不称者则禁用强镇静剂，宜早行剖宫产。不协调性子宫收缩乏力难以纠正者也应尽早剖宫产终止妊娠。

| 知识点11：协调性子宫收缩过强的临床表现及诊断 |
| 副高：熟练掌握　正高：熟练掌握 |

协调性子宫收缩过强的节律性、对称性和极性均正常，但子宫收缩力过强、过频，10分钟以内有5次或5次以上宫缩，羊膜腔内压大于50mmHg。如产道无阻力，宫口可迅速开全，分娩在短时间内结束。若宫口扩张速度>5cm/h（初产妇）或>10cm/h（经产妇）、总产程<3小时结束分娩称为急产，经产妇多见。若伴有头盆不称、胎位异常或瘢痕子宫，有可能出现病理性缩复环或发生子宫破裂。

| 知识点12：协调性子宫收缩过强的预防和处理 | 副高：熟练掌握　正高：熟练掌握 |

有急产史的孕妇，需在预产期前1～2周提前住院待产。临产后不应灌肠。提前做好接产及抢救新生儿窒息的准备。胎儿娩出时，勿使产妇向下屏气。若急产来不及消毒及新生儿坠地者，新生儿应肌注维生素K_1 10mg预防颅内出血，并尽早肌注精制破伤风抗毒素1500U。产后应仔细检查宫颈、阴道、外阴，若有撕裂应及时缝合。若属未消毒的接产，应给予抗生素预防感染。

此类异常强烈的宫缩很难被常规剂量的镇静剂抑制，剂量过大又对胎儿不利。若因严重头盆不称、胎先露或胎位异常出现梗阻性难产并导致子宫收缩过强时，子宫下段过度拉长变薄，子宫上下段交界部明显上移形成病理性缩复环。此为先兆子宫破裂的征象，应及时处理，可予乙醚麻醉紧急抑制宫缩而尽快行剖宫产术，否则将发生子宫破裂，危及母儿生命。

| 知识点13：强直性子宫收缩的原因、诊断及处理 | 副高：熟练掌握　正高：熟练掌握 |

（1）原因：①临产及发生分娩梗阻；②不适当地应用缩宫素；③胎盘早剥血液浸润子宫肌层。

（2）临床表现及诊断：产妇烦躁不安，持续性腹痛，拒按，胎位触不清，胎心听不清，严重者出现病理缩复环、血尿等先兆子宫破裂征象。

（3）处理：①镇静：哌替啶100mg或吗啡10mg，肌内注射；②缓解缩窄环：25%硫酸镁10ml，静脉缓慢注射；③剖宫产：若经上述处理，缩窄环仍未缓解，若胎儿存活，立即剖宫产；若胎儿已死，一边等待，一边严密观察。

知识点14：子宫痉挛性狭窄环的临床表现和诊断　　副高：熟练掌握　正高：熟练掌握

子宫痉挛性狭窄环的特点是子宫局部平滑肌呈痉挛性收缩，形成环状狭窄，持续不放松，常见于子宫上段、下段交界处及胎体狭窄部，如胎儿颈部。其发生原因尚不清楚，偶见于产妇精神紧张、过度疲劳、早期破膜、不恰当地应用宫缩剂或粗暴的宫腔内操作。狭窄环多发生于子宫上下段交界处，也可发生在子宫任何部位。由于痉挛性狭窄环紧卡宫体，胎先露难以下降反而上升，子宫颈口不扩大反而缩小，产妇持续腹痛，烦躁不安，产程停滞。经阴道内触诊，可扪及子宫腔内有一坚硬而无弹性环状狭窄，环的位置不随宫缩而上升。

知识点15：强直性子宫收缩的处理　　副高：熟练掌握　正高：熟练掌握

发现子宫强直性收缩时应立即停用宫缩剂，停止阴道内、宫腔内操作，给予产妇吸氧的同时应用宫缩抑制剂如1‰肾上腺素1ml加入5%~10%葡萄糖溶液250ml内静脉滴注，滴流速度不超过5μg/min，或用25%硫酸镁溶液20ml加等量5%~10%葡萄糖溶液静脉缓推。若估计胎儿在4小时内不会娩出也可给予强镇静剂，如哌替啶100mg肌注。在抑制宫缩的时候应密切观察胎儿安危。若宫缩缓解、胎心正常，可等待自然分娩或经阴道手术助产。若宫缩不缓解，已出现胎儿窘迫征象或病理性缩复环者，应尽早行剖宫产；若胎死宫内，应先缓解宫缩，随后经阴道助产处理死胎，以不损害母体为原则。

知识点16：子宫痉挛性狭窄环的处理　　副高：熟练掌握　正高：熟练掌握

胎心无明显变化时可采取期待疗法，停止宫腔内操作，给予镇静止痛药物，如吗啡10mg或哌替啶100mg肌内注射，25%硫酸镁20ml加于5%葡萄糖注射液20ml内缓慢静注，在充分休息后狭窄环多能自行消失。如有胎儿窘迫则可用宫缩抑制剂如肾上腺素、利托君、硫酸镁，亦可用氟烷、乙醚等吸入麻醉使环松解，舌下含硝酸甘油0.6mg，吸入亚硝酸异戊酯0.2ml有时也可使狭窄环放松。凡能松解者在宫口开全后可经阴道助产结束分娩，若缩窄环仍不放松并出现胎儿窘迫征象，则应及时剖宫产终止妊娠。

第二节　产道异常

知识点1：骨产道异常的概念　　副高：熟练掌握　正高：熟练掌握

产道异常包括骨产道及软产道异常，以骨产道异常多见。骨产道异常是指某个径线或某几个径线过短，骨盆形状异常（下肢、髋关节、脊柱病变）影响骨盆发育或骨盆骨折以及代谢性疾病引起骨盆病变，以致阻碍胎儿顺利通过。

知识点2：骨盆狭窄的程度 副高：熟练掌握 正高：熟练掌握

骨盆狭窄程度一般分为三级：①Ⅰ级：临界性狭窄，即径线处于临界值（正常与异常值之交界），需谨慎观察此类产妇的产程，但绝大多数病例可自然分娩；②Ⅱ级：相对性狭窄，包括范围较广，分为轻、中、重度狭窄三种，此种病例需经过一定时间的试产后才能决定是否可能由阴道分娩，中度狭窄时经阴道分娩的可能性极小；③Ⅲ级：绝对性狭窄，无阴道分娩的可能，必须以剖宫产结束分娩。

详见下表。

骨盆三个平面狭窄的分级

分 级	入口平面狭窄 对角径	中骨盆平面狭窄 坐骨棘间径	出口平面狭窄		
			坐骨棘间径+ 中骨盆后矢状径	坐骨结节间径	坐骨结节间径+ 出口后矢状径
Ⅰ级（临界性）	11.5cm	10cm	13.5cm	7.5cm	15.0cm
Ⅱ级（相对性）	10.0～11.0cm	8.5～9.5cm	12.0～13.0cm	6.0～7.0cm	12.0～14.0cm
Ⅲ级（绝对性）	≤9.5cm	≤8.0cm	≤11.5cm	≤5.5cm	≤11.0cm

知识点3：骨盆入口平面狭窄的分级及种类 副高：熟练掌握 正高：熟练掌握

骨盆入口平面狭窄常见于扁平型骨盆，是指骨盆入口平面前后径狭窄，而其余径线不小于正常者。此类骨盆在我国妇女中较常见。骨盆入口平面狭窄的程度可分为三级：Ⅰ级为临界性狭窄，对角径11.5cm（上口前后径10cm），多数可以经阴道分娩；Ⅱ级为相对性狭窄，对角径10.0～11.0cm（上口前后径8.5～9.5cm），阴道分娩的难度明显增加；Ⅲ级为绝对性狭窄，对角径≤9.5cm（上口前后径≤8.0cm），必须以剖宫产结束分娩。

骨盆入口平面狭窄可分为以下两种：①单纯扁平骨盆：骨盆入口呈横扁圆形，骶岬向前下突出，使骨盆入口前后径缩短而入口横径正常，骶凹存在，髂棘间径与髂嵴间径比例正常。②佝偻病性扁平骨盆：骨盆入口呈横的肾形，骶岬向前突出，骨盆入口前后径明显缩短，骶凹消失，骶骨下段变直后移，尾骨前翘，髂骨外展使髂棘间径大于或等于髂嵴间径，坐骨结节外翻使耻骨弓角度及坐骨结节间径增大。

知识点4：中骨盆平面狭窄的分级 副高：熟练掌握 正高：熟练掌握

中骨盆平面狭窄较入口平面狭窄更常见，主要见于男型骨盆及类人猿型骨盆，以坐骨棘间径及中骨盆后矢状径狭窄为主。中骨盆平面狭窄的程度可分为3级：Ⅰ级为临界性狭窄，坐骨棘间径10cm，坐骨棘间径加中骨盆后矢状径13.5cm；Ⅱ级为相对性狭窄，坐骨棘间径8.5～9.5cm，坐骨棘间径加中骨盆后矢状径12.0～13.0cm；Ⅲ级为绝对性狭窄，坐骨棘间径≤8.0cm，坐骨棘间径加中骨盆后矢状径≤11.5cm。

知识点5：骨盆出口平面狭窄的分级及分类 　　副高：熟练掌握 　正高：熟练掌握

骨盆出口平面狭窄常与中骨盆平面狭窄相伴行，主要见于男型骨盆，以坐骨结节间径及骨盆出口后矢状径狭窄为主。骨盆出口狭窄的程度可分为3级：Ⅰ级为临界性狭窄，坐骨结节间径7.5cm，坐骨结节间径加出口后矢状径15.0cm；Ⅱ级为相对性狭窄，坐骨结节间径6.0～7.0cm，坐骨结节间径加出口后矢状径12.0～14.0cm；Ⅲ级为绝对性狭窄，坐骨结节间径≤5.5cm，坐骨结节间径加出口后矢状径≤11.0cm。

中骨盆平面和出口平面的狭窄常见以下两种类型：①漏斗型骨盆：骨盆入口各径线值正常，两侧骨盆壁内收，状似漏斗得名，其特点是中骨盆及骨盆出口平面明显狭窄，使坐骨棘间径和坐骨结间径缩短，坐骨切迹宽度（骶棘韧带宽度）<2横指，耻骨弓角度<90°，坐骨结节间径加出口后矢状径<15cm，常见于男型骨盆。②横径狭窄骨盆：与类人猿型骨盆类似。骨盆各平面横径均缩短，入口平面呈纵椭圆形，常因中骨盆及骨盆出口平面横径狭窄导致难产。

知识点6：骨盆三个平面均狭窄的类型 　　副高：熟练掌握 　正高：熟练掌握

均小骨盆是指骨盆外形属正常女型骨盆，但骨盆三个平面各径线均比正常值小2cm或更多者。此种类型骨盆可分为3种类型：①骨盆形态仍保持女型骨盆的形状，仅每个平面径线均小于正常值1～3cm。均小骨盆多见于发育差身材矮小的妇女。②单纯性扁平骨盆，其三个平面的前后径均缩短。③类人猿型骨盆，三个平面的横径均小。三者中以①型多见，此型骨盆虽各个径线稍小，若胎儿不大，胎位正常，产力强，有时也可经阴道分娩。但大多数由于全身体格发育不良，往往出现子宫收缩乏力，需手术助产。如胎儿较大或胎头为持续性枕后位或枕横位时，则难产机会更大。

知识点7：骨盆入口平面狭窄的临床表现 　　副高：熟练掌握 　正高：熟练掌握

（1）胎头衔接受阻：一般情况下初产妇在预产期前1～2周胎头已衔接，若骨盆入口狭窄时，即使已经临产胎头仍未入盆，初产妇腹部多呈尖腹，经产妇呈悬垂腹，经检查胎头跨耻征阳性。胎位异常如臀先露、面先露或肩先露的发生率是正常骨盆的3倍。偶有胎头尚未衔接，阴道口见到胎头产瘤的假象，误认为胎头位置较低，此时在耻骨联合上方仍可触及胎头双顶径，多见于扁平骨盆且盆腔较浅时。

（2）若已临产，根据骨盆狭窄程度、产力强弱、胎儿大小及胎位情况不同，临床表现也不尽相同：①骨盆临界性狭窄：若胎位、胎儿大小及产力正常，胎头常以矢状缝在骨盆入口横径衔接，多取后不均倾势，即后顶骨先入盆，后顶骨逐渐进入骶凹处，再使前顶骨入盆，则矢状缝位于骨盆入口横径上成头盆均倾势，可经阴道分娩。临床表现为潜伏期及活跃期早期延长，活跃期晚期产程进展顺利。若胎头迟迟不入盆，此时常出现胎膜早破及脐带脱垂，其发生率为正常骨盆的4～6倍。胎头又不能紧贴宫颈内口诱发反射性宫缩，常出现继发性宫缩乏力。潜伏期延长，宫颈扩张缓慢。②骨盆绝对性狭窄：即使产力、胎儿大小及胎位均正常，胎头仍不能入盆，常发生梗阻性难产。产妇出现腹痛拒按、排尿困难，甚至尿潴留等症状，检查可见产妇下腹压痛、耻骨联合分离、宫颈水肿，甚至出现病理缩复环、肉眼血尿等先兆子宫破裂征象，若未及时处理则可发生子宫破裂。如胎先露部嵌入骨盆入口时间较长，血液循环障碍，组织坏死，可形成泌尿生殖道瘘。在强大的宫缩压力下，胎头颅骨重叠，严重时可出现颅骨骨折及颅内出血。

知识点8：中骨盆平面狭窄的临床表现	副高：熟练掌握　正高：熟练掌握

（1）胎头能正常衔接：潜伏期及活跃期早期进展顺利。当胎头下降达中骨盆时，由于内旋转受阻，胎头双顶径被阻于中骨盆狭窄部位之上，常出现持续性枕横位或枕后位。同时出现继发性宫缩乏力，活跃期晚期及第二产程延长甚至第二产程停滞。

（2）胎头受阻于中骨盆：有一定可塑性的胎头开始变形，颅骨重叠，胎头受压，使软组织水肿，产瘤较大，严重时可发生颅内出血及胎儿宫内窘迫。若中骨盆狭窄程度严重，宫缩又较强，可发生先兆子宫破裂及子宫破裂。强行阴道助产，可导致严重软产道裂伤及新生儿产伤。

知识点9：骨盆出口平面狭窄的临床表现	副高：熟练掌握　正高：熟练掌握

骨盆出口平面狭窄与中骨盆平面狭窄常同时存在。若单纯骨盆出口平面狭窄者，第一产程进展顺利，胎头达盆底受阻，第二产程停滞，继发性宫缩乏力，胎头双顶径不能通过出口横径。强行阴道助产可导致严重软产道裂伤及新生儿产伤。

知识点10：骨盆形态异常的类别	副高：熟练掌握　正高：熟练掌握

骨盆形态异常也称骨盆畸形，分为3类：①发育性骨盆异常；②骨盆疾病或损伤；③因脊柱、髋关节及下肢疾患所致的骨盆异常。

知识点11：女型骨盆及其特点	副高：熟练掌握　正高：熟练掌握

女型骨盆最常见，即所谓正常型骨盆。骨盆入口面横径较前后径略长，呈横椭圆形。有利于分娩，胎头多以枕前位或枕横位入盆。但是，若骨盆腔均匀的狭窄，则为均小骨盆，不利于分娩。

知识点12：男型骨盆及其特点	副高：熟练掌握　正高：熟练掌握

男型骨盆入口面呈鸡心形或楔形，两侧壁内聚，耻骨弓小，坐骨棘突出，坐骨切迹窄，坐骨棘间径<9cm，骶骨下1/3向前倾，使出口面前后径缩短，故骨盆前后壁也内聚，形成

所谓漏斗型骨盆。这种类型骨盆最不利于胎头衔接，胎头多以枕横位或枕后位入盆，因中骨盆前后径及横径均短小，不利于胎头旋转和下降，故常出现持续性枕横位或枕后位，其中不少需行剖宫产。

知识点13：扁平型骨盆及其特点　　　　　副高：熟练掌握　正高：熟练掌握

扁平型骨盆入口面前后径短，横径相对较长，呈横的扁圆形。骨盆浅，侧壁直立，耻骨联合后角及耻骨弓角均宽大，坐骨棘稍突，坐骨棘间径较大，坐骨切迹较窄，骶骨宽而短。胎头常以枕横位入盆，一旦通过入口面，分娩即有可能顺利进行。

知识点14：类人猿型骨盆及其特点　　　　　副高：熟练掌握　正高：熟练掌握

类人猿型骨盆各平面前后径长，横径短，呈纵椭圆形。骨盆深，侧壁直立，稍内聚，坐骨棘稍突，坐骨棘间径较短，坐骨切迹宽大，骶骨较长。胎头常以枕后位入盆，并持续于枕后位，若产力好，胎儿不大，胎头下降至盆底可转为直后位娩出。

知识点15：骨盆疾病或损伤的类型及特点　　　　　副高：熟练掌握　正高：熟练掌握

（1）佝偻病骨盆：因儿童期维生素D供应不足或长期缺乏太阳照射所致，佝偻病骨盆的形成主要是由于患者体重的压力及肌肉韧带对骨盆牵拉的机械作用，其次是骨盆骨骼在发育过程中的病理改变，现已极少见。佝偻病骨盆的主要特征：骶骨宽而短，因集中承受自身躯干重量的压力而前倾，骶岬向骨盆腔突出使骨盆入口面呈横的肾形，前后径明显变短。若骶棘韧带松弛，则骶骨末端后翘，仅入口面前后径缩短；若骶棘韧带坚实，则骶骨呈深弧形或钩形，使入口面及出口面前后径均缩短；骨盆侧壁直立甚至外展，出口横径增大。佝偻病骨盆变形严重，对分娩极为不利，故不宜试产。

（2）骨软化症骨盆：维生素D缺乏发生于骨骺已闭合的成年人时称骨软化症。因受躯干重量的压力和两侧股骨向上内方的支撑力，以及邻近肌群、韧带的牵拉作用。骨软化症骨盆的主要特征：发生高度变形，但不成比例；骨盆入口前后径、横径均缩短而呈"凹三角形"，中骨盆显著缩小，出口前后径也严重缩小。胎儿完全不能经阴道分娩，即使胎儿已死，由于胎头无法入盆，也不能经阴道行穿颅术，只能行剖宫取胎术。骨软化症骨盆已极为罕见。

（3）骨盆骨折：多发生于车祸或跌伤后。骨折部位多见于双侧耻骨横支、坐骨支及骶骨翼。严重骨盆骨折愈合后可后遗骨盆畸形及明显骨痂形成，妨碍分娩。骨盆骨折愈合骨盆摄片很重要，可为今后妊娠能否经阴道分娩提供依据。妊娠后，应仔细作内诊检查明确骨盆有无异常，应慎重决定是否试产。

（4）骨盆肿瘤：罕见。骨软骨瘤、骨瘤、软骨肉瘤皆有报道。可见于骨盆后壁近骶髂关节处，肿瘤向盆腔突出，产程中可阻碍胎头下降，造成难产。

知识点16：脊柱病变性畸形骨盆的类型及特点　　　副高：熟练掌握　　正高：熟练掌握

（1）脊柱后凸（驼背）性骨盆：主要是结核病及佝偻病所引起。脊柱后凸部位不同对骨盆影响也不同，病变位置越低，对骨盆影响越大。若后凸发生在胸椎，则对骨盆无影响；若后凸发生在胸、腰部以下，可引起中骨盆及出口前后径及横径均缩短，形成典型漏斗型骨盆，分娩时可致梗阻性难产。由于脊柱高度变形，压缩胸廓，使胸腔容量减少，增加了对心肺的压力，肺活量仅为正常人的一半，右心室必须增大压力以维持因妊娠而日益增加的肺血流量，以致右心室负荷增加，右心室肥大，因此，驼背影响心肺功能，孕晚期及分娩时应加强监护，以防发生心衰。

（2）脊柱侧凸性骨盆：若脊柱侧凸累及脊柱胸段以上，则骨盆不受影响；若脊柱侧凸发生在腰椎，则骶骨向对侧偏移，使骨盆偏斜、不对称而影响分娩。

知识点17：髋关节及下肢病变性骨盆的特点　　　副高：熟练掌握　　正高：熟练掌握

髋关节炎（多为结核性）、脊髓灰质炎致下肢瘫痪萎缩、膝或踝关节病变等，如在幼年发病可引起跛行，步行时因患肢缩短或疼痛而不能着地，由健肢承担全部体重，结果形成偏斜骨盆。由于患侧功能减退，患侧髂翼与髋骨发育不全或有萎缩性变化，更加重了骨盆偏斜程度。妊娠后，偏斜骨盆对分娩不利。

知识点18：狭窄骨盆的诊断　　　副高：熟练掌握　　正高：熟练掌握

（1）病史：注意询问产妇幼年有无佝偻病、脊髓灰质炎、脊柱及髋关节结核、外伤病史。

（2）全身检查：①测量身高：身高在145cm以下，均小骨盆的可能性增大；②体型：体格粗壮、颈部较短，要注意漏斗型骨盆狭小；③步态：有无跛行，有无脊柱及髋关节畸形、两下肢不等长，要注意畸形骨盆存在；④米氏菱形窝是否对称；⑤有无尖腹及悬垂腹。

（3）腹部检查：①腹部形态：腹型，用尺测量耻骨上子宫底高度及腹围，B超观察胎先露与骨盆的关系，胎头双顶径、胸径、腹径、股骨长度，预测胎儿体重，判断胎儿能否通过骨产道。②胎位异常：骨盆入口狭窄常因头盆不称，胎头不易入盆导致胎位异常，如臀先露、肩先露。中骨盆狭窄常常影响已入盆的胎头内旋转，导致持续性枕横位、枕后位。③估计头盆关系：部分初产妇在预产期前2周，经产妇于临产后胎头应入盆。检查头盆是否相称的具体方法：孕妇排空膀胱，仰卧位两腿伸直，手压耻骨联合上方浮动的胎头，若胎头低于耻骨联合平面，表示胎头可以入盆，头盆相称，称为跨耻征阴性；若胎头高于耻骨联合平面，表示头盆明显不称，称为跨耻征阳性。

（4）骨盆测量：①骨盆外测量：骨盆外测量方法简便，无损伤性，根据外测量测得的几个常用径线一方面可以估计骨盆的类型、大小；另一方面可以推知狭窄的程度。如骨盆外测量各径线<正常值2cm或以上时可诊断为均小骨盆，骶耻外径<18cm时可诊断为扁平骨盆，坐骨结节间径<8cm、耻骨弓<90°时可诊断为漏斗型骨盆。②骨盆内测量：如骨盆外测量

发现异常，应进行骨盆内测量。对角径<11.5cm、骶岬突出为骨盆入口平面狭窄，属扁平骨盆。中骨盆平面狭窄往往同时有骨盆出口平面狭窄，通过测量骶骨前面的弯度、坐骨结节间径、坐骨棘内凸程度及坐骨切迹宽度可间接判断中骨盆狭窄程度。

知识点19：骨盆外测量时的注意事项　　　副高：熟练掌握　　正高：熟练掌握

骨盆外测量时，应该注意：①测量髂嵴间径和髂棘间径时测量器两端应置于解剖点的外缘，以免测量器滑动产生误差。②测量骶耻外径时，测量器的一端应在耻骨联合前方尽量靠近阴蒂根部，避免滑入耻骨联合上缘内产生误差。③骨质厚薄对于外测量径线的可靠性有直接影响。若外测量为同一数值，骨质薄的较骨质厚的妇女其骨盆内腔要大些。用带尺围绕右尺骨茎突及桡骨茎突测出前臂下段周径（简称手腕围），可作为骨质厚薄的指数。④骨盆出口径线的测量不受骨质厚薄的影响，测量时两手大拇指内面应紧贴耻骨坐骨支的内面，由上而下寻找坐骨结节，一过坐骨结节两大拇指内面即无法停留在耻骨坐骨支内面，因此两手大拇指最后能停留处即为坐骨结节间径测量处。坐骨结节间径不但表明了骨盆出口横径的长度，也可间接了解中骨盆横径大小。

知识点20：骨盆倾斜度过大的表现　　　副高：熟练掌握　　正高：熟练掌握

凡孕产妇有以下表现者要怀疑骨盆倾斜度过大：①孕产妇腹壁松弛，子宫向前倾斜呈悬垂腹，多发生于经产妇，现已少见；②背部腰骶椎交界处向内深陷，骶骨上翘；③腹部检查胎头有可疑骑跨现象，即胎头虽高于耻骨联合水平，但以手按压可将其推至耻骨联合水平，如以手按压可将其推至耻骨联合水平以下，这并不表示头盆不称，而因骨盆倾斜度过大时，胎头不能适应骨盆入口面的方向所造成；④耻骨联合低，产妇平卧时耻骨联合下缘接近产床平面，检查者常怀疑耻骨联合过长，实则是由于骨盆倾斜度过大所造成。

知识点21：骨产道异常的辅助检查　　　副高：熟练掌握　　正高：熟练掌握

（1）X线骨盆测量：X线片骨盆测量较临床测量更准确，可直接测量骨盆各个面的径线及骨盆倾斜度，并可了解骨盆入口面及骶骨的形态，胎头位置高低与俯屈情况，以决定在这些方面有无异常情况。但由于X线对孕妇及胎儿可能有放射性损害，故此种测量方法只有在非常必要时才使用。

（2）B超骨盆测量：骨盆测量是诊断头盆不称和决定分娩方式的重要依据，由于X线骨盆测量对胎儿不利，目前产科已很少用。临床骨盆外测量虽方法简便，但准确性较差。故采取阴道超声骨盆测量方法，以协助诊断头盆不称，方法为：于孕28～35周做阴道超声测量骨盆大小。孕妇排空膀胱后取膀胱截石位，将阴道超声探头置入阴道内3～5cm，荧屏同时显示耻骨和骶骨时，为骨盆测量的纵切面，可测量骨盆中腔前后径，前据点为耻骨联合下缘内侧，后据点为第4、5骶椎之间。然后将阴道探头旋转90°，手柄下沉使骨盆两侧界限清晰对称地显示，为骨盆测量的横切面，可测量骨盆中腔横径，两端据点为坐骨棘最突处。根据骨盆中腔前后径和横径，利用椭圆周长和面积公式，可分别计算骨盆中腔周长和中腔面积。于孕晚期临产前1周，用腹部B超测量胎头双顶径和枕额径，并计算头围。

（3）计算机断层扫描（CT）骨盆测量：20世纪80年代开始就开始使用CT正、侧位片进行骨盆测量，方法简便、结果准确，胎儿放射线暴露量明显低于X线片检查。但由于价格昂贵，目前尚未用于产科临床。

（4）磁共振成像（MRI）骨盆测量：MRI对胎儿无电离损伤，与CT及X线检查完全不同，而且能清晰地显示软组织影像，可以准确测量骨盆径线，不受子宫或胎儿活动的影响，误差<1%，优于普通X线平片，胎先露衔接情况在矢状位和横轴位成像上显示良好，有利于更好地评价胎儿与骨盆的相互关系，以便决定分娩方式。MRI的缺点是价格昂贵。

知识点22：头盆不称的判断方法　　　　副高：熟练掌握　正高：熟练掌握

（1）径线头盆指数（CID）：为骨盆中腔前后径和横径的平均值与胎儿双顶径之差。若CID≤15.8mm，表示可疑头盆不称，若CID>15.8mm，无头盆不称。灵敏度53.4%、特异度93.2%、准确度77.9%、阳性预测值83.0%。

（2）周长头盆指数（CIC）：为骨盆中腔周长与胎头周长之差。若CIC≤17mm，表示可疑头盆不称，若CID>17mm，无头盆不称。灵敏度34.2%、特异度87.2%、准确度66.8%、阳性预测值43.1%。

（3）面积头盆指数（CIA）：为骨盆中腔面积与胎头面积（双顶径平面）之差。若CIA≤8.3cm²，表示可疑头盆不称，若CID>8.3cm²，无头盆不称。灵敏度37.0%、特异度88.9%、准确度68.9%、阳性预测值46.6%。

以上判断方法中，CID的准确度最高。

知识点23：阴道超声骨盆测量方法的优点　　　副高：熟练掌握　正高：熟练掌握

阴道超声骨盆测量方法的优点有：①孕妇及胎儿均可免受X线损伤；②阴道超声探头体积小，操作方便；③定位准确，可重复测量；④体型肥胖者也可获得满意的测量效果；⑤结果准确，与X线骨盆测量值比较，95%以上的差别在5mm之下。

知识点24：阴道超声骨盆测量注意点　　　　副高：熟练掌握　正高：熟练掌握

阴道超声骨盆测量注意点有：①直肠大便充盈时，可使骶岬显示不清；②盆腔内有较大实性包块如子宫肌瘤时，坐骨棘无法辨识；③孕末期，胎头衔接后，先露较低时，阴道超声测量结果不满意；④前置胎盘、先兆早产等阴道流血情况下均不宜做阴道超声测量。

知识点25：骨盆入口平面狭窄的处理　　　　副高：熟练掌握　正高：熟练掌握

（1）绝对性骨盆入口狭窄：骨盆入口前后径≤8.0cm，对角径≤9.5cm，胎头跨耻征阳性者，足月活胎不能入盆，不能经阴道分娩，应行剖宫产术结束分娩。

（2）相对性骨盆入口狭窄：骨盆入口前后径8.5～9.5cm，对角径10.0～11.0cm，胎头跨耻征可疑阳性，足月胎儿体重<3000g，产力、胎位及胎心均正常时，应在严密监护下进行阴道试产，试产时间以2～4小时为宜。试产充分与否的判断，除参考宫缩强度外，应以宫口扩张程度为衡量标准。骨盆入门狭窄的试产应使宫口扩张至3～4cm以上。胎膜未破者可在宫口扩张≥3cm时行人工破膜。若破膜后宫缩较强，产程进展顺利，多数能经阴道分娩。试产过程中若出现宫缩乏力，可用缩宫素静脉滴注加强宫缩。试产2～4小时，胎头仍迟迟不能入盆，宫口扩张缓慢，或出现胎儿窘迫征象，应及时行剖宫产术结束分娩。

知识点26：中骨盆平面狭窄的处理	副高：熟练掌握　正高：熟练掌握

中骨盆平面狭窄主要导致胎头俯屈及内旋转受阻，易发生持续性枕横位或枕后位。产妇多表现活跃期或第二产程延长及停滞、继发性宫缩乏力等。若宫口开全，胎头双顶径达坐骨棘水平或更低，可经阴道徒手旋转胎头为枕前位，待其自然分娩，或行产钳或胎头吸引术助产。若胎头双顶径未达坐骨棘水平，或出现胎儿窘迫征象，应行剖宫产术结束分娩。

知识点27：骨盆出口平面狭窄的处理	副高：熟练掌握　正高：熟练掌握

骨盆出口平面狭窄不应进行阴道试产。临床上常用坐骨结节间径与出口后矢状径之和估计出口大小。若两者之和>15cm时，多数可经阴道分娩，有时需行产钳或胎头吸引术助产，应做较大的会阴后–侧切开，以免会阴严重撕裂。若两者之和≤15cm，足月胎儿不易经阴道分娩，应行剖宫产术结束分娩。

知识点28：骨盆3个平面狭窄的处理	副高：熟练掌握　正高：熟练掌握

若估计胎儿不大，产力、胎位及胎心均正常，头盆相称，可以阴道试产，通常可通过胎头变形和极度俯屈，以胎头最小径线通过骨盆腔，可能经阴道分娩。若胎儿较大，头盆不称，胎儿不能通过产道，应及时行剖宫产术。

知识点29：畸形骨盆的处理	副高：熟练掌握　正高：熟练掌握

根据畸形骨盆种类、狭窄程度、胎儿大小、产力等情况具体分析。若畸形严重，明显头盆不称者，应及时行剖宫产术。

知识点30：外阴异常的类别及处理	副高：熟练掌握　正高：熟练掌握

（1）会阴坚韧：多见于初产妇，尤以35岁以上的高龄产妇多见，由于会阴组织坚韧，缺乏弹性，使阴道口小，会阴伸展性差，在第二产程中常使胎先露部下降受阻，且可于胎头

娩出时造成会阴严重裂伤，分娩时应做预防性会阴侧切。

（2）外阴水肿：妊娠高血压疾病子痫前期、严重贫血、心脏病及慢性肾脏疾病的孕妇，在有全身性水肿的同时，可有重度外阴水肿，以致分娩时妨碍胎先露部的下降，造成组织损伤，感染和愈合不良等情况。在临产前可局部应用50%硫酸镁湿热敷，一日多次；临产后仍有显著水肿者，可在严格消毒下用针进行多点穿刺皮肤放液；分娩时可行会阴侧切术；产后应加强局部护理，严防感染。

（3）外阴瘢痕：外伤或炎症的后遗瘢痕挛缩，可使外阴及阴道口狭小影响先露部的下降，如瘢痕范围不大，分娩时可做适度的会阴侧切，若范围较大，可行剖宫产。

（4）外阴闭锁：由于外伤或感染引起的不完全外阴闭锁对分娩有一定影响，有时会造成外阴严重裂伤。

（5）外阴其他异常：靠近会阴的炎块或其他肿块，若体积较大可妨碍正常分娩，如广泛的外阴尖锐湿疣即可妨碍分娩，且常发生裂伤、血肿及感染。分娩时遇有此种情况以剖宫产为宜。

知识点31：阴道异常的类别及处理　　　　　　副高：熟练掌握　正高：熟练掌握

（1）阴道闭锁：①阴道完全闭锁：多因先天性发育畸形所致，患者的子宫也常发育不全，故即使采用手术矫正阴道，受孕的机会也极小。②阴道不完全闭锁：常由于产伤、腐蚀药、手术或感染而形成的瘢痕挛缩狭窄，其中央仅留小孔，闭锁位置低可影响性生活。在妊娠期，基底部<0.5cm厚的瘢痕可随妊娠的进展而充血软化，如仅有轻度环形或半环形狭窄，临产后先露部对环状瘢痕有持续性扩张作用，常能克服此种障碍，完成分娩。若闭锁位置较低，可根据情况做单侧或双侧预防性会阴侧切，以防严重的会阴裂伤。瘢痕广、部位高者不宜经阴道分娩，以剖宫产为宜。

（2）阴道横隔：多位于阴道上、中段，在横隔中央或稍偏一侧常有一小孔，易被误认为宫颈外口。若仔细检查，在小孔上方可触及逐渐开大的宫口边缘，而该小孔的直径并不变大。阴道横隔影响胎先露部下降，当横隔被撑薄，此时可在直视下自小孔处将横隔作X形切开。待分娩结束再切除剩余的隔，用可吸收线间断或连续锁边缝合残端。若横隔高且坚厚，阻碍胎先露部下降，则需行剖宫产术结束分娩。

（3）阴道纵隔：阴道纵隔若伴有双子宫、双宫颈，位于一侧子宫内的胎儿下降，通过该侧阴道分娩时，纵隔被推向对侧，分娩多无阻碍。当阴道纵隔发生于单宫颈时，有时纵隔位于胎先露部的前方，胎先露部继续下降，若纵隔薄可自行断裂，分娩无阻碍。若纵隔厚阻碍胎先露部下降时，须在纵隔中间剪断，待分娩结束后，再剪除剩余的隔，用可吸收线间断或连续锁边缝合残端。

（4）阴道包块：包括阴道囊肿、阴道肿瘤和阴道尖锐湿疣。阴道壁囊肿较大时，阻碍胎先露部下降，此时可行囊肿穿刺抽出其内容物，待产后再选择时机进行处理。阴道内肿瘤阻碍胎先露部下降而又不能经阴道切除者，应行剖宫产术，原有病变待产后再行处理。阴道尖锐湿疣并不少见，较大或范围广的尖锐湿疣可阻塞产道，阴道分娩可能造成严重的阴道裂伤，以行剖宫产术为宜。

（5）肛提肌痉挛：可使胎头下降受阻。在阴道检查未发现有器质性病变，而阴道有狭窄环时，可用硬膜外麻醉解除痉挛。

知识点32：宫颈异常的类别及处理　　　　副高：熟练掌握　正高：熟练掌握

（1）宫颈粘连和瘢痕：可为损伤性刮宫、感染、手术和物理治疗所致。宫颈粘连和瘢痕易致宫颈性难产。轻度的宫颈膜状粘连可试行粘连分离、机械性扩展或宫颈放射状切开，严重的宫颈粘连和瘢痕应行剖宫产术。

（2）宫颈坚韧：常见于高龄初产妇，宫颈成熟不良，缺乏弹性或精神过度紧张使宫颈挛缩，宫颈不易扩张。此时可静脉推注地西泮10mg；也可于宫颈两侧各注入0.5%利多卡因5～10ml，若不见缓解，应行剖宫产术。

（3）宫颈水肿：多见于扁平骨盆、持续性枕后位或滞产，宫口未开全时过早使用腹压，致使宫颈前唇长时间被压于胎头与耻骨联合之间，血液回流受阻引起水肿，影响宫颈扩张。轻者可抬高产妇臀部，减轻胎头对宫颈压力，也可于宫颈两侧各注入0.5%利多卡因5～10ml或地西泮10mg静脉推注，待宫口近开全，用手将水肿的宫颈前唇上推，使其逐渐越过胎头，即可经阴道分娩。若经上述处理无明显效果，可行剖宫产术。

（4）宫颈癌：妊娠合并子宫颈癌时，因宫颈硬而脆，影响宫颈扩张，如经阴道分娩可能发生大出血、裂伤、感染及癌扩散，故必须行剖宫产术，于术后予以抗生素预防感染，术后2～4周再进行放、化疗。对妊娠期合并的宫颈早期浸润癌，可于剖宫产后6～8周行广泛性子宫切除及盆腔淋巴结清扫术。术中解剖层次反较未孕者清晰，手术并不困难，出血也不多。孕20周以后者先取出胎儿，再行宫颈癌根治术。

知识点33：子宫肿瘤对分娩的影响及处理　　　　副高：熟练掌握　正高：熟练掌握

常见的子宫肿瘤为子宫肌瘤，其对分娩的影响主要与其大小、生长部位及类型有关。随着妊娠月份增大，肌瘤也增大，肌壁间的肌瘤在临产后可使子宫收缩乏力，产程延长。生长在子宫下段及子宫颈壁层内肌瘤或嵌顿于盆腔内的浆膜下肌瘤皆可能阻碍分娩。另外胎位异常（横位、臀先露）也常见。肌瘤在孕期及产褥期可发生红色退行性变，局部出现疼痛和压痛，并伴低热，白细胞中度升高。黏膜下肌瘤可妨碍受精卵着床，引起流产或影响胎盘功能，即使妊娠至足月，也常因肌瘤脱垂于阴道而继发感染。位于子宫后壁且位置较低者影响更大。在处理时根据胎头与肌瘤的位置关系作出判断，如果肌瘤在骨盆入口以上而胎头已入盆，一般不发生分娩梗阻。如肌瘤位于先露部以下，且先露部未入盆，则阴道分娩有困难，应行剖宫产术。曾做过肌瘤剔除术后的子宫，有可能在分娩时发生瘢痕破裂，故应做剖宫产术，并应警惕瘢痕妨碍子宫收缩引起产后出血。

知识点34：子宫畸形对分娩的影响及处理　　　　副高：熟练掌握　正高：熟练掌握

（1）双子宫畸形：双子宫之一侧妊娠时，另一侧未孕之子宫也会略微增大，但一般不致造成难产，但如未孕子宫确已阻塞产道时则需行剖宫产。双子宫同时妊娠而发生双胎导致难产者极罕见。此外，由于子宫形状狭长，易发生臀先露。分娩时可因子宫发育不良而出现宫缩乏力、产程延长。

（2）双角子宫、子宫纵隔畸形：妊娠发生在双角子宫或纵隔子宫者较多见。临床上很难区别这两种畸形，即使在非孕时做子宫碘油造影也有可能误诊。检查时双角子宫的宫底呈马鞍形，两角较凸起；而子宫纵隔宫底部外形正常。两者均可因宫腔形状异常而导致胎产式及胎位异常，以及因子宫发育不良，而发生原发性子宫收缩乏力。临产后如能采取措施加强产力，多可经阴道分娩。若有胎产式或胎位不正，应根据产妇年龄、产次、骨盆情况及胎儿大小等决定分娩方式。凡产前疑为双角子宫者产后应做宫腔探查以明确诊断。附着于子宫纵隔处的胎盘部分常不易自然剥离，需行人工剥离，且易残留宫内引起产后出血。

（3）发育不全的残角子宫妊娠：此类患者往往在早、中孕时发生子宫破裂，需与输卵管间质部妊娠相鉴别。人工流产时如在宫腔内未见有孕产物而子宫继续增大时，应考虑本病并行剖腹探查。足月或近足月的残角子宫妊娠极少见。剖腹探查时应将发育不良的子宫切除。

知识点35：子宫变位对分娩的影响及处理　　　副高：熟练掌握　正高：熟练掌握

（1）妊娠子宫过度前屈：腹壁松弛、驼背、身高不足及骨盆倾斜度过大等可使子宫过度前倾，称为悬垂腹。由于轴向异常，可妨碍胎头衔接，使分娩发生困难。在妊娠期可用腹带包裹腹部纠正轴向，临产后用脚架将腿部抬高或产妇置于半卧位，纠正轴向，有利于胎先露通过骨盆。

（2）妊娠子宫后屈：后屈子宫达孕3个月后多能自动纠正位置，持续后屈的子宫有可能引起流产。在极个别情况下，后屈嵌顿或宫底与盆底粘连的子宫可继续妊娠，此时，宫颈外口在耻骨联合以上，子宫前后壁为适应胎儿生长而向腹腔伸长（袋形化），且常伴发尿潴留性尿失禁。此种妊娠被忽略而达到足月时，临产后，子宫收缩力的轴向虽能作用于胎儿，但不能使先露部进入宫颈，如不及时诊断并行剖宫产，会发生子宫破裂。对有排尿困难史，临产后做阴道检查发现宫颈上移至胎先露之前上方者，可诊断为子宫后屈嵌顿，立即行剖宫产，同时行子宫复位术，并将圆韧带及宫底韧带缩短。

（3）子宫脱垂：子宫Ⅱ度或Ⅲ度脱垂，尤其伴宫颈延长者，在妊娠后宫颈充血、水肿加重，可因摩擦引起溃疡和继发感染。妊娠3个月后，由于子宫体积增大，子宫上升进入腹腔，子宫脱垂的程度可减轻。子宫完全脱垂者在妊娠期罕见，至足月妊娠时则子宫不可能全部脱于阴道外，也不致引起难产，如宫颈过度肥大、水肿，以致临产后宫颈扩张停滞时则需行剖宫产。

知识点36：盆腔肿瘤的类别及处理　　　副高：熟练掌握　正高：熟练掌握

（1）子宫肌瘤：子宫肌瘤对分娩的影响主要取决于肌瘤大小、数量和生长部位。黏膜下肌瘤合并妊娠，容易发生流产及早产；肌壁间肌瘤可引起子宫收缩乏力，产程延长；宫颈肌瘤或子宫下段肌瘤或嵌顿于盆腔内的浆膜下肌瘤，均可阻碍胎先露衔接及下降，应行剖宫产术，并可同时行肌瘤切除术。若肌瘤在骨盆入口以上而胎头已上盆，肌瘤未阻塞产道则可经阴道分娩，待产后再行处理。

（2）卵巢肿瘤：妊娠合并卵巢肿瘤时，由于卵巢随子宫提升，子宫收缩的激惹和胎儿先露部下降的挤压，卵巢肿瘤容易发生蒂扭转、破裂和感染。卵巢肿瘤位于骨盆入口，阻碍胎先露衔接者，应行剖宫产术，并同时切除卵巢肿瘤。

第三节 胎位异常

一、持续性枕后位

知识点1：持续性枕后位的概念	副高：熟练掌握 正高：熟练掌握

凡产妇已正式临产，胎头不论在骨盆入口、中骨盆或盆底均处于枕后位，直至产程结束时，胎头枕部仍位于母体骨盆后方，称为持续性枕后位。发生率约占分娩总数的5%。

知识点2：持续性枕后位的病因	副高：熟练掌握 正高：熟练掌握

（1）骨盆形态异常：常发生于男型骨盆或类人猿型骨盆，这两类骨盆常伴中骨盆狭窄。90%的持续性枕后位都是由于骨盆形态异常引起，是胎头适应骨盆前半部窄小、后半部宽大、前后径长的表现。

（2）骨盆狭窄：均小骨盆狭窄，枕后位胎头在中骨盆难以进行大于90°的内旋转，常易停滞于枕后位。

（3）头盆不称：胎头与骨盆大小不相称时，妨碍胎头内旋转，使持续性枕后位的发生率增加。

（4）胎头俯屈不良：持续性枕后位胎头俯屈不良，以较枕下前囟径（9.5cm）增加1.8cm的枕额径（11.3cm）通过产道，影响胎头在骨盆腔内旋转。若以枕后位衔接，胎儿脊柱与母体脊柱接近，不利于胎头俯屈，前囟成为胎头下降的最低部位，而最低点又常转向骨盆前方，当前囟转至前方，胎头枕部转至后方，形成持续性枕后位。

（5）子宫收缩乏力：影响胎头下降、俯屈及内旋转，容易造成持续性枕后（横）位。反过来，持续性枕后（横）位使胎头下降受阻，也容易导致宫缩乏力，两者互为因果关系。

（6）子宫内外环境的影响：胎盘附于子宫前壁，前壁的子宫肌瘤及充盈的膀胱等，均可阻碍胎头向前旋转。

知识点3：持续性枕后位的临床表现	副高：熟练掌握 正高：熟练掌握

持续性枕后位的胎头常于临产后才衔接，如头盆稍有不称，则可不衔接，使潜伏期延长。由于胎头不能衔接于子宫颈，常伴有宫缩乏力使子宫颈扩张缓慢，活跃期延长。枕后位

胎儿枕骨压迫直肠，故子宫颈口未开全就有肛门下坠及排便感，产妇过早使用腹压，致子宫颈水肿和产妇疲劳，影响产程进展。当宫颈口开全后，胎头下降受阻或延缓，故持续性枕后位常致第二产程延长。

知识点4：持续性枕后位的诊断检查   副高：熟练掌握   正高：熟练掌握

（1）腹部检查：在母体前腹壁的2/3部分可扪及胎肢，胎背偏向母体侧方或后方，胎心音在母体腹侧偏外侧或胎儿肢体侧最响亮。有时，可在胎儿肢体侧耻骨联合上方摸到胎儿颏及面部。

（2）肛门检查及腹部联合触诊：肛门检查感到盆腔后部空虚，当宫颈口开至3～5cm时，肛门检查矢状缝在骨盆右斜径上，腹部触诊颏在耻骨左上方的为右枕后位；反之则为左枕后位，将胎头稍向上推有利于腹壁之手触到颏部，一旦发现，应密切注意产程进展。

（3）阴道检查：是确定枕后位的重要方法。当宫颈口开大3～5cm时检查，即可确诊。阴道检查的作用有：①了解胎头入盆的深度及有无胎头水肿（产瘤），同时应确诊胎头双顶径达到坐骨棘平面的水平；②了解骨缝及囟门的位置：胎头矢状缝为左或右斜径线，大囟门在骨盆前方、小囟门在骨盆后方为枕后位；③检查胎儿耳郭及耳屏的位置及方向以判定胎位：宫口开大5cm以上可以检查，耳郭朝向骨盆后方为枕后位；④了解胎头位置：可通过触中骨盆及骨盆出口了解胎头下降至骨盆哪个平面，通过摸坐骨棘间径是否够5横指，触骶骨中下段弧度及骨盆侧壁是否立直了解骨盆有无异常。

（4）超声检查：通过超声探测胎头枕部及眼眶方位即可明确胎头的位置。

知识点5：枕后位的分娩机制   副高：熟练掌握   正高：熟练掌握

枕后位内旋转时向后旋转45°，使矢状缝与骨盆前后径一致。胎儿枕部朝向骶骨呈正枕后位，其分娩方式有：①胎头俯屈较好：胎头继续下降至前囟先露抵达耻骨联合下时，以前囟为支点，胎头继续俯屈使顶部及枕部自会阴前缘娩出。继之胎头仰伸，相继由耻骨联合下娩出额、鼻、口、颏，此为枕后位经阴道分娩最常见的方式。②胎头俯屈不良：当鼻根出现在耻骨联合下时，以鼻根为支点，胎头先俯屈，从会阴前缘娩出前囟、顶部及枕部，然后胎头仰伸，使鼻、口、颏部相继由耻骨联合下娩出。因胎头以较大的枕额周径旋转，胎儿娩出有困难，多需手术助产。

知识点6：持续性枕后位第一产程的处理   副高：熟练掌握   正高：熟练掌握

（1）潜伏期：耐心等待，给予营养，让产妇向胎儿肢体方向侧卧及充分休息，可适当应用镇静药及安定药，争取自然纠正胎方位。若宫缩乏力，可使用缩宫素。

（2）活跃期：宫口开全之前不宜过早用力屏气。宫颈口开3～4cm无头盆不称（CPD）时可考虑人工破膜。如产力差，应静滴缩宫素加以纠正。如产力纠正后，胎头阻滞于中骨盆或宫颈口扩张缓慢，<1cm/h或停滞于2cm无进展时，或存在胎儿窘迫，应考虑剖宫产以结

束分娩。

知识点7：持续性枕后位第二产程的处理　　副高：熟练掌握　正高：熟练掌握

第二产程进展缓慢，初产妇已近2小时，经产妇已近1小时，应行阴道检查以确定胎方位。当胎头双顶径已达坐骨棘平面或更低时，可先行徒手将胎头枕部转向前方，使矢状缝与骨盆出口前后径一致，或自然分娩，或阴道助产（低位产钳术或胎头吸引术）。若转为枕前位有困难时，也可向后转为正枕后位，再以产钳助产。若以枕后位娩出时，需作较大的会阴后一侧切开，以免造成会阴裂伤。若胎头位置较高，疑有CPD，应行剖宫产术。

知识点8：持续性枕后位第三产程的处理　　副高：熟练掌握　正高：熟练掌握

第三产程因产程延长，容易发生产后宫缩乏力，胎盘娩出后应立即静脉注射或肌内注射子宫收缩剂，以防发生产后出血。应做好新生儿复苏抢救准备。有软产道裂伤者，应及时修补，并给予抗生素预防感染。

二、持续性枕横位

知识点1：持续性枕横位的概念　　副高：熟练掌握　正高：熟练掌握

持续性枕横位是指胎头以枕横位入盆，临产后不论在骨盆入口中段或出口，凡经过充分试产直至结束分娩时，其胎头仍取枕横位者，其发生率次于枕后位。

知识点2：持续性枕横位的病因　　副高：熟练掌握　正高：熟练掌握

（1）骨盆形态异常：常见于扁平型及男型骨盆，其中扁平型骨盆最常见。由于扁平型骨盆前后径小，男型骨盆入口面前半部狭窄，使入口面可利用的前后径较短，故胎头多以枕横位入盆，男型骨盆的中骨盆横径短小，胎头下降过程中难以转至枕前位，而持续于枕横位。

（2）头盆不称：因骨盆狭窄，头盆大小不称，以枕横位入盆的胎头向前旋转受阻。

（3）胎头俯屈不良：此时胎头通过产道的径线相应增大，妨碍胎头内旋转及下降。

（4）宫缩乏力：多因继发性宫缩乏力影响胎头内旋转及下降。

知识点3：持续性枕横位的分娩机制　　副高：熟练掌握　正高：熟练掌握

多数枕横位在产力推动下，胎头枕部可向前旋转90°称为枕前位最后自然分娩。如不能转为枕前位，可以有以下几种分娩机制：①部分枕横位于下降过程中胎头无内旋转动作，从临产到分娩结束，均为枕横位，称为持续性枕横位；②如果胎头以枕后位衔接，下降过程中不能完成大于90°的内旋转，而是旋转至枕横位时即停顿下来，称为持续性枕横位，这是枕后位发展的结果。

知识点4：持续性枕横位的诊断要点　　　　副高：熟练掌握　　正高：熟练掌握

（1）腹部体征：腹部触诊胎背与胎体各占一半，胎儿颏部在耻骨联合左或右侧方，对侧触及胎儿枕部，颏的同侧触到小肢体，胎心音于胎背处最响亮，较枕前位略靠产母腹壁外侧。

（2）肛门检查：胎头矢状缝在骨盆横径上。

（3）阴道检查：胎头矢状缝在骨盆横径上，通常大小囟门均能扪及，小囟门在母体左侧称枕左横位，小囟门在母体右侧称为枕右横位。

知识点5：持续性枕横位阴道助产的方法　　　　副高：熟练掌握　　正高：熟练掌握

持续性枕横位的处理原则与持续性枕后位相同，如阴道助产可用以下方法：①手转胎头：手转胎头成枕前位，如产力好，可自然分娩。如第二产程延长，产力差，则应以产钳助产。②产钳助产：此法容易损伤膀胱，接产经验不多者，最好慎重使用。最佳方法则应徒手旋转成枕前位或枕后位，再采用产钳助产。

知识点6：持续性枕横位的处理　　　　副高：熟练掌握　　正高：熟练掌握

凡以枕横位入盆者，除明显头盆不称外均应试产。若试产过程中出现产程异常，当宫颈扩张3~5cm时，可做阴道检查，将拇指、示指及中指深入宫颈内拨动胎头，配合宫缩向前旋转为枕前位，旋转成功后产妇取侧卧体位，使胎方位保持为枕前位；当宫颈口扩张开全或近开全时，将手伸入阴道内将拇指与其余四指自然分开握住胎头向前旋转为枕前位，枕横位纠正后胎头一般均能很快下降，经阴道自然分娩或用产钳助产或胎头吸引器助产。若徒手旋转胎方位失败，胎头位置较高，尚在+2以上，则应行剖宫产术。

三、胎头高直位

知识点1：胎头高直位的概念及分类　　　　副高：熟练掌握　　正高：熟练掌握

胎头高直位是指胎头以不屈不伸的姿态进入骨盆入口平面，即胎头的矢状缝落在骨盆入口平面的前后径上，大囟门及小囟门分别位于前后两侧。胎头高直位分为胎头高直前位及高直后位。高直前位是指胎头枕骨向前靠近耻骨联合者，又称枕耻位；高直后位是指胎头枕骨向后靠近骶岬者，又称枕骶位。胎头高直位对母儿危害较大，需谨慎处理。

知识点2：胎头高直位的病因　　　　副高：熟练掌握　　正高：熟练掌握

（1）头盆不称：是胎头高直位发生最常见的原因。常见于骨盆入口平面狭窄、扁平骨盆、均小骨盆及横径狭小骨盆，特别是当胎头过大、过小及长圆形胎头时易发生胎头高直位。

（2）腹壁松弛及腹直肌分离：胎背易朝向母体前方，胎头高浮，当宫缩时易形成胎头高直位。

（3）胎膜早破：胎膜突然破裂，羊水迅速流出，宫缩时胎头矢状缝易固定于骨盆入口前后径上，形成胎头高直位。

知识点3：胎头高直位的分娩机制	副高：熟练掌握 正高：熟练掌握

高直前位临产后，胎头极度俯屈，以枕骨下部支撑在耻骨联合处，额、顶、颏转向骶岬。由于胎头极度俯屈，首先是大囟滑过骶岬，然后是额部沿骶岬向下滑动，一旦胎头极度俯屈的姿势得以纠正，胎头不需内旋转，可按一般枕前位机转通过产道分娩，但因胎头的入盆与下降遇到困难，整个产程较长。若俯屈得不到纠正，胎头无法入盆，就需以剖宫产结束分娩。

高直后位最突出表现是胎头高浮，迟迟不能入盆。这主要是由于胎头枕部与胎背所形成的弧形正对着母体向前突出的脊椎腰骶部，前凸的腰骶部妨碍胎头下降，较长的胎头矢状径又位于较短的骨盆入口前后位上，致使胎头高浮而无法衔接入盆。若胎背能向一侧旋转45°称为枕左后或枕右后位，胎头即有可能下降，在临床实际工作中，高直后位能够入盆并经阴道分娩是极少见的。

知识点4：胎头高直位的临床表现	副高：熟练掌握 正高：熟练掌握

（1）胎头不衔接和不下降：胎头高直位主要表现为胎头的衔接和下降均有困难，其中高直后位的困难更大。

（2）宫颈扩张延缓或停滞：因胎头下降受阻影响宫颈扩张。

（3）产程延长：胎头高直位中绝大多数需以剖宫产结束分娩。若对胎头高直位认识不足可延误诊断，常可致产程延长。

知识点5：胎头高直位的诊断检查	副高：熟练掌握 正高：熟练掌握

（1）腹部检查：腹部前壁触及胎背，触不到肢体，胎头横径短与胎儿大小不成比例，在腹中线偏左可听到胎心；高直后位时，腹部可全部触及肢体，在腹中线偏右听到胎心，耻骨联合上方可触及胎颏。

（2）阴道检查：胎头矢状缝均位于骨盆入口的前后径上，偏离角度不超过15°，小囟门在耻骨联合下，大囟门在骶岬前，为高直前位；相反，则为高直后位。可触及胎头上有一与宫口扩张大小一致、直径3~5cm的局限性水肿，高直前位者位于枕骨正中，高直后位者位于两顶之间。

（3）B超检查：高直前位时可在母体腹壁正中探及胎儿脊柱；高直后位时在耻骨联合上方探及眼眶反射。高直前（后）位时胎头双顶径与骨盆入口横径一致。

知识点6：胎头高直位的处理	副高：熟练掌握　正高：熟练掌握

（1）高直前位：胎儿枕部若能向一侧转45°至枕左前位或枕右前位，即有可能正常分娩。一般可采用加强宫缩，使其自然转位，但必须是骨盆正常、头盆相称，经检查后严密观察1~2小时的产程进展，如试产失败则行剖宫产。

（2）高直后位：胎头若向一侧转45°至枕左后位或枕右后位，一旦确诊应行剖宫产。

为预防胎头高直位的发生，在妊娠晚期或临产早期，孕产妇应取侧卧式。

四、前不均倾位

知识点1：前不均倾位的概念	副高：熟练掌握　正高：熟练掌握

枕横位入盆的胎头侧屈以其前顶骨先入盆，称为前不均倾位。易发生在头盆不称、骨盆倾斜度过大、腹壁松弛时。

知识点2：前不均倾位的病因	副高：熟练掌握　正高：熟练掌握

（1）头盆不称。

（2）骨盆倾斜度过大：胎头可利用的骨盆入口面较小，胎头不易入盆，后顶骨搁于骶岬上方，前顶骨先进入骨盆入口。

（3）悬垂腹：孕妇腹壁松弛，子宫前倾，使胎头前顶骨先入盆。

（4）扁平骨盆：骨盆入口前后径小，胎头双顶不能入盆，为适应骨盆形态，胎头侧屈，前顶首先入盆。

综上所述，当骨盆倾斜度过大、悬垂腹或腹壁松弛时，胎儿身体向前倾斜，可使胎头前顶先入盆，若同时有头盆不称，则更有可能出现前不均倾位这种异常胎位。

知识点3：前不均倾位的分娩机制	副高：熟练掌握　正高：熟练掌握

前不均倾位时，因耻骨联合后面直而无凹陷，前顶骨紧紧嵌顿于耻骨联合后，使后顶骨无法越过骶岬而入盆，需行剖宫产术。

知识点4：前不均倾位的临床表现	副高：熟练掌握　正高：熟练掌握

（1）胎膜早破。

（2）胎头不衔接。

（3）活跃期早期宫颈扩张停滞。

（4）尿潴留：产程延长，子宫收缩乏力，引起神经反射性尿潴留，此外胎头前顶骨紧紧嵌顿于耻骨联合后方压迫尿道，故前不均倾位患者可于临产早期出现尿潴留。

（5）宫颈水肿：前不均倾位时胎头前顶骨紧紧嵌顿于耻骨联合后方压迫宫颈，使血液和淋巴液回流受阻，导致宫颈受压迫以下的软组织水肿。

（6）胎头水肿：由于产程停滞，胎头受压过久，可出现胎头水肿，水肿的范围常与宫颈扩张大小相符，一般直径为3～5cm，故称之为胎头"小水肿"。枕左横前不均倾位时胎头水肿应在右顶骨，枕右横前不均倾位时胎头水肿应在左顶骨。剖宫产取出胎儿后，应检查胎头水肿部位，这是核实前不均倾位的可靠方法。

知识点5：前不均倾位的诊断　　　　　副高：熟练掌握　正高：熟练掌握

（1）腹部检查：临产早期可在耻骨联合上方扪及胎头顶部。随前顶骨入盆胎头折叠于胎肩后方，在耻骨联合上方可能不能触及胎头，造成胎头已经衔接入盆的假象。

（2）阴道检查：阴道检查时在耻骨联合后方可触及前耳，感觉胎头前顶紧嵌于耻骨联合后方，盆腔前半部被塞满，而盆腔后半部则显得很空虚，系因后顶骨大部分尚在骶岬以上。胎头矢状缝在骨盆横径上但逐渐向后移而接近骶岬，这是由于胎头侧屈加深所致。盆腔后部空虚，子宫颈前唇水肿，尿道受压造成不容易导尿。

知识点6：前不均倾位的预防和处理　　　　副高：熟练掌握　正高：熟练掌握

首先要预防前不均倾位的发生，凡是会引起前不均倾位的因素可于产前或临产早期尽量予以纠正，如妊娠晚期腹部松弛或悬垂腹者，可加用腹带纠正胎儿向前倾斜。产程早期令产妇取坐位或半卧位，使产妇双髋关节伴膝关节屈曲，均有利于缩小骨盆倾斜度，避免前顶先入盆，防止前不均倾位发生。

前不均倾位的诊断一旦确定，除极个别骨盆正常或较大、胎儿较小、产力强者可给予短期试产外，其余均应尽快做剖宫产术。

五、面先露

知识点1：面先露的概念及胎位　　　　　副高：熟练掌握　正高：熟练掌握

胎头以颜面为先露称为面先露，多于临产后发现。常由额先露继续仰伸形成，以颏骨为指示点有6种胎位：颏左（右）前、颏左（右）横、颏左（右）后，以颏左前及颏右后位较多见。经产妇多于初产妇。

知识点2：面先露的病因　　　　　　　　副高：熟练掌握　正高：熟练掌握

（1）骨盆狭窄：骨盆入口狭窄时，胎头衔接受阻，阻碍胎头俯屈，导致胎头极度仰伸。

（2）头盆不称：临产后胎头衔接受阻，造成胎头极度仰伸。

（3）腹壁松弛：经产妇悬垂腹时胎背向前反曲，颈椎及胸椎仰伸形成面先露。

（4）脐带过短或脐带绕颈：使胎头俯屈困难。

（5）畸形及其他疾病：无脑儿因无顶骨，可自然形成面先露。先天性甲状腺肿，胎头俯屈困难，也可导致面先露。

知识点3：面先露的临床表现及诊断　　　　副高：熟练掌握　正高：熟练掌握

（1）临床表现：潜伏期延长、活跃期延长或停滞，胎头迟迟不能入盆。

（2）腹部检查：因胎头极度仰伸入盆受阻，胎体伸直，宫底位置较高。颏后位时，在胎背侧触及极度仰伸的枕骨隆突是面先露的特征，于耻骨联合上方可触及胎儿枕骨隆突与胎背之间有明显凹沟，胎心较遥远而弱。颏前位时，胎体伸直使胎儿胸部更贴近孕妇腹前壁，使胎儿肢体侧的下腹部胎心听诊更清晰。

（3）肛查：触不到圆而硬的颅骨，可触到高低不平、软硬不均的颜面部。

（4）阴道检查：若宫口开大3~5cm时可触及胎儿口、鼻、颧骨及眼眶，并依据颏部所在位置确定其胎位。

（5）B超检查：根据胎头枕部及眼眶位置，可以明确面先露与臀先露，并确定胎位。

知识点4：面先露的分娩机制　　　　副高：熟练掌握　正高：熟练掌握

面先露很少发生在骨盆入口上方，通常是额先露在胎头下降过程中胎头进一步仰伸而形成面先露。分娩机制包括：仰伸、下降、内旋转及外旋转。

颏右前位时，胎头以前囟颏径，衔接于骨盆入口左斜径上，下降至中骨盆平面。胎头极度仰伸，颏部为最低点，向左前方转45°，使颏部达耻骨弓下，形成颏前位。当先露部达盆底，颏部抵住耻骨弓，胎头逐渐俯屈，使口、鼻、眼、额、顶、枕相继自会阴前缘娩出，经复位及外旋转，使胎肩及胎体相继娩出。

颏后位时，若能向前内旋转135°，可以颏前位娩出；若内旋转受阻，成为持续性颏后位，足月活胎不能经阴道自然娩出。

颏横位时，多数可向前转90°形成颏前位娩出，持续性颏横位则不能自然娩出。

知识点5：面先露的处理　　　　副高：熟练掌握　正高：熟练掌握

面先露均在临产后发生。如出现产程延长及停滞时，应及时行阴道检查。颏前位时，若无头盆不称，产力良好，有可能经阴道自然分娩。若出现继发性宫缩乏力，第二产程延长，可用产钳助娩，但会阴后一侧切开要足够大，若有头盆不称或出现胎儿窘迫征象，应行剖宫产术。持续性颏后位时，难以经阴道分娩，应行剖宫产术结束分娩。颏横位若能转成颏前位，可以经阴道分娩，持续性颏横位常出现产程延长和停滞，应行剖宫产术。

六、臀先露

知识点1：臀先露的概念及胎位　　　　副高：熟练掌握　正高：熟练掌握

臀先露是异常胎位中最常见的一种。因胎臀比胎头小，分娩时胎头未经变形或因过度仰伸往往后出头娩出困难，脐带脱垂也多见，故围生儿死亡率较头位分娩明显增高。臀先露以骶骨为指示点，有骶左（右）前、骶左（右）横、骶左（右）后6种胎位。

知识点2：臀先露的病因　　　　　　　　副高：熟练掌握　　正高：熟练掌握

（1）早产：妊娠未足月，特别在30周或30周以前时，羊水量相对偏多，胎儿常取臀先露，一旦发生早产，即以臀先露方式分娩。

（2）羊水过多或经产妇：此时子宫腔空间较大或子宫壁较松弛，胎儿易在宫腔内自由活动以致形成臀先露。

（3）胎儿在宫腔内活动受限：致使胎头不易随妊娠月的增加而转为头位，如子宫畸形（单角子宫、双角子宫、子宫不完全纵隔等）、双胎、羊水过少等。

（4）胎儿下降受阻或衔接受阻：如有骨盆狭窄、胎儿过大或相对性头盆不称、前置胎盘、肿瘤阻塞盆腔等情况。

（5）胎儿畸形：如无脑儿、胎儿脑积水等。

（6）胎盘种植于子宫角或底部：这种情况下臀先露的发生率升高。

（7）长型胎头：此种胎头的枕部凸出、脸部变长，胎头两侧面平行，即所谓"臀先露胎头"。此种特殊胎头形态的枕额径增长，可能是形成臀先露的原因之一。足月臀先露胎儿至少1/3具有此种形态的胎头。

知识点3：臀先露的临床分类　　　　　　　副高：熟练掌握　　正高：熟练掌握

（1）单纯臀先露：此类最多见，又称为腿直臀先露，是指胎儿双髋关节屈曲，双膝关节伸直，先露为胎儿臀部。

（2）完全臀先露：此类较多见，又称为混合臀先露，是指胎儿双髋关节及膝关节均屈曲，先露为胎儿臀部及双足。

（3）不完全臀先露：此类较少见。是指胎儿以一足或双足、一膝或双膝、一足一膝为先露，膝先露是暂时性胎方位，产程开始后多转为足先露。不完全臀先露有以下几种情况：①足先露：双侧髋关节与膝关节均伸直；②膝先露：双侧髋关节伸直而膝关节屈曲；③双侧先露不同：一侧为足先露，另一侧为膝先露。不完全臀先露往往是在临产过程中演变而成，最容易发生脐带脱垂，尤其是两侧先露不同的不完全臀先露脐带脱垂机会更大。

知识点4：臀先露的分娩机制　　　　　　　副高：熟练掌握　　正高：熟练掌握

以骶右前位为例。

（1）胎臀娩出：临产后，胎臀以粗隆间径衔接于骨盆入口右斜径，并不断下降，前髋下降稍快，先抵骨盆，在遇盆底阻力后，臀部向母体右前方做45°内旋转，使前髋位于耻骨联合后方，而粗隆间径与母体骨盆出口前后径一致。胎体为适应产道弯曲度而侧屈，后臀先从会阴前缘娩出，胎体稍伸直，使前臀从耻骨弓下娩出。继之双腿双足娩出。当胎臀及两下肢娩出后，胎体行外旋转，使胎背转向前方或右前方。

（2）胎肩娩出：当胎体行外旋转的同时，胎儿双肩径于骨盆入口右斜径或横径入盆，并沿此径线逐渐下降，当双肩达骨盆底时，前肩向右旋转45°转至耻骨弓下，使双肩径与骨盆出口前后径一致，同时胎体侧屈使后肩及后上肢从会阴前缘娩出，继之前肩及前上肢从耻骨弓下娩出。

（3）胎头娩出：当胎肩娩出时，胎头以矢状缝衔接于骨盆入口的左斜径或横径上，逐渐下降、俯屈，当胎头达盆底时，其枕部紧贴于耻骨联合之后并以位于耻骨弓下的枕骨下凹为支点，胎头继续俯屈，于是颏、面、额部相继露于会阴部而最终胎头全部娩出。

知识点5：臀先露的临床表现及诊断　　　　　副高：熟练掌握　　正高：熟练掌握

（1）临床表现：妊娠晚期胎动时，孕妇常有季肋部胀痛感。临产后因胎臀不能紧贴子宫下段及宫颈内口，常导致宫缩乏力，宫口扩张缓慢，致使产程延长。

（2）腹部检查：在宫底部可触到圆而硬、按压时有浮球感的胎头；若未衔接，在耻骨联合上方触到不规则、软而宽的胎臀，胎心在脐左（右）上方听得最清楚。衔接后，胎臀位于耻骨联合之下，胎心听诊以脐下最明显。

（3）肛门检查：临产前检查，因先露部较高，子宫底稍加压力使先露向下，其主要感觉不是光滑而硬的胎头，而是不规则并较软的胎臀或触到胎足、胎膝。

（4）阴道检查：在肛门检查不明确时应做阴道检查，了解骨盆情况，宫颈口开大情况，是否破膜，并决定分娩方式。

（5）B超检查：孕妇腹壁厚，先露高，胎头嵌顿于肋骨下需做超声显像检查。超声检查可以了解以下情况：①胎头是否仰伸，仰伸程度如何；②测量胎头双顶径、胸围、腹围及股骨长度，用以估计胎儿大小；③胎儿是否畸形；④确定臀先露的类型：了解胎儿下肢是否屈曲良好，紧紧盘于胎儿腹部前且高于臀部，还是屈曲不良，盘得不紧且低于臀部；⑤胎盘位置：胎盘在子宫前壁者不宜做外倒转术；⑥如在臀先露旁见到一团软组织阴影，应警惕脐带先露。

知识点6：臀先露妊娠期的矫正方法　　　　　副高：熟练掌握　　正高：熟练掌握

在妊娠30周前，臀先露大多数都能自行转为头先露。若妊娠30周后仍为臀先露应予以矫正。常用的矫正方法有：

（1）胸膝卧位：让孕妇排空膀胱，松解裤带，采取胸膝卧位，每天2~3次，每次15分钟，连做1周后复查。这种姿势可使胎臀退出盆腔，借助胎儿重心改变自然完成头先露的转位。成功率70%以上。

（2）激光照射或艾灸至阴穴：可用激光照射两侧至阴穴（足小趾外侧，距趾甲角0.1寸），也可用艾灸条，每天1次，每次15~20分钟，5次为一疗程。

（3）仰卧臀高位：孕妇排空膀胱后，松解裤带，仰卧于床上，腰部用枕头或被褥垫高，使腰臀与床缘呈30°～45°，仰卧10～15分钟后，迅速将身体向胎肢侧转动，侧卧5分钟。每天2次，每次15～45分钟，3～7天为一疗程。

（4）甩臀运动：方法是令孕妇双足分开直立，双手扶桌沿，双膝及臀部顺胎头屈曲方向做规律的连续旋转，每日早晚各一次，每次15分钟，7天为一疗程。

（5）外倒转术：用上述矫正方法无效者，可行外倒转术。术前半小时口服利托君10mg。行外转胎位术时，最好在B超及胎儿电子监测下进行。孕妇平卧，两下肢屈曲稍外展，露出腹壁查清胎位，听胎心率。操作步骤：松动胎先露部（两手插入胎先露部下方向上提拉，使之松动）、转胎（两手把握胎儿两端，一手将胎头沿胎儿腹侧，保持胎头俯屈，轻轻向骨盆入口推移，另一只手将胎臀上推，与推胎头动作配合，直至转为头先露）。动作应轻柔，间断进行。若术中或术后发现胎动频繁而剧烈或胎心率异常，应停止转动并退回原胎位观察半小时。

知识点7：外倒转术的适应证、禁忌证及影响因素　　副高：熟练掌握　正高：熟练掌握

（1）适应证：凡无以下禁忌证者，均适于行外倒转术。

（2）禁忌证：①曾行剖宫产术或子宫肌瘤剔除术；②不良分娩史；③骨盆狭窄；④产前出血，如前置胎盘；⑤羊水过多；⑥脐带绕颈；⑦估计胎儿体重＜2500g或＞3500g；⑧胎盘附着于子宫前壁；⑨先兆早产、胎儿慢性窘迫、胎儿畸形；⑩妊娠期高血压。

（3）施行外倒转术的时机和影响因素：大多数学者认为施行外倒转术最佳时机为孕30～32周。但是，也有学者认为初产妇孕32周前或经产妇孕34周前，大多数臀先露能自然回转，无需行外倒转术；孕38周后因胎儿长大且羊水量相对减少，外倒转术不易成功。另外，影响外倒转术成功的因素有：腹部肥胖，孕妇精神紧张，子宫易激惹，臀先露已衔接入盆、胎腿伸展等。

知识点8：臀先露分娩方式的指征　　副高：熟练掌握　正高：熟练掌握

（1）剖宫产的指征：放宽剖宫产的指征，能稳定降低围生儿死亡率，对狭窄骨盆、软产道异常、胎儿体重大于3500g、胎儿窘迫、妊娠合并症、高龄产妇、B超见胎头过度仰伸、有脐带先露或膝先露、有难产史、不完全臀先露、瘢痕子宫等，均应行剖宫产术。

（2）阴道分娩的指征：①孕龄≥36周；②单臀先露；③胎儿体重为2500～3500g；④无胎头仰伸；⑤骨盆大小正常；⑥无其他剖宫产指征。

知识点9：臀先露评分法　　副高：熟练掌握　正高：熟练掌握

为了臀先露分娩的危险性做出估计，1965年Zatuchni等提出评分法来对每一个臀先露的预后进行估计，统计的结果是，当评分≤3分时（下表），胎儿病率升高，产程延长者多见，剖宫产率也上升，有较大的临床意义；但较高的评分，并不能保证一定是成功的阴道分娩，故意义较小。主要由于该评分法中，未列入臀先露的种类之故。临床上对足先露顾虑最大，

完全臀先露次之，因两者导致难产及并发症的可能性较大。因此，此评分法仅可作为临床处理的参考之一。

Zatuchni-Andros臀先露评分法

项　目	0分	1分	2分
产次	初产妇	经产妇	
孕龄	39周	38周	37周
体重估计	>3630g	3176~3630g	<3176g
既往臀先露史（体重>2500g者）	无	1次	2次或以上
宫颈扩张（住院时阴道检查）	2cm	3cm	>4cm
先露高低（住院时）	-3或更高	-2	-1或更低

我国天津市协作组推荐臀先露简易评分法，若总分≤4，选择剖宫产；≥8分可经阴道分娩；5~7分者继续观察（见下表）。

天津市协作组臀先露简易评分法

项　目	0分	1分	2分
胎儿体重	>3500g	3000~3500g	<3000g
骨盆大小	狭窄	临界	正常
孕周	>39周	37~39周	<37周
先露类型	足	完全臀	腿直臀
胎膜早破	合并足或完全臀先露	合并腿直臀先露	无胎膜早破

知识点10：臀先露第一产程的处理　　　　副高：熟练掌握　正高：熟练掌握

第一产程产妇应侧卧休息，不宜站立走动，给予足够的水分和营养以保持较好的体力。少做肛查及阴道检查，不灌肠，尽量避免胎膜破裂。一旦破膜，应立即听胎心。若有胎心异常，应行阴道检查，了解有无脐带脱垂；若有脐带脱垂，胎心尚好，宫口未开全，为抢救胎儿，需立即行剖宫产术；若无脐带脱垂，可严密观察胎心及产程进展。当宫口开大4~5cm时，胎足即可经宫口脱出至阴道。为了使宫颈和阴道充分扩张，消毒外阴之后，使用"堵"外阴方法。当宫缩时用无菌巾以手掌堵住阴道口，让胎臀下降，避免胎足先下降，待宫口及阴道充分扩张后才让胎臀娩出。宫口近开全时，要做好接产和抢救新生儿窒息的准备。

知识点11：臀先露第二产程的处理　　　　副高：熟练掌握　正高：熟练掌握

第二产程接产前，应导尿。初产妇应作会阴后一侧切开术。有3种分娩方式：①自然分娩：胎儿自然娩出，不作任何牵拉。本方式极少见，仅见于经产妇、胎儿小、宫缩强、骨盆宽大者。②臀位助产：当胎臀自然娩出至脐部后，胎肩及后出胎头由接产者协助娩出。脐部娩出后，一般应在2～3分钟娩出胎头，最长不能超过8分钟，后娩出胎头，有主张用单叶产钳，效果佳。③臀牵引术：胎儿全部由接产者牵拉娩出，此种手术对胎儿损伤大，一般情况下应禁止使用。

知识点12：臀先露第三产程的处理　　　副高：熟练掌握　正高：熟练掌握

如产程延长并发子宫乏力性出血，胎盘娩出后，应肌内注射缩宫素，防止产后出血，缝合完好，预防感染。

知识点13：臀先露阴道分娩中的并发症及处理　　　副高：熟练掌握　正高：熟练掌握

（1）脐带脱垂：脐带脱垂时，宫颈未开全，胎心好，尽快做剖宫产；宫颈已开全，胎儿情况不佳，胎心<100次/分，或缺乏即刻做剖宫产条件时，可考虑行臀牵引术。胎心已消失，胎儿已死亡，可等待宫颈开全后行臀先露助产。

（2）后出头的娩出困难：若因胎头仰伸而不能进入骨盆，且不可强行牵引使仰伸加剧。此时，助手可在耻骨联合上方加压，协助胎头俯屈，而术者的手在阴道内钩住胎儿口腔，加以牵引，胎头即可入盆；若仍有困难，则可将枕部转向骨盆一侧成为枕横位，以胎头的双顶径通过骨盆入口的前后径，促使胎头入盆。此法对骨盆入口呈扁平型的产妇较为有效。

臀先露产的后出头娩出困难时，可用臀先露后出头产钳助产，先由助手向上提起胎儿手足及躯干，使产妇会阴部暴露，自胎腹侧面一次放入左叶及右叶产钳，交合后向下向外牵引，使胎儿下颌、口、鼻及额部相继娩出。

（3）胎臂上举：臀先露分娩中牵引胎体过急，可发生胎臂上举，增加胎儿娩出的困难。处理胎臂上举的有两种方法：①旋转法：接生者以无菌巾包裹胎儿臀部，以双手的拇指紧贴胎儿骶骨及背部，四指紧握胎儿腹部及大腿，向胎背方向旋转180°，旋转后，位于耻骨弓后方的前肩及上臂可从耻骨弓下脱出，再向相反方向旋转180°娩出另一侧肩部及上臂。②滑脱法：如上述方法失败，接产者可用右手握住双足上提，使位于会阴联合处的后肩先露，再以左手示指及中指伸入阴道，紧贴于胎儿前臂的前外侧，钩住肘关节以洗脸样动作使前臂向前胸滑出阴道，然后放低胎儿，此时前肩及同侧上肢常可自然由耻骨下娩出。

（4）颅脑及脊柱损伤：胎头仰伸未能入盆应设法使其俯屈，转动90°至横位入盆。切忌在胎头未入盆时强行牵拉胎体造成小脑幕撕裂、脊柱断裂或其他损伤。

（5）臂丛神经损伤：臀先露胎头未入盆时强行牵拉胎臀、胎肩都可造成臂丛神经损伤。一旦发生，只有等待其自然恢复，损伤严重者往往需半年以后才能恢复功能。但造成上肢永久瘫痪的机会不大。

七、肩先露

知识点1：肩先露的概念及胎位	副高：熟练掌握　正高：熟练掌握

肩先露又称横位，是指胎肩为先露部，胎体位于骨盆入口以上，胎体纵轴与母体纵轴交叉成直角或垂直。肩先露是最不利于分娩的胎位。除死胎及早产儿胎体可折叠而自然娩出外，足月活胎不可能经阴道自然娩出。若不及时处理，容易造成子宫破裂，威胁母儿生命。肩先露以肩胛骨为指示点，有肩左前、肩左后，肩右前、肩右后4种胎位。

知识点2：肩先露的病因	副高：熟练掌握　正高：熟练掌握

与臀先露相类似，但并不完全相同。肩先露的常见原因有：①经产妇所致腹壁松弛，如悬垂腹时子宫前倾使胎体纵轴偏离骨产道，斜向一侧或呈横产式；②早产儿，尚未转至头先露时；③前置胎盘；④骨盆狭窄；⑤子宫异常或肿瘤，影响胎头入盆；⑥羊水过多。

知识点3：肩先露的临床特点	副高：熟练掌握　正高：熟练掌握

（1）肩先露的先露部为肩，对宫颈口及子宫下段的贴合不均匀，常易发生胎膜早破及宫缩乏力。

（2）胎膜破后，羊水外流，胎儿上肢或脐带容易脱垂，导致胎儿窘迫，以致死亡。

（3）临产后，随着宫缩增强，迫使胎肩下降，胎肩及胸廓的一小部分挤入盆腔内，肢体折叠弯曲，颈部被拉长，上肢脱出于阴道口外，但胎头及臀部仍被阻于骨盆入口上方，形成所谓嵌顿性横位或称忽略性横位，子宫收缩继续增强而胎儿无法娩出，子宫上段逐渐变厚，下段变薄、拉长，在上下两段之间形成病理性缩复环。产程延长后，此环很快上升达脐上，此时做检查可在子宫下段发现固定压痛点，并可能发现产妇有血尿，这些表现均属于先兆子宫破裂的临床征象，如不及时处理，随时可发生子宫破裂。

（4）有时由于分娩受阻过久，宫缩可变的越来越弱，间隔时间越来越长，直至子宫呈麻痹状态，对此情况若缺乏认识，若任产程继续延长，可能导致宫腔严重感染，危及母儿生命。

知识点4：肩先露的诊断	副高：熟练掌握　正高：熟练掌握

（1）腹部检查：子宫轮廓呈横椭圆形，耻骨联合上方较空虚，摸不到胎臀或胎头，母体一侧可触及胎头，胎臀在另一侧。肩前位时，胎背朝向母体腹壁，触之宽大平坦；肩后位时，母体腹壁触及不规则的胎儿小肢体。胎心在脐周两侧最清楚。根据腹部检查多能确定准确胎位。

（2）肛门检查及阴道检查：未破膜时，肛门检查不易触及先露部；如宫颈口已开，胎膜已破，阴道检查可触及肩胛骨或肩峰、锁骨、肋骨及腋窝。腋窝尖端指向胎儿肩部及头端位置，据此可决定胎头在母体左或右侧。肩胛骨朝向母体前或后方，可决定肩前位或肩后位。

（3）B超检查：通过胎头、脊柱、胎心等检测，能准确诊断肩先露，并能确定具体胎方位。

知识点5：肩先露对产程及母儿的影响　　副高：熟练掌握　正高：熟练掌握

（1）对产程的影响：肩先露时宫颈不能开全，胎体嵌顿于骨盆上方。若双胎妊娠第一儿娩出后，而第二儿发生肩先露（如未及时处理），可致胎先露部下降停滞及第二产程延长。

（2）对母体的影响：肩先露很难有效扩张子宫下段及宫颈内口，易致宫缩乏力；对前羊膜囊压力不均又易导致胎膜早破，破膜后宫腔容积缩小，胎体易被宫壁包裹、折叠；随着产程进展胎肩及胸廓一部分被挤入骨盆入口，胎儿颈部进一步侧屈使胎头折向胎体腹侧，嵌顿在一侧髂窝，胎臀则嵌顿在对侧髂窝或折叠在宫腔上部，胎肩先露侧上肢脱垂入阴道，另一侧上肢脱出于阴道口外，形成对母体最不利的忽略性（嵌顿性）肩先露，直接阻碍产程进展，导致产程停滞。随着宫缩不断增强，可形成先兆子宫破裂的病理缩复环。嵌顿性肩先露时，妊娠足月无论活胎或死胎均无法经阴道自然娩出，还可增加手术产及术中和术后出血、感染等机会。

（3）对胎儿的影响：胎先露部不能有效衔接，对前羊膜囊压力不均，发生胎膜早破，可致脐带及上肢脱垂，直接增加胎儿窘迫甚至死产率。妊娠足月活胎均需手术助产，若处理不及时，形成嵌顿性肩先露时可增加手术助产难度和分娩损伤。

知识点6：肩先露的处理　　副高：熟练掌握　正高：熟练掌握

（1）妊娠期：定期产前检查，妊娠30周以后仍为横位或斜位者，可采用膝胸卧位、仰卧臀高位或艾灸至阴穴，促使胎儿自行转为头先露。如未成功，可试行腹部外倒转术转成头先露，并包裹腹部固定胎儿为纵产式。若外倒转术失败，妊娠近足月应提前在35~38周时住院，住院后重点监护临产征兆及胎膜早破，行选择性剖宫产。无条件住院者，需与产妇和家属说明出现胎膜早破或临产现象立刻来院。

（2）分娩期：应根据胎产次、胎儿大小、胎儿是否存活、宫口扩张程度、胎膜是否破裂、有无并发症等，综合判断决定分娩方式。①横位伴有阴道试产禁忌证、妊娠期未能纠正者，根据宫颈口开大、胎儿大小及胎儿存活情况决定分娩方式，如胎儿存活，胎心良好，应于妊娠38周入院择期行剖宫产。②宫口开全，胎膜已破，无感染迹象且胎心好的经产妇，可考虑在全麻下行内倒转术结束分娩，但术后应仔细检查除外子宫破裂及子宫颈裂伤，产后抗生素预防感染及防治产后出血。③忽略性横位胎儿已死不宜做内倒转术，如宫颈口开全，在乙醚麻醉下行断头术。如遇忽略性横位伴有宫内感染者，在剖宫产的同时可行子宫切除术。

八、复合先露

知识点1：复合先露的概念　　副高：熟练掌握　正高：熟练掌握

复合先露是指胎头或胎臀伴有肢体（上肢或下肢）作为先露部同时进入骨盆入口。此种胎位在临床上以一手或一前臂沿胎头脱出最常见，多发生于早产者。

知识点2：复合先露的病因　　　　副高：熟练掌握　　正高：熟练掌握

胎先露部与骨盆入口未能完全嵌合，或在胎先露部周围有空隙均可发生，以经产妇腹壁松弛者、临产后胎头高浮、骨盆狭窄、胎膜早破、早产、双胎妊娠及羊水过多等为常见。

知识点3：复合先露的临床经过　　　　副高：熟练掌握　　正高：熟练掌握

复合先露若仅胎手露于胎头旁或胎足露于胎臀旁者，多能顺利经阴道分娩。只有在破膜后，上臂完全脱出则能阻碍分娩。下肢和胎头同时入盆，直伸的下肢也能阻碍胎头下降，若不及时处理可致梗阻性难产，危及母儿生命。

知识点4：复合先露的诊断及鉴别诊断　　　　副高：熟练掌握　　正高：熟练掌握

骨盆大、胎儿小，虽以头与手为先露，产程仍可能表现正常。足月儿无论有无头盆不称存在，复合先露本身即可导致分娩困难，产程可表现异常。临床多表现为第二产程延长。阴道检查若发现胎先露旁侧有肢体，可明确诊断。常为头与手复合先露，在胎头旁扪及小手。

注意臀先露及肩先露进行鉴别。臀先露时，如臀与足同时入盆，则扪及足旁为臀。肩先露时，肢体旁为肩部而非胎头。

知识点5：复合先露的处理　　　　副高：熟练掌握　　正高：熟练掌握

发现复合先露，首先应排除头盆不称。确认无头盆不称，让产妇向脱出肢体的对侧侧卧，肢体常可自然缩回。脱出肢体与胎头已入盆，待宫口近开全或开全后上推肢体，将其回纳，然后经腹部下压胎头，使胎头下降，以产钳助娩。若胎臀并手复合先露，一般不影响分娩，无需特殊处理。若有明显头盆不称或伴有胎儿窘迫征象，应尽早行剖宫产术。

第四节　异常分娩的诊治要点

知识点1：引起异常分娩的原因　　　　副高：熟练掌握　　正高：熟练掌握

（1）产力异常：包括各种收缩力异常（子宫、腹肌及膈肌、肛提肌），其中主要是子宫收缩力异常。子宫收缩力异常又分为收缩乏力（协调性子宫收缩乏力及不协调性子宫收缩乏力）及过强（协调性子宫收缩过强及不协调性子宫收缩过强）。子宫收缩乏力可致产程延长或停滞；子宫收缩过强可引起急产或严重的并发症。

（2）产道异常：有骨产道异常及软产道异常，以骨产道狭窄多见。骨产道狭窄（入口、中骨盆、出口），可导致产力异常或胎位异常。骨产道过度狭窄，即使正常大小的胎儿也难以通过（头盆不称）。

（3）胎儿异常：包括胎位异常（头先露、臀先露及肩先露等）及胎儿相对过大和胎儿发育异常。

知识点2：异常分娩产妇的临床表现　　副高：熟练掌握　正高：熟练掌握

胎先露异常、胎儿发育异常、骨产道狭窄或软产道异常，在产前容易诊断。但大多数的异常分娩是在分娩过程中表现出来的。

（1）产妇全身衰竭：产程延长，产妇烦躁不安、体力衰竭、进食减少。严重者出现脱水、代谢性酸中毒及电解质紊乱，肠胀气或尿潴留。

（2）子宫收缩力异常：区别是子宫收缩乏力或过强。临床上多见继发性宫缩乏力，当骨盆狭窄、头盆不称或胎位异常时，产程开始一段时间宫缩正常，随着胎头下降受阻，胎头不能紧贴子宫下段及宫颈内口，造成继发性子宫收缩乏力。产妇精神紧张或不适当地应用缩宫素，可出现子宫收缩不协调。如双胎妊娠及羊水过多时，子宫壁过度伸展致使子宫收缩乏力，宫颈水肿或宫颈扩张缓慢、停滞；子宫收缩过强，胎头下降受阻，可发生先兆子宫破裂甚至子宫破裂。

（3）胎膜早破：头盆不称或胎位异常时，先露部与骨盆之间有空隙，前后羊水交通，前羊膜囊受力不均，宫缩时，胎膜承受压力过大而破裂。羊水过多、双胎妊娠、重度宫颈裂伤也容易发生胎膜早破，胎膜早破往往是异常分娩的先兆，必须查明有无头盆不称或胎位异常，破膜后应立即听胎心，注意有无脐带脱垂。

知识点3：异常分娩胎儿的临床表现　　副高：熟练掌握　正高：熟练掌握

（1）胎头水肿或血肿：产程进展缓慢或停滞时，胎头先露部软组织长时间受产道挤压或牵拉使骨膜下血管破裂，形成胎头水肿（又称产瘤）或头皮血肿。

（2）胎头下降受阻：临产后，发现胎头下降受阻，应想到骨盆狭窄、胎位异常、子宫收缩乏力、软产道异常、胎头过大、胎儿畸形、子宫痉挛狭窄环等。潜伏期胎头迟迟不入盆，应检查胎头有无跨耻征，警惕宫缩乏力及头盆不称。活跃期及第二产程，胎头下降速度<1cm/h或停留原处，最多见为中骨盆狭窄及持续性枕后位及枕横位、脐带缠绕过紧等。分娩过程中，颅骨缝轻度重叠，可以缩小胎头体积，有利于胎儿娩出。骨产道狭窄致产程延长时，胎儿颅骨缝过度重叠，表明存在头盆不称。

（3）胎儿窘迫：产程延长，尤其第二产程延长，导致胎儿缺氧，胎儿代偿能力下降或失代偿可出现胎儿窘迫征象。

知识点4：异常分娩的产程曲线异常表现　　副高：熟练掌握　正高：熟练掌握

产程曲线异常可以单独存在，也可以并存。表现为：①潜伏期延长：潜伏期超过16小时；②活跃期延长：活跃期超过8小时，活跃期宫口扩张初产妇<1.2cm/h、经产妇<1.5cm/h，提示活跃期延长；③活跃期停滞：活跃期宫口扩张停止>4小时；④第二产程延长：初产妇第二产程>2小时（硬膜外麻醉无痛分娩时以超过3小时为标准），经产妇第二产程>1小时；⑤胎头下降延缓：在宫颈扩张减速期及第二产程时，胎头下降最快，此阶段下降速度初产妇<1.0cm/h、经产妇<2.0cm/h；⑥胎头下降停滞：减速期后胎头下降停止>1小时；⑦滞产：总产程超过24小时。

知识点5：头位难产的诊断　　　　　　　　　副高：熟练掌握　正高：熟练掌握

（1）病史：仔细询问产妇既往内科、外科病史，以及是否有佝偻病、骨质软化症、脊髓灰质炎、严重的胸廓或脊柱变形、骨盆骨折病史，曾有剖宫产、阴道手术助产、反复发生臀先露或横位的经产妇、死胎、死产、新生儿产伤等病史。

（2）全面检查产妇情况：了解产妇思想状态，对妊娠及分娩的认识。全身体检特别要注意心、肺、肝、肾等重要器官情况，测量血压、脉搏、呼吸、体温，了解有无妊娠并发症和内、外科合并症，有无脱水、酸中毒，以及排尿、排便情况。

（3）仔细检查产科情况：①产道：临产前应仔细检查孕妇产道包括骨产道和软产道是否有明显异常，以决定行选择性剖宫产或阴道试产。②胎儿：临产前应尽量准确估计胎儿体重，除了测量宫高、腹围外，还应做B超测量胎儿径线（如双顶径、头围、腹围、股骨长、肱骨软组织厚度等），尽量使估计的胎儿体重相对较准确些。产程中注意观察胎头下降情况及胎方位情况，还应加强胎儿监护，及时正确诊断胎儿窘迫。③产力：分娩中产力多数表现正常。但若有胎头位置异常、胎儿过大、羊水过多及骨盆异常，以及某些软产道异常也可影响子宫收缩力。此外，精神因素的影响也不容忽视。子宫收缩力可借腹部扪诊或宫缩检测仪了解宫缩频率、持续时间、强弱及宫缩的有效强度。

（4）产程图监测分娩进展：产程图可直接及时反映产程进展情况，适用于每位产妇的产程监测。当出现产程图异常如宫颈扩张或胎头下降延缓或停滞时，应做进一步检查并进行综合分析，及时诊断头位难产。

知识点6：头位分娩评分的临床应用　　　　　　副高：熟练掌握　正高：熟练掌握

1978年，凌萝达提出头位分娩评分法，系将骨盆大小、胎儿体重、胎头位置及产力强弱四项评分相加综合判断，以帮助助产者决定处理时参考（下表）。四项评分总和≥13分者为正常，≥10分者可以试产。10分及以下者多考虑剖宫产分娩。若产妇尚未临产，则根据骨盆大小及胎儿体重两项评分之和（头盆评分）进行判断，头盆评分≥8分者为头盆相称，6~7分为轻微头盆不称，≤5分为严重头盆不称。头盆评分≥6分可以试产，评分5分者若系骨盆入口问题可予以短期试产，否则以剖宫产为宜。

头位分娩评分法

骨盆大小	评分	胎儿体重（g）	评分	胎头位置	评分	产力	评分
>正常	6	2500±250	4	枕前位	3	强	3
正常	5	3000±250	3	枕横位	2	中（正常）	2
临界狭窄	4	3500±250	2	枕后位	1	弱	1
轻度狭窄	3	4000±250	1	高直前位	0		
中度狭窄	2			面位	0		
重度狭窄	4						

知识点7：选择性剖宫产的指征　　　　副高：熟练掌握　　正高：熟练掌握

　　头位分娩在临产前决定做选择性剖宫产者不甚容易，只有符合以下条件者予以考虑：①足月妊娠具有绝对性狭窄骨盆或明显畸形、歪斜骨盆。②胎头高直后位、颏后位、额先露等。③头盆明显不称，头盆评分≤5分者需做选择性剖宫产。入口面头盆评分5分者、枕前位、产力正常或强、总分仍可达到10分，有阴道分娩的可能，可以短期试产。但出口面若总评分为10分者，最好还是实行剖宫产。④联体双胎、双头畸形在临产前即可经X线片或超声显像作出诊断，此类无存活可能的畸形即使予以毁胎也难经阴道娩出，且可并发母体软产道严重损伤，多选择剖宫产，其目的是保护母体。若畸胎有存活可能者更应经剖宫产娩出。

知识点8：临产过程中考虑剖宫产的指征　　　　副高：熟练掌握　　正高：熟练掌握

　　（1）严重胎头位置异常如高直后位、枕横位中的前不均倾位、额位及颏后位。这些胎位往往在宫颈口扩张3～5cm后经阴道检查证实。高直后位体征明确，一旦证实即可做剖宫产；但枕横位中的前不均倾位体征不如高直后位明确，有怀疑时尚需要观察一段时间，随着胎头继续侧屈，矢状缝继续后移，体征逐渐明确，诊断方能成立并选择剖宫产结束分娩；额位时也可观察一段时间，因额位有向面位及枕先露转化的可能，可短期试产。若持续于额位则需考虑剖宫产；颏后位时除非胎儿较小，产力强，胎头达盆底后有可能转成颏前位娩出，如持续于颏后位则需做剖宫产术。

　　（2）临产后产程停止进展，检查有明显头盆不称。

　　（3）经过积极处理宫颈始终未能开全。

　　（4）胎头始终未能衔接者，特别要警惕由于颅骨过分重叠及严重胎头水肿所造成的胎头业已衔接的假象。

　　（5）子宫收缩乏力，经积极治疗后仍无进展。

知识点9：试产的一般处理　　　　副高：熟练掌握　　正高：熟练掌握

　　除因绝对指征选择性剖宫产者外，头先露的初产妇一般均应试产，尤其骨盆入口面临界性或轻度狭窄更应给予充分试产的机会。中骨盆—出口狭窄试产应特别慎重，若产程中处理不当，勉强经阴道助产分娩或阴道助产失败后再做剖宫产对母儿均极为不利，容易发生分娩并发症。因此，若发现中骨盆—出口狭窄，剖宫产指征应当适当放松。试产中应给产妇提供舒适的待产环境，减少对分娩的恐惧心理，消除精神紧张。注意改善产妇全身情况，对疲乏不能进食者，可静滴 5%~10% 葡萄糖液、维生素 B_6、维生素 C 和/或电解质。产妇宜左侧卧位，以改善胎儿、胎盘循环，防止仰卧位低血压。产程中应随时排空膀胱，若出现尿潴留，应给予导尿并警惕发生滞产。

| 知识点10：试产中产程图异常的处理 | 副高：熟练掌握 正高：熟练掌握 |

（1）潜伏期异常：有潜伏期延长倾向（超过正常平均值即 ≥8 小时）时应处理。首先应除外假临产，若确已临产可予以哌替啶 100mg 或地西泮 10mg 肌内注射，纠正不协调性子宫收缩，缓解宫缩引起的疼痛，当宫缩协调后常可很快进入活跃期。若用镇静剂后宫缩无改善，可加用缩宫素静滴，宫颈口开大 ≥3cm 但 2~4 小时宫颈扩张仍无进展，则应重新评估头盆关系，若有头盆不称应行剖宫产，以免延误处理导致滞产，危害母儿安全。

（2）活跃期宫颈扩张延缓或停滞：首先应做阴道检查了解骨盆情况及胎方位，若无明显头盆不称，可行人工破膜加强产力，促进产程进展。严重的胎头位置异常，如高直后位、前不均倾位、额位及颏后位等应立即行剖宫产术。若无头盆不称及无严重胎位异常，可用缩宫素加强宫缩，观察 2~4 小时产程仍无进展，或进展欠满意（宫颈扩张速度 <1cm/h）应行剖宫产。

（3）胎头下降延缓或停滞：第一产程末或第二产程胎头下降延缓或停滞，提示胎头在中骨盆遇到阻力，也应及时做阴道检查，了解中骨盆及出口情况，有无宫颈水肿，胎方位及胎头下降水平，胎头水肿及颅骨重叠情况，若无头盆不称或严重胎位异常，可用缩宫素加强宫缩；若为枕横位或枕后位可试行徒手将胎头转为枕前位，待胎头下降至 ≥+3，宫颈开全后行产钳或胎头吸引器助产，若徒手转胎方位失败，胎头仍持续在 ≤+2 水平以上，应及时行剖宫产术。

第九章　分娩期并发症

第一节　产后出血

产后
出血

产后出血（PPH）是指胎儿娩出后24小时内，阴道分娩者出血量超过500ml，剖宫产时超过1000ml。PPH是分娩期的严重并发症，居我国产妇死亡的原因之首。难治性产后出血指经过宫缩剂、持续性子宫按摩或按压等保守措施无法止血，仍需要外科手术、介入治疗甚至切除子宫的严重产后出血。

（1）宫缩乏力：是产后出血最常见原因。宫缩乏力时，胎盘剥离面血窦持续开放，可在短期内大量失血。常见因素有：①全身因素：精神过度紧张、合并慢性全身性疾病等；②产科因素：产程过长、前置胎盘、胎盘早剥、妊娠期高血压疾病、宫腔感染、产后尿潴留等；③子宫因素：多胎妊娠、羊水过多、巨大儿等使子宫肌纤维过度伸展，瘢痕子宫、急产、多次分娩等可导致子宫壁损伤，子宫畸形、子宫肌瘤等子宫病变，均可影响子宫收缩；④药物因素：产程中过量使用麻醉剂、镇静剂、宫缩抑制剂等。

（2）软产道裂伤：软产道裂伤后，尤其未及时发现，可导致产后出血。常见原因有阴道手术助产（如产钳助产、臀牵引术等）、巨大儿分娩、急产、软产道静脉曲张、外阴水肿、软产道组织弹性差而产力过强等。

（3）胎盘因素：①胎盘滞留：胎儿娩出后胎盘多在15分钟内娩出，若30分钟胎盘仍未排出，胎盘剥离面血窦开放出血。常见原因包括：a. 胎盘嵌顿：由于宫缩剂使用不当等因素，宫颈内口附近肌纤维环形收缩，胎盘剥离后嵌顿于宫腔无法娩出；b. 胎盘不全剥离：胎儿娩出后过早按压宫底或牵拉脐带，胎盘不全剥离，剥离面血窦开放；c. 膀胱充盈：膀胱位于子宫前方，充盈时压迫子宫下段使胎盘不能排出。②胎盘粘连：指胎盘全部或部分粘连子宫壁不能自行剥离。多次人工流产、子宫内膜炎或蜕膜发育不良等是常见原因。若完全粘连，一般不出血；若部分粘连，则部分胎盘剥离面血窦开放而胎盘滞留影响宫缩造成产后出血。③胎盘植入：根据侵入深度分为粘连性、植入性和穿透性胎盘植入。根据胎盘粘连或植入的面积分为部分性或完全性，部分性胎盘粘连或植入表现为胎盘部分剥离、部分未剥离，已剥离面血窦开放发生严重出血。完全性胎盘粘连与植入因胎盘未剥离而出血不多。胎盘植入可导致严重产后出血、甚至子宫破裂等，穿透性胎盘植入还可导致膀胱或直肠损伤。

④胎盘部分残留：胎盘大部分已排出宫腔，副胎盘、部分胎盘小叶或部分胎膜残留于宫腔，影响子宫收缩。

（4）凝血功能障碍：任何原发性或继发性凝血功能障碍，包括原发性血小板减少、再生障碍性贫血等内科合并症以及胎盘早剥、羊水栓塞、重度子痫前期、死胎等产科并发症，均可导致产后大出血。

以上四大因素可单独存在，也可两个或两个以上的因素合并存在。

知识点3：产后出血的临床表现　　　　　　　副高：熟练掌握　　正高：熟练掌握

胎儿娩出后阴道流血及出现失血性休克、严重贫血等相应症状，是产后出血的主要临床表现。

（1）阴道流血：胎儿娩出后立即发生阴道流血，色鲜红，应考虑软产道裂伤；胎儿娩出后数分钟出现阴道流血，色暗红，应考虑胎盘因素；胎盘娩出后阴道流血较多，应考虑子宫收缩乏力或胎盘、胎膜残留；胎儿娩出后阴道持续流血，且血液不凝，应考虑凝血功能障碍；失血表现明显，伴阴道疼痛而阴道流血不多，应考虑隐匿性软产道损伤，如阴道血肿。

剖宫产时主要表现为胎儿胎盘娩出后胎盘剥离面的广泛出血，宫腔不断被血充满或切口裂伤处持续出血。

（2）低血压症状：患者头晕、面色苍白，出现烦躁、皮肤湿冷、脉搏细数、脉压缩小时，产妇已处于休克早期。

知识点4：产后出血出血量的诊断方法　　　　副高：熟练掌握　　正高：熟练掌握

判断出血量不推荐目测法，该法评估的失血量往往明显少于实际出血量。推荐使用以下方法。①容积法：使用带有刻度的量具收集并测定出血量。②面积法：按照敷料被血浸湿的面积计算出失血量。血染面积10cm×10cm时出血量约5ml，血染面积15cm×15cm时出血量约为10ml。③称重法：失血量（ml）=［胎儿娩出后接血敷料湿重（g）-接血前敷料干重（g）]/1.05（血液比重g/ml）。④休克指数法（SI）：休克指数=脉率/收缩压（mmHg），SI = 0.5为正常；SI = 1时为轻度休克；SI 1.0～1.5时，失血量为全身血容量的20%～30%；SI 1.5～2.0时，为30%～50%；SI若2.0以上，约为50%以上，重度休克。⑤血红蛋白测定：血红蛋白每下降10g/L，失血量为400～500ml。但是，在产后出血的早期，由于血液浓缩，血红蛋白常无法准确反映实际的出血量。

知识点5：产后出血子宫收缩乏力的诊断　　　　副高：熟练掌握　　正高：熟练掌握

正常情况下，胎盘娩出后子宫缩小至脐平或脐下一横指。子宫呈圆球状，质硬。血窦关闭，出血停止。若子宫收缩乏力，宫底升高，子宫质软呈水袋状。子宫收缩乏力有原发性和继发性，有直接原因和间接原因，对于间接原因造成的子宫收缩乏力，应及时去除原因。按摩子宫或用缩宫剂后，子宫变硬，阴道流血量减少，是子宫收缩乏力与其他原因出血的重要鉴别方法。

知识点6：产后出血胎盘因素的诊断　　　　　　　副高：熟练掌握　正高：熟练掌握

胎盘在胎儿娩出后10分钟内未娩出，并有大量阴道流血，应考虑胎盘因素，如胎盘部分剥离、胎盘粘连、胎盘嵌顿等。胎盘残留是产后出血的常见原因，故胎盘娩出后应仔细检查胎盘、胎膜是否完整，尤其应注意胎盘胎儿面有无断裂血管，警惕副胎盘残留的可能。

知识点7：产后出血软产道损伤的诊断　　　　　　副高：熟练掌握　正高：熟练掌握

（1）宫颈裂伤：产后应仔细检查宫颈，胎盘娩出后，用两把卵圆钳钳夹宫颈并向下牵拉，从宫颈12点处起顺时针检查一周。初产妇宫颈两侧（3、9点处）较易出现裂伤。如裂口不超过1cm，通常无明显活动性出血。有时破裂深至穹隆伤及动脉分支，可有活动性出血，隐性或显性。有时宫颈裂口可向上延伸至宫体，向两侧延至阴道穹隆及阴道旁组织。

（2）阴道裂伤：检查者用中指、示指压迫会阴切口两侧，仔细查看会阴切口顶端及两侧有无损伤及损伤程度和有无活动性出血。阴道下段前壁裂伤时出血活跃。

（3）会阴裂伤：可分为4度：①Ⅰ度：指会阴皮肤和阴道口黏膜撕裂，未伤及肌层，出血少；②Ⅱ度：指裂伤深达会阴体筋膜及肌层，累及阴道后壁黏膜，出血多；③Ⅲ度：指裂伤向会阴深部扩展，肛门外括约肌断裂，直肠黏膜尚完整；④Ⅳ度：指肛门、直肠、阴道完全贯通，组织损伤严重，出血量可能不多。

知识点8：产后出血凝血功能障碍的诊断　　　　　　副高：熟练掌握　正高：熟练掌握

产妇有血液系统疾病或由于分娩引起DIC等情况，产妇表现为持续性阴道流血，血液不凝，止血困难，同时可出现全身部位出血灶。实验室诊断标准应同时有下列3项以上异常：

（1）血小板（PLT）进行性下降$<100\times10^9$/L，或有2项以上PLT活化分子标志物血浆水平升高：①β-三酰甘油（β-TG）；②血小板因子（PF_4）；③血栓烷B_2（TXB_2）；④P_2选择素。

（2）血浆纤维蛋白原（Fg）含量<115g/L或>410g/L，或呈进行性下降。

（3）3P试验阳性，或血浆纤维蛋白降解产物（FDP）>20mg/L或血浆D-D水平较正常增高4倍以上（阳性）。

（4）凝血酶原时间（PT）延长或缩短3秒以上，部分活化凝血时间（APTT）延长或缩短10秒以上。

（5）AT-Ⅲ：A<60%或蛋白C（PC）活性降低。

（6）血浆纤溶酶原抗原（PLG：Ag）<200mg/L。

（7）因子Ⅷ：C活性<50%。

（8）血浆内皮素-1（ET-1）水平>80ng/L或凝血酶调节蛋白（TM）较正常增高2倍以上。

知识点9：DIC前期的诊断标准　　　　　副高：熟练掌握　正高：熟练掌握

（1）存在易致DIC的基础疾病。

（2）有下列一项以上临床表现：①皮肤、黏膜栓塞、灶性缺血性坏死、脱落及溃疡形成；②原发病不易解释的微循环障碍，如皮肤苍白、湿冷及发绀等；③不明原因的肺、肾、脑等轻度或可逆性脏器功能障碍；④抗凝治疗有效。

（3）实验室检测有下列3项以上异常：①正常操作条件下，采集血标本易凝固，或PT缩短3秒以上，APTT缩短5秒以上；②血浆血小板活化产物含量增加：β-TG、PF_4、TXB_2、P_2选择素；③凝血激活分子标志物含量增加：F_{1+2}、TAT、FPA、SFMC；④抗凝活性降低：AT-Ⅲ：A降低、PC活性降低；⑤血管内皮细胞受损分子标志物增高：ET-1和TM。

知识点10：产后出血宫缩乏力的处理　　　　　副高：熟练掌握　正高：熟练掌握

（1）按摩子宫：①腹壁按摩宫底：胎盘娩出后，术者一手的拇指在前、其余四指在后，在下腹部按摩并压迫宫底，挤出宫腔内积血，按摩子宫应均匀而有节律。若效果不佳，可选用腹部-阴道双手压迫子宫法；②腹部-阴道双手压迫子宫法：一手戴无菌手套伸入阴道，握拳置于阴道前穹隆，顶住子宫前壁，另一手在腹部按压子宫后壁，使宫体前屈，两手相对紧压并均匀有节律地按摩子宫或按压子宫。注意：按摩子宫一定要有效，评价有效的标准是子宫轮廓清楚、收缩有皱褶、阴道或子宫切口出血减少。按压时间以子宫恢复正常收缩并能保持收缩状态为止，按摩时配合使用宫缩剂。

（2）应用宫缩药：①缩宫素（催产素）：是预防和治疗产后出血的一线药物，10U肌内注射、子宫肌层或子宫颈注射，然后10～20U加入500ml晶体液中静脉滴注，常规给药速度250ml/h，约80mU/min；10U溶于0.9%氯化钠注射液500ml静脉滴注，也可宫体注射缩宫素10U。②卡前列素氨丁三醇（商品名：欣母沛）：250μg深部肌内注射或子宫肌层注射，必要时重复使用，总量不超过2000μg，哮喘、心脏病和青光眼患者禁用，高血压患者慎用。③米索前列醇：200～600μg顿服或舌下含服，青光眼、哮喘及过敏体质者禁用，高血压、活动性心、肝、肾疾病及肾上腺皮质功能不全者慎用。

（3）手术治疗：①宫腔填塞：阴道分娩后宜选用宫腔水囊压迫，剖宫产术中可选用宫腔纱条填塞。术后24～48小时后取出水囊或纱条，注意预防感染。同时配合强有力宫缩剂，取出纱条或球囊时也应使用麦角新碱、卡前列素氨丁三醇等强有力宫缩剂。②B-Lynch缝合：两手加压子宫后出血量明显减少者可采用该法，选用可吸收线缝合。③盆腔血管结扎：子宫动脉结扎适用于难治性产后出血。髂内动脉结扎术适用于宫颈或盆底渗血、宫颈或阔韧带出血、腹膜后血肿、保守治疗无效的产后出血，结扎前后需准确辨认髂外动脉和股动脉，勿损伤髂内静脉。④经导管动脉栓塞术（TAE）：适用于经保守治疗无效的各种难治性产后出血、生命体征稳定者，而生命体征不稳定、不宜搬动、合并其他脏器出血的DIC、严重的心、肝、肾及凝血功能障碍、对造影剂过敏者禁用。经股动脉穿刺插入导管至髂内动脉或子宫动脉，注入明胶海绵颗粒栓塞动脉。栓塞剂可于2～3周后吸收，血管复通。⑤子宫切除术：适用于各种保守性治疗方法无效者。一般行次全子宫切除术，如前置胎盘或部分胎盘植入宫颈时行子宫全切除术。子宫切除术后盆腔广泛渗血者，可用大纱条填塞压迫止血并积极纠正凝血功能障碍。

知识点11：产后出血软产道裂伤的处理　　　副高：熟练掌握　正高：熟练掌握

产后出血软产道损伤患者应彻底止血，按解剖层次逐层缝合裂伤。宫颈裂伤<1cm且无活动性出血不需缝合；若裂伤>1cm且有活动性出血应缝合。缝合第一针应超过裂口顶端0.5cm，常用间断缝合；若裂伤累及子宫下段，缝合时应避免损伤膀胱和输尿管，必要时可经腹修补。修补阴道和会阴裂伤时，需按解剖层次缝合各层，缝合第一针应超过裂伤顶端，不留死腔，避免缝线穿透直肠黏膜。软产道血肿应切开血肿、清除积血，彻底止血、缝合，必要时可置橡皮管引流。

知识点12：产后出血胎盘因素的处理　　　副高：熟练掌握　正高：熟练掌握

（1）胎盘已剥离未排出：膀胱过度膨胀应导尿排空膀胱，用手按摩使子宫收缩，另一手轻轻牵拉脐带协助胎盘娩出。

（2）胎盘剥离不全或胎盘粘连伴阴道流血：应徒手剥离胎盘。

（3）胎盘植入的处理：若剥离胎盘困难，切忌强行剥离，应考虑行子宫切除术。若出血不多，需保留子宫者，可保守治疗，目前用甲氨蝶呤（MTX）治疗，效果较好。

（4）胎盘胎膜残留：可行钳刮术或刮宫术。

（5）胎盘嵌顿：在子宫狭窄环以上者，可在静脉全身麻醉下，待子宫狭窄环松解后再用手取出胎盘。

知识点13：产后出血凝血功能障碍的处理　　　副高：熟练掌握　正高：熟练掌握

产后出血凝血功能障碍患者应迅速补充相应的凝血因子。①血小板低于（20～50）×10^9/L或血小板低伴不可控制的渗血时输注血小板；②新鲜冰冻血浆：10～15ml/kg；③冷沉淀：常用剂量1～1.5U/10kg，纤维蛋白原浓度高于150g/L不输；④纤维蛋白原：输入纤维蛋白原1g可提升血液中纤维蛋白原25g/L，一次可输2～4g。

知识点14：产后出血失血性休克的处理　　　副高：熟练掌握　正高：熟练掌握

（1）密切观察生命体征，发现早期休克，做好记录，去枕平卧，保暖、吸氧。

（2）建立有效静脉通道，及时快速补充晶体平衡液及血液、新鲜冷冻血浆等，纠正低血压；有条件的医院应作中心静脉压指导输血补液。

（3）血压仍低时应用升压药物及肾上腺皮质激素，改善心、肾功能。

（4）抢救过程中随时做血气检查，及时纠正酸中毒。

（5）防治肾衰，如尿量少于25ml/h，尿比重高，应积极快速补充液体，视尿量是否增加。尿比重在1.010或以下者，输液要慎重，利尿时注意高血钾症。

（6）保护心脏，出现心衰时应用强心药物同时加用利尿剂，如呋塞米20～40mg静脉滴注，必要时4小时后可重复使用。

（7）抢救过程中，应注意无菌操作，并给予大剂量广谱抗生素，预防感染。

知识点15：产后出血的预防 　　　　　副高：熟练掌握　正高：熟练掌握

（1）加强产前保健：产前积极治疗基础疾病，预防及治疗贫血，高危孕妇于分娩前转诊到有输血和抢救条件的医院。

（2）积极处理第三产程：①预防性应用缩宫素，头位胎儿前肩娩出后、胎位异常胎儿全身娩出后、多胎妊娠最后一个胎儿娩出后，缩宫素10U肌内注射或5U稀释后静脉滴注或10U加入500ml液体中静滴（滴速100～150ml/h）；②胎儿娩出后（45～90秒）及时钳夹并剪断脐带，有控制的牵拉脐带协助胎盘娩出；③胎盘娩出后按摩子宫。

知识点16：产后出血的早期识别和处理 　　　　副高：熟练掌握　正高：熟练掌握

（1）早期识别产后出血，对于以下情况应按产后出血处理，以免延误病情。①产后2小时出血达到400ml；②即使产后出血量未达到诊断标准，但产妇血流动力学参数持续下降甚至出现休克，无法用其他疾病解释者；③出血量虽不足400ml，但出血迅猛者。

（2）以上情况或出血量大于500ml，则须及时采取以下步骤。①用手按压子宫。②寻求帮助，必要时呼叫院内抢救小组或者当地孕产妇急救中心。③如果分娩前未进行，即查血型并予交叉配血。④立即查凝血功能、水电解质平衡，持续心电血压监护，持续监测血压、脉搏等生命体征；必要时可以连续检测血红蛋白浓度及凝血功能。⑤开始补液，至少开放两条通畅可靠的静脉补液通道，首选含钠液；必要时输血，在等待血源时可以给予羟乙基淀粉代血浆扩容；可考虑开放中心静脉通道，以利于监测中心静脉压及可用于快速扩容。⑥吸氧、留置导尿管、记出入量。可用束带绑住下肢，有助于增加主要器官的灌注。⑦针对病因的进一步处理，如出血的原因已明确，应针对病因进行处理。

羊水
栓塞

第二节　羊水栓塞

知识点1：羊水栓塞的概念 　　　　　　　　　副高：掌握　正高：掌握

羊水栓塞（AFE）是指在分娩过程中羊水进入母体血循环引起急性肺栓塞、过敏性休克、DIC、肾衰竭等一系列严重分娩并发症的综合征。羊水栓塞也可发生在足月分娩和妊娠10～14周钳刮术时，以起病急骤、病情凶险、难以预测、病死率高为临床特点，死亡率高达60%以上，是孕产妇死亡的主要原因之一。

知识点2：羊水栓塞的病因　　　　　　　　副高：掌握　正高：掌握

高龄初产、经产妇、宫颈裂伤、子宫破裂、羊水过多、多胎妊娠、子宫收缩过强、急产、胎膜早破、前置胎盘、子宫破裂、剖宫产等可能是羊水栓塞的诱发因素。但具体原因不明，可能与下列因素有关：

（1）子宫收缩过强或强直性子宫收缩（包括缩宫素使用不当）致羊膜腔内压力过高。

（2）子宫存在开放的血管，如子宫颈裂伤、子宫破裂、剖宫产术时，前置胎盘，胎盘早剥，中期妊娠流产子宫颈有裂伤者，在宫缩强时破膜，羊水由开放的胎盘血窦或子宫伤口进入母体血循环。

（3）滞产、过期妊娠、多产妇、巨大儿等可诱发难产，也与产程过长，难产机会增多导致胎儿缺氧窘迫，羊水混浊刺激性强等有关。

知识点3：羊水进入母体的途径　　　　　　　副高：掌握　正高：掌握

（1）宫颈内静脉：在产程中，宫颈扩张使宫颈内静脉有可能撕裂，或在手术扩张宫颈、剥离胎膜时、安置内监护器引起宫颈内静脉损伤，静脉壁的破裂、开放，是羊水进入母体的一个重要途径。

（2）胎盘附着处或其附近：胎盘附着处有丰富的静脉窦，如胎盘附着处附近胎膜破裂，羊水则有可能通过此裂隙进入子宫静脉。

（3）胎膜周围血管：如胎膜已破裂，胎膜下蜕膜血窦开放，强烈的宫缩亦有可能将羊水挤入血窦而进入母体循环。另外，剖宫产子宫切口也日益成为羊水进入母体的重要途径之一。

知识点4：羊水进入母体循环的条件　　　　　副高：掌握　正高：掌握

（1）羊膜腔压力增高：多胎、巨大儿、羊水过多使宫腔压力过高；临产后，特别是第二产程子宫收缩过强；胎儿娩出过程中强力按压腹部及子宫等，使羊膜腔压力（100～175mmHg）明显超过静脉压，羊水有可能被挤入破损的微血管而进入母体血循环。

（2）子宫血窦开放：分娩过程中各种原因引起的宫颈裂伤可使羊水通过损伤的血管进入母体血循环。前置胎盘、胎盘早剥、胎盘边缘血窦破裂时，羊水也可通过破损血管或胎盘后血窦进入母体血循环。剖宫产或中期妊娠钳刮术时，羊水也可从胎盘附着处血窦进入母体血循环，发生羊水栓塞。

（3）胎膜破裂：大部分羊水栓塞发生在胎膜破裂以后，羊水可从子宫蜕膜或宫颈管破损的小血管进入母体血循环中。剖宫产或羊膜腔穿刺时，羊水可从手术切口或穿刺处进入母体血循环。

可见，羊膜腔压力增高、过强宫缩和血窦开放是发生羊水栓塞的主要原因。高龄产妇、经产妇、急产、羊水过多、多胎妊娠、过期妊娠、巨大儿、死胎、胎膜早破、人工破膜或剥膜、前置胎盘、胎盘早剥、子宫破裂、不正规使用缩宫素或前列腺素制剂引产、剖宫产、中期妊娠钳刮术等则是羊水栓塞的诱发因素。

知识点5：羊水栓塞引起的病理生理变化　　　　　　　　副高：掌握　正高：掌握

（1）肺动脉高压：①羊水除含有毳毛、胎脂、角化上皮细胞及胎粪等物可直接形成栓子外，羊水本身为一强凝血物质，能促使血液凝固而形成广泛性纤维蛋白栓，肺小血管突然栓塞，肺血流灌流明显减少，同时肺血管痉挛、冠状血管痉挛，肺动脉压急剧升高，加之支气管分泌物增多，肺通气量明显减少而产生严重的肺缺血、缺氧。肺泡及毛细血管通透性增加，血浆部分渗出，导致肺间质、肺泡内水肿，肺出血，急性肺心病右侧心力衰竭，右心室扩大。②肺循环受阻，进入左心房的回心血量减少，左心室排血量明显减少，引起周围循环衰竭，血压下降，甚至出现休克。③由于肺部气体交换障碍及周围循环衰竭，导致低氧血症，使全身各组织及重要器官，如脑、肾严重缺氧，出现发绀、烦躁、抽搐、昏迷、急性肾衰竭，甚至迅速死亡。

（2）弥散性血管内凝血（DIC）：妊娠时母体血中多种凝血因子及纤维蛋白原明显增加，血液呈高凝状态。羊水内含有丰富的凝血活酶，进入母体血后引起弥散性血管内凝血，消耗大量凝血因子，使血管内纤维蛋白沉着，血中纤维蛋白原下降。同时血液不凝，发生严重的产后出血。

（3）过敏性休克：羊水栓塞时，多数患者立即出现血压下降或消失，继而出现心肺功能障碍，可能与羊水中胎儿的有形物质为过敏原，作用于母体，导致过敏性休克有关。

知识点6：典型羊水栓塞的临床表现　　　　　　　　　　副高：掌握　正高：掌握

典型羊水栓塞是以骤然的血压下降（血压与失血量不符合）、组织缺氧和消耗性凝血功能障碍为特征的急性综合征，也称羊水栓塞三联征。一般经过3个阶段：

（1）心肺功能衰竭和休克：在分娩过程中，尤其是刚破膜不久，产妇突感寒战，出现呛咳、气急、烦躁不安、恶心、呕吐等前驱症状，继而出现呼吸困难、发绀、抽搐、昏迷，脉搏细数、血压急剧下降，心率加快、肺底部湿啰音。病情严重者，产妇仅惊叫一声或打一个哈欠或抽搐一下后呼吸心搏骤停，于数分钟内死亡。

（2）DIC引起的出血：患者渡过心肺功能衰竭和休克后，进入凝血功能障碍阶段，表现以子宫出血为主的全身出血倾向，如切口渗血、全身皮肤黏膜出血、针眼渗血、血尿、消化道大出血等。

（3）急性肾衰竭：本病全身脏器均受损害，除心脏外，肾脏是最常受损器官。存活的患者出现少尿（或无尿）和尿毒症表现。主要因为循环功能衰竭引起的肾缺血及DIC前期形成的血栓堵塞肾内小血管，引起缺血、缺氧，导致肾脏器质性损害。

羊水栓塞典型临床表现的3个阶段可能按顺序出现，但有时也可不全部出现或按顺序出现，不典型者可仅有休克和凝血功能障碍。中孕引产或钳刮术中发生的羊水栓塞，可仅表现为一过性呼吸急促、烦躁、胸闷后出现阴道大量流血。有些产妇因病情较轻或处理及时可不出现明显的临床表现。

知识点7：不典型羊水栓塞的临床表现　　　　副高：掌握　正高：掌握

有些患者病情发展缓慢，症状隐匿，缺乏急性呼吸循环系统症状或症状较轻；有些患者在羊水破裂时突然一阵呛咳，之后缓解，没有在意；也有些仅表现为分娩或剖宫产时的一次寒战，几小时后才出现大量阴道出血，无血凝块，伤口渗血、酱油色血尿等，并出现休克症状。当其他原因不能解释时，应考虑羊水栓塞。

知识点8：羊水栓塞的辅助检查　　　　　　　　副高：掌握　正高：掌握

（1）血涂片寻找羊水有形物质：抽取下腔静脉或右心房的血5ml，离心沉淀后取上层物作涂片，用Wright-Giemsa染色，镜检发现鳞状上皮细胞、毳毛、黏液，或行苏丹Ⅲ染色寻找脂肪颗粒，可协助诊断。

（2）宫颈组织学检查：当患者行全子宫切除或死亡后进行尸体解剖时，可以对宫颈组织进行组织学检查，寻找羊水成分的证据。

（3）非侵入性检查方法：①Sialyl Tn抗原检测：胎粪及羊水中含有神经氨酸-N-乙酰氨基半乳糖（Sialyl Tn）抗原，羊水栓塞时母血中Sialyl Tn抗原浓度明显升高。应用放射免疫竞争法检测母血Sialyl Tn抗原水平，是一种敏感和无创伤性的诊断羊水栓塞的手段。②测定母亲血浆中羊水-胎粪特异性的粪卟啉锌水平、纤维蛋白溶酶及C3、C4水平也可以帮助诊断羊水栓塞。

（4）胸部X线检查：90%患者可出现胸片异常。双肺出现弥散性点片状浸润影，并向肺门周围融合，伴有轻度肺不张和右心扩大。

（5）心电图检查：ST段下降，提示心肌缺氧。

（6）超声心动图检查：可见右心房、右心室扩大、心排出量减少及心肌劳损等表现。

（7）肺动脉造影术：是诊断肺动脉栓塞最可靠的方法，可以确定栓塞的部位和范围。但临床较少应用。

（8）与DIC有关的实验室检查：可进行DIC筛选试验（包括血小板计数、凝血酶原时间、纤维蛋白原）和纤维蛋白溶解试验（包括纤维蛋白降解产物、优球蛋白溶解时间、鱼精蛋白副凝试验）。

（9）尸检：①肺水肿、肺泡出血，主要脏器如肺、心、胃、脑等组织及血管中找到羊水有形物质；②心脏内血液不凝固，离心后镜检找到羊水有形物质；③子宫或阔韧带血管内可见羊水有形物质。

知识点9：美国羊水栓塞的诊断标准　　　　　　副高：掌握　正高：掌握

美国羊水栓塞的诊断标准为：①出现急性低血压或心脏骤停；②急性缺氧，表现为呼吸困难、发绀或呼吸停止；③凝血功能障碍或无法解释的严重出血；④上述症状发生在子宫颈扩张、分娩、剖宫产时或产后30分钟内；⑤排除了其他原因导致的上述症状。

知识点10：羊水栓塞纠正呼吸循环衰竭的处理　　　副高：掌握　正高：掌握

（1）加压给氧，取半坐位或抬高肩部卧位，必要时行气管插管或气管切开，以保证供氧，减轻肺水肿，改善脑缺氧。

（2）纠正肺动脉高压，为阻断迷走神经反射引起的肺血管痉挛及支气管痉挛，应立即应用解痉药物。①心率慢时可用阿托品1～2mg或山莨菪碱20mg加入10%～20%葡萄糖溶液中，静脉注射，每15～30分钟一次，直至面色潮红或症状好转为止。②由于肺动脉高压、右侧心力衰竭致使心率变快时，则用氨茶碱0.25g加入10%葡萄糖溶液20ml中，缓慢静脉注射。③盐酸罂粟碱30～90mg溶于10%～25%葡萄糖溶液20ml缓慢静脉注射，以解除平滑肌张力，扩张冠状动脉、肺血管及脑血管，同时也是解除肺动脉高压的良好办法。

（3）防治心力衰竭：①为防止心力衰竭，脉快者应及早应用强心药，如毛花苷丙0.2～0.4mg加于10%葡萄糖溶液中，缓慢静脉注射，或用毒毛花苷K 0.125～0.25mg加入10%葡萄糖溶液中，缓慢静脉注射，加强心肌收缩，增加心搏量。②为减轻右心负荷，可用测血压袖带分别缚于四肢，加压至收缩压与舒张压之间，以阻断部分静脉回流。③应用利尿药，如呋塞米20～40mg或依他尼酸20～50mg，稀释后静脉注射，有利于消除肺水肿。

知识点11：羊水栓塞抗过敏的处理　　　副高：掌握　正高：掌握

应用大剂量糖皮质激素尚存在争议。基于临床实践的经验，早期使用大剂量糖皮质激素或有价值。氢化可的松100～200mg加于5%～10%葡萄糖注射液50～100ml快速静脉滴注，再用300～800mg加于5%葡萄糖注射液250～500ml静脉滴注，每日剂量可达500～1000mg；或地塞米松20mg加于25%葡萄糖注射液静脉推注后，再加20mg于5%～10%葡萄糖注射液中静脉滴注。

知识点12：羊水栓塞抗休克的处理　　　副高：掌握　正高：掌握

（1）补充血容量：在抢救过程中，应尽快输新鲜全血和血浆以补充血容量。另外在补充血容量时注意不要补充过量的晶体，要以补充血液，特别是凝血因子和纤维蛋白原为主。扩容首选低分子右旋糖酐500ml静脉滴注（每日量不超过1000ml）。应做中心静脉压（CVP）测定，了解心脏负荷状况，指导输液量及速度，并可抽取血液寻找羊水有形成分。

（2）升压药：多巴胺10～20mg加于5%葡萄糖液250ml中静脉滴注；间羟胺20～80mg加于5%葡萄糖液250～500ml中静脉滴注，滴速为20～30滴/分。根据血压情况调整滴速。

（3）纠正酸中毒：在抢救过程中应及时作动脉血气分析及血清电解质测定。若有酸中毒可用5%碳酸氢钠250ml静脉滴注；若有电解质紊乱，应及时纠正。

知识点13：羊水栓塞防治DIC的处理　　　副高：掌握　正高：掌握

（1）肝素钠：用于治疗羊水栓塞早期的高凝状态，尤其在发病后10分钟内使用效果更佳。在应用肝素时以试管法测定凝血时间控制在15分钟左右。肝素过量有出血倾向时，可用鱼精蛋白对抗，1mg鱼精蛋白对抗肝素100U。

（2）补充凝血因子：应及时输新鲜血或血浆、纤维蛋白原等。

（3）抗纤溶药物：纤溶亢进时，用氨基己酸（4～6g）、氨甲苯酸（0.1～0.3g）、氨甲环酸0.5～1.0g加于0.9%氯化钠注射液或5%葡萄糖液100ml静脉滴注，抑制纤溶激活酶，使纤溶酶原不被激活，从而抑制纤维蛋白的溶解。补充纤维蛋白原2～4g/次，使血纤维蛋白原浓度达1.5g/L。

| 知识点14：羊水栓塞保护肾脏防止肾衰竭的处理 | 副高：掌握　正高：掌握 |

羊水栓塞患者经抢救度过了肺动脉高压及右侧心力衰竭、凝血功能障碍等几个阶段后，常常因肾缺血时间长、肾血管栓塞而导致肾小管肾小球坏死、肾功能障碍，故在抢救过程中应随时观察尿量，使每小时尿量不少于30ml，24小时尿量不少于400ml。当血容量补足后，仍少尿应选用呋塞米20～40mg静脉注射，或20%甘露醇250ml快速静脉滴注（10ml/min），扩张肾小球动脉（有心衰时慎用）预防肾衰，无效者提示急性肾衰竭，应尽早采取血液透析等急救处理。

| 知识点15：羊水栓塞的产科处理 | 副高：掌握　正高：掌握 |

（1）分娩前出现羊水栓塞，应先抢救母亲，积极治疗急性心衰、肺功能衰竭、监护胎心率变化，病情稳定以后再考虑分娩情况。

（2）在第一产程出现羊水栓塞，考虑剖宫产终止妊娠，若患者系初产，新生儿为活产，术时出血不多，则可暂时保留子宫，宫腔填塞纱布以防产后出血。如宫缩不良，行子宫切除。在行子宫切除时不主张保留宫颈，防止少量羊水继续从宫颈血管进入母体循环，羊水栓塞的病情无法得到有效的缓解。

（3）在第二产程出现羊水栓塞，可考虑阴道分娩。分娩以后，如有多量的出血，虽经积极处理后效果欠佳，应及时切除子宫。

（4）分娩以后宫缩剂的应用：有争论，有人认为会促进更多的羊水成分进入血液循环，但多数人主张使用宫缩剂。

| 知识点16：羊水栓塞预防中应注意的问题 | 副高：掌握　正高：掌握 |

（1）减少产程中的人为干预如人工破膜、静脉滴注缩宫素等。

（2）掌握人工破膜的时机，破膜应避开宫缩最强的时间。人工破膜时不要剥膜，以免羊水被挤入母体血液循环。

（3）严密观察产程，正确使用宫缩剂。应用宫缩剂引产或加强宫缩时，应有专人观察，随时调整宫缩剂的剂量及用药速度，避免宫缩过强。宫缩过强时适当应用宫缩抑制剂。

（4）严格掌握剖宫产指征，正确掌握剖宫产的手术技巧。手术操作应轻柔，防止切口延长；胎儿娩出前应尽量先吸净羊水，以免羊水进入子宫切口开放的血窦内。

（5）中期妊娠流产钳刮术时，扩张宫颈时应逐号扩张，避免粗暴操作。行钳刮术时应先破膜，待羊水流尽后再钳夹出胎儿和胎盘组织。

（6）羊膜腔穿刺术时，应选用细针头（22号腰穿针头）。最好在超声引导下穿刺，以免刺破胎盘，形成开放血窦。

第三节　子宫破裂

知识点1：子宫破裂的概念	副高：掌握　正高：掌握

子宫破裂是指在妊娠晚期或分娩过程中子宫体部或子宫下段发生破裂。本病易发生于经产妇，系产科严重并发症，子宫破裂如未能及时诊断、处理，常导致胎儿及产妇死亡。

知识点2：子宫破裂的病因	副高：掌握　正高：掌握

（1）胎儿先露部下降受阻：由于骨盆狭窄、头盆不称、胎位异常、胎儿畸形等造成梗阻性难产，使胎儿先露部下降受阻，子宫下段过度扩张变薄，导致子宫下段破裂。此外，阴道瘢痕造成狭窄、盆腔肿瘤嵌顿于先露部也可造成胎儿先露部下降受阻。

（2）瘢痕子宫：较常见的原因。既往有子宫肌瘤剔除、剖宫产（特别是古典式剖宫产）等手术史的孕产妇，在妊娠晚期或临产后，由于子宫腔内压力增大或子宫收缩，可使原有切口瘢痕破裂，甚至于自发性破裂。

（3）子宫收缩药应用不当：多见于临产过程中不恰当的应用缩宫素、麦角类药物、前列腺素栓剂而没有良好的监护。少数病例见于对以上药物极度敏感者。

（4）分娩时手术损伤：在阴道助产时不适当或粗暴应用产钳术、内倒转术、穿颅术、断头术、臀位牵引术等，导致严重的宫颈阴道裂伤合并子宫下段破裂。

（5）子宫肌壁病变：包括先天性子宫发育不良、双子宫妊娠、单角子宫妊娠等，多次人工流产、子宫穿孔、人工剥离胎盘及葡萄胎、绒毛膜癌等，由于部分子宫肌壁变薄或坏死，易导致子宫破裂。

知识点3：子宫破裂的分类	副高：掌握　正高：掌握

子宫破裂按发生时间分为妊娠期破裂和分娩期破裂；按原因分为自发性破裂和损伤性破裂；按发生部位分为子宫体部破裂和子宫下段破裂；按破裂程度分为完全性破裂和不完全性破裂。

知识点4：先兆子宫破裂的临床表现	副高：掌握　正高：掌握

先兆子宫破裂常见于产程长、有梗阻性难产因素的产妇，病理性缩复环形成、下腹部压

痛、胎心率改变及血尿是先兆子宫破裂的4个征象。

（1）腹痛：患者多有持续性下腹疼痛，拒按，烦躁不安，心率和呼吸加快。

（2）病理性缩复环：临产后，当胎先露下降受阻时，强有力的阵缩使子宫下段被过度牵拉变薄，而子宫体部增厚变短，两者之间形成明显的环状凹陷，称病理性缩复环。子宫收缩频繁，呈强直性或痉挛性，子宫下段膨隆，压痛明显，胎先露部被固定于骨盆入口处。病理性缩复环随产程进展，逐渐上升达脐水平甚至脐上，这一点有别于生理性缩复环及子宫痉挛狭窄环。若不及时处理，子宫将在病理性缩复环处或其下方破裂。

（3）排尿困难及血尿：由于先露部压迫，膀胱壁充血，可出现排尿困难和血尿。

（4）胎心率改变：由于宫缩过强、过频，胎儿血供受阻，胎心率可增快、减慢或听不清，电子胎心监护图形可见重度变异减速、晚期减速或延长减速，提示胎儿窘迫。

| 知识点5：子宫破裂的临床分型及表现 | 副高：掌握　正高：掌握 |

（1）不完全性子宫破裂：子宫肌层已全部或部分破裂，但浆膜层或腹膜层尚保持完整，宫腔与腹腔未相通。胎儿仍位于宫腔内。腹部检查时，子宫不全破裂处有固定压痛点。如破裂位于阔韧带两叶之间，可形成阔韧带血肿，患者在宫体一侧可扪及逐渐增大且有压痛的包块，伴胎心率改变，可出现频发胎心率减速。

（2）完全性子宫破裂：子宫肌层及浆膜层全部破裂，宫腔与腹腔相通。常发生于瞬间，产妇常感撕裂状剧烈腹痛，子宫收缩消失，疼痛缓解，但随血液、羊水及胎儿进入腹腔，很快出现严重的腹膜刺激征及失血性休克征兆。伴子宫颈撕裂或延及下段者可出现少量阴道出血。阴道检查：可见鲜血流出，已扩张的宫颈口回缩，先露部上升。若破裂口位置较低，可自阴道扪及子宫下段裂口。腹部检查：全腹有压痛和反跳痛，在腹壁下可清楚扪及胎体，在胎儿侧方可扪及缩小的宫体，胎动和胎心消失。上述表现可能继发于先兆子宫破裂的症状之后，但子宫体部瘢痕破裂多为完全性子宫破裂，常无先兆破裂的典型症状。穿透性胎盘植入患者发生子宫破裂时，可表现为持续性腹痛，多伴有胎心率异常，易误诊为其他急腹症或先兆临产。

| 知识点6：子宫破裂的诊断 | 副高：掌握　正高：掌握 |

根据子宫破裂的临床表现即可得出诊断，但子宫后壁发生破裂时，诊断较困难。需根据患者病史进行分析，尤其是具有子宫破裂高危因素时，患者出现腹膜刺激征及休克期或休克早期的临床表现时，均应考虑子宫破裂的可能。阴道检查虽对子宫破裂诊断有一定帮助，但可加重病情，故除产后疑有子宫破裂需探查宫腔外，一般不宜做阴道检查。B超可协助诊断，但多不必行此项检查即可诊断。

| 知识点7：子宫破裂的鉴别诊断 | 副高：掌握　正高：掌握 |

（1）重型胎盘早剥：重型胎盘早剥可引起剧烈腹痛、胎心率改变及内出血休克征象，易

与子宫破裂相混淆。但重型胎盘早剥多伴有重度子痫前期－子痫病史或外伤史，腹部检查子宫呈板样硬，宫底升高，胎位不清，无病理性缩复环，B超检查可见胎盘后血肿，胎儿在宫腔内。

（2）羊膜腔感染：有产程延长和多次阴道检查史，可出现腹痛和子宫压痛等症状及体征，容易与子宫破裂相混淆。羊膜腔感染可出现体温升高，血白细胞和中性粒细胞数升高。腹部触诊及B超检查提示胎儿仍在宫腔内。

知识点8：子宫破裂的治疗	副高：掌握　正高：掌握

（1）先兆子宫破裂：发现先兆子宫破裂时必须立即给予抑制子宫收缩的药物，如吸入或静脉麻醉，肌内注射或静脉注射镇静药物，如哌替啶100mg，停用宫缩药，尽快施行剖宫产术。

（2）子宫破裂：对已诊断为子宫破裂者，在进行大量输血、输液抗休克的同时，立即施行剖宫产术，同时应用大剂量抗生素防治感染。手术方式应根据患者的年龄、胎次、一般情况、子宫破裂程度与部位、手术距离破裂发生时间长短以及有无严重感染而决定。①患者无子女，子宫破裂时间在12小时以内，裂口边缘尚整齐、无明显感染者，可考虑修补缝合术。②裂口较大，撕裂多处，且有感染可能者，应考虑做次全子宫切除术。③子宫裂口不仅在下段，且延及宫颈口者，应考虑做全子宫切除术。④在阔韧带内有巨大血肿时，须打开阔韧带，推开输尿管及膀胱，避免损伤，游离、结扎子宫动脉之上行者及其伴随静脉。如术时仍有活动性出血，可先行同侧髂内动脉结扎术，以控制出血。⑤子宫破裂的孕产妇，均应仔细检查膀胱、输尿管、宫颈与阴道，如发现裂伤，应同时予以修补。

知识点9：子宫破裂的预防	副高：掌握　正高：掌握

（1）建立完善的孕产妇系统保健手册，加强围生期保健。

（2）正确处理产程，严密观察产程进展，警惕并尽早发现先兆子宫破裂征象并及时处理。

（3）严格掌握宫缩剂的应用指征，合理使用缩宫素，遵循低浓度、慢速度、专人守护的原则，以免子宫收缩过强。凡有头盆不称，胎位异常或曾行子宫手术者均禁用。前列腺素、蓖麻油等引产更应严密观察。

（4）有子宫破裂高危因素者，应在预产期前1～2周入院待产。

（5）正确掌握产科手术助产的指征及技术，按操作常规进行阴道助产术，避免粗暴操作，阴道助产术后应仔细检查宫颈及宫腔，发现损伤及时修补。

（6）正确掌握剖宫产指征，对前次剖宫产指征为骨盆狭窄、术式为子宫体部切口、子宫下段切口有撕伤或术后感染愈合不良者，均需行剖宫产终止妊娠。

第十章 产褥期并发症

第一节 产褥感染

产褥期内生殖道受病原体侵袭而引起局部或全身的感染称为产褥感染。它与医疗条件密切相关。农村、边远贫困地区多发，是产妇死亡的主要原因之一。

产褥病率是指分娩24小时以后的10天内，每日测量4次体温，凡体温有2次达到或超过38℃者。产褥病率的原因主要为产褥感染、其他原因的感染，如上呼吸道、泌尿道、乳腺感染等。

（1）自身感染（内源性感染）：寄生于正常孕妇生殖道的微生物，多数并不致病，当抵抗力降低和/或病原体数量、毒力增加等感染诱因出现时，由非致病微生物转化为致病微生物而引起感染。近年研究表明，内源性感染比外源性感染更重要，因孕妇生殖道病原体不仅可导致产褥感染，而且还能通过胎盘、胎膜、羊水间接感染胎儿，导致流产、早产、胎儿生长受限、胎膜早破、死胎等。

（2）外来感染（外源性感染）：指外界病原体进入产道所致的感染。可通过医务人员消毒不严或被污染衣物、用具、各种手术器械及产妇临产前性生活等途径侵入机体。

正常女性阴道对外界致病因子侵入具有一定的防御能力。机体对入侵的病原体的反应，取决于病原体的种类、数量、毒力以及机体自身的免疫力。任何削弱产妇生殖道和全身防御功能的因素均有利于病原体的入侵与繁殖，如贫血、营养不良、各种慢性疾病（如肝功能不全、妊娠合并心脏病、糖尿病等）、临近预产期前性交尤其是配偶患性传播疾病者、胎膜早破、羊膜腔感染、各种产科手术操作、产道损伤、产前产后出血、宫腔填塞纱布、产道异物、产程过长、胎盘残留等，均为产褥感染的诱因。

知识点5：产褥感染的病原体种类　　　副高：熟练掌握　正高：熟练掌握

正常女性阴道内寄生大量微生物，包括需氧菌、厌氧菌、真菌、衣原体和支原体，可分为致病微生物和非致病微生物。有些非致病微生物在一定条件下可以致病称为条件病原体，但即使致病微生物也需要达到一定数量或机体免疫力下降时才会致病。

（1）需氧菌：①链球菌：以β-溶血性链球菌致病性最强，能产生致热外毒素与溶组织酶，使病变迅速扩散导致严重感染。需氧链球菌可以寄生在阴道中，也可通过医务人员或产妇其他部位感染而进入生殖道。其临床特点为发热早，寒战，体温>38℃，心率快，腹胀，子宫复旧不良，子宫或附件区触痛，甚至并发脓毒血症。②杆菌：以大肠埃希菌、克雷伯菌属、变形杆菌属多见。这些菌常寄生于阴道、会阴、尿道口周围，能产生内毒素，是菌血症和感染性休克最常见的病原菌，在不同环境对抗生素敏感性有很大差异。③葡萄球菌：主要致病菌是金黄色葡萄球菌和表皮葡萄球菌。前者多为外源性感染，容易引起伤口严重感染，因能产生青霉素酶，易对青霉素耐药。后者存在于阴道菌群中，引起的感染较轻。

（2）厌氧菌：①革兰阳性球菌：消化链球菌和消化球菌存在于正常阴道中。当产道损伤、胎盘残留、局部组织坏死缺氧时细菌迅速繁殖，若与大肠埃希菌混合感染，会有异常恶臭气味。②杆菌属：常见的厌氧性杆菌为脆弱类杆菌。这类杆菌多与需氧菌和厌氧性球菌混合感染，形成局部脓肿，产生大量脓液，有恶臭味。感染还可引起化脓性血栓性静脉炎，形成感染血栓，脱落后随血液循环到达全身各器官形成脓肿。③芽胞梭菌：主要是产气荚膜梭菌，产生外毒素，毒素可溶解蛋白质而能产气及溶血。产气荚膜梭菌引起感染，轻者为子宫内膜炎、腹膜炎、脓毒血症，重者引起溶血、黄疸、血红蛋白尿、急性肾衰竭、循环衰竭、气性坏疽，甚至死亡。

（3）支原体与衣原体：解脲支原体及人型支原体均可在女性生殖道内寄生，引起生殖道感染，其感染多无明显症状，临床表现轻微。

此外，沙眼衣原体、淋病奈瑟菌均可导致产褥感染。

知识点6：产褥感染的临床表现　　　副高：熟练掌握　正高：熟练掌握

发热、疼痛、异常恶露为产褥感染三大主要症状。产褥早期发热的最常见原因是脱水，但在2～3天低热后突然出现高热，应考虑感染可能。由于感染部位、程度、扩散范围不同，其临床表现也不同。依感染发生部位，分为会阴、阴道、宫颈、腹部伤口、子宫切口局部感染，急性子宫内膜炎，急性盆腔结缔组织炎、腹膜炎，血栓静脉炎，脓毒血症及败血症等。

知识点7：急性外阴、阴道、宫颈炎的病理及临床表现
　　　　　　　　　　　　　　　　　副高：熟练掌握　正高：熟练掌握

急性外阴、阴道、宫颈炎患者常在分娩时会阴部损伤或手术产导致感染，以葡萄球菌和

大肠杆菌感染为主。会阴裂伤或会阴后一侧切开伤口感染，表现为会阴部疼痛，坐位困难，可有低热。局部伤口红肿、发硬、伤口裂开，压痛明显，脓性分泌物流出，较重时可出现低热。阴道裂伤及挫伤感染表现为黏膜充血、水肿、溃疡、脓性分泌物增多。感染部位较深时，可引起阴道旁结缔组织炎。宫颈裂伤感染向深部蔓延，可达宫旁组织，引起盆腔结缔组织炎。

知识点8：子宫感染的病理及临床表现　　副高：熟练掌握　正高：熟练掌握

产后子宫感染包括急性子宫内膜炎、子宫肌炎。产褥期感染时子宫内膜是最常受累的部位。细菌经胎盘剥离面侵入，先扩散到蜕膜层引起急性子宫内膜炎，之后可继续侵犯浅肌层、深肌层乃至浆膜层，导致子宫肌炎。由于子宫内膜充血、坏死，阴道内有大量脓性分泌物且有臭味。若为子宫肌炎，则子宫复旧不良。体检腹部尤其宫底部有压痛，还可伴有高热、头痛、白细胞增多等感染征象。

知识点9：急性盆腔结缔组织炎和急性输卵管炎的病理及临床表现
副高：熟练掌握　正高：熟练掌握

病原体沿宫旁淋巴和血行达宫旁组织，出现急性炎性反应而形成炎性包块，同时波及输卵管，形成急性输卵管炎。临床表现下腹痛伴肛门坠胀，可伴寒战、高热、脉数、头痛等全身症状。体征为下腹明显压痛、反跳痛、肌紧张；宫旁一侧或两侧结缔组织增厚、压痛和/或触及炎性包块，严重者整个盆腔形成"冰冻骨盆"。淋病奈瑟菌沿生殖道黏膜上行感染，达输卵管与盆腹腔，形成脓肿后，高热不退。患者白细胞持续增高，中性粒细胞明显增多，核左移。

知识点10：急性盆腔腹膜炎及弥漫性腹膜炎的病理及临床表现
副高：熟练掌握　正高：熟练掌握

炎症扩散至子宫浆膜层，形成盆腔腹膜炎，继续发展为弥漫性腹膜炎，出现全身中毒症状：高热、寒战、恶心、呕吐、腹胀、下腹剧痛，体检时下腹明显压痛、反跳痛。产妇因产后腹壁松弛，腹肌紧张多不明显。腹膜炎性渗出及纤维素沉积可引起肠粘连，常在直肠子宫陷凹形成局限性脓肿，刺激肠管和膀胱导致腹泻、里急后重及排尿异常。如病情不能彻底控制可发展为慢性盆腔炎。

知识点11：血栓性静脉炎的病理及临床表现　　副高：熟练掌握　正高：熟练掌握

细菌分泌肝素酶分解肝素导致高凝状态，加上炎症造成的血流淤滞、静脉壁损伤，尤其是厌氧菌和类杆菌造成的感染极易导致盆腔血栓性静脉炎。常累及卵巢静脉、子宫静脉、髂内静脉、髂总静脉及下腔静脉，多为单侧，多发生在产后1~2周，继子宫内膜炎之后出现寒战、高热，且反复发作，可持续数周，诊断有一定的困难。下肢血栓性静脉炎者，病变多位于股静脉和腘静脉及大隐静脉，表现为弛张热，下肢持续性疼痛，局部静脉压痛或触及硬索状包块，血液循环受阻，下肢水肿，皮肤发白，称为"股白肿"。可通过彩色多普勒超声血流显像检测出。如患侧踝部、腓肠肌部、大腿中部的周径大于对侧2cm时，也可做出诊断。

知识点12：脓毒血症及败血症的病理及临床表现　　副高：熟练掌握　正高：熟练掌握

感染血栓脱落进入血液循环可引起脓毒血症，随后可并发感染性休克和迁徙性脓肿（肺脓肿、左肾脓肿）。若病原体大量进入血液循环并繁殖形成败血症，表现为持续高热、寒战、全身明显中毒症状，可危及生命。

知识点13：产褥感染的诊断　　　　　　　　　　副高：熟练掌握　正高：熟练掌握

（1）病史：详细询问病史、分娩经过、产褥期状况，认真进行全身及局部体检。注意有无引起感染的诱因，排除可致产褥病率的其他因素或切口感染等，查血尿常规、C反应蛋白（CRP）、血沉（ESR）则有助于早期诊断。

（2）病原体确诊：急性期取分泌物做鉴定病原体种类对确诊和治疗极其重要。①病原体培养和药物敏感试验：对治疗极有参考价值，但注意厌氧菌培养时应在厌氧培养基中培养。②分泌物涂片检查：对淋球菌或厌氧菌感染有一定的参考意义。③病原体抗原抗体检测：可采用相应免疫试剂盒进行快速检测。

（3）确定病变部位：通过仔细全面体检，双合诊及三合诊，可触及增粗的输卵管或盆腔脓肿包块，诊断不难。必要时可进行B超、彩色多普勒、CT、MRI等对其炎性包块、脓肿或静脉血栓进行定性定位检测。

知识点14：产褥感染的治疗　　　　　　　　　　副高：熟练掌握　正高：熟练掌握

产褥感染一旦确诊，原则上应给予广谱、足量、有效抗生素，并根据感染的病原体调整抗生素治疗方案。对脓肿形成或宫内残留感染组织者，应积极进行感染灶的处理。

（1）支持疗法：加强营养并补充足够维生素，增强全身抵抗力，纠正水、电解质失衡。病情严重或贫血者，多次少量输新鲜血或血浆，以增加抵抗力。取半卧位，利于恶露引流或使炎症局限于盆腔。

（2）应用抗生素：未能确定病原体时，应根据临床表现及临床经验，选用广谱高效抗生素；然后依据细菌培养和药敏试验结果，调整抗生素种类和剂量，保持有效血药浓度。当中毒症状严重者，短期加用肾上腺皮质激素，提高机体应激能力。

（3）清宫及切开引流：有宫腔残留者应予以清宫，对外阴或腹壁有脓肿者应切开引流，取半卧位以利于脓液流入陶氏腔，使之局限化，必要时行阴道后穹隆穿刺或切开引流。

（4）胎盘胎膜残留处理：经有效抗感染同时，清除宫腔内残留物。患者急性感染伴发高热，应有效控制感染和体温下降后，再彻底刮宫，避免因刮宫引起感染扩散子宫内膜破坏和子宫穿孔。

（5）抗凝治疗：血栓静脉炎时，应用大量抗生素同时，可加用肝素钠，即150U/（kg·d）肝素加入5%葡萄糖液500ml静脉滴注，每6小时1次，体温下降后改为每天2次，连用4～7天；尿激酶40万U加入0.9%氯化钠注射液或5%葡萄糖注射液500ml，静脉滴注10天。用药期间监测凝血功能。还可口服双香豆素、阿司匹林等，也可用活血化瘀中药治疗。

（6）手术治疗：会阴伤口或腹部切口感染，应及时切开引流。盆腔脓肿可经腹或后穹隆穿刺或切开引流。子宫严重感染，经积极治疗无效，炎症继续扩展，出现不能控制的出血、败血症或脓毒血症时，应及时行子宫切除术，清除感染源，抢救患者生命。

知识点15：产褥感染的预防　　　　　　　　副高：熟练掌握　正高：熟练掌握

加强围生期卫生宣教，保持全身及外阴清洁，妊娠晚期避免性交，加强营养，有外阴阴道炎和宫颈炎者应及早治疗。临产前注意避免胎膜早破，产程异常者要及早处理，避免滞产、产道损伤、产后出血等引起感染的诱因。接产中严格无菌操作，正确掌握手术指征。产后严密观察，对可能发生产褥感染者，如阴道助产、产程延长、产后出血、胎膜早破、合并内科疾患者、机体抵抗力低下者等，应预防性应用抗生素。减少和婉拒不必要的探视，以免探视者带菌交叉感染。注意个人卫生，腹部或会阴伤口拆线后可淋浴，产后10天内应避免盆浴以防逆行性感染。勤换内裤和卫生巾或卫生护垫，并及时更换污染的床单。

第二节　晚期产后出血

知识点1：晚期产后出血的概念　　　　　　　　　　　副高：掌握　正高：掌握

分娩24小时后，在产褥期内发生的子宫大量出血称为晚期产后出血。多见于产后1～2周，也可迟至产后2个月左右发病。临床表现为持续或间断阴道流血，有时是突然阴道大量流血，同时有血凝块排出，可引起贫血或失血性休克。晚期产后出血多伴有寒战、低热。

知识点2：晚期产后出血的病因与临床表现　　　　　　　副高：掌握　正高：掌握

（1）胎盘、胎膜残留：为阴道分娩最常见的原因，多发生于产后10日左右，黏附在宫腔内的残留胎盘组织发生变性、坏死、机化，形成胎盘息肉，当坏死组织脱落时，暴露基底部血管，引起大量出血。临床表现为血性恶露持续时间延长，以后反复出血或突然大量流血。检查发现子宫复旧不全，宫口松弛，有时可见有残留组织。

（2）蜕膜残留：蜕膜多在产后1周内脱落，并随恶露排出。若蜕膜剥离不全长时间残留，影响子宫复旧，继发子宫内膜炎症，引起晚期产后出血。临床表现与胎盘残留不易鉴别，宫腔刮出物病理检查可见坏死蜕膜，混以纤维素、玻璃样变的蜕膜细胞和红细胞，但不见绒毛。

（3）子宫胎盘附着面复旧不全：胎盘娩出后其附着面迅速缩小，附着部位血管即有血栓形成，继而血栓机化，出现玻璃样变，血管上皮增厚，管腔变窄、堵塞。胎盘附着部边缘有内膜向内生长，底蜕膜深层残留腺体和内膜重新生长，子宫内膜修复，此过程需6~8周。若胎盘附着面复旧不全可引起血栓脱落，血窦重新开放，导致子宫出血。多发生在产后2周，表现为突然大量阴道流血，检查发现子宫大而软，宫口松弛，阴道及宫口有血块堵塞。

（4）感染：子宫内膜感染者导致胎盘附着面处复旧不良、子宫收缩不良，从而引起子宫大量出血。

（5）剖宫产切口裂开：引起切口愈合不良造成出血的原因主要有：①子宫下段横切口两端切断子宫动脉向下斜行分支，造成局部供血不足。术中止血不良，形成局部血肿或局部感染组织坏死，致使切口不愈合。多次剖宫产切口处菲薄，瘢痕组织多造成局部供血不足，影响切口愈合。因胎头位置过低，取胎头时造成切口向下延伸撕裂，因伤口对合不好而影响愈合。②横切口选择过低或过高：横切口过低，宫颈侧以结缔组织为主，血供较差，组织愈合能力差，且靠近阴道，增加感染机会。横切口过高，切口上缘宫体肌组织与切口下缘子宫下段肌组织厚薄相差大，缝合时不易对齐，愈合不良。③缝合不当：组织对位不佳；手术操作粗暴；出血血管缝扎不紧；切口两侧角部未将回缩血管缝扎形成血肿；缝扎组织过多过密，切口血液循环供应不良等，均可导致切口愈合不良。④切口感染：因子宫下段横切口与阴道靠近，术前有胎膜早破、产程延长、多次阴道检查、前置胎盘、术中出血多或贫血，易发生切口感染。上述因素均可导致子宫切口愈合不良，缝线溶解脱落后血窦重新开放，出现大量阴道流血，甚至休克。

（6）其他：产后子宫滋养细胞肿瘤、子宫黏膜下肌瘤、宫腔异物等均可引起晚期产后出血。

知识点3：晚期产后出血的检查与诊断 　　　　副高：掌握　正高：掌握

（1）胎盘或蜕膜残留血性恶露持续时间延长，以后反复出血或突然大量出血。检查发现子宫复旧不全、宫颈口松弛，有时可触及残留组织。宫腔刮出物送检，可发现变性、坏死或炎性反应的胎盘或蜕膜。

（2）胎盘附着部位子宫复旧不全或子宫内膜修复不全多发生于产后2周，检查子宫大而软，宫颈口松弛，宫颈管内可有大量血块堵塞，按摩子宫可排出陈旧性血液及凝血块。

（3）剖宫产切口裂开：突发无痛性阴道大量出血，产后2~3周多见，可以反复出现。检查阴道宫颈内有血块，宫颈外口松，子宫下段切口部位可有凹陷、突起或血块。

诊断时应注意排除血液系统疾病。双合诊应在消毒、输液、备血、纠正休克以及有抢救条件下进行。不要强行清除宫颈部位凝血块。检查血、尿常规了解贫血与感染情况，B超检查了解子宫大小、宫腔有无残留物以及剖宫产切口愈合状况等。

知识点4：晚期产后出血的处理 　　　　副高：掌握　正高：掌握

（1）产后流血：若少量或中等量流血，持续不净，B超提示子宫腔无凝血块及残留物时，可给予子宫收缩剂和抗生素，促使子宫收缩，控制感染。不要常规给予清宫术。

（2）胎盘和胎膜残留：患者入院后出血量多、休克时，应先积极抢救失血性休克，输血、输液补充血容量。B超提示子宫内有大块物时，在应用抗生素及子宫收缩剂的同时，进行吸宫术。术中有时见胎盘及胎膜堵塞宫颈口，或有大量血块潴留宫腔内，应立即用卵圆钳钳夹后，尽量吸宫，或用大刮勺清宫，有条件时应在B超监视下清宫，动作应轻柔，不要过多伤及子宫组织，以免感染扩散或引起更多的出血。刮出物送病理检查可排除滋养细胞疾病，但由于在所有产后清宫所得标本都可能找到变性绒毛及蜕膜，所以不能完全根据病理结果诊断胎盘残留。

（3）剖宫产后伤口裂开：如患者一般情况尚好，出血不多时，可暂卧床休息，予抗生素、宫缩剂和止血药治疗。放置导尿管。对于伤口不大者可期待自愈，若出血多，或已处于失血性休克状态，在积极补充血容量，快速输血，抢救休克，给予抗生素治疗的同时，立即剖腹探查，术中发现切口裂口，做子宫全切或次全子宫切除。在宫腔感染存在的情况下，如果裂口修补，不易愈合有再度裂开的可能。对此类患者不能采用纱布填塞止血，以免扩大裂口，引起更多的出血。

（1）预防胎盘残留：引起晚期产后大出血的主要原因是胎盘及胎膜残留，因此对产后2小时内阴道流血较多或怀疑胎盘残留时，应仔细检查胎盘、胎膜。如有残缺，应立即探查取出，必要时用大刮勺刮宫，产后给子宫收缩剂及抗生素，避免产褥感染及影响子宫复旧。

（2）预防严重并发症发生：剖宫产引起产后大出血是最严重并发症之一。因此术中应注意：①剖宫产时子宫下段横切口不宜过低。因宫颈处纤维组织多，血供相对较少，切口愈合能力较子宫下段差，切口越接近子宫颈外口感染机会越大。②术中避免横切口向两侧角部撕裂，切口可先行钝性分离，长度视胎儿大小而定，一般10～12cm。当胎儿过大时，可在横切口两侧角略向上剪开，使切口呈弧形，以免切口撕裂损伤子宫动脉。③缝合切口时注意检查两侧角，有时外侧肌层完整，而内侧黏膜肌层有撕裂，应仔细检查按解剖关系缝合。如有活动性出血时，可先钳夹后用丝线单独缝扎止血，避免多次缝扎，缝合不宜过紧、过密。尽量不穿透蜕膜层，以免影响血运导致伤口愈合不良。④缝线缝合不宜太多，因随着子宫的复旧，切口在短期内迅速缩短，而这时的缝线尚未溶解，缝线太多易致组织缺血，坏死及感染。⑤术后及时纠正贫血，控制感染。

第三节　产褥期抑郁症

产褥期抑郁症（PPD）是指产妇在产褥期间出现抑郁症状，是产褥期精神综合征最常见的一种类型。主要表现为持续和严重的情绪低落以及一系列症候，如动力减低、失眠、悲观等，甚至影响对新生儿的照料能力。该病通常在产后2周内出现症状，产后4～6周症状明显。

知识点2：产褥期抑郁症的生物学因素　　　　　　　　副高：掌握　正高：掌握

（1）内分泌因素：在妊娠、分娩过程中，尤其在产后24小时内，体内内分泌环境发生了很大变化，体内激素水平的急剧变化是产后抑郁症发生的生物学基础。妊娠后，母血中雌、孕激素浓度逐渐升高，孕晚期达高峰。随着分娩胎盘剥离后，雌、孕激素水平急剧下降，至产后1周降至正常，哺乳则可降至低于正常值。产后雌激素撤退过快导致多巴胺受体的出现超敏状态，增加了多巴胺转运体在脑部的表达，随即带来神经递质的改变可能促发某些个体发生心境障碍。怀孕期间雌激素水平的增加，使甲状腺结合球蛋白水平增加了150%，导致孕妇体内游离甲状腺浓度下降。同时，孕期进行性升高的母体血浆皮质醇浓度在分娩后迅速下降。在易感妇女，这些激素水平的变化均是产褥期抑郁症发生的基础。

（2）遗传因素：有情感障碍的家族史，特别是有家族抑郁症病史的产妇产后抑郁症发病率高，表明家族遗传可能影响产妇对抑郁症的易感性。

（3）产科因素：新生儿畸形、使用辅助生育技术、第一产程时间、分娩方式、阴道助产是产后抑郁症的危险因素。

知识点3：产褥期抑郁症的社会心理因素　　　　　　　副高：掌握　正高：掌握

婚姻不合、社会经济地位低下、缺乏家庭和社会的支持与帮助，尤其是缺乏来自丈夫和长辈的帮助，是产后抑郁症发生的危险因素。另外，个人的成长经历和心理防御方式、人格特征、精神病史（个体焦虑、抑郁史等）或精神病家族史，特别是有家族抑郁症病史的产妇也是产后抑郁症的易患因素。产褥期抑郁症的发生与妇女的教育水平、婴儿性别、是否母乳喂养及是否计划受孕相关。

知识点4：产褥期抑郁症的临床表现　　　　　　　　　副高：掌握　正高：掌握

（1）情绪改变：心情压抑、沮丧、情绪淡漠，甚至焦虑、恐惧、易怒，夜间加重；有时表现为孤独、不愿见人或伤心、流泪。

（2）自我评价降低：自暴自弃、自罪感，对身边的人充满敌意，与家人、丈夫关系不协调。

（3）创造性思维受损：主动性降低。

（4）对生活和家庭缺乏信心：对生活厌倦，觉得生活没有意义，出现厌食、睡眠障碍、易疲倦、性欲减退。严重者甚至绝望、自杀或杀婴倾向，有时陷于错乱或昏睡状态。

知识点5：产褥期抑郁症的诊断标准　　　　　　　　　副高：掌握　正高：掌握

美国精神病学会（APA，1994年）在《精神疾病的诊断与统计手册》（DSM-Ⅳ）一书中制定了产褥期抑郁症的诊断标准：

（1）在产后2周内出现下列5条或5条以上的症状，必须具备①②两条：①情绪抑郁；②对全部或多数活动明显缺乏兴趣或愉悦；③体征显著下降或增加；④失眠或睡眠过度；⑤精神运动性兴奋或阻滞；⑥疲劳或乏力；⑦遇事均感毫无意义或有自罪感；⑧思维能力减退或注意力不集中；⑨反复出现想死亡的想法。

（2）在产后4周内发病。

产褥期抑郁症诊断困难，产后常规进行自我问卷调查对早期发现和诊断很有帮助。

知识点6：产褥期抑郁症的筛选方法　　　副高：掌握　正高：掌握

（1）爱丁堡产后抑郁量表（EPDS）：是目前多采用的自评量表，该表包括10项内容，于产后6周进行调查，每项内容分4级评分（0～3）分，总分相加≥13分者可诊断为产褥期抑郁症，9分或10分也提示可能有抑郁障碍。这一调查问卷易于管理、简便、可靠，是目前普遍采用的一种有效的初级保健筛查工具，但不能评估病情的严重程度。

（2）Zung抑郁自评量表（SDS）：为短程自评量表，操作方便，容易掌握，不受年龄、经济状况等因素影响，适于综合医院早期发现抑郁患者、衡量抑郁状态的轻重度及治疗中的变化。这是一个20道题的自评调查表，将抑郁程度分为4个等级；中国常模SDS标准分为（41.88±10）分，分界值标准为53分，即将SDS＞53分者定为阳性（抑郁症状存在）。

（3）贝克抑郁问卷（BDI）：也是一种常见抑郁筛查工具，BDI是一个21道题的问卷，包括认知、情感和身体因素，被证实对诊断产后抑郁临床患者和非临床患者均具有较好的一致性和重复性；但是BDI问卷中包含了身体状况方面的内容，对于身体处于不适状态的孕妇和产妇来说，BDI问卷结果会比其他方法偏高。

（4）汉密顿抑郁量表（HAMD）：是经典的抑郁评定量表，也是临床上评定抑郁状态时应用得最为普遍的量表，本量表有17项、21项和24项3种版本，简单、准确、便于掌握，但有时与焦虑不易鉴别。

（5）症状自评量表（SCL-90）：是当前使用最为广泛的精神障碍和心理疾病门诊检查量表，对于有心理症状（即有可能处于心理障碍或心理障碍边缘）的人有良好的区分能力，适用于检测是否有心理障碍、有何种心理障碍及其严重程度如何。

知识点7：产褥期抑郁症的鉴别诊断　　　副高：掌握　正高：掌握

（1）产后心绪不良：产后心绪不良又称产后抑郁，指产后数日内发生的一过性易激惹和轻度的心绪不良改变。这一综合征常常发生于新母亲，可以表现为哭泣、悲伤、易怒、焦虑及思维混乱，产后4天左右达高峰，一般10～14天内消失。这一短暂的情感障碍并非始终影响妇女的功能。

（2）产褥期精神病：是产后发生的各种精神障碍的总称，临床特征为伴发精神症状的躁狂症或抑郁症、急性幻觉妄想和一时性精神病性障碍、分裂情感性障碍。因为有杀害婴儿和自杀的风险，产后精神病是一种需要立即干预的精神病学的急症，常常在产后头两个星期发病，可有思想极端混乱、行为怪异、不寻常的幻觉（可能是嗅觉、视觉或触觉）和妄想，主要发生于高龄初产妇、多子女、低社会经济阶层妇女。对上述患者应请精神科医师会诊协助诊治，还应做全身检查和实验室检查，排除和严重躯体及脑部疾病有关的精神障碍。

知识点8：产褥期抑郁症的心理治疗　　　　副高：掌握　正高：掌握

心理治疗为产褥期抑郁症重要的治疗手段，包括心理支持、咨询与社会干预等。通过心理咨询，解除致病的心理因素（如婚姻关系紧张、想生男孩却生女孩、既往有精神障碍史等）。为产妇提供更多的情感支持及社会支持，指导产妇对情绪和生活进行自我调节。对产褥期妇女多加关心和无微不至地照顾，尽量调整好家庭关系，指导其养成良好的睡眠习惯。

知识点9：产褥期抑郁症的药物治疗　　　　副高：掌握　正高：掌握

药物治疗适用于中重度抑郁症及心理治疗无效患者。应在专科医师指导下用药为宜，可根据以往疗效及个性化选择药物。应尽量选用不进入乳汁的抗抑郁药，首选5-羟色胺再吸收抑制剂。

（1）5-羟色胺再吸收抑制剂：①盐酸帕罗西汀：起始量和有效量为20mg，每日早餐时1次，2～3周后，如疗效不好且副作用不明显，可以10mg递增，最大剂量50mg（体弱者40mg），每天1次。肝肾功能不全患者慎用。注意不宜骤然停药。②盐酸舍曲林：口服：开始每天50mg，每天1次，与食物同服。数周后增至每天100～200mg。常用剂量为每天50～100mg，最大剂量为每天150～200mg（此量不得连续应用超8周以上）。需长期应用者，需用最低有效量。

（2）三环类抗抑郁药：阿米替林：常用量开始一次25mg，每天2～3次，然后根据病情和耐受情况逐渐增至每天150～250mg，分3次口服，最高剂量每天不超过300mg，维持量每天50～150mg。

知识点10：产褥期抑郁症的预防　　　　副高：掌握　正高：掌握

（1）加强围生期保健：利用孕妇学校等多种渠道对孕妇及家人普及有关妊娠、分娩常识，减轻孕妇对妊娠、分娩的紧张、恐惧心情，完善自我保健，促进家庭成员间的相互支持。

（2）密切观察：对于有精神疾病家族史尤其是抑郁症家族史的孕妇，应定期密切观察，避免一切不良刺激，给予更多关爱、指导。

（3）充分关注：对分娩过程给予充分关注，医护人员要充满爱心和耐心，并在生理及心理上全力支持，如开展陪伴分娩及分娩镇痛。

（4）心理咨询与疏导：对于有高危因素（不良分娩史、孕前情绪异常、手术产、滞产等）者进行干预，及早进行心理咨询与疏导。

第四节 产褥期中暑

　　产褥期中暑是产妇在高温闷热环境下体内积热不能散发引起中枢性体温调节功能障碍的急性热病，表现为高热、水、电解质紊乱、循环衰竭和神经系统功能损害等。本病起病急骤，发展迅速，处理不当可遗留严重的后遗症，甚至死亡。

　　产后，产妇在妊娠期内积存的大量液体需排出，部分通过尿液，部分通过汗腺排出；在产褥期，体内的代谢旺盛，产生热量，通过汗的排出及挥发进行散热，因此，产后数日产妇有多尿、多汗的表现。夏日里产妇更是大汗淋漓，衣服常为汗液浸湿。当外界气温超过35℃时，机体靠汗液蒸发散热。如空气不流通，室内气温高，则产妇体表汗液无处散发，体温急骤升高，体温调节中枢失控，心功能减退，心排出量减少，中心静脉压升高，汗腺功能衰竭，水和电解质紊乱，体温会进一步升高，而成为恶性循环，当体液高达42℃以上时可使蛋白变性，时间一长病变常趋于不可逆性，即使经抢救存活，常留有神经系统的后遗症。

　　（1）先驱症状：全身软弱、疲乏、头昏、头痛、恶心、胸闷、心悸、出汗较多。
　　（2）典型症状：面色潮红、剧烈头痛、恶心、呕吐、胸闷加重、脉搏细数、血压下降。严重者体温继续上升常在40℃以上，有时高达42℃，甚至超越常规体温表的最高水平。继而谵妄、昏迷，抽搐。皮肤温度极高，但干燥无汗。如不及时抢救，数小时即可因呼吸循环衰竭死亡。

　　产褥期中暑的发病时间常在极端高温季节，患者家庭环境及衣着情况均有助于诊断，其高热、谵妄及昏迷、无汗为产褥期中暑的典型表现。本病须与产后子痫、产褥感染作鉴别诊断，而且产褥感染的产妇可以发生产褥中暑，产褥中暑的患者又可以并发产褥感染。

　　产妇若有头昏、头痛、口渴、多汗、疲乏或面色潮红、脉率快、出汗多、体温升高至38℃的症状，首先应迅速降温，置患者于室温25℃或以下的房间中，同时采用物理降温，在额部、两侧颈、腋窝、腹股沟、腘窝部有浅表大血管经过处置冰袋，全身可用酒精擦浴、散风，同时注意水和电解质的平衡，适时补液及给予镇静剂。

知识点6：重症产褥期中暑的治疗 副高：掌握 正高：掌握

（1）物理降温：体温40℃或以上，出现痉挛、谵妄、昏迷、无汗的患者，为达到迅速降温的目的，可将患者躺在恒温毯上，按摩四肢皮肤、使皮肤血管扩张、加速血液循环以散热，降温过程中以肛表测体温，为肛温已降至38.5℃，即将患者置于室温25℃的房间内，用冰袋置于前面已述的颈、腋窝、腹股沟部继续降温。

（2）药物降温：氯丙嗪是首选的良药，它有调节体温中枢、扩张血管、加速散热、松弛肌肉、减少震颤、降低器官的代谢和氧消耗量的功能，防止身体产热过多。剂量为25～50mg加入氯化钠注射液500ml补液中静脉滴注1～2小时，用药时需动态观察血压，情况紧急时可将氯丙嗪25mg或异丙嗪25mg溶于5%氯化钠注射液100～200ml中于10～20分钟滴入。若在2小时内体温并无下降趋势，可重复用药。降温过程中应加强护理，注意观察体温、血压、心脏情况，一旦肛温降至38℃时，应即停止降温。

（3）对症治疗：①积极纠正水、电解质紊乱，24小时补液量控制在2000～3000ml，并注意补充钾、钠盐；②抽搐者可用地西泮（安定）；③血压下降者用升压药物，一般用多巴胺及阿拉明；④疑有脑水肿者，用甘露醇脱水；⑤有心力衰竭者，可用快速洋地黄类药物，如毛花苷丙；⑥有急性肾衰竭者，在适度时机用血透；⑦肾上腺皮质激素有助于治疗脑水肿及肺水肿，并可减轻热辐射对机体的应激和组织反应，但用量不宜过大；⑧预防感染：患者在产褥期易患产褥感染，同时易并发肺部其他感染，可用抗生素预防；⑨重症产褥期中暑抢救时间可以长达1～2个月或更多，有时需用辅助呼吸，故需有长期抢救的思想准备。

第十一章　外阴上皮内非瘤样病变

第一节　外阴慢性单纯性苔藓

知识点1：外阴慢性单纯性苔藓的概念　　　　副高：掌握　正高：掌握

　　外阴慢性单纯性苔藓是以外阴瘙痒为主要症状的鳞状上皮细胞良性增生为主的外阴疾病，是最常见的外阴上皮非瘤样病变，可能与外阴潮湿和阴道排出物的刺激有关。该病属于2006年ISSVD分类中的棘层细胞增生型，先前的疾病名"外阴鳞状上皮增生"已不再采用。

知识点2：外阴慢性单纯性苔藓的病因与病理　　副高：熟练掌握　正高：熟练掌握

　　（1）病因：不明。可分原发性和继发性两种，前者又称特发性，后者可继发于硬化性苔藓、扁平苔藓或其他外阴疾病，和慢性摩擦或搔抓刺激有关。有研究发现病变可能与局部维A酸受体α含量减少有关。

　　（2）病理：巨检可见皮损为红色或白色斑块，或苔藓样。组织学形态缺乏特异性，主要表现为鳞状上皮表层细胞的角化过度和角化不全，棘层细胞增生，真皮浅层纤维化并伴有不等量炎症细胞浸润。上皮细胞层次排列整齐，极性保持，细胞的大小和核形态、染色均正常。

知识点3：外阴慢性单纯性苔藓的临床表现　　　　副高：掌握　正高：掌握

　　（1）此病多发生于50岁以前的中年妇女，也可发生在绝经后的老年妇女。

　　（2）外阴瘙痒是最主要症状，患者多难耐受。病损范围不一，主要累及大阴唇、阴唇前庭、阴蒂包皮、阴唇后联合等处，病变可呈孤立、局灶性或多发、对称性。

　　（3）早期病变较轻时，皮肤颜色暗红或粉红，角化过度部位则呈现白色。病变晚期皮肤增厚似皮革，色素增加，正常皮肤的纹理明显突出，出现苔藓样变，严重者可因搔抓引起表皮抓破、皲裂、溃疡。如出现溃疡长期不愈，特别是有结节隆起时，应警惕局部癌变的可能而及早行局部活检确诊。

知识点4：外阴慢性单纯性苔藓的诊断　　　　副高：掌握　正高：掌握

　　本病主要依靠病理检查方能确诊。活检应在皲裂、溃疡、隆起、硬结或粗糙处进行，并应选择不同部位多点取材。为做到取材适当，可先用1%甲苯胺蓝涂抹病变皮肤，干燥后用1%醋酸液擦洗脱色。在不脱色区活检，有助于提高不典型增生或早期癌变的检出率。

| 知识点5：外阴慢性单纯性苔藓的鉴别诊断 | 副高：掌握 正高：掌握 |

外阴慢性单纯性苔藓应与外阴白癜风、白化病、特异性外阴炎及外阴上皮内瘤变和癌相鉴别。若外阴皮肤出现界限分明的发白区，表面光滑润泽，质地完全正常，且无任何自觉症状者为白癜风；外阴皮肤增厚，发白或发红，伴有瘙痒且阴道分泌物增多者，应首先排除假丝酵母菌病、滴虫阴道炎和外阴炎，分泌物中可查见病原体，炎症治愈后白色区逐渐消失；外阴皮肤出现对称性发红、增厚，伴有严重瘙痒，但无阴道分泌物增多者，应考虑糖尿病所致外阴炎的可能。若有长期溃疡不愈要尽早活检病理确诊以排除外阴癌。

| 知识点6：外阴慢性单纯性苔藓的治疗 | 副高：掌握 正高：掌握 |

（1）一般治疗：保持外阴部皮肤清洁、干燥。忌食过敏、辛辣食物和少饮酒。不宜用刺激性肥皂、清洁剂或药物擦洗外阴。忌穿不透气的化纤内裤。对精神较紧张、瘙痒症状明显以致失眠者，可使用镇静、安眠和抗过敏药物。

（2）药物治疗：①全身用药：口服镇静药或抗组胺药，如氯苯那敏4mg、苯海拉明25mg或异丙嗪25mg，以兼收镇静和脱敏功效。②局部用药：急性炎症时可用3%硼酸液湿敷，洗后局部涂搽40%氧化锌油膏；慢性瘙痒可用皮质激素软膏如0.025%氟轻松软膏，0.01%曲安奈德软膏或1%～2%氢化可的松软膏，或2%苯海拉明软膏及1%丙酸睾酮鱼肝油软膏涂搽。

（3）外科治疗：仅适用于已有恶变或恶变可能者和反复内科治疗无效者。①单纯外阴切除：如病灶极局限，可考虑行单纯病灶切除，但因一般病变范围较广，故多需行单纯外阴切除术。术后应定期随访。②激光治疗：一般采用CO_2激光或氦氖激光治疗，破坏深达2mm的皮肤层即可消除异常上皮组织和破坏真皮层内神经末梢。有手术精确、操作简易、愈合后瘢痕组织少等优点。

第二节　外阴硬化性苔藓

| 知识点1：外阴硬化性苔藓的概念 | 副高：掌握 正高：掌握 |

外阴硬化性苔藓是一种以外阴及肛周皮肤萎缩变薄、色素减退呈白色病变为主要特征的疾病。属于2006年ISSVD分类中的苔藓样型或硬化型亚型。

| 知识点2：外阴硬化性苔藓的病因 | 副高：掌握 正高：掌握 |

（1）遗传因素：家族中母女、姐妹同时发病，但尚未发现特异基因。

（2）免疫因素：约21%患者合并自身免疫性疾病如糖尿病、甲状腺功能亢进或减退症、白癜风、恶性贫血、斑秃等，且外阴表皮有淋巴细胞浸润，提示局部组织有免疫反应，推测本病可能与自身抗胶原纤维抗体引起上皮下损伤有关。

（3）内分泌因素：因青春期前患者在月经初潮后病变可以缓解，曾认为可能与雌激素缺乏有关，但临床应用雌激素治疗无效；患者血清中二氢睾酮及雄烯二酮减少，而游离睾酮升高，局部应用睾酮治疗有效，治疗后血中睾酮及二氢睾酮升高，推测可能与5α-还原酶活性减低，导致睾酮向二氢睾酮转化受阻有关，然而5α-还原酶缺乏的患者，其硬化性苔藓的危险性并未增加；此外，多数患者缺乏雄激素受体，推测可能为雄激素不能完全治愈本病的原因。

知识点3：外阴硬化性苔藓的病理	副高：熟练掌握　正高：熟练掌握

巨检皮损呈白色。镜下可见表皮变薄、过度角化及黑色素细胞减少，上皮脚变钝或消失；真皮浅层早期水肿，后期胶原纤维化形成均质化带，其下伴带状淋巴细胞浸润；基底层细胞水肿，黑色素细胞减少。少数病例伴有炎症和溃疡。2%～5%的病例有恶变可能，主要为非HPV相关鳞癌。

知识点4：外阴硬化性苔藓的临床表现	副高：掌握　正高：掌握

（1）症状：本症可发生于任何年龄，但以40岁左右妇女多见，其次为幼女。外阴奇痒为主要症状，长者达20年之久，瘙痒不分季节与昼夜。当外阴部有糜烂、皲裂和溃疡时可有疼痛；外阴部粘连时，阴道口变窄或因疼痛可发生性交困难。幼女患者瘙痒症状多不明显，但可在排尿或排便后感外阴或肛周不适。

（2）体征：病损区常位于大阴唇、小阴唇、阴蒂包皮、阴唇后联合及肛周，多呈对称性。早期病变较轻时呈皮肤发红肿胀，出现粉红、象牙白色或有光泽的多角形小丘疹，丘疹融合成片后呈紫癜状，但在其边缘仍可见散在丘疹；进一步发展则出现外阴萎缩，小阴唇变小甚至消失，大阴唇变薄，皮肤颜色变白、发亮、皱缩、弹性差，常伴有皲裂及脱皮；晚期病变则出现皮肤进一步萎缩菲薄呈"雪茄纸"或羊皮样改变，阴道口挛缩狭窄。幼女病变的过度角化通常不及成年妇女严重，检查时在外阴及肛周区可见锁孔状珠黄色花斑样或白色病损坏，至青春期多数病变可能自行消失。硬化性苔藓极少发展为外阴癌。

知识点5：外阴硬化性苔藓的特殊检查	副高：掌握　正高：掌握

最后确诊要靠病理检查。活检应在有皲裂、溃疡、隆起、硬结或粗糙处取材，并注意多处取材，以发现不典型增生及癌变。为取材适当，可先用1%甲苯胺蓝液染色，待其干后用1%醋酸液脱色，在不脱色区进行活检。

| 知识点6：外阴硬化性苔藓的鉴别诊断 | 副高：掌握　正高：掌握 |

外阴硬化性苔藓应与老年生理性萎缩相区别，后者仅见于老年妇女，其外阴部皮肤的萎缩情况与身体其他部位皮肤相同，表现为外阴组织包括皮肤各层及皮下脂肪层均萎缩，因而大阴唇变平，小阴唇退化，但患者无任何自觉症状。

| 知识点7：外阴硬化性苔藓的治疗 | 副高：掌握　正高：掌握 |

（1）一般治疗：保持外阴部皮肤清洁、干燥。忌食过敏、辛辣食物和少饮酒。不宜用刺激性肥皂、清洁剂或药物擦洗外阴。忌穿不透气的化纤内裤。对精神较紧张、瘙痒症状明显以致失眠者，可使用镇静、安眠和抗过敏药物。

（2）局部药物治疗：①成年人使用2%丙酸睾酮或苯酸睾酮油膏或水剂，或丙酸睾酮制剂与1%或2.5%氢化可的松软膏混合，或0.5%黄体酮油膏，或0.05%氯倍他索软膏涂擦患部治疗至瘙痒缓解，然后连续减少用药频率。瘙痒顽固、局部用药无效者，可用曲安奈德混悬液皮下注射。对使用睾酮无效的患者也可用丙酸倍他米松每天2次，用1个月后改为每天1次，连用2个月。②幼女的硬化性苔藓至青春期时有自愈可能，其治疗一般不宜采用丙酸睾酮油膏或软膏局部治疗，以免出现男性化。现多用1%氢化可的松软膏或用0.5%黄体酮油膏涂擦局部，症状多获缓解，但仍应长期定时随访。

（3）全身用药：阿维A胶囊，20～30mg/d，口服。具有维持上皮和黏膜功能和结构的作用，缓解皮肤瘙痒症状。另外可口服多种维生素；伴有局部感染者使用抗生素；使用镇静、安眠和抗过敏药物缓解精神紧张、瘙痒症状明显者。

（4）物理治疗：对缓解症状、改善病变有一定效果。常用的方法有：①高强度聚焦超声治疗（HIFU）；②CO_2激光或氦氖激光、冷冻（液氮）、波姆光等治疗，可以消灭异常上皮组织和破坏真皮层内神经末梢，从而阻断瘙痒和搔抓所引起的恶性循环。

（5）手术治疗：因恶变机会很少，已很少采用，仅适用于：①局部病损组织出现不典型增生或有恶变可能者；②反复应用药物治疗或物理治疗无效者。可采用表浅的外阴病损区切除，但复发率较高。

第三节　其他外阴皮肤病

| 知识点1：外阴硬化性苔藓合并鳞状上皮增生 | 副高：掌握　正高：掌握 |

外阴硬化性苔藓合并鳞状上皮增生指两种病变同时存在。可能原因为硬化性苔藓患者长期瘙痒和搔抓，导致在原有硬化性苔藓基础上出现鳞状上皮增生，约占外阴上皮非瘤样病变的20%。因其常合并不典型增生，应特别重视病理检查。主要临床表现与外阴硬化性苔藓或鳞状上皮增生相似，表现为外阴瘙痒、烧灼感及性交痛，主要体征为外阴皮肤萎缩，变薄伴有局部隆起等。确诊需多点活检组织学检查。治疗应选用氟轻松软膏涂擦局部，每天3～4次，共用6周，继用2%丙酸睾酮软膏6～8周，之后每周2～3次，必要时长期使用，也可选

择物理疗法。

知识点2：外阴白癜风的表现　　　　　副高：熟练掌握　正高：熟练掌握

外阴白癜风是黑色素细胞被破坏所引起的疾病，病因不明可能与自身免疫有关，无自觉症状。病变部位常延及大阴唇外侧、阴阜、肛门周围等，身体其他部位也可伴发，发白区界限分明，无增厚变硬，也无皲裂及溃疡，皮肤弹性好。除外阴外，身体其他部位也可伴发白癜风。患者一般无不适。故除伴发皮炎应按炎症处理外，通常不需治疗。

知识点3：外阴白化病的表现　　　　　副高：熟练掌握　正高：熟练掌握

外阴白化病为遗传性疾病，可表现为全身性，也可能仅在外阴局部出现白色病变。外阴白化病无自觉症状，也不发生癌变，无需治疗。

知识点4：继发性外阴色素减退疾病　　　　副高：熟练掌握　正高：熟练掌握

伴发于各种慢性外阴病变，如糖尿病外阴炎、外阴阴道假丝酵母菌病、外阴擦伤、外阴湿疣等长期刺激外阴，均可使外阴表皮过度角化而呈白色。此类患者多有局部瘙痒、灼热，甚至疼痛等自觉症状。通常在原发疾病治愈后，白色区随之消失。若在表皮脱屑区涂以油脂，白色也可减退。治疗上应找出引起外阴瘙痒的原因，针对性治疗。此外，还应保持外阴清洁干燥，严禁搔抓，提倡温水洗外阴，穿棉织品内裤。忌饮酒及食辛辣过敏食物。不宜经常用肥皂、清洁剂或药物擦洗外阴。

知识点5：贝赫切特综合征　　　　　副高：熟练掌握　正高：熟练掌握

贝赫切特综合征又称眼–口–生殖器综合征，属于2006年ISSVD分类中的脉管源性病损，临床上以20～40岁年轻妇女多见。病因可能与微生物感染、HLA-B5及其亚型、非特异性的免疫高活性有关。病理主要表现毛细血管病变，血管内膜增厚，管腔狭窄，血管壁及周围组织炎细胞浸润。该病的主要临床、病理特征为反复发作的口腔黏膜、外阴溃疡及眼炎或其他皮肤溃疡，外阴溃疡为单个或多个，边界清楚，愈合后形成瘢痕。眼部最初为结膜炎，继之出现眼周痛和畏光，晚期可发生反复发作的前房积脓性虹膜睫状体炎和/或脉络膜视网膜炎并波及双眼，其他病变常可能伴关节红肿疼痛、消化道病变、栓塞性血管病、动脉瘤、中枢神经系统疾病（脑干综合征、脑膜脑炎综合征）等。根据口腔黏膜，外阴溃疡及眼炎或其他皮肤反复溃疡发作，可做出初步诊断。治疗除对症处理外，在急性期给予糖皮质激素和免疫抑制剂可促进其愈合，若用于预防复发则需长期小剂量应用。

第十二章 外阴及阴道炎症

女性生殖系统炎症

第一节 非特异性外阴炎

| 知识点1：非特异性外阴炎的概念 | 副高：熟练掌握 正高：熟练掌握 |

非特异性外阴炎是指由一般化脓性细菌引起的外阴炎，多为混合型细菌感染，常见病原菌有金黄色葡萄球菌、乙型溶血性链球菌、大肠杆菌、变形杆菌、厌氧菌等。临床上分为单纯性外阴炎、毛囊炎、外阴脓疱病、外阴疖病、蜂窝织炎及汗腺炎等。

| 知识点2：单纯性外阴炎的病因 | 副高：熟练掌握 正高：熟练掌握 |

单纯性外阴炎的常见致病菌为大肠杆菌。当宫颈或阴道炎症时，阴道分泌物流出刺激外阴可致外阴炎；经常受到经血、阴道分泌物、尿液、粪便刺激，如不注意保持外阴皮肤清洁容易引起外阴炎，其次糖尿病患者尿糖刺激、粪瘘患者粪便刺激，以及尿瘘患者尿液长期浸渍，也易导致外阴炎。此外，不透气的尼龙内裤、经期使用卫生巾导致局部透气性差，局部潮湿，均可引起。

| 知识点3：单纯性外阴炎的临床表现 | 副高：熟练掌握 正高：熟练掌握 |

单纯性外阴炎的炎症多发生在小阴唇内、外侧或大阴唇甚至整个外阴部。急性期主要表现外阴皮肤黏膜瘙痒、疼痛、烧灼感，在活动、性交、排尿、排便时加重。妇科检查可见外阴充血、肿胀、糜烂，常见抓痕，严重者可形成溃疡或湿疹。慢性炎症可使皮肤增厚、粗糙、皲裂，甚至苔藓样变。

| 知识点4：单纯性外阴炎的治疗 | 副高：熟练掌握 正高：熟练掌握 |

单纯性外阴炎的治疗原则为：保持外阴局部清洁、干燥；局部可使用抗生素；重视消除病因。

（1）急性期治疗：避免性交，停用引起外阴皮肤刺激的药物，保持外阴清洁、干燥。

（2）局部治疗：可应用0.1%聚维酮碘液或1:5000高锰酸钾溶液坐浴，每天2次，每次15～30分钟。坐浴后局部涂抗生素软膏或紫草油。也可选用中药水煎熏洗外阴部，每天1～2次。

（3）病因治疗：积极治疗宫颈炎、阴道炎。如发现糖尿病、尿瘘、粪瘘应及时治疗。

知识点5：外阴毛囊炎的病因	副高：熟练掌握 正高：熟练掌握

外阴毛囊炎为细菌侵犯毛囊及其所属皮脂腺引起的急性化脓性感染。常见致病菌为金黄色葡萄球菌、表皮葡萄球菌及白色葡萄球菌。多见于外阴皮肤摩擦受损或手术前备皮后，外阴局部不洁或肥胖表皮摩擦受损可诱发此病。

知识点6：外阴毛囊炎的临床表现	副高：熟练掌握 正高：熟练掌握

阴道皮肤毛囊口周围红肿、疼痛，毛囊口可见白色脓头，中央有毛发通过。脓头逐渐增大呈锥状脓疱，相邻的多个小脓疱融合成大脓疱，严重者伴外阴充血、水肿及明显疼痛。数日后结节中央组织坏死变软，出现黄色小脓栓，再过数日脓栓脱落，脓液排出，炎症逐渐消退，但常反复发作，可变成疖病。

知识点7：外阴毛囊炎的治疗	副高：熟练掌握 正高：熟练掌握

（1）一般治疗：保持外阴清洁、干燥，勤换内裤，勤洗外阴。

（2）局部治疗：病变早期可用0.1%聚维酮碘液或1：5000高锰酸钾溶液坐浴。已有脓包形成者，可消毒后针刺挑破，脓液流出，局部涂上抗生素软膏。

（3）全身治疗：病变较广泛时，可口服头孢类或大环内酯类抗生素。

知识点8：外阴疖病的病因	副高：熟练掌握 正高：熟练掌握

外阴疖病主要由金黄色葡萄球菌或白色葡萄球菌感染引起。潮湿多汗、外阴皮肤摩擦受损后容易引起此病。此外，糖尿病、慢性肾炎、长期应用糖皮质激素及免疫抑制剂、营养不良等患者也易患本病。

知识点9：外阴疖病的临床表现	副高：熟练掌握 正高：熟练掌握

外阴疖病多发生在大阴唇的外侧面。开始时毛囊口周围皮肤轻度充血肿痛、红点，逐渐形成增高于周围皮肤的紫红色硬结，皮肤表面紧张，有压痛，硬结边缘不清楚，常停腹股沟淋巴结肿大，以后疖肿中央变软，表面皮肤变薄，并有波动感，继而中央顶端出现黄白色点，不久溃破，脓液排出后疼痛减轻，红肿消失，逐渐愈合。多发性外阴疖病可引起患处疼痛剧烈而影响日常生活。

知识点10：外阴疖病的治疗	副高：熟练掌握 正高：熟练掌握

（1）一般治疗：保持外阴清洁、干燥，勤换内裤，勤洗外阴。

（2）局部治疗：早期可用0.1%聚维酮碘液或1：5000高锰酸钾溶液坐浴后局部涂上抗生素软膏，以促使炎症消散或局限化，也可红外线照射、50%酒精湿敷减轻疼痛，促进炎症消散，促使疖肿软化。

（3）全身治疗：有明显炎症或发热者应口服或肌注抗生素，必要时脓液培养及根据药敏选择药物治疗。

（4）手术治疗：当疖肿变软，有波动感，已形成脓肿时应立即切开引流并局部换药，切口适当大以便脓液及坏死组织能流出，切忌挤压以免炎症扩散。

| 知识点11：外阴急性蜂窝织炎的病因 | 副高：熟练掌握 正高：熟练掌握 |

外阴急性蜂窝织炎为外阴皮下、筋膜下、肌间隙或深部蜂窝组织的一种急性弥漫性炎症。致病菌以A族B型溶血性链球菌为主，其次为金黄色葡萄球菌及厌氧菌。炎症多由于皮肤或软组织损伤，细菌入侵引起。少数也可由血行感染。

| 知识点12：外阴急性蜂窝织炎的临床表现 | 副高：熟练掌握 正高：熟练掌握 |

本病发病较急剧，常有畏寒、发热、头痛等前驱症状。急性外阴蜂窝织炎特点是病变不易局限化，迅速扩散，与正常组织无明显界限。浅表的急性蜂窝织炎局部明显红肿、剧痛，并向四周扩大形成红斑，病变有时可出现水疱甚至坏疽。深部的蜂窝织炎局部红肿不明显，只有局部水肿和深部压痛，疼痛较轻，但病情较严重，有高热、寒战、头痛、全身乏力、白细胞计数升高，双侧腹股沟淋巴结肿大、压痛。

| 知识点13：外阴急性蜂窝织炎的治疗 | 副高：熟练掌握 正高：熟练掌握 |

（1）全身治疗：早期采用头孢类或青霉素类抗生素口服或静滴，体温降至正常后仍需持续用药2周。如有过敏史者可使用红霉素类抗生素。

（2）局部治疗：可采用热敷或中药外敷，如不能控制应作广泛多处切开引流，切除坏死组织，伤口用3%过氧化氢溶液冲洗和湿敷。

第二节 前庭大腺炎

| 知识点1：前庭大腺炎的概念 | 副高：熟练掌握 正高：熟练掌握 |

病原体侵入前庭大腺引起炎症，称为前庭大腺炎，可分为前庭大腺炎、前庭大腺脓肿和前庭大腺囊肿。前庭大腺位于两侧大阴唇后1/3深部，腺管开口于处女膜与小阴唇之间，在性交、分娩等情况污染外阴部时易发生炎症。此病育龄妇女多见，幼女及绝经后期妇女少见。

知识点2：前庭大腺炎的病因　　　　　　　　　副高：熟练掌握　　正高：熟练掌握

（1）前庭大腺因解剖部位的特点，在性交、分娩或其他情况污染外阴部时，病原体易侵入而引起感染。其病原体多为葡萄球菌、链球菌、大肠埃希菌或淋球菌等混合感染。

（2）前庭大腺导管因炎症堵塞，引起腺体扩张而形成前庭大腺脓肿。前庭大腺脓肿未经治疗，急性炎症消退后，脓液吸收也可形成前庭大腺囊肿，可反复急性发作或破溃排脓。

知识点3：前庭大腺炎的临床分型及表现　　　　副高：熟练掌握　　正高：熟练掌握

（1）前庭大腺导管炎：初期感染阶段多为导管炎，表现为局部红肿、疼痛及性交痛、行走不便，检查可见患侧前庭大腺开口处呈白色小点，有明显触痛。

（2）前庭大腺脓肿：导管开口处闭塞，脓性分泌物不能排出，细菌在腺体内大量繁殖，积聚于导管及腺体中，逐渐扩大形成前庭大腺脓肿。患者诉患侧外阴部肿胀，疼痛剧烈，甚至发生排尿痛，行走困难。检查时患侧外阴红肿热痛，可扪及肿块，如已形成脓肿，则触知肿块有波动感，触痛明显，多为单侧，脓肿大小为直径3～6cm，表面皮肤变薄，脓肿继续增大，可自行破溃，症状随之减轻；若破口小，脓液引流不畅，症状可反复发作。部分患者伴随发热等全身症状，白细胞计数增高，患侧腹股沟淋巴结肿大等。

（3）前庭大腺囊肿：炎症急性期后，脓液被吸收，腺体内的液体被黏液代替，成为前庭大腺囊肿。也有部分患者的囊肿不是因为感染引起，而是因为分娩过程中，会阴侧切时，将腺管切断，腺体内的液体无法排出，长期积累到一定程度后，就会引起前庭大腺脓肿。囊性肿物小时，患者多无症状，肿物增大后，外阴患侧肿大。检查时见外阴患侧肿大，可触及囊性肿物，与皮肤有粘连，该侧小阴唇被展平，阴道口被挤向健侧，囊肿较大时可有局部肿胀感及性交不适，如果不及时治疗，一旦合并细菌感染，又会引起前庭大腺脓肿。也有的患者是因为前次治疗不彻底，以后机体抵抗力降低时，细菌乘机大量繁殖，又形成新的脓肿。这个过程可以多次反复，形成恶性循环。

知识点4：前庭大腺炎的实验室检查　　　　　　副高：熟练掌握　　正高：熟练掌握

外周血中白细胞计数增高，尤其是中性粒细胞增多。取前庭大腺开口处或尿道口、尿道旁腺处的分泌物，做刮片染色或细菌培养，可获得致病菌。

知识点5：前庭大腺炎的诊断　　　　　　　　　副高：熟练掌握　　正高：熟练掌握

大阴唇下1/3部位发生红、肿、硬结，触痛明显，甚至行走困难，就应该考虑前庭大腺炎。一般为单侧，与外阴皮肤有粘连或无粘连，可自其开口部压挤出的分泌物作病原微生物检查及抗生素的敏感试验。根据肿块的部位、外形、有无急性炎症等特点，一般都可确诊。必要时可以穿刺进行诊断，脓肿抽出来的是脓液，而囊肿抽出来的是浆液。

知识点6：前庭大腺炎的鉴别诊断　　　　　　　副高：熟练掌握　正高：熟练掌握

（1）大阴唇腹股沟斜疝：前庭大腺炎需要与大阴唇腹股沟斜疝进行鉴别。大阴唇腹股沟斜疝的斜疝与腹股沟相连，挤压后可复位，包块消失。用力屏气肿块胀大，质地较软，界限也不十分清楚。

（2）中肾管囊肿：前庭大腺炎需要与中肾管囊肿进行鉴别。中肾管囊肿一般体积较小，表浅，不易发生感染，切除后经病理学检查可确诊。

知识点7：前庭大腺炎的治疗　　　　　　　　　副高：熟练掌握　正高：熟练掌握

（1）急性炎症时应卧床休息，保持外阴部清洁、干燥。经常更换内裤，避免局部摩擦。

（2）脓肿形成应立即引流并做造口术，局部热敷或坐浴，并给予抗生素消炎治疗。

（3）前庭大腺囊肿现多行造口术，CO_2激光囊肿造口术效果较好，术中出血少，不需缝合，局部无瘢痕形成并保留腺体功能。对于囊肿反复感染者可行前庭大腺囊肿切除术。

第三节　滴虫性阴道炎

知识点1：滴虫性阴道炎的概念　　　　　　　　副高：熟练掌握　正高：熟练掌握

滴虫性阴道炎（TV）是由阴道毛滴虫所引起的常见的性传播疾病，可发生于任何年龄组。阴道毛滴虫是厌氧寄生原虫，呈梨形，为多核细胞的2～3倍大小，顶端有鞭毛四根，能活动。最适宜滴虫生长繁殖的pH为5.2～6.6。滴虫还可寄生于尿道、尿道旁腺，甚至膀胱、肾盂。阴道毛滴虫可消耗阴道上皮的糖原，使乳酸形成减少，改变阴道酸碱度。滴虫阴道炎患者的阴道pH一般在5～6.5，多数>6.0。月经前后阴道pH发生变化，经后接近中性，故隐藏在腺体及阴道皱襞中的滴虫于月经前后常得以繁殖，引起炎症的发作。

知识点2：滴虫性阴道炎的传播方式　　　　　　副高：熟练掌握　正高：熟练掌握

（1）直接传播：由性交传播，滴虫常寄生于男性生殖道，可无症状或引起尿道炎、前列腺炎或附睾炎，多数阴道滴虫患者的丈夫有生殖道滴虫病。

（2）间接传播：通过各种浴具（如浴池、浴盆、游泳池）、衣物、敷料及污染的器械等传播。

知识点3：滴虫性阴道炎的临床表现　　　　　　副高：熟练掌握　正高：熟练掌握

滴虫性阴道炎的潜伏期为4～28天。25%～50%的患者在感染初期无症状。主要症状是阴道分泌物增多及外阴瘙痒，间或有灼热、疼痛、性交痛等。分泌物典型特点为稀薄脓性、黄绿色、泡沫状、有臭味。分泌物呈脓性是因分泌物中含有白细胞，若合并其他感染则呈黄绿色；呈泡沫状、有臭味是因滴虫无氧酵解糖类化合物，产生腐臭气体。瘙痒部位主要为阴道口及外阴。若合并尿道感染，可有尿频、尿痛，有时可见血尿。阴道毛滴虫能吞噬精子，并能阻碍乳酸生成，影响精子在阴道内存活，可致不孕。检查见阴道黏膜充血，严重者有散在出血点，甚至宫颈有出血斑点，形成"草莓样"宫颈，后穹隆有大量白带，呈灰黄色、黄白色稀薄液体或黄绿色脓性分泌物，常呈泡沫状。带虫者阴道黏膜无异常改变。

知识点4：滴虫性阴道炎的诊断　　副高：熟练掌握　正高：熟练掌握

根据病史、临床表现及分泌物观察可做出临床诊断。取阴道分泌物检查可确诊。取分泌物前24～48小时避免性交、阴道灌洗或局部用药；窥阴器不涂抹润滑剂；分泌物取出后应及时送检，冬天需注意保暖，以避免滴虫活动性下降后影响检查结果。

（1）悬滴法：取温氯化钠液一滴于玻璃片上，在阴道后穹隆处取分泌物少许混于生理盐水玻片上，立即在低倍显微镜下观察寻找滴虫。镜下可见波状运动的滴虫和增多的白细胞。敏感性为60％～70％。

（2）涂片染色法：将分泌物涂在玻璃片上，待自然干燥后用不同染液染色，不仅能看见滴虫，还能看到并存的假丝酵母菌甚至癌细胞等。

（3）培养法：对可疑患者，多次阴道分泌物镜下检查未检出滴虫者，可采用培养法。

知识点5：滴虫性阴道炎的鉴别诊断　　副高：熟练掌握　正高：熟练掌握

（1）假丝酵母菌性阴道炎：患者白带多、外阴瘙痒与滴虫性阴道炎相似，但其白带多呈凝乳状或豆腐渣样，阴道黏膜附有白色膜状物，其下黏膜常有红肿，阴道分泌物检查找到假丝酵母菌可确诊。

（2）阴道嗜血杆菌性阴道炎：本病常有月经的改变。阴道分泌物有恶臭，但非泡沫状。分泌物涂片可见大量嗜血杆菌集聚于阴道细胞表面，分泌物细菌培养可证实。

（3）老年性阴道炎：多见于自然绝经或卵巢去势后妇女，阴道壁呈老年性改变，黏膜薄，皱褶少，弹性差，触之易出血，有时有溃疡或粘连，分泌物检查可见大量脓细胞，无阴道毛滴虫。

知识点6：滴虫性阴道炎的治疗　　副高：熟练掌握　正高：熟练掌握

滴虫性阴道炎患者可同时存在尿道、尿道旁腺、前庭大腺多部位滴虫感染，此病治愈需全身用药，并避免阴道冲洗，主要治疗药物为硝基咪唑药物。

（1）全身用药：甲硝唑200～400mg口服，每天2次，7～10天为一疗程；或一次大剂量口服2g，夫妻双方同时用药。服药后偶见不良反应，如恶心、呕吐、头痛、皮疹、白细胞减少等，一旦发现应立即停药。妊娠早期及哺乳期不服。

（2）局部用药：甲硝唑或奥硝唑阴道栓，每晚塞入阴道一次，7～10天为一疗程。用前先用0.5％醋酸或1％乳酸冲洗或中药熏洗，改善阴道内环境，将提高疗效。也可用（复方甲硝唑栓）孚舒达等栓剂阴道用药。

（3）性伴侣的治疗：滴虫性阴道炎主要通过性交传播，故患者性伴侣多有滴虫感染，但可无症状，为避免双方重复感染，故性伴侣应同时治疗。

（4）妊娠期滴虫性阴道炎的治疗：妊娠期滴虫阴道炎可导致胎膜早破、早产以及低出生体重儿等不良妊娠结局。妊娠期治疗的目的主要是减轻患者症状。目前对甲硝唑治疗能否改善滴虫阴道炎的不良妊娠结局尚无定论。治疗方案为甲硝唑400mg，每日2次，连服7日。甲硝唑虽可透过胎盘，但未发现妊娠期应用甲硝唑会增加胎儿畸形或机体细胞突变的风险。但替硝唑在妊娠期应用的安全性尚未确定，应避免应用。

知识点7：滴虫性阴道炎治疗中的注意事项	副高：熟练掌握　正高：熟练掌握

治疗后检查滴虫阴性时，仍应于下次月经后继续治疗一疗程，以巩固疗效。此外，患者内裤及洗涤用的毛巾应煮沸5～10分钟以消灭病原体；已婚者还应检查男方是否有生殖器滴虫病，若为阳性，需同时治疗。

知识点8：滴虫性阴道炎的预防	副高：熟练掌握　正高：熟练掌握

（1）做好卫生宣教，开展普查普治。患者的内裤及洗涤用具经常煮晒。做好个人卫生，避免交叉感染。

（2）加强对游泳池、浴池的卫生管理。医疗单位做好消毒隔离，以防止交叉感染。

第四节　外阴阴道假丝酵母菌病

知识点1：外阴阴道假丝酵母菌病的概念	副高：熟练掌握　正高：熟练掌握

外阴阴道假丝酵母菌病（VVC）曾称为外阴阴道念珠菌病，是由假丝酵母菌引起的常见外阴阴道炎症。10%～20%的正常妇女阴道中可有少量白假丝酵母菌，但并不引起症状。

知识点2：VVC的病原体与发病诱因	副高：熟练掌握　正高：熟练掌握

本病中80%～90%的病原体为白假丝酵母菌，10%～20%为光滑假丝酵母菌、近平滑假丝酵母菌、热带假丝酵母菌等。机体抵抗力降低或白假丝酵母菌达到相当浓度时可致病。常见发病诱因有：应用广谱抗生素、妊娠、糖尿病、大量应用免疫抑制剂及接受雌激素治疗者。长期应用抗生素改变了阴道内微生物相互间的抑制关系，导致长期应用抗生素改变了阴道内微生物相互间的抑制关系，导致假丝酵母菌生长而发病。妊娠及糖尿病时，阴道上皮细胞糖原增多、酸性增强时，有利于假丝酵母菌生长。大量应用免疫抑制剂如皮质类固醇激素或免疫缺陷综合征，机体抵抗力降低。

假丝酵母菌可通过性交传染，也可通过浴巾、浴池及月经纸垫的污染间接传染。对个体来说，存在于口腔、肠道、阴道的假丝酵母菌可互相传染而致病。

知识点3：VVC的传播途径　　　副高：熟练掌握　正高：熟练掌握

（1）主要为内源性传染，假丝酵母菌除作为条件致病菌寄生阴道外，也可寄生于人的口腔、肠道，一旦条件适宜可引起感染。这3个部位的假丝酵母菌可互相传染。

（2）少部分患者可通过性交直接传染。

（3）极少通过接触感染的衣物间接传染。

知识点4：VVC的临床表现　　　副高：熟练掌握　正高：熟练掌握

VVC最常见的症状是白带增多、外阴及阴道内有烧灼感，伴有严重的瘙痒，甚至影响工作和睡眠。部分患者可伴有尿频、尿急、尿痛及性交痛等症状。典型患者妇科检查时可见白带呈豆腐渣样或凝乳状，白色稠厚，略带异味，或带下夹有血丝，阴道黏膜充血、红肿，甚至溃疡形成。部分患者外阴因瘙痒或接触刺激出现抓痕、外阴呈地图样红斑。约10%患者携带有假丝酵母菌，而无自觉症状。

知识点5：VVC的临床分类　　　副高：熟练掌握　正高：熟练掌握

VVC的临床分类

	单纯性VVC	复杂性VVC
发生频率	散发或非经常发作	复发性
临床表现	轻到中度	重度
真菌种类	白假丝酵母菌	非白假丝酵母菌
宿主情况	免疫功能正常	免疫功能低下或应用免疫抑制剂或未控制糖尿病、妊娠

知识点6：VVC的诊断　　　副高：熟练掌握　正高：熟练掌握

取阴道分泌物涂片检查，用悬滴法在显微镜下找到真菌孢子和假菌丝可确诊。若有症状而多次检查为阴性，可采用培养法。pH测定具有重要鉴别意义，若VVC患者阴道分泌物pH＜4.5，可能为单纯假丝酵母菌感染，若pH＞4.5可能存在混合感染，尤其是细菌性阴道病的混合感染。

知识点7：VVC的鉴别诊断　　　副高：熟练掌握　正高：熟练掌握

本病应与滴虫性阴道炎、老年性阴道炎及阴道嗜血杆菌性阴道炎相鉴别。鉴别要点根据阴道分泌物及显微镜下分泌物特点而鉴别（见滴虫性阴道炎）。

知识点8：单纯性VVC的治疗　　　　　副高：熟练掌握　　正高：熟练掌握

（1）病因治疗：治疗糖尿病、停用广谱抗生素及雌激素等。勤换内裤，洗涤用具均应用开水洗烫，注意皮肤及外阴清洁。

（2）局部治疗：①改变阴道酸碱度，用2%～4%碳酸氢钠液冲洗阴道，10天为一疗程。②制霉菌素10万～20万U，每晚塞入阴道，10天为一疗程。咪康唑栓200mg阴道塞入，每晚1次，7天为一疗程；或400mg，3天为一疗程。克霉唑、咪康唑软膏局部涂搽。③制霉菌素泡腾片，一片阴道塞入，每晚1次，连用2周。④克霉唑（凯妮汀）栓500mg，阴道塞入，3～5天1次，2次为一疗程。

（3）全身用药：对顽固性或为防止肠道假丝酵母菌相互感染可采用口服药，制霉菌素50万U，每天3次口服，7～10天为一疗程；氟康唑150mg，每天1次口服，连服5天。对孕妇假丝酵母菌性菌阴道炎，为避免感染新生儿，只宜局部治疗。对复发性假丝酵母菌性阴道炎需低剂量、长疗程治疗达半年之久，如克霉唑栓500mg，阴道塞入，每月3次，晚上用，共6个月；口服氟康唑150mg，每天1次，连用5日，然后每2周或每月单次给予150mg，共6个月。

知识点9：复杂性VVC的治疗　　　　　副高：熟练掌握　　正高：熟练掌握

（1）严重VVC：无论局部用药还是口服药物均应延长治疗时间。若为局部用药，延长为7～14天；若口服氟康唑150mg，则72小时后加服1次。症状严重者，局部应用低浓度糖皮质激素软膏或唑类霜剂。

（2）复发性外阴阴道假丝酵母菌病（RVVC）的治疗：一年内有症状并经真菌学证实的VVC发作4次或以上，称为RVVC，发生率约5%，多数患者复发机制不明确。抗真菌治疗分为初始治疗及巩固治疗。根据培养和药物敏感试验选择药物。在初始治疗达到真菌学治愈后，给予巩固治疗至半年。初始治疗若为局部治疗，延长治疗时间为7～14天；若口服氟康唑150mg，则第4天、第7天各加服1次。巩固治疗方案：日前国内外尚无成熟方案，可口服氟康唑150mg，每周1次，连续6个月；也可根据复发规律，在每月复发前给予局部用药巩固治疗。在治疗前应作真菌培养确诊。治疗期间定期复查监测疗效及药物副作用，一旦发现副作用，立即停药。

（3）妊娠合并外阴阴道假丝酵母菌病的治疗：局部治疗为主，以7天疗程效果为佳，禁用口服唑类药物。

第五节　细菌性阴道病

知识点1：细菌性阴道病的概念　　　　　副高：熟练掌握　　正高：熟练掌握

细菌性阴道病（BV）又称嗜血杆菌阴道炎、加德纳尔菌阴道炎、非特异性阴道炎，是阴道内正常菌群失调所致的一种混合感染。由于阴道内有大量不同的细菌，临床及病理特征无炎症改变，并非阴道炎，因此称为细菌性阴道病。

知识点2：细菌性阴道病的病因　　　　　副高：熟练掌握　　正高：熟练掌握

正常阴道内以产生过氧化氢的乳杆菌占优势，通过产生乳酸从而保持阴道内较低的酸碱度，维持正常菌群平衡。当细菌性阴道病时，乳杆菌减少，而阴道加德纳菌与厌氧菌及人型支原体大量繁殖。阴道加德纳菌生活的最适pH为6.0~6.5，温度为35~37℃。该菌单独也可引起BV，但多与其他厌氧菌共同致病。临床及病理特征无炎症改变及白细胞浸润。其发病可能与妇科手术、多次妊娠、频繁性生活及阴道灌洗使阴道内pH偏碱有关。口服避孕药有支持乳酸杆菌占优势的阴道环境的作用，对BV有一定防护作用。

知识点3：细菌性阴道病的临床表现　　　　副高：熟练掌握　　正高：熟练掌握

10%~40%的患者临床无症状，有症状者主要表现为阴道分泌物增多，有鱼腥恶臭味，可伴有轻度外阴瘙痒或烧灼感。表现为阴道黏膜无充血的炎症症状。体征检查可见阴道有黏膜无充血、红肿的炎症表现，分泌物特点为有恶臭味，灰白色、灰黄色，均匀一致，稀薄状，常黏附于阴道壁，易从阴道壁拭去。

知识点4：细菌性阴道病的诊断　　　　　　副高：熟练掌握　　正高：熟练掌握

主要采用Amsel临床诊断标准，下列四条中有三条阳性，即可临床诊断为细菌性阴道病，多数认为线索细胞阴性为必备条件。

（1）线索细胞阳性：取少许阴道分泌物放在玻片上，加1滴0.9%氯化钠溶液混合，高倍显微镜下寻找线索细胞。线索细胞即阴道脱落的表层细胞，于细胞边缘贴附颗粒状物即各种厌氧菌，尤其是加德纳菌，细胞边缘不清。细菌性阴道病时线索细胞需大于20%。

（2）分泌物检查：匀质、稀薄、白色阴道分泌物，常黏附于阴道壁。

（3）阴道pH值：阴道pH>4.5（pH多为5.0~5.5）。

（4）胺臭味试验阳性：取阴道分泌物少许放在玻片上，加入10%氢氧化钾溶液1~2滴，产生烂鱼肉样腥臭气味，系因胺遇碱释放氨所致。

除上述临床诊断标准外，还可应用Nugent革兰染色评分，根据阴道分泌物的各种细菌相对浓度进行诊断。目前有研究显示厌氧菌预成酶的检测有助于细菌性阴道病的辅助诊断，大部分患者唾液酸苷酶阳性。细菌性阴道病由阴道微生物菌群失调造成，因此细菌培养在诊断中意义不大。

知识点 5：细菌性阴道病与其他阴道炎的鉴别诊断　　副高：熟练掌握　正高：熟练掌握

细菌性阴道病与其他阴道炎的鉴别诊断

	细菌性阴道病	外阴阴道假丝酵母菌病	滴虫阴道炎
症状	分泌物增多，无或轻度瘙痒	重度瘙痒，烧灼感	分泌物增多，轻度瘙痒
分泌物特点	白色，匀质，腥臭味	白色，豆腐渣样	稀薄、脓性，泡沫状
阴道黏膜	正常	水肿、红斑	散在出血点
阴道 pH	>4.5	<4.5	>4.5
胺试验	阳性	阴性	可为阳性
显微镜检查	线索细胞，极少白细胞	芽生孢子及假菌丝，少量白细胞	阴道毛滴虫，多量白细胞

知识点 6：细菌性阴道病的治疗原则　　副高：熟练掌握　正高：熟练掌握

细菌性阴道病的治疗原则为：①无症状患者无需治疗；②性伴侣不必治疗；③妊娠期合并 BV 应积极治疗；④子宫内膜活检、宫腔镜、取放 IUD 术、子宫输卵管碘油造影、刮宫术等需行宫腔操作手术者术前发现 BV 应积极治疗。

知识点 7：细菌性阴道病的治疗　　副高：熟练掌握　正高：熟练掌握

（1）口服药物：首选甲硝唑 400mg，每天 2 次，口服，共 7 天；替代方案：替硝唑 2g，口服，每天 1 次，连服 3 天；或替硝唑 1g，口服，每天 1 次，连服 5 日；或克林霉素 300mg，每天 2 次，连服 7 天。甲硝唑 2g 顿服的治疗效果差，不再推荐应用。

（2）局部药物治疗：含甲硝唑栓剂 200mg，每晚 1 次，连用 7 天；或 2% 克林霉素软膏阴道涂布，每次 5g，每晚 1 次，连用 7 天。口服药物与局部用药疗效相似，治愈率 80%。

（3）性伴侣的治疗：本病虽与多个性伴侣有关，但对性伴侣给予治疗并未改善治疗效果及降低其复发，因此，性伴侣不需常规治疗。

知识点 8：妊娠期细菌性阴道病的治疗　　副高：熟练掌握　正高：熟练掌握

细菌性阴道病与不良妊娠结局（如绒毛膜羊膜炎、胎膜早破、早发宫缩、早产、产后子宫内膜炎等）有关，对妊娠合并细菌性阴道病的治疗益处是减少阴道感染的症状和体征，减少细菌性阴道病相关感染的并发症和其他感染。对高危早产孕妇（即有早产史）的无症状 BV 进行筛查及治疗能否改善早产并发症亦尚无定论。任何有症状的细菌性阴道病孕妇均需筛查及治疗。常用甲硝唑 400mg，口服，每天 2 次，连用 7 天；或克林霉素 300mg，口服，每天 2 次，连用 7 天。

第六节　萎缩性阴道炎

| 知识点1：萎缩性阴道炎的概念 | 副高：熟练掌握　正高：熟练掌握 |

萎缩性阴道炎又称为老年性阴道炎，是由于雌激素水平降低、局部抵抗力下降，病菌入侵繁殖而引起的阴道炎症。常见于自然绝经或人工绝经后的妇女，此外，手术切除双侧卵巢、卵巢功能早衰、盆腔放疗后、长期闭经、长期哺乳等均可引起本病发生。

| 知识点2：萎缩性阴道炎的病因 | 副高：熟练掌握　正高：熟练掌握 |

妇女绝经后、手术切除卵巢或盆腔放疗后，使卵巢功能衰退，体内雌激素缺乏，阴道黏膜萎缩、变薄，上皮细胞糖原含量降低，阴道pH上升，局部抵抗力减弱，容易引起细菌感染而发生阴道炎。

| 知识点3：萎缩性阴道炎的临床表现 | 副高：熟练掌握　正高：熟练掌握 |

主要症状为外阴灼热不适、瘙痒及阴道分泌物增多。阴道分泌物稀薄，呈淡黄色，感染严重者呈脓血性白带。由于阴道黏膜萎缩，可伴有性交痛。检查见阴道呈萎缩性改变，上皮皱襞消失，萎缩，菲薄。阴道黏膜充血，有散在小出血点或点状出血斑，有时见浅表溃疡。溃疡面可与对侧粘连，严重时造成狭窄甚至闭锁，炎症分泌物引流不畅形成阴道积脓或宫腔积脓。

| 知识点4：萎缩性阴道炎的诊断与鉴别诊断 | 副高：熟练掌握　正高：熟练掌握 |

根据绝经、卵巢手术史、药物性闭经或盆腔反射治疗病史及临床表现诊断不难，应取阴道分泌物检查以排除滴虫、假丝酵母菌阴道炎。妇科检查见阴道黏膜红肿、溃疡形成或血性分泌物，但必须排除子宫恶性肿瘤、阴道癌等，常规行宫颈细胞学检查，必要时活检或分段诊刮术。

| 知识点5：萎缩性阴道炎的治疗 | 副高：熟练掌握　正高：熟练掌握 |

（1）保持外阴清洁、干燥：分泌物多时可1%乳酸冲洗阴道。

（2）雌激素制剂全身给药：补佳乐每天0.5~1mg口服，每1~2个月用地曲孕酮10mg持续10天；克龄蒙每天1片（含戊酸雌二醇2mg，醋酸环丙孕酮1mg）；诺更宁（含雌二醇2mg，醋酸炔诺酮1mg）每天1片。如有乳癌及子宫内膜癌者慎用雌激素制剂。

（3）雌激素制剂阴道局部给药：0.5%己烯雌酚软膏或倍美力阴道软膏局部涂抹，0.5g，每天1~2次，连用7天。

（4）抑制细菌生长：阴道局部给予抗生素如甲硝唑200mg或诺氟沙星100mg，放于阴道深部，每天一次，连续7～10天。对阴道局部干涩明显者，可应用润滑剂。

（5）注意营养：给予高蛋白食物，增加维生素B及维生素A量，有助于阴道炎的消退。

第七节　婴幼儿外阴阴道炎

知识点1：婴幼儿外阴阴道炎的病因及病原体	副高：熟练掌握　正高：熟练掌握

婴幼儿阴道炎多合并外阴炎，多见于1～5岁幼女。因其卵巢未发育，外阴发育差，阴道细长，阴道上皮内糖原少，阴道内pH 6.0～7.5，抵抗力差，阴道自然防御功能尚未形成，容易受到其他细菌感染。另婴幼儿卫生习惯差，年龄较大者有阴道内误放异物而继发感染。病原菌常见大肠杆菌、葡萄球菌、链球菌等。

知识点2：婴幼儿外阴阴道炎的临床表现	副高：熟练掌握　正高：熟练掌握

患儿常因外阴瘙痒哭闹不安或用手抓外阴，如波及尿道口也可出现尿频、尿痛。阴道分泌物增多为稀水样或脓性，有时也有臭味。检查可见外阴、阴蒂红肿，表面可能破溃，阴道前庭黏膜充血，有时见小阴唇粘连，可见脓性分泌物自阴道口流出。在检查时还应做肛诊排除阴道异物及肿瘤。

知识点3：婴幼儿外阴阴道炎的诊断	副高：熟练掌握　正高：熟练掌握

婴幼儿语言表达能力差，采集病史常需详细询问女孩母亲，同时询问母亲有无阴道炎病史，结合症状及查体所见，通常可做出初步诊断。用细棉拭子或吸管取阴道分泌物找阴道毛滴虫、白假丝酵母菌或涂片行革兰染色作病原学检查，以明确病原体，必要时做细菌培养。

知识点4：婴幼儿外阴阴道炎的治疗原则	副高：熟练掌握　正高：熟练掌握

（1）保持外阴清洁干燥，减少摩擦，穿宽松棉丝软裤。

（2）针对病因，治疗滴虫、假丝酵母菌或淋病等病，阴道有异物必须取出。

（3）向阴道内滴入与病原相应的药物，非特异感染可用1∶5000高锰酸钾溶液坐浴，每天1～2次。外阴瘙痒可局部涂搽氢化可的松软膏。

第十三章　宫颈炎症

第一节　急性宫颈炎

知识点1：急性宫颈炎的概念　　　　　副高：熟练掌握　正高：熟练掌握

急性宫颈炎是指子宫颈发生急性炎症，包括局部充血、水肿，上皮变性、坏死，黏膜、黏膜下组织、腺体周围可见大量中性粒细胞浸润，腺腔中可有脓性分泌物。急性宫颈炎可由多种病原体引起，也可由物理因素、化学因素刺激或机械性子宫颈损伤、子宫颈异物伴发感染所致。

知识点2：急性宫颈炎的病原体　　　　　副高：熟练掌握　正高：熟练掌握

（1）性传播疾病病原体：淋病奈瑟菌及沙眼衣原体，主要见于性传播疾病的高危人群。

（2）内源性病原体：部分子宫颈炎的病原体与细菌性阴道病病原体、生殖支原体感染有关。但也有部分患者的病原体不清楚。沙眼衣原体及淋病奈瑟菌均感染子宫颈管柱状上皮，沿黏膜面扩散引起浅层感染，病变以子宫颈管明显。除子宫颈管柱状上皮外，淋病奈瑟菌还常侵袭尿道移行上皮、尿道旁腺及前庭大腺。

知识点3：急性宫颈炎的临床表现　　　　　副高：熟练掌握　正高：熟练掌握

急性宫颈炎大多数患者无症状，最常见的、有时唯一的症状是白带增多，常呈脓性甚至脓血性白带。分泌物增多刺激外阴而伴有外阴瘙痒、灼热感，以及阴道不规则出血、性交后出血等。急性宫颈炎常与尿道炎、膀胱炎或急性子宫内膜炎等并存，不同程度出现下腹部不适、腰骶部坠痛及尿急、尿频、尿痛等膀胱刺激症状。急性淋菌性宫颈炎时，可有不同程度的体温升高和白细胞增多；炎症向上蔓延可导致上生殖道感染，如急性子宫内膜炎、盆腔结缔组织炎。

妇科检查可见宫颈充血、水肿、黏膜外翻，宫颈有触痛、触之容易出血，可见脓性分泌物从宫颈管内流出。淋病奈瑟菌感染的宫颈炎，尿道、尿道旁腺、前庭大腺可同时感染，而见充血、水肿甚至脓性分泌物。沙眼衣原体性宫颈炎可无症状，或仅表现为宫颈分泌物增多，点滴状出血。妇科检查可见宫颈外口流出黏液脓性分泌物。

知识点4：急性宫颈炎的诊断　　　　　副高：熟练掌握　　正高：熟练掌握

出现两个特征性体征之一、显微镜检查子宫颈或阴道分泌物白细胞增多，可做出急性宫颈炎症的初步诊断。宫颈炎症诊断后，需进一步做衣原体及淋病奈瑟菌的检测。

（1）两个特征性体征，具备一个或两个同时具备：①于子宫颈管或子宫颈管棉拭子标本上，肉眼见到脓性或黏液脓性分泌物；②用棉拭子擦拭子宫颈管时，容易诱发子宫颈管内出血。

（2）白细胞检测：子宫颈管分泌物或阴道分泌物中白细胞增多，后者需排除引起白细胞增多的阴道炎症。①子宫颈管脓性分泌物涂片做革兰染色，中性粒细胞>30/高倍视野；②阴道分泌物湿片检查白细胞>10/高倍视野。

（3）病原体检测：应做衣原体及淋病奈瑟菌的检测，检测有无细菌性阴道病及滴虫阴道炎。检测淋病奈瑟菌常用的方法有：①分泌物涂片革兰染色：查找中性粒细胞内有无革兰阴性双球菌，由于子宫颈分泌物的敏感性、特异性差，不推荐用于女性淋病的诊断方法；②淋病奈瑟菌培养：为诊断淋病的金标准方法；③核酸检测：包括核酸杂交及核酸扩增，尤其核酸扩增方法诊断淋病奈瑟菌感染的敏感性及特异性高。检测沙眼衣原体常用的方法有：①衣原体培养：方法复杂，临床少用；②酶联免疫吸附试验检测沙眼衣原体抗原：为临床常用的方法；③核酸检测：包括核酸杂交及核酸扩增，后者为检测衣原体感染敏感、特异的方法。但应做好质量控制，避免污染。

若子宫颈炎进一步加重，可导致上行感染，因此，对子宫颈炎患者应注意有无上生殖道感染。

知识点5：急性宫颈炎的治疗　　　　　副高：熟练掌握　　正高：熟练掌握

急性宫颈炎治疗以全身治疗为主，需针对病原体使用有效抗生素。未获得病原体检测结果可根据经验性给药，对于有性传播疾病高危因素的年轻妇女，可给予阿奇霉素1g单次口服或多西环素100mg，每天2次口服，连续7天。已知病原体者针对使用有效抗生素。

（1）单纯急性淋病奈氏菌性宫颈炎：原则是及时、足量、规范、彻底。常用药物：头孢曲松，250mg单次肌注；或头孢克肟，400mg单次口服；大观霉素，4g单次肌注。因淋病奈氏菌感染半数合并沙眼衣原体感染，故在治疗同时需联合抗衣原体感染的药物。

（2）沙眼衣原体感染所致宫颈炎四环素类、红霉素类及喹诺酮类常用药物。多西环素，100mg口服，每天2次，连用7天。阿奇霉素，1g单次口服；红霉素，500mg，每天4次，连续7天（红霉素，250mg，每天2次，连续14天）。氧氟沙星，300mg口服，每天2次，连用7天；左氧氟沙星，500mg，每天1次，连用7天；莫西沙星，400mg，每天1次，连用7天。

（3）病毒性宫颈炎：重组人 α_2-干扰素栓抑制病毒复制同时可调节机体的免疫，每晚1枚，6天为1疗程，有促进鳞状上皮化生，而达到治疗效果。

（4）其他：一般化脓菌感染宫颈炎最好根据药敏试验进行抗生素的治疗。合并有阴道炎者如细菌性阴道病者需要同时治疗。疾病反复发作者其性伴侣也需要进行治疗。

第二节　慢性宫颈炎

知识点1：慢性宫颈炎的概念　　　　副高：熟练掌握　正高：熟练掌握

慢性宫颈炎是指子宫颈间质内有大量淋巴细胞、浆细胞等慢性炎细胞浸润，可伴有子宫颈腺上皮及间质的增生和鳞状上皮化生。慢性宫颈炎症可由急性宫颈炎迁延而来，也可为病原体持续感染所引起，病原体与急性宫颈炎相似。

知识点2：宫颈柱状上皮异位的概念　　　副高：熟练掌握　正高：熟练掌握

子宫颈上皮在女性一生中都在发生变化，青春期、妊娠期和绝经期尤为明显，并且受外源女性甾体激素的影响，受宫颈管和阴道内微环境及 pH 的影响。性生活特别是高危性行为女性中由原始柱状和早期或中期鳞状化生上皮构成的移行带的变化有相关性。随着循环中雌激素和孕激素水平升高，阴道微环境的酸性相对更强，造成宫颈外翻，暴露出宫颈管柱状上皮末端，导致翻转即原始柱状上皮暴露增加，此现象称为"宫颈柱状上皮异位"。

知识点3：宫颈柱状上皮异位的临床表现　　　副高：熟练掌握　正高：熟练掌握

常表现为白带增多，而分泌物增多可刺激外阴不适或瘙痒。若继发感染时白带可为黏稠的或脓性的，有时可带有血丝或少量血液，有时会出现接触性出血，也可出现下腹或腰背部下坠痛。检查见宫颈表面呈红色黏膜状，是鳞状上皮脱落，为柱状上皮所代替，上皮下血管显露的结果。柱状上皮与鳞状上皮有清楚的界限，因非真正"糜烂"，可自行消失。

临床常根据宫颈柱状上皮异位的面积将其分成轻、中、重度。凡异位面积小于子宫颈总面积 1/3 者为轻度，占 1/3～1/2 者为中度，超过 1/2 总面积者为重度。

知识点4：宫颈息肉的临床表现　　　　副高：熟练掌握　正高：熟练掌握

临床常表现为白带增多或白带中带有血丝或少量血液，有时会出现接触性出血。也可无任何症状。检查时见宫颈息肉为一个或多个，色红，呈舌状，直径一般 1cm，质软而脆，触之易出血，其蒂细长，多附于宫颈外口。镜下宫颈息肉表面覆盖一层柱状上皮，中心为结缔组织，伴充血、水肿及炎性细胞浸润。

知识点5：宫颈腺囊肿的临床表现　　　　副高：熟练掌握　正高：熟练掌握

子宫颈腺囊肿绝大多数情况下是子宫颈的生理性变化。子宫颈转化区内鳞状上皮取代柱状上皮过程中，新生的鳞状上皮覆盖子宫颈腺管口或伸入腺管，将腺管口阻塞，导致腺体分泌物引流受阻，潴留形成囊肿。子宫颈局部损伤或子宫颈慢性炎症使腺管口狭窄，也可导致子宫颈腺囊肿形成。镜下见囊壁被覆单层扁平、立方或柱状上皮。浅部的子宫颈腺囊肿检查见子宫颈表面突出单个或多个青白色小囊泡，容易诊断。子宫颈腺囊肿通常不需处理。但深部的子宫颈腺囊肿，子宫颈表面无异常，表现为子宫颈肥大，应与子宫颈腺癌鉴别。

知识点6：子宫恶性肿瘤的鉴别诊断　　　　副高：熟练掌握　　正高：熟练掌握

子宫颈息肉应与子宫颈的恶性肿瘤以及子宫体的恶性肿瘤相鉴别，因后两者也可呈息肉状，从子宫颈口突出，鉴别方法行子宫颈息肉切除，病理组织学检查确诊。除慢性炎症外，内生型子宫颈癌尤其腺癌也可引起子宫颈肥大，因此对子宫颈肥大者，需行子宫颈细胞学检查，必要时行子宫颈管搔刮术进行鉴别。

知识点7：慢性宫颈炎的治疗　　　　　　　　副高：熟练掌握　　正高：熟练掌握

不同病变采用不同的治疗方法。对表现为糜烂样改变者，若为无症状的生理性柱状上皮异位无需处理。对糜烂样改变伴有分泌物增多、乳头状增生或接触性出血，可给予局部物理治疗。包括激光、冷冻、微波等方法，也可给予中药保妇康栓治疗或其作为物理治疗前后的辅助治疗。但治疗前必须经筛查除外子宫颈上皮内瘤变和子宫颈癌。

（1）慢性子宫颈管黏膜炎：对持续性子宫颈管黏膜炎症，需了解有无沙眼衣原体及淋病奈瑟菌的再次感染、性伴侣是否已进行治疗、阴道微生物群失调是否持续存在。针对病因给予治疗。对病原体不清者，尚无有效治疗方法。对子宫颈呈糜烂样改变、有接触性出血且反复药物治疗无效者，可试用物理治疗。物理治疗注意事项：①治疗前，应常规行子宫颈癌筛查；②有急性生殖道炎症列为禁忌；③治疗时间应选在月经干净后3～7日内进行；④物理治疗后有阴道分泌物增多，甚至有大量水样排液，术后1～2周脱痂时可有少许出血；⑤在创面尚未愈合期间（4～8周）禁盆浴、性交和阴道冲洗；⑥物理治疗有引起术后出血、子宫颈狭窄、不孕、感染的可能，治疗后应定期复查，观察创面愈合情况直到痊愈，同时注意有无子宫颈管狭窄。

（2）子宫颈息肉：行息肉摘除术，术后将切除息肉送病理组织学检查。

（3）子宫颈肥大：一般无需治疗。

知识点8：慢性宫颈炎物理治疗的注意事项　　副高：熟练掌握　　正高：熟练掌握

物理治疗注意事项：①治疗前，应常规行子宫颈癌筛查；②有急性生殖道炎症列为禁忌；③治疗时间选在月经干净后3～7天内进行；④物理治疗后有阴道分泌物增多，甚至有大量水样排液，术后1～2周脱痂时可有少许出血；⑤在创面尚未完全愈合期间（4～8周）禁盆浴、性交和阴道冲洗；⑥物理治疗有引起术后出血，子宫颈狭窄，不孕，感染的可能，治疗后应定期复查。观察创面愈合情况直到痊愈，同时注意有无子宫颈管狭窄。

知识点9：宫颈柱状上皮异位的电凝治疗   副高：熟练掌握   正高：熟练掌握

电凝（灼）法适用于宫颈柱状上皮异位面较大者。将电灼器接触糜烂面，均匀电灼，范围略超过糜烂面。电熨深度约0.2cm，过深可致出血，愈合较慢；过浅影响疗效。深入宫颈管内0.5～1.0cm，过深易导致宫颈管狭窄、粘连。电熨后创面喷洒呋喃西林粉或涂以金霉素甘油。术后阴道出血可用纱布填塞止血，24小时后取出。此法简便，治愈率达90%。

知识点10：宫颈柱状上皮异位的冷冻治疗   副高：熟练掌握   正高：熟练掌握

冷冻疗法是一种超低温治疗，利用制冷剂快速产生低温而使柱状上皮异位面冻结、坏死而脱落，创面修复而达到治疗目的。制冷源为液氮，快速降温为-196℃。治疗时根据糜烂情况选择适当探头。为提高疗效可采用冻-溶-冻法，即冷冻1分钟，复温3分钟、再冷冻1分钟。其优点是操作简单，治愈率约80%。术后很少发生出血及颈管狭窄。缺点是术后阴道排液多。

知识点11：宫颈柱状上皮异位的激光治疗   副高：熟练掌握   正高：熟练掌握

激光治疗是一种高温治疗，温度可达700℃以上。主要使柱状上皮异位组织炭化、结痂，待痂脱落后，创面为新生的鳞状上皮覆盖达到修复治疗目的。一般采用二氧化碳激光器，波长为10.6μm的红外光。其优点除热效应外，还有压力、光化学及电磁场效应，因而在治疗上有消炎（刺激机体产生较强的防御免疫功能）、镇痛（使组织水肿消退，减少对神经末梢的化学性与机械性刺激）及促进组织修复（增强上皮细胞的合成代谢作用，促进上皮增生，加速创面修复），故治疗时间短，治愈率高。

知识点12：宫颈柱状上皮异位的微波治疗   副高：熟练掌握   正高：熟练掌握

微波电极接触局部病变组织，快速产生高热效应，使得局部组织凝固、坏死，形成非炎性表浅溃疡，新生鳞状上皮覆盖溃疡面而达到治疗目的，且微波治疗可出现凝固性血栓形成而止血。此法出血少，无宫颈管粘连，治愈率约90%。

第十四章 盆腔炎症与生殖器结核

第一节 盆腔炎症

| 知识点1：盆腔炎症的概念 | 副高：熟练掌握 正高：熟练掌握 |

盆腔炎症（PID）是指女性内生殖器及其周围结缔组织、盆腔腹膜发生的炎症。PID的主要的病原体为葡萄球菌、链球菌、大肠埃希菌、厌氧菌、结核杆菌以及性传播疾病的病原体。按其发病过程可分为急性与慢性两种。其感染途径可分为上行性蔓延、血行传播、淋巴系统蔓延和直接蔓延4种方式。炎症可局限于一个部位，也可同时累及几个部位，最常见的是输卵管炎及输卵管卵巢炎。单纯的子宫内膜炎或卵巢炎较少见。

| 知识点2：女性生殖道的自然防御功能 | 副高：熟练掌握 正高：熟练掌握 |

女性生殖道的解剖、生理、生化及免疫学特点具有比较完善的自然防御功能，以抵御感染的发生；健康妇女阴道内虽有某些微生物存在，但通常保持生态平衡状态，并不引起炎症。

（1）解剖生理特点：①两侧大阴唇自然合拢，遮掩阴道口、尿道口。②由于盆底肌的作用，阴道口闭合，阴道前后壁紧贴，可防止外界污染。阴道正常微生物群尤其是乳杆菌可抑制其他细菌生长。③子宫颈内口紧闭，子宫颈管黏膜为分泌黏液的单层高柱状上皮所覆盖，黏膜形成皱褶、嵴突或陷窝，从而增加黏膜表面积；子宫颈管分泌大量黏液形成胶冻状黏液栓，成为上生殖道感染的机械屏障。④生育期妇女子宫内膜周期性剥脱，也是消除宫腔感染的有利条件。⑤输卵管黏膜上皮细胞的纤毛向宫腔方向摆动以及输卵管的蠕动，均有利于阻止病原体侵入。

（2）生化特点：子宫颈黏液栓内含乳铁蛋白、溶菌酶，可抑制病原体侵入子宫内膜。子宫内膜与输卵管分泌液都含有乳铁蛋白、溶菌酶，清除偶尔进入宫腔及输卵管的病原体。

（3）生殖道黏膜免疫系统：生殖道黏膜如阴道黏膜、子宫颈和子宫聚集有不同数量的淋巴细胞，包括T细胞、B细胞。此外，中性粒细胞、巨噬细胞、补体以及一些细胞因子均在局部有重要的免疫功能，发挥抗感染作用。

当自然防御功能遭到破坏，或机体免疫功能降低、内分泌发生变化或外源性病原体侵入，均可导致炎症发生。

| 知识点3：急性盆腔炎的病因 | 副高：熟练掌握 正高：熟练掌握 |

急性盆腔炎常发生于月经期、产后、流产及各种宫腔手术操作后，也可为慢性盆腔炎急性或亚急性发作，或者邻近器官炎症的直接蔓延。引起盆腔炎的病原体来源有：①来自原寄

居于阴道内的菌群：包括需氧菌、厌氧菌；②来自外界的病原体：如淋病奈瑟菌、沙眼衣原体、结核杆菌、铜绿假单胞菌（绿脓杆菌）等。

知识点4：急性盆腔炎的感染途径　　　　副高：熟练掌握　正高：熟练掌握

（1）沿生殖道黏膜上行蔓延：病原体侵入外阴、阴道后，或阴道内的病原体沿宫颈黏膜、子宫内膜、输卵管黏膜，蔓延至卵巢及腹腔，是非妊娠期、非产褥期盆腔炎性疾病的主要感染途径。淋病奈瑟菌、沙眼衣原体及葡萄球菌等，常沿此途径扩散。

（2）经淋巴系统蔓延：病原体经外阴、阴道、宫颈及宫体创伤处的淋巴管侵入盆腔结缔组织及内生殖器其他部分，是产褥感染、流产后感染及放置宫内节育器后感染的主要感染途径。链球菌、大肠埃希菌、厌氧菌多沿此途径蔓延。

（3）经血液循环传播：病原体先侵入人体的其他系统，再经血循环感染生殖器，为结核菌感染的主要途径。

（4）直接蔓延：腹腔其他脏器感染后，直接蔓延到内生殖器，如阑尾炎可引起右侧输卵管炎。

知识点5：急性盆腔炎的临床表现　　　　副高：熟练掌握　正高：熟练掌握

（1）症状：症状的轻重可因炎症累及的部位不同而有差异。如急性子宫内膜炎可仅有低热、下腹痛及阴道排液增多。急性输卵管炎、卵巢炎时下腹痛、发热较重，形成脓肿时有寒战、高热，有时伴恶心、呕吐、腹胀、腹泻、排便困难，也可伴尿频、尿痛及排尿困难。严重者可有败血症及感染性休克表现。

（2）体征：①表现为急性面容，体温可达39℃以上，脉率快。②下腹部压痛、反跳痛及肌紧张，肠鸣音减弱或消失。③阴道充血，有大量脓性分泌物，子宫颈充血、举痛，子宫略大、压痛，附件触痛明显，可触及增粗的输卵管以及形成脓肿后的固定肿块。盆腔结缔组织炎时子宫两侧有明显压痛及片状增厚，严重时可呈冰冻样骨盆。形成盆腔脓肿时可触及张力较高的固定性囊肿，多位于直肠子宫陷凹，常引起直肠、膀胱刺激症状。

知识点6：急性盆腔炎的诊断检查　　　　副高：熟练掌握　正高：熟练掌握

（1）实验室检查：①血常规可见白细胞明显升高，中性粒细胞增多、核左移并有中毒颗粒。②血培养或阴道后穹隆穿刺涂片、细菌培养及药物敏感试验。

（2）特殊检查：B超或腹腔镜检查有助于诊断。腹腔镜的肉眼诊断标准有：①输卵管表面明显充血；②输卵管壁水肿；③输卵管伞端或浆膜面有脓性渗出物。

在做出急性盆腔炎的诊断后，要明确感染的病原体，通过剖腹探查或腹腔镜直接采取感染部位的分泌物做细菌培养及药物敏感试验结果最准确，但临床应用有一定的局限性。宫颈管分泌物及后穹隆穿刺液的涂片、培养及免疫荧光检测对明确病原体有帮助。

知识点7：盆腔炎症临床诊断标准　　　　　　　副高：熟练掌握　正高：熟练掌握

2006年美国疾病与预防控制中心（CDC）制订的盆腔炎症（PID）临床诊断标准为：

（1）基本标准：宫体压痛，附件区压痛或宫颈触痛。

（2）附加标准：体温超过38.3℃（口表），宫颈或阴道异常黏液脓性分泌物，阴道分泌物生理盐水涂片见到白细胞，实验室证实的宫颈淋病奈瑟菌或衣原体阳性，红细胞沉降率升高，C-反应蛋白升高。

（3）特异标准：子宫内膜活检证实子宫内膜炎，阴道超声或磁共振检查显示充满液体的增粗输卵管，伴或不伴有盆腔积液、输卵管卵巢肿块，腹腔镜检查发现盆腔炎性疾病征象。

基本标准为诊断PID所必需，附加诊断标准有利于提高PID诊断的特异性，特异标准基本可诊断PID，但除超声外，均为有创检查或费用较高，特异标准仅适用于一些有选择的病例。

知识点8：2015年美国疾病控制和预防中心关于盆腔炎性疾病的诊治
　　　　　　　　　　　　　　　　　　　　　副高：熟练掌握　正高：熟练掌握

（1）最低标准：宫颈举痛或子宫压痛或附件区压痛。若以上三者均必须具备，则会导致诊断敏感度下降。存在下生殖道感染（阴道分泌物中白细胞增多、宫颈黏液呈脓性及宫颈脆性增加）增加诊断特异度。根据患者STD危险因素决定是否开始进行经验性治疗。

因不正确诊治可能增加不必要的发病率，因此需要更精细的诊断。附加标准可增加诊断的特异度，支持PID的诊断。

（2）附加标准：体温（口表）>101°F（38.3℃）；宫颈异常黏液脓性分泌物或宫颈脆性增加；阴道分泌物生理盐水湿片见大量白细胞；红细胞沉降率升高；血C-反应蛋白升高；实验室证实宫颈淋病奈瑟球菌或衣原体阳性。多数PID患者有宫颈黏液脓性分泌物，或阴道生理盐水湿片中见大量白细胞，若宫颈分泌物正常且镜下无白细胞，诊断PID需慎重。阴道分泌物湿片可检测到合并阴道感染细菌性阴道病（BV）和滴虫性阴道炎（TV）。

（3）特异标准：子宫内膜活检组织学证实子宫内膜炎；阴道超声或磁共振检查显示输卵管增粗，输卵管积液，伴或不伴有盆腔积液、输卵管卵巢肿块；或超声检查提示PID（如输卵管充血）。特异标准仅适于一些有选择的病例。若腹腔镜下未发现输卵管炎症，则需要子宫内膜活检，因为一些PID患者可能仅有子宫内膜炎的体征。

知识点9：盆腔炎症的鉴别诊断　　　　　　　　副高：熟练掌握　正高：熟练掌握

（1）急性阑尾炎：右侧急性输卵管卵巢炎易与急性阑尾炎混淆。一般而言，急性阑尾炎起病前常有胃肠道症状，如恶心、呕吐、腹泻等，腹痛多初发于脐周围，然后逐渐转移并固定于右下腹。检查时急性阑尾炎仅麦氏点压痛，左下腹不痛，体温及白细胞增多的程度不如急性输卵管卵巢炎。急性输卵管卵巢炎的腹痛则起于下腹左右两侧。右侧急性输卵管卵巢炎常在麦氏点以下压痛明显，妇科检查宫颈举痛，双附件均有触痛。偶有急性阑尾炎和右侧急性输卵管卵巢炎两者同时存在。如诊断不确定，应尽早剖腹探查。

（2）卵巢肿瘤蒂扭转：卵巢囊肿蒂扭转可引起急性下腹痛伴恶心、甚至呕吐。扭转后囊腔内常有出血或伴感染，则可有发热，故易与输卵管卵巢炎混淆。仔细询问病史及进行妇科检查，并借助B超可明确诊断。

（3）异位妊娠或卵巢黄体囊肿破裂：异位妊娠或卵巢黄体囊肿破裂均可发生急性下腹痛并可能有低热，但异位妊娠常有停经史，有腹腔内出血，甚至出现休克，尿hCG阳性，而急性输卵管卵巢炎多无这些症状。卵巢黄体囊肿仅限于一侧，块物边界明显。

（4）盆腔子宫内膜异位症：患者在经期有剧烈下腹痛，多合并不孕病史，须与输卵管卵巢炎鉴别，妇科检查子宫可增大，盆腔有结节状包块，可通过B超及腹腔镜检查作出诊断。

知识点10：盆腔炎症的门诊治疗　　　　　副高：熟练掌握　　正高：熟练掌握

若患者一般状况好，症状轻，能耐受口服抗生素，并有随访条件，可在门诊给予口服或肌内注射抗生素治疗。常用方案：①头孢曲松钠250mg，单次肌内注射；或头孢西丁钠2g，单次肌内注射，同时口服丙磺舒1g，然后改为多西环素100mg，每天2次，连用14天，可同时口服甲硝唑400mg，每天2次，连用14天；或选用其他第三代头孢菌素与多两环素、甲硝唑合用。②氧氟沙星400mg口服，每天2次；或左氧氟沙星500mg口服，每天1次，同时加用甲硝唑400mg，每天2～3次，连用14天；或莫西沙星400mg，每天1次，连用14天。

知识点11：盆腔炎症的住院治疗　　　　　副高：熟练掌握　　正高：熟练掌握

（1）支持疗法及对症处理：①半卧位卧床休息，以利于脓液聚积而使炎症局限；②给予高能量易消化的饮食及液体摄入；③纠正电解质紊乱及酸碱平衡失调，必要时可少量输血；④高热时物理降温。尽量避免不必要的妇科检查以免炎症扩散。

（2）抗生素治疗：应根据细菌培养及药敏试验选择抗生素。给药途径以静脉滴注收效快。

（3）中药治疗：治疗原则为清热解毒、活血化瘀。成方药用银翘解毒汤，高热不退可服安宫牛黄丸或紫血丹。

（4）手术治疗：主要用于治疗抗生素控制不满意的输卵管卵巢脓肿或盆腔脓肿。手术指征有：①药物治疗无效：输卵管卵巢脓肿或盆腔脓肿经药物治疗48～72小时，体温持续不降，患者中毒症状加重或包块增大者，应及时手术，以免发生脓肿破裂。②脓肿持续存在：经药物治疗病情有好转，继续控制炎症数日（2～3周），包块仍未消失但已局限化，应手术切除，以免日后再次急性发作。③脓肿破裂：突然腹痛加剧，寒战、高热、恶心、呕吐、腹胀，检查腹部拒按或有中毒性休克表现，应怀疑脓肿破裂，若脓肿破裂未及时诊治，死亡率高。因此，一旦怀疑脓肿破裂，需立即在抗生素治疗的同时行剖腹探查。

知识点12：盆腔炎症常用的抗生素配伍方案　　　　　副高：熟练掌握　　正高：熟练掌握

（1）第二代头孢菌素或相当于第二代头孢菌素的药物及第三代头孢菌素或相当于第三代头孢菌素的药物：如头孢西丁钠2g，静脉滴注，每6小时1次；或头孢替坦2g，静脉滴注，每12小时1次；加多西环素100mg，每12小时1次，静滴或口服。其他可选用头孢呋辛钠、头孢唑肟、头孢曲松钠、头孢噻肟钠。临床症状改善至少24小时后转为口服药物治疗，多西环素100mg，每12小时1次，连用14天。对不能耐受多西环素者，可用阿奇霉素替代，250mg，每天1次，连用7天。对输卵管卵巢脓肿的患者，可加用克林霉素或甲硝唑，从而更有效的对抗厌氧菌。

（2）克林霉素与氨基苷类药物联合方案：克林霉素900mg，每8小时1次，静脉滴注；庆大霉素先给予负荷量（2mg/kg），然后给予维持量（1.5mg/kg），每8小时1次，静脉滴注。临床症状、体征改善后继续静脉应用24～48小时，克林霉素改为口服，每次450mg，每天4次，连用14天。

（3）喹诺酮类药物与甲硝唑联合方案：第三代喹诺酮类药物对革兰阴性菌及革兰阳性菌均有抗菌作用。常用的有氧氟沙星400mg静脉滴注，每12小时1次；或左氧氟沙星500mg静脉滴注，每天1次。甲硝唑500mg静脉滴注，每12小时1次。

（4）青霉素类与四环素类药物联合方案：氨苄西林/舒巴坦3g，静脉滴注，每6小时1次，加多西环素100mg，每天2次，连服14天。

知识点13：子宫内膜炎的病因　　　　　副高：熟练掌握　正高：熟练掌握

子宫内膜炎多与妊娠有关，如产褥感染及感染性流产；与宫腔手术有关如黏膜下肌瘤摘除、放置宫内节育器及剖宫产中胎盘人工剥离等。子宫内膜炎特殊的高危因素包括近30天内阴道冲洗、近期宫内节育器的放置等。病原体大多为寄生于阴道及宫颈的菌群，细菌突破宫颈的防御机制侵入子宫内膜而发生炎症。

若宫颈开放，引流通畅，可很快清除宫腔内的炎性分泌物。各种引起宫颈管狭窄的原因如绝经后宫颈萎缩、宫颈物理治疗、宫颈锥形切除等，可使炎症分泌物不能向外引流或引流不畅，而形成宫腔积脓。

知识点14：子宫内膜炎的临床表现　　　　副高：熟练掌握　正高：熟练掌握

主要表现为轻度发热、下腹痛、白带增多，妇科检查子宫有轻微压痛。炎症若未及时治疗，则向深部蔓延而感染肌层，在其中形成小脓肿，可形成子宫肌炎、输卵管卵巢炎、盆腔腹膜炎等，甚至可导致败血症而有相应的临床表现。

知识点15：子宫内膜炎的诊断　　　　　　副高：熟练掌握　正高：熟练掌握

子宫内膜活检是诊断子宫内膜炎的金标准，组织学的诊断标准为120倍的视野下子宫内膜间质中至少有一个浆细胞以及400倍视野下浅表子宫内膜上皮中有5个或更多的白细胞。

知识点16：子宫内膜炎的治疗　　　　　　副高：熟练掌握　正高：熟练掌握

2006年美国疾病预防和控制中心（CDC）推荐的治疗方案为：①氧氟沙星400mg，口服，每天2次；或左氧氟沙星500mg，口服，每天1次，连用14天；②头孢曲松钠250mg单次肌注，多西环素100mg，每天2次，连用14天。若患者有细菌性阴道病，加甲硝唑500mg，每天2次，连用14天。

若宫颈引流不畅，或宫腔积有炎性分泌物时，需在大剂量抗生素治疗的同时清除宫腔内残留物、分泌物或扩张宫颈使宫腔分泌物引流通畅。若怀疑有感染或坏死的子宫黏膜下肌瘤或息肉存在时，应摘除赘生物。

知识点17：输卵管卵巢脓肿、盆腔脓肿的病因　　副高：熟练掌握　正高：熟练掌握

盆腔炎症最严重的并发症是输卵管卵巢脓肿和盆腔脓肿。输卵管卵巢脓肿是输卵管、卵巢及其周围组织的化脓性包块。在需要住院治疗的PID患者中约1/3形成输卵管卵巢脓肿。盆腔脓肿多由急性盆腔结缔组织炎未及时治疗或治疗不彻底而化脓形成。这种脓肿可局限于子宫的一侧或双侧，脓液流入于盆腔深部，甚至可达直肠阴道隔中。

知识点18：输卵管卵巢脓肿、盆腔脓肿的临床表现　　副高：熟练掌握　正高：熟练掌握

患者多有高热及下腹痛，常以后者为主要症状。也有部分患者发病迟缓，缓慢形成脓肿，症状不明显，甚至无发热。50%的输卵管卵巢脓肿有寒战及发热，常常伴有恶心，阴道分泌物增多，以及不规则阴道流血；但约35%的输卵管卵巢脓肿患者无发热。妇科检查可在子宫一侧或两侧扪及包块，或在子宫后方子宫直肠陷凹处触及包块，并向后穹隆膨隆，有波动感和触痛明显。此外直肠受脓肿刺激可有排便困难、排便疼痛及便意频数等。常伴外周血白细胞计数升高。但23%的患者白细胞计数正常。脓肿可自发破裂引起严重的急性腹膜炎甚至脓毒血症、败血症以致死亡。偶见盆腔脓肿自发穿破阴道后穹隆或直肠，此时患者症状可迅速缓解。

知识点19：输卵管卵巢脓肿的诊断　　副高：熟练掌握　正高：熟练掌握

超声和CT是最常见的协助诊断输卵管卵巢脓肿的影像学检查手段。超声作为一种简便、无创的辅助检查手段能有效辨认输卵管卵巢脓肿，超声的影像图为一侧或双侧附件结构消失，可见囊性或多房分隔的包块，其中无法辨认输卵管或卵巢，斑点状液体与积聚在腹腔及子宫直肠陷凹的脓液有关。

与超声相比，CT具有更好的敏感性，但价格相对昂贵。CT中可见增厚、不规则及回声增强的脓肿壁，多房，囊内液稠厚，同时可发现输卵管系膜增厚，肠壁增厚。

知识点20：输卵管卵巢脓肿的手术指征　　副高：熟练掌握　正高：熟练掌握

（1）药物治疗无效：盆腔脓肿或输卵管卵巢脓肿经药物治疗48～72小时，体温持续不降，患者中毒症状加重或包块增大者，白细胞计数持续升高，应及时手术。

（2）脓肿持续存在：经药物治疗病情有好转，继续控制炎症数日（2～3周），包块未消

失，但已局限，应手术切除。

（3）脓肿破裂：突然腹痛剧烈，寒战、高热、恶心、呕吐、腹胀，腹部拒按或有中毒性休克表现，考虑脓肿破裂应立即剖腹探查。

知识点21：盆腔炎性疾病后遗症的原因 副高：熟练掌握 正高：熟练掌握

若盆腔炎症未得到及时正确的治疗，可能会发生一系列后遗症，即盆腔炎性疾病后遗症。主要因为组织的结构破坏、广泛粘连、增生及瘢痕形成，导致输卵管阻塞、积水、输卵管卵巢囊肿，盆腔结缔组织增生导致主韧带、宫骶韧带增生、变厚，子宫固定，从而引起不孕、异位妊娠及慢性盆腔疼痛及盆腔炎性疾病的反复发作。

知识点22：盆腔炎性疾病后遗症的临床表现 副高：熟练掌握 正高：熟练掌握

（1）全身炎症：症状多不明显，有时出现低热、疲乏、周身不适或失眠等。由于病程时间较长，部分患者可出现神经衰弱症状，如精神不振、周身不适、失眠等。当患者抵抗力差时，易有急性或亚急性发作。

（2）不孕：输卵管粘连阻塞可致不孕症。急性盆腔炎症后不孕症发生率为20%～30%。

（3）异位妊娠：盆腔炎症后异位妊娠发生率是正常妇女的8～10倍。

（4）慢性盆腔痛：炎症形成的粘连、瘢痕以及盆腔充血，常引起下腹部坠胀、疼痛及腰骶部酸痛，常在劳累、性交后及月经前后加剧。

（5）盆腔炎性疾病反复发作：由于盆腔炎性疾病造成的输卵管组织结构的破坏，局部防御功能减退，若患者仍处于同样的高危因素，可造成再次感染导致盆腔炎性疾病反复发作。有盆腔炎性疾病病史者，约25%将再次发作。

知识点23：盆腔炎性疾病后遗症的妇科检查 副高：熟练掌握 正高：熟练掌握

盆腔炎性疾病后遗症患者的子宫呈后位，固定不活动。如为输卵管炎，可触及一侧或双侧增粗的输卵管，呈条索状，伴轻压痛；如为输卵管积水或输卵管卵巢囊肿，可在盆腔一侧或双侧触及囊性肿物，活动受限；盆腔结缔组织炎，可在子宫一侧或双侧有片状增厚、压痛，骶骨韧带增粗变硬，有触痛。

知识点24：盆腔炎性疾病后遗症的治疗 副高：熟练掌握 正高：熟练掌握

（1）一般治疗：解除思想顾虑，增加营养，加强锻炼，劳逸结合，提高机体抵抗力。

（2）药物治疗：①抗生素加皮质激素：应用抗感染药物的同时，应用地塞米松0.75mg，每天3次，停药时应注意逐渐减量。②其他药物治疗：玻璃酸酶1500U或糜蛋白酶50mg，肌内注射，隔天1次，10次为一疗程，有利于炎症吸收。③中药治疗：以清热利湿、活血化瘀为主。可用少腹逐瘀片或妇炎康片剂口服，也可中药灌肠等。

（3）物理疗法：如短波、超短波、微波、激光、离子透入（可加入各种药物如青霉素、链霉素等）等，也可下腹热敷。

（4）手术治疗：对输卵管积水或输卵管卵巢囊肿应行手术治疗，如小的感染病灶反复发作引起炎症，也宜手术治疗。手术以彻底治疗为原则，酌情行单侧附件切除或子宫全切术加双侧附件切除术。对年轻妇女应尽量保留卵巢功能。

知识点25：盆腔炎性疾病后遗症的预防　　　　　副高：熟练掌握　　正高：熟练掌握

（1）注意性生活卫生，减少性传播疾病。对沙眼衣原体感染高危妇女筛查和治疗可减少盆腔炎性疾病发生率。

（2）及时治疗下生殖道感染。

（3）公共卫生教育，提高公众对生殖道感染的认识及预防感染的重要性。

（4）严格掌握妇科手术指征，做好术前准备，术时注意无菌操作，预防感染。

（5）及时治疗盆腔炎性疾病，防止后遗症发生。

第二节　生殖器结核

知识点1：生殖器结核概述　　　　　　　　　　副高：熟练掌握　　正高：熟练掌握

由结核分枝杆菌引起的女性生殖器炎症称为生殖器结核，也称结核性盆腔炎。多见于20~40岁妇女，也可见于绝经后的老年妇女。近年因耐多药结核、艾滋病的增加以及对结核病控制的松懈，生殖器结核发病率有升高趋势。若确诊为生殖器结核，应转诊至结核病专科医院治疗。

知识点2：生殖器结核的传染途径　　　　　　　副高：熟练掌握　　正高：熟练掌握

生殖器结核是全身结核的表现之一，常继发于身体其他部位结核如肺结核、肠结核、腹膜结核等，约10%肺结核患者伴有生殖器结核。生殖器结核潜伏期长，可达1~10年，多数患者在日后发现生殖器结核时其原发病灶多已痊愈。生殖器结核常见的传染途径：

（1）血行传播：是最主要的传播途径。青春期时正值生殖器发育，血供丰富，结核杆菌易借血行传播。结核杆菌感染肺部后，一般1年内可感染内生殖器，由于输卵管黏膜有利于结核菌的潜伏感染，结核杆菌首先侵犯输卵管，然后依次扩散到子宫内膜、卵巢，侵犯子宫颈、阴道、外阴者较少。

（2）直接蔓延：腹膜结核、肠结核可直接蔓延到内生殖器。

（3）淋巴传播：较少见。消化道结核可通过淋巴管传播感染内生殖器。

（4）性交传播：极罕见。男性患泌尿系结核，通过性交传播上行感染。

知识点3：生殖器结核的病理　　　　　　　　　　　副高：熟练掌握　正高：熟练掌握

（1）输卵管结核：占女性生殖器结核的90%～100%，几乎所有的生殖器结核均累及输卵管，双侧性居多，双侧的病变程度可能不同。输卵管增粗肥大，其伞端外翻如烟斗嘴状是输卵管结核的特有表现；也可表现为伞端封闭，管腔内充满干酪样物质；有的输卵管增粗，管壁内有结核结节；有的输卵管僵直变粗，峡部有多个结节隆起。输卵管浆膜面可见多个粟粒结节，有时盆腔腹膜、肠管表面及卵巢表面也布满类似结节，或并发腹水型结核性腹膜炎。在输卵管管腔内见到干酪样物质，有助于同非结核性炎症相鉴别。输卵管常与其邻近器官如卵巢、子宫、肠曲广泛粘连。

（2）子宫内膜结核：一般由输卵管结核蔓延而来，占生殖器结核的50%～80%。输卵管结核患者约半数同时有子宫内膜结核。早期病变出现在宫腔两侧角，子宫大小、形状无明显变化，随病情进展子宫内膜受到不同程度结核病变破坏，最后代以瘢痕组织，可使宫腔粘连变形、缩小。

（3）卵巢结核：占生殖器结核的20%～30%，主要由输卵管结核蔓延而来，因有白膜包围，通常仅有卵巢周围炎，侵犯卵巢深层较少。少部分卵巢结核由血液循环传播而致，可在卵巢深部形成结节及干酪样坏死性脓肿。

（4）子宫颈结核：一般由子宫内膜结核蔓延而来或经淋巴或血液循环传播，较少见，占生殖器结核的10%～20%。病变可表现为乳头状增生或为溃疡，外观易与子宫颈癌混淆。

（5）盆腔腹膜结核：盆腔腹膜结核多合并输卵管结核。根据病变特征不同分渗出型和粘连型。渗出型以渗出为主，特点为腹膜及盆腔脏器浆膜面布满无数大小不等的散在灰黄色结节，渗出物为浆液性草黄色澄清液体，积聚于盆腔，有时因粘连形成多个包裹性囊肿；粘连型以粘连为主，特点为腹膜增厚，与邻近脏器之间发生紧密粘连，粘连间的组织常发生干酪样坏死，易形成瘘管。

知识点4：生殖器结核的临床表现　　　　　　　　　副高：熟练掌握　正高：熟练掌握

根据病情轻重、病程长短而异。有些患者无任何症状，但有些患者症状会比较严重。

（1）不孕：多数生殖器结核因不孕而就诊。在原发性不孕患者中生殖器结核为常见原因之一。由于输卵管黏膜破坏与粘连，可使管腔阻塞；或因输卵管周围粘连，有时管腔尚保持部分通畅，但黏膜纤毛被破坏，输卵管僵硬、蠕动受限，丧失运输功能；子宫内膜结核妨碍受精卵的着床与发育，可致不孕。

（2）月经失调：早期因子宫内膜充血及溃疡，可出现经量过多；晚期因子宫内膜遭不同程度破坏而表现为月经稀少或闭经。多数患者就诊时已为晚期。

（3）下腹坠痛：由于盆腔炎性疾病和粘连，可有不同程度的下腹坠痛，经期加重。

（4）全身症状：若为活动期，可有结核病的一般症状，如发热、盗汗、乏力、食欲缺乏、体重减轻等。轻者全身症状不明显，有时仅有经期发热，但症状重者可有高热等全身中毒症状。

（5）全身及妇科检查：由于病变程度与范围不同而有较大差异，较多患者因不孕行诊断性刮宫、子宫输卵管碘油造影及腹腔镜检查才发现患有盆腔结核，无明显体征和其他自觉症状。严重盆腔结核常合并腹膜结核，检查腹部时有柔韧感或腹水征，形成包裹性积液时，可触及囊性肿块，边界不清，无活动，表面因有肠管粘连叩诊空响。子宫一般发育较差，往往因周围有粘连使活动受限。若附件受累，在子宫两侧可触及条索状的输卵管或输卵管与卵巢等粘连形成的大小不等及形状不规则的肿块，质硬、表面不平，呈结节状突起，或可触及钙化结节。

| 知识点5：生殖器结核的诊断 | 副高：熟练掌握　正高：熟练掌握 |

多数患者缺乏明显症状，阳性体征不多，诊断时易被忽略。为提高确诊率，应详细询问病史，尤其当患者有原发不孕、月经稀少或闭经时；未婚女青年有低热、盗汗、盆腔炎性疾病或腹水时；既往有结核病接触史或本人曾患肺结核、胸膜炎、肠结核时，均应考虑有生殖器结核的可能。

下列辅助检查方法可协助诊断。若能找到病原学或组织学证据即可确诊。常用的辅助诊断方法如下：

（1）子宫内膜病理检查：是诊断子宫内膜结核最可靠的依据。由于经前子宫内膜较厚，若有结核菌，此时阳性率高，故应选择在经前1周或月经来潮6小时内行刮宫术。术前3日及术后4日应每日肌内注射链霉素0.75g及口服异烟肼0.3g，以预防刮宫引起结核病灶扩散。由于子宫内膜结核多由输卵管蔓延而来，故刮宫时应注意刮取子宫角部内膜，并将刮出物送病理检查，在病理切片上找到典型结核结节，诊断即可成立，但阴性结果并不能排除结核的可能。若有条件应将部分刮出物或分泌物做结核菌培养。遇有宫腔小而坚硬，无组织物刮出，结合临床病史及症状也应考虑为子宫内膜结核，并做进一步检查。若子宫颈可疑结核，应做活组织检查确诊。

（2）X线检查：①胸部X线片，必要时行消化道或泌尿系统X线检查，有利于发现原发病灶；②盆腔X线片，发现孤立钙化点，提示曾有盆腔淋巴结结核病灶；③子宫输卵管碘油造影：可能见到下列征象：a.宫腔呈不同形态和不同程度狭窄或变形，边缘呈锯齿状；b.输卵管管腔有多个狭窄部分，呈典型串珠状或显示管腔细小而僵直；c.在相当于盆腔淋巴结、输卵管、卵巢部位有钙化灶；d.若碘油进入子宫一侧或两侧静脉丛，应考虑有子宫内膜结核的可能。子宫输卵管造影对生殖器结核的诊断帮助较大，但也有可能将输卵管管腔中的干酪样物质及结核菌带到腹腔，故造影前后应肌内注射链霉素及口服异烟肼等抗结核药物。

（3）腹腔镜检查：能直接观察子宫、输卵管浆膜面有无粟粒结节，并可取腹腔液行结核菌培养，或在病变处做活组织检查。检查时应注意避免肠道损伤。

（4）结核菌检查：取月经血或宫腔刮出物或腹腔液做结核菌检查，常用方法：①涂片抗酸染色查找结核菌；②结核菌培养，此法准确，但结核菌生长缓慢，通常1～2个月才能得到结果；③分子生物学方法，如PCR技术，方法快速、简便，但可出现假阳性；④动物接种，方法复杂，需时较长，难推广。

（5）结核菌素试验：结核菌素试验阳性说明体内曾有结核分枝杆菌感染，若为强阳性说明目前仍有活动性病灶，但不能说明病灶部位，若为阴性一般情况下表示未有过结核分枝杆菌感染。

（6）γ-干扰素释放试验（IGRA）：是诊断结核病的新方法，其原理是当体内曾经受到结核杆菌抗原刺激而致敏的T淋巴细胞再次遇到同类抗原时能产生γ-干扰素，可通过检测γ-干扰素浓度或从单细胞水平检测分泌γ-干扰素细胞数目来诊断肺结核及肺外结核，具有很高的敏感性和特异性。

（7）其他：白细胞计数不高，分类中淋巴细胞增多，不同于化脓性盆腔炎性疾病；活动期红细胞沉降率增快，但正常不能除外结核病变，这些化验检查均为非特异性，可作为诊断参考。

知识点6：生殖器结核的鉴别诊断	副高：熟练掌握　正高：熟练掌握

结核性盆腔炎性疾病应与盆腔炎性疾病后遗症、子宫内膜异位症、卵巢恶性肿瘤，尤其是卵巢上皮性癌鉴别，诊断困难时可做腹腔镜检查或剖腹探查确诊。

知识点7：生殖器结核的治疗	副高：熟练掌握　正高：熟练掌握

采用抗结核药物治疗为主、休息营养为辅的治疗原则。

（1）抗结核药物治疗：对90%女性生殖器结核有效。药物治疗应遵循早期、联合、规律、适量、全程的原则。采用异烟肼、利福平、乙胺丁醇及吡嗪酰胺等抗结核药物联合治疗6~9个月，可取得良好疗效。推荐两阶段短疗程药物治疗方案，前2~3个月为强化期，后4~6个月为巩固期。2010年WHO结核病诊疗指南指出生殖器结核的抗结核药物的选择、用法、疗程参考肺结核病。常用的治疗方案：①强化期2个月，每日异烟肼、利福平、吡嗪酰胺及乙胺丁醇4种药物联合应用，后4个月巩固期每日连续应用异烟肼、利福平（简称2HRZE/4HR）；或巩固期每周3次间歇应用异烟肼、利福平（简称2HRZE/4H3 R3）。②强化期每日异烟肼、利福平、吡嗪酰胺、乙胺丁醇4种药联合应用2个月，巩固期每日应用异烟肼、利福平、乙胺丁醇连续4个月（简称2HRZE/4HRE）；或巩固期每周3次应用异烟肼、利福平、乙胺丁醇连续4个月（简称2HRZE/4H3R3E3）。第一个方案可用于初次治疗的患者，第二个方案多用于治疗失败或复发的患者。

（2）支持疗法：急性患者至少应休息3个月，慢性患者可以从事部分工作和学习，但要注意劳逸结合，加强营养，适当参加体育锻炼，增强体质。

（3）手术治疗：出现以下情况应考虑手术治疗：①盆腔包块经药物治疗后缩小，但不能完全消退；②治疗无效或治疗后又反复发作者，或难以与盆腹腔恶性肿瘤鉴别者；③盆腔结核形成较大的包块或较大的包裹性积液者；④子宫内膜结核严重，内膜破坏广泛，药物治疗无效者。为避免手术时感染扩散，提高手术后治疗效果，手术前后需应用抗结核药物治疗。手术范围根据患者年龄、病变部位而定，年龄大患者手术以全子宫及双侧附件切除术为宜；对年轻妇女应尽量保留卵巢功能；对病变局限于输卵管而又迫切希望生育者，可行双侧输卵管切除术，保留卵巢及子宫。由于生殖器结核所致的粘连常较广泛而紧密，术前应做好肠道清洁准备，术时应注意解剖关系，避免损伤。

虽然生殖器结核经药物治疗取得良好疗效，但治疗后的妊娠成功率极低，对部分希望妊娠者可行辅助生殖技术助孕。

第十五章　外阴肿瘤

第一节　外阴良性肿瘤

女性生殖器官肿瘤

| 知识点1：外阴良性肿瘤的种类 | 副高：熟练掌握　正高：熟练掌握 |

外阴良性肿瘤较少见。根据良性肿瘤的性状可划分为囊性或实质性两大类。根据肿瘤的来源划分为4大类：①上皮来源的肿瘤：如外阴乳头瘤、软垂疣、痣；②上皮附件来源的肿瘤：如汗腺瘤、皮脂腺腺瘤；③中胚叶来源的肿瘤：如粒细胞成肌细胞瘤、平滑肌瘤、血管瘤；④神经源性肿瘤：如神经鞘瘤、神经纤维瘤。

| 知识点2：外阴乳头瘤概述 | 副高：熟练掌握　正高：熟练掌握 |

外阴乳头瘤多单发，可发生于外阴的任何部位，以大阴唇及阴蒂多见，也可见于阴阜、阴蒂和肛门周围。外阴乳头瘤实际上是瘤样增生，瘤较小，呈菜花状或疣状，多数无任何症状。外阴乳头瘤分为两类，即乳头状瘤与疣状乳头状瘤。

| 知识点3：外阴乳头瘤的病理特点 | 副高：熟练掌握　正高：熟练掌握 |

（1）大体所见：单发或多发的突起，呈菜花状或乳头状，大小可由数毫米至数厘米直径，质略硬。

（2）显微镜下所见：复层鳞形上皮中的棘细胞层增生肥厚，上皮向表面突出形成乳头状结构，上皮脚变粗向真皮层伸展。但上皮细胞排列整齐，细胞无异型性。

| 知识点4：外阴乳头瘤的临床表现及诊断 | 副高：熟练掌握　正高：熟练掌握 |

外阴乳头瘤多发生在大阴唇、阴阜、阴蒂或肛门周围等部位，单个或多个，生长缓慢，以中老年妇女多见。肿瘤呈软的带蒂类葡萄串状物或菜花状，突出于皮肤表面，表面有油脂性物质，一般不大，偶可达4~5cm。本病常常无明显的症状，患者有外阴瘙痒；如肿瘤较大，因反复摩擦，表面可溃破、出血和感染。有时，妇科检查时才发现外阴部有乳头状肿块，可单发或多发，质略硬。外阴乳头瘤诊断一般不困难，根据临床表现可以初步诊断，但确诊需依靠活检或肿瘤切除后的病理检查。

知识点5：外阴乳头瘤的鉴别诊断　　　　副高：熟练掌握　　正高：熟练掌握

外阴乳头瘤主要需要与外阴尖锐湿疣进行鉴别。外阴尖锐湿疣系HPV病毒感染，多发生于外阴和肛周，呈多灶性乳头状增生。在显微镜下可见典型的挖空细胞。

知识点6：外阴乳头瘤的治疗　　　　　　副高：熟练掌握　　正高：熟练掌握

以肿瘤局部切除为主，但范围宜稍广。切除不干净，术后可复发，切除物应送病理检查。若证实有恶变，应做较广泛的外阴切除。

知识点7：软垂疣的病理特点　　　　　　副高：熟练掌握　　正高：熟练掌握

软垂疣也称为软纤维瘤、纤维上皮性息肉或皮赘，常常较小且软，多见于大阴唇。其病理特点为：①大体所见：外形呈球形，直径为1~2cm，可有蒂。肿瘤表面有皱襞，肿瘤质地柔软。②显微镜下所见：肿瘤由纤维结缔组织构成，表面覆盖较薄的鳞形细胞上皮层，无细胞增生现象。

知识点8：软垂疣的临床表现与诊断　　　　副高：熟练掌握　　正高：熟练掌握

软垂疣通常无症状，当蒂扭转或破溃时出现症状，主要为疼痛、溃破、出血和感染。有时肿块受摩擦而有不适感。妇科检查时可见外阴部有肿块，质地偏软。镜下可见包膜为纤维结缔组织，实质由成熟的成纤维细胞和胶原纤维组成，呈束状编织状。根据临床表现，基本可作出诊断。如肿瘤表面皱襞较多，需与外阴乳头瘤进行鉴别，显微镜下检查可鉴别。

知识点9：软垂疣的治疗　　　　　　　　副高：熟练掌握　　正高：熟练掌握

如患者因肿瘤而担忧、有症状，或肿瘤直径超过1cm，则肿瘤应予以切除。同样，切除物应送病理组织学检查。

知识点10：色素痣的病理特点　　　　　　副高：熟练掌握　　正高：熟练掌握

色素痣是由痣细胞组成的良性新生物，本病常见，其病理特点为：

（1）大体所见：痣呈黑色，表面平坦或隆起，有时表面可见毛发。

（2）显微镜下所见：痣细胞呈黑色，细胞膜清晰，胞质内为黑棕色细颗粒。按生长部位分为：①交界痣：是指痣细胞团位于表皮基底层和真皮乳头层交界处。②皮内痣：是指痣细胞脱离上皮基底层完全进入真皮层内。③复合痣：是指交界痣的一部分或大部分进入真皮层内。

知识点11：色素痣的临床表现及诊断　　　副高：熟练掌握　正高：熟练掌握

色素痣在幼年时即存在，青春期以后逐渐加深、增大，可在外阴的任何部位生长。其可在皮内生长，也可隆起于皮肤，甚至有的呈乳头状或疣状凸起。色素从淡褐到棕褐到黑色。上面可有毛发或无毛发生长。色素痣通常无症状。常在妇科检查时发现。诊断应不困难，确诊应需病理组织学检查。

知识点12：色素痣可能恶变的情形　　　副高：熟练掌握　正高：熟练掌握

下列情况可能恶变：①色素显著或增大迅速；②颜色加深发亮；③表面经常有出血或痂形成；④色素痣有溃疡；⑤色素痣周围有卫星黑痣出现；⑥色素痣形成硬结；⑦患者自觉痛痒。

知识点13：色素痣的治疗　　　副高：熟练掌握　正高：熟练掌握

色素痣较易恶变，所以应尽早切除，范围应切除周围皮肤0.5~1cm距离，切除深度要达浅筋膜层。切除物送病理检查。

知识点14：汗腺瘤的病理特点　　　副高：熟练掌握　正高：熟练掌握

汗腺瘤是一种表皮内的汗腺肿瘤，由汗腺上皮增生而成，较少见，常发生于青春期。其病理特点为：

（1）大体所见：肿块直径一般<1cm，结节质地软硬不一。有时囊内的乳头状生长物可突出于囊壁。

（2）显微镜下所见：囊性结节，囊内为乳头状结构的腺体和腺管，腺体为纤维小梁所分隔。乳头部分表面有两层细胞：近腔面为立方形或低柱状上皮，胞质淡伊红色呈顶浆分泌状，核圆形位于底部；其外为一层棱形或圆形、胞质透亮的肌上皮细胞。

知识点15：汗腺瘤的临床表现及诊断　　　副高：熟练掌握　正高：熟练掌握

汗腺瘤多发生在大阴唇及肛周。汗腺瘤小而未破时，一般无症状，仅感觉有一硬结，少数有疼痛、瘙痒、灼热等症状。如溃破后，继发感染，则出现疼痛、流液、出血、恶臭、发热等。汗腺瘤的临床表现有3种类型：①囊肿型：似皮质囊肿；②实质型：表现为皮下硬结；③溃烂型：为表面皮肤坏死后，汗腺组织呈红色肉芽状或乳头状突出于破口，外观极似癌肿。

知识点16：汗腺瘤的诊断及鉴别诊断　　　副高：熟练掌握　正高：熟练掌握

汗腺瘤诊断常常需要根据病理组织学检查。因汗腺瘤易与皮脂腺囊肿、女阴癌、乳头状腺癌等混淆，若单凭肉眼观察确实不易鉴别，故必须在活组织检查以后才能确诊。

知识点17：汗腺瘤的治疗　　　　　　　　　副高：熟练掌握　正高：熟练掌握

局部病灶切除，标本送病理检查。当肿物表皮向下凹陷或破溃时，需先做活检与外阴癌相鉴别。

知识点18：皮脂腺腺瘤的病理特点　　　　　　副高：熟练掌握　正高：熟练掌握

皮脂腺腺瘤为一圆形或卵圆形的肿块，发生于外阴者较少，一般为黄豆大小，单发或多发，稍隆起于皮肤。病理特点为：

（1）大体所见：肿块为黄色，直径为1～3mm，有包膜，表面光滑，质地偏硬。

（2）显微镜下所见：镜下见皮脂腺腺瘤的细胞集合成小叶，小叶的大小轮廓不一。瘤细胞有三种：①成熟的皮脂腺细胞，细胞大呈多边形，胞质透亮空泡；②较小色深的鳞形样细胞，相当于正常皮脂腺的边缘部分细胞，即生发细胞；③介于两者之间的为成熟中的过渡细胞。

知识点19：皮脂腺腺瘤的临床表现及诊断　　　　副高：熟练掌握　正高：熟练掌握

皮脂腺腺瘤一般无症状。妇科检查时可发现肿块多发生于小阴唇，一般为单个，扪之质偏硬。诊断可根据临床表现而做出。有时需行切除术，术后病理检查才能确诊。

知识点20：皮脂腺腺瘤的治疗　　　　　　　　副高：熟练掌握　正高：熟练掌握

本病是皮肤良性肿瘤，肿瘤较小无症状者无需治疗；如脂肪瘤较大，则手术切除。

知识点21：粒细胞成肌细胞瘤的病理特点　　　　副高：熟练掌握　正高：熟练掌握

（1）大体所见：肿瘤直径一般为0.5～3.0cm，肿块质地中等，淡黄色。

（2）显微镜所见：瘤细胞集合成粗条索状或巢状，为细纤维分隔，细胞大，胞质丰富，含有细伊红色颗粒，核或大或小，位于中央，核仁清晰。

特殊染色提示细胞质颗粒其并非黏液，也不是糖原，但苏丹黑B染色结果为阳性，PAS染色经酶消化后仍为阳性，说明细胞质颗粒很有可能是糖蛋白并有类脂物，这一点支持其为神经源性的组织来源学说。

知识点22：粒细胞成肌细胞瘤的临床表现、诊断及鉴别诊断
　　　　　　　　　　　　　　　　　　　　副高：熟练掌握　正高：熟练掌握

粒细胞成肌细胞瘤一般无特异的症状，有时患者偶然发现外阴部的肿块，生长缓慢，无压痛，较常发生于大阴唇。妇科检查时可见外阴部肿块质地中等，常为单个，有时为多个，无压痛。一般需病理检查后才能确诊。需与纤维瘤、表皮囊肿进行鉴别。

知识点23：粒细胞成肌细胞瘤的治疗　　　　副高：熟练掌握　正高：熟练掌握

治疗原则是要有足够的手术切除范围，一般在切除标本的边缘应做仔细的检查，如切缘有病变存在，则需再作扩大的手术切除范围。一般预后良好。

知识点24：平滑肌瘤的病理特点　　　　副高：熟练掌握　正高：熟练掌握

平滑肌瘤是由平滑肌细胞组成的皮肤良性肿瘤，少见，可发生于外阴的平滑肌，毛囊的立毛肌或血管的平滑肌组织。其病理特点为：①大体所见：肿块为实质性，表面光滑，切面灰白色，有光泽；②显微镜所见：平滑肌细胞排列成束状，内含胶原纤维，有时可见平滑肌束形成漩涡状结构，有时也可见肌瘤的变性。

知识点25：平滑肌瘤的临床表现　　　　副高：熟练掌握　正高：熟练掌握

平滑肌瘤的发生部位以大阴唇最多，阴蒂、小阴唇次之。患者一般无不适症状，有时会感到外阴不适，外阴下坠感，也有患者因自己发现外阴肿块而就诊。妇科检查可见外阴部实质性肿块，边界清楚，可推动，无压痛。隐藏在组织内的肌瘤，仅局部可扪及实性、界限清楚肿瘤，呈分叶状或哑铃状，切面灰白有包膜。镜下可见平滑肌细胞。外露的肌瘤，表现为有蒂的或凸出于皮肤表面的肿块，如肌瘤较大，则有垂重感觉，并有局部摩擦感，活动受限，有时表皮擦破伴有继发感染、溃疡。

知识点26：平滑肌瘤的诊断与鉴别诊断　　　　副高：熟练掌握　正高：熟练掌握

外阴平滑肌瘤的诊断并不困难，有时需与纤维瘤、肉瘤进行鉴别。纤维瘤质地较平滑肌瘤更硬。而肉瘤边界一般不清，有时在术前鉴别困难。

知识点27：平滑肌瘤的治疗　　　　副高：熟练掌握　正高：熟练掌握

以手术切除为主，如果肌瘤位于浅表，可行局部切除；如果位置较深，可打开包膜，将肌瘤剜出。切除之组织物送病理组织学检查。

知识点28：血管瘤的病理特点　　　　副高：熟练掌握　正高：熟练掌握

（1）大体所见：肿块质地柔软，呈红色或暗红色。

（2）显微镜下所见：常表现为两种结构：①毛细血管瘤：表现为无数毛细血管，有的血管腔不明，内皮细胞聚积在一起；②海绵状血管瘤：表现为血管腔不规则扩大，壁厚薄不一的海绵状血管瘤，管壁衬以单层扁平内皮细胞，扩大的腔内常有血栓形成。

知识点29：血管瘤的临床表现及诊断　　　副高：熟练掌握　正高：熟练掌握

血管瘤多见于婴幼儿，大小可由数毫米至数厘米直径。常高出皮肤，色鲜红或暗红，质软，无压痛。有时因摩擦而出血。主要根据临床表现，进行初步的诊断。有时需与色素痣进行鉴别诊断。

知识点30：血管瘤的治疗　　　副高：熟练掌握　正高：熟练掌握

如果血管瘤不大，可手术切除；如果面积大或部位不适合手术，则可用冷冻治疗，也可应用激光进行治疗。

知识点31：神经鞘瘤的病理特点　　　副高：熟练掌握　正高：熟练掌握

（1）大体所见：肿块大小不等，一般中等大小，有完整的包膜。

（2）显微镜所见：肿瘤组织主要由神经鞘细胞组成。此种细胞呈细长的梭形或星形，胞质嗜酸，胞核常深染，大小一致，疏松排列成束状、螺旋状或旋涡状结构。

知识点32：神经鞘瘤的临床表现及诊断　　　副高：熟练掌握　正高：熟练掌握

外阴部的神经鞘瘤常表现为圆形的皮下结节，一般无症状，质地偏实。根据临床表现，进行初步的诊断，确诊需要病理组织学检查结果。

知识点33：神经纤维瘤的病理特点　　　副高：熟练掌握　正高：熟练掌握

（1）大体所见：肿瘤无包膜，边界不清。

（2）显微镜下所见：主要为细纤维，平行或交错排列，其中有鞘细胞和轴索的断面，还有胶原纤维。

知识点34：神经纤维瘤的诊断　　　副高：熟练掌握　正高：熟练掌握

神经纤维瘤由外胚层的神经膜细胞（施万细胞）所发生，非常少见，极少恶变。其诊断依据为：①常为多发性的皮下结节，大小不等，生长缓慢。一般体积较小，无包膜；②肿瘤部位皮肤常可出现黄褐色的色素沉着；③触诊时，肿瘤有明显的弹性，无特殊不适；④其他类型：肿瘤显著凸出于皮肤表面，形成球形或有蒂的疝囊样肿块，质软，可用指尖将瘤压入皮内。

知识点35：神经纤维瘤的治疗　　　副高：熟练掌握　正高：熟练掌握

如无症状，可不手术。若有症状或影响生理功能者，可考虑手术切除，切除物送病理组织学检查。

第二节 外阴上皮内瘤样病变

知识点1：外阴上皮内瘤样病变的概念　　副高：熟练掌握　正高：熟练掌握

外阴上皮内瘤样病变（VIN）是一组外阴病变，是外阴癌的前期病变。包括外阴上皮非典型增生及原位癌。多发生于50~60岁的绝经后妇女。近年VIN发生率有所增加。

知识点2：VIN的病因　　副高：熟练掌握　正高：熟练掌握

VIN的确切病因不明，可能与下列因素有关：①人乳头瘤病毒（HPV）感染：其细胞病理学变化主要包括病毒蛋白在细胞核周形成晕圈，细胞膜增厚以及核融合，这些改变多发生在病变的表层细胞；②单纯疱疹病毒2型（HSV2）感染；③吸烟；④免疫抑制；⑤其他皮肤疾病：如外阴硬化性苔藓，多见于老年妇女。

知识点3：1986年的VIN分级　　副高：熟练掌握　正高：熟练掌握

（1）外阴上皮内瘤变Ⅰ级（VIN Ⅰ）：即轻度不典型增生。病变上皮过度增生，异形细胞局限在上皮的下1/3，表面细胞成熟且正常。

（2）外阴上皮内瘤变Ⅱ级（VIN Ⅱ）：即中度不典型增生。上皮层下2/3部分的细胞呈明显的异型，排列紊乱，但表层仍正常。

（3）外阴上皮内瘤变Ⅲ级（VIN Ⅲ）：即重度不典型增生及外阴原位癌。重度不典型增生异形细胞占据上皮层2/3以上，几乎达表面。

知识点4：2004年ISSVD的VIN分类及特征　　副高：熟练掌握　正高：熟练掌握

VIN的分类及特征（ISSVD 2004年）

分　类	特　征	
	大体观	镜下观
普通型	皮肤病损界限清晰（与HPV感染有关）	
疣型	呈湿疣样外观	见挖空细胞，角化不全及角化过度细胞，上皮棘层肥厚，细胞异型明显
基底细胞型	呈扁平样增生改变或非乳头瘤病变	挖空细胞少于疣型，上皮层增厚，内见呈基底细胞样未分化细胞从基底向上扩展
混合型	兼有上述两种类型的表现（与HPV感染无关）	
分化型	局部隆起，溃疡，疣状丘疹或过度角化斑片	细胞分化好，细胞异型限于上皮基底层，基底细胞角化不良，表皮网脊，内常有角化蛋白形成
未分化型	其他不能归入普通型或分化型，如Paget病，其病理特征为基底层见大而不规则的圆形、卵圆形或多边形细胞，细胞质空而透亮，核大小、形态、染色不一（Paget细胞），表皮基底膜完整	

2014年WHO将外阴鳞状上皮内病变分为LSIL、HSIL和分化型外阴上皮内瘤变。

知识点 5：新的 VIN 分类法 　　副高：熟练掌握　正高：熟练掌握

（1）HPV感染相关型：命名为普通型 VIN，根据病理表现再进一步分为疣型 VIN、基底细胞型 VIN 和混合型 VIN。普通型 VIN 由非典型鳞状细胞构成，细胞成熟延迟。①疣型 VIN：呈湿疣样外观。镜下可见角化不全细胞、过度角化、多核细胞、核周空泡，棘层增厚，基底层区或其旁边的非典型鳞状细胞胞质极少。②基底细胞型 VIN：呈扁平或非乳头瘤状病变。镜下可见表皮由外形较一致的未分化的不典型基底样细胞构成；核周空泡可见，但远远少于疣型 VIN；有丝分裂相多见。③混合型 VIN：指一个病灶中同时存在疣型和基底细胞型 VIN。

（2）HPV感染不相关型：命名为分化型 VIN。分化型 VIN 是指在分化完全的外阴上皮细胞中，出现不典型细胞的病理改变。其特点是鳞状细胞过早角化，基底层及基底层旁具有过早角化及角化不全的鳞状细胞，可见不典型基底细胞（细胞增大、染色质浓聚、核异形、有丝分裂增多）；真皮层主要的改变是纤维化和淋巴细胞浸润。此型病变更易进展为浸润癌。

知识点 6：VIN 的临床表现与诊断 　　副高：熟练掌握　正高：熟练掌握

VIN 的临床表现与外阴营养不良一样，仅表现为外阴瘙痒或烧灼感，程度轻重不一，可持续数月或数年。部分患者可无任何症状，通过妇科检查或自己偶然发现外阴结节。发病部位可位于外阴的任何区域，包括尿道口和肛周。病灶多表现为淡褐色的扁平丘疹、斑点或赘疣，单个或多个，可融合成片或散在色素沉着。VIN 的确诊需依据组织病理学检查。对任何可疑病灶应做多点活组织病理检查。为排除浸润癌，取材时需根据病灶情况决定取材深度，一般不需达皮下脂肪层。

知识点 7：VIN 的辅助检查 　　副高：熟练掌握　正高：熟练掌握

阴道镜检查可以提高病变组织的检测敏感性。在涂抹 3%～5% 醋酸后，使用阴道镜观察外阴、会阴及肛周组织的上皮和血管情况，在血管不典型处取材，有助于提高活组织病理学检查的准确性。若无明显病灶，可以 1% 甲苯胺蓝染色再以 1% 醋酸脱色，在不脱色区域取材可提高诊断率。建议多点活检，以排除浸润癌。取材要有一定深度，以免遗漏浸润癌，注意外阴的多中心性病灶。

知识点 8：VIN 的手术治疗 　　副高：熟练掌握　正高：熟练掌握

VIN 的治疗，应根据患者的年龄、病变程度和范围进行个体化治疗，治疗方法包括手术切除、物理治疗及药物治疗等，以手术治疗为主。治疗前应仔细检查，除外浸润癌。

（1）外阴上皮局部表浅切除术：用于病变局限者，切除范围在病灶边缘外正常组织 5～10mm。适用于年轻妇女。

（2）外阴皮肤剥除术：用于病变较广泛或为多灶性。切除部分或者全部外阴和会阴皮肤的表皮和真皮层，保留皮下组织，维持外阴形态，尽量保留阴蒂。

（3）单纯外阴切除：适用于年龄较大患者。

知识点9：VIN的物理治疗　　　　　　　　　副高：熟练掌握　　正高：熟练掌握

（1）冷冻治疗：适用于小范围的局限病变。

（2）CO_2激光治疗：是较为常用的VIN治疗方法，具有定位精确的优点。激光治疗注意事项：①治疗前阴道镜进行全面检查下生殖道，明确疾病边缘和范围；②治疗前有组织病理学证据除外浸润癌；③治疗深度在1~2mm。

（3）光动力疗法（PDT）：PDT是近年新兴的一种肿瘤治疗方法。局部病灶经光敏剂作用后，经特定光激发，在氧分子的介导下，使有机体、细胞或生物分子发生功能及形态变化，严重的可致受伤或坏死。PDT用于治疗VIN具有损伤小、简便等优点。PDT治疗无需麻醉、副作用小。

知识点10：VIN的药物治疗　　　　　　　　　副高：熟练掌握　　正高：熟练掌握

5% 5-氟尿嘧啶（5-FU）软膏局部涂布可用于VIN治疗，每天一次，至少6~8周，现已少用。局部免疫反应调节剂咪喹莫特用于VINⅡ~Ⅲ级的治疗。所用制剂为5%咪喹莫特乳膏，用法为每周2次，用16周。

知识点11：VINⅠ的治疗　　　　　　　　　　副高：熟练掌握　　正高：熟练掌握

由于VIN可自行消退，对年轻的VINⅠ患者，无症状，可做定期检查而暂不予其他治疗。有瘙痒者可局部应用氧化锌软膏、丙酸睾酮鱼肝油软膏、氟轻松软膏、苯海拉明软膏等。

第三节　外阴恶性肿瘤

知识点1：外阴鳞状细胞癌的发病相关因素　　副高：熟练掌握　　正高：熟练掌握

外阴恶性肿瘤占女性生殖道原发恶性肿瘤的3%~5%，鳞状细胞癌最常见，其发病与下列因素相关：

（1）人乳头状瘤病毒：感染人乳头状瘤病毒感染与宫颈癌的发生有密切的关系。此外，人乳头状瘤病毒与外阴癌前病变及外阴癌也有相关性。

（2）外阴上皮内非瘤变：外阴上皮内非瘤变中的外阴鳞状上皮细胞增生及硬化性苔藓合并鳞状上皮细胞增生有一定的恶变率，有时，对可疑病变需行活检以明确诊断。

（3）吸烟：吸烟抑制了人体的免疫力，导致人体的抵抗力下降，不能抵抗病毒等感染，可导致肿瘤的发生。

（4）与VIN关系密切：如VIN未及时发现和治疗，可缓慢发展至浸润癌，尤其是VINⅢ的患者。

（5）其他：性传播性疾病和性卫生不良也与此病的发生有一定的关系。

知识点2：外阴鳞状细胞癌的病理　　　　　　　　副高：熟练掌握　正高：熟练掌握

癌灶为浅表溃疡或硬结节，可伴感染、坏死、出血，周围皮肤可增厚及色素改变。镜下见多数外阴鳞癌分化好，有角化珠和细胞间桥。前庭和阴蒂部位的病灶倾向于分化差或未分化，常有淋巴管和神经周围的侵犯。

知识点3：外阴鳞状细胞癌的临床表现　　　　　　　　副高：掌握　正高：掌握

外阴鳞状细胞癌有结节状、菜花状和溃疡型3种类型。癌组织较脆，边界清楚，基底发硬。癌灶可发生在外阴的任何部位，以大阴唇最常见，依次小阴唇、阴蒂、会阴等。若已转移至腹股沟淋巴结，可扪及增大、质硬、固定淋巴结。早期表现为局部小硬结或小溃疡，不痛不痒，以后溃破出血、感染。病灶发展呈乳头状或菜花状，缺血坏死后成为溃疡型。晚期有疼痛，肿瘤增大，溃烂伴周围水肿，继发感染后外阴组织破坏，疼痛剧烈；侵犯尿道、直肠，出现尿频尿急、血尿，甚至排尿、排便困难等。

知识点4：外阴鳞状细胞癌的转移途径　　　　　　　　副高：掌握　正高：掌握

（1）直接浸润：肿瘤在局部不断增殖和生长，体积逐渐增大，并向周围组织延伸和侵犯：向前方扩散可波及尿道和阴蒂，向后方扩散可波及肛门和会阴，向深部可波及脂肪组织和泌尿生殖膈，向内扩散至阴道。进一步还可累及膀胱和直肠。

（2）淋巴转移：外阴淋巴回流丰富，早期单侧肿瘤的淋巴回流多沿同侧淋巴管转移，而位于中线部位的肿瘤，如近阴蒂和会阴处的淋巴回流多沿双侧淋巴管转移，一般先到达腹股沟浅淋巴结，再回流至腹股沟深淋巴结，然后进入盆腔淋巴结。若癌灶累及直肠和膀胱，可直接回流至盆腔淋巴结。

（3）血行播散：罕见，仅发生于晚期，引起肺、骨转移多见。

知识点5：外阴鳞状细胞癌的临床分期　　　　　　　　副高：熟练掌握　正高：熟练掌握

临床分期按照2009年国际妇产科联盟（FIGO）分期。

（1）Ⅰ期：肿瘤局限于外阴或会阴。①ⅠA期：肿瘤最大径线≤2cm，局限于外阴或会阴且间质浸润≤1.0mm，无淋巴结转移；②ⅠB期：肿瘤最大径线>2cm或间质浸润>1.0mm，局限于外阴或会阴，无淋巴结转移。

（2）Ⅱ期：任何大小的肿瘤侵犯至会阴邻近结构（下1/3尿道、下1/3阴道、肛门），无淋巴结转移。

（3）Ⅲ期：任何大小的肿瘤，有或无侵犯至会阴邻近结构（下1/3尿道、下1/3阴道、肛门），有腹股沟-股淋巴结转移。①ⅢA期：1个淋巴结转移（≥5mm）；或1~2个淋巴结转移（<5mm）；②ⅢB期：≥2个淋巴结转移（≥5mm）；或≥3个淋巴结转移（<5mm）；③ⅢC期：阳性淋巴结伴囊外扩散。

（4）Ⅳ期：肿瘤侵犯其他区域（上2/3尿道，上2/3阴道），或远处转移。①ⅣA期：肿瘤侵犯至上尿道和/或阴道黏膜、膀胱黏膜直肠黏膜，或固定于骨盆壁；或腹股沟-股淋巴结出现固定或溃疡形成。②ⅣB期：任何远处转移包括盆腔淋巴结转移。

知识点6：外阴鳞状细胞癌的诊断　　　　副高：熟练掌握　正高：熟练掌握

外阴鳞状细胞癌的诊断主要根据以下几个方面进行全面评估：

（1）病史、症状及妇科检查：早期可为外阴结节或小溃疡，晚期可累及全外阴伴破溃、出血、感染。应注意病灶部位、大小、质地、活动度、色素改变，与邻近器官关系（尿道、阴道、肛门直肠有无受累）及双侧腹股沟区是否有肿大的淋巴结，并应仔细检查阴道、宫颈以排除有无肿瘤。

（2）组织学检查：是确诊外阴癌的唯一方法。对一切外阴赘生物、溃疡和可疑病灶均需尽早做活组织病理检查，取材应有足够的深度，建议包含邻近的正常皮肤及皮下组织，可在阴道镜指引下在可疑病灶部位活检。

（3）其他：外阴细胞学检查、影像检查（超声、磁共振、CT、全身PET-CT）、膀胱镜和直肠镜检查、HPV检测、血清HIV检测等有助于诊断。

知识点7：外阴鳞状细胞癌的治疗　　　　副高：熟练掌握　正高：熟练掌握

早期肿瘤以手术治疗为主，局部晚期肿瘤手术结合放化疗，转移病例姑息、对症及支持治疗。对早期患者在不影响预后的前提下尽量缩小手术范围，最大限度保留外阴的正常结构，以求提高生活质量。

（1）手术治疗：①早期肿瘤（Ⅰ期和小病灶Ⅱ期）：先行病灶活检，根据病变大小及浸润深度分期，然后按分期决定术式。要求手术切缘距离肿瘤边缘至少1cm，深度应达会阴深筋膜（一般2~3cm），即位于阔筋膜水平面且覆盖耻骨联合的筋膜层。ⅠA期行外阴局部扩大切除术，术后随访即可。ⅠB期者根据病灶位置决定术式：a.单侧病变（病灶距外阴中线≥2cm），行局部广泛切除术或改良广泛外阴切除术及单侧腹股沟淋巴结评估（前哨淋巴结绘图活检或单侧腹股沟/股淋巴结切除术）；b.中线部位病变（前部或后部），行局部广泛切除术或改良广泛外阴切除术及双侧腹股沟/股淋巴结评估（前哨淋巴结绘图活检或双侧腹股沟/股淋巴结切除术）。术后均根据原发灶及淋巴结的病理结果决定辅助治疗。②局部晚期肿瘤（病灶>4cm的Ⅱ期和Ⅲ期）：腹股沟淋巴结和外阴病灶分步处理。先行影像学评估和淋巴结病理检查，再根据结果采取个体化的手术或与放化疗结合的综合治疗。③肿瘤转移超出盆腔：可考虑局部控制或姑息性外照射放疗和/或全身治疗，或者采用最佳的支持治疗。

（2）放射治疗：对于有手术禁忌证或晚期不宜手术的病例，放疗有一定姑息治疗作用。放疗指征：①不能手术者；②术前局部照射，缩小癌灶再手术；③腹股沟淋巴结转移的补充治疗，包括一处转移直径>10mm，淋巴结囊外扩散或血管淋巴间隙受累，两处或更多处微转移；④术后原发病灶的补充治疗：手术切缘阳性或接近切缘、脉管有癌栓；⑤复发癌。

（3）化学药物治疗：化疗指征：适用于较大癌肿的术前准备或局部复发。常用化疗药物：①博来霉素（争光霉素）15mg肿瘤局部基底部注射，每天或隔天一次，7~10次为一疗程。②环磷酰胺、5-氟尿嘧啶或塞替派作局部注射。

（4）冷冻治疗：有助于局部创面清洁，为手术治疗提供条件。

知识点8：外阴恶性黑色素瘤的临床表现　　　　　副高：熟练掌握　　正高：熟练掌握

外阴恶性黑色素瘤常由色素痣恶变而来，多见于65~75岁妇女以小阴唇和阴蒂最多见。主要临床表现为外阴瘙痒、出血、疼痛，色素痣扩大，色素沉着增加，但也有的无色素。检查可见病灶稍隆起，形成隆起而光滑的有色素沉着的结节，以后形成肿块，周围有炎症表现，最后溃破出血。本病发展迅速除直接蔓延外，很快经局部淋巴扩散，肿块不大即已有转移，血行转移到肺、脑、肝及全身。

知识点9：外阴恶性黑色素瘤的临床分期　　　　　副高：熟练掌握　　正高：熟练掌握

FIGO分期并不适合外阴恶性黑色素瘤，因为与恶性黑色素瘤预后相关的主要是肿瘤浸润的深度。目前常用的分期方法为Clark分期法或Breslow分期法（见下表）。

Clark分期法或Breslow分期法

级　别	Clark	Breslow（浸润深度）
Ⅰ级	局限在上皮层内（原位癌）	<0.76mm
Ⅱ级	侵入乳头状的真皮层	0.76~1.50mm
Ⅲ级	乳头状及网状真皮层交界处	1.51~2.25mm
Ⅳ级	侵犯网状真皮层	2.26~3.0mm
Ⅴ级	侵犯皮下脂肪层	>3.0mm

知识点10：外阴恶性黑色素瘤的治疗　　　　　副高：熟练掌握　　正高：熟练掌握

（1）病因治疗：对外阴色素痣，如有增大、色变深、溃疡、出血等，应及时切除并送病理检查。

（2）手术治疗：应行广泛的外阴根治术，腹股沟淋巴结及腹膜外盆腔淋巴结清除。如尿道及阴道已转移应行部分切除。

（3）放射治疗：用于不能手术的晚期患者，行姑息治疗。

（4）化学治疗：对晚期患者，某些抗癌药物如达卡巴嗪（氮烯咪胺）、亚硝脲类药物、放线菌素D、长春新碱等，联合化疗可起缓解作用。

知识点11：外阴基底细胞癌的临床表现及分型　　副高：熟练掌握　正高：熟练掌握

外阴基底细胞癌少见，为低度恶性肿瘤。常见部位为大阴唇或会阴联合，也可在小阴唇、阴蒂和阴唇系带出现。症状为局部瘙痒或烧灼感，也可无症状。病灶多为单发，偶为多发，可见表浅斑块型和侵袭性溃疡型病灶，肿瘤周围可出现卫星结节。确诊靠组织学检查，镜下可见肿瘤发生于毛囊或表皮的多功能幼稚细胞，常呈浸润性生长，分化好者呈囊性、腺性或角化等形态。肿瘤生长缓慢，以局部浸润扩展为主，很少发生转移。临床上有3种类型：①结节溃疡型，表现为一实质性结节，中间形成深溃疡，边缘隆起为侵袭性溃疡；②扁平型，病灶较表浅，扁平，表面呈蜡状、丘疹、红斑样；③息肉型，息肉状赘生物表面完整。

知识点12：外阴基底细胞癌的治疗　　副高：熟练掌握　正高：熟练掌握

外阴基底细胞癌治疗为较广泛局部病灶切除，手术切缘应距离病变边缘至少1cm，不需做外阴根治术及腹股沟淋巴结清除术。

知识点13：外阴湿疹样癌的临床表现及诊断　　副高：熟练掌握　正高：熟练掌握

外阴湿疹样癌又称为佩吉特病（派杰病），多发生于绝经后妇女。最常见症状是外阴瘙痒及烧灼感。临床表现为病变区发红，表皮粗糙、增厚，表面渗液，边界清楚，在发红的基底层出现表浅而散在斑块。镜检在基底层可见大而透明的Paget细胞，则约有25%于基底层可发现腺癌。

知识点14：外阴湿疹样癌的治疗　　副高：熟练掌握　正高：熟练掌握

手术为主要治疗手段，可行局部广泛切除术，一般无需行腹股沟淋巴结切除。肿瘤细胞生长范围常超出肉眼所见病灶的范围，手术后可能病理报告显示切缘累及，故目前认为，可等待临床可见病灶出现或有症状时再行手术切除。尿道或肛周的肿瘤切除困难，则可行激光治疗。如伴有腺癌，局部切除病灶的边缘至少1cm，还应行腹股沟淋巴结清扫术。根据病情可选择辅助治疗（放疗或化疗）。

知识点15：外阴前庭大腺癌的临床表现　　副高：熟练掌握　正高：熟练掌握

外阴前庭大腺癌是一种较少见的恶性肿瘤，常发生于老年妇女。肿瘤既可以发生于腺体，也可以发生在导管。可有不同的病理组织类型，可以为鳞状细胞癌及腺癌，也可以是移行细胞癌或腺鳞癌。患者自可扪及肿块而就诊。早期常无症状，晚期肿瘤可发生出血和感染。体检外阴的后方前庭大腺的位置可扪及肿块，早期边界尚清晰，晚期则边界不清。

| 知识点16：外阴前庭大腺癌的诊断 | 副高：熟练掌握　正高：熟练掌握 |

早期肿瘤的诊断较困难，与前庭大腺囊肿难以鉴别，需将肿块完整剥出后送病理检查确诊。晚期肿瘤可根据肿瘤发生的部位及临床表现、经肿瘤活检而作出诊断。

| 知识点17：外阴前庭大腺癌的治疗 | 副高：熟练掌握　正高：熟练掌握 |

治疗原则为外阴广泛切除术及腹股沟淋巴结清扫术。术后给予放射辅助治疗可降低局部的复发率，如淋巴结阳性，则可行腹股沟和盆腔的放射治疗。

第十六章　子宫各部良、恶性肿瘤

第一节　宫颈鳞状上皮内病变

宫颈鳞状上皮内
病变与宫颈癌

| 知识点1：宫颈上皮内瘤样病变的概念 | 副高：熟练掌握　正高：熟练掌握 |

　　宫颈鳞状上皮内病变（SIL）反应子宫颈癌发生发展中的连续过程，是与宫颈浸润癌密切相关的一组癌前病变，包括宫颈不典型增生及宫颈原位癌，常发生于25～35岁妇女。SIL具有两种不同结局：①大部分低级别鳞状上皮内病变（LSIL）可自然消退，很少发展成浸润癌；②高级别鳞状上皮内病变（HSIL）具有癌变潜能，可能发展为浸润癌。

| 知识点2：发病相关因素 | 副高：熟练掌握　正高：熟练掌握 |

　　（1）HPV感染：目前已知HPV共有160多个型别，40余种与生殖道感染有关，其中13～15余种与CIN和子宫颈癌发病密切相关。已在接近90%的CIN和99%以上的子宫颈癌组织发现有高危型HPV感染，其中约70%与HPV16和18型相关。高危型HPV产生病毒癌蛋白，其中E6和E7分别作用于宿主细胞的抑癌基因p53和Rb使之失活或降解，继而通过一系列分子事件导致癌变。

　　（2）性行为及分娩次数：多个性伴侣、初次性生活<16岁、早年分娩、多产与子宫颈癌发生有关。青春期子宫颈发育尚未成熟，对致癌物较敏感。分娩次数增多，子宫颈创伤概率也增加，分娩及妊娠内分泌及营养也有改变，患子宫颈癌的危险增加。孕妇免疫力较低，HPV DNA检出率很高。与有阴茎癌、前列腺癌或其性伴侣曾患子宫颈癌的高危男子性接触的妇女，也易患子宫颈癌。

　　（3）其他：吸烟可增加感染HPV效应，屏障避孕法有一定的保护作用。

| 知识点3：临床分级 | 副高：熟练掌握　正高：熟练掌握 |

　　SIL既往称为子宫颈上皮内瘤变（CIN），CIN分为3级，反映了CIN发生的连续病理过程。①Ⅰ级：即轻度异型。上皮下1/3层细胞核增大，核质比例略增大，核染色稍加深，核分裂象少，细胞极性正常。②Ⅱ级：即中度异型。上皮下1/3～2/3层细胞核明显增大，核质比例增大，核深染，核分裂象较多，细胞数量明显增多，细胞极性尚存。③Ⅲ级：包括重度异型和原位癌。病变细胞占据2/3层以上或全部上皮层，细胞核异常增大，核质比例显著增大，核形不规则，染色较深，核分裂象多，细胞拥挤，排列紊乱，无极性。

知识点4: 临床表现　　　　　　　　　　　　　　　副高: 熟练掌握　　正高: 熟练掌握

一般无特殊症状。偶有阴道排液增多, 伴或不伴臭味。也可在性生活或妇科检查 (双合诊或三合诊) 后发生接触性出血。妇科检查时可见子宫颈光滑, 或仅见局部红斑、白色上皮, 或子宫颈糜烂样表现, 未见明显病灶。由于CIN无特异的临床表现, 故根据其临床表现无法确诊。

知识点5: 宫颈细胞学检查　　　　　　　　　　　　副高: 熟练掌握　　正高: 熟练掌握

筛选子宫颈癌的既简便且准确率又高的方法就是宫颈细胞学检查, 可发现早期病变。应在子宫颈移行带处刮片以提高阳性诊断率, 必要时需反复多次刮片。但有一些子宫颈癌源于颈管, 且绝经前后妇女移行带常移至子宫颈管, 因此要加强颈管涂片 (即双份涂片法)。宫颈细胞学检查存在一定的漏诊及误诊率, 应按炎症治疗3~6个月后再重复检查。目前, 国内多采用新柏氏超薄细胞检测系统 (TCT) 用于子宫颈癌的筛选检测。临床宫颈细胞学诊断的报告方式为巴氏五级分类法和TBS系统分类。若发现异常细胞应行阴道镜检查, 进一步明确诊断。

细胞学诊断分类: 未见上皮内病变细胞或恶性细胞 (NILM)、其他细胞 (子宫内膜细胞出现在40岁以后妇女涂片中) 和上皮细胞异常。

知识点6: 鳞状细胞异常和腺细胞异常的类别　　　副高: 熟练掌握　　正高: 熟练掌握

(1) 鳞状细胞异常: 包括: ①不典型鳞状细胞 (ASC), 无明确诊断意义的不典型鳞状细胞 (ASC-US) 和不典型鳞状细胞不除外高度鳞状上皮内病变 (ASC-H);②轻度鳞状细胞上皮内病变 (LSIL), 包括HPV感染或CIN Ⅰ;③高度鳞状细胞上皮内病变 (HSIL), 包括中重度不典型增生 (CIN Ⅱ和CIN Ⅲ) 和原位癌 (CIS);④鳞状细胞癌 (SCC)。

(2) 腺细胞异常: ①非典型腺细胞 (AGC), 包括非典型颈管腺细胞和非典型子宫内膜腺细胞;②非典型颈管腺细胞倾向癌变;③颈管原位癌;④腺癌 (颈管、子宫内膜或子宫外)。

知识点7: 高危型HPV DNA检测　　　　　　　　　副高: 熟练掌握　　正高: 熟练掌握

高危型HPV DNA检测相对于细胞学检查其敏感性较高, 特异性较低。可与细胞学检查联合应用于子宫颈癌筛查。也可用于细胞学检查异常的分流, 当细胞学为意义未明的不典型鳞状细胞 (ASC-US) 时进行高危型HPV DNA检测, 阳性者行阴道镜检查, 阴性者12个月后行细胞学检查。也可作为子宫颈癌初筛的方法。但由于年轻妇女的HPV感染率较高, 且大多为一过性感染, 推荐用于30岁以后的女性, 在子宫颈癌高发或开展细胞学检查有困难的地区也可在25岁以后开始使用, 阴性者常规随访, 阳性者再行细胞学等检查进行分流。

知识点8：阴道镜检查　　　　　　　　副高：熟练掌握　正高：熟练掌握

阴道镜是用以观察宫颈、阴道及外阴上皮病变的一种内镜，可将宫颈细胞放大6~40倍，可观察宫颈表面有无异型上皮或早期病变，了解病变区血管情况，并选择可疑癌前期病变切取活检组织学标本。宫颈移行带内醋酸白色上皮、毛细血管形成的极细红点、异型血管，由血管网围绕的镶嵌白色或黄色的上皮块为CIN最常见的异常阴道镜"三联征"图像。在上述病变区域活检，可提高诊断的准确性。

知识点9：宫颈活体组织检查　　　　　　副高：熟练掌握　正高：熟练掌握

宫颈活体组织检查是确诊子宫颈癌及癌前病变最可靠的和不可缺少的方法。任何肉眼可见病灶均应做单点或多点活检。如无明显病灶，可选择宫颈转化区3、6、9、12点多处活检，或阴道镜指引下在醋酸白色上皮或碘不着色处取材，提高确诊率。

知识点10：颈管内膜刮取术（ECC）　　　副高：熟练掌握　正高：熟练掌握

当细胞学异常而阴道镜检查阴性或不满意或镜下活检阴性时，应常规做ECC。用小刮匙搔刮子宫颈管，刮出组织送病检。此法可用以确定颈管内有无癌浸润或子宫颈癌是否已侵犯子宫颈管。绝经前后的妇女子宫颈萎缩或光滑时，ECC更有意义。

注意：活检后应用消毒棉球或纱布压迫止血，待无活动出血时，于子宫颈塞一带线棉球压迫，嘱患者24小时后自行取出，取出后仍有流血（如月经量）者，应立即就诊，给予止血粉棉球压迫止血，流血多者适当给予止血药和抗生素预防感染。

知识点11：宫颈环形电切术或宫颈诊断性锥形切除术的适应证
　　　　　　　　　　　　　　　　　　　　副高：熟练掌握　正高：熟练掌握

宫颈环形电切术（LEEP）或宫颈诊断性锥形切除术的适应证为：①宫颈细胞学多次阳性，阴道镜检查阴性或不满意或镜下活检阴性，颈管刮除术阴性；②宫颈细胞学诊断较阴道镜下活检重，或提示可疑浸润癌；③CINⅡ、Ⅲ病变或ECC阳性；④宫颈细胞学提示腺上皮异常，无论ECC结果如何；⑤阴道镜检查或镜下活检怀疑早期浸润癌或怀疑子宫颈原位腺癌。

知识点12：高危型HPV感染不伴宫颈病变的处理　　副高：熟练掌握　正高：熟练掌握

高危型HPV感染不伴宫颈病变（宫颈细胞学阴性）的处理：①6个月后复查细胞学；②1年以后复查细胞学和高危型HPV DNA。随访期间，可采用中成药阴道栓剂（如保妇康栓剂）治疗。

知识点 13：ASC-US 的处理　　　　　副高：熟练掌握　正高：熟练掌握

对20岁以上妇女的ASC-US，可以采用高危型HPV的检测、重复宫颈细胞学检查和阴道镜检查等方法进行处理。HPV阴性的ASC-US妇女，随访12个月时，重复细胞学检查。而HPV阳性的ASC-US妇女，则与低度鳞状上皮内病变（LSIL）一样，需做阴道镜检查。阴道镜检查不满意者应行宫颈管搔刮术；阴道镜检查为满意图像而且移行带有病变者，在活检的同时也可同时进行宫颈管取材；阴道镜检查确诊无CIN，则应随访12个月，检测HPV；或在第6个月和第12个月时，重复细胞学检查。HPV检测的时间间隔，建议不应少于12个月。

ASC-US妇女进行重复细胞学检查，建议每间隔6个月一次，直至连续两次结果未见上皮内病变为止。重复检查时，若细胞学仍为ASC-US或更为严重的细胞学异常结果，建议阴道镜检查。两次细胞学复查结果均无上皮内病变则恢复常规的细胞学筛查周期。

初始细胞学结果为ASC-US而组织学诊断无CIN Ⅱ～Ⅲ者，不可常规采用诊断性切除术（如电环切除术）。

知识点 14：ASC-H 的处理　　　　　副高：熟练掌握　正高：熟练掌握

ASC-H者建议行阴道镜检查。若无CIN Ⅱ～Ⅲ，则12个月后HPV检测，或分别于第6个月和第12个月后，复查细胞学涂片。若HPV检测阳性，或细胞学结果为ASC-US以上，均建议阴道镜检查。若HPV和连续两次细胞学结果检测为阴性，可恢复常规的细胞学筛查周期。

知识点 15：LSIL 的处理　　　　　副高：熟练掌握　正高：熟练掌握

LSIL约60%会自然消退，细胞学检查为LSIL及以下者可观察随访。除了特殊人群，如妊娠晚期、绝经时间长、阴道暴露困难等妇女，推荐行阴道镜检查。对阴道镜检查图像不满意者，建议行子宫颈管搔刮术；对阴道镜检查图像满意但移行带无明确病变的妇女也可行子宫颈管取样。无明确病变者，可于随访期第12个月，检测HPV-DNA，或在第6和12个月，重复细胞学检查；因为已经有证据表明，在12个月内，两次细胞学检查与一次HPV-DNA检测发现CIN Ⅱ以上病变的敏感性相近。如果HPV-DNA和两次细胞学检查结果为阴性，可恢复常规的细胞学筛查周期。若HPV-DNA检测结果阳性，或细胞学复查报告为ASC-US或以上，建议再次阴道镜检查。诊断CIN的妇女，按照相应级别和有关参考因素，以个性化原则进行处理。组织学检查未证实CIN的LSIL，初次处理时，不建议采用诊断性切除术或毁损性治疗。

知识点 16：HSIL 的处理　　　　　副高：熟练掌握　正高：熟练掌握

HSIL可发展为浸润癌，需要治疗。在保证细胞学检查的质控质量的条件下，除了特殊人群，可以直接行宫颈锥切或环切术；也可先行阴道镜检查并同时予子宫颈管搔刮术。若组织学检查无宫颈病变证据，可以有三种处理方案：①直接行宫颈诊断性锥切术；②采用阴道镜检查与细胞学检查进行随访，每6个月一次，可随访复查两次。采取保守性随访措施的前提是阴道镜检查图像满意，而且子宫颈管取样检查结果为阴性；③复习细胞学、组织学和阴道镜检查的结果，如果通过重新读片分析，认为以往诊断需要更改，则按照相应的诊断进行处理。随访期间，再次出现细胞学检查结果为HSIL，建议行宫颈诊断性锥切术。如果经过一年随访，动态检查结果均为阴性，则可恢复常规的细胞学筛查周期。

知识点17：AGC 的处理　　　　　副高：熟练掌握　　正高：熟练掌握

由于可以产生AGC结果的病理因素较多，涉及下生殖道、宫腔、输卵管甚至卵巢，因此，需要进一步评估的部位和程序也相对复杂。对于下生殖道的评估，可以通过阴道镜检查、宫颈管搔刮术、HPV-DNA检测综合评价宫颈管、宫颈和阴道；对于宫腔的评估可以借助诊断性刮宫或宫腔镜检查进行。必要时，还要对可能来自输卵管和卵巢的病变进行检查排除。若细胞学诊断为AGC倾向于瘤变、AIS或细胞学复查仍为AGC者，可行诊断性宫颈锥切术。宫颈锥切时需要有足够的切除深度以保证对宫颈管的客观评估。

知识点18：CIN Ⅰ 的处理　　　　　副高：熟练掌握　　正高：熟练掌握

CIN Ⅰ并细胞学结果为HSIL或以上的病例需治疗，其他可观察。治疗方法：①细胞学结果为ASC-US、ASC-H或LSIL的CIN Ⅰ，建议每年检测HPV DNA或每6~12个月复查宫颈细胞学；②细胞学检查结果为HSIL而组织学诊断为CIN Ⅰ者，如果阴道镜检查满意且颈管取材阴性者可用冷冻、电灼、激光、微波等物理治疗；阴道镜检查不满意者或患者以前接受过治疗应采用诊断性锥形切除术。6个月后复查细胞学，如无异常1年后复查细胞学和HPV DNA。如细胞学结果大于ASC-US或高危型HPV阳性，需行阴道镜检查。

知识点19：CIN Ⅱ、CIN Ⅲ 的处理　　　　副高：熟练掌握　　正高：熟练掌握

CIN Ⅱ比CIN Ⅲ更具有异质性，其消退的可能性更大，但CIN Ⅱ和CIN Ⅲ的组织学区分极为困难，因此为提高安全性，故采用CIN Ⅱ为开始治疗的起端。

（1）观察：除特殊情况（妊娠），对CIN Ⅱ、Ⅲ患者，不应采用定期细胞学和阴道镜检查进行观察。妊娠期的CIN Ⅱ、Ⅲ可观察，每2个月进行一次阴道镜检查，产后6~8周再次进行评估后处理。其他病例需要治疗。

（2）治疗：阴道镜检查满意、组织学诊断的CIN Ⅱ、Ⅲ可选择LEEP或物理治疗，但之前必须行ECC。复发的CIN Ⅱ、Ⅲ患者建议行诊断性锥形切除术。阴道镜检查不满意者，建议行诊断性锥形切除术。不宜将全子宫切除术作为CIN Ⅱ、Ⅲ的首要的或初始的治疗方法。

（3）随访：每3~6个月的细胞学+HPV或细胞学+阴道镜检查，连续3次正常后，可选择每年1次的细胞学或细胞学+HPV+阴道镜随访。

知识点20：宫颈原位腺癌的处理　　　　　　副高：熟练掌握　　正高：熟练掌握

以往对于宫颈原位腺癌（AIS）患者多采用子宫切除术。近十年来，已经有相当多的大样本、多中心的临床对照研究证据表明，部分AIS患者经过宫颈锥形切除术不仅可以治愈疾病，还可保留生育能力。因此，目前对于无生育要求者，仍建议行全子宫切除术。而对于年轻、有生育要求者可行宫颈锥形切除术。切除组织标本经组织病理学检查，若标本切缘阴性者可予长期密切随访。若切缘阳性者，建议择期再次宫颈锥形切除术，术后6个月进行细胞学检查、高危型HPV-DNA检测和阴道镜检查评估，根据复查结果决定进一步的诊疗方案。

知识点21：妊娠合并子宫颈鳞状上皮内病变　　　　副高：熟练掌握　　正高：熟练掌握

妊娠期间，增高的雌激素使柱状上皮外移至子宫颈阴道部，转化区的基底细胞出现不典型增生改变；妊娠期免疫功能可能低下，易患HPV感染。诊断时应注意妊娠时转化区的基底细胞可有核增大、深染等表现，细胞学检查易误诊，但产后6周可恢复正常。大部分妊娠期患者为LSIL，仅约14%为HSIL。妊娠期SIL仅作观察，产后复查后再处理。

第二节　子宫颈癌

知识点1：子宫颈癌的病因　　　　　　　　副高：掌握　　正高：掌握

子宫颈癌是最常见的妇科恶性肿瘤，高发年龄为50~55岁。近年来，由于子宫颈癌筛查的普及，能够早期发现和治疗子宫颈癌和癌前病变，使其发病率和死亡率都明显下降。SIL形成后继续发展，突破上皮下基膜，浸润间质，形成子宫颈浸润癌。

子宫颈癌的病因主要包括两个方面：①行为危险因素：如性生活过早、多个性伴侣、多孕多产、社会经济地位低下、营养不良和性混乱等；②生物学因素：包括细菌、病毒和衣原体等各种微生物的感染。

知识点2：子宫颈癌发生的共刺激因子　　　　　副高：掌握　　正高：掌握

子宫颈癌发生的共刺激因子有：①吸烟；②生殖道其他微生物的感染，如HSV、淋球菌、衣原体和真菌等可提高生殖道对HPV感染的敏感性；③性激素影响：激素替代和口服避孕药等；④内源或外源性因素引起免疫功能低下。

知识点3：子宫颈癌的转移途径　　　　　　　副高：掌握　　正高：掌握

（1）直接蔓延：最常见，癌组织局部浸润，向邻近器官及组织扩散。常向下累及阴道壁，极少向上由子宫颈管累及宫腔；癌灶向两侧扩散可累及主韧带及子宫颈旁、阴道旁组织直至骨盆壁；癌灶压迫或侵及输尿管时，可引起输尿管阻塞及肾积水。晚期可向前、后蔓延侵及膀胱或直肠，形成膀胱阴道瘘或直肠阴道瘘。

（2）淋巴转移：是宫颈癌最重要的转移途径。一般沿宫颈旁淋巴管先转移至闭孔、髂内及髂外等区域淋巴结，后再转移至髂总、骶前和腹主动脉旁淋巴结。晚期患者可远处转移至锁骨上及深、浅腹股沟淋巴结。宫颈癌的淋巴结转移根据转移时间的先后可分为一级组和二级组。一级组淋巴结包括：①宫旁淋巴结：横跨宫旁组织的一组小淋巴结；②宫颈旁或输尿管旁淋巴结：位于输尿管周围横跨子宫动脉段附近淋巴结；③闭孔或髂内淋巴结：围绕闭孔血管及神经的淋巴结；④髂内淋巴结：沿髂内静脉近髂外静脉处淋巴结；⑤髂外淋巴结：位于髂外动、静脉周围的6~8个淋巴结；⑥骶前淋巴结。二级组淋巴结包括：①腹股沟淋巴结：包括腹股沟深、浅淋巴结；②腹主动脉旁淋巴结。

（3）血行转移：宫颈癌血行转移比较少见，大多发生在晚期患者，可转移至肺、肝或骨骼。

知识点4：子宫颈癌的临床分期（FIGO，2009年）　　　　副高：掌握　正高：掌握

采用国际如产科联盟（FIGO，2009年）的临床分期标准，临床分期在治疗前进行，治疗后不再更改。

（1）Ⅰ期：肿瘤局限在子宫颈（扩展至宫体将被忽略）。

1）ⅠA：镜下浸润癌（所有肉眼可见的病灶，包括表浅浸润，均为ⅠB期）；间质浸润深度<5mm，宽度≤7mm。包括：①ⅠA$_1$：间质浸润深度≤3mm，宽度≤7mm。②ⅠA$_2$：间质浸润深度>3mm且<5mm，宽度≤7mm。

2）ⅠB：临床癌灶局限于子宫颈，或者镜下病灶>ⅠA。包括：①ⅠB$_1$：临床癌灶≤4cm。②ⅠB$_2$：临床癌灶>4cm。

（2）Ⅱ期：肿瘤超越子宫，但未达骨盆壁或未达阴道下1/3。

1）ⅡA：肿瘤侵犯阴道上2/3，无明显宫旁浸润。包括：①ⅡA$_1$：临床可见癌灶≤4cm。②ⅡA$_2$：临床可见癌灶>4cm。

2）ⅡB：有明显宫旁浸润，但未达到盆壁。

（3）Ⅲ期：肿瘤已扩展到骨盆壁，在进行直肠指诊时，在肿瘤和盆壁之间无间隙，肿瘤累及阴道下1/3，由肿瘤引起的肾盂积水或肾无功能的所有病例，除非已知道由其他原因所引起。

1）ⅢA：肿瘤累及阴道下1/3，没有扩展到骨盆壁。

2）ⅢB：肿瘤扩展到骨盆壁，或引起肾盂积水或肾无功能。

（4）Ⅳ期：肿瘤超出了真骨盆范围，或侵犯膀胱和/或直肠黏膜。

1）ⅣA：肿瘤侵犯邻近的盆腔器官。

2）ⅣB：远处器官转移。

知识点5：鳞状细胞浸润癌的临床类型　　　　副高：掌握　正高：掌握

（1）按照局部大体观分型：①外生型：最常见，癌灶向外生长呈乳头状或菜花样，组织

脆弱，触之易出血，常累及阴道。②内生型：癌灶向宫颈深部组织浸润，宫颈表面光滑或仅有柱状上皮异位，宫颈肥大变硬，呈桶状，常累及宫旁组织。③溃疡型：上述两型癌组织继续发展或合并感染坏死，组织脱落后形成溃疡或空洞，如火山口状。④颈管型：癌灶发生在宫颈管内，常侵入宫颈管及子宫峡部供血层及转移至盆腔淋巴结。

（2）根据癌细胞分化程度分型：①Ⅰ级为高分化癌（角化性大细胞型）：大细胞，有明显角化珠形成，可见细胞间桥，细胞异型性较轻，无核分裂或核分裂<2/高倍视野。②Ⅱ级为中分化癌（非角化性大细胞型）：大细胞，少或无角化珠，细胞间桥不明显，细胞异型性明显，核分裂象2~4/高倍视野。③Ⅲ级为低分化癌（小细胞型）：多为未分化小细胞，无角化珠及细胞间桥，细胞异型性明显，核分裂象>4/高倍视野。

知识点6：子宫颈癌的临床表现　　　　　　　　　　　　副高：掌握　正高：掌握

（1）症状：早期子宫颈癌常无明显症状和体征。颈管型患者因子宫颈外观正常易漏诊或误诊，随病变发展，可出现以下症状：①阴道流血：常表现为接触性出血，即性生活或妇科检查后阴道流血。也可表现为不规则阴道流血，或经期延长、经量增多。老年患者常为绝经后不规则阴道流血。出血量根据病灶大小、侵及间质内血管情况而不同，若侵袭大血管可引起大出血。一般外生型癌出血较早，量多；内生型癌出血较晚。②阴道排液：多数患者有白色或血性、稀薄如水样或米泔状、有腥臭味的阴道排液，晚期患者因癌组织坏死伴感染，可有大量米泔样或脓性恶臭白带。③晚期症状：根据癌灶累及范围出现不同的继发性症状。如尿频、尿急、便秘、下肢肿痛等；癌肿压迫或累及输尿管时，可引起输尿管梗阻、肾盂积水及尿毒症；晚期可有贫血、恶病质等全身衰竭症状。

（2）体征：微小浸润癌可无明显病灶，子宫颈光滑或糜烂样改变。随病情发展，可出现不同体征。外生型子宫颈癌可见息肉状、菜花状赘生物，常伴感染，质脆易出血；内生型表现为子宫颈肥大、质硬、子宫颈管膨大；晚期癌组织坏死脱落，形成溃疡或空洞伴恶臭。阴道壁受累时，可见赘生物生长或阴道壁变硬；宫旁组织受累时，双合诊、三合诊检查可扪及子宫颈旁组织增厚、结节状、质硬或形成冰冻骨盆状。

知识点7：子宫颈癌的盆腔检查　　　　　　　　　　　　副高：掌握　正高：掌握

（1）阴道检查：窥阴器检查以暴露宫颈及阴道穹隆及阴道壁时，应缓慢扩张并深入暴露宫颈和阴道，以免损伤病灶而导致大出血。阴道检查时应主要观察宫颈外形和病灶的位置、形态、大小及有无溃疡等。阴道指诊时应用手指触摸全部阴道壁至穹隆部及宫颈外口，进一步了解病灶的质地、形状、波及的范围等，并注意有无接触性出血。

（2）双合诊：主要了解子宫体的位置、活动度、形状大小和质地，以及双附件区域、宫旁结缔组织有无包块和结节状增厚。

（3）三合诊：是明确宫颈癌临床期别不可缺少的临床检查，主要了解阴道后壁有无肿瘤病灶的浸润、宫颈大小及形态、宫旁组织情况. 应同时注意有无肿大的盆腔淋巴结可能。

知识点8：子宫颈癌的实验室检查和诊断方法　　　　　　副高：掌握　正高：掌握

早期病例的诊断应采用子宫颈细胞学检查和/或高危型HPV DNA检测、阴道镜检查、子宫颈活组织检查的"三阶梯"程序，确诊依据为组织学诊断。

子宫颈有明显病灶者，可直接在癌灶取材。子宫颈锥切术适用于子宫颈细胞学检查多次阳性而子宫颈活检阴性者，或子宫颈活检为CINⅡ和CINⅢ需确诊者，或可疑微小浸润癌需了解病灶的浸润深度和宽度等情况。可采用冷刀切除、环形电切除（LEEP），切除组织应做连续病理切片（24～36张）检查。

确诊后根据具体情况选择胸部X线片、静脉肾盂造影、膀胱镜检查、直肠镜检查、B超检查及CT、MRI、PET-CT等影像学检查。

知识点9：子宫颈癌的鉴别诊断　　　　　　　　　　　　副高：掌握　正高：掌握

主要依据子宫颈活组织病理检查，与有临床类似症状或体征的各种子宫颈病变鉴别。包括：①子宫颈良性病变：子宫颈柱状上皮异位、子宫颈息肉、子宫颈子宫内膜异位症和子宫颈结核性溃疡等；②子宫颈良性肿瘤：子宫颈黏膜下肌瘤、子宫颈管肌瘤、子宫颈乳头瘤等；③子宫颈恶性肿瘤：原发性恶性黑色素瘤、肉瘤及淋巴瘤、转移性癌等。

知识点10：子宫颈癌的手术治疗　　　　　　　　　　　　副高：掌握　正高：掌握

早期子宫颈癌（ⅠA～ⅡA期）首选广泛性手术治疗，优点是年轻患者可保留卵巢及阴道功能。对局部晚期、大癌灶，特别是中青年患者可以选择新辅助化疗行2～3疗程后手术治疗，使ⅠB$_2$～ⅡB期在化疗缩小病灶后手术。对45岁以下的早期患者，如卵巢正常，可保留双侧卵巢。估计术后需放疗的患者，应将卵巢移位至结肠旁沟固定并用银夹标记，使卵巢离开放疗照射野以保留卵巢功能；估计术后不需放疗者，卵巢可固定在盆腔的生理位置，以减少移位对卵巢功能的影响。如果阴道切除3cm以上，可做阴道延长术。

（1）ⅠA$_1$期：选用全子宫切除术；对要求保留生育功能者可行宫颈锥形切除术。

（2）ⅠA$_2$～ⅡA期：选用广泛子宫切除术及盆腔淋巴结清扫术，年轻患者卵巢正常者可予保留。术中冷冻切片检查髂总淋巴结阳性应做腹主动脉旁淋巴清扫或取样，进一步明确病变累及范围，选择术后治疗方案。

（3）ⅠA$_1$～ⅠB$_1$期，肿瘤直径<4cm的未生育年轻患者：可选用广泛子宫颈切除术及盆腔淋巴结清扫术，保留患者的生育功能。

（4）腺癌：放疗疗效不如鳞癌，早期易有淋巴转移，预后差。只要患者能耐受手术，病灶估计尚能切除，早中期患者应尽量争取手术治疗。晚期患者手术困难或估计难以手术切除干净者，在术前或术后加用化疗或放疗可能有助于提高疗效。

知识点11：子宫颈癌的手术范围　　　　　　　　　　　　副高：掌握　正高：掌握

（1）子宫颈癌广泛子宫切除术的手术范围：包括：子宫、子宫颈及骶韧带、主韧带，部分阴道和盆腔淋巴结和选择性主动脉旁淋巴结取样等。一般不包括输卵管和卵巢。

（2）盆腔淋巴结切除的手术范围：包括：双侧髂总淋巴结，髂外、髂内淋巴结，髂外血管下段、腹股沟韧带深部淋巴结，闭孔深、浅组淋巴结。如果髂总淋巴结阳性或 IB_2 期及以上病例，需行腹主动脉旁淋巴结取样。

知识点12：子宫颈癌的放射治疗	副高：掌握　正高：掌握

几乎所有期别都可采用，适用于ⅡB期、Ⅲ期、Ⅳ期患者，或无法手术患者。包括体外照射及腔内照射。体外照射多用直线加速器、钴-60（^{60}Co）等。腔内多用后装治疗机，腔内照射用于控制局部原发病灶，体外照射用以治疗宫颈旁及盆腔淋巴结转移灶。早期病例以局部腔内照射为主，体外照射为辅；晚期则体外照射为主，腔内为辅。对于局部病灶较大者，可先做放疗待癌灶缩小后手术。手术治疗后如具有上述高危因素可术后放疗消灭残存癌灶减少复发。

目前标准的子宫颈癌根治性放疗方案为盆腔体外照射加腔内近距离照射，同时应用以铂类为基础的同步放化疗（CCRT）。应用较多的药物有顺铂（DDP）或5-FU、异环磷酰胺（IFO）、紫杉醇（TAX）、拓扑替康（TPT）、吉西他滨（Gem）等。最常用的是盆腔外照射加腔内近距离放疗，联合顺铂［DDP，35mg/（$m^2 \cdot d$）］周疗。髂总或腹主动脉旁淋巴结阳性者，应扩大放疗野。

知识点13：子宫颈癌的化学治疗	副高：掌握　正高：掌握

化学治疗主要用于晚期或复发转移患者和同期放化疗。常用抗癌药物有顺铂、卡铂、氟尿嘧啶和紫杉醇等。常采用以铂类为基础的联合化疗方案，如TP（顺铂与紫杉醇）、FP（顺铂与氟尿嘧啶）、BVP（博来霉素、长春新碱与顺铂）、BP（博来霉素与顺铂）等。多采用静脉化疗，也可用动脉局部灌注化疗。

知识点14：子宫颈癌合并妊娠的治疗	副高：掌握　正高：掌握

在妊娠期出现阴道出血，在排除产科因素引起出血后，妇科检查对子宫颈有可疑病变时应做宫颈刮片、阴道镜检查，必要时在阴道镜指导下行宫颈活检明确诊断。宫颈活检并不会有出血危险，但不能做颈管内膜刮取术。锥形切除术可能引起出血、流产、早产等，因此可在锥形切除术同时行环扎术。子宫颈癌合并妊娠应根据临床期别及胎儿情况、患者及家属意愿进行个体化治疗。①妊娠20周前发现子宫颈癌：如为 IB_1 期或ⅡA期，在妊娠13周后，可做化疗以达胎儿成熟后手术，连同胎儿一并进行广泛性子宫切除术和盆腔淋巴结切除术，也可终止妊娠后放化疗。②妊娠28周后发现期子宫颈癌：可等待胎儿成熟估计可存活时行剖宫产，同时行广泛性子宫切除术和盆腔淋巴结切除术，也可产后放化疗。③妊娠20～28周期间发现子宫颈癌：IB_1 期及 IB_1 期以前患者可推迟治疗，在推迟治疗期间可用化疗控制病情，待胎儿成熟估计可存活时行剖宫产，同时行广泛性子宫切除术和盆腔淋巴结切除术，

也可产后放化疗。ⅠB₂期及以上患者一般不推荐延迟治疗。④所有患者终止妊娠时间不宜超过34周。

知识点15：子宫颈癌的预防　　　　副高：掌握　正高：掌握

（1）通过普及、规范子宫颈癌筛查（二级预防），早期发现CIN，并及时治疗高级别病变，阻断子宫颈浸润癌的发生。

（2）广泛开展预防子宫颈癌相关知识的宣教，提高接受子宫颈癌筛查和预防性传播性疾病的自觉性。

（3）自2006年第一个HPV疫苗上市以来，大量临床试验显示HPV疫苗能有效防止HPV16、18相关CIN的发生。因此条件成熟时推广HPV疫苗注射（一级预防），可通过阻断HPV感染预防子宫颈癌发生。

知识点16：子宫颈复发癌的症状表现　　　　副高：掌握　正高：掌握

（1）阴道流血和水样排液：常见于放疗后复发。子宫颈癌治疗后再出现阴道流水或分泌物增多，伴/不伴臭味；及阴道少量或不规则流血，是子宫颈癌中心性复发最常见的症状。

（2）疼痛：可表现为下腹痛、股臀部和/或腰骶部疼痛及下肢痛，通常为肿瘤盆壁复发，压迫神经或骨转移引起。

（3）下肢水肿：淋巴管被癌栓逐渐阻塞或静脉阻塞回流受阻。

（4）咳嗽、胸闷、憋气，甚至呼吸困难：提示可能有肺转移。

（5）晚期表现：肿瘤晚期可侵犯和压迫周围脏器致全身多个器官转移，而表现出相应的症状和体征。如肿瘤浸润膀胱时，可出现泌尿系症状；侵犯压迫直肠时，可出现排便困难和肛门下坠等；发生脑转移时，可出现头痛、恶心或喷射性呕吐及视物模糊和语言障碍等中枢神经系统受损的一系列症状。最终患者表现为恶病质全身消耗症状。

知识点17：子宫颈复发癌的体征表现　　　　副高：掌握　正高：掌握

阴道和子宫颈局部结节或肿块、溃疡状结节伴坏死及子宫颈管增粗或宫体增大是中心性肿瘤复发的常见体征。下肢水肿和盆壁或近盆壁肿块常提示子宫旁或盆腔淋巴结复发/转移。若发生锁骨上区淋巴结转移，可在锁骨区触及大小不等，甚至呈融合状的肿大淋巴结。

知识点18：子宫颈复发癌的辅助检查　　　　副高：掌握　正高：掌握

（1）细胞学和阴道镜检查：对中心性复发的早期诊断有帮助。但放疗后局部变化，尤其阴道上段闭锁者常影响检查的可靠性，需有经验者进行检查以提高准确率。

（2）影像学检查：诊断为晚期子宫颈癌或可疑子宫颈癌复发时，应常规行胸片、盆腹腔CT、MRI及B超检查，必要时可行放射性核素骨扫描、静脉肾盂造影，甚至PET或PET-CT

检查，为诊断盆腔复发和/或盆腔外脏器转移提供重要的依据，同时对治疗方案的制订和疗效的评价有重要的指导价值。

（3）病理检查：诊断复发必须依靠病理诊断。对可疑部位行多点活检、颈管内膜刮取术或分段诊断性刮宫刮取子宫内膜，必要时行穿刺活检等。

（4）血清肿瘤标志物检查：如鳞状上皮细胞癌抗原（SCCA）是目前临床上用于子宫颈鳞癌诊断、病情监测和疗后随诊的重要肿瘤标志物，血清SCCA常在临床发现肿瘤复发前数月或同时升高。其他如CA125、CEA等对子宫颈癌是非特异性肿瘤标志物，不适合单独应用。

知识点19：子宫颈复发癌的诊断	副高：掌握　正高：掌握

（1）定期复查3~4个月1次，治疗后第1年和第2年最为重要。

（2）常规检查盆腔、阴道细胞学，但无症状者均为盆腔检查出来，无一是细胞学检查出来。

（3）阴道细胞HPV检测。

（4）任何可疑情况做CT、MRI或PET-CT等检查。

（5）血清学肿瘤标志物检测。如SCCA主要与鳞癌相关，SCCA升高期复发率是SCCA正常的3倍，且与淋巴转移有关。SCCA升高可在临床检出复发癌灶前4~16个月出现。

知识点20：复发转移宫颈癌的治疗	副高：掌握　正高：掌握

（1）放疗后局部复发宫颈癌的治疗：大多数放疗后盆腔局部复发的宫颈癌患者并不适合再次放疗，对于这些患者来说盆腔脏器切除术是唯一的治疗方法。

（2）子宫根治术后局部复发宫颈癌的治疗：有两种方法：①选择盆腔脏器切除术；②选择放射治疗。对于体积较小的复发患者往往可通过增加体外放射的剂量提高局部控制率，但对于体积较大的复发患者来说，增加放射剂量并不能改善其预后。因此，为提高子宫根治术后局部复发患者的存活率，关键是加强初次治疗后的随访，争取及早诊断其复发。

（3）转移性宫颈癌的治疗：①全身化疗：对转移性宫颈癌患者而言，全身化疗可作为一种姑息性治疗措施，顺铂（DDP）是最有效的化疗药物。②放疗：作为局部治疗手段对缓解转移部位疼痛及脑转移灶的治疗具有明显作用，对于预计生存期较短的转移性宫颈癌患者给予短疗程放疗可提高生活质量。

知识点21：子宫颈残端癌的概念	副高：掌握　正高：掌握

　　子宫次全切除术后，残留的子宫颈以后发生癌变称为子宫颈残端癌，可分为真性残端癌和隐性残端癌。前者为次全子宫切除术后发生，后者为次全子宫切除时癌已存在，而临床上漏诊，未能发现。术后2年以内发现子宫颈癌变时不能诊断为子宫颈残端癌，而切除子宫2年后发现病变才能诊断为子宫颈残端癌。

知识点22：子宫颈残端癌的临床表现及诊断　　　副高：掌握　正高：掌握

早期癌病例有时可无症状，有阴道不规则出血、白带增多及阴道排液，体征同子宫颈癌。宫颈活检病理检查是确诊的可靠方法。

知识点23：子宫颈残端癌的治疗　　　副高：掌握　正高：掌握

根据不同临床期别来决定治疗方案。以手术、放疗为主，晚期病例则采取手术、放疗及化疗的综合治疗，治疗效果与疗前临床分期、组织病理形态、肿瘤生长方式及患者的全身状况有关。

（1）由于次全子宫切除术后残留的子宫颈管较短，腔内放疗受到很大限制，子宫旁及盆腔组织的照射剂量较一般腔内放疗量低，需通过外照射做部分补充，但放射性直肠炎和膀胱炎的发病率相应增高。

（2）Ⅰ～ⅡA期子宫颈残端癌可采取手术治疗，但由于前次手术后盆腔结构有变化，手术难度大，极易出现输尿管及肠管损伤。不能手术者可行放疗。

第三节　子宫肌瘤

知识点1：子宫肌瘤的概念　　　副高：熟练掌握　正高：熟练掌握

子宫肌瘤为女性生殖器官最常见的良性肿瘤，是由子宫平滑肌细胞增生而形成，也称为子宫平滑肌瘤。多发生于30～50岁的妇女，以40～50岁最为多见，20岁以下少见。

知识点2：子宫肌瘤的病因　　　副高：熟练掌握　正高：熟练掌握

确切病因尚未明了。子宫肌瘤是一种性激素依赖性肿瘤，与过多的雌激素刺激有关。雌激素能使子宫肌细胞增生、肥大、肌层变厚、子宫增大，尤其在只有雌激素作用而无孕激素作用时较易发生。除此外，神经中枢活动对肌瘤的发病也可能起重要作用。

知识点3：子宫肌瘤的分类　　　副高：熟练掌握　正高：熟练掌握

（1）按肌瘤生长部位：宫体肌瘤（约90%）和宫颈肌瘤（约10%），前者占大多数。

（2）按肌瘤与子宫肌壁的关系：①肌壁间肌瘤：占60%～70%，肌瘤位于子宫肌壁间，周围均被肌层包围。②浆膜下肌瘤：约占20%，肌瘤向子宫浆膜面生长，并突出于子宫表面，肌瘤表面仅由子宫浆膜覆盖。若瘤体继续向浆膜面生长，仅有一蒂与子宫相连，称为带蒂浆膜下肌瘤，营养由蒂部血管供应。若血供不足，肌瘤可变性坏死。如蒂扭转断裂，肌瘤脱落形成游离性肌瘤。如肌瘤位于宫体侧壁向宫旁生长突出于阔韧带两叶之间称阔韧带肌瘤。③黏膜下肌瘤：占10%～15%。肌瘤向宫腔方向生长，突出于宫腔，表面仅为黏膜层覆盖。黏膜下肌瘤易形成蒂，在宫腔内生长犹如异物，常引起子宫收缩，肌瘤可被挤出宫颈外口而突入阴道。

（3）按发生频率：子宫肌瘤常为多个，以上各类肌瘤可单独发生也可同时发生。2个或2个部位以上肌瘤发生在同一子宫者，称为多发性子宫肌瘤。

知识点4：子宫肌瘤的病理　　　　　　　副高：熟练掌握　正高：熟练掌握

（1）巨检：肌瘤为实质性球形包块，表面光滑，质地较子宫肌层硬，压迫周围肌壁纤维形成假包膜，肌瘤与假包膜间有一层疏松网状间隙，故易剥出。肌瘤长大或多个相融合时呈不规则形状。切面呈灰白色，可见漩涡状或编织状结构。颜色和硬度与纤维结缔组织多少有关。

（2）镜检：主要由梭形平滑肌细胞和不等量纤维结缔组织构成。肌细胞大小均匀，排列成漩涡状或棚状，核为杆状。极少情况下尚有一些特殊的组织学类型，如富细胞性、奇异型、核分裂活跃、上皮样平滑肌瘤及静脉内和播散性腹膜平滑肌瘤等，这些特殊类型平滑肌瘤的性质及恶性潜能尚有待确定。

知识点5：子宫肌瘤的变性　　　　　　　副高：熟练掌握　正高：熟练掌握

肌瘤变性是肌瘤失去原有的典型结构。常见的变性包括：

（1）玻璃样变：又称透明变性，最常见。肌瘤剖面漩涡状结构消失，由均匀透明样物质取代。镜下见病变区肌细胞消失，为均匀透明无结构区。

（2）囊性变：子宫肌瘤玻璃样变继续发展，肌细胞坏死液化即可发生囊性变，此时子宫肌瘤变软，很难与妊娠子宫或卵巢囊肿区别。肌瘤内出现大小不等的囊腔，其间有结缔组织相隔，数个囊腔也可融合成大囊腔，腔内含清亮无色液体，可凝固成胶冻状。镜下见囊腔为玻璃样变的肌瘤组织构成，内壁无上皮覆盖。

（3）红色样变：多见于妊娠期或产褥期，为肌瘤的一种特殊类型坏死。发生机制不清，可能与肌瘤内小血管退行性变引起血栓及溶血、血红蛋白渗入肌纤维有关。患者可有剧烈腹痛伴恶心、呕吐、发热，白细胞计数升高，检查发现肌瘤迅速增大、压痛。肌瘤剖面为暗红色，如半熟的牛肉，有腥臭味，质软，漩涡状结构消失。镜检见组织高度水肿，假包膜内大静脉及瘤体内小静脉血栓形成，广泛出血伴溶血，肌细胞减少，细胞核常溶解消失，并有较多脂肪小球沉积。

（4）肉瘤样变：肌瘤恶变为肉瘤少见，仅为0.4%～0.8%，多见于绝经后伴疼痛和出血的患者。绝经后妇女肌瘤增大应警惕恶变可能。肌瘤恶变后，组织变软且脆，切面灰黄色，似生鱼肉状，与周围组织界限不清。镜下见平滑肌细胞增生，排列紊乱，漩涡状结构消失，细胞有异型性。

（5）钙化：多见于蒂部细小、血供不足的浆膜下肌瘤以及绝经后妇女的肌瘤。常在脂肪变性后进一步分解成三酰甘油，再与钙盐结合，沉积在肌瘤内。X线片可清楚看到钙化阴影。镜下可见钙化区为层状沉积，呈圆形，有深蓝色微细颗粒。

知识点6：子宫肌瘤的症状表现　　　　副高：熟练掌握　正高：熟练掌握

多无明显症状，仅在体检时发现。症状与肌瘤部位、大小和有无变性相关，而与肌瘤数目关系不大。常见的症状包括：

（1）月经改变：经量增多及经期延长是子宫肌瘤最常见的症状。多见于大的肌壁间肌瘤及黏膜下肌瘤，肌瘤使宫腔增大，子宫内膜面积增加并影响子宫收缩，此外肌瘤可能使肿瘤附近的静脉受挤压，导致子宫内膜静脉丛充血与扩张，从而引起经量增多、经期延长。黏膜下肌瘤伴有坏死感染时，可有不规则阴道流血或血样脓性排液。长期经量增多可继发贫血，出现乏力、心悸等症状。

（2）下腹包块：肌瘤较小时在腹部摸不到肿块，肌瘤较大时，患者自觉下腹部有肿块，为实质性，膀胱充盈时上升。当肌瘤逐渐增大使子宫超过3个月妊娠大时可从腹部触及，巨大的黏膜下肌瘤可脱出于阴道外，患者可因外阴脱出肿物就医。

（3）白带增多：肌壁间肌瘤使子宫腔面积增大，内膜腺体分泌增加及盆腔充血，导致白带增多。也可由于悬垂于阴道内的黏膜下肌瘤合并感染，表面坏死，产生大量脓血性排液或坏死组织排出，伴臭味。

（4）压迫症状：较大肌瘤压迫邻近器官时，可引起尿频或便秘，压迫膀胱颈可引起尿潴留。阔韧带肌瘤或宫颈巨大肌瘤向侧方发展，嵌入盆腔内压迫输尿管，使上泌尿道受阻，造成输尿管扩张甚至肾盂积水。

（5）疼痛：一般无明显疼痛症状，但如果较大肌瘤压迫盆腔结缔组织及神经、盆腔粘连或浆膜下肌瘤蒂扭转及肌瘤红色变性时，可出现急性腹痛。

（6）不孕：肌瘤如果压迫输卵管使其阻塞、扭曲或子宫腔变形，黏膜下肌瘤影响孕卵着床时可致不孕症。

知识点7：子宫肌瘤的体征表现　　　　副高：熟练掌握　正高：熟练掌握

子宫肌瘤妇科检查可发现子宫增大，表面不平，有单个或多个结节，质硬，浆膜下肌瘤可扪及质硬肿块与子宫有蒂相连，活动；如为黏膜下肌瘤，子宫可均匀增大；如为黏膜下肌瘤脱出于阴道内，在阴道内可见红色、实质性、表面光滑的肿块；如合并感染，表面可有渗出液及溃疡形成，分泌物有臭味。子宫颈肌瘤时，宫颈一唇被肌瘤占据，另一唇被拉平，变薄，正常大小的子宫体被推向腹腔。

知识点8：子宫肌瘤的特殊检查　　　　副高：熟练掌握　正高：熟练掌握

（1）超声检查：B超检查诊断率高，可明显显示子宫大小，肌瘤数目及部位，及有否变性，也有助于与卵巢肿瘤及其他盆腔肿块进行鉴别。

（2）探测宫腔：用探针测量宫腔的深度及方向，结合双合诊，有助于确定包块性质及其包块部位。

（3）宫腔镜检：了解宫腔内有否黏膜下肌瘤及其部位、大小。

（4）腹腔镜检：了解突起于子宫表面的浆膜下肌瘤或肌壁间肌瘤的数目及大小。

（5）子宫输卵管造影：通过造影摄片检查显示宫腔充盈缺损，了解黏膜下肌瘤的数目、大小及部位。

| 知识点9：子宫肌瘤的诊断及鉴别诊断 | 副高：熟练掌握　正高：熟练掌握 |

根据病史、体征和超声检查诊断一般无困难。超声检查能区分子宫肌瘤与其他盆腔肿块。磁共振检查可准确判断肌瘤大小、数目和位置。如有需要，还可以选择宫腔镜、腹腔镜、子宫输卵管造影等协助诊断。

子宫肌瘤需与下列疾病相鉴别：

（1）妊娠子宫：肌瘤囊性变时质地较软应注意与妊娠子宫相鉴别。妊娠者有停经史、早孕反应，子宫随停经月份增大变软，借助尿或血hCG测定、B超可确诊。

（2）子宫腺肌病：可有子宫增大、月经增多等症状。局限型子宫腺肌病类似子宫肌壁间肌瘤，质硬。但子宫腺肌病有继发性痛经明显，子宫多呈均匀增大，很少超过3个月妊娠子宫大小。B超检查有助于诊断。但有时两者可以并存。

（3）卵巢肿瘤：多无月经改变，多为偏于一侧的囊性肿块，可与子宫分开，但实性卵巢肿瘤常可误诊为浆膜下肌瘤，肌瘤囊性变也易误诊为卵巢肿瘤。注意肿块与子宫的关系，可借助B超协助诊断，必要时腹腔镜检查可明确诊断。

（4）子宫畸形：双子宫与残角子宫易误诊为子宫肌瘤，通过B超、腹腔镜、子宫输卵管造影可协助诊断。

（5）子宫内膜息肉：主要表现为月经量多、经期延长及不规则阴道流血等症状，这些症状与子宫黏膜下肌瘤有相似之处，特别是B超检查均显示出有宫腔内占位。一般可通过经阴道彩色多普勒超声检查或经阴道宫腔声学造影来进行区别。最为可靠鉴别子宫内膜息肉及子宫黏膜下肌瘤的方法是进行宫腔镜检查。

（6）功能失调性子宫出血：简称功血，主要表现为不规则阴道出血，临床症状与子宫肌瘤有相似之处。较大的肌瘤、子宫明显增大、多发性肌瘤、子宫增大不规则以及浆膜下肌瘤、子宫表面有结节性突出等情况，一般不会与功血相混淆。鉴别较困难者为子宫肌瘤小，而出血症状又比较明显的病例。一方面，是症状相似，均可出现月经过多或不规则出血；另一方面，功血患者有时子宫亦略大于正常。通过B超、诊断性刮宫或宫腔镜检查可以对两者进行鉴别诊断。

（7）子宫颈癌：有不规则阴道流血及白带增多或不正常排液等症状，外生型较易鉴别，内生型宫颈癌应与宫颈黏膜下肌瘤鉴别。可借助于B超、宫颈脱落细胞学检查、宫颈活检、宫颈管搔刮及分段诊刮等鉴别。

| 知识点10：子宫肌瘤的药物治疗 | 副高：熟练掌握　正高：熟练掌握 |

适用于症状轻、近绝经年龄或全身情况不宜手术者。

（1）雄激素：可对抗雌激素，使子宫内膜萎缩；也可直接作用于子宫，使肌层和血管平滑肌收缩，从而减少子宫出血。近绝经期应用可提前绝经。常用药物：丙酸睾酮25mg肌注，每5天1次，经期25mg/d，共3次，每月总量不超过300mg，可用3～6个月；甲睾酮10mg/d，舌下含服，连用3个月。

（2）促性腺激素释放激素类似物（GnRH-a）：GnRH-a采用大剂量连续或长期非脉冲式给药，可抑制FSH和LH分泌，降低雌激素至绝经后水平，以缓解症状并抑制肌瘤生长使其萎缩。但停药后又逐渐增大到原来大小。用药6个月以上可产生绝经综合征、骨质疏松等副作用，故长期用药受限。应用指征：①缩小肌瘤以利于妊娠；②术前治疗控制症状、纠正贫血；③术前应用缩小肌瘤，降低手术难度，或使经阴道或腹腔镜手术成为可能；④对近绝经妇女，提前过渡到自然绝经，避免手术。一般应用长效制剂，每月皮下注射1次。常用药物有亮丙瑞林每次3.75mg，或戈舍瑞林每次3.6mg。

（3）米非司酮：为人工合成的19-去甲基睾酮衍生物，具有强抗孕酮作用，用药后可使体内孕激素和雌激素水平下降，也可用于子宫肌瘤治疗，使子宫肌瘤萎缩变小。但长期使用可导致闭经。一般从月经周期第2天开始，12.5mg/d口服，连续服用6个月，作为术前用药或提前绝经使用。此外，在子宫肌瘤出血期，若出血量多，还可用子宫收缩剂（缩宫素）和止血药（如氨甲环酸、止血敏、立止血等）。

知识点11：子宫肌瘤的手术治疗　　　　*副高：熟练掌握　正高：熟练掌握*

手术适应证：①月经过多致继发贫血，药物治疗无效；②严重腹痛、性交痛或慢性腹痛、有蒂肌瘤扭转引起的急性腹痛；③体积大或引起膀胱、直肠等压迫症状；④能确定肌瘤是不孕或反复流产的唯一原因者；⑤疑有肉瘤变。手术可经腹、经阴道或经宫腔镜及腹腔镜进行。手术方式有以下几种。

（1）经腹或经腹腔镜子宫肌瘤剔除术：适用于年轻患者或需保留生育功能的患者，对子宫切除术有顾虑的患者可行子宫肌瘤剔除术，然后行子宫整形术。

（2）经阴道黏膜下肌瘤扭除术：黏膜下肌瘤若已脱出子宫颈坠入阴道，可自阴道将蒂扭断摘除肌瘤，然后用刮匙刮除残留之蒂部。

（3）宫腔镜下手术治疗黏膜下肌瘤：对于较小的黏膜下肌瘤可应用宫腔镜下电切术。

（4）子宫次全切或子宫全切术：对于肌瘤较大、生长迅速，或者临床症状明显，患者无生育要求，已近更年期或绝经期者，可行子宫次全切除术或子宫全切术，保留一侧或双侧附件，为子宫肌瘤最彻底、最可靠的治疗方法。可行开腹手术或腹腔镜手术行子宫次全切或子宫全切术。

知识点12：子宫肌瘤的其他治疗　　　　*副高：熟练掌握　正高：熟练掌握*

是非主流治疗方法，主要适用于不能耐受或不愿手术者。

（1）子宫动脉栓塞术（UAE）：通过阻断子宫动脉及其分支，减少肌瘤的血供，从而延缓肌瘤的生长，缓解症状。但该方法可能引起卵巢功能减退并增加潜在的妊娠并发症的风险，对有生育要求的妇女一般不建议使用。

（2）高能聚焦超声（HIFU）：通过物理能量使肌瘤组织坏死，逐渐吸收或瘢痕化，但存在肌瘤残留、复发，并需要除外恶性病变。类似治疗方法还有微波消融等。

（3）子宫内膜切除术（TCRE）：经宫腔镜切除子宫内膜以减少月经量或造成闭经。

| 知识点13：子宫肌瘤合并妊娠的处理原则 | 副高：熟练掌握　正高：熟练掌握 |

（1）妊娠合并肌瘤者多能自然分娩，不应急于干预，但应预防产后出血。

（2）肌瘤过大阻碍胎儿下降者或发生胎位异常、产力异常者应行剖宫产结束分娩。

（3）妊娠期及产褥期肌瘤发生红色变性时，多采用保守治疗不做手术。

（4）浆膜下肌瘤发生蒂扭转经确诊后应手术治疗。

（5）剖宫产手术时是否同时切除子宫肌瘤及子宫，应根据肌瘤的大小、数目、部位和患者的情况决定。

子宫内膜癌

第四节　子宫内膜癌

| 知识点1：子宫内膜癌的概念 | 副高：掌握　正高：掌握 |

子宫内膜癌是发生于子宫内膜的一组上皮性恶性肿瘤，以来源于子宫内膜腺体的腺癌最常见。为女性生殖道三大恶性肿瘤之一，占女性全身恶性肿瘤7%，占女性生殖道恶性肿瘤20%～30%。近年来发病率在世界范围内呈上升趋势。平均发病年龄为60岁，其中75%发生于50岁以上妇女。

| 知识点2：子宫内膜癌的病因 | 副高：掌握　正高：掌握 |

大部分子宫内膜癌是由内分泌紊乱引起，而长期持续雌激素的影响是子宫内膜癌发病的重要因素。子宫内膜癌患者常伴有不育、肥胖、高血压、糖尿病、月经异常、绝经后延、多囊卵巢综合征等因素。任何年龄的妇女，尤其是更年期和绝经后的妇女，子宫内膜在长期雌激素刺激下，会产生内膜增生、腺上皮细胞异型性改变。内源性或外源性雌激素持续作用于子宫内膜，可引起内膜的一系列变化，而最后可能发展为癌。

| 知识点3：子宫内膜癌的病理 | 副高：熟练掌握　正高：熟练掌握 |

（1）巨检：不同组织学类型内膜癌的肉眼观无明显区别。大体可分为弥散型和局灶型。①弥散型：子宫内膜大部或全部为癌组织侵犯，并突向宫腔，常伴有出血、坏死；癌灶也可侵入深肌层或宫颈，若阻塞宫颈管可引起宫腔积脓。②局灶型：多见于宫腔底部或宫角部，癌灶小，呈息肉或菜花状，易浸润肌层。

（2）镜检及病理检查

1）内膜样癌：占80%～90%，内膜腺体高度异常增生，上皮复层，并形成筛孔状结构。

癌细胞异型明显，核大、不规则、深染，核分裂活跃，分化差的内膜样癌腺体少，腺结构消失，成实性癌块。根据细胞分化程度或实性成分所占比例分为三级：高分化（G_1）、中分化（G_2）和低分化（G_3），低分化肿瘤的恶性程度高。

2）浆液性癌：占9%~10%。癌细胞异型性明显，多为不规则复层排列，呈乳头状、腺样及实性巢片生长，1/3可伴砂粒体。恶性程度高，易有深肌层浸润和腹腔播散以及淋巴结及远处转移，无明显肌层浸润时也可能发生腹腔播散，预后差。

3）黏液性癌：约占5%，肿瘤半数以上由胞质内充满黏液的细胞组成，大多腺体结构分化良好，生物学行为与内膜样癌相似，预后较好。

4）透明细胞癌：占不足5%，多呈实性片状、腺管样或乳头状排列，细胞质丰富、透亮，核呈异型性，或由靴钉状细胞组成。恶性程度高，易早期转移。

5）癌肉瘤：较少见，是一种由恶性上皮和恶性间叶成分混合组成的子宫恶性肿瘤，也称恶性米勒管混合瘤（MMMT），现认为其为上皮来源恶性肿瘤向间叶转化。常见于绝经后妇女。肿瘤体积可以很大，并侵犯子宫肌层，伴出血坏死。镜下见恶性上皮成分通常为米勒管型上皮，间叶成分分为同源性和异源性，后者常见恶性软骨、横纹肌成分，恶性程度高。

知识点4：子宫内膜癌的临床分期　　　　　　　　　　副高：掌握　正高：掌握

目前国际上广泛采用国际妇产科联盟（FIGO）制定并于2009年重新修订的手术-病理分期，如下：

（1）Ⅰ期：肿瘤局限于子宫体。①ⅠA期：肿瘤局限于子宫内膜或肿瘤浸润深度＜1/2肌层；②ⅠB期：肿瘤浸润深度≥1/2肌层。

（2）Ⅱ期：肿瘤累及子宫颈间质，但是未播散到子宫外。

（3）Ⅲ期：肿瘤局部和/或区域扩散。①ⅢA期：肿瘤累及子宫浆膜和/或附件；②ⅢB期：阴道和/或宫旁受累；③ⅢC_1期：盆腔淋巴结转移；④ⅢC_2期：腹主动脉旁淋巴结转移。

（4）Ⅳ期：肿瘤侵及膀胱和/或直肠黏膜，和/或远处转移。①ⅣA期：肿瘤侵及膀胱和/或直肠黏膜；②ⅣB期：远处转移，包括腹腔转移和/或腹股沟淋巴结转移。

知识点5：子宫内膜癌的转移途径　　　　　　　　　　副高：掌握　正高：掌握

多数子宫内膜癌生长缓慢，局限于内膜或宫腔内时间长，部分特殊病理类型（浆液性乳头状腺癌，鳞腺癌）和低分化腺癌可发展很快，短期内出现转移。其主要转移途径为直接蔓延、淋巴转移，晚期可有血行转移。

（1）直接蔓延：癌灶初期沿子宫内膜蔓延生长，向上可沿子宫角延至输卵管，向下可累及宫颈管及阴道。若癌瘤向肌壁浸润，可穿透子宫肌壁，累及子宫浆肌层，广泛种植于盆腹膜、直肠子宫陷凹及大网膜。

（2）淋巴转移：为子宫内膜癌主要转移途径。当癌肿累及宫颈、深肌层或分化不良时易早期发生淋巴转移。转移途径与癌肿生长部位有关；宫底部癌灶常沿阔韧带上部淋巴管网，经骨盆漏斗韧带转移至卵巢，向上至腹主动脉旁淋巴结。子宫角或前壁上部病灶沿圆韧带淋巴管转移至腹股沟淋巴结。子宫下段或已累及子宫颈癌灶，其淋巴转移途径与宫颈癌相同，可累及宫旁、闭孔、髂内外及髂总淋巴结。子宫后壁癌灶可沿宫骶韧带转移至直肠淋巴结。约10%内膜癌经淋巴管逆行引流累及阴道前壁。

（3）血行转移：少见，晚期经血行转移至肺、肝、骨等处。

知识点6：子宫内膜癌的临床表现　　　　　　　　副高：掌握　正高：掌握

（1）症状：极早期无明显症状，约90%的患者出现阴道流血或阴道排液症状；①阴道流血：主要表现为绝经后阴道流血。量一般不多、尚未绝经者表现为月经增多、经期延长或月经紊乱。②阴道排液：多为血性液体或浆液性分泌物，合并感染则有脓血性排液，恶臭。因阴道排液异常就诊者约占25%。③下腹疼痛及其他：若癌肿累及宫颈内口，可引起宫腔积脓，出现下腹胀痛及痉挛样疼痛。晚期浸润周围组织或压迫神经可引起下腹部及腰骶部疼痛。晚期可出现贫血、消瘦及恶病质等症状。

（2）体征：早期子宫内膜癌妇科检查无异常发现。晚期可有子宫明显增大，合并宫腔积脓时可有明显触痛，宫颈管内偶有癌组织脱出，触之出血。癌灶浸润周围组织时，子宫固定或宫旁扪及不规则结节状物。

知识点7：子宫内膜癌的辅助检查　　　　　　　　副高：掌握　正高：掌握

（1）影像学检查：经阴道B超检查可以了解子宫大小、宫腔形状、宫腔内有无赘生物、子宫内膜厚度、肌层有无浸润及深度，为临床诊断及处理提供参考。子宫内膜癌超声图像为子宫增大，宫腔内有实质不均回声区，或宫腔线消失，肌层内有不规则回声紊乱区等表现。彩色多普勒显像可见混杂的斑点或棒状血流信号，流速高、方向不定，频谱分析为低阻抗血流频谱。

（2）分段刮宫：是常用而有价值的诊断方法。对于鉴别原发病灶是在子宫内膜还是在子宫颈，或子宫内膜癌是否已累及子宫颈很有帮助。在刮宫颈管以前不能用探针探测宫腔及扩张宫颈口，以免将子宫腔内的癌组织带至颈管部位。分段诊刮时注意刮取子宫两侧角部及底部组织。若刮出组织肉眼观呈灰白色、质脆，则内膜癌的诊断可能性大，应停止刮宫。因搔刮过多，易致癌组织扩散和穿孔。将刮出物分别装进两个小瓶，标注来源送病理检查。

（3）阴道细胞学检查：宫颈刮片、阴道后穹隆涂片及宫颈管吸片取材做细胞学检查，但辅助诊断子宫内膜癌的阳性率不高。近年来宫腔冲洗、宫腔刷或宫腔吸引涂片等准确率高，但操作复杂，阳性也不能作为确诊依据，故应用价值不高。

（4）宫腔镜检查：利用宫腔镜检查，可直接观察宫腔内的变化。有助于内膜癌的定位，而且能在直视下对可疑病灶行活组织检查，较常规刮宫更为准确。

（5）宫颈管搔刮及子宫内膜活检：对绝经后阴道流血，宫颈管搔刮可协助鉴别有无宫颈癌；若B超检查确定宫腔内有明显病变，做宫腔内膜活检也可明确诊断。

| 知识点8：子宫内膜癌的鉴别诊断 | 副高：掌握　正高：掌握 |

绝经后及绝经过渡期异常子宫出血是子宫内膜癌最常见的症状，因此，子宫内膜癌应与引起阴道流血的各种疾病相鉴别。

（1）更年期功能失调性子宫出血：更年期常出现月经紊乱，如经期延长或不规则阴道流血等与内膜癌不易鉴别，为明确诊断必须先做诊刮，明确性质后再进行治疗。

（2）子宫黏膜下肌瘤及子宫内膜息肉：子宫黏膜下肌瘤常伴有不规则阴道流血、经量增多、经期延长及排液。子宫内膜息肉也有类似症状。最后鉴别可通过B超检查、分段诊刮明确诊断。

（3）老年性阴道炎及子宫内膜炎：老年性阴道炎有少量出血及白带增多。妇科检查时可见阴道黏膜变薄、充血或有出血点、分泌物增加等表现，治疗后好转，必要时可先抗感染治疗后再做诊断性刮宫排除子宫内膜癌。子宫内膜炎阴道壁正常，排液来自颈管，诊刮有助于诊断，经抗感染治疗短期内可很快好转。

（4）输卵管癌、子宫颈癌、卵巢恶性肿瘤等：都可引起阴道流血及排液，在鉴别诊断时根据详细的病史及仔细的妇科检查和一些必要的辅助检查，一般可获得正确的诊断。

| 知识点9：子宫内膜癌的手术治疗 | 副高：掌握　正高：掌握 |

是首选的治疗方法。手术目的：一是进行手术—病理分期，确定病变范围及预后相关因素。二是切除病变子宫及其他可能存在的转移病灶。

（1）Ⅰ期患者：若不能耐受手术者选择肿瘤靶向放疗并进行后续检测；可手术者应行筋膜外全子宫切除及双侧附件切除术。有下述情况之一者，行盆腔淋巴结切除及腹主动脉旁淋巴结取样：①可疑的盆腔和/或腹主动脉旁淋巴结转移；②特殊病理类型，如浆液性腺癌、透明细胞癌、鳞状细胞癌、癌肉瘤、未分化癌等；③子宫内膜样腺癌G3；④肌层浸润深度≥1/2；⑤癌灶累及宫腔面积超过50%。

（2）Ⅱ期患者：不能耐受手术者选择肿瘤放射治疗并进行后续检测；可手术者应行广泛子宫切除及双附件切除术，同时行盆腔及腹主动脉旁淋巴结清扫。若宫颈活检或者MRI阳性发现或者肉眼见受侵者可行根治性子宫及双附件切除＋盆腔及腹主动脉旁淋巴结清扫。高危患者或仅行全子宫切除术者推荐进行辅助性盆腔放疗±近距离照射。

（3）Ⅲ期和Ⅳ期的晚期患者：①病灶在腹腔内，包括腹水、大网膜、淋巴结、卵巢、腹膜肿瘤细胞阳性者行筋膜外全子宫及双附件切除术＋细胞学＋最大限度肿瘤减灭或盆腔、腹主动脉旁淋巴结切除；②病灶在子宫外盆腔，包括阴道、膀胱、结肠/直肠、宫旁出现浸润者，行盆腔放疗或手术＋近距离放疗或化疗；③腹膜外膜腔/肝脏发现病灶者考虑姑息性子宫双附件切除或放疗或激素治疗或化疗。

| 知识点10：子宫内膜癌的放射治疗 | 副高：掌握　正高：掌握 |

放疗是治疗子宫内膜癌的有效方法之一，分近距离照射及体外照射两种。近距离照射多

用后装治疗机，放射源多为铱-192、钴-60或铯-137。体外照射以三维适形放疗及调强放疗为主，常用直线加速器或钴-60治疗机。

（1）单纯放射：仅用于有手术禁忌证或无法手术切除的晚期内膜癌患者。放射治疗包括体外及腔内照射。体外照射多用^{60}Co及直线加速器，体外照射总剂量40~45Gy。腔内照射多用^{137}Cs、^{60}Co等，腔内总剂量为45~50Gy。对Ⅰ期G$_1$，不能接受手术治疗者可选用单纯腔内照射外，其他各期均应采用腔内腔外照射联合治疗。

（2）术前放疗：作用是减少阴道穹隆复发，缩小或根治区域性淋巴结的转移。此外，术前放疗还可减少手术时扩散，减少复发，提高生存率。对于Ⅱ、Ⅲ期患者根据病灶大小，可在术前加用腔内照射或外照射。放疗结束后1~2周进行手术。但自广泛采用FIGO手术-病理分期以来，术前放疗已经很少使用。

（3）术后放疗：是内膜癌最主要的术后辅助治疗，可明显降低局部复发，提高生存率。对已有深肌层浸润、淋巴结转移、盆腔及阴道残留病灶的患者术后均需加用放疗。

知识点11：子宫内膜癌的激素治疗　　　　副高：掌握　正高：掌握

（1）孕激素治疗：对晚期或复发癌、早期要求保留生育功能患者可考虑孕激素治疗。其机制可能是孕激素作用于癌细胞并与孕激素受体结合形成复合物进入细胞核，延缓DNA和RNA复制。抑制癌细胞生长、孕激素以高效、大剂量、长期应用为宜，至少应用12周以上方可评定疗效。孕激素受体阳性者有效率可达80%。常用药物：①甲羟孕酮：100~200mg/次，每天2次，口服。②甲地孕酮：20~40mg/次，每天2次，口服。③己酸孕酮：500~1000mg/次，肌内注射，每周2次。6~8周后，500mg/次，每周1次。长期使用可有水钠潴留、水肿或药物性肝炎等副作用，停药后即可恢复。

（2）抗雌激素制剂治疗：他莫昔芬（TAM）为非甾体类抗雌激素药物，也有弱雄激素作用。其与雌激素竞争受体，抑制雌激素对内膜增生作用；并可提高孕激素受体水平；大剂量可抑制癌细胞有丝分裂。常用剂量为20~40mg/d，可先用他莫昔芬2周使孕激素受体含量上升后再用孕激素治疗，或与孕激素同时应用，副反应有潮热、急躁等类绝经期综合征表现等。

知识点12：子宫内膜癌的化学治疗　　　　副高：掌握　正高：掌握

化学治疗为全身治疗，常用于分化差的癌瘤或晚期或复发的病例，作为综合治疗中的一种辅助治疗手段。常用药物有顺铂、多柔比星（阿霉素）、紫杉醇、氟尿嘧啶、环磷酰胺、放线菌素D等。可单独或与孕激素同时使用。特殊病理类型，如子宫乳头状浆液性腺癌术后应给予正规足量的化学治疗，方案与卵巢上皮性癌的化学治疗相同。

知识点13：子宫切除术后再确诊为子宫内膜癌的处理　　　　副高：掌握　正高：掌握

子宫切除后确诊子宫内膜癌，特别是没有切除附件，治疗较困难。这种情况常发生在因盆腔松弛而行经阴道子宫切除的患者。在手术室常规切开子宫，若有可疑送病理检验就可避免这种问题。根据危险因素如病理分级和子宫肌层浸润深度决定是否需要进一步治疗。病理分级3级，有深肌层浸润或淋巴血管间隙受累都应切除附件，并进行手术分期。也可采用经验性的盆腔外照射。若病理分级1级或2级，只有肌层的微小浸润，无淋巴血管间隙受累，通常不需要进一步治疗。

| 知识点14：不能耐受手术治疗患者的处理 | 副高：掌握　正高：掌握 |

通常认为极度肥胖，又有严重的肺心病子宫内膜癌患者是不适合手术治疗的。对于病理分级1级，不能耐受麻醉者和不适合全面放疗者可采用大剂量的孕激素治疗。

| 知识点15：年轻女性子宫内膜癌的处理 | 副高：掌握　正高：掌握 |

（1）保留生育功能：对生育年龄的妇女做子宫内膜癌的诊断应相当谨慎，对患者进行全面的治疗前评估后，只有符合下列所有标准的患者才考虑进行保留生育功能的治疗：①年龄<40岁；②组织学类型为子宫内膜腺癌；③高分化；④期别早（ⅠA期）：磁共振成像（MRI）检查无肌层浸润或宫颈受累，无子宫外病灶；⑤血清CA125水平正常（<35kU/L）；⑥免疫组织化学检查孕激素受体（PR）阳性；⑦肝肾功能检查正常；⑧渴望保留生育功能；⑨有条件随访。

目前应用的治疗方法为：反复子宫内膜诊刮及激素治疗。激素治疗通常采用孕激素，多用醋酸甲羟孕酮（MPA）、醋酸甲地孕酮，少数也用己酸羟孕酮。

（2）保留内分泌功能：主要是保守性手术联合大剂量孕激素治疗以保留卵巢功能。目前多主张符合以下条件者可行保留卵巢功能的治疗：①年龄<40岁；②高分化ⅠA期子宫内膜癌；③腹腔冲洗液细胞学检查阴性；④术中探查未发现可疑的腹膜后淋巴结转移；⑤雌、孕激素受体均为阳性；⑥患者有保留卵巢功能的迫切要求；⑦有较好的随访条件。

对于满足以上所有条件的子宫内膜癌患者可行筋膜外全子宫切除术，保留其一侧或双侧卵巢，术后给予大剂量孕激素治疗并密切随访。随访内容包括妇科检查、阴道断端细胞学涂片、盆腔及腹腔超声、胸片、血清CA125检测等。

| 知识点16：子宫内膜癌复发后的处理 | 副高：掌握　正高：掌握 |

局部复发可采用手术、放疗或两者相结合之方法。可切除的大的病灶应切除，任何级别的孤立盆腔复发若在起病1年或2年后出现的有可能治愈，在这种情况下，如果患者已接受放疗，可行扩大或根治性手术。给适当的患者行盆腔廓清术的结果与宫颈癌相似。非局部复发的患者应采用孕激素治疗（醋酸甲羟孕酮50～100mg，3次/天或醋酸甲地孕酮80mg，2～3次/天）或化疗。只要病情稳定或缓解就应继续用孕激素治疗。开始治疗的3个多月可能不会有明显的临床效果。晚期或复发的患者，若手术和/或放疗不可能将其治愈，应使用顺铂、紫杉醇和多柔比星（阿霉素）化疗。

知识点17：子宫内膜癌的预防措施 副高：熟练掌握 正高：熟练掌握

（1）重视绝经后妇女阴道流血和绝经过渡期妇女月经紊乱的诊治。

（2）正确掌握雌激素应用指征及方法。

（3）对有高危因素的人群，如肥胖、不育、绝经延迟、长期应用雌激素及他莫昔芬等，应密切随访或监测。

（4）加强对林奇综合征妇女的监测，有建议可在30~35岁后开展每年一次的妇科检查、经阴道超声和内膜活检，甚至建议在完成生育后可预防性切除子宫和双侧附件。

第五节 子宫肉瘤

知识点1：子宫肉瘤的产生来源 副高：掌握 正高：掌握

子宫肉瘤是较为罕见的恶性肿瘤，恶性程度高，占子宫恶性肿瘤的2%~4%。子宫肉瘤主要来源于子宫肌层、肌层内结缔组织和内膜间质，也可继发于子宫平滑肌瘤。多见于40~60岁以上妇女。

知识点2：子宫肉瘤的病因 副高：掌握 正高：掌握

子宫肉瘤的发病原因不明了。有人从组织发生学上认为其与胚胎细胞残留和间质细胞化生有关。

知识点3：子宫肉瘤的临床表现 副高：掌握 正高：掌握

无特异性。早期症状不明显，随着病情发展，可出现下列症状与体征：

（1）阴道不规则出血：出血量多少不定。生育年龄妇女表现为月经量增多，经期延长或阴道出血持续至下次月经来潮。老年妇女表现为绝经后出血，量少，时出时止。如肿瘤坏死合并感染，可排臭液，呈脓血样。

（2）腹部肿块：因肿瘤增长快，短期内瘤体可迅速增大，或原有肌瘤可发现子宫突然长大并伴有下腹疼痛。

（3）腹痛：肉瘤生长快，子宫迅速增大或瘤内出血、坏死、子宫肌壁破裂引起急性腹痛。

（4）压迫症状及其他：可压迫膀胱或直肠，出现尿频、尿急、尿潴留、大便困难等症状，晚期患者全身消瘦、贫血、低热或出现肺、脑转移相应症状。宫颈肉瘤或肿瘤自宫脱出至阴道内，常有大量恶臭分泌物。

（5）体征：子宫增大，外形不规则。宫颈口有息肉或肌瘤样肿块，呈紫红色，极易出血。继发感染后有坏死及脓性分泌物。晚期肉瘤可累及骨盆侧壁，子宫固定不活动，可转移至肠管及腹腔，但腹水少见。

知识点4：子宫肉瘤手术病理分期（FIGO，2009年）　　副高：掌握　正高：掌握

子宫内瘤的分期采用国际妇产科联盟（FIGO，2009年）制订的手术-病理分期，具体如下：

（1）子宫平滑肌肉瘤FIGO分期

1）Ⅰ期：肿瘤局限于子宫体。①ⅠA：肿瘤<5cm。②ⅠB：肿瘤>5cm。

2）Ⅱ期：肿瘤侵及盆腔。①ⅡA：附件受累；②ⅡB：子宫外盆腔内组织受累。

3）Ⅲ期：肿瘤侵及腹腔组织（不包括子宫肿瘤突入腹腔）。①ⅢA：一个病灶；②ⅢB：一个以上病灶；③ⅢC：盆腔淋巴结和/或腹主动脉旁淋巴结转移。

4）Ⅳ期：膀胱和/或直肠或有远处转移。①ⅣA：肿瘤侵及膀胱和/或直肠；②ⅣB：远处转移。

（2）子宫内膜间质肉瘤（ESS）和腺肉瘤FIGO分期

1）Ⅰ期：肿瘤局限于子宫体。①ⅠA：肿瘤局限于子宫内膜或宫颈内膜，无肌层浸润；②ⅠB：肌层浸润≤1/2；③ⅠC：肌层浸润>1/2。

2）Ⅱ期：肿瘤侵及盆腔。①ⅡA：附件受累；②ⅡB：子宫外盆腔内组织受累。

3）Ⅲ期：肿瘤侵及腹腔组织（不包括子宫肿瘤突入腹腔）。①ⅢA：一个病灶；②ⅢB：一个以上病灶；③ⅢC：盆腔淋巴结和/或腹主动脉旁淋巴结转移。

4）Ⅳ期：膀胱和/或直肠或有远处转移。①ⅣA：肿瘤侵及膀胱和/或直肠；②ⅣB：远处转移。

（3）癌肉瘤FIGO分期：癌肉瘤分期同子宫内膜癌分期。

知识点5：子宫肉瘤的诊断　　副高：掌握　正高：掌握

子宫肉瘤需要根据临床症状、体征及辅助检查进行全面的分析、判断。辅助检查中分段诊刮是诊断子宫肉瘤的可靠方法。如肿瘤呈息肉样突出于子宫颈外口，局部取活检即可明确诊断。

知识点6：子宫肉瘤的鉴别诊断　　副高：掌握　正高：掌握

（1）子宫肌瘤：临床表现与肌瘤生长部位有关，一般常见的症状为月经量增多，经期延长。但子宫肌瘤一般无不规则阴道出血，肌瘤生长较慢、质硬。B超检查、诊断性刮宫可鉴别。

（2）子宫内膜息肉：诊断性刮宫可确诊。宫腔镜检查也有助于诊断。

（3）子宫内膜癌、子宫颈癌：子宫肉瘤还应与以上疾病进行鉴别。

知识点7：子宫肉瘤的治疗　　副高：掌握　正高：掌握

（1）手术治疗：手术范围为全子宫切除及双侧附件切除。由于肉瘤主要经血行转移，宫

旁组织常易受浸润，血管内常有瘤栓，所以应尽可能做较广泛的子宫切除术。如子宫明显增大，子宫颈有肿瘤，子宫旁组织增厚，则应行广泛性子宫切除术。必要时行腹主动脉旁淋巴结活检。术中腹腔内灌注应给予化疗药物，以预防局部复发。常用氟尿嘧啶1000mg，或顺铂100mg，或卡铂400mg腹腔灌注化疗。

（2）放射治疗：虽然子宫肉瘤对放射线敏感度较低，但手术前后辅以放射治疗能提高子宫肉瘤的疗效。子宫内膜间质肉瘤尤为明显，中胚叶混合瘤次之。对复发肿瘤，可再次切除转移病灶，加用放射治疗或化疗可延长患者生命。

（3）化学治疗：化疗对子宫肉瘤无肯定疗效，可作为综合治疗的方法之一。目前对肉瘤化疗效果较好的药物有顺铂、多柔比星（阿霉素）、异环磷酰胺等，方案常用的有PE或PEI，化疗需要注意化疗反应。

知识点8：子宫平滑肌瘤复发的治疗　　　　　　　　　副高：掌握　正高：掌握

（1）经CT检查胸、腹、盆腔均阴性的阴道局部复发：既往未接受放疗者，可选择：①手术探查加病灶切除±术中放疗；②肿瘤靶向放疗。若选择方案①，根据术中情况确定补充治疗，病灶仅局限在阴道时，术后行肿瘤靶向放疗+阴道近距离放疗。病灶扩散到阴道外，但仅限于盆腔时，术后行肿瘤靶向放疗。若已扩散至盆腔外，可行化疗，子宫内膜间质肉瘤可行激素治疗；局部复发既往曾接受放疗者，可选择：①手术探查加病灶切除±术中放疗±化疗；②化疗；③激素治疗（仅限于子宫内膜间质肉瘤）；④肿瘤靶向放疗。

（2）孤立转移灶：可切除者可考虑手术切除加术后化疗或激素治疗（仅限于子宫内膜间质肉瘤），或化疗±姑息性放疗，或激素治疗（仅限于子宫内膜间质肉瘤）；不可切除病灶者行化疗±姑息性放疗，或激素治疗（仅限于子宫内膜间质肉瘤）。

（3）播散性转移：子宫内膜间质肉瘤行激素治疗或支持治疗，其他肉瘤行化疗±姑息性放疗或支持治疗。

（4）全身治疗：包括化疗和激素治疗。化疗药物可单用或联合，推荐药物包括多柔比星、吉西他滨/多西紫杉醇，其他可选择的单药有达卡巴嗪、多西紫杉醇、表柔比星、吉西他滨、异环磷酰胺、脂质体阿霉素、紫杉醇、替莫唑胺等。

激素治疗仅适用于子宫内膜间质肉瘤，包括醋酸甲羟孕酮、醋酸甲地孕酮、芳香酶抑制剂、GnRH拮抗剂、他莫昔芬。

第十七章　卵巢肿瘤

第一节　卵巢肿瘤概论

卵巢
肿瘤

| 知识点1：卵巢肿瘤的组织学分类 | 副高：熟练掌握　正高：熟练掌握 |

根据世界卫生组织（WHO）制定的女性生殖器肿瘤组织学分类（2014版），卵巢肿瘤分为14大类，其中主要组织学类型为上皮性肿瘤、生殖细胞肿瘤、性索-间质肿瘤及转移性肿瘤。

（1）上皮性肿瘤：是最常见的组织学类型，占50%～70%。可分为浆液性、黏液性、子宫内膜样、透明细胞、移行细胞（Brenner瘤）和浆黏液性肿瘤5类，各类别依据生物学行为进一步分类，即良性肿瘤、交界性肿瘤（不典型增生肿瘤）和癌。

（2）生殖细胞肿瘤：为来源于生殖细胞的一组肿瘤，占20%～40%，可分为畸胎瘤、无性细胞瘤、卵黄囊瘤、胚胎性癌、非妊娠性绒癌、混合型生殖细胞肿瘤等。

（3）性索-间质肿瘤：来源于原始性腺中的性索及间叶组织，占5%～8%，可分为纯型间质肿瘤、纯型性索肿瘤和混合型性索-间质肿瘤。

（4）转移性肿瘤：为继发于胃肠道、生殖道、乳腺等部位的原发性癌转移至卵巢形成的肿瘤。

| 知识点2：卵巢恶性肿瘤的转移途径 | 副高：熟练掌握　正高：熟练掌握 |

卵巢恶性肿瘤的主要转移途径是直接蔓延、腹腔种植和淋巴转移。其转移特点是盆、腹腔内广泛转移灶，包括横膈、大网膜、腹腔脏器表面、壁腹膜等，以及腹膜后淋巴结转移。即使原发部位外观局限的肿瘤也可发生广泛转移，其中以上皮性癌表现最为典型。淋巴转移途径有3种方式：

（1）沿卵巢血管经卵巢淋巴管向上至腹主动脉旁淋巴结。

（2）沿卵巢门淋巴管达髂内、髂外淋巴结，经髂总至腹主动脉旁淋巴结。

（3）沿圆韧带进入髂外及腹股沟淋巴结。横膈为转移的好发部位，尤其右膈下淋巴丛密集、最易受侵犯。血行转移少见，晚期可转移到肺、胸膜及肝实质。

知识点3：卵巢恶性肿瘤的分期   副高：熟练掌握   正高：熟练掌握

Ⅰ期	病变局限于卵巢或输卵管	
	ⅠA	肿瘤局限于单侧卵巢（包膜完整）或输卵管，卵巢和输卵管表面无肿瘤；腹水或腹腔冲洗液未找到癌细胞
	ⅠB	肿瘤局限于双侧卵巢（包膜完整）或输卵管，卵巢和输卵管表面无肿瘤；腹水或腹腔冲洗液未找到癌细胞
	ⅠC	肿瘤局限于单侧或双侧卵巢或输卵管，并伴有如下任何一项：
		IC_1 手术导致肿瘤破裂
		IC_2 手术前包膜已破裂或卵巢、输卵管表面有肿瘤
		IC_3 腹水或腹腔冲洗液发现癌细胞
Ⅱ期	肿瘤累及单侧或双侧卵巢并有盆腔内扩散（在骨盆入口平面以下）或原发性腹膜癌	
	ⅡA	肿瘤蔓延或种植到子宫和/或输卵管和/或卵巢
	ⅡB	肿瘤蔓延至其他盆腔内组织
Ⅲ期	肿瘤累及单侧或双侧卵巢、输卵管或原发性腹膜癌，伴有细胞学或组织学证实的盆腔外腹膜转移或证实存在腹膜后淋巴结转移	
	$ⅢA_1$	仅有腹膜后淋巴结转移（细胞学或组织学证实）
		$ⅢA_1（i）$ 淋巴结转移最大直径≤10mm
		$ⅢA_1（ii）$ 淋巴结转移最大直径>10mm
	$ⅢA_2$	显微镜下盆腔外腹膜受累，伴或不伴腹膜后淋巴结转移
	ⅢB	肉眼盆腔外腹膜转移，病灶最大直径≤2cm，伴或不伴腹膜后淋巴结转移
	ⅢC	肉眼盆腔外腹膜转移，病灶最大直径>2cm，伴或不伴腹膜后淋巴结转移（包括肿瘤蔓延至肝包膜和脾，但未转移到脏器实质）
Ⅳ期	超出腹腔外的远处转移	
	ⅣA	胸腔积液细胞学阳性
	ⅣB	腹膜外器官实质转移（包括肝实质转移和腹股沟淋巴结和腹腔外淋巴结转移）

知识点4：卵巢肿瘤的临床表现   副高：熟练掌握   正高：熟练掌握

（1）良性肿瘤：肿瘤较小时多无症状，常在妇科检查时偶然发现。肿瘤增大时，感腹胀或腹部扪及肿块。肿瘤长大占满盆、腹腔时，可出现尿频、便秘、气急、心悸等压迫症状。检查见腹部膨隆，叩诊实音，无移动性浊音。双合诊和三合诊检查可在子宫一侧或双侧触及圆形或类圆形肿块，多为囊性，表面光滑，活动，与子宫无粘连。

（2）恶性肿瘤：早期常无症状。晚期主要症状为腹胀、腹部肿块、腹水及其他消化道症状；部分患者可有消瘦、贫血等恶病质表现；功能性肿瘤可出现不规则阴道流血或绝经后出血。妇科检查可扪及肿块多为双侧，实性或囊实性，表面凹凸不平，活动差，常伴有腹水。三合诊检查可在直肠子宫陷凹处触及质硬结节或肿块。有时可扪及上腹部肿块及腹股沟、腋下或锁骨上肿大的淋巴结。

| 知识点5：卵巢肿瘤的并发症 | 副高：熟练掌握　正高：熟练掌握 |

（1）蒂扭转：为常见的妇科急腹症，约10%卵巢肿瘤可发生蒂扭转。好发于瘤蒂较长、中等大、活动度良好、重心偏于一侧的肿瘤，如成熟畸胎瘤。常在体位突然改变，或妊娠期、产褥期子宫大小、位置改变时发生蒂扭转。卵巢肿瘤扭转的蒂由骨盆漏斗韧带、卵巢固有韧带和输卵管组成。发生急性扭转后，因静脉回流受阻，瘤内充血或血管破裂致瘤内出血，导致瘤体迅速增大。若动脉血流受阻，肿瘤可发生坏死、破裂和继发感染。蒂扭转的典型症状是体位改变后突然发生一侧下腹剧痛，常伴恶心、呕吐甚至休克。双合诊检查可扪及压痛的肿块，以蒂部最明显。有时不全扭转可自然复位，腹痛随之缓解。治疗原则是一经确诊，尽快行手术。

（2）破裂：约3%卵巢肿瘤会发生破裂。有自发性破裂和外伤性破裂。自发性破裂常因肿瘤浸润性生长穿破囊壁所致。外伤性破裂则在腹部受重击、分娩、性交、盆腔检查及穿刺后引起。症状轻重取决于破裂口大小、流入腹腔囊液的量和性质。小的囊肿或单纯浆液性囊腺瘤破裂时，患者仅有轻度腹痛；大囊肿或畸胎瘤破裂后，患者常有剧烈腹痛伴恶心、呕吐。破裂也可导致腹腔内出血、腹膜炎及休克。体征有腹部压痛、腹肌紧张，可有腹水征，盆腔原存在的肿块消失或缩小。诊断肿瘤破裂后应立即手术，术中尽量吸净囊液，并涂片行细胞学检查；彻底清洗盆、腹腔。切除的标本送病理学检查。

（3）感染：较少见。多继发于蒂扭转或破裂。也可来自邻近器官感染灶（如阑尾脓肿）的扩散。患者可有发热、腹痛、腹部压痛及反跳痛、腹肌紧张、腹部肿块及白细胞增多等。治疗原则是抗感染后手术切除肿瘤。

（4）恶变：肿瘤迅速生长尤其双侧性应考虑有恶变可能，并应尽早手术。

| 知识点6：卵巢肿瘤的诊断 | 副高：熟练掌握　正高：熟练掌握 |

结合病史和体征，辅以必要的辅助检查确定：①肿块来源是否卵巢；②肿块性质是否为肿瘤；③肿块是良性还是恶性；④可能组织学类型；⑤恶性肿瘤的转移范围。常用的辅助检查有：

（1）影像学检查：①超声检查：可根据肿块的囊性或实性、囊内有无乳头等判断肿块性质，诊断符合率＞90%。彩色多普勒超声扫描可测定肿块血流变化，有助于诊断。②磁共振、CT、PET检查：磁共振可较好判断肿块性质及其与周围器官的关系，有利于病灶定位及病灶与相邻结构关系的确定；CT可判断周围侵犯、淋巴结转移及远处转移情况；PET或PET-CT一般不推荐为初次诊断。

（2）肿瘤标志物：①血清CA125：80%患者的血清CA125水平升高，但近半数的早期病例并不升高，不单独用于早期诊断，更多用于病情监测和疗效评估。②血清AFP：对卵巢卵黄囊瘤有特异性诊断价值。卵巢未成熟畸胎瘤、混合性无性细胞瘤中含卵黄囊成分者，AFP也可升高。③血清hCG：对非妊娠性绒癌有特异性。④性激素：卵巢颗粒细胞瘤、卵泡膜细胞瘤产生较高水平雌激素，而浆液性、黏液性囊腺瘤或勃勒纳瘤有时也可分泌一定量雌激素。⑤血清 HE4：与CA125联合应用来判断盆腔肿块的良、恶性。

（3）腹腔镜检查：可直接观察肿块外观和盆腔、腹腔及横膈等部位，在可疑部位进行多点活检，抽取腹水行细胞学检查。

（4）细胞学检查：抽取腹水或腹腔冲洗液和胸腔积液，查找癌细胞。

知识点7：卵巢肿瘤的鉴别诊断	副高：熟练掌握　正高：熟练掌握

（1）良性肿瘤与恶性肿瘤的鉴别见下表。

良性肿瘤与恶性肿瘤的鉴别

鉴别内容	良性肿瘤	恶性肿瘤
病史	病程长，逐渐增大	病程短，迅速增大
体征	多为单侧，活动，囊性，表面光滑，常无腹水	多为双侧，固定；实性或囊实性，表面不平，结节状；常有腹水，多为血性，可查到癌细胞
一般情况	良好	恶病质
超声检查	为液性暗区，可有间隔光带，边缘清晰	液性暗区内有杂乱光团、光点或囊实性，肿块边界不清

（2）良性肿瘤的鉴别诊断

1）卵巢瘤样病变：滤泡囊肿和黄体囊肿最常见。多为单侧，壁薄，直径≤8cm。观察或口服避孕药2~3个月，可自行消失；若肿块持续存在或增大，卵巢肿瘤的可能性较大。

2）输卵管卵巢囊肿：为炎性积液，常有盆腔炎性疾病病史。两侧附件区有不规则条形囊性包块，边界较清，活动受限。

3）子宫肌瘤：浆膜下肌瘤或肌瘤囊性变，容易与卵巢肿瘤混淆。肌瘤常为多发性，与子宫相连，检查时随宫体及宫颈移动。超声检查可协助鉴别。

4）腹水：常有肝、心脏、肾病史，平卧时腹部两侧突出如蛙腹，叩诊腹部中间鼓音，腹部两侧浊音，移动性浊音阳性。而巨大卵巢囊肿平卧时腹部中间隆起，叩诊浊音，腹部两侧鼓音，无移动性浊音。超声检查有助于鉴别，但恶性卵巢肿瘤常伴有腹水。

（3）恶性肿瘤的鉴别诊断

1）子宫内膜异位症：子宫内膜异位症可有粘连性肿块及直肠子宫陷凹结节，有时与恶性肿瘤相混淆。但内异症常有进行性痛经、月经改变。超声检查、腹腔镜检查有助于鉴别。

2）结核性腹膜炎：因合并腹水和盆腹腔内粘连性块物而与恶性肿瘤相混淆，但结核性腹膜炎常有肺结核史，多发生于年轻、不孕妇女，伴月经稀少或闭经、低热、盗汗等全身症状；肿块位置较高，叩诊时鼓音和浊音分界不清。影像学检查等有助鉴别，必要时行剖腹探查或腹腔镜检查取活检确诊。

3）生殖道以外的肿瘤：需要与卵巢癌鉴别的肿瘤包括腹膜后肿瘤、直肠癌、乙状结肠癌等。

知识点8：卵巢肿瘤的治疗　　　　　　　　副高：熟练掌握　正高：熟练掌握

一经发现，应行手术。手术目的：①明确诊断；②切除肿瘤；③恶性肿瘤进行手术病理分期；④解除并发症。术中应剖检肿瘤，必要时做冰冻切片组织学检查以明确诊断。良性肿瘤可在腹腔镜下手术，而恶性肿瘤一般经腹手术，部分经选择的早期患者也可在腹腔镜下完成分期手术。恶性肿瘤患者术后应根据其组织学类型、细胞分化程度、手术病理分期和残余灶大小决定是否接受辅助性治疗，化疗是主要的辅助治疗。

知识点9：卵巢恶性肿瘤的随访与监测　　　　副高：熟练掌握　正高：熟练掌握

恶性肿瘤易复发，应长期随访和监测。一般在治疗后第1年，每3个月随访一次；第2年后每4~6个月一次；第5年后每年随访一次。随访内容包括询问病史、体格检查、肿瘤标志物检测和影像学检查。血清CA125、AFP、hCG等肿瘤标志物测定根据组织学类型选择。超声是首选的影像学检查，发现异常进一步选择CT、磁共振和/或PET-CT检查等。

知识点10：卵巢肿瘤的预防　　　　　　　　副高：熟练掌握　正高：熟练掌握

（1）筛查：主要应用血清CA125检测联合盆腔超声检查，但目前还缺乏有循证医学依据的适用普通人群的卵巢、输卵管及原发性腹膜癌筛查方案。

（2）遗传咨询和相关基因检测：对高风险人群的卵巢癌预防有一定意义。建议有卵巢癌、输卵管癌、腹膜癌或乳腺癌家族史的妇女，需遗传咨询、接受BRCA基因检测，对确定有基因突变者，美国国立综合癌症网络（NCCN）建议在完成生育后实施降低卵巢癌风险的预防性双附件切除。对有非息肉结直肠癌、子宫内膜癌或卵巢癌家族史的妇女行Lynch Ⅱ型综合征相关的错配修复基因检测，有突变的妇女进行严密监测。

（3）预防性输卵管切除：在实施保留卵巢的子宫切除术时，建议可同时切除双侧输卵管，以降低卵巢癌的风险。

知识点11：妊娠合并卵巢肿瘤　　　　　　　副高：熟练掌握　正高：熟练掌握

妊娠合并卵巢肿瘤较常见，但合并恶性肿瘤较少。合并良性肿瘤以成熟囊性畸胎瘤及浆液性囊腺瘤居多，占妊娠合并卵巢肿瘤的90%，合并恶性肿瘤者以无性细胞瘤及浆液性囊腺癌居多。妊娠合并卵巢肿瘤若无并发症一般无明显症状。早期妊娠时可通过妇科检查发现，中期妊娠以后主要靠超声诊断。中期妊娠时易并发肿瘤蒂扭转，晚期妊娠时肿瘤可引起胎位异常，分娩时肿瘤位置低者可阻塞产道导致难产，或肿瘤破裂。妊娠时因盆腔充血，肿瘤迅速增大，并有肿瘤扩散的风险。

合并良性卵巢肿瘤的处理原则是：发现于早期妊娠者可等待至妊娠12周后手术，以免引起流产；发现于妊娠晚期者，可等待至妊娠足月行剖宫产，同时切除肿瘤。诊断或考虑为卵巢恶性肿瘤，应尽早手术，处理原则同非妊娠期。

第二节 卵巢上皮性肿瘤

知识点1：卵巢上皮性肿瘤的概念　　　　副高：熟练掌握　正高：熟练掌握

卵巢肿瘤最常见的是卵巢上皮性肿瘤，多见于中老年妇女，很少发生在青春期前和婴幼儿。按组织学和生物学行为特征，卵巢上皮性肿瘤分为良性、交界性和恶性。交界性肿瘤是一种潜在恶性肿瘤，上皮细胞增生活跃、细胞层次增加、核异型及核分裂象增加，常无间质浸润。临床表现为生长缓慢、转移率低、复发迟。

知识点2：卵巢上皮性肿瘤的生殖内分泌因素　　　副高：熟练掌握　正高：熟练掌握

（1）月经史：月经初潮早（＜12岁来潮）、绝经晚等增加卵巢癌的危险性。

（2）生育史：妊娠对卵巢癌的发病有保护性作用。随着妊娠次数的增加，卵巢癌发病的危险性进行性下降。未生育或35岁以后生育，患癌风险上升。与未生育妇女相比，妊娠可以使发生卵巢癌的危险性下降30%～60%。

（3）哺乳：哺乳能减低卵巢癌发生的危险性，尤其是产后半年，累积哺乳时间越长，保护性作用越强。

（4）不孕症及促排卵药物的应用：应用促排卵药物可增加卵巢癌发生的危险性。此外，不管是否应用促排卵药物，不孕症妇女卵巢癌发生的危险性均增加。

（5）外源性激素的应用：口服避孕药可抑制排卵从而降低卵巢癌的危险性，且服药时间越长，下降越明显。更年期及绝经期雌激素替代疗法（HRT）可增加患卵巢癌的风险。口服避孕药则对卵巢癌的发生有保护作用。

知识点3：引起卵巢上皮性肿瘤的个体因素　　　副高：熟练掌握　正高：熟练掌握

（1）年龄：绝经后妇女多见，卵巢上皮癌约80%发生于绝经后，50%发生于65岁以上的老年妇女。且20岁组妇女发病率低于70岁组妇女的发病率。

（2）饮食：经常食用动物脂肪、饮用咖啡及低碘饮食的人相对发生卵巢癌的比例较高；而食用富含纤维素、维生素A、维生素C、维生素E及胡萝卜素的蔬菜水果，饮用茶及低脂牛奶可降低卵巢癌的发生危险。

（3）体重指数（BMI）：BMI与卵巢癌的发生危险性呈正相关。与正常妇女相比，BMI超过15%～35%者，危险性仅增加3%；超过65%～85%，危险性增加50%；BMI超过85%，危险性可达90%。

（4）其他：吸烟、染发、精神状态失衡（紧张、抑郁、焦虑）等因素均可增加卵巢癌的发生危险。

知识点4：引起卵巢上皮性肿瘤的遗传因素　　　　副高：熟练掌握　正高：熟练掌握

（1）遗传性乳癌-卵巢癌综合征（HBOC）：占卵巢癌遗传性病例的85%～90%，其发生主要与BRCA1（位于17号染色体）和BRCA2（位于13号染色体）基因突变有关，属于常染色体显性遗传。

（2）Ⅱ型Lynch综合征：即家族性对子宫内膜、乳腺、卵巢和结肠癌易感的综合征，占卵巢癌遗传性病例的9%～12%。发生与MMR基因突变有关。此类患者的发病年龄多在46岁以前。

（3）遗传性卵巢癌综合征/部位特异性卵巢癌综合征（HOC）：指家族中卵巢癌为遗传相关的唯一肿瘤，主要为上皮性癌，也与BRCA1和BRCA2基因突变有关。此类基因突变者发病风险为5%，约为一般人群的3倍。

（4）其他：包括Gorlin综合征（即小儿基底细胞痣综合征，与Patch基因突变有关）、Ollier病（即多发性内生骨疣，与STK11基因突变有关）、P-J综合征（即遗传型胃肠道息肉病伴黏膜皮肤色素沉着症，与EXT基因突变有关）。这些基因突变者发病风险不足2%。

知识点5：浆液性肿瘤的病理　　　　副高：熟练掌握　正高：熟练掌握

（1）浆液性囊腺瘤：占卵巢良性肿瘤25%。多为单侧，囊性，直径>1cm，表面光滑，壁薄，囊内充满淡黄色清亮液体。镜下见囊壁为纤维结缔组织，内衬浆液性单层柱状上皮。当肿瘤上皮间质成分占优势时，称为腺纤维瘤。

（2）交界性浆液性肿瘤：双侧多见，多为囊性，直径常>1cm，囊内壁至少局部呈乳头状生长，少许病例可为卵巢表面乳头。镜下见逐级分支的乳头，浆液性上皮复层化，细胞核有异型，核分裂少见。预后良好。但若在镜下见到以细长无分支的乳头为特征的微乳头变异，则预后较差，与低级别浆液性癌相似。

（3）浆液性癌：占卵巢癌的75%。多为双侧，体积常较大，可为囊性、多房、囊实性或实性。实性区切面灰白色，质脆，多有出血、坏死。囊内充满质脆乳头，内液清亮、浑浊或血性液体。根据细胞核分级以及核分裂计数，可分为高级别和低级别浆液性癌两类。高级别癌为最常见的组织学类型，约占卵巢瘤的70%。镜下以伴裂隙样空腔的实性生长为主，也可形成乳头、筛孔等结构。细胞核级别高，核分裂象常见（>12个/10HP）。预后极差。低级别浆液性癌约为高级别浆液性癌的5%，以伴间质浸润的乳头状生长为主，细胞核级别低，核分裂象<12个/10HP（常<5个/10HP）。预后远好于高级别癌。

知识点6：黏液性肿瘤的病理　　　　副高：熟练掌握　正高：熟练掌握

（1）黏液性囊腺瘤：占卵巢良性肿瘤的20%、黏液性肿瘤的80%。多为单侧，呈圆形或卵圆形，体积较大，表面光滑，灰白色。切面常为多房，囊腔内充满胶冻样黏液，囊内很少有乳头生长。镜下见囊壁为纤维结缔组织，内衬单层黏液柱状上皮；可见杯状细胞及嗜银细胞。

（2）黏液性交界性肿瘤：一般较大，几乎均为单侧，瘤体较大，通常直径>10cm，表面光滑，切面常为多房或海绵状，囊壁增厚，可有细小、质软乳头形成。镜下见胃肠型细胞复层排列，细胞有异型，可形成绒毛状或纤细丝状乳头。

（3）黏液性癌：绝大多数为转移性癌，卵巢原发性黏液癌并不常见，占卵巢癌的3%～4%。瘤体巨大（中位18～22cm），单侧，表面光滑，切面多房或实性，可有出血、坏死。镜下见异型黏液性上皮排列成腺管状或乳头状，出现融合性或毁损性间质浸润。

（4）腹膜假黏液瘤（PMP）：平均继发于低级别阑尾黏液肿瘤或高分化黏液癌，继发于其他胃肠道肿瘤或卵巢黏液性肿瘤者极为罕见。以盆腔和/或腹腔内见丰富的胶冻样黏液团块为特征。多限于腹膜表面生长，一般不浸润脏器实质，镜下以大量黏液内见少许轻中度异型的黏液性上皮为特征。

知识点7：子宫内膜样肿瘤的病理　　　　　副高：熟练掌握　　正高：熟练掌握

良性肿瘤较少见，多为单房，表面光滑，囊壁衬以单层柱状上皮，似正常子宫内膜，间质内可有含铁血黄素的吞噬细胞。交界性肿瘤也很少见。子宫内膜样癌占卵巢癌的10%～15%。肿瘤多为单侧，较大（平均直径15cm），切面囊性或实性，有乳头生长，囊液多为血性。镜下特点与子宫内膜癌极相似，多为高分化腺癌，常伴鳞状分化。

知识点8：良性卵巢上皮性肿瘤的手术治疗　　　副高：熟练掌握　　正高：熟练掌握

若卵巢直径<5cm，疑为卵巢瘤样病变，可作短期观察。一经确诊，则应手术治疗。手术应根据肿瘤单侧还是双侧、年龄、生育要求等综合考虑。年轻、未婚或未生育者，一侧卵巢囊性肿瘤，应行患侧卵巢囊肿剥除术或卵巢切除术，尽可能保留正常卵巢组织和对侧正常卵巢。正常者缝合保留，隐蔽的良性肿瘤则行剥除术。双侧良性肿瘤，亦应争取行囊肿剥除术，保留正常卵巢组织。围绝经期妇女可行单侧附件切除或子宫及双附件切除。术中剖开肿瘤肉眼观察区分良恶性，必要时做冰冻切片组织学检查明确性质，确定手术范围。若肿瘤较大或可疑恶性，尽可能完整取出肿瘤，防止囊液流出及瘤细胞种植于腹腔。巨大囊肿可穿刺放液，待体积缩小后取出，穿刺前须保护穿刺周围组织，以防囊液外溢，放液速度应缓慢，以避免腹压骤降发生休克。良性肿瘤手术可以开腹或腹腔镜下行卵巢囊肿剥除术，阴式卵巢囊肿剥除术及超声引导下卵巢囊肿穿刺术应用较少。

知识点9：卵巢交界性肿瘤的手术治疗　　　　副高：熟练掌握　　正高：熟练掌握

交界性肿瘤主要采用手术治疗。参照卵巢癌手术方法进行全面分期手术或肿瘤细胞减灭术，但临床Ⅰ期的患者经仔细探查后可不行后腹膜淋巴结切除术。由于交界性肿瘤很少广泛转移及深部浸润，即使晚期病例也能全部切除，故应力求全部切除术中能探查到的所有病灶。交界性肿瘤预后较好，对临床Ⅰ期、希望保留生育功能的年轻患者，均可考虑行保守性手术。交界性肿瘤术后一般不选择辅助性化疗，只有在腹膜、大网膜有浸润种植或术后短期内复发时考虑给予化疗。

知识点10：卵巢上皮癌的手术治疗　　　　　副高：熟练掌握　　正高：熟练掌握

手术治疗是治疗卵巢上皮性癌的主要手段，辅以化疗，放疗等综合治疗。初次手术的彻底性与预后密切相关。早期（FIGO Ⅰ、Ⅱ期）卵巢上皮性癌应行全面分期手术，包括：①足够大的腹部正中直切口；②留取腹水或腹腔冲洗液行细胞学检查；③全面探查全部腹膜和腹腔脏器表面，活检和/或切除任何可疑病灶、包块和粘连部位；④正常腹膜随机盲检，包括右半横膈下面、膀胱返折、直肠子宫陷凹、左右侧结肠旁隐窝和双侧盆壁；⑤全子宫和双附件切除；⑥横结肠下网膜切除；⑦选择性盆腔淋巴结及腹主动脉旁淋巴结切除；⑧黏液性肿瘤者应行阑尾切除。

年轻的早期患者需考虑其生育问题，但应根据肿瘤的范围仔细讨论其预后、签署知情同意书后方可行保留生育功能手术。手术方式包括全面手术分期、患侧附件切除、保留子宫和对侧附件。主要适用于肿瘤局限于单侧卵巢的Ⅰ期患者。

晚期卵巢上皮性癌行肿瘤细胞减灭术，手术的主要目的是切除所有原发灶，尽可能切除所有转移灶，使残余肿瘤病灶达到最小，必要时可切除部分肠管、膀胱、脾脏等脏器。若最大残余灶直径<1cm，称满意或理想的肿瘤细胞减灭术。对于经评估无法达到满意手术的Ⅲ、Ⅳ期患者，在获得明确的组织学诊断后可行1~2个疗程的新辅助化疗后再进行手术，这类手术被称为中间型手术。

知识点11：卵巢上皮癌的化学治疗　　　　　副高：熟练掌握　　正高：熟练掌握

卵巢上皮性癌对化疗较敏感，即使已有广泛转移也能取得一定疗效。除经过全面分期手术的ⅠA期和ⅠB期且为G_1的患者不需化疗外，其他患者均需化疗。化疗主要用于：①初次手术后辅助化疗，以杀灭残留癌灶、控制复发，以缓解症状、延长生存期。②新辅助化疗使肿瘤缩小，为达到满意手术创造条件。③作为不能耐受手术者主要治疗，但很少应用。

常用化疗药物有顺铂、卡铂、紫杉醇、环磷酰胺、依托泊苷等。多采用以铂类为基础的联合化疗，其中铂类联合紫杉醇为"金标准"一线化疗方案。老年患者可用卡铂或紫杉醇单药化疗。一般采用静脉化疗，对于初次手术未达到满意的患者也可采用静脉腹腔联合化疗。早期患者3~6个疗程，晚期患者6~8个疗程。疗程间隔一般为3周，但也有对紫杉醇采用间隔1周给药。

知识点12：上皮性卵巢癌的常用化疗方案　　　　副高：熟练掌握　　正高：熟练掌握

（1）静脉化疗方案：①紫杉醇175mg/（m^2·d），>3小时静滴；卡铂（AUC 6），>1小时静滴，疗程间隔3周。②紫杉醇135mg/（m^2·d），>24小时静滴；顺铂75mg/（m^2·d），>6小时静滴，疗程间隔3周。③多西紫杉醇75mg/（m^2·d），>1小时静滴；卡铂（AUC 5~6），>1小时静滴，疗程间隔3周。④顺铂70mg/（m^2·d），静滴，环磷酰胺

700mg/（m² · d），静滴，疗程间隔3~4周。⑤紫杉醇80mg/（m² · d），＞3小时静滴，间隔1周（第1、8、15日）；卡铂（AUC 6），＞1小时静滴，疗程间隔3周。

（2）静脉腹腔联合化疗方案：紫杉醇135mg/（m² · d），＞24小时静滴，第1天；顺铂75~100mg/（m² · d），第2天腹腔注射；紫杉醇60mg/（m² · d），第8天腹腔注射，疗程间隔3周。

AUC是指曲线下面积，根据患者的肌酐清除率计算卡铂剂量。

知识点13：卵巢上皮癌的放射治疗	副高：熟练掌握 正高：熟练掌握

上皮性癌对放射治疗有一定的敏感性。主要适用于术后患者，目的在于继续杀灭残存肿瘤，特别是当残余肿瘤直径＜2cm时可提高疗效。随着化疗药物的应用，放疗多用于晚期的姑息治疗，以期杀灭肿瘤，延长生存期，但须注意潜在的并发症。

知识点14：复发性癌的治疗	副高：熟练掌握 正高：熟练掌握

一旦复发，预后很差，治疗方案的选择应以患者的生活质量为优先考虑。

（1）手术治疗：作用有限，应仔细、全面评估后实施。主要用于：①解除并发症；②对二线化疗敏感的复发灶再次减灭；③孤立复发灶的切除。

（2）化疗：是主要的治疗手段，药物的选择应根据一线化疗的方案、疗效、毒副反应及无瘤生存时间综合考虑，可按以下原则选择方案：①未用铂类者可选择以铂类为主的联合化疗；②完成铂类药物化疗后，无瘤生存时间＞6个月者可再选择以铂类为主的二线化疗；③完成铂类药物化疗后无瘤生存时间＜6个月或铂类药物化疗未达完全缓解者，应选用与铂类无交叉耐药的二线药物，如吉西他滨、脂质体阿霉素、拓扑替康、依托泊苷等。

第三节　卵巢恶性肿瘤

一、卵巢生殖细胞肿瘤

知识点1：卵巢生殖细胞肿瘤的病理	副高：熟练掌握 正高：熟练掌握

卵巢生殖细胞肿瘤是来源于原始生殖细胞的一组肿瘤，占卵巢肿瘤的20%~40%。多发生于年轻妇女及幼女，青春期前患者占60%~90%，绝经后患者仅占4%。除成熟畸胎瘤等少数组织类型外，大多类型为恶性肿瘤。

（1）畸胎瘤：为最常见的生殖细胞肿瘤，由多胚层组织构成，偶见只含一个胚层成分。肿瘤多数成熟、囊性，少数未成熟、实性。肿瘤的良、恶性及恶性程度取决于组织分化程度。

1）成熟畸胎瘤：又称为皮样囊肿，为良性肿瘤。可发生于任何年龄，以20~40岁居多。多为单侧，双侧占10%~17%，中等大小，呈圆形或卵圆形，壁光滑、质韧。多为单房，腔内充满油脂和毛发，有时可见牙齿或骨质。囊壁内层为复层鳞状上皮，囊壁常见小丘样隆起向腔内突出，称为"头节"。肿瘤可含外、中、内胚层组织。偶见向单一胚层分化，形成高度特异性畸胎瘤，如卵巢甲状腺肿，分泌甲状腺激素，可出现甲亢症状。成熟囊性畸胎瘤恶变率2%~4%，多见于绝经后妇女；"头节"的上皮细胞易恶变，形成鳞状细胞癌，预后差。

2）未成熟畸胎瘤：为恶性肿瘤，多见于年轻患者，平均年龄11~19岁。肿瘤多为实性，可有囊性区域。含2~3胚层，由分化程度不同的未成熟胚胎组织构成，主要为原始神经组织。肿瘤恶性程度根据未成熟组织所占比例、分化程度及神经上皮含量而定。该肿瘤复发及转移率均高，但复发后再次手术可见到未成熟肿瘤组织向成熟转化，即恶性程度逆转现象，这是其独有的特征。

（2）无性细胞瘤：为恶性肿瘤，好发于青春期及生育期妇女。中度恶性，单侧居多，右侧多于左侧。肿瘤为圆形或椭圆形，中等大，实性，触之如橡皮样。表面光滑或呈分叶状，切面淡棕色。镜下见圆形或多角形大细胞，细胞核大，胞质丰富，瘤细胞呈片状或条索状排列，有少量纤维组织相隔，间质中常有淋巴细胞浸润。对放疗敏感。

（3）卵黄囊瘤：为恶性肿瘤，较罕见。来源于胚外结构卵黄囊，其组织结构与大鼠胎盘的内胚窦特殊血管周围结构（Schiller-Duval小体）相似，又名内胚窦瘤。常见于儿童及年轻妇女。多为单侧，较大，圆形或卵圆形。切面部分囊性，组织质脆，多有出血坏死区，呈灰红或灰黄色，易破裂。镜下见疏松网状和内皮窦样结构。瘤细胞扁平、立方、柱状或多角形，分泌甲胎蛋白（AFP），故患者血清AFP升高，是诊断及病情监测的肿瘤标志物。恶性程度高，生长迅速，易早期转移，但该肿瘤对化疗十分敏感，现经手术及联合化疗，生存期明显延长。

知识点2：卵巢良性生殖细胞肿瘤的治疗　　　　　　　　　副高：掌握　　正高：掌握

单侧肿瘤应行卵巢肿瘤剔除术或患侧附件切除术，双侧肿瘤者应行双侧卵巢肿瘤剔除术。如患者年轻，应行肿瘤剥除术，以保留正常卵巢组织。绝经后妇女可考虑行全子宫及双侧附件切除术。由于其双侧发生率可达10%，故对侧需仔细探查。

知识点3：卵巢恶性生殖细胞肿瘤的手术治疗　　　　　　　副高：掌握　　正高：掌握

患者多为年轻女性，应充分考虑其生育功能。对于需要保留生育功能的患者，应做保留生育功能的全面分期手术。若不要求保留生育功能，Ⅰ期患者应行全面分期手术，Ⅱ~Ⅳ期患者可做肿瘤减灭术。术后对于Ⅰ期无性细胞瘤或Ⅰ期、G_1的未成熟畸胎瘤可予以观察；胚胎瘤或卵黄囊瘤或Ⅱ~Ⅳ期无性细胞瘤或Ⅰ期、G_2~G_3及Ⅱ~Ⅳ期未成熟畸胎瘤，均应采取PEB方案化疗3~4周期（若初次手术未完成全面分期则应先完成手术分期，再行化疗）。对于术前有肿瘤标志物（尤其AFP和β-hCG）升高患者，术后每2~4个月需监测相应肿瘤标志物，共2年。

知识点4：卵巢生殖细胞肿瘤的化学治疗　　　　　　　　副高：掌握　正高：掌握

除Ⅰ期无性细胞瘤和Ⅰ期、G_1的未成熟畸胎瘤外，其他患者均需化疗。常用的化疗方案为：

（1）BEP方案：①依托泊苷100mg/（m^2·d），静滴，共5天，间隔3周；②顺铂20mg/（m^2·d），静滴，共5天，间隔3周；③博来霉素30000U/d，静滴或肌内注射，分别在第1、8、15天。

（2）EP方案：①依托泊苷100mg/（m^2·d），静滴，共5天；②顺铂20mg/（m^2·d），静滴，共5天；③疗程间隔3周。

注意：在考虑使用博来霉素前，应给予肺功能检查。

知识点5：卵巢生殖细胞肿瘤的放射治疗　　　　　　　　副高：掌握　正高：掌握

放射治疗仅用于治疗复发的无性细胞瘤。无性细胞瘤对放疗高度敏感。照射剂量为2500~3500cGy，效果良好。但是放疗往往会造成生育功能的丧失以及其他较严重的毒副反应。所以放疗并不是无性细胞瘤的一线治疗方法。放射治疗时应覆盖对侧卵巢部位，使其不受照射，以避免放疗对正常组织的破坏作用。其他类型的卵巢生殖细胞肿瘤很少应用放疗，只有经过化疗后尚有持续性局限性病灶存在情况下才被使用。

二、卵巢性索间质肿瘤

知识点1：卵巢性索间质肿瘤的概念　　　　　　　　副高：掌握　正高：掌握

卵巢性索间质肿瘤是由颗粒细胞、卵泡膜细胞、支持细胞、Leydig细胞和间质起源的成纤维细胞构成的肿瘤，可以是单一成分，或是不同成分的组合。该类肿瘤占卵巢肿瘤的4.3%~6%，其中，恶性性索间质肿瘤占所有卵巢恶性肿瘤的5%~8.5%。颗粒细胞分泌雌激素，支持细胞分泌雄激素，卵泡膜细胞分泌雄激素、孕激素和雌激素，Leydig细胞分泌雄激素。纤维细胞瘤偶尔分泌甾体类激素。这些激素导致卵巢性索间质肿瘤往往伴有各种内分泌症状。

知识点2：卵巢性索间质肿瘤的病理　　　　　　　　副高：熟练掌握　正高：熟练掌握

（1）颗粒细胞-间质细胞瘤：由性索的颗粒细胞及间质的衍生成分如成纤维细胞及卵泡膜细胞组成。

1）颗粒细胞瘤：分为成人型和幼年型两种病理类型。成人型颗粒细胞瘤占卵巢肿瘤的1%，占颗粒细胞瘤的95%，为低度恶性肿瘤，可发生于任何年龄，高峰为45~55岁。肿瘤能分泌雌激素，青春期前患者可出现性早熟，生育年龄患者出现月经紊乱，绝经后患者则有不规则阴道流血，常合并子宫内膜增生，甚至子宫内膜癌。肿瘤多为单侧，圆形或椭圆形，呈分叶状，表面光滑，实性或部分囊性；切面组织脆而软，伴出血坏死灶。镜下见颗粒细胞环绕成小圆形囊腔，菊花样排列、中心含嗜伊红物质及核碎片（Call-Exner小体）。瘤细胞呈小多边形，偶呈圆形或圆柱形，胞质嗜淡伊红或中性，细胞膜界限不清，核圆，核膜清楚。预后较好，5年生存率达80%以上，但有晚期复发倾向。

幼年型颗粒细胞瘤罕见，仅占颗粒细胞瘤的5%。主要发生在青少年，98%为单侧。多数患者在初诊时为早期，肿瘤局限于一侧卵巢，故预后良好。若肿瘤破裂、腹水细胞学阳性或肿瘤生长突破卵巢，则术后复发风险较高。镜下见肿瘤呈卵泡样结构、结节或弥散状生长，肿瘤细胞胞质丰富，缺乏核纵沟，核分裂常见，明显的核异型占10%～15%。

2）卵泡膜细胞瘤：常与颗粒细胞瘤同时存在，但也可单一成分，多为良性。良性多为单侧，圆形、卵圆形或分叶状，表面被覆薄的有光泽的纤维包膜。切面为实性、灰白色。镜下见瘤细胞短梭形，胞质富含脂质，细胞交错排列呈漩涡状，瘤细胞团为结缔组织分隔。常合并子宫内膜增生甚至子宫内膜癌。恶性少见，预后比卵巢上皮性癌好。

3）纤维瘤：占卵巢肿瘤2%～5%，多见于中年妇女，单侧居多，中等大小，实性、坚硬，表面光滑或结节状，切面灰白色。镜下见由梭形瘤细胞组成，排列呈编织状。纤维瘤伴有腹水和/或胸腔积液者，称为梅格斯综合征。手术切除肿瘤后，胸腔积液、腹水自行消失。

（2）支持细胞-间质细胞瘤：又称为睾丸母细胞瘤，罕见，多发生在40岁以下妇女。单侧居多，通常较小，可局限在卵巢门区或皮质区，实性，表面光滑而滑润，有时呈分叶状，切面灰白色伴囊性变，囊内壁光滑，含血性浆液或黏液。镜下见不同分化程度的支持细胞及间质细胞。高分化者属良性，中低分化为恶性，占10%。可具有男性化作用，少数无内分泌功能者雌激素升高，5年生存率70%～90%。

| 知识点3：卵巢良性性索间质肿瘤的手术治疗 | 副高：掌握　正高：掌握 |

卵巢纤维瘤、卵泡膜细胞瘤、硬化性间质瘤、细胞型纤维瘤、间质黄体瘤、间质细胞瘤及部分非特异性类固醇细胞瘤等良性肿瘤，年轻单侧肿瘤患者，可行卵巢肿瘤剥除术或患侧附件切除术；双侧肿瘤患者争取行卵巢肿瘤剥除术；围绝经期妇女可考虑行全子宫+双附件切除术。对于保留子宫的绝经前患者应行子宫内膜活检。

| 知识点4：卵巢恶性性索间质肿瘤的手术治疗 | 副高：掌握　正高：掌握 |

颗粒细胞瘤、部分支持间质细胞肿瘤、部分非特异性类固醇细胞瘤为低度或潜在恶性。对没有生育要求的Ⅰ期患者行全面分期手术，手术证实为Ⅰ期的患者（低危）可予观察，不需要化疗。对高危的Ⅰ期患者（肿瘤破裂、分化差、肿瘤直径超过10cm），处理建议包括观察或以铂类为基础的化疗。对接受观察的患者，如治疗前抑制素水平升高，应对抑制素水平进行随访。Ⅱ～Ⅳ期患者行肿瘤细胞减灭术，术后推荐的处理包括：对局限性病灶给予放疗或铂类为基础的化疗（PEB或紫杉醇/卡铂方案首选）。对于Ⅱ～Ⅳ期随后临床复发的患者，可以选择临床试验、化疗、亮丙瑞林或支持治疗，也可考虑行再次肿瘤细胞减灭术。贝伐单抗可以用于复发的颗粒细胞瘤患者。

知识点5：卵巢性索间质肿瘤的化学治疗 副高：掌握 正高：掌握

NCCN指南推荐以铂类为基础的化疗。常用化疗方案为：

（1）BEP：①博来霉素/平阳霉素（B）：15mg/（m²·d），2天，静滴。②依托泊苷（E）：100mg/（m²·d），3天，静滴。③顺铂（P）：30～35mg/（m²·d），3天，静滴，间隔3周。

注：博来霉素终生剂量为250mg/（m²·d），单次剂量不可超过30mg。注意肺功能的变化，尤其是弥散功能的变化，如果弥散功能不正常，应该核对有无贫血，如果有贫血，应该予以校正；如果校正后仍然不正常（如＜70%），应该停平阳霉素和博来霉素。

（2）PAC：①顺铂（P）：75mg/（m²·d），1天，静滴。②阿霉素（A）：50mg/（m²·d），1天，静滴。③环磷酰胺（C）：750mg/（m²·d），1天，静滴。

（3）BVP：①博来霉素/平阳霉素（B）：18mg/（m²·d），2天，每周1次，肌内注射（深部）。②长春新碱（V）：1～1.5mg/（m²·d），2天，静注。③顺铂（P）：20mg/（m²·d），5天，静滴。

（4）其他：还可采用紫杉醇/卡铂方案、多西他赛，卡铂方案，具体参考上皮性肿瘤部分。

三、卵巢转移性肿瘤

知识点1：卵巢转移性肿瘤的概念 副高：掌握 正高：掌握

凡是原发肿瘤的瘤细胞经过淋巴道、血道或体腔侵入卵巢，形成与原发病灶相同病理特性的卵巢恶性肿瘤，称之为卵巢转移性恶性肿瘤。体内任何部位如乳腺、肠、胃、生殖道、泌尿道等的原发性恶性肿瘤，均可转移到卵巢。卵巢转移性恶性肿瘤最常见的原发部位为胃肠道，依次为乳腺、除卵巢外的生殖道、泌尿道，其他如肝、胰、胆道也有报道，但罕见，白血病、淋巴瘤也可累及卵巢。

知识点2：卵巢转移性肿瘤的病理 副高：熟练掌握 正高：熟练掌握

大体见库肯勃瘤以双侧为常见，中等大小占多数，一般均保持卵巢原状或呈肾形或长圆形，包膜完整，无粘连，切面实性，胶质样。镜下见肿瘤细胞为黏液细胞，呈小圆形、多角型或不规则形，核染色质浓染，胞质内含大量黏液。典型者表现为细胞核被黏液挤向一侧而贴近胞膜呈半月形，形如印戒，故又称印戒细胞癌。

知识点3：卵巢转移性肿瘤的转移途径 副高：掌握 正高：掌握

（1）直接蔓延：卵巢邻近脏器如乙状结肠、阑尾、膀胱等原发性癌穿破黏膜层和浆肌层而蔓延至卵巢，其表面形成继发病灶。

（2）浆膜面转移：肿瘤细胞通过腹膜或输卵管表面种植于卵巢，常伴盆腹腔其他脏器及子宫直肠陷凹的广泛弥散种植性癌结节。例如乳腺癌可直接侵犯胸膜和横膈膜，再经腹膜种植于卵巢。

（3）淋巴转移：最常见的转移方式。上腹部肿瘤，尤其是消化道恶性肿瘤容易在脉管内形成癌栓。癌栓沿淋巴道通过腹主动脉旁淋巴结及盆腔淋巴结进入卵巢；乳腺癌除浆膜面转移途径外，也可通过胸大肌深筋膜的淋巴管道，经肋间和腹壁淋巴进入肾旁淋巴，再沿上述通路到达卵巢；盆腔内淋巴沿髂血管分布，汇集来自卵巢、输卵管、子宫、阴道的淋巴液并形成一互通的淋巴网，故生殖道其他肿瘤均可通过此淋巴网到达卵巢。由于淋巴转移所至，肿瘤在卵巢包膜下膨胀生长，所以往往保持正常卵巢形态，可活动，但镜下可见淋巴管内癌栓。

（4）血行转移：较少见，乳腺癌、消化道肿瘤、子宫内膜癌可能通过此途径转移。

知识点4：卵巢转移性肿瘤的临床表现　　　　　　　　副高：掌握　　正高：掌握

（1）原发肿瘤各有其特有的原发病灶症状。

（2）盆腔包块多双侧，表面光滑、活动。少数可单侧或较固定。

（3）腹水征：由淋巴引流障碍或转移瘤渗出所致。多为淡黄色，偶为血性。

（4）腹痛由于肿瘤向周围浸润或侵犯神经引起。

（5）月经失调或绝经后阴道流血部分卵巢转移瘤均由分泌激素功能所致。

（6）恶病质出现卵巢转移性恶性肿瘤已是晚期，可有消瘦、贫血、慢性病容等。

知识点5：卵巢转移性肿瘤的治疗　　　　　　　　　　副高：掌握　　正高：掌握

（1）手术治疗：卵巢转移性肿瘤的治疗原则是缓解和控制症状。若原发瘤已经切除且无其他转移和复发迹象，转移瘤仅局限于盆腔，可进行全子宫及双附件切除术，并尽可能切除盆腔转移灶，术后配合化疗或放疗；若患者情况差或术中发现腹腔转移广泛可行双附件切除；如转移局限于盆腔，可采用原发性卵巢恶性肿瘤的手术方法，即行全子宫双附件切除。大部分卵巢转移瘤治疗效果不佳，预后很差。

（2）化学治疗：化疗可根据原发肿瘤的部位和性质而定。乳腺癌一般以他莫昔芬激素治疗或CTX、氟尿嘧啶、MTX、多柔比星；胃癌用丝裂霉素、氟尿嘧啶、多柔比星、顺铂；直结肠癌用CTX、氟尿嘧啶、多柔比星、丝裂霉素、MTX。多数人认为放疗可以减少盆腔局部复发。放化疗对5年生存率均无明显影响。

第十八章 输卵管肿瘤

第一节 输卵管良性肿瘤

知识点1：输卵管良性肿瘤的类型　　　　副高：熟练掌握　正高：熟练掌握

输卵管良性肿瘤极为少见，Tatum根据副中肾管内皮细胞的类型可分为：①上皮细胞瘤、腺瘤、乳头状瘤、息肉。②内皮细胞瘤、血管瘤、淋巴管瘤、包涵囊肿。③间皮瘤、平滑肌瘤、脂肪瘤、软骨瘤、骨瘤。④混合性畸胎样瘤、囊性畸胎瘤、生殖细胞残迹等。其中，腺瘤样瘤相对多见、其他如乳头状瘤、血管瘤、脂肪瘤等极罕见。

知识点2：输卵管腺瘤样瘤的病因　　　　副高：熟练掌握　正高：熟练掌握

腺瘤样瘤是最常见的一种输卵管良性肿瘤，多见于生育年龄妇女，但它的病因尚未明确。近年来免疫组化和电镜研究认为，以间皮起源可能性较大。

知识点3：输卵管腺瘤样瘤的临床表现　　　　副高：熟练掌握　正高：熟练掌握

本病的临床表现多不典型，多数因并发疾病（如不孕症、子宫肌瘤、慢性输卵管炎及输卵管周围炎）的症状而就诊，且多数在手术中无意被发现。妇科检查：子宫一侧可扪及体积不大的肿块，<3cm，囊性或实性，活动度可。

知识点4：输卵管腺瘤样瘤的特殊检查　　　　副高：熟练掌握　正高：熟练掌握

B超检查可见相应声像反应。CT及MRI检查可明确肿瘤生长的部位、形状和大小。输卵管造影术对诊断有一定帮助，但不能判定良恶性。

知识点5：输卵管腺瘤样瘤的鉴别诊断　　　　副高：熟练掌握　正高：熟练掌握

（1）卵巢囊肿：可出现月经紊乱、下腹痛。瘤体较大呈球形，可移动，肿块边界清楚。B超、CT及MRI检查可明确诊断。

（2）原发性输卵管癌：好发于绝经期妇女。阵发性阴道排液，为黄色浆液性或血性，常伴阴道不规则出血及下腹痛。手术及病理检查可确诊。

（3）输卵管淋巴管瘤和平滑肌瘤：免疫组化染色有助于鉴别，角蛋白阳性支持腺瘤样瘤的诊断。

知识点6：输卵管腺瘤样瘤的治疗　　　　副高：熟练掌握　正高：熟练掌握

切除患侧输卵管。

知识点7：输卵管乳头状瘤的临床表现　　　副高：熟练掌握　正高：熟练掌握

输卵管乳头状瘤来源于输卵管上皮，一般生长在输卵管黏膜并向输卵管腔突出，呈疣状或菜花样，直径为1～2cm，常发生在生育年龄妇女，与输卵管积水并发率较高，偶尔也与输卵管结核或淋病并存。本病早期无症状，患者常常合并输卵管周围炎，常因不孕、腹痛等原因就诊，随肿瘤发展逐渐出现阴道排液，无臭味，合并感染时呈脓性。管腔内液体经输卵管伞端流向腹腔即形成盆腔积液，当有多量液体向阴道排出时，可出现腹部绞痛。盆腔检查可触及附件形成的肿块，超声检查和腹腔镜可协助诊断，但最后诊断有赖于病理检查。

知识点8：输卵管乳头状瘤的特殊检查　　　副高：熟练掌握　正高：熟练掌握

乳头状瘤在必要时可借助B超、腹腔镜或后穹隆检查进行诊断。有条件时可行CT、MRI检查。输卵管造影术虽然对诊断有一定帮助，但因为乳头状瘤可恶变为乳头状癌，此时行这种检查有引起扩散的可能，因而宜慎用。

知识点9：输卵管乳头状瘤的治疗　　　　　副高：熟练掌握　正高：熟练掌握

输卵管乳头状瘤均应行剖腹探查术，手术应切除患侧输卵管，手术中若疑为恶性，应行冷冻切片做病理学检查。有恶变者参照原发性输卵管癌进行治疗。

知识点10：输卵管成熟畸胎瘤的病因　　　　副高：熟练掌握　正高：熟练掌握

本肿瘤大多数为良性，其来源于副中肾管或中肾管，认为可能是胚胎早期，生殖细胞移行至卵巢的过程中，在输卵管区而形成。本病一般病变多为单侧，双侧少见，常位于输卵管峡部或壶腹部，以囊性为主，少数为实性病变，少数位于输卵管肌层内或缚于浆膜层，肿瘤体积一般较小（1～2cm），也有直径达10～20cm者，镜下含有3个胚层成熟成分。

知识点11：输卵管成熟畸胎瘤的临床表现　　　副高：熟练掌握　正高：熟练掌握

患者年龄一般在21～60岁。常见症状为盆腔或下腹部疼痛、痛经、月经不规则及绝经后流血，由于无典型的临床症状或无症状，因此术前很难做出诊断。输卵管造影术、B超、

CT、MRI检查对诊断有一定帮助。确诊需经术后的病理检查。

知识点12：输卵管成熟畸胎瘤的治疗　　　　　　副高：熟练掌握　正高：熟练掌握

输卵管畸胎瘤可合并输卵管妊娠，治疗仅行肿瘤切除或患侧输卵管切除。

知识点13：输卵管平滑肌瘤　　　　　　　　　　副高：熟练掌握　正高：熟练掌握

较少见，其来源为输卵管和阔韧带平滑肌，或两者中的血管壁。小的输卵管肌瘤多无临床症状，可能导致不孕症。大肌瘤或出现变性，扭转等则可引起腹痛，甚至急腹症。应行肿瘤切除术或患侧输卵管切除术治疗。

第二节　输卵管恶性肿瘤

知识点1：原发性输卵管癌的发病因素　　　　　　　　副高：掌握　正高：掌握

原发性输卵管癌是一种少见的女性生殖道恶性肿瘤。其发病率仅占妇科恶性肿瘤的0.5%。以40~65岁发病者居多，多发生于绝经后妇女。本病病因不明，70%患者有明显输卵管炎，50%有不孕史。其发病因素包括：

（1）输卵管炎：由于患者多伴有慢性输卵管炎，不孕的比例高，过去常有急性输卵管炎的病史，输卵管标本中均有慢性炎症细胞存在，因此推断输卵管慢性炎可能与输卵管癌的发病有关。

（2）遗传因素：染色体不稳定性是输卵管浆液性癌发生的早期分子事件。

（3）激素作用：流行病学资料表明生育、哺乳及口服避孕药对原发性输卵管癌有预防作用，性激素可能与肿瘤的发生发展有关。进行雌孕激素联合治疗会增高原发性输卵管癌的风险。

（4）其他：输卵管癌与输卵管结核并存，输卵管癌发生于输卵管结扎之后，这些也有可能为输卵管癌的发病因素。

知识点2：原发性输卵管癌的转移途径　　　　　　　　副高：掌握　正高：掌握

（1）直接扩散：癌细胞可经过伞端口扩散到腹膜、大网膜、肠表面、膀胱及直肠或通过输卵管的蠕动向宫腔、宫颈，甚至对侧输卵管蔓延。

（2）淋巴转移：输卵管癌可循髂部、腰部淋巴结至腹主动脉旁淋巴结，少数可累及锁骨上及腹股沟淋巴结，也常可见转移至大网膜。由于子宫及卵巢与输卵管间有密切的淋巴管沟通，故常被累及。偶可见沿阔韧带及腹股沟淋巴结。淋巴结是复发病灶最常见的部位。癌细胞充塞输卵管的淋巴管后，淋巴回流将癌细胞带到对侧输卵管形成双侧输卵管癌。

（3）血行转移：晚期可通过血液循环转移到肺、脑、肝、肾等器官。

知识点3：输卵管癌手术病理分期（FIGO，2006年）　　　副高：掌握　正高：掌握

（1）0期：原位癌（局限于输卵管黏膜）。

（2）Ⅰ期：癌局限于输卵管。①ⅠA：癌局限于一侧输卵管，已扩展至黏膜下和/或肌层，未穿破浆膜；无腹水。②ⅠB：癌局限于双侧输卵管，已扩展至黏膜下和/或肌层，未穿破浆膜；无腹水。③ⅠC：ⅠA或ⅠB伴癌达到或穿破浆膜面；腹水或腹腔冲洗液含癌细胞。

（3）Ⅱ期：一侧或双侧输卵管癌伴盆腔内扩散。ⅡA：癌扩散和/或转移至子宫和/或卵巢；ⅡB：癌扩散至盆腔其他组织；ⅡC：ⅡA或ⅡB，伴腹水或腹腔冲洗液含癌细胞。

（4）Ⅲ期：一侧或双侧输卵管癌伴盆腔外转移和/或区域淋巴结转移；肝表面转移为Ⅲ期；癌局限于真盆腔内，但组织学证实癌扩展至小肠或大网膜。①ⅢA：肉眼见肿瘤局限于真骨盆，淋巴结阴性，但组织学证实腹腔腹膜表面存在镜下转移。②ⅢB：一侧或双侧输卵管癌，并有组织学证实的腹腔腹膜表面肿瘤种植，但直径≤2cm，淋巴结阴性。③ⅢC：腹腔癌灶直径>2cm和/或区域淋巴结转移。

（5）Ⅳ期：肿瘤侵犯一侧或双侧输卵管，伴有远处转移。有胸腔积液且胸腔细胞学阳性为Ⅳ期；肝实质转移为Ⅳ期。

知识点4：原发性输卵管癌的病理学标准　　　副高：掌握　正高：掌握

原发性输卵管恶性肿瘤的病理学标准为：①肿瘤来源于输卵管内膜；②组织学类型可以产生输卵管黏膜上皮；③可见由良性上皮向恶性上皮转变的移行区；④卵巢和子宫内膜可以正常，也可以有肿瘤，但肿瘤体积必须小于输卵管肿瘤。

知识点5：原发性输卵管癌的临床表现　　　副高：掌握　正高：掌握

临床表现为阴道排液、腹痛、盆腔包块为输卵管癌的"三联征"。但不足15%的患者有此典型的"三联征"。由于腹痛发生率不高，有时仅表现为"二联征"。

（1）阴道排液或阴道流血：阴道排液是输卵管癌最常见且具有特征性的症状。其排泄液为浆液性稀薄黄水，有时呈粉红色血清血液性，排液量多少不一，一般无臭味。液体可能由于输卵管上皮在癌组织刺激下所产生的渗液，由于输卵管伞端闭锁或被肿瘤组织阻塞而通过宫腔从阴道排出。当输卵管癌有坏死或浸润血管时，可产生阴道流血。水样阴道分泌物占主诉的第三位，分泌物多时个别患者误认为尿失禁而就医。有时白带色黄类似琥珀色，有时为血水样或较黏稠。

（2）下腹疼痛：为输卵管癌的常见症状，约有半数患者发生。多发生在患侧，常表现为阵发性、间歇性钝痛或绞痛。阴道排出水样或血样液体，疼痛可缓解。经过一阶段后逐渐加剧而呈痉挛性绞痛。

（3）下腹部或盆腔包块：妇科检查时可扪及肿块，亦有患者自己能扪及下腹部肿块，但

很少见。肿块呈实性或囊实性，可为癌肿本身，也可为并发的输卵管积水或广泛盆腔粘连形成的包块。其常位于子宫的一侧或后方，一般表面光滑，活动受限或固定。

（4）外溢性输卵管积液：即患者经阴道大量排液后，疼痛减轻，盆腔包块缩小或消失的临床表现，但不常见。当管腔被肿瘤堵塞，分泌物淤积至一定程度，引起大量的阴道排液，随之管腔内压力减少，腹痛减轻，肿块缩小。由于输卵管积水的病例也可出现此现象，因此该症状的出现对关注输卵管疾病有价值，但并不是输卵管癌的特异症状。

（5）腹水：较少见，呈淡黄色，有时呈血性，约10%的病例伴有腹水。其来源有：①管腔内积液经输卵管伞端开口流入腹腔；②因癌瘤种植于腹膜而产生腹水。

（6）其他：当输卵管癌肿增大或压迫附近器官或癌肿广泛转移时可出现腹胀、尿频、肠功能紊乱及腰骶部疼痛等，晚期可出现腹水及恶病质。

知识点6：原发性输卵管癌的检查 　　　　　　副高：掌握　正高：掌握

（1）实验室检查：①阴道细胞学检查：如找到腺癌细胞，且能排除子宫内膜及颈管内膜癌，则应高度怀疑本病。②血清CA125检测：对诊断、疗效检测及估计预后有一定意义。

（2）诊断性刮宫：进行全面的分段诊刮，可除外宫腔。颈管的癌瘤以及引起阴道排液的其他良性病变，如黏膜下肌瘤。

（3）B超及CT检查：可明确肿块的部位、大小、性质，形状及有无腹水。

（4）腹腔镜检查：对可疑病例又不能确诊的，可借助腹腔镜检查明确诊断。但晚期病例不易于卵巢癌鉴别。若分段诊刮病理学为阴性，则应疑及输卵管癌。

（5）淋巴造影：可用于术前了解腹膜后盆腔及腹主动脉旁淋巴结有无转移。

知识点7：原发性输卵管癌的诊断 　　　　副高：熟练掌握　正高：熟练掌握

原发性输卵管癌因少见而易被忽略，输卵管位于盆腔内不易扪及，检查不易准确，症状不明显，术前诊断率极低而常误诊。依据检查及临床表现有助于确诊。

知识点8：原发性输卵管癌的鉴别诊断 　　　　　　副高：掌握　正高：掌握

（1）附件炎性肿块：输卵管积水或输卵管卵巢囊肿都可表现为活动受限的附件囊性包块，在盆腔检查时很难与原发性输卵管癌区分并且两者均有不孕史，如患者年龄偏大，且有阴道排液，则应要考虑输卵管癌，并进一步作各项辅助检查，以协助诊断。

（2）卵巢肿瘤：无输卵管癌的典型症状，输卵管癌多表现为阴道排液，而卵巢癌常为不规则阴道流血。盆腔检查时，卵巢良性肿瘤一般可活动，而输卵管癌的肿块多固定；卵巢癌表面常有结节感，若伴有腹水者多考虑卵巢癌，还可辅以B超及CT等检查以协助鉴别。

（3）子宫内膜癌：多以不规则阴道流血为主诉，可因有阴道排液而与输卵管恶性肿瘤相混淆。通过诊刮病理以鉴别。

（4）继发性输卵管癌：要点有以下3点：①原发性输卵管癌的病灶，大部分存在于输卵管的黏膜层，继发性输卵管癌的黏膜上皮基本完整而病灶主要在间质内；②原发性输卵管癌大多数都能看出乳头状结构，肌层癌灶多为散在病灶；③原发性输卵管癌的早期癌变处可找到正常上皮到癌变的过渡形态。

知识点9：原发性输卵管癌的手术治疗	副高：掌握　正高：掌握

彻底的手术切除是输卵管癌最根本的治疗方法。早期患者行全面的分期手术，包括全子宫、双侧附件、大网膜切除和腹膜后淋巴结清扫；晚期病例行肿瘤细胞减灭术，手术时应该尽可能切净原发病灶及其转移病灶。由于输卵管癌的播散方式与卵巢癌相同，即盆腹腔的局部蔓延和淋巴结转移。手术应该采用正中切口，进行以下操作：仔细评估整个盆、腹腔，全面了解肿瘤的范围；全子宫切除，两侧输卵管卵巢切除；盆腔、腹主动脉旁淋巴结取样；横结肠下大网膜切除；腹腔冲洗；任何可疑部位活检，包括腹腔和盆腔腹膜。

知识点10：早期输卵管癌的手术处理	副高：掌握　正高：掌握

（1）原位癌的处理：患者手术治疗应按治疗范围切除肿瘤。输卵管原位癌手术切除后不提倡辅助治疗。

（2）FIGO Ⅰ期、FIGO Ⅱ期的处理：此期患者应该进行手术分期。若最终的组织学诊断为腺癌原位癌或Ⅰ期，分化Ⅰ级，手术后不必辅助化疗。其他患者，应该考虑以铂为基础的化疗。偶然发现的输卵管癌应该再次手术分期，若有残留病灶，要尽可能行细胞减灭术，患者应该接受以铂类为基础的化疗。

知识点11：晚期输卵管癌的手术处理	副高：掌握　正高：掌握

（1）FIGO Ⅲ期的处理：除非另有论述，所有输卵管癌都指腺癌，和卵巢癌类似，应该采用以铂类为基础的化疗。患者接受减灭术后应该行以铂类为基础的化疗。若患者初次诊断时因为医学禁忌证而未行理想的减灭术，应该接受以铂为基础的化疗，然后再重新评估。化疗3个周期以后，再次评估时可以考虑二次探查，如有残留病灶，应该行二次细胞减灭术。然而，这种治疗未经任何前瞻性研究证实。

（2）FIGO Ⅳ期的处理：患者若有远处转移，必须有原发病灶的组织学证据。手术时应尽可能切出肿瘤病灶，如果有胸膜渗出的症状，术前要抽胸腔积液。患者如果情况足够好，像卵巢癌那样，应该接受以铂类为基础的化疗。其他患者情况不能耐受化疗，应该对症治疗。

知识点12：原发性输卵管癌的化学治疗	副高：掌握　正高：掌握

化学治疗多作为术后辅助治疗。输卵管癌和卵巢癌的形态学和生物学特征十分相似，病变发展也在腹腔内扩散及通过腹膜后淋巴结转移。化疗方案首选紫杉醇联合卡铂作为一线药

物。也可以选择顺铂为主的多药剂联合化疗方案，取得了明显疗效。

知识点13：原发性输卵管癌的放射治疗　　　副高：掌握　正高：掌握

放射治疗主要用于术后辅助治疗一般以体外放射为主。手术时腹水内找到癌细胞者，可在腹腔内注入^{32}P。对于Ⅱ、Ⅲ期手术无肉眼残留病灶，腹水或腹腔冲洗液细胞学阴性，淋巴结无转移者，术后可辅以全腹加盆腔放疗或腹腔内放射性核素治疗。对不能切除的肿瘤患者，放疗可使癌块缩小，粘连松动，以便争取获得再次手术机会，但残留病灶者效果不及术后辅助化疗。盆腔照射量不应低于5000~6000cGy/4~6周；全腹照射剂量不超过3000cGy/5~6周。有学者认为在外照射后再应用放射性胶体^{32}P则效果更好。在放疗后可应用化疗维持。

知识点14：原发性输卵管癌的内分泌治疗　　　副高：掌握　正高：掌握

输卵管上皮在胚胎学和组织发生学上与子宫内膜相似，对卵巢的雌激素、孕激素有周期性反应，所以可用激素药物治疗。若输卵管癌肿瘤中含有雌、孕激素受体，可应用抗雌激素药物如他莫昔芬及长期避孕激素如己酸孕酮、甲羟孕酮等治疗。但目前对激素的治疗作用还没得到充分的肯定。

知识点15：影响原发性输卵管癌预后的因素　　　副高：掌握　正高：掌握

（1）临床分期：是重要的影响因素，期别越晚预后越差。随期别的提高生存率逐渐下降。

（2）初次术后残存瘤的大小：也是影响预后的重要因素。经分析发现，初次手术后未经顺铂治疗的患者中，肉眼无瘤者的5年生存率低于初次手术后用顺铂治疗的患者。

（3）输卵管浸润深度：肿瘤仅侵犯黏膜层者预后好，相反穿透浆膜层则预后差。

（4）辅助治疗：是否接受辅助治疗对其生存率的影响有显著性差别，接受了以顺铂为主的化疗患者其生存时间明显高于没有接受化疗者。

（5）病理分级：病理分期对预后的影响不如临床分期及其他重要。

知识点16：原发性输卵管绒毛膜癌的临床表现及诊断　　　副高：掌握　正高：掌握

（1）临床表现：本病在葡萄胎、产后、流产后，特别是输卵管妊娠后会再次出现输卵管妊娠的症状，盆腔检查宫颈举痛明显，子宫正常大或稍大，附件可扪及不规则柔软肿块伴触痛且活动受限，应考虑输卵管绒毛膜癌可能。

（2）实验室检查：血或尿hCG测定可发现hCG效价增高，并有助于病情监测。

（3）特殊检查：X线胸片检查有一定诊断价值，有助于确定转移病灶。

知识点17：原发性输卵管绒毛膜癌的鉴别诊断　　　副高：掌握　正高：掌握

（1）子宫内膜癌：可出现阴道排液，但主要临床症状为不规则阴道流血，诊刮病理可鉴别。

（2）附件炎性包块：有不孕或盆腔包块史，妇检可在附件区触及活动受限囊性包块。

（3）异位妊娠：两者均有子宫正常，子宫外部规则包块，均可发生大出血，但宫外孕患者hCG效价增高程度低于输卵管绒癌，病理有助确诊。

知识点18：原发性输卵管绒毛膜癌的治疗　　　副高：掌握　正高：掌握

本病可以治愈。先采用手术治疗，然后根据预后因素采用化疗。如果肿瘤范围局限，希望保留生育功能者可以考虑保守性手术，如输卵管绒毛膜癌来源于输卵管妊娠的滋养叶细胞，其生存率约50%，如来源于生殖细胞，预后很差。

知识点19：原发性输卵管肉瘤的临床表现及诊断　　　副高：掌握　正高：掌握

（1）临床表现：①阴道排液：呈浆液性，继发感染时可呈脓性。当瘤组织坏死、脱落或浸润血管时，可有阴道流血。②腹痛：除晚期外很少引起下腹疼痛，借此可与原发性输卵管癌鉴别。③腹部包块：下腹可扪及包块。

（2）特殊检查：超声检查有助于诊断。

知识点20：原发性输卵管肉瘤的鉴别诊断　　　副高：掌握　正高：掌握

（1）附件炎性包块：与原发性输卵管肉瘤均可表现为腹痛、白带多及下腹包块，但前者有盆腔炎症病史，抗感染治疗有效。

（2）子宫内膜癌：有阴道排液的患者需要与子宫内膜癌鉴别，分段诊刮病理可确诊。

（3）卵巢肿瘤：多无临床症状，伴有腹水，B超可协助诊断。

知识点21：输卵管未成熟畸胎瘤的治疗　　　副高：掌握　正高：掌握

本病极少见。可是却可以发生在有生育要求的年轻女性，治愈率高，进展较快，预后较差。治疗本病常采用手术治疗，然后根据相关预后因素采用化疗。如果要保留生育功能，任何期别的患者均可以行保守性手术。化疗方案采用卵巢生殖细胞肿瘤的化疗方案。

知识点22：转移性输卵管癌的诊断标准　　　副高：掌握　正高：掌握

（1）癌灶主要在输卵管浆膜层，肌层、黏膜层正常或显示慢性炎症。若输卵管黏膜受累，其表面上皮仍完整。

（2）癌组织形态与原发癌相似，最多见为卵巢癌、宫体癌和胃肠癌等。

（3）输卵管肌层和系膜淋巴管内一般有癌组织存在，而输卵管内膜淋巴管很少有癌细胞存在。

第三节　阔韧带内肿瘤

知识点1：圆韧带平滑肌瘤	副高：熟练掌握　正高：熟练掌握

圆韧带平滑肌瘤最多见。可并发子宫肌瘤，也可单独发生起源于圆韧带内的平滑肌。肿物小时无明显症状，肿物大时可致周围组织及器官移位及受压而出现下腹部不适、输尿管积水、下肢静脉曲张或下肢水肿及大小便困难。妇科检查：阴道受压变形，宫颈上移，子宫被推向对侧或前后方，肿块质硬而活动性差。B超检查：宫旁有回声不均的实性肿块。

肿块较大或引起症状时可手术切除。

知识点2：圆韧带囊肿	副高：熟练掌握　正高：熟练掌握

圆韧带周围为固有腹膜所包裹，此腹膜是由体腔上皮发生的间皮组织。如果圆韧带与包裹的腹膜间残留有间隙并积液，便形成囊肿。

临床主要表现为腹股沟肿块。盆腔检查：可扪及盆腔前侧壁囊性肿物。圆韧带囊肿不能退回，大小不变，而疝能复位。

囊肿较大者应予手术切除。

知识点3：卵巢冠囊肿的概念	副高：熟练掌握　正高：熟练掌握

卵巢冠囊肿为良性非赘生性囊肿，是来源于中肾导管、中肾旁管的残迹及其他如间皮细胞、淋巴管来源的囊肿，较普通卵巢囊肿少见。卵巢冠囊肿可发生于任何年龄组，但以育龄期妇女多见。

知识点4：卵巢冠囊肿的临床表现及检查	副高：熟练掌握　正高：熟练掌握

（1）临床表现：一般为单侧，中肾结构来源的囊肿较大，而间皮细胞形成的囊肿最大。囊肿直径>5cm者，有胀痛的感觉。少数位于伞部有蒂的囊肿可发生急性扭转，产生急性腹痛症状。巨大的囊肿可压迫邻近器官如膀胱、结肠、输尿管而产生相应的压迫症状。

（2）B超检查：若见到子宫及卵巢的图像，则其旁的肿物图像多是卵巢冠囊肿。但此法不如腹腔镜检可靠。

（3）腹腔镜检查：腹腔充气后，肠曲上移，盆腔器官即可清晰暴露。若见到阔韧带囊肿，同时见到卵巢与输卵管，即可明确确诊。

知识点5：卵巢冠囊肿的诊断　　　　　　　　　副高：熟练掌握　正高：熟练掌握

直径＜3cm的卵巢冠囊肿一般无临床症状，也不易被妇科检查所触及，故常被漏诊。而较大的卵巢冠囊肿，因其部位与卵巢相近，往往被误诊为卵巢囊肿或附件的炎性肿块，所以临床上术前确诊的不多。如术前能借助B型超声、腹腔镜检查、气腹造影等辅助检查，可提高诊断率。如B超发现在囊肿下方有正常的卵巢组织，可协助诊断。

知识点6：卵巢冠囊肿的治疗　　　　　　　　　副高：熟练掌握　正高：熟练掌握

（1）支持治疗：卵巢冠囊肿的恶变率低，目前尚无统一的治疗方案。小的卵巢冠囊肿不一定需要手术，大的可手术切除囊肿。应根据患者年龄及有无生育要求，采用与早期卵巢恶性肿瘤相同的分期手术方式。

（2）手术治疗

1）年轻患者可保留其输卵管及卵巢，将阔韧带或输卵管系膜切开，与囊肿周围的疏松结缔组织进行分离后，将囊肿剥出。若分离过程中因囊壁菲薄而破裂，则将囊壁剥除即可，腔内液体无刺激性，不需特殊处理。

2）老年患者则可将输卵管、卵巢一并切除，但手术时需特别注意输尿管是否与囊壁紧贴，分离时要动作轻柔，避免损伤输尿管。

3）位于卵巢门、宫颈旁的囊肿，分离时要避免损伤血管。如果卵巢门处出血，势必缝扎止血，则以后卵巢的血液供应受到影响而引起此卵巢功能减退。宫颈旁血管丛集，手术时损伤可引起大量出血，需特别注意。有时囊腔深至阴道旁间隙，囊肿剥除后其留下的空隙极易渗血，需仔细止血，必要时可置烟卷引流，以免术后发生血肿。

4）如证实有恶变者需行根治性手术。对低度恶性病例，若患者年轻尚需生育可保守治疗，不切除子宫。

术中所见卵巢冠囊肿的特征为：囊肿与卵巢完全分离，囊壁菲薄，呈半透明状，输卵管紧贴囊肿表面并被拉长，囊壁表面血管与覆盖其上的阔韧带腹膜血管互相重叠交错。术中应注意避免损伤输尿管。

知识点7：阔韧带良性肿瘤的种类　　　　　　　副高：熟练掌握　正高：熟练掌握

阔韧带良性肿瘤分为原发性（真性）和继发性（假性）。原发性阔韧带良性肿瘤是指来源于阔韧带内间叶组织和阔韧带本身组织成分的肿瘤，也包括阔韧带内多余卵巢发生的肿瘤。以平滑肌瘤最为常见。起源于阔韧带内的平滑肌组织或血管平滑肌组织。

知识点8：阔韧带平滑肌瘤的诊断　　　　　　　副高：熟练掌握　正高：熟练掌握

（1）临床表现：由子宫侧壁起源向阔韧带内生长的激流及原发于阔韧带的肌瘤生长到一定程度，可使输卵管、卵巢、子宫、圆韧带、输尿管等脏器，血管、神经等移位、受压，造成功能障碍。患者在下腹部可扪及肿块。妇科检查：有阴道变形、宫颈上移。子宫偏向对侧，肿瘤硬而固定。

（2）特殊检查：B超检查提示宫旁有回声不均的实性肿物。

知识点9：阔韧带平滑肌瘤的鉴别诊断　　　副高：熟练掌握　正高：熟练掌握

阔韧带平滑肌瘤需要与子宫或输卵管肌瘤长入阔韧带内进行鉴别，后两种肌瘤其基底部与原发部分相连。但术前一般难以鉴别。

知识点10：阔韧带平滑肌瘤的治疗　　　副高：熟练掌握　正高：熟练掌握

对肿瘤生长较快，体积大，出现症状者，应予手术切除。原发者可从阔韧带两叶腹膜中剜出，继发者常需连同生长器官一并切除。术中注意避免损伤输尿管。必要时可于术前行静脉肾盂造影。

知识点11：原发性阔韧带恶性肿瘤的诊断　　　副高：掌握　正高：掌握

（1）临床表现：肿瘤增长迅速，病程短。压迫症状出现早且严重。晚期可出现腹水及恶病质。

（2）妇科检查：子宫一侧可扪及囊性或实性肿块，活动受限。大的肿瘤可充满整个盆腔，界限不清。肿瘤已播散时，盆腔内可触及散在结节。

（3）B超、腹腔镜检查：有助于诊断。确诊需依靠病理检查。

知识点12：继发性阔韧带恶性肿瘤　　　副高：掌握　正高：掌握

继发性阔韧带恶性肿瘤多来自内生殖器官的原发肿瘤，如子宫体癌、子宫颈癌、卵巢癌、输卵管癌及绒毛膜癌。按照原发肿瘤的诊断及处理进行治疗。

第十九章　妊娠滋养细胞疾病

第一节　葡　萄　胎

知识点1：葡萄胎的概念　　　　副高：熟练掌握　正高：熟练掌握

葡萄胎是一种良性滋养细胞疾病，也称水泡状胎块，是因妊娠后胎盘绒毛滋养细胞增生、间质水肿，而形成大小不一的水泡，水泡间借蒂相连成串，形如葡萄而得名。葡萄胎可分为完全性葡萄胎（CHM）和部分性葡萄胎（PHM）两类，其中大多数为完全性葡萄胎。

知识点2：完全性葡萄胎的病因　　　　副高：熟练掌握　正高：熟练掌握

（1）营养缺乏：营养状况与社会经济因素是可能的高危因素之一。饮食中缺乏维生素A及其前体胡萝卜素和动物脂肪者发生葡萄胎的概率显著升高。

（2）年龄及前次妊娠史：年龄是一高危因素，大于35岁和40岁的妇女妊娠时葡萄胎的发生率分别是年轻妇女的2倍和7.5倍。前次妊娠有葡萄胎史也是高危因素，既往自然流产史和不孕史也被认为可增加葡萄胎的发生。

（3）遗传学因素：在完全性葡萄胎时，由于缺乏母系染色体参与调控，则引起印迹紊乱。

（4）其他：如地理环境、气候、温度、病毒感染及免疫等方面，在葡萄胎发病中也起作用。

知识点3：部分性葡萄胎的病因　　　　副高：熟练掌握　正高：熟练掌握

与部分性葡萄胎发病有关的高危因素有不规则月经、前次活胎妊娠均为男性和口服避孕药大于4年等，但与饮食因素无关。

知识点4：完全性葡萄胎的病理　　　　副高：熟练掌握　正高：熟练掌握

大体检查水泡状物大小不一，直径自数毫米至数厘米不等，其间有纤细的纤维素相连，常混有血块蜕膜碎片。水泡状物占满整个宫腔，胎儿及其附属物缺如。镜下见：①可确认的胚胎或胎儿组织缺失；②绒毛水肿；③弥漫性滋养细胞增生；④种植部位滋养细胞呈弥漫和显著的异型性。

知识点5：部分性葡萄胎的病理　　　　　　　副高：熟练掌握　　正高：熟练掌握

部分性葡萄胎仅部分绒毛呈水泡状，合并胚胎或胎儿组织，胎儿多已死亡，且常伴发育迟缓或多发性畸形，合并足月儿极少。镜下见：①有胚胎或胎儿组织存在；②局限性滋养细胞增生；③绒毛大小及其水肿程度明显不一；④绒毛呈显著的扇贝样轮廓、间质内可见滋养细胞包涵体；⑤种植部位滋养细胞呈局限和轻度的异型性。

知识点6：完全性葡萄胎和部分性葡萄胎核型和病理特征比较要点
　　　　　　　　　　　　　　　　　　　　　　　副高：熟练掌握　　正高：熟练掌握

完全性葡萄胎和部分性葡萄胎核型和病理特征比较要点见下表：

完全性葡萄胎和部分性葡萄胎核型和病理特征比较

特征	完全性葡萄胎	部分性葡萄胎
核型	46,XX（90%）和46XY	常为69,XXX和69,XXY
病理特征		
胎儿组织	缺乏	存在
胎膜、胎儿红细胞	缺乏	存在
绒毛水肿	弥漫	局限，大小和程度不一
滋养细胞包涵体	缺乏	存在
扇贝样轮廓绒毛	缺乏	存在
滋养细胞增生	弥漫，轻至重度	局限，轻至中度
滋养细胞异型性	弥漫，明显	局限，轻度

知识点7：完全性葡萄胎的临床表现　　　　　副高：熟练掌握　　正高：熟练掌握

因诊断技术的进步，葡萄胎患者常在早期妊娠时已经得到诊治，故症状典型者越来越少见。完全性葡萄胎的典型症状有以下几个方面：

（1）停经后阴道流血：80%以上患者会出现阴道流血，为最常见的症状。一般在停经8～12周后开始不规则阴道流血，量多少不定。若大血管破裂，可造成大出血和休克，甚至死亡。葡萄胎组织有时可自行排出，但排出前和排出时常伴有大量流血。反复阴道流血若不及时治疗，可继发贫血和感染。

（2）子宫异常增大、变软：因葡萄胎迅速增长及宫腔内积血，约半数以上患者的子宫大于停经月份，质地变软，并伴hCG水平异常升高。约1/3患者的子宫与停经月份相符，另有少数子宫小于停经月份。

（3）妊娠呕吐：多发生于子宫异常增大和hCG水平异常升高者，出现时间一般较正常妊娠早，症状严重且持续时间长。发生严重呕吐且未及时纠正时可导致水电解质平衡紊乱。

（4）子痫前期征象：多发生于子宫异常增大者，可在妊娠24周前出现高血压、蛋白尿和水肿，但子痫罕见。若早期妊娠发生子痫前期，要考虑葡萄胎可能。

（5）甲状腺功能亢进：约7%患者可出现轻度甲状腺功能亢进表现，如心动过速、皮肤潮湿和震颤，血清游离T_3、T_4水平升高，但突眼少见。

（6）腹痛：因葡萄胎增长迅速和子宫过度快速扩张所致，表现为阵发性下腹痛，一般不剧烈，能忍受，常发生于阴道流血之前。若发生卵巢黄素化囊肿扭转或破裂，可出现急腹痛。

（7）卵巢黄素化囊肿：大量hCG刺激卵巢卵泡内膜细胞发生黄素化而造成。常为双侧，但也可单侧，大小不等，最小仅在光镜下可见，最大可在直径20cm以上。囊肿表面光滑，活动度好，切面为多房，囊壁薄，囊液清亮或琥珀色。光镜下见囊壁为内衬2～3层黄素化卵泡膜细胞。黄素化囊肿一般无症状。由于子宫异常增大，在葡萄胎排空前一般较难通过妇科检查发现，多由B超检查做出诊断。黄素化囊肿常在葡萄胎清宫后2～4个月自行消退。

知识点8：部分性葡萄胎的临床表现	副高：熟练掌握　正高：熟练掌握

部分性葡萄胎大多没有完全性葡萄胎的典型症状，程度也常较轻。阴道流血常见，但子宫多数与停经月份相符甚至更小，一般无子痫前期、卵巢黄素化囊肿等，妊娠呕吐也较轻。

知识点9：CHM和PHM的临床特征鉴别	副高：熟练掌握　正高：熟练掌握

CHM和PHM的临床特征鉴别

特　　征	完全性葡萄胎	部分性葡萄胎
诊断	葡萄胎妊娠	易误诊为流产
子宫大小	50%大于停经月份	小于停经月份
黄素化囊肿	15%～25%	少
并发症	<25%	少
GTN发生率	6%～32%	<5%

知识点10：自然转归	副高：熟练掌握　正高：熟练掌握

在正常情况下，葡萄胎排空后血清hCG逐渐下降，首次降至正常的平均时间大约9周，最长不超过14周。若葡萄胎排空后hCG持续异常要考虑妊娠滋养细胞肿瘤。完全性葡萄胎发生子宫局部侵犯和/或远处转移的概率约分别为15%和4%。当出现下列高危因素之一时应视为高危葡萄胎：①hCG>100000U/L；②子宫明显大于相应孕周；③卵巢黄素化囊肿直

径>6cm。另外，也有认为年龄>40岁和重复葡萄胎是高危因素。

部分性葡萄胎发生子宫局部侵犯的概率约为4%，一般不发生转移。与完全性葡萄胎不同，部分性葡萄胎缺乏明显的临床或病理高危因素。

知识点11：葡萄胎的辅助检查　　　　　　　　　　副高：熟练掌握　正高：熟练掌握

（1）hCG测定：①尿hCG酶联免疫吸附试验：正常妊娠尿hCG测定值高峰在50～80天，但常在16万U/L以下，12周以后开始下降，14周后一般在2万U/L，而葡萄胎患者的尿hCG值常在16万U/L以上，一般在50万～60万U/L，且持续不下降。②血hCG放射免疫测定：正常妊娠妇女血清hCG最高值达20万U/L，平均在10万U/L以下，产后3周转为正常。而葡萄胎患者血清hCG常远高于20万U/L，最高可达240万U/L，β-hCG常高达150万～200万U/L，且持续不下降。

（2）DNA倍体分析：流式细胞计数是最常用的倍体分析方法。完全性葡萄胎的染色体核型为二倍体，部分性葡萄胎为三倍体。

（3）母源表达印迹基因检测：部分性葡萄胎拥有双亲染色体，所以表达父源印迹、母源表达的印迹基因（如P57^{KIP2}），而完全性葡萄胎无母源染色体，故不表达该类基因，因此检测母源表达印迹基因可区别完全性和部分性葡萄胎。

（4）超声检查：是重要的辅助诊断方法，最好采用经阴道彩色多普勒超声。完全性葡萄胎的典型超声图像为子宫大于相应孕周，无妊娠囊或胎心搏动，宫腔内充满不均质密集状或短条状回声，呈"落雪状"，水泡较大时则呈"蜂窝状"。常可测到双侧或一侧卵巢囊肿。彩色多普勒超声检查可见子宫动脉血流丰富，但子宫肌层内无血流或仅稀疏血流信号。部分性葡萄胎可在胎盘部位出现由局灶性水泡状胎块引起的超声图像改变，有时还可见胎儿或羊膜腔，胎儿通常畸形。早期葡萄胎妊娠的超声征象常不典型，容易误诊。

（5）X线检查：若妊娠大于20周，X线片未见胎儿骨骼阴影，则葡萄胎的可能性大。

知识点12：葡萄胎的鉴别诊断　　　　　　　　　　副高：熟练掌握　正高：熟练掌握

（1）流产：葡萄胎病史与流产相似，容易相混淆。完全性葡萄胎与先兆流产的鉴别比较容易，超声检查可以确诊。但部分性葡萄胎与不全流产或过期流产不仅临床表现相似，在病理检查时也因绒毛水肿、滋养细胞增生不明显等造成鉴别困难，需要通过DNA倍体分析和P57^{KIP2}免疫组化染色等检查进行鉴别。

（2）双胎妊娠：子宫大于相应孕周的正常单胎妊娠，hCG水平也略高于正常，与葡萄胎相似，但双胎妊娠无阴道流血，超声检查可以确诊。

（3）剖宫产瘢痕部位妊娠：是剖宫产后的一种并发症，胚囊着床于子宫切口瘢痕部位，表现为停经后阴道流血，容易与葡萄胎相混淆，超声检查有助于鉴别。

（4）羊水过多：一般发生于妊娠晚期，若发生于妊娠中期时，因子宫迅速增大，需与葡萄胎相鉴别。羊水过多时无阴道流血，hCG水平在正常范围，超声检查可以确诊。

知识点13：葡萄胎的治疗　　　　　　　　　副高：熟练掌握　　正高：熟练掌握

（1）清宫治疗：葡萄胎一经确诊，立即终止妊娠及时清宫。但清宫前首先应注意有无休克、子痫前期、甲状腺功能亢进及贫血等合并症，出现时应先对症处理，稳定病情。清宫应由有经验的妇科医师操作。停经大于16周的葡萄胎清宫术应在超声引导下进行。一般选用吸刮术，其具有手术时间短、出血少、不易发生子宫穿孔等优点。由于葡萄胎清宫时出血较多，子宫大而软，容易穿孔，所以清宫应在手术室内进行，在输液、备血准备下，充分扩张宫颈管，选用大号吸管吸引。待葡萄胎组织大部分吸出、子宫明显缩小后，改用刮匙轻柔刮宫。为减少出血和预防子宫穿孔，可在充分扩张宫颈管和开始吸宫后静脉滴注缩宫素，应用缩宫素一般不增加发生滋养细胞转移和肺栓塞的风险。通常一次刮宫即可刮净葡萄胎组织。若有持续子宫出血或超声提示有妊娠物残留，需要第二次刮宫。

在清宫过程中，若发生滋养细胞进入子宫血窦造成肺动脉栓塞，甚至出现急性呼吸窘迫、急性右心衰竭时，要及时给予心血管及呼吸功能支持治疗，一般在72小时内恢复。急性呼吸窘迫也可由甲状腺功能亢进、子痫前期等合并症引起。为安全起见，建议子宫大于妊娠16周或有合并症者应转送至有治疗经验的医院进行清宫。

组织学是葡萄胎的最终诊断依据，所以葡萄胎每次刮宫的刮出物，必须送组织学检查。取材应注意选择近宫壁种植部位、新鲜无坏死的组织送检。

（2）卵巢黄素化囊肿的处理：囊肿在葡萄胎清宫后会自行消退，一般不需处理。若发生急性蒂扭转，可在B超或腹腔镜下做穿刺吸液，囊肿也多能自然复位。若扭转时间较长发生坏死，则需做患侧附件切除术。

（3）子宫切除术：单纯子宫切除不能预防葡萄胎发生子宫外转移，所以不作为常规处理。对于年龄接近绝经、无生育要求者可行全子宫切除术，两侧卵巢可以保留。当子宫小于妊娠14周大小时可直接切除子宫。手术后仍需定期随访。

（4）预防性化疗：不常规推荐。①年龄大于40岁。②葡萄胎排出前hCG值异常升高。③滋养细胞高度增生或伴有不典型增生。④葡萄胎清除后，hCG不呈进行性下降，而是降至一定水平后即持续不再下降，或始终处于高值。⑤出现可疑转移灶者。⑥无条件随访者。一般选用5-FU或KSM单药化疗1～2个疗程。

第二节　侵袭性葡萄胎

知识点1：侵袭性葡萄胎的概念　　　　　　　副高：掌握　　正高：掌握

侵袭性葡萄胎是指葡萄胎组织侵入子宫肌层或转移至子宫以外，因具恶性肿瘤行为而得名。侵袭性葡萄胎恶性程度低于绒癌，预后较好。

知识点2：侵袭性葡萄胎的病因　　　　　　　副高：掌握　　正高：掌握

侵袭性葡萄胎来自良性葡萄胎，多数在葡萄胎清除后6个月内发生。

| 知识点3: 侵袭性葡萄胎的病理 | 副高: 熟练掌握　正高: 熟练掌握 |

侵袭性葡萄胎的大体检查可见子宫肌层内有大小不等的水泡状组织, 宫腔内可以没有原发病灶。当病灶接近子宫浆膜层时, 子宫表面可见紫蓝色结节。病灶也可穿透子宫浆膜层或侵入阔韧带内。镜下可见水泡状组织侵入肌层, 有绒毛结构及滋养细胞增生和异型性。但绒毛结构也可退化, 仅见绒毛阴影。

| 知识点4: 侵袭性葡萄胎的检查与诊断 | 副高: 掌握　正高: 掌握 |

（1）病史及临床表现: ①阴道出血, 葡萄胎清宫后半年内出现不规则阴道出血或月经恢复正常数月后又不规则出血。②咯血, 葡萄胎后出现痰中带血丝, 应高度疑为肺转移。③腹痛及腹腔内出血。④宫旁肿块。

（2）hCG连续测定: 葡萄胎清宫后12周以上hCG仍持续高于正常, 或hCG降至正常水平后又上升。

（3）B超检查: 子宫肌层有蜂窝样组织侵入。

（4）X线检查: 若有肺部转移, 胸片中于肺野外带常有浅淡半透明的小圆形结节, 有助于诊断。

（5）组织学诊断: 侵入子宫肌层或于宫外转移灶的组织切片中见到绒毛结构或绒毛退变痕迹, 可确诊。

| 知识点5: 侵袭性葡萄胎的鉴别诊断 | 副高: 掌握　正高: 掌握 |

侵袭性葡萄胎需要与异位妊娠、绒毛膜癌、残余葡萄胎、黄素囊肿和再次妊娠进行鉴别诊断。

| 知识点6: 侵袭性葡萄胎的治疗及预后 | 副高: 掌握　正高: 掌握 |

侵袭性葡萄胎的治疗同绒毛膜癌的治疗。

临床症状及转移灶消失, hCG测定持续正常称为临床痊愈。临床痊愈后尚需巩固1~2个疗程。一般均能治愈, 个别病例可死于脑转移。

第三节　绒毛膜癌

| 知识点1: 绒毛膜癌的概念 | 副高: 掌握　正高: 掌握 |

绒毛膜癌（CC）简称绒癌, 是一种高度恶性的肿瘤, 其特点是滋养细胞失去了原来绒毛结构而散在地侵入子宫肌层或通过血道转移至其他部位。

知识点2：绒毛膜癌的病因　　　　　副高：掌握　正高：掌握

绒癌继发于葡萄胎、流产或足月分娩后，其发生比率约为2：1：1，少数可发生于异位妊娠后，但其真正发生原因尚不清楚，免疫异常可能与本病密切相关。

知识点3：绒毛膜癌的检查与诊断　　　　　副高：掌握　正高：掌握

（1）临床特点：流产、足月产后、异位妊娠以后出现不规则阴道出血等症状或转移灶，并有hCG升高，可诊断为绒癌；葡萄胎清宫后1年以上发病者，临床可诊断为绒癌，半年至1年内发病则有侵袭性葡萄胎和绒癌的可能，需经组织学检查鉴别。

（2）hCG测定：一般葡萄胎清除后84～100天β-hCG可降至正常，人工流产和自然流产后分别约需21天和9天，个别可达3周。足月分娩后12天，异位妊娠后为8～9天，个别可长达5周。若超过上述时间，hCG仍持续在高值并有上升，结合临床表现可诊断为绒癌。

（3）声像学检查：B超及彩超可辅助诊断绒癌。

（4）X线检查：肺转移患者胸片可见球样阴影，分布于两侧肺野，多在肺下叶，有时仅为单个转移病灶。

（5）组织学诊断：手术标本或转移灶标本中若仅见大量滋养细胞及出血坏死，则可诊断为绒癌；若见到绒毛结构，可排除绒癌的诊断。

知识点4：绒毛膜癌的鉴别诊断　　　　　副高：掌握　正高：掌握

绒毛膜癌的鉴别诊断

	葡萄胎	侵袭性葡萄胎	绒毛膜癌	胎盘部位滋养细胞肿瘤	合体细胞子宫内膜炎	胎盘残留
先行妊娠	无	葡萄胎	各种妊娠	各种妊娠	各种妊娠流产	足月产后
潜伏期	无	多在6个月以内	常超过6个月	多在1年内	无	无
绒毛结构	有	有	无	无	无	有退化
滋养细胞增生	轻→重	轻→重	成团，重	成团中间型滋养细胞	不增生	无
浸润深度	蜕膜层	肌层	肌层	肌层	浅肌层	蜕膜层
组织坏死	无	有	有	无	无	无
转移	无	有	有	少	无	无
肝、脑转移	无	少	较易	少	无	无
hCG	+	+	+	+或-	-	+或-

| 知识点5：绒毛膜癌常用的化疗方案 | 副高：掌握 正高：掌握 |

（1）低危组通常用单药治疗：5-FU、更生霉素（KSM）、甲氨蝶呤（MTX）。5-FU 28～30mg/（kg·d），连用10天，静脉滴注，间隔2周。MTX 1mg/kg，肌内注射，隔天1次，共4次，CF（亚叶酸钙）0.1～0.15mg/kg，肌内注射，隔天1次，共4次，CF肌内注射，开始于MTX肌内注射后24小时，疗程间隔2周。

（2）中度危险宜用联合化疗：最常用的化疗方案为5-FU＋KSM 5-FU＋KSM：5-FU 26mg/（kg·d），KSM 6μg/（kg·d），静脉滴注，共8天，间隔3周。

（3）高度危险或耐药病例用EMA-Co方案：第1天VP16 100mg/m^2＋生理盐水200ml静脉滴注1小时；Act-D 0.5mg，静脉注射；MTX 100mg/m^2，静脉注射；MTX 200mg/m^2，静脉滴注12小时。第2天VP16 100mg/m^2＋生理盐水200ml，静脉滴注1小时；Act-D 0.5mg，静脉注射；CF 15mg在MTX后24小时开始，肌内注射或静脉滴注，每12小时1次，共2次。第8天VCR 1mg/m^2，静脉注射：CTX 600mg/m^2＋生理盐水200ml，静脉滴注1小时。用药期间要碱化尿液，肾功能必须正常。若Co耐药，第8天可用EP代替，VP16 150mg/m^2，DDP 75mg/m^2（需水化）。

| 知识点6：绒毛膜癌的手术治疗 | 副高：掌握 正高：掌握 |

绒毛膜癌的手术主要作为辅助治疗，对控制大出血等各种并发症、消除耐药病灶、减少肿瘤负荷和缩短化疗疗程等方面有一定作用，在一些特定情况下应用。

（1）对于大病灶、耐药病灶或病灶穿孔出血者，应在化疗的基础上给予手术。手术范围为全子宫切除术，生育年龄妇女应保留卵巢。对于有生育要求的年轻妇女，若血hCG水平不高、耐药病灶为单个及子宫外转移已控制，可考虑做病灶剜除术。

（2）对于多次化疗未能吸收的孤立的耐药病灶，可考虑做肺叶切除。其指征为：①全身情况良好；②子宫原发病灶已控制；③无其他转移灶；④肺部转移灶孤立；⑤hCG呈低水平，尽可能接近正常。另外，当hCG阴性而肺部阴影持续存在时应注意排除纤维化结节。

| 知识点7：绒毛膜癌的放射治疗 | 副高：掌握 正高：掌握 |

放疗主要用于肝、脑转移和肺部耐药病灶的治疗，根据不同转移部位选择剂量。

| 知识点8：绒毛膜癌的疗效标准与预后 | 副高：掌握 正高：掌握 |

绒毛膜癌的疗效标准同侵袭性葡萄胎，其预后与多种因素有关，其中伴有脑转移者死亡率极高。绒癌预后评分见下表。

绒癌预后评分表

评　分	0	1	2	4
年龄（岁）	<40	≥40		
前次妊娠	葡萄胎	流产	足月产	
距前次妊娠时间（月）	<4	4~6	7~12	≥13
治疗前血hCG（mU/ml）	<10³	10³~10⁴	10⁴~10⁵	≥10⁵
最大肿瘤大小（包括子宫）	–	3~4cm	≥5cm	–
转移部位	肺	脾、肾	肠道	肝、脑
转移病灶数目	–	1~4	5~8	>8
先前失败化疗	–	–	单药	两种或两种以上联合化疗

注：低度危险≤6分，高度危险≥7分

第四节　胎盘部位滋养细胞肿瘤

知识点1：胎盘部位滋养细胞肿瘤的概念　　　副高：熟练掌握　正高：熟练掌握

胎盘部位滋养细胞肿瘤（PSTT）指起源于胎盘种植部位的一种特殊类型的滋养细胞肿瘤。临床罕见，占妊娠滋养细胞肿瘤的1%~2%。多数不发生转移，预后良好。

知识点2：PSTT的病理　　　副高：熟练掌握　正高：熟练掌握

大体检查见肿瘤可为突向宫腔的息肉样组织，也可侵入子宫肌层或子宫外扩散，切面呈黄褐色或黄色。镜下见肿瘤几乎完全由种植部位中间型滋养细胞组成，无绒毛结构，呈单一或片状侵入子宫肌纤维之间，仅有灶性坏死和出血。免疫组化染色见部分肿瘤细胞hCG和人胎盘生乳素（HPL）阳性。

知识点3：PSTT的临床表现　　　副高：熟练掌握　正高：熟练掌握

（1）症状：胎盘部位滋养细胞肿瘤大多数发生于生育期年龄，绝经后罕见，平均发病年龄31~35岁。可继发于足月产、流产和葡萄胎，但后者相对少见，偶尔合并活胎妊娠。PSTT的主要症状为闭经后不规则的阴道流血或月经过多，除此以外，还有腹痛、溢乳等，少数患者还伴有转移部位症状。少数患者可表现为女性男性化、肾病综合征、红细胞增多症、咯血、子宫破裂和颈部淋巴结肿大等病征。

（2）体征：子宫均匀性或不规则增大，取决于肿瘤的生长方式，当病灶为弥漫性时，子宫呈均匀性增大，这时容易被误诊为妊娠；当病灶为结节性，尤其突向子宫表面时，子宫呈不规则。由于缺乏合体滋养细胞，中间型滋养细胞主要产生和分泌HPL，缺乏β-hCG，因此胎盘部位滋养细胞肿瘤血hCG多数阴性或轻度升高。少数病例可发生子宫外转移，受累部位包括肺、阴道、脑、肝、肾及盆腔和腹主动脉旁淋巴结；一旦发生转移，预后不良。

知识点4：PSTT的诊断　　　　　　　　　　　　副高：熟练掌握　正高：熟练掌握

PSTT的症状、体征不典型，易误诊。确诊靠组织学检查，可通过刮宫标本做出诊断，但在多数情况下需要靠手术切除的子宫标本才能准确诊断。常用的辅助检查包括：

（1）血清hCG测定：多数阴性或轻度升高，其水平与肿瘤负荷不成比例，无评估预后的价值。但检测hCG游离β亚单位常升高。

（2）血HPL测定：血清HPL一般为轻度升高或阴性，但免疫组化染色通常阳性。

（3）超声检查：二维超声提示子宫增大，腔内未见胚囊，子宫肌层内多个囊性结构或蜂窝状低回声区或类似子宫肌瘤的回声，或腔内见光点紊乱区。彩色多普勒提示肌壁间蜂窝状暗区内血流丰富，呈"火球征"，在整个肿瘤区内侧及高速低阻动脉频谱。

（4）CT：对肺部转移灶有很高的敏感性，主要用于肺转移的诊断，对子宫和盆腔病灶的诊断价值不及超声和MRI。

（5）^{18}F荧光脱氧葡萄糖正电子体层扫描（PET）：分辨率高于超声，有利于准确判定病灶的部位。MRI下肌层病灶与健康肌层为等密度线。对于有生育要求希望保留子宫的患者，MRI、PET、高分辨数字宫腔镜有助于准确了解病灶大小、部位及进行有效的手术。

（6）染色体核型检查：大部分的胎盘部位滋养细胞肿瘤是二倍体，少数为四倍体。

知识点5：PSTT的鉴别诊断　　　　　　　　　　副高：熟练掌握　正高：熟练掌握

（1）超常胎盘部位反应：在滋养细胞疾病中，PSTT最难与超常胎盘部位反应区别，因为它们均来源于种植部位型中间型滋养细胞，其形态学和免疫组化特征相似，但若出现局限性滋养细胞结节、不对称的核分裂和无绒毛这3种情况时，应首先考虑PSTT诊断，另外与PSTT相比，超常胎盘部位反应仅在镜下可见、缺乏有丝分裂活性，透明肿块分隔中间型滋养细胞，通常混合蜕膜和绒毛。含有大量多核滋养细胞。

（2）绒癌：绒癌肿瘤病灶常位于子宫肌层，或突向宫腔、穿破浆膜层，病灶单个或多发，无固定形态，与周围界限清楚，质软而脆，海绵样，暗红色，有出血坏死。镜下可见两种滋养细胞成分成片浸润，拉长的合体滋养细胞交错排列，没有绒毛结构，不含间质和自身血管，有大片的出血坏死。PSTT的病灶可局限在子宫肌层，界线清楚，也可呈弥漫型生长，与子宫肌层界限不清，切面黄褐色或黄色，镜下见由相对单一的中间型滋养细胞组成，多核的中间型滋养细胞常常是多边形和圆形，无绒毛结构，出血坏死没有绒癌明显。PSTT的多核中间型滋养细胞要注意和绒癌的合体滋养细胞鉴别。免疫组化有助于鉴别。PSTT的HPL弥漫性阳性，hCG局灶性阳性，而绒癌中染色则相反。Mel-CAM（CD146）中Ki-67标记也对区别PSTT和绒癌有帮助，

（3）上皮样滋养细胞肿瘤（ETT）：PSTT与ETT不同的是浸润性生长方式、大血管侵犯

及稍多一些的种植部位型中间型滋养细胞。并且，PSTT的HPL和Mel-CAM免疫组化更弥漫阳性表达，缺乏P53表达。细胞角蛋白、上皮膜抗原、上皮性钙黏附蛋白、表皮生长因子受体呈阳性表达，上述指标可印证上皮样滋养细胞肿瘤系上皮来源。

（4）上皮样平滑肌瘤：PSTT的子宫肌层浸润行为需与上皮样平滑肌瘤鉴别。PSTT具有血管浸润和纤维样物沉积的形态学特征。HPL、抑制素-α、角蛋白18阳性，平滑肌标志物（肌间蛋白、平滑肌肌动蛋白）染色阴性。

（5）转移癌：低分化癌和恶性黑色素瘤有时会与PSTT混淆。血管浸润、特征性的子宫肌层浸润和广泛的纤维样物质沉着是PSTT诊断特征的关键。HPL、抑制素-α和HMB-45免疫组化染色有助于PSTT与低分化癌和黑色素瘤的区别。

| 知识点6：PSTT与ETT、CC的临床特征比较 | 副高：熟练掌握　正高：熟练掌握 |

PSTT与ETT、CC的临床特征比较

特　　　征	PSTT	ETT	CC
临床表现	流产样表现	异常阴道流血	停经和阴道流血
距末次妊娠时间	不肯定	不肯定	几个月
葡萄胎史	5%～8%	14%	50%
血清hCG水平	低（2000mU/ml）	低（＜2000mU/ml）	高（＞10000mU/ml）
生物学行为	自限、持续或膨胀性生长	自限、持续或膨胀性生长	不治疗积极进展
对化疗疗效	不肯定	不肯定	好
治疗	手术（全子宫切除）	手术（全子宫切除）	以化疗为主

摘自Shih IM，2002年

| 知识点7：与PSTT预后相关的高危因素 | 副高：熟练掌握　正高：熟练掌握 |

与PSTT预后相关的高危因素有：①肿瘤细胞有丝分裂指数＞5个/10HP；②距先前妊娠时间＞2年；③具有子宫外转移病灶。

| 知识点8：PSTT的手术治疗 | 副高：熟练掌握　正高：熟练掌握 |

胎盘部位滋养细胞肿瘤对化疗不敏感，手术是主要的治疗手段。首选全子宫切除术，因卵巢镜下转移少见，故卵巢外观无异常者可以保留卵巢，特别是绝经前希望保留卵巢功能的患者。晚期患者手术时尽可能切除所有肿瘤病灶。对于无高危因素的胎盘部位滋养细胞肿瘤患者，全子宫切除后不必给予任何辅助治疗。

知识点9：PSTT的化学治疗　　　　　　　　　副高：熟练掌握　正高：熟练掌握

　　与其他妊娠滋养细胞肿瘤相比，PSTT对化疗不敏感，一般作为手术后的辅助治疗，特别对术后有残余肿瘤、远处转移、术后复发或进展性病变者化疗有重要意义。一般认为对于FIGO Ⅰ期低危患者可不予化疗，但有高危因素的Ⅰ期患者及>Ⅰ期的患者给予辅助性化疗。PSTT化疗时不主张单药化疗，推荐首选EMA-CO或EP-EMA方案，实施化疗的疗程数同高危GTN。

第二十章　生殖内分泌疾病

第一节　经前期综合征

知识点1：经前期综合征的概念　　　　副高：熟练掌握　正高：熟练掌握

经前期综合征（PMS）又称为经前期紧张综合征，是指妇女在月经前7～14天出现头痛、乳房胀痛、全身乏力、紧张、抑郁或易怒、烦躁、失眠、腹部胀满、水肿等一系列症状，月经来潮后症状自然消失。

知识点2：经前期综合征的病因　　　　副高：熟练掌握　正高：熟练掌握

病因尚无定论，可能与精神社会因素、卵巢激素失调和神经递质异常有关。

（1）精神社会因素：PMS患者对安慰剂治疗的反应率高达30%～50%，部分患者精神症状突出，且情绪紧张时常使原有症状加重，提示社会环境与患者精神心理因素间的相互作用，参与PMS的发生。

（2）卵巢激素失调：最初认为雌、孕激素比例失调是PMS的发病原因，患者孕激素不足或组织对孕激素敏感性失常，雌激素水平相对过高，引起水钠潴留，致使体重增加。目前认为可能与黄体后期雌、孕激素撤退有关。临床补充雌、孕激素合剂减少性激素周期性生理性变动，能有效缓解症状。

（3）神经递质异常：经前期综合征患者在黄体后期循环中类阿片肽浓度异常降低，表现内源性类阿片肽撤退症状，影响精神、神经及行为方面的变化。其他还包括5-羟色胺等活性改变等。

知识点3：经前期综合征的临床表现　　　　副高：熟练掌握　正高：熟练掌握

多见于25～45岁妇女，于月经前1～2周出现症状，月经来潮后迅速减轻直至消失。主要症状包括：

（1）躯体症状：①水潴留：经前水潴留一般多见于踝、小腿、手指、腹部和乳房，可导致乳房胀痛、体重增加、面部虚肿和水肿，腹部不适或胀满或疼痛，排尿量减少。这些症状往往在清晨起床时明显。②疼痛：头痛较为常见，背痛、关节痛、肌肉痛、乳房痛发生率亦较高。③自主神经功能障碍：常见恶心、呕吐、头晕、潮热、出汗等。可出现低血糖，许多妇女渴望摄入甜食。

（2）心理症状：主要为负性情绪或心境恶劣。表现为：①抑郁：情绪低落、郁郁不乐、消极悲观、空虚孤独，甚至有自杀意念。②焦虑、激动：烦躁不安。③运动共济和认知功能改变：可出现行动笨拙、运动共济不良、记忆力差、自感思路混乱。

（3）行为改变：可表现为社会退缩，回避社交活动；社会功能减低，判断力下降，工作时失误；性功能减退或亢进等改变。

知识点4：经前期综合征的诊断	副高：熟练掌握　正高：熟练掌握

根据经前期出现周期性典型症状，诊断多不困难。诊断时一般需考虑下述3个因素：①经前期综合征的症状；②黄体晚期持续反复发生；③对日常工作、学习产生负面影响。诊断时需与轻度精神障碍及心、肝、肾等疾病引起的水肿相鉴别。必要时可同时记录基础体温，以了解症状出现与卵巢功能的关系。

知识点5：经前期综合征的鉴别诊断	副高：熟练掌握　正高：熟练掌握

（1）月经周期性精神病：PMS可能是在内分泌改变和心理社会因素作用下起病的，而月经周期性精神病则有着更为深刻的原因和发病机制。PMS的临床表现是以心境不良和众多躯体不适组成，不致发展为重性精神病形式，可与月经周期性精神病区别。

（2）抑郁症：PMS妇女有较高的抑郁症发生风险以及抑郁症患者较之非情感性障碍患者有较高的PMS发生率已如上述。根据PMS和抑郁症的诊断标准，可作出鉴别。

（3）其他精神疾病经前恶化：根据PMS的诊断标准与其他精神疾病经前恶化进行区别。

知识点6：经前期综合征的治疗	副高：熟练掌握　正高：熟练掌握

（1）支持及精神治疗：经前注意劳逸结合，消除思想顾虑，安定情绪、少盐饮食，加以药物治疗，绝大多数患者可以改善。

（2）镇静药：用于情绪激动者，如口服苯巴比妥0.03g，每天3次；或氯氮䓬10mg，每天2~3次或甲丙氨酯0.2~0.4g，每晚服1次，连服2~3天。

（3）利尿药：水肿者可用少量利尿药，如每天口服氢氯噻嗪25~50mg或氨苯蝶啶100~200mg，每天1次，从经前10天开始至月经来潮。

（4）性激素治疗：①孕激素：经前2周起每晚服甲羟孕酮10mg或肌内注射黄体酮10~20mg，每天一次，连用10天。②雄激素：甲睾酮5~10mg/d，从经前2周起连服10天或月经后半期肌内注射丙酸睾酮，每周2次，连用3~6个周期。

（5）维生素B_6：从月经第10天起口服维生素B_6 10~20mg，每天3次，以改善症状。

第二节　功能失调性子宫出血

知识点1：功能失调性子宫出血的概念　　　副高：熟练掌握　正高：熟练掌握

凡月经不正常，内、外生殖器无明显器质性病变或全身出血性疾病，而由神经内分泌调节紊乱引起的异常子宫出血，称为功能失调性子宫出血，简称功血，为妇科常见病。功血可发生于月经初潮至绝经间的任何年龄，50%的患者发生于绝经前期，育龄期占30%，青春期占20%。功血可分为排卵性和无排卵性两类，80%～90%的病例属于无排卵性功血。

知识点2：无排卵性功能失调性子宫出血的病因　　　副高：熟练掌握　正高：熟练掌握

机体内部和外界许多因素（如神经精神因素、环境因素以及全身性疾病）均可通过大脑皮质和中枢神经系统影响下丘脑-垂体-卵巢轴功能。此外，营养不良、贫血及代谢紊乱也可影响激素的合成，而导致月经失调。

知识点3：无排卵性功能失调性子宫出血的临床表现
副高：熟练掌握　正高：熟练掌握

（1）症状：无排卵型功血即子宫内膜增殖症最多见，约占90%，主要发生于青春期和围绝经期，其特点是月经周期紊乱，经期长短不一，血量时多时少，甚至大量出血，反复发作。出血多者可致贫血。

（2）体征：功血患者生殖器无明显病变，有时仅子宫略有增大，也有时可伴有一侧或双侧卵巢囊性增大。

知识点4：无排卵性功能失调性子宫出血的诊断　　　副高：熟练掌握　正高：熟练掌握

无排卵型功血为功能性疾病，因此只有在排除了器质性疾病时才能诊断。超声检查在功血的诊断中具有重要意义，如果超声发现有引起异常出血的器质性病变，则可排除功血。另外，超声检查对治疗也有指导意义。若超声提示子宫内膜厚，那么孕激素止血的效果可能较好；若内膜薄，雌激素治疗的效果可能较好。

知识点5：无排卵性功能失调性子宫出血的辅助检查
副高：熟练掌握　正高：熟练掌握

（1）诊断性刮宫：诊断性刮宫将刮出物送病理检查既有诊断意义，也兼有治疗目的。刮宫时间的选择：①如了解是否有排卵或黄体功能是否健全，则在经前期或月经来潮6小时内刮取内膜；②如疑为内膜不规则剥脱，则在行经第5天刮取内膜；③不规则出血需排除癌变者，则任何时间均可刮取内膜。

（2）宫腔镜或子宫输卵管造影：了解宫腔情况，宫腔镜下可见子宫内膜增厚，但也可不增厚，在宫腔镜直视下对病变部位进行活检。尤其可提高早期宫腔病变（如子宫内膜息肉、子宫黏膜下肌瘤、子宫内膜癌）的诊断率。

（3）内分泌检查：根据情况进行阴道细胞学、宫颈黏液、基础体温测定，有条件可测定垂体促性腺激素（LH和FSH）及卵巢性激素（雌激素和孕二醇）或hCG等水平。

知识点6：无排卵性功能失调性子宫出血的鉴别诊断

副高：熟练掌握　正高：熟练掌握

需与以下疾病进行鉴别：①全身性疾病，如血液病、肝肾衰竭及甲状腺疾病等。通过检查血常规、肝功能和甲状腺激素等得以鉴别。②妊娠有关疾病，如异位妊娠、滋养细胞疾病、子宫复旧不良、胎盘息肉。③生殖器炎症与肿瘤，如子宫内膜炎、子宫内膜息肉、黏膜下子宫肌瘤、子宫内膜癌、卵巢颗粒细胞瘤及卵泡膜细胞瘤。④生殖道损伤，如阴道裂伤出血、阴道异物等。⑤性激素类药物使用不当、宫内节育器或异物引起的异常子宫出血。

知识点7：无排卵性功能失调性子宫出血的药物性止血治疗

副高：熟练掌握　正高：熟练掌握

（1）性激素：为首选药物，尽量使用最低有效剂量，为尽快止血而药量较大时应及时合理调整剂量，治疗过程严密观察，以免因性激素应用不当而引起医源性出血。

1）孕激素：止血机制是使雌激素作用下持续增生的子宫内膜转化为分泌期，停药后内膜脱落较完全，故又称"子宫内膜脱落法"或"药物刮宫"。适用于体内已有一定雌激素水平的患者。适用于血红蛋白>80g/L、生命体征稳定的患者。因停药后短期内必然会引起撤药性出血，故不适用于严重贫血者。具体用法：地屈孕酮片：10mg，口服，每日2次，共10日；微粒化孕酮200～300mg，口服，每日1次，共10日；黄体酮20～40mg，肌内注射，每日1次，共3～5日；醋酸甲羟孕酮（MPA）6～10mg，口服，每日1次，共10日。

2）雌激素：也称"子宫内膜修复法"。应用大剂量雌激素可迅速提高血雌激素水平，促使子宫内膜生长，短期内修复创面而止血，适用于血红蛋白低于80g/L的青春期患者。止血有效剂量与患者内源性雌激素水平有关，具体用量按出血多少决定。首选口服药物，根据出血量和患者状态决定初治用药间隔和用药剂量。如戊酸雌二醇：2mg/次，口服，每6～8小时一次；结合雌激素：1.25～2.5mg/次，口服，每6～8小时一次。不能耐受口服药物者可用苯甲酸雌二醇3～4mg/d，分2～3次肌内注射；若出血量明显减少，维持剂量，若出血量未见减少则加量，每日最大量不超过12mg。对大量出血患者，应该在性激素治疗的6小时内见效，24～48小时内出血基本停止。若96小时仍不止血，应考虑有器质性病变存在的可能。经上述用药，患者止血后每3日递减1/3量，直至维持量，如戊酸雌二醇1～2mg/d，或结合雌激素0.625～1.25mg/次，维持至血止后的第20日以上。在此期间，应给予补血药物或适当输血，使患者血红蛋白尽快上升。所有雌激素疗法在患者血红蛋白增加至80～90g/L以上后均必须加用孕激素，使子宫内膜转化，并在与雌孕激素同时撤退后同步脱落。

3）复方短效口服避孕药：适用于长期而严重的无排卵出血。目前应用的是第3代短效口服避孕药，如去氧孕烯-炔雌醇、孕二烯酮、炔雌醇或复方醋酸环丙孕酮，用法为1～2片/次，每6～8小时一次，血止后每3日逐渐减1/3量至1片/日，维持至血止后的21日停药。严重持续无规律出血建议连续用复方短效口服避孕药3个月等待贫血纠正。

4）孕激素内膜萎缩法：高效合成孕激素可使内膜萎缩，达到止血目的，此法不适用于青春期患者。炔诺酮治疗出血量较多时，首剂量为5mg，每8小时一次，血止后每隔3日递减1/3量，直至维持量为2.5～5.0mg/d；持续用至血止后21日停药，停药后3～7日发生撤药性出血。也可用左炔诺孕酮1.5～2.25mg/d，血止后按同样原则减量。

5）雄激素：雄激素有拮抗雌激素的作用，能增强子宫平滑肌及子宫血管张力，减轻盆腔充血而减少出血量，可给丙酸睾酮25～50mg/d，肌内注射，用1～3日。但大出血时雄激素不能立即改变内膜脱落过程，也不能使其立即修复，单独应用止血效果不佳。

6）GnRH-a：也可用于止血的目的。但如应用GnRH-a治疗大于3个月，推荐应用雌激素反向添加治疗。

（2）刮宫术：刮宫可迅速止血，并具有诊断价值，适用于大量出血且药物治疗无效需立即止血或需要子宫内膜组织学检查的患者。可了解内膜病理，除外恶性病变，对于绝经过渡期及病程长的生育期患者应首先考虑刮宫术，对无性生活史青少年除非要除外子宫内膜癌，否则不行刮宫术。对于超声提示宫腔内异常者可在宫腔镜下活检，以提高诊断率。

知识点8：无排卵性功能失调性子宫出血的药物性调整周期治疗

副高：熟练掌握　正高：熟练掌握

对于AUB-O的患者，止血只是治疗的第一步，几乎所有患者都需要调整月经周期。调整月经周期是治疗的根本，也是巩固疗效、避免复发的关键。调整月经周期的方法根据患者的年龄、激素水平、生育要求等而有所不同。

（1）孕激素：使用范围相对广泛，适用于体内有一定雌激素水平的各年龄段的患者。可于撤退性出血第15日起，口服地屈孕酮10～20mg/d，用药10日；或微粒化孕酮200～300mg/d，用药10日；或甲羟孕酮4～12mg/d，每日分2～3次口服，连用10～14日。酌情应用3～6个周期。

（2）口服避孕药：可很好控制周期，尤其适用于有避孕需求的患者。一般在止血用药撤退性出血后，周期性使用口服避孕药3个周期，病情反复者酌情延至6个周期。生育期、有长期避孕需求、无避孕药禁忌证者可长期应用。

（3）雌、孕激素序贯法：如孕激素治疗后不出现撤退性出血，考虑是否为内源性雌激素水平不足，可用雌孕激素序贯法，常用于青春期患者。

（4）左炔诺孕酮宫内缓释系统（LNG-IUS）：宫腔内局部释放左炔诺孕酮20μg/d，抑制子宫内膜生长。多种药物治疗失败且无生育要求者，选择LNG-IUS常有效。适用于生育期或围绝经期、无生育需求的患者。

知识点9：无排卵性功能失调性子宫出血的促排卵药物治疗
副高：熟练掌握 正高：熟练掌握

适用于生育期、有生育需求患者，尤其是不孕患者。青春期患者不应采用促排卵药物来控制月经周期。

（1）氯米芬：月经期第5日起，每晚服50mg，连续5日。一般在停药7～9日排卵。若排卵失败，可重复用药，氯米芬剂量逐渐增至100～150mg/d。若内源性雌激素不足，可配伍少量雌激素，一般连用3个月。

（2）人绒毛膜促性腺素（hCG）：有类似LH作用而诱发排卵，适用于体内FSH有一定水平、雌激素中等水平者。一般与其他促排卵药联用。超声监测卵泡发育接近成熟时，可大剂量肌内注射hCG 500～10000U以诱发排卵。

（3）尿促性素（hMG）：每支含FSH及LH各75U。月经期第5日每日肌注hMG 1～2支，直至卵泡成熟，停用hMG，加用hCG 5000～10000U，肌内注射，以提高排卵率，此法称hMG-hCG促排卵法。应警惕用hMG时并发卵巢过度刺激综合征，故仅适用于对氯米芬效果不佳、要求生育，尤其是不孕患者。

知识点10：无排卵性功能失调性子宫出血的手术治疗
副高：熟练掌握 正高：熟练掌握

适用于药物治疗无效、不愿或不适合子宫切除术、无生育要求而药物治疗的患者，尤其是不易随访的年龄较大者，应考虑手术治疗。若刮宫诊断为癌前病变或癌变者，按相关疾病处理。

（1）子宫内膜去除术：利用宫腔镜下电切割或激光切除子宫内膜、或采用滚动球电凝或热疗等方法，直接破坏大部分或全部子宫内膜和浅肌层，使月经减少甚至闭经。术前需排除癌或癌前病变。术前1个月口服达那唑600mg，每日1次；或孕三烯酮2.5mg，2次/周，4～12周；或用GnRH-a 3.75 mg，每28日1次，1～3次，可使子宫内膜萎缩，子宫体积缩小，减少血管再生，使手术时间缩短，出血减少，易于施术，增加手术安全性，且可在月经周期任何时期进行。治疗优点是微创、有效，可减少月经量80%～90%，部分患者可达到闭经。但术前必须有明确的病理学诊断，以避免误诊和误切。

（2）子宫切除术：患者经各种治疗效果不佳，并了解所有药物治疗的可行方法后，由患者和家属知情选择后接受子宫切除。

知识点11：无排卵性功能失调性子宫出血的预后
副高：熟练掌握 正高：熟练掌握

青春期无排卵性AUB患者最终能否建立正常月经周期，与病程长短有关。发病4年内建立正常周期者占63.2%，病程长于4年者较难自然痊愈（如多囊卵巢综合征）。生育期患者应用促排卵药后妊娠可能性很大，但产后仅部分患者能有规律排卵或稀发排卵，多数仍为无排卵，月经可不规则。绝经过渡期患者病程可长可短，但能以绝经告终，仅个别发生癌变。

知识点12：黄体功能不足的病因与发病机制　　　副高：熟练掌握　正高：熟练掌握

黄体功能不足（LPD）是指月经周期中有卵泡发育和排卵，但黄体期孕激素分泌不足或黄体过早衰退，导致子宫内膜分泌反应不良。LPD是因多种因素所致：①神经内分泌调节功能紊乱，可导致卵泡早期FSH分泌不足，使卵泡发育缓慢，雌激素分泌减少；②LH脉冲频率虽增加，但峰值不高，LH不足使排卵后黄体发育不全，孕激素分泌减少；③LH/FSH比率也可造成性腺轴功能紊乱，使卵泡发育不良，排卵后黄体发育不全，以致子宫内膜分泌反应不足。部分患者在黄体功能不全的同时，表现为血催乳素水平增高。

知识点13：黄体功能不足的病理　　　副高：熟练掌握　正高：熟练掌握

子宫内膜形态一般表现为分泌期内膜，腺体分泌不良，间质水肿不明显或腺体与间质发育不同步。内膜活检显示分泌反应落后2天。

知识点14：黄体功能不足的临床表现　　　副高：熟练掌握　正高：熟练掌握

（1）月经紊乱：由于黄体生存期缩短，黄体期缩短，所以表现为月经周期缩短、月经频发。如果卵泡期延长，月经周期也可在正常范围。

（2）不孕或流产：由于黄体功能不足，患者不容易受孕。即使怀孕，也容易发生早期流产。

知识点15：黄体功能不足的辅助检查　　　副高：熟练掌握　正高：熟练掌握

（1）基础体温（BBT）测定：孕激素可以上调体温调定点，使基础体温升高。一般认为基础体温升高天数≤11天、上升幅度≤0.3℃或上升速度缓慢时，应考虑黄体功能不足。需要注意的是，单单测定基础体温对诊断黄体功能不足是不够的。

（2）子宫内膜活检：是诊断黄体期缺陷的金标准。如果活检的内膜比其应有的组织学变化落后2天以上，即可诊断。活检的关键是确定排卵日，有条件者可通过B超监测和LH峰测定确定排卵。临床上多选择月经来潮前1～3天活检，但该方法的误差较大。

（3）血清孕酮的测定：孕酮是黄体分泌的主要激素，因此孕酮水平可反映黄体功能。黄体中期血孕酮水平<10ng/ml时，可以诊断黄体功能不足。由于孕酮分泌变化很大，因此单靠一次孕酮测定进行诊断很不可靠。

（4）B超检查：可以从形态学上了解卵泡的发育、排卵情况和子宫内膜的情况，对判断黄体功能有一定的帮助。

知识点16：黄体功能不足的治疗　　　副高：熟练掌握　正高：熟练掌握

（1）促进卵泡的发育：月经周期的开始阶段应用抗雌激素，可阻断内源性雌激素与FSH

之间的反馈，通过这种治疗使FSH和LH增加；调整性腺轴功能，促使卵泡发育和排卵，以利于正常黄体的形成。首选药物是氯米芬50~100mg/d，于月经第3~5天口服（连用5天），黄体功能改善率达60%。氯米芬疗效不佳者可用尿促性素、绒促性素治疗（治疗方法同无排卵性功血）。

（2）黄体功能刺激疗法：通常应用绒促性素以促进及支持黄体功能。于基础体温上升后开始，隔天肌内注射绒促性素2000~3000U，共5次，可明显提高血浆孕酮水平，随之正常月经周期恢复。然而，多数黄体功能不全者，单纯黄体期绒促性素治疗可能不够，与促进卵泡发育的药物联合应用治疗效果更好。

（3）黄体功能替代治疗：一般选用天然黄体酮制剂，因合成孕激素多数有溶解黄体作用，妊娠期服用还可能使女胎男性化。黄体酮10~20mg，肌内注射，从体温上升第3天起至月经来潮或至妊娠为止，用以补充黄体分泌孕酮不足。若已妊娠，最好用药至妊娠3个月末。

知识点17：子宫内膜不规则脱落的病因	副高：熟练掌握	正高：熟练掌握

由于下丘脑-垂体-卵巢轴调节功能紊乱引起黄体功能不全，内膜持续受孕激素影响，以致子宫内膜不规则脱落。

知识点18：子宫内膜不规则脱落的病理	副高：熟练掌握	正高：熟练掌握

正常月经第3~4天时，分泌期子宫内膜已全部脱落。黄体萎缩功能不足时，月经期第5~6日仍能见到呈分泌反应的子宫内膜。常表现为混合型子宫内膜，即残留的分泌期内膜与出血坏死组织及新增生的内膜混合共存。

知识点19：子宫内膜不规则脱落的诊断	副高：熟练掌握	正高：熟练掌握

（1）临床表现：月经周期正常，但经期延长，长达9~10天，且出血量多。

（2）辅助检查：①基础体温：基础体温呈双相，但下降缓慢。②诊断性刮宫及病理组织学检查：诊断性刮宫在月经期第5~6天进行，仍能见到呈分泌反应的子宫内膜。

知识点20：子宫内膜不规则脱落的治疗	副高：熟练掌握	正高：熟练掌握

（1）孕激素：排卵后第1~2天或下次月经前10~14天开始，每天肌内注射黄体酮20mg或口服甲羟孕酮10mg，连服10天，其作用是使内膜及时而较完整脱落。

（2）绒促性素：有促进黄体功能的作用，其用法同黄体功能不足。

（3）复方短效口服避孕药：抑制排卵，控制周期。

第三节　痛　　经

知识点1：痛经的概念　　　　　　　　　　　　副高：熟练掌握　　正高：熟练掌握

凡在行经前后或在行经期出现腹痛、腰酸、下腹坠胀或其他不适并影响生活和工作者称为痛经。痛经分为原发性和继发性两种。前者是指生殖器官无器质性病变的痛经，占痛经90%以上；后者指由于盆腔器质性疾病所引起的痛经。本节仅叙述原发性痛经。

知识点2：痛经的病因　　　　　　　　　　　　副高：熟练掌握　　正高：熟练掌握

原发性痛经的发生主要与月经时子宫内膜前列腺素（PG）含量增高有关。研究表明，$PGF_{2\alpha}$含量升高是造成痛经的主要原因。月经期因溶酶体酶溶解子宫内膜细胞而大量释放$PGF_{2\alpha}$及PGE_2。$PGF_{2\alpha}$含量高可引起子宫平滑肌过强收缩，血管挛缩，造成子宫缺血、乏氧状态而出现痛经。增多的前列腺素进入血液循环，还可引起心血管和消化道等症状。血管加压素、内源性缩宫素以及β-内啡肽等物质的增加也与原发性痛经有关。此外，原发性痛经还受精神、神经因素影响，疼痛的主观感受也与个体痛阈有关，无排卵的增生期子宫内膜因无孕酮刺激，所含前列腺素浓度很低，通常不发生痛经。

知识点3：痛经的临床表现　　　　　　　　　　副高：熟练掌握　　正高：熟练掌握

原发性痛经在青少年期常见，多在初潮后1~2年发病，无排卵性月经一般不发生痛经。痛经多于月经第1、2天出现，持续2~3天后缓解，常为下腹部阵发性绞痛，通常位于下腹部耻骨上，有时也放射至腰骶部及大腿内侧，疼痛程度也多变异，可表现为轻微痉挛性疼痛，严重时患者不能忍受，疼痛剧烈时出现头昏、低血压、面色苍白及出冷汗，甚至昏厥。也有部分患者经前1~2天即开始下腹部疼痛，月经来潮时加剧。膜样月经患者疼痛剧烈，一旦排出后疼痛迅速减轻。妇科检查可无异常发现。

知识点4：痛经的诊断与鉴别诊断　　　　　　　副高：熟练掌握　　正高：熟练掌握

根据月经期下腹坠痛，妇科检查无阳性体征，临床即可诊断。诊断时需与子宫内膜异位症、子宫腺肌病、盆腔炎性疾病引起的继发性痛经相鉴别。继发性痛经经常在初潮后数年方出现症状，多有妇科器质性疾病史或宫内节育器放置史，妇科检查有异常发现，必要时可行腹腔镜检查加以鉴别。

知识点5：痛经的治疗　　　　　　　　　　　　副高：熟练掌握　　正高：熟练掌握

（1）病因治疗：加强营养、增强体质、保持身心适当休息。宫颈狭窄者可行宫颈扩张术。

（2）中药治疗：以活血行气、散瘀止痛为原则，宜用少腹逐瘀汤加减。

（3）激素治疗：①雌激素：常用于子宫发育不良者。妊马雌酮0.625mg或17β-雌二醇1mg，连续21天，可在服药后期加用孕激素，停药8～10天，重复使用3～6个月，停药观察，根据情况可重复使用。②孕激素：抑制子宫收缩。自经前7～10天开始，每天肌内注射黄体酮10～20mg，连续5天；或从经前10天起口服甲羟孕酮4～8mg，连服7天。③雌激素、孕激素复合物：适用于少量妇女痛经较顽固者。口服避孕药1号或2号，与避孕药服用方法相同，连服3～6个周期。

（4）前列腺素抑制剂的应用：从月经第20～22天开始，用复方阿司匹林0.5g，每天2～3次或吲哚美辛25mg，每天3次，连服7天；氟芬那酸（氟灭酸）200mg，每天3次或甲芬那酸（甲灭酸）500mg，每天3次，于月经第1天开始服药至月经干净停用。

（5）对症治疗：痛经发作期间可用阿托品、颠茄合剂等解痉药物。吗啡类镇痛药物因容易成瘾，不宜久用。

闭经1　闭经2　第四节　闭　　经

| 知识点1：闭经的概念 | 副高：熟练掌握　正高：熟练掌握 |

闭经为常见的妇科症状，表现为无月经或月经停止。根据既往有无月经来潮分为原发性闭经和继发性闭经。凡女性年满16岁，第二特征已发育，月经还未来潮或年满14岁仍无女性第二性征发育者，称为原发性闭经。既往曾有过正常月经，现停经6个月以上者称为继发性闭经。

按生殖轴病变和功能失调的部位分类，闭经可为下丘脑性闭经、垂体性闭经、卵巢性闭经、子宫性闭经以及下生殖道发育异常导致的闭经；世界卫生组织（WHO）也将闭经归纳为3型：I型为无内源性雌激素产生，卵泡刺激素（FSH）水平正常或低下，催乳素（PRL）正常水平，无下丘脑－垂体器质性病变的证据；II型为有内源性雌激素产生，FSH及PRL水平正常；III型为FSH升高，提示卵巢功能衰竭。

| 知识点2：第二性征存在的原发性闭经的类型 | 副高：熟练掌握　正高：熟练掌握 |

（1）米勒管发育不全综合征（MRKH综合征）：约占20%青春期原发性闭经。由副中肾管发育障碍引起的先天畸形，可能基因突变所致，和半乳糖代谢异常相关，但染色体核型正常。促性腺激素正常，有排卵，外生殖器、输卵管、卵巢及女性第二性征正常。主要异常表现为始基子宫或无子宫、无阴道。15%伴肾异常（肾缺如、盆腔肾或马蹄肾），40%有双套尿液集合系统，5%～12%伴骨骼畸形。

（2）雄激素不敏感综合征：又称睾丸女性化完全型。为男性假两性畸形，染色体核型为46,XY，但X染色体上的雄激素受体基因缺陷。性腺为睾丸，位于腹腔内或腹股沟。睾酮水平在男性范围，靶细胞睾酮受体缺陷，不发挥生物学效应，睾酮能通过芳香化酶转化为雌激素，故表型为女型，致青春期乳房隆起丰满，但乳头发育不良，乳晕苍白，阴毛、腋毛稀少，阴道为盲端，较短浅，子宫及输卵管缺如。

（3）对抗性卵巢综合征：又称卵巢不敏感综合征。其特征有：①卵巢内多数为始基卵泡及初级卵泡；②内源性促性腺激素，特别是FSH升高；③卵巢对外源性促性腺激素不敏感；④临床表现为原发性闭经，女性第二性征存在。

（4）生殖道闭锁：任何生殖道闭锁引起的横向阻断，均可导致闭经：如阴道横隔、无孔处女膜等。

（5）真两性畸形：非常少见，同时存在男性和女性性腺，染色体核型可为XX，XY或嵌合体。女性第二性征存在。

<table>
<tr><td>知识点3：第二性征缺乏的原发性闭经的类型</td><td>副高：熟练掌握</td><td>正高：熟练掌握</td></tr>
</table>

（1）低促性腺激素性腺功能减退：多因下丘脑分泌GnRH不足或垂体分泌促性腺激素不足而致原发性闭经。最常见为体质性青春发育延迟，其次为嗅觉缺失综合征，为下丘脑GnRH先天性分泌缺乏，同时伴嗅觉丧失或减退。临床表现为原发性闭经，女性第二性征缺如，嗅觉减退或丧失，但女性内生殖器分化正常。

（2）高促性腺激素性腺功能减退：原发于性腺衰竭所致的性激素分泌减少可引起反馈性LH和FSH升高，常与生殖道异常同时出现。类型有：①特纳综合征：属于性腺先天性发育不全。性染色体异常，核型为45,XO或45,XO/46,XX或45,XO/47,XXX。表现为原发性闭经，卵巢不发育，身材矮小，第二性征发育不良，常有蹼颈、盾胸、后发际低、腭高耳低、鱼样嘴、肘外翻等临床特征，可伴主动脉缩窄及肾、骨骼畸形、自身免疫性甲状腺炎、听力下降及高血压等。②46,XX单纯性腺发育不全：体格发育无异常，卵巢呈条索状无功能实体，子宫发育不良，女性第二性征发育差，但外生殖器为女型。③46,XY单纯性腺发育不全：又称Swyer综合征。主要表现为条索状性腺及原发性闭经。具有女性生殖系统，但无青春期性发育，女性第二性征发育不良。患者在10～20岁时易发生性腺母细胞瘤或无性细胞瘤，故诊断确定后应切除条索状性腺。

<table>
<tr><td>知识点4：子宫性闭经的原因</td><td>副高：熟练掌握</td><td>正高：熟练掌握</td></tr>
</table>

子宫性闭经的原因在子宫，而此时月经的调节功能正常。

（1）先天性无子宫：由于中肾旁管严重发育不全或不发育，以致造成始基子宫或无子宫。

（2）子宫内膜损伤：常因人工流产刮宫过度引起，产后或流产后出血刮宫损伤也可引起，尤其当伴有子宫内膜炎时，更易导致宫腔粘连或闭锁而闭经。

（3）子宫内膜炎：结核性子宫内膜炎时，子宫内膜遭受严重破坏而发生闭经，其他子宫内膜炎也可造成闭经。

（4）子宫切除后或子宫腔内放射治疗后：手术切除子宫或因子宫恶性肿瘤行腔内放疗破坏子宫内膜而闭经。

知识点5：卵巢性闭经的原因　　　　　　副高：熟练掌握　　正高：熟练掌握

卵巢性闭经的原因在卵巢。因卵巢性激素水平低落，使子宫内膜不能发生周期性变化而闭经。

（1）卵巢功能早衰：40岁前，由于卵巢内卵泡耗竭或医源性损伤发生卵巢功能衰竭，称为卵巢早衰。病因可因遗传因素、自身免疫性疾病、医源性损伤或特发性原因引起。以低雌激素及高促性腺激素为特征，表现为继发性闭经，常伴围绝经期症状。激素特征为高促性腺激素水平，特别是FSH升高，FSH＞40U/L，伴雌激素水平下降。

（2）卵巢功能性肿瘤：分泌雄激素的卵巢支持－间质细胞瘤，产生过量雄激素抑制下丘脑－垂体－卵巢轴功能而闭经。分泌雌激素的卵巢颗粒、卵泡膜细胞瘤，持续分泌雌激素抑制排卵，使子宫内膜持续增生而闭经。但停经较短，随之出血。

（3）多囊卵巢综合征：以长期无排卵及高雄激素血症为特征。临床表现为闭经、不孕、多毛和肥胖。

知识点6：垂体性闭经的原因　　　　　　副高：熟练掌握　　正高：熟练掌握

（1）垂体前叶坏死：由于产后大出血引起低血容量性休克，使垂体前叶缺血坏死，垂体前叶功能减退，促性腺激素分泌明显减少，出现闭经、生殖器官萎缩、第二性征衰退，还可出现畏寒、嗜睡、基础代谢低等症状，称为希恩综合征。

（2）垂体肿瘤：位于蝶鞍内的垂体前叶各种腺细胞可发生不同种类的腺瘤。不同性质的肿瘤可出现不同症状，但多有闭经的表现。垂体催乳素肿瘤可引起闭经溢乳综合征。此外，颅咽管瘤及空蝶鞍综合征因可压迫垂体而发生高催乳素血症和溢乳。

知识点7：低促性腺激素性闭经的原因　　　　副高：熟练掌握　　正高：熟练掌握

低促性腺激素性闭经为原发性单一垂体促性腺激素缺乏症。常发生于低体重妇女，表现为原发性闭经，性腺、性器官和性征不发育，临床罕见。

知识点8：下丘脑性闭经的原因　　　　　　副高：熟练掌握　　正高：熟练掌握

下丘脑性闭经为最常见的一类闭经，是指中枢神经系统及下丘脑各种功能和器质性疾病引起的闭经，以功能性原因为主。此类闭经的特点是下丘脑合成和分泌GnRH缺陷或下降导致垂体促性腺激素（Gn），属低促性腺激素性闭经，治疗及时尚可逆。其病因最为复杂，如特发性因素、精神性因素、体重改变。

知识点9：闭经的临床诊断　　　　　　　　副高：熟练掌握　　正高：熟练掌握

首先要寻找闭经的原因，按下丘脑－垂体－卵巢轴的调节失常发生在哪一个环节，然后再确定是哪一种疾病引起的。

（1）首先排除妊娠（根据病史、妇科检查、血尿hCG测定等）。

（2）仔细寻找引起闭经的可能原因。

（3）临床上在诊断闭经时需注意以下情况：①原发性闭经者，多因染色体异常、生殖器畸形、性腺发育不正常引起；而继发性闭经则多由环境改变、情绪变化、内分泌系统功能失调或肿瘤以及生殖器官疾病所致。②生殖年龄妇女闭经常因内分泌系统疾病所致，如希恩综合征（主要因产时、产后大出血发生休克而引起垂体前叶组织坏死所致）、闭经溢乳综合征、多囊卵巢综合征。又如闭经同时伴有不孕症及肥胖症者，多见于库欣综合征、弗勒赫利希综合征等，甲状腺功能失调亦可引起。此外，长期口服避孕药或注射长效避孕药，或人工流产后发生宫腔粘连或子宫颈管闭锁也可引起闭经。

知识点10：闭经子宫功能的辅助检查　　副高：熟练掌握　正高：熟练掌握

（1）诊断性刮宫及子宫内膜活体组织检查：了解宫腔情况并刮取内膜送病理检查，了解子宫内膜对卵巢激素反应的周期性变化，并可诊断生殖器结核。多用于已婚妇女。

（2）子宫输卵管碘油造影术：了解宫腔及输卵管情况。

（3）内镜检查：腹腔镜检查直接窥视子宫、输卵管、卵巢等，并可做活体组织检查。宫腔镜可观察宫腔及子宫内膜，并可取内膜组织送病理检查。

（4）药物撤退试验：①孕激素试验：每天肌内注射黄体酮20mg，连续5天，或口服甲羟孕酮10mg，连服5天，停药后3～7天出现撤药性流血者为阳性结果，提示子宫内膜有功能，已受一定水平雌激素的影响。无撤药性出血为阴性，提示可能无子宫内膜，但卵巢功能正常；亦可能有子宫内膜，但卵巢功能低落；也可能妊娠，需进一步排除妊娠后再做雌激素试验。②雌激素试验：每天口服妊马雌酮0.625mg或17β-雌二醇1～2mg，连续21天，在服药第11天起加用甲羟孕酮10 mg，每天口服，共10天，停药后3～7天出现撤药性流血为阳性，表明有子宫内膜，并子宫内膜对雌激素有反应，而且宫腔通畅，但体内雌激素水平低落、卵巢功能减退。无撤药性出血为阴性，提示闭经原因可能在子宫，亦即子宫性闭经。

知识点11：闭经卵巢功能的辅助检查　　副高：熟练掌握　正高：熟练掌握

卵巢功能的检查方法有基础体温测定、阴道脱落细胞涂片检查、宫颈黏液检查、子宫内膜活体组织检查、测定血中雌激素与孕激素含量，如雌激素、孕激素含量低，提示卵巢功能不正常或衰竭。

知识点12：闭经垂体功能的辅助检查　　副高：熟练掌握　正高：熟练掌握

对卵巢功能减退的病例，为进一步确定原发部位究竟在卵巢、脑垂体或脑垂体以上，应测定血清FSH、LH及PRL的含量。若FSH及LH均低，提示垂体或更高中枢功能低下；若FSH和/或LH增高、E_2水平低，提示卵巢功能不全，闭经原因在卵巢。PRL测定可诊断高催乳素血症及垂体催乳素瘤引起的闭经，继发性闭经者中20%有高催乳素血症。蝶鞍摄片和/或CT、MRI检查对诊断垂体肿瘤是必要手段。

知识点13：闭经的其他辅助检查　　　　副高：熟练掌握　　正高：熟练掌握

（1）影像学检查：①盆腔超声检查：观察盆腔有无子宫，子宫形态、大小及内膜厚度，卵巢大小、形态、卵泡数目等。②子宫输卵管造影：了解有无宫腔病变和宫腔粘连。③CT或磁共振显像：用于盆腔及头部蝶鞍区检查，了解盆腔肿块和中枢神经系统病变性质，诊断卵巢肿瘤、下丘脑病变、垂体微腺瘤、空蝶鞍等。④静脉肾盂造影：怀疑米勒管发育不全综合征时，用以确定有无肾脏畸形。

（2）宫腔镜检查：能精确诊断宫腔粘连。

（3）腹腔镜检查：能直视下观察卵巢形态、子宫大小，对诊断多囊卵巢综合征等有价值。

（4）染色体检查：对原发性闭经病因诊断及鉴别性腺发育不全病因，指导临床处理有重要意义。

（5）了解甲状腺功能可测定血T_3、T_4及TSH，了解肾上腺皮质功能可测定24小时尿17羟及17酮含量，做肾上腺B超检查，疑有细胞染色体异常可做细胞染色体核型及分带分析等。

知识点14：闭经的全身治疗　　　　副高：熟练掌握　　正高：熟练掌握

占重要地位，包括积极治疗全身性疾病，提高机体体质，供给足够营养，保持标准体重。运动性闭经者应适当减少运动量。应激或精神因素所致闭经，应进行耐心的心理治疗，消除精神紧张和焦虑。肿瘤、多囊卵巢综合征等引起的闭经，应对因治疗。

知识点15：闭经的激素治疗　　　　副高：熟练掌握　　正高：熟练掌握

（1）性激素补充治疗：维持女性全身健康及生殖健康，包括心血管系统、骨骼及骨代谢、神经系统等；促进和维持第二性征和月经。主要治疗方法有：①雌激素补充治疗：适用于无子宫者。戊酸雌二醇1mg/d，妊马雌酮0.625mg/d或微粒化17-β雌二醇1mg/d，连用21日，停药1周后重复给药。②雌、孕激素人工周期疗法：适用于有子宫者。上述雌激素连服21日，最后10日同时给予地屈孕酮10～20mg/d或醋酸甲羟孕酮6～10mg/d。③孕激素疗法：适用于体内有一定内源性雌激素水平的Ⅰ度闭经患者，可于月经周期后半期（或撤药性出血第16～25日）口服地屈孕酮10～20mg/d或醋酸甲羟孕酮6～10mg/d。

（2）促排卵：适用于有生育要求的患者。对于低Gn闭经患者，在采用雌激素治疗促进生殖器发育，子宫内膜已获得对雌孕激素的反应后，可采用尿促性素（hMG）联合绒促性素（hCG）促进卵泡发育及诱发排卵，由于可能导致卵巢过度刺激综合征（OHSS），严重者可危及生命，故使用促性腺素诱发排卵必须由有经验的医师在有超声和激素水平监测的条件下用药；对于FSH和PRL正常的闭经患者，由于患者体内有一定内源性雌激素，可首选氯米芬作为促排卵药物；对于FSH升高的闭经患者，由于其卵巢功能衰竭，不建议采用促排卵药物治疗。

1）氯米芬：是最常用的促排卵药物。适用于有一定内源性雌激素水平的无排卵者。作用机制是通过竞争性结合下丘脑细胞内的雌激素受体，以阻断内源性雌激素对下丘脑的负反馈作用，促使下丘脑分泌更多的GnRH及垂体促性腺激素。给药方法为月经第5日始，每日50~100mg，连用5日，治疗剂量选择主要根据体重或BMI、女性年龄和不孕原因，卵泡或孕酮监测不增加治疗妊娠率。不良反应主要包括黄体功能不足、对宫颈黏液的抗雌激素影响、黄素化未破裂卵泡综合征（LUFS）及卵子质量欠佳。

2）促性腺激素：适用于低促性腺激素闭经及氯米芬促排卵失败者，促卵泡发育的制剂有：a.尿促性素（hMG），内含FSH和LH各75U；b.卵泡刺激素，包括尿提取FSH、纯化FSH、基因重组FSH。促成熟卵泡排卵的制剂为绒促性素（hCG）。常用hMG或FSH和hCG联合用药促排卵。hMG或FSH一般每日剂量75~150U，于撤药性出血第3~5日开始，卵巢无反应，每隔7~14日增加半支（37.5U），直至超声下见优势卵泡，最大225U/d，待优势卵泡达成熟标准时，再使用hCG 5000~10000U促排卵。并发症为多胎妊娠和OHSS。

3）促性腺激素释放激素（GnRH）：利用其天然制品促排卵，用脉冲皮下注射或静脉给药，适用于下丘脑性闭经。

（3）溴隐亭：为多巴胺受体激动剂。通过与垂体多巴胺受体结合，直接抑制垂体PRL分泌，恢复排卵；溴隐亭还可直接抑制分泌PRL的垂体肿瘤细胞生长。单纯高PRL血症患者，每日2.5~5mg，一般在服药的第5~6周能使月经恢复。垂体催乳素瘤患者，每日5~7.5mg，敏感者在服药3个月后肿瘤明显缩小，较少采用手术。

（4）其他激素治疗：①肾上腺皮质激素：适用于先天性肾上腺皮质增生所致的闭经，一般用泼尼松或地塞米松。②甲状腺素：如甲状腺片，适用于甲状腺功能减退引起的闭经。

知识点16：闭经的手术治疗　　　　　　　　　副高：熟练掌握　　　正高：熟练掌握

针对各种器质性病因，采用相应的手术治疗方法。

（1）生殖器畸形：如处女膜闭锁、阴道横隔或阴道闭锁，均可通过手术切开或成形，使经血流畅。宫颈发育不良若无法手术矫正，则应行子宫切除术。

（2）Asherman综合征：多采用宫腔镜直视下分离粘连，随后加用大剂量雌激素和放置宫腔内支撑的治疗方法。术后宫腔内支撑放置7~10日，每日口服妊马雌酮2.5mg。第3周始用醋酸甲羟孕酮每日10mg，共7日，根据撤药出血量，重复上述用药3~6个月。宫颈狭窄和粘连可通过宫颈扩张治疗。

（3）肿瘤：卵巢肿瘤一经确诊，应予手术治疗。垂体肿瘤患者，应根据肿瘤部位、大小及性质确定治疗方案。对于催乳素瘤，常采用药物治疗，手术多用于药物治疗无效或巨腺瘤产生压迫症状者。其他中枢神经系统肿瘤，多采用手术和/或放疗。含Y染色体的高促性腺激素闭经者，性腺易发生肿瘤，应行手术治疗。

第五节 多囊卵巢综合征

知识点1：多囊卵巢综合征的概念　　　　　　　　副高：熟练掌握　正高：熟练掌握

多囊卵巢综合征（PCOS）是以高雄激素血症、排卵障碍以及多囊卵巢为特征的病变，又称为Stein-Leventhal综合征。本病是最常见的妇科内分泌疾病之一，临床表现为月经稀发、闭经或月经不调、多毛、肥胖、不孕、卵巢增大及多囊。

知识点2：多囊卵巢综合征的病因　　　　　　　　副高：熟练掌握　正高：熟练掌握

病因尚不明确，可能与胰岛素抵抗有关。此外，PCOS的发病还可能与遗传因素和必要的环境因素共同作用有关。

知识点3：多囊卵巢综合征的病理　　　　　　　　副高：熟练掌握　正高：熟练掌握

（1）卵巢变化：大体检查：双侧卵巢均匀性增大，为正常妇女的2~5倍，呈灰白色，包膜增厚、坚韧。切面见卵巢白膜均匀性增厚，较正常厚2~4倍，白膜下可见大小不等、≥12个囊性卵泡，直径在2~9mm。镜下见白膜增厚、硬化，皮质表层纤维化，细胞少，血管显著存在。白膜下见多个不成熟阶段呈囊性扩张的卵泡及闭锁卵泡，无成熟卵泡生成及排卵迹象。

（2）子宫内膜变化：因无排卵，子宫内膜长期受雌激素刺激，呈现不同程度增生性改变，甚至呈不典型增生。长期持续无排卵增加子宫内膜癌的发生概率。

知识点4：多囊卵巢综合征的临床表现　　　　　　副高：熟练掌握　正高：熟练掌握

PCOS多起病于青春期，主要临床表现为月经失调、雄激素过量和肥胖。

（1）月经失调：为最主要症状。多表现为月经稀发（周期35日至6个月）或闭经，闭经前常有经量过少或月经稀发。可表现为不规则子宫出血，月经周期或行经期或经量无规律性。

（2）不孕：生育期妇女因排卵障碍导致不孕。

（3）多毛、痤疮：是高雄激素血症最常见的表现。出现不同程度多毛，以性毛为主，阴毛浓密且呈男性型倾向，延及肛周、腹股沟或腹中线，也有出现上唇和/或下颌细须或乳晕周围有长毛等。油脂性皮肤及痤疮常见，与体内雄激素积聚刺激皮脂腺分泌旺盛有关。

（4）肥胖：50%以上患者肥胖（体重指数≥25），且常呈腹部肥胖型（腰围/臀围≥0.80）。肥胖与胰岛素抵抗、雄激素过多、游离睾酮比例增加及与瘦素抵抗有关。

（5）黑棘皮症：阴唇、颈背部、腋下、乳房下和腹股沟等处皮肤皱褶部位出现灰褐色色素沉着，呈对称性，皮肤增厚，质地柔软。

（1）基础体温测定：表现为单相型基础体温曲线。

（2）超声检查：见卵巢增大，包膜回声增强，轮廓较光滑，间质回声增强；一侧或两侧卵巢各有12个及以上直径为2~9mm无回声区，围绕卵巢边缘，呈车轮状排列，称为"项链征"。连续监测未见主导卵泡发育及排卵迹象。

（3）腹腔镜检查：见卵巢增大，包膜增厚，表面光滑，呈灰白色，有新生血管。包膜下显露多个卵泡，无排卵征象，如无排卵孔、无血体、无黄体。镜下取卵巢活组织检查可确诊。

（4）诊断性刮宫：应选在月经前数日或月经来潮6小时内进行，刮出的子宫内膜呈不同程度增生改变，无分泌期变化。对闭经或月经不规律者，可以了解子宫内膜增生情况。目前临床较少使用。

（5）内分泌测定

1）血清雄激素：睾酮水平通常不超过正常范围上限2倍，雄烯二酮常升高，脱氢表雄酮、硫酸脱氢表雄酮正常或轻度升高。

2）血清FSH、LH：血清FSH正常或偏低，LH升高，但无排卵前LH峰值出现。LH/FSH比值≥2~3。LH/FSH比值升高多出现于非肥胖型患者，肥胖患者因瘦素等因素对中枢LH的抑制作用，LH/FSH比值也可在正常范围。

3）血清雌激素：雌酮（E_1）升高，雌二醇（E_2）正常或轻度升高，并恒定于早卵泡期水平，$E_1/E_2 > 1$，高于正常周期。

4）尿17-酮类固醇：正常或轻度升高。正常时提示雄激素来源于卵巢，升高时提示肾上腺功能亢进。

5）血清催乳素（PRL）：20%~35%的患者可伴有血清PRL轻度增高。

6）抗米勒管激素（AMH）：血清AMH多为正常人2~4倍。

7）其他：腹部肥胖型患者应检测空腹血糖及口服葡萄糖耐量试验（OGTT），还应检测空腹胰岛素及葡萄糖负荷后血清胰岛素。肥胖型患者可有三酰甘油增高。

目前，2003年欧洲人类生殖和胚胎学会与美国生殖医学学会（ESHRE/ASRM）鹿特丹专家会议推荐的诊断标准为：

（1）稀发排卵或无排卵：临床表现为闭经、月经稀发、初潮2~3年不能建立规律月经以及基础体温呈单相。有时月经规律者并非有排卵性月经。

（2）高雄激素的临床表现和/或高雄激素血症：临床表现有痤疮、多毛，高雄激素血症者血清总睾酮、游离睾酮指数或游离睾酮高于实验室参考正常值。

（3）卵巢多囊性改变：B超检查见一侧或双侧卵巢直径2~9mm的卵泡≥12个，和/或卵巢体积≥10cm³。

符合上述3项中的任何2项者，并排除其他高雄激素病因，即可诊断PCOS。

知识点7: 疑似PCOS的诊断标准 副高: 熟练掌握 正高: 熟练掌握

（1）月经稀发、闭经或不规则子宫出血是诊断的必需条件。

（2）再符合下列2项中的1项即可诊断为疑似PCOS：①高雄激素的临床表现或高雄激素血症；②超声表现为PCOS。

知识点8: 确诊PCOS的诊断标准 副高: 熟练掌握 正高: 熟练掌握

具备上述疑似PCOS诊断条件后还必须逐一排除其他可能引起高雄激素的疾病和引起排卵异常的疾病才能确定诊断。PCOS诊断时，考虑其分型，以便进一步采取相应的临床干预手段。

知识点9: PCOS的临床分型 副高: 熟练掌握 正高: 熟练掌握

（1）典型PCOS：月经异常和高雄激素，有或无PCOS，代谢障碍表现较重。

（2）无高雄激素PCOS：只有月经异常和PCOS，代谢障碍表现较轻。

知识点10: PCOS的鉴别诊断 副高: 熟练掌握 正高: 熟练掌握

（1）卵泡膜细胞增殖症：临床表现及内分泌检查与PCOS相仿但更严重，血睾酮高值，血硫酸脱氢表雄酮正常，LH/FSH比值可正常。卵巢活组织检查，镜下见卵巢皮质黄素化的卵泡膜细胞群，皮质下无类似PCOS的多个小卵泡。

（2）肾上腺皮质增生或肿瘤：硫酸脱氢表雄酮值超过正常范围上限2倍时，应与肾上腺皮质增生或肿瘤相鉴别。肾上腺皮质增生患者的血17α-羟孕酮明显增高，ACTH兴奋试验反应亢进，地塞米松抑制试验抑制率$\leqslant 0.70$。肾上腺皮质肿瘤患者对上述两项试验均无明显反应。

（3）分泌雄激素的卵巢肿瘤：卵巢睾丸母细胞瘤、卵巢门细胞瘤等均可产生大量雄激素。多为单侧、实性肿瘤。超声、CT或MRI可协助诊断。

（4）其他：催乳素水平升高明显，应排除垂体催乳素腺瘤。

知识点11: PCOS的药物治疗 副高: 熟练掌握 正高: 熟练掌握

（1）调节月经周期：定期合理应用药物，对抗雄激素作用并控制月经周期非常重要。①口服避孕药：为雌孕激素联合周期疗法，孕激素通过负反馈抑制垂体LH异常高分泌，减少卵巢产生雄激素，并可直接作用于子宫内膜，抑制子宫内膜过度增生和调节月经周期；雌激素可促进肝脏产生性激素结合球蛋白（SHBG），导致游离睾酮减少。常用口服短效避孕药，周期性服用，疗程一般为$3\sim6$个月，可重复使用。能有效抑制毛发生长和治疗痤疮。②孕激素后半周期疗法：可调节月经并保护子宫内膜。对LH过高分泌同样有抑制作用。亦可达到恢复排卵效果。

（2）降低血雄激素水平：①糖皮质类固醇：适用于多囊卵巢综合征的雄激素过多为肾上腺来源或肾上腺和卵巢混合来源者。常用药物为地塞米松，每晚0.25mg口服，能有效抑制脱氢表雄酮硫酸盐浓度，剂量不宜超过每天0.5mg。②环丙孕酮：具有很强的抗雄激素作用，能抑制垂体促性腺激素的分泌，使体内睾酮水平降低。与炔雌醇组成口服避孕药，对降低高雄激素血症和治疗高雄激素体征有效。③螺内酯：是醛固酮受体的竞争性抑制剂，抗雄激素机制是抑制卵巢和肾上腺合成雄激素，增强雄激素分解，并有在毛囊竞争雄激素受体作用。抗雄激素剂量为每天40～200mg，治疗多毛需用药6～9个月。出现月经不规则，可与口服避孕药联合应用。

（3）改善胰岛素抵抗：对肥胖或有胰岛素抵抗患者常用胰岛素增敏剂。二甲双胍可抑制肝脏合成葡萄糖，增加外周组织对胰岛素的敏感性，通过降低血胰岛素水平达到纠正患者高雄激素状态，改善卵巢排卵功能，提高促排卵治疗的效果。常用剂量为每次口服500mg，每日2～3次。

（4）诱发排卵：对有生育要求者在生活方式调整、抗雄激素和改善胰岛素抵抗等基础治疗后，进行促排卵治疗。氯米芬为一线促排卵药物，氯米芬抵抗患者可给予二线促排卵药物，如促性腺激素等。诱发排卵时易发生卵巢过度刺激综合征，需严密监测，加强预防措施。

知识点12：PCOS的手术治疗　　　　副高：熟练掌握　　正高：熟练掌握

（1）腹腔镜下卵巢打孔术（LOD）：对LH和游离睾酮升高者效果较好。LOD的促排卵机制为破坏产生雄激素的卵巢间质，间接调节垂体-卵巢轴，使血清LH及睾酮水平下降，增加妊娠机会，并可能降低流产的危险。在腹腔镜下对多囊卵巢应用电针或激光打孔，每侧卵巢打孔4个为宜，并且注意打孔深度和避开卵巢门，可获得90%排卵率和70%妊娠率。LOD可能出现的问题有治疗无效、盆腔粘连及卵巢功能低下。

（2）卵巢楔形切除术：将双侧卵巢各楔形切除1/3可降低雄激素水平，减轻多毛症状，提高妊娠率。术后卵巢周围粘连发生率较高，临床已不常用。

第六节　高催乳素血症

知识点1：高催乳素血症的病因及发病机制　　　副高：熟练掌握　　正高：熟练掌握

各种原因导致血清催乳素（PRL）异常升高，＞1.14nmol/L（25μg/L），称为高催乳素血症，其病因及发病机制如下：

（1）下丘脑疾病：颅咽管瘤、炎症等病变影响催乳素抑制因子（PIF）的分泌，导致催乳素升高。

（2）垂体疾病：是引起高催乳素血症最常见的原因，以垂体催乳素瘤最常见。1/3以上患者为垂体微腺瘤（直径＜1cm）。空蝶鞍综合征也可使血清催乳素增高。

（3）原发性甲状腺功能减退症：促甲状腺激素释放激素增多，刺激垂体催乳素分泌。

（4）特发性高催乳素血症：血清催乳素增高，多为2.73～4.55nmol/L，但未发现垂体或中枢神经系统疾病。部分患者数年后发现垂体微腺瘤。

（5）其他：多囊卵巢综合征、自身免疫性疾病、创伤（垂体柄断裂或外伤）、长期服抗精神病药、抗抑郁症药、抗癫痫药、抗高血压药、抗胃溃疡药和阿片类药物均可引起血清催乳素轻度或明显升高。

知识点2：高催乳素血症的临床表现　　　副高：熟练掌握　正高：熟练掌握

（1）闭经或月经紊乱：高水平的泌乳素可影响下丘脑-垂体-卵巢轴的功能，导致黄体期缩短或无排卵性月经失调、月经稀发甚至闭经，后者与溢乳表现合称为闭经-溢乳综合征。

（2）溢乳：患者在非妊娠和非哺乳期出现溢乳或挤出乳汁，或断奶数月仍有乳汁分泌，轻者挤压乳房才有乳液溢出，重者自觉内衣有乳渍。分泌的乳汁通常是乳白、微黄色或透明液体，非血性。仅出现溢乳的占27.9%，同时出现闭经及溢乳者占75.4%。这些患者血清PRL水平一般都显著升高。部分患者催乳素水平较高但无溢乳表现，可能与其分子结构有关。

（3）头痛及视觉障碍：微腺瘤一般无明显症状；大腺瘤可压迫蝶鞍膈出现头痛、头胀等；当腺瘤向前侵犯或压迫视交叉或影响脑脊液回流时，也可出现头痛、呕吐和眼花，甚至视野缺损和动眼神经麻痹。肿瘤压迫下丘脑可表现为肥胖、嗜睡、食欲异常等。

（4）不育或流产：卵巢功能异常、排卵障碍或黄体不健可导致不育或流产。

（5）性功能改变：部分患者因卵巢功能障碍，表现低雌激素状态，阴道壁变薄或萎缩，分泌物减少，性欲减低。

知识点3：高催乳素血症的诊断　　　副高：熟练掌握　正高：熟练掌握

（1）临床症状：对出现月经紊乱及不育、溢乳、闭经、多毛、青春期延迟者，应考虑本病。

（2）血液学检查：血清催乳素＞1.14nmol/L（25μg/L）可确诊为高催乳素血症，检测最好在上午9～12时。

（3）影像学检查：当血清催乳素＞4.55nmol/L（100μg/L）时，应行垂体MRI检查，明确是否存在垂体微腺瘤或腺瘤。

（4）眼底检查：由于垂体腺瘤可侵犯和/或压迫视交叉，引起视盘水肿；也可因肿瘤压迫视交叉致使视野缺损，因而眼底、视野检查有助于确定垂体腺瘤的大小及部位，尤其适用于孕妇。根据血清学检查PRL持续异常升高，同时出现溢乳、闭经及月经紊乱、不育、头痛、眼花、视觉障碍及性功能改变等临床表现，可诊断为高泌乳血症。诊断时应注意某些生理状态如妊娠、哺乳、夜间睡眠、长期刺激乳头、性交、过饱或饥饿、运动和精神应激等，PRL会有轻度升高。因此，临床测定PRL时应避免生理性影响，在10～11时取血测定较为合理。PRL水平显著高于正常者一次检查即可确定，当PRL测定结果在正常上限3倍以下时至少检测2次，以确定有无高PRL血症。诊断高泌乳激素血症后必须根据需要做必要的辅助检查，以进一步明确发病原因及病变程度，便于治疗。

知识点4：高催乳素血症的药物治疗　　　　副高：熟练掌握　　正高：熟练掌握

（1）甲磺酸溴隐亭：为多肽类麦角生物碱，选择性激动多巴胺受体，能有效降低催乳素。溴隐亭对功能性或肿瘤引起的催乳素水平升高均能产生抑制作用。溴隐亭治疗后能缩小肿瘤体积，使闭经-溢乳妇女月经和生育能力得以恢复。在治疗垂体微腺瘤时，常用方法为：第1周1.25mg，每晚1次；第2周1.25mg，每天2次；第3周1.25mg，每天晨服，2.5mg，每晚服；第4周及以后2.5mg，每天2次，3个月为一疗程。主要不良反应有恶心、头痛、眩晕、疲劳、嗜睡、便秘、直立性低血压等，用药数日后可自行消失。新型溴隐亭长效注射剂可克服口服造成的胃肠功能紊乱。用法为50~100mg，每28日注射1次，起始剂量为50mg。

（2）喹高利特：为作用于多巴胺D_2受体的多巴胺激动剂。多用于甲磺酸溴隐亭副作用无法耐受时。每天25μg，连服3天，随后每3天增加25μg，直至获得最佳效果。

（3）维生素B_6：作为辅酶与多巴胺受体激动剂起协同作用。临床用量可达20~30mg，每日2~3次。

知识点5：高催乳素血症的手术治疗　　　　副高：熟练掌握　　正高：熟练掌握

若溴隐亭等药物治疗效果欠佳者，有观点认为由于多巴胺激动剂能使肿瘤纤维化形成粘连，可能增加手术的困难和风险，一般建议用药3个月内实施手术治疗。经蝶窦手术是最为常用的方法，开颅手术少用。手术适应证包括：①药物治疗无效或效果欠佳者；②药物治疗反应较大不能耐受者；③巨大垂体腺瘤伴有明显视力视野障碍，药物治疗一段时间后无明显改善者；④侵袭性垂体腺瘤伴有脑脊液鼻漏者；⑤拒绝长期服用药物治疗者；⑥复发的垂体腺瘤也可以手术治疗。

手术后，需要进行全面的垂体功能评估，存在垂体功能低下的患者需要给予相应的内分泌激素替代治疗。

知识点6：高催乳素血症的放射治疗　　　　副高：熟练掌握　　正高：熟练掌握

用于不能坚持或耐受药物治疗者，不愿手术者，不能耐受手术者。放射治疗显效慢，可能引起垂体功能低下、视神经损伤、诱发肿瘤等并发症，不主张单纯放疗。

第七节　绝经综合征

知识点1：绝经综合征的概念　　　　副高：熟练掌握　　正高：熟练掌握

绝经综合征是指妇女绝经前后出现性激素波动或减少所致的一系列躯体及精神心理症状。绝经分为自然绝经和人工绝经。自然绝经指卵巢内卵泡生理性耗竭所致的绝经；人工绝经指两侧卵巢经手术切除或放射线照射等所致的绝经。人工绝经者更易发生绝经综合征。

知识点2：绝经综合征的近期症状表现　　　　　　副高：熟练掌握　正高：熟练掌握

（1）月经紊乱：月经紊乱是绝经过渡期的常见症状，由于稀发排卵或无排卵，表现为月经周期不规则、经期持续时间长及经量增多或减少。此期症状的出现取决于卵巢功能状态的波动性变化。

（2）血管舒缩症状：主要表现为潮热，为血管舒缩功能不稳定所致，是雌激素降低的特征性症状。其特点是反复出现短暂的面部和颈部及胸部皮肤阵阵发红，伴有轰热，继之出汗。一般持续1~3分钟；症状轻者每天发作数次，严重者十余次或更多，夜间或应激状态易促发。该症状可持续1~2年，有时长达5年或更长。潮热严重时可影响妇女的工作、生活和睡眠，是绝经后期妇女需要性激素治疗的主要原因。

（3）自主神经失调症状：常出现如心悸、眩晕、头痛、失眠、耳鸣等自主神经失调症状。

（4）精神神经症状：围绝经期妇女常表现为注意力不易集中，并且情绪波动大，如激动易怒、焦虑不安或情绪低落、抑郁、不能自我控制等情绪症状。记忆力减退也较常见。

知识点3：绝经综合征的远期症状表现　　　　　　副高：熟练掌握　正高：熟练掌握

（1）泌尿生殖道症状：>50%的绝经期女性会出现泌尿生殖器绝经后综合征（GSM），主要表现为泌尿生殖道萎缩症状，出现阴道干燥、性交困难及反复阴道感染，排尿困难、尿痛、尿急等反复发生的尿路感染。

（2）骨质疏松：绝经后妇女雌激素缺乏使骨质吸收增加，导致骨量快速丢失而出现骨质疏松。50岁以上妇女半数以上会发生绝经后骨质疏松，一般发生在绝经后5~10年内，最常发生在椎体。

（3）阿尔茨海默病：绝经后期妇女比老年男性患病风险高，可能与绝经后内源性雌激素水平降低有关。

（4）心血管病变：绝经后妇女糖脂代谢异常增加，动脉硬化、冠心病的发病风险较绝经前明显增加，可能与雌激素低下有关。

知识点4：绝经综合征的诊断检查　　　　　　　　副高：熟练掌握　正高：熟练掌握

（1）阴道细胞学涂片：显示底、中层细胞为主。

（2）血清FSH值及E_2值测定：检查血清FSH值及E_2值可了解卵巢功能。绝经过渡期血清FSH>10U/L，提示卵巢储备功能下降。闭经、FSH>40U/L且E_2<10~20pg/ml，提示卵巢功能衰竭。

（3）盆腔超声检查：可展示子宫和卵巢全貌，帮助排除妇科的器质性疾病。

（4）氯米芬兴奋试验：月经第5天起口服氯米芬，每天50mg，共5天，停药第1天测血清FSH > 12U/L，提示卵巢储备功能降低。

知识点5：绝经综合征的一般治疗　　　副高：熟练掌握　正高：熟练掌握

通过心理疏导，使绝经过渡期妇女了解绝经过渡期的生理过程，并以乐观的心态相适应。必要时选用适量镇静药以助睡眠，如睡前服用艾司唑仑2.5mg，谷维素有助于调节自主神经功能，口服20mg，每天3次。鼓励建立健康生活方式，包括坚持身体锻炼，健康饮食，增加日晒时间，摄入足量蛋白质及含钙丰富食物，预防骨质疏松。

知识点6：激素补充治疗的适应证、禁忌证及慎用情况
副高：熟练掌握　正高：熟练掌握

激素补充治疗（HRT）有适应证且无禁忌证时选用。HRT是针对绝经相关健康问题而采取的一种医疗措施，可有效缓解绝经相关症状，从而改善生活质量。

（1）适应证：①绝经相关症状：潮热、盗汗、睡眠障碍、疲倦、情绪障碍如易激动、烦躁、焦虑、紧张或情绪低落等；②泌尿生殖道萎缩相关的问题：阴道干涩、疼痛、排尿困难、性交痛、反复发作的阴道炎、反复泌尿系统感染、夜尿多、尿频和尿急；③低骨量及骨质疏松症：有骨质疏松症的危险因素（如低骨量）及绝经后期骨质疏松症。

（2）禁忌证：①已知或怀疑妊娠；②原因不明的阴道出血；③已知或怀疑患有乳腺癌；④已知或怀疑患有与性激素相关的恶性肿瘤；⑤患有活动性静脉或动脉血栓栓塞性疾病（最近6个月内）；⑥严重肝肾功能障碍；⑦血卟啉症、耳硬化症、系统性红斑狼疮；⑧脑膜瘤（禁用孕激素）。

（3）慎用情况：①子宫肌瘤；②子宫内膜异位症；③子宫内膜增生史；④尚未控制的糖尿病及严重高血压；⑤有血栓形成倾向；⑥胆囊疾病、癫痫、偏头痛、哮喘、高催乳素血症；⑦乳腺良性疾病；⑧乳腺癌家族史。

知识点7：HRT的制剂及剂量选择　　　副高：熟练掌握　正高：熟练掌握

HRT的主要药物为雌激素，可辅以孕激素。单用雌激素治疗仅适用于子宫已切除者，单用孕激素适用于绝经过渡期功能失调性子宫出血。剂量和用药方案应个体化，以最小剂量且有效为佳。

（1）雌激素制剂：应用雌激素原则上应选择天然制剂。常用雌激素有：①戊酸雌二醇：每天口服0.5 ~ 2mg；②结合雌激素：每天口服0.3 ~ 0.625mg；③17β-雌二醇经皮贴膜：有每周更换两次和每周更换一次剂型；④尼尔雌醇：为合成长效雌三醇衍生物，每2周服1 ~ 2mg。

（2）组织选择性雌激素活性调节剂：替勃龙，根据靶组织不同，其在体内的3种代谢物分别表现出雌激素、孕激素及弱雄激素活性，每天口服1.25 ~ 2.5mg。

（3）孕激素制剂：常用醋酸甲羟孕酮（MPA），每天口服2 ~ 6mg。近年来倾向于选用

天然孕激素制剂，如微粒化孕酮，每天口服100～300mg。

知识点8：HRT的用药途径及方案   副高：熟练掌握   正高：熟练掌握

（1）口服：主要优点是血药浓度稳定，但对肝脏有一定损害，还可刺激产生肾素底物及凝血因子。用药方案有：①单用雌激素：适用于已切除子宫的妇女；②雌、孕激素联合：适用于有完整子宫的妇女，包括序贯用药和联合用药：前者模拟生理周期，在用雌激素的基础上，每后半月加用孕激素10～14天。两种用药又分周期性和连续性，前者每周期停用激素5～7天，有周期性出血，也称为预期计划性出血，适用于年龄较轻、绝经早期或愿意有月经样定期出血的妇女；后者连续性用药，避免周期性出血，适用于年龄较长或不愿意有月经样出血的绝经后期妇女。

（2）胃肠道外途径：能缓解潮热，防止骨质疏松，能避免肝脏首过效应，对血脂影响较小。①经阴道给药：常用药物有E_3栓和E_2阴道环及结合雌激素霜，主要用于治疗下泌尿生殖道局部低雌激素症状；②经皮肤给药：包括皮肤贴膜及涂胶，主要药物为17β-雌二醇，每周使用1～2次；可使雌激素水平恒定，方法简便。

知识点9：HRT的用药剂量与时间   副高：熟练掌握   正高：熟练掌握

选择最小剂量和治疗目的相一致的最短时期，在卵巢功能开始衰退并出现相关症状时即可应用。需定期评估，明确受益大于风险方可继续应用。停止雌激素治疗时，一般主张应缓慢减量或间歇用药，逐步停药，防止症状复发。

知识点10：HRT的副作用及危险性   副高：熟练掌握   正高：熟练掌握

（1）子宫出血：性激素补充治疗时的子宫异常出血，多为突破性出血，必须高度重视，查明原因，必要时行诊断性刮宫，排除子宫内膜病变。

（2）性激素副作用：①雌激素：剂量过大可引起乳房胀、白带多、头痛、水肿、色素沉着等，应酌情减量，或改用雌三醇；②孕激素：副作用包括抑郁、易怒、乳房痛和水肿，患者常不易耐受；③雄激素：有发生高血脂、动脉粥样硬化、血栓栓塞性疾病危险，大量应用出现体重增加、多毛及痤疮，口服时影响肝功能。

（3）子宫内膜癌：长期单用雌激素，可使子宫内膜异常增殖和子宫内膜癌危险性增加，此种危险性依赖于用药持续时间长短及用药剂量大小。而联合应用雌孕激素，不增加子宫内膜癌发病风险。

（4）卵巢癌：长期应用HRT，卵巢癌的发病风险可能增加。

（5）乳腺癌：应用天然或接近天然的雌孕激素可使增加乳腺癌的发病风险减小，但乳腺癌患者仍是HRT的禁忌证。

（6）心血管疾病及血栓性疾病：绝经对心血管疾病的发生有负面影响，HRT对降低心血管疾病发生有益，但一般不主张HRT作为心血管疾病的二级预防。对于有血栓疾病者使用天然雌孕激素时尽量选择经皮给药。

（7）糖尿病：HRT能通过改善胰岛素抵抗而明显降低糖尿病风险。

知识点11：绝经综合征的非激素类药物治疗　　　　副高：熟练掌握　正高：熟练掌握

（1）选择性5-羟色胺再取抑制剂：盐酸帕罗西汀20mg，每天一次早晨口服，可有效改善血管舒缩症状及精神神经症状。

（2）钙剂：氨基酸螯合钙胶囊每天口服1粒（含1g），可减缓骨质丢失。

（3）维生素D：适用于围绝经期妇女缺少户外活动者，每天口服400~500U，与钙剂合用有利于钙的完全吸收。

第二十一章 子宫内膜异位症和子宫腺肌病

第一节 子宫内膜异位症

知识点1：子宫内膜异位症的概念　　　副高：熟练掌握　正高：熟练掌握

子宫内膜组织（腺体和间质）出现在子宫体以外的部位时称为子宫内膜异位症（EMT），简称内异症。异位内膜可侵犯全身任何部位，如脐、膀胱、肾、输尿管、肺、胸膜、乳腺，甚至手臂、大腿等处，但绝大多数位于盆腔脏器和壁腹膜，以卵巢、宫骶韧带最常见，其次为子宫及其他脏腹膜、阴道直肠膈等部位。病变出现在盆腔内生殖器官和其邻近器官的腹膜面时，称为盆腔子宫内膜异位症；当子宫内膜腺体及间质侵入子宫肌层时称为子宫腺肌病。

知识点2：子宫内膜异位症的病因　　　副高：熟练掌握　正高：熟练掌握

子宫内膜异位症病因的主要学说为子宫内膜种植、上皮化生、血道和淋巴道转移等，但以种植学说最受重视。除此以外，近年来发现免疫因素和遗传等因素均可能参与子宫内膜异位症的发生。

知识点3：子宫内膜异位症的病理　　　副高：熟练掌握　正高：熟练掌握

子宫内膜异位症的基本病理变化为异位子宫内膜随卵巢激素变化而发生周期性出血，导致周围纤维组织增生和囊肿、粘连形成，在病变区出现紫褐色斑点或小泡，最终发展为大小不等的紫褐色实质性结节或包块。内异症根据发生的部位不同分为不同病理类型，即卵巢型内异症、腹膜型内异症、深部浸润型内异症（DIE）和瘢痕内异症（如腹壁切口、会阴切口等）及远处内异症（肺、胸膜等部位的内异症）。

典型的异位内膜组织在镜下可见子宫内膜腺体、间质、纤维素及出血等成分。无色素型早期异位病灶一般可见到典型的内膜组织，但异位内膜反复出血后，这些组织结构可被破坏而难以发现，出现临床表现极典型而组织学特征极少的不一致现象，约占24%。出血来自间质内血管，镜下找到少量内膜间质细胞即可确诊内异症。临床表现和术中所见很典型，即使镜下仅能在卵巢囊壁中发现红细胞或含铁血黄素细胞等出血证据，亦应视为内异症。肉眼正常的腹膜组织镜检时发现子宫内膜腺体及间质，称为镜下内异症，发生率10%～15%。

异位内膜组织可随卵巢周期变化而有增殖和分泌改变，但其改变与在位子宫内膜并不一定同步，多表现为增殖期改变。

知识点4：子宫内膜异位症的症状表现　　　副高：熟练掌握　正高：熟练掌握

内异症约25%患者无任何症状，临床表现因人和病变部位的不同而不同，症状特征与月经周期密切相关。

（1）痛经和持续性下腹痛：为主要症状，多为继发性、进行性逐渐加剧的痛经，以下腹及肛门坠胀痛为主，可于经前1～2天开始，月经干净后消失，疼痛的程度与异位的部位有关，但与病灶的大小不成正比。27%～40%可无痛经，因此痛经不是内异症诊断的必需症状。

（2）月经失调：15%～30%的患者有经量增多或经期延长，或点滴出血，可能与卵巢实质病变、无排卵、黄体功能不足或合并有子宫腺肌病和子宫肌瘤有关。

（3）不孕：子宫内膜异位症患者不孕率高达40%，多为继发性不孕，主要为子宫内膜异位症后造成盆腔粘连，使输卵管功能及卵巢功能障碍所致。多认为子宫内膜异位症患者的不孕还可能与黄体功能不足及未破卵泡黄素化综合征等因素有关，也有认为与自身免疫反应有关中、重度患者可因卵巢、输卵管周围粘连而影响受精卵运输。

（4）性交不适：多见于直肠子宫陷凹有异位病灶或因局部粘连使子宫后倾固定者。性交时碰撞或子宫收缩上提而引起疼痛，一般表现为深部性交痛，月经来潮前性交痛最明显。

（5）其他症状：如果异位灶位于直肠子宫陷凹及直肠附近时，患者经期可有排便痛、便秘或腹泻，甚至周期性少量便血。严重肠道子宫内膜异位症可因直肠或乙状结肠肠腔受压出现肠梗阻症状。异位灶位于膀胱时可有周期性尿频、尿痛症状，侵犯膀胱黏膜时可发生周期性血尿。身体其他部位发生子宫内膜异位种植和生长时，多在病变部位出现结节样肿块，并伴有周期性疼痛、出血或经期肿块明显增大，月经后又缩小。如果卵巢子宫内膜异位囊肿发生破裂，可出现急性腹痛的症状，多发生于经期前后或经期，破裂前多有性生活或其他腹压增加的情况。

知识点5：子宫内膜异位症的体征表现　　　副高：熟练掌握　正高：熟练掌握

随着病变部位、范围以及程度而有所不同。典型的盆腔子宫内膜异位症表现为子宫粘连，致后屈固定，子宫可增大，一般不超过鹅蛋大。子宫一侧或两侧附件处可扪及与子宫相连的不活动囊性肿块。直肠子宫陷凹或子宫骶骨韧带、子宫后壁下段等部位可有不规则的米粒大小至蚕豆大小的硬结，单个或多个，触痛明显。如在阴道、子宫颈或手术瘢痕处见到紫蓝色结节，月经期更为明显，确诊应首选腹腔镜检查，也可剖腹探查获得组织病理诊断确诊并确定分期。

知识点6：子宫内膜异位症引起不孕的原因　　　副高：熟练掌握　正高：熟练掌握

子宫内膜异位症引起不孕的原因，除输卵管和卵巢周围粘连、输卵管扭曲及管腔阻塞等机械因素外，一般认为主要还与下列因素有关：

（1）盆腔微环境改变：子宫内膜异位症患者的腹腔液量增多，腹腔液中的巨噬细胞数量增多且活力增强，通过不同方式影响精子的功能及卵子的质量，进而不利于受精过程及胚胎着床发生。

（2）卵巢内分泌功能异常：子宫内膜异位症患者中，约25%黄体功能不健全，17%~27%有排卵障碍，高达18%~79%有未破裂卵泡黄素化综合征（LUFS）。

（3）子宫内膜局部免疫功能异常：患者体液免疫功能增强，子宫内膜上有IgG、IgA及补体C3、C4沉着，还产生抗子宫内膜抗体。后者通过补体作用可对子宫内膜造成免疫病理损伤，进而干扰孕卵的着床和发育，可能导致不孕或早期流产。

知识点7：子宫内膜异位症的诊断性检查 　　　　副高：熟练掌握　正高：熟练掌握

生育期女性有继发性痛经且进行性加重、不孕或慢性盆腔痛，妇科检查扪及与子宫相连的囊性包块或盆腔内有触痛性结节，即可初步诊断为子宫内膜异位症。但临床上常需借助下列辅助检查。经腹腔镜检查的盆腔可见病灶和病灶的活组织病理检查是确诊依据，但病理学检查结果阴性并不能排除内异症的诊断。

（1）血清CA125测定：血清CA125水平可能增高，重症患者更为明显，但变化范围很大，临床上多用于重度内异症和疑有深部异位病灶者。在诊断早期内异症时，腹腔液CA125值较血清值更有意义。但CA125在其他疾病如卵巢癌、盆腔炎性疾病中也可以出现增高，CA125诊断内异症的敏感性和特异性均较低，与腹腔镜相比尚缺乏作为诊断工具的价值。但血清CA125水平用于监测异位内膜病变活动情况更有临床价值，动态检测CA125有助于评估疗效和预测复发。

（2）抗子宫内膜抗体（EMAb）：血清EMAb的检测为子宫内膜异位症患者诊断及疗效观察的有效检查手段。子宫内膜异位症患者子宫内膜抗体的检测率为70%~80%。

（3）影像学检查：①B超检查：是诊断卵巢异位囊肿和膀胱、直肠内异症的重要方法，可确定异位囊肿位置、大小、形状和囊内容物，以及与周围脏器特别是与子宫的关系等，其诊断敏感性和特异性均在96%以上。囊肿呈圆形或椭圆形，与周围特别与子宫粘连，囊壁厚而粗糙，囊内有细小的絮状光点。因囊肿回声图像无特异性，不能单纯依靠B超图像确诊。②CT和MRI检查：一般以超声诊断为主，对盆腔内异症有诊断价值，但费用昂贵，不作为初选的诊断方法。③X线检查：可做单独盆腔充气造影、子宫输卵管碘酒造影辅助诊断盆腔子宫内膜异位症。

（4）腹腔镜检查：为目前国际公认的诊断子宫内膜异位症的最佳方法，是借助腹腔镜直接窥视盆腔，在腹腔镜下见到大体病理所述典型病灶或可疑病变进行活组织检查即可确诊。下列情况应首选腹腔镜检查：疑为内异症的不孕症患者，妇科检查及B超检查无阳性发现的慢性腹痛及痛经进行性加重者，有症状特别是血清CA125水平升高者。只有在腹腔镜检查或剖腹探查直视下才能确定内异症临床分期。

知识点8：子宫内膜异位症的鉴别诊断 　　　　副高：熟练掌握　正高：熟练掌握

（1）卵巢恶性肿瘤：患者一般情况差，病情发展快，常常伴持续性腹痛、腹胀；检查时可扪及盆腔包块，同时常伴有腹水。B超显示肿瘤为实性或混合性，形态不规则。

（2）盆腔炎性包块：患者多有急性盆腔感染和反复感染发作史，表现为经期疼痛，且平时也有腹部隐痛，常伴发热，抗感染治疗有效。

（3）子宫腺肌病：患者也有痛经，但疼痛可更剧烈。子宫一般呈均匀性增大，质硬；经期检查，子宫压痛明显；B超检查，可见子宫肌层内不规则的回声增强。但往往与盆腔子宫内膜异位症并存。

（4）直肠癌：直肠癌患者大便经常带血或便血，且症状不受经期影响，肛诊时手指有血染，但当盆腔子宫内膜异位病情严重时，可侵犯直肠导致直肠狭窄，伴大便坠胀，甚至大便带血，一般症状的出现与月经周期有关。需与直肠癌相鉴别，可行钡剂灌肠或者内镜检查确诊。

（5）妇科、外科急腹症：如与妇科异位妊娠、黄体破裂、卵巢囊肿蒂扭转等相鉴别。同时，也应与外科急性阑尾炎相鉴别。由于目前子宫内膜异位症的发生率不断上升，相应卵巢子宫内膜异位囊肿破裂的发生也成为妇产科临床的一个新问题。如发生破裂应立即进行手术处理。

| 知识点9：子宫内膜异位症的临床分期 | 副高：熟练掌握　正高：熟练掌握 |

内异症的分期方法很多，目前我国多采用美国生育学会（AFS）提出的"修正子宫内膜异位症分期法"。该分期法于1985年最初提出，1997年再次修正。内异症分期需在腹腔镜下或剖腹探查手术时进行，要求详细观察并对异位内膜的部位、数目、大小、粘连程度等进行记录，最后进行评分。该分期法有利于评估疾病严重程度、正确选择治疗方案、准确比较和评价各种治疗方法的疗效，并有助于判断患者的预后。

ASRM修正子宫内膜异位症分期法（1997年）

	异位病灶	病灶大小				粘连范围		
		<1cm	1~3cm	>3cm		<1/3包裹	1/3~2/3包裹	>2/3包裹
腹膜	浅	1	2	4				
	深	2	4	6				
卵巢	右浅	1	2	4	薄膜	1	2	4
	右深	4	16	20	致密	4	8	16
	左浅	1	2	4	薄膜	1	2	4
	左深	4	16	20	致密	4	8	16
输卵管	右				薄膜	1	2	4
					薄膜	1	2	4
	左				薄膜	1	2	4
					致密	4	8	16
直肠子宫陷凹部分消失		4			完全消失	40		

注：1.若输卵管全部包入应改为16分；

　　2.Ⅰ期（微型）：1~5分；Ⅱ期（轻型）：6~15分；Ⅲ期（中型）：16~40分；Ⅳ期（重型）：>40分

知识点 10：子宫内膜异位症的药物治疗　　　　　　副高：熟练掌握　正高：熟练掌握

治疗的目的是抑制卵巢功能，阻止内异症的发展。适用于有慢性盆腔痛、经期痛经症状明显、有生育要求及无卵巢囊肿形成患者。对较大的卵巢内膜异位囊肿，特别是卵巢包块性质未明者，宜采用手术治疗。

（1）非甾体炎抗炎药（NSAID）：是一类不含糖皮质激素的抗炎、解热、镇痛药物，主要作用机制是通过抑制前列腺素的合成，减轻疼痛。用法：根据需要应用，间隔不少于6小时。副作用主要为胃肠道反应，偶有肝肾功能异常。长期应用要警惕胃溃疡的可能。

（2）口服避孕药：是最早用于治疗内异症的激素类药物，其目的是降低垂体促性腺激素水平，并直接作用于子宫内膜和异位内膜，导致内膜萎缩和经量减少。长期连续服用避孕药造成类似妊娠的人工闭经，称"假孕疗法"。适用于轻度内异症患者。临床上常用低剂量高效孕激素和炔雌醇复合制剂，用法为每日1片，连续用6～9个月。副作用主要有恶心、呕吐，并警惕血栓形成风险。

（3）孕激素：单用人工合成高效孕激素，通过抑制垂体促性腺激素分泌，造成无周期性的低雌激素状态，并与内源性雌激素共同作用，造成高孕激素性闭经和内膜蜕膜化形成假孕。各种制剂疗效相近。所用剂量为避孕剂量3～4倍，连续应用6个月，如甲羟孕酮30mg/d，副作用有恶心、轻度抑郁、水钠潴留、体重增加及阴道不规则点滴出血等。患者在停药数月后痛经缓解，月经恢复。

（4）孕激素受体拮抗剂：米非司酮与子宫孕酮受体的亲和力是孕酮的5倍，具有强抗孕激素作用，每日口服25～100mg，造成闭经使病灶萎缩。副作用轻，无雌激素样影响，亦无骨质丢失危险，长期疗效有待证实。

（5）孕三烯酮：为19-去甲睾酮甾体类药物，有抗孕激素、中度抗雌激素和抗性腺效应，也是一种假绝经疗法。每周用药2次，每次2.5mg，于月经第1日开始服药，6个月为1个疗程。治疗后50%～100%患者发生闭经，症状缓解率达95%以上。孕三烯酮与达那唑相比，疗效相近，但副作用较小，对肝功能影响较小且可逆，且用药量少、方便。

（6）达那唑：为合成的17α-乙炔睾酮衍生物。抑制FSH、LH峰，抑制卵巢合成甾体激素，导致子宫内膜萎缩，出现闭经。因FSH、LH呈低水平，又称假绝经疗法。适用于轻度及中度内异症痛经明显的患者。用法：月经第1日开始口服200mg，每日2～3次，持续用药6个月。若痛经不缓解或未闭经，可加至每日4次。疗程结束后约90%症状消失。停药后4～6周恢复月经及排卵。副作用有恶心、头痛、潮热、乳房缩小、体重增加、性欲减退、多毛、痤疮、皮脂增加、肌痛性痉挛等，一般能耐受。药物主要在肝脏代谢，已有肝功能损害不宜使用，也不适用于高血压、心力衰竭、肾功能不全者。

（7）促性腺激素释放激素激动剂（GnRH-a）：为人工合成的十肽类化合物，对GnRH受体的亲和力较天然GnRH高百倍，在短期促进垂体LH和FSH释放后持续抑制垂体分泌促性腺激素，导致卵巢激素水平明显下降，出现暂时性闭经，此疗法又称"药物性卵巢切除"。目前常用的GnRH-a类药物有：亮丙瑞林3.75mg，月经第1日皮下注射后，每隔28日注射1次，共3～6次；戈舍瑞林3.6mg，用法同前。用药后一般第2个月开始闭经，可使痛经缓解，停药后在短期内排卵可恢复。副作用主要有潮热、阴道干燥、性欲减退和骨质丢失等绝经症状，停药后多可消失。但骨质丢失需时1年才能逐渐恢复正常。因此在应用GnRH-a 3～6个月时可以酌情给予反向添加治疗提高雌激素水平，预防低雌激素状态相关的血管症状和骨质丢失的发生，如妊马雌酮0.625mg加甲羟孕酮2mg，每日1次或替勃龙1.25mg/d。

知识点11：子宫内膜异位症的手术治疗　　　　副高：熟练掌握　正高：熟练掌握

手术治疗的目的是切除病灶、恢复解剖。适用于药物治疗症状不缓解、局部病变加剧或生育功能未恢复者；卵巢子宫内膜异位囊肿直径＞5cm，特别是迫切希望生育者可行手术治疗。根据手术范围不同可分为保留生育功能手术、保留卵巢功能手术和根治性手术3种。

（1）保留生育功能的手术：年轻需保留生育功能的患者，可根据病情施行保守性手术，尽量去除病灶，行异位病灶切除或电凝、卵巢子宫内膜异位囊肿剔除手术、输卵管周围粘连分离术、骶前神经切除术等，保留子宫及双侧附件或一侧附件。①腹腔镜手术：在腹腔镜下切除病灶，分离粘连或行子宫内膜异位囊肿穿刺抽液，然后冲洗，注入无水乙醇、黄体酮等进行治疗，或行囊肿切除术或附件切除术。②B超监测下经腹或后穹隆囊肿穿刺抽液，然后冲洗，注入无水乙醇或黄体酮。术后继续药物治疗，适用于单纯卵巢子宫内膜异位囊肿，且囊肿直径在5cm以上者。③剖腹手术：适用于粘连广泛、病灶巨大的患者。应在直视下手术，尽量切除病灶，分离粘连，提高生育功能。

（2）保留卵巢功能的手术：病变范围较广泛，临床症状重，无法保留生育功能或者无生育要求者，年龄在45岁以下，行全子宫及盆腔病灶切除术，仅保留一侧卵巢或部分卵巢以维持患者内分泌功能。

（3）根治性手术：对于重症患者，年龄在45岁以上或尽管年轻，但由于盆腔病灶广泛，卵巢受累严重，无法保留者，行全子宫及双侧盆腔肉眼可见病灶的切除术。卵巢切除后，即使残留部分病灶，也可逐渐自行萎缩退化。

（4）局部病灶切除术：对于手术瘢痕部位及脐部等局部异位病灶，应进行相应的病灶切除术。

知识点12：子宫内膜异位症的药物与手术联合治疗
　　　　　　　　　　　　　　　　　　　副高：熟练掌握　正高：熟练掌握

手术治疗前可先用药物治疗3～6个月以使内膜异位灶缩小、软化，使其有可能适当缩小手术范围和有利于手术操作。手术后也可给予药物治疗3～6个月以使残留子宫内膜异位病灶萎缩退化，降低术后复发率。

知识点13：子宫内膜异位症恶变的诊断标准　　副高：熟练掌握　正高：熟练掌握

子宫内膜异位症恶变诊断标准有：①癌组织与EM组织并存于同一病变中；②两者有组织学的相关性，有类似于子宫内膜间质的组织围绕于特征性内膜腺体，或有陈旧性出血；③排除其他原发肿瘤的存在，或癌组织发生于EM病灶而不是从其他部位浸润转移而来；

④有EM向恶性移行的形态学证据，或良性EM与恶性肿瘤组织相接。恶变的部位主要在卵巢，其他部位如阴道直肠隔、腹部或会阴切口等较少。

知识点14: 子宫内膜异位症的预防	副高: 熟练掌握 正高: 熟练掌握

（1）月经失调和痛经者：劝导晚婚妇女，尤其是伴有月经失调和痛经者，尽早生育。若婚后1年尚无生育应行不孕症的有关检查。

（2）暂无生育要求或已有子女者：若有痛经，经量增多或月经失调，建议口服避孕药，既可避孕，还可能减少子宫内膜异位症的发生。

（3）直系亲属中有子宫内膜异位症患者：有原发性痛经，建议周期性服用孕酮类药物或避孕药，并坚持有规律的体育锻炼。

（4）尽早治疗并发经血潴留的疾病：如处女膜无孔、阴道及宫颈先天性闭锁或粘连等。

（5）防止医源性子宫内膜异位症的发生：①凡进入宫腔的腹部手术和经阴道分娩的会阴切开术，在缝合切口前，应用生理盐水冲洗切口，以免发生瘢痕子宫内膜异位症；②施行人工流产电吸引术时，在吸管出宫颈前，应停止踩动吸引器，以使宫腔压力逐渐回升，避免吸管出宫颈时，在宫腔压力骤变的瞬间，将宫内膜碎片挤入输卵管和盆腔；③输卵管通液或通气试验，及子宫输卵管碘油造影等，均应在月经干净后3～7天内进行，以免手术中将月经期脱落的子宫内膜碎片送至盆腔。

第二节 子宫腺肌病

知识点1: 子宫腺肌病的概念	副高: 熟练掌握 正高: 熟练掌握

子宫腺肌病为妇科的常见疾病之一，多发生于30～50岁经产妇。子宫腺肌病的特点为子宫内膜异位于子宫肌层生长，常常与盆腔子宫内膜异位症同时存在。约半数患者同时合并子宫肌瘤，约15%的患者合并子宫内膜异位症。

知识点2: 子宫腺肌病的病因	副高: 熟练掌握 正高: 熟练掌握

多次妊娠和分娩所致子宫壁的创伤可能为导致子宫腺肌病的主要原因，其次刮宫时过度的搔扒及多次人工流产造成肌壁的损伤，以及子宫手术（如肌瘤剔除手术、子宫畸形整形手术及剖宫产等）将子宫内膜种植于子宫肌层，会成子宫腺肌病。除此以外，也认为卵巢功能失调，雌激素过度刺激，可使子宫内膜向肌层生长，也可通过淋巴道、血道将子宫内膜移至肌层。

知识点3: 子宫腺肌病的病理	副高: 熟练掌握 正高: 熟练掌握

异位内膜在子宫肌层多呈弥漫性生长，累及后壁居多，故子宫呈均匀性增大，前后径增

大明显，呈球形，一般不超过12周妊娠子宫大小。剖面见子宫肌壁显著增厚且硬，无漩涡状结构，于肌壁中见粗厚肌纤维带和微囊腔，腔内偶有陈旧血液。少数腺肌病病灶呈局限性生长形成结节或团块，似肌壁间肌瘤，称为子宫腺肌瘤。因局部反复出血导致病灶周围纤维组织增生所致，故与周围肌层无明显界限，手术时难以剥除。镜下特征为肌层内有呈岛状分布的异位内膜腺体及间质，特征性的小岛由典型的子宫内膜腺体与间质组成，且为不成熟的内膜，属基底层内膜，对雌激素有反应性改变，但对孕激素无反应或不敏感，故异位腺体常呈增殖期改变，偶尔见到局部区域有分泌期改变。

知识点4：子宫腺肌病的临床表现　　　　副高：熟练掌握　正高：熟练掌握

主要症状是经量过多、经期延长和逐渐加重的进行性痛经，疼痛位于下腹正中，常于经前1周开始，直至月经结束。有35%患者无典型症状，子宫腺肌病患者中月经过多发生率为40%～50%，表现为连续数个月经周期中月经期出血量多，一般大于80ml，并影响女性身体、心理、社会和经济等方面的生活质量。月经过多主要与子宫内膜面积增加、子宫肌层纤维增生使子宫肌层收缩不良、子宫内膜增生因素有关。子宫腺肌病痛经的发生率为15%～30%。妇科检查子宫呈均匀增大或有局限性结节隆起，质硬且有压痛，经期压痛更甚。无症状者有时与子宫肌瘤不易鉴别。

知识点5：子宫腺肌病的特殊检查　　　　副高：熟练掌握　正高：熟练掌握

（1）B超检查：声像图特点为子宫增大，子宫肌壁回声不均，有多个散在的无回声反射，局限性的子宫腺肌症或子宫腺肌瘤，表现为子宫壁肿块与正常子宫肌层界限不清，病灶多位于子宫后壁。

（2）CT、MRI及子宫输卵管造影：可作为诊断的参考。

知识点6：子宫腺肌病的诊断　　　　副高：熟练掌握　正高：熟练掌握

可根据典型的进行性痛经和月经过多史、妇科检查子宫均匀增大或局限性隆起、质硬且有压痛而作出初步诊断。影像学检查有一定帮助，可酌情选择，确诊取决于术后的病理学检查。

知识点7：子宫腺肌病的鉴别诊断　　　　副高：熟练掌握　正高：熟练掌握

（1）盆腔子宫内膜异位症：患者有痛经，同时在盆腔可扪及包块，子宫正常大小，后倾固定。

（2）子宫肌瘤：一般不伴痛经，子宫增大，结节不平。

（3）功能性子宫出血：不伴痛经，月经不规则，量多或经期过长，但妇科检查子宫无异常。

知识点8：子宫腺肌病的治疗　　　　　　　　　　副高：熟练掌握　　正高：熟练掌握

（1）非手术治疗：对年轻患者或近绝经期的妇女，若症状轻可行非手术治疗。一般选用能降低体内雌激素水平的药物，如达那唑、孕三烯酮、他莫昔芬、GnRH-a等，均有一定的治疗效果，其药物的用法、用量可参考盆腔子宫内膜异位症的治疗，由于子宫腺肌病的异位内膜对孕激素缺乏反应，因此用孕激素及假孕疗法治疗一般效果较差。可行对症治疗，减轻疼痛症状，如布洛芬、萘普生等。

（2）手术治疗：对于无生育要求，且症状严重者行子宫全切术，尽可能保留卵巢。对年轻患者且要求生育者也可考虑病灶切除，但往往由于病灶周围界限不清，使手术无法彻底，症状无法完全解除，故术后易复发。

第二十二章 女性生殖器官损伤性疾病

第一节 阴道前壁膨出

知识点1：阴道前壁膨出的概念 　　　　　　副高：熟练掌握　　正高：熟练掌握

阴道前壁膨出多因膀胱和尿道膨出所致，以膀胱膨出常见，常伴有不同程度的子宫脱垂。阴道前壁膨出可单独存在或合并阴道后壁膨出。

知识点2：阴道前壁膨出的病因 　　　　　　副高：熟练掌握　　正高：熟练掌握

阴道前壁主要由耻尾肌、膀胱宫颈筋膜和泌尿生殖膈的深筋膜支持。如盆底结构先天发育较差或分娩过程中，子宫颈前方的耻骨宫颈筋膜及肛提肌的耻尾肌部分损伤，甚至撕裂，在产褥期又未能如期恢复，使阴道前壁失去支托在腹压及重力作用下逐渐向下移位，形成膀胱膨出或尿道膨出。绝经期后组织萎缩，托力减弱，加重膨出程度。

知识点3：阴道前壁膨出的临床表现 　　　　　副高：熟练掌握　　正高：熟练掌握

（1）症状：轻者无症状。重者自述阴道内有肿物脱出，伴腰酸、下坠感。阴道脱出肿物在休息时小，站立过久或活动过度时增大。难于排空小便，膀胱内有残余尿存在，易发生膀胱炎，可有尿频、尿急、尿痛等症状。重度膀胱膨出多伴有尿道膨出，此时常伴有压力性尿失禁症状。如膀胱膨出加重，可导致排尿困难，需用手将阴道前壁向上抬起方能排尿。

（2）体征：检查可见阴道前壁呈球状膨出，阴道口松弛，膨出膀胱柔软，该处阴道壁黏膜皱襞消失，如反复摩擦，可发生溃疡。

知识点4：阴道前壁膨出的临床分期 　　　　　副高：熟练掌握　　正高：熟练掌握

（1）传统分度：临床上传统分度为3度。以屏气下膨出最大限度来判定。①Ⅰ度：阴道前壁形成球状物，向下突出，达处女膜缘，但仍在阴道内；②Ⅱ度：阴道壁展平或消失，部分阴道前壁突出于阴道口外；③Ⅲ度：阴道前壁全部突出于阴道口外。

（2）Baden-Walker提出评价盆底器官膨出的阴道半程系统分级法：分度如下：①Ⅰ度：阴道前壁突出部位下降到距处女膜半程处；②Ⅱ度：阴道前壁突出部位到达处女膜；③Ⅲ度：阴道前壁突出部位达处女膜以外。注意：膨出分度检查应在最大屏气状态下进行。

知识点5：阴道前壁膨出的诊断　　　副高：熟练掌握　　正高：熟练掌握

检查有无压力性尿失禁时，嘱患者向下屏气，注意观察有无尿液溢出，检查者可用示指、中指压迫尿道及壁颈两侧并向上推压，患者在加腹压时有尿流出，表示有压力性尿失禁。

知识点6：阴道前壁膨出的治疗　　　副高：熟练掌握　　正高：熟练掌握

无症状、阴道半程系统分级法为Ⅰ度和Ⅱ度的患者无需治疗。重度有症状的患者应行阴道前壁修补术，加用医用合成网片或生物补片来达到加强修补、减少复发的作用。合并张力性尿失禁者应同时行膀胱颈悬吊手术或阴道无张力尿道中段悬吊带术。

知识点7：阴道前壁膨出的预防　　　副高：熟练掌握　　正高：熟练掌握

（1）会阴裂伤应及时按解剖部位缝合，使盆底支持组织功能不至于减弱。

（2）阴道分娩时保护会阴应适度，对会阴体长、短、胎头较大，第二产程延长者应做会阴切开及助产。

（3）产后避免过早参加体力劳动。

（4）增强体质，积极治疗便秘、咳嗽等。

第二节　阴道后壁膨出

知识点1：阴道后壁膨出的病因　　　副高：熟练掌握　　正高：熟练掌握

分娩使阴道直肠筋膜间密切交织的耻骨尾骨肌纤维及盆底组织过度伸展或撕裂，失去支托直肠的作用，使阴道后壁及直肠中段向前脱垂，即为直肠膨出。此外，长期便秘、排便时用力向上屏气以及年迈体弱可加剧其膨出程度。阴道后壁膨出分度同阴道前壁膨出。重度直肠膨出常伴有重度子宫脱垂。

知识点2：阴道后壁膨出的临床表现　　　副高：熟练掌握　　正高：熟练掌握

（1）症状：阴道后壁黏膜在阴道口刚能看到者，多无不适。阴道后壁明显凸出于阴道口外者，有外阴摩擦异物感，部分患者有下坠感、腰酸痛。膨出重者出现排便困难，需下压阴道后壁方能排便。

（2）体征：会阴陈旧性裂伤较明显，阴道口张开，阴道后壁有半球形块状物膨出。肛查时指端可进入阴道凸出的盲袋内。如无盲袋的感觉，可能仅为阴道后壁黏膜膨出。阴道后壁有两个球状突出时，位于阴道中段的球形膨出为直肠膨出，而位于后穹隆部的球形突出是肠膨出，指诊可触及疝囊内的小肠。

知识点3：阴道后壁膨出的临床分度　　　副高：熟练掌握　正高：熟练掌握

（1）传统分度：临床上传统分度为3度。以屏气下膨出最大限度来判定：①Ⅰ度：阴道后壁达处女膜缘，但仍在阴道内；②Ⅱ度：阴道后壁部分脱出阴道口；③Ⅲ度：阴道后壁全部脱出阴道口外。

（2）Baden-Walker的盆底器官膨出的阴道半程系统分级法：分度如下：①Ⅰ度：阴道后壁的突出部下降到距处女膜半程处；②Ⅱ度：阴道后壁突出部位到达处女膜；③Ⅲ度：阴道后壁突出部位达处女膜以外。注意：膨出分度检查应在最大屏气状态下进行。

知识点4：阴道后壁膨出的治疗　　　副高：熟练掌握　正高：熟练掌握

仅有阴道后壁膨出而无症状者，不需治疗。有症状的阴道后壁膨出伴会阴陈旧性裂伤者，应行阴道后壁及会阴修补术。修补阴道后壁，应将肛提肌裂隙及直肠筋膜缝合于直肠前，以缩紧肛提肌裂隙；加用医用合成网片或生物补片可加强局部修复，对重度膨出修复有减少复发的作用。

第三节　子宫脱垂

知识点1：子宫脱垂的概念　　　副高：熟练掌握　正高：熟练掌握

子宫从正常位置沿阴道下降，宫颈外口达坐骨棘水平以下，甚至子宫全部脱出于阴道口外，称为子宫脱垂。常合并有阴道前后壁膨出。多见于多产、营养不良和体力劳动的妇女。

知识点2：子宫脱垂的病因　　　副高：熟练掌握　正高：熟练掌握

（1）产伤：分娩时，子宫口未开全产妇即用力屏气，急产、滞产、手术产都能使子宫支持组织松弛或撕裂，如未及时修复裂伤，则为日后子宫脱垂创造了条件。

（2）骨盆支持组织紧张力减退：老年人及长期哺乳妇女雌激素下降，生殖系统萎缩，或生育过多、过密，或年轻妇女盆底组织先天性发育不良等，均可发生子宫脱垂。

（3）腹腔内压力增加：产后过早参加重体力劳动，或有慢性咳嗽、习惯性便秘、长期从事蹲位、站位的劳动，可使后位子宫发生脱垂。

（4）营养不良：营养严重缺乏可导致肌肉萎缩、盆腔内筋膜松弛，失去对子宫的支持作用。因营养不良造成子宫脱垂者，常伴有胃下垂、腹壁松弛等症状。

（5）衰老：卵巢功能减退导致雌激素分泌减少，使盆底支持组织变得薄弱、松弛，易发生子宫脱垂，或使原来的脱垂程度加重。

知识点3：子宫脱垂的临床分度　　　　　　　副高：熟练掌握　　正高：熟练掌握

（1）Ⅰ度：①Ⅰ度轻：子宫颈距处女膜缘少于4cm，但未达处女膜缘；②Ⅰ度重：子宫颈已达处女膜缘，于阴道口即可见到。

（2）Ⅱ度：①Ⅱ度轻：子宫颈脱出阴道外，但宫体尚在阴道内；②Ⅱ度重：子宫颈及部分宫体已脱出阴道口外。

（3）Ⅲ度：子宫颈及子宫体全部脱出阴道口外。

知识点4：盆腔器官脱垂定量分析法　　　　　副高：熟练掌握　　正高：熟练掌握

目前国外多用盆腔器官脱垂定量分析法（POP-Q分类法）。此分期系统是分别利用阴道前壁、阴道顶端、阴道后壁上的2个解剖指示点与处女膜的关系来界定盆腔器官的脱垂程度（阴道前壁Aa、Ba；后壁Ap、Bp；中间C、D）。指示点位于处女膜以上（内），以负数记录；位于处女膜外，以正数记录；处女膜部位为0。另外，还包括阴裂的长度、会阴体的长度以及阴道的总长度（TVL）。测量值均以厘米表示。

盆腔器官脱垂评估指示点（POP-Q分类法）

指示点	内容描述	范围（cm）
Aa	距处女膜3cm的阴道前壁处	−3，+3
Ba	阴道前壁脱出距处女膜最远处	−3，+TVL
C	宫颈或子宫切除的阴道残端	±TVL
D	后穹隆（未切除子宫者）	±TVL或空缺（子宫切除后）
Ap	距处女膜3cm的阴道后壁处	−3，+3
Bp	阴道后壁脱出距处女膜最远处	−3，+TVL

盆腔器官脱垂分度（POP-Q分类法）

分度	内容
0	无脱垂，Aa、Ap、Ba、Bp均在−3cm处，C、D两点在TVL和TVL−2cm之间
Ⅰ	脱垂最远端在处女膜平面上>1cm
Ⅱ	脱垂最远端在处女膜平面上<1cm，即量化值>−1cm，但<+1cm
Ⅲ	脱垂最远端超过处女膜平面上>1cm，但<TVL−2cm即量化值>+1cm，但<TVL−2cm
Ⅳ	下生殖道呈全长外翻，脱垂最远端即宫颈或阴道残端脱垂超过阴道总长−2cm，即量化值>（TVL−2）cm

知识点5：子宫脱垂的临床表现　　　　　　　副高：熟练掌握　　正高：熟练掌握

（1）阴道脱出肿块：当行走或增加腹压时有肿块自阴道脱出，轻度脱垂者阴道脱出物在平卧休息后能自行回缩。病情发展严重时则不能回缩，需用手推进阴道。长期暴露于阴道外的宫颈或阴道前后壁，因摩擦可发生局部黏膜角化、溃烂、出血及分泌物增多。

（2）腰背酸痛及下坠感：由于宫颈旁组织及子宫骶骨韧带受到下垂子宫的牵引而感腰背酸痛及下坠，走路及劳累后加重。

（3）泌尿系症状：常发生尿频、尿急症状，重症者有排尿困难、尿潴留，经常有残余尿或压力性尿失禁，易引起尿路感染。输尿管随子宫脱垂向下移位，弯曲，易发生输尿管积水，特别是重度子宫脱垂时，输尿管扭曲更重，反复发生泌尿系感染，易导致肾衰竭。

（4）性欲及生育能力减退：子宫脱垂患者有性欲减退，性交时感阴道深部疼痛。有的患者生育能力减退，甚至继发不孕。

知识点6：子宫脱垂的诊断	副高：熟练掌握　正高：熟练掌握

根据症状及体征，一般不难诊断。阴道检查时令患者向下屏气，如果子宫颈达坐骨棘水平以下，或露于阴道口外，诊断即可确立。检查时须注意下列各项：①子宫是否脱垂，脱垂程度如何；②子宫脱垂是否并发子宫颈延长，抑或仅有子宫颈延长而无脱垂；③有无膀胱膨出或尿道膨出；④有无直肠膨出或直肠子宫陷凹疝；⑤会阴裂伤情况，肛提肌解剖情况，肌肉收缩张力；⑥有无膀胱炎、局部溃烂及输尿管积水；⑦患者体质情况，有无长期引起腹压增加的因素存在。

知识点7：子宫脱垂的鉴别诊断	副高：熟练掌握　正高：熟练掌握

（1）阴道壁囊肿：阴道囊肿物在阴道壁内，壁薄，囊性，界限清楚，位置固定不变，不能移动。

（2）子宫颈延长：有肿物自阴道突出。检查见子宫颈长度增加，但阴道穹隆及子宫均在正常位置，阴道壁亦无膨出。

（3）慢性子宫内翻：阴道内块物表面为红色内膜组织，找不到宫颈口，宫颈呈环状包绕在块物顶端，盆腔检查摸不到子宫体。

（4）子宫黏膜下肌瘤或子宫颈肌瘤：有肿物由阴道或子宫颈突出，分泌物增多等表现。检查肿瘤表面见不到宫颈口，表面多坏死，可触及肌瘤蒂部及其周围的子宫颈。

（5）阴道壁囊肿或良性肿瘤：阴道内有肿物突出，肿物较大可突出于阴道口，并引起性交及排尿困难，妇科检查时阴道内可触及囊性或实性肿块，子宫位置正常，子宫颈在肿块的一侧。

知识点8：子宫脱垂的非手术治疗	副高：熟练掌握　正高：熟练掌握

（1）加强子宫盆底组织支持力：①子宫托疗法：子宫托放入阴道内可以支持盆底组织，使子宫及阴道壁还纳。常用的有喇叭形和环形两种，近年研制有球形、球胶-蘑菇头子宫托。无论选用哪种子宫托，都需要在医生指导下配戴，大小适当，日放夜取，保持清洁。②增强体质及加强盆底组织支持功能：利用肛提肌锻炼来加强其张力。方法是让患者练习憋

大小便的动作，使肛提肌收缩后再放松，每天2次，每次10~15分钟。对轻度或POP-Q分期Ⅰ度和Ⅱ度有改善，可减轻压力性尿失禁症状，但对Ⅲ度脱垂无效。③中药、补中益气汤：有促进盆底肌张力恢复、缓解局部症状的作用。

（2）积极治疗习惯性便秘、慢性咳嗽，避免过重体力劳动，以免病情加重。

知识点9：子宫脱垂的手术治疗 副高：熟练掌握 正高：熟练掌握

凡Ⅱ、Ⅲ度子宫脱垂或有症状的膀胱膨出、直肠膨出以及非手术治疗无效者，根据不同情况采取下列不同手术方式。

（1）阴道前后壁修补术：适用Ⅰ、Ⅱ度子宫脱垂伴明显阴道前后壁膨出但子宫颈延长不明显者。

（2）阴道前后壁修补、主韧带缩短及子宫颈部分切除术：又称曼氏手术（Munchester手术），适用于年龄较轻、子宫颈较长的Ⅱ、Ⅲ度子宫脱垂伴阴道前、后壁脱垂者。

（3）阴道子宫全切及阴道前后壁修补术：适用于Ⅱ、Ⅲ度子宫脱垂伴阴道前后壁脱垂，且年龄较大，无需考虑生育的患者。

（4）阴道纵隔形成术：又称Le Fort手术。系将阴道前后壁各切除相等大小的黏膜瓣，然后将阴道前后壁剥离创面相对缝合以部分封闭阴道。术后失去性交功能，故仅适用于年老体弱不能耐受较大手术者。

（5）阴道、子宫悬吊术：可采用手术缩短圆韧带，或利用生物材料制成各种吊带，达到悬吊子宫和阴道的目的。

（6）盆底重建手术：阴道穹隆或宫骶韧带悬吊，通过吊带、网片和缝线固定于骶骨前或骶棘韧带上，可经阴道或经腹腔镜或开腹完成。

知识点10：子宫脱垂手术治疗的适应证与禁忌证
副高：熟练掌握 正高：熟练掌握

（1）适应证：①严重生殖道脱垂而有显著症状者；②子宫脱垂伴有重度会阴裂伤；③曾经非手术治疗无效者；④子宫脱垂并有明显子宫颈延长、肥大。

（2）禁忌证：①有外阴炎、阴道炎、盆腔炎者，须先治炎症，然后手术；②子宫颈及阴道有溃疡者，治愈后再手术；③有严重心脏病、高血压病、肾炎、糖尿病、肝功能损害、活动性肺结核、慢性支气管炎、恶性肿瘤及出血性疾病等，暂不宜手术，待病情好转后再考虑；④子宫颈或子宫体有恶性病变者；⑤月经期、妊娠期不宜手术。

第四节 压力性尿失禁

知识点1：压力性尿失禁的概念 副高：熟练掌握 正高：熟练掌握

压力性尿失禁（SUI）是指腹压的突然增加导致尿液不自主流出，也称真性压力性尿失禁、压力性尿失禁、应力性尿失禁。与逼尿肌收缩压或膀胱壁对尿液的张力无关，其特点是正常状态下无遗尿，而腹压突然增高时尿液自动流出。

知识点2：压力性尿失禁的病因　　　副高：熟练掌握　正高：熟练掌握

压力性尿失禁分为两型。90%以上为解剖型压力性尿失禁，为盆底组织松弛引起。盆底组织松弛的原因主要有妊娠与阴道分娩损伤、绝经后雌激素水平降低等。最为广泛接受的压力传导理论认为压力性尿失禁的病因在于盆底支持结构缺损而使膀胱颈/近端尿道脱出于盆底外。因此，咳嗽时腹腔内压力不能被平均地传递到膀胱和近端的尿道，导致增加的膀胱内压力大于尿道内压力而出现漏尿。不足10%的患者为尿道内括约肌障碍型，为先天发育异常所致。

知识点3：压力性尿失禁的临床表现　　　副高：熟练掌握　正高：熟练掌握

增加腹压（如咳嗽、打喷嚏、大笑、提重物、跑步等活动）时不自主有尿液溢出，严重者在休息时也有尿液溢出，常伴尿急、尿频，急迫性尿失禁和排尿后膀胱区胀满感。80%的压力性尿失禁患者伴有阴道膨出。

知识点4：压力性尿失禁的分度　　　副高：熟练掌握　正高：熟练掌握

有主观分度和客观分度。客观分度主要基于尿垫试验，临床常用简单的主观分度。①Ⅰ级尿失禁：只有发生在剧烈压力下，如咳嗽，打喷嚏或慢跑；②Ⅱ级尿失禁：发生在中度压力下，如快速运动或上下楼梯；③Ⅲ级尿失禁：发生在轻度压力，如站立时，但患者在仰卧位时可控制尿液。

知识点5：压力性尿失禁的诊断　　　副高：熟练掌握　正高：熟练掌握

详细询问病史，鉴别是压力性尿失禁还是急迫性尿失禁；有无尿频、尿急、尿痛及脓尿，与膀胱炎及尿道炎鉴别；注意询问尿失禁与增加腹压的关系；神经性尿失禁多伴有其他神经支配障碍。妇科检查注意有无尿瘘、子宫脱垂、膀胱膨出、尿道膨出及盆腔肿物等。可进行以下试验和检查：

（1）诱发试验：患者仰卧位，双腿屈曲外展，检查者压患者腹壁，如有尿液溢出，而患者无排尿感，腹压解除后溢出停止，即为阳性。

（2）指压试验：检查者右手伸入阴道，中、示指置阴道壁尿道的两侧，指尖位于膀胱及尿道交接处，向前上方将膀胱颈抬高，再行诱发试验，如无尿液溢出，即为阳性。

（3）膀胱尿道造影：可发现尿道后角消失伴尿道倾斜角>45°；膀胱尿道位置下移，膀胱颈位置为膀胱的最下缘，膀胱颈开放如锥状。

（4）尿道压力测定：用测压导尿管测定。正常人最大尿道压平均为6.86kPa，最大尿道关闭压一般在4.90kPa以上。尿失禁患者最大尿道压明显下降，最大尿道关闭压低于4.96kPa。

（5）超声波检查：阴道超声波诊断张力性尿失禁的标准为；①休息状态的膀胱角≥90°；②膀胱角至耻骨弓的距离≥2.3cm；③膀胱颈的活动度≥20°，符合以上标准的2项即可诊断。

知识点6：压力性尿失禁与急迫性尿失禁的鉴别要点
副高：熟练掌握　　正高：熟练掌握

压力性尿失禁与急迫性尿失禁的鉴别要点

症　状	压力性尿失禁	急迫性尿失禁
尿急（强烈的、突然的排尿需求）	无	有
尿急的频次（＞8次/24小时）	无	有
体力活动（如咳嗽、喷嚏、举重物等）时发生漏尿	有	无
及时到达厕所的能力（伴随尿急）	有	无
夜间醒来排尿	很少	经常

知识点7：压力性尿失禁的非手术治疗
副高：熟练掌握　　正高：熟练掌握

（1）药物治疗：凡合并慢性咳嗽、尿道感染、阴道炎者应对症治疗。有老年性萎缩性、阴道炎者多合并尿道黏膜萎缩，可用雌激素口服或阴道栓剂。

（2）肛提肌锻炼：因盆底组织松弛的压力性尿失禁，可行肛提肌运动，即每天3次行缩肛门及阴道的动作，每次20分钟，持续6～8周为1个疗程。

（3）电刺激：对盆壁组织行电刺激治疗，每天2次，共12周，对肌肉张力、溢尿及诱发实验有明显改变，有效率达35%～70%。

知识点8：压力性尿失禁的手术治疗
副高：熟练掌握　　正高：熟练掌握

（1）阴道前壁修补术：通过对阴道前壁的黏膜修剪和筋膜缝合达到增加膀胱尿道后壁的支持作用。因压力性尿失禁常合并阴道脱垂和子宫脱垂，该手术常与经阴道子宫切除、阴道后壁修补术同时进行，适用于需同时行膀胱膨出修补的轻度压力性尿失禁患者。

（2）经阴道尿道膀胱颈筋膜缝合术：能增强膀胱颈和尿道后壁张力。

（3）耻骨后尿道固定悬吊术：遵循两个原则，缝合尿道旁阴道或阴道周围组织，以提高膀胱尿道交界处；缝合至相对结实和持久的结构上，最常见的为髂耻韧带。手术治愈率高。

（4）经阴道尿道悬吊术：可采用自身筋膜或生物合成材料对中段尿道悬吊，对压力性尿失禁有效。治愈率90%，为微创手术，安全性好，年龄大、体弱患者可选用。

第五节　生殖道瘘

| 知识点1：生殖道尿瘘的概念及种类 | 副高：熟练掌握　正高：熟练掌握 |

因各种原因导致生殖器与其毗邻器官之间形成异常通道称为生殖道瘘。临床上以尿瘘（又称泌尿生殖瘘）最常见，其次为粪瘘。两者可同时存在，称混合性瘘。生殖道尿瘘是指生殖道与泌尿道之间形成异常通道，尿液自阴道排出，不能控制。尿瘘可发生在生殖道与泌尿道之间的任何部位，根据解剖位置分为膀胱阴道瘘、尿道阴道瘘、膀胱尿道阴道瘘、膀胱宫颈瘘、膀胱宫颈阴道瘘、输尿管阴道瘘及膀胱子宫瘘。

| 知识点2：生殖道尿瘘的病因 | 副高：熟练掌握　正高：熟练掌握 |

（1）产伤：产伤曾经作为引起尿瘘的主要原因，如今在发达国家已不存在，现仅发生在医疗条件落后的地区。根据发病机制分为：①坏死型尿瘘：由于骨盆狭窄、胎儿过大或胎位异常所致头盆不称，产程延长，特别是第二产程延长者，阴道前壁、膀胱、尿道被挤压在胎头和耻骨联合之间，导致局部组织缺血坏死形成尿瘘。②创伤型尿瘘：产科助产手术，尤其产钳助娩直接损伤。创伤型尿瘘远多于坏死型尿瘘。

（2）妇科手术损伤：经腹手术和经阴道手术损伤均有可能导致尿瘘。通常是由于手术时分离组织粘连，伤及膀胱、输尿管或输尿管末端游离过度，造成膀胱阴道瘘和输尿管阴道瘘。

（3）晚期生殖道或膀胱癌肿侵袭：膀胱或尿道可形成瘘；阴道子宫托长期放置、结核、外伤、放射治疗等损伤尿道、膀胱也可形成瘘。

| 知识点3：坏死型尿瘘的特点 | 副高：熟练掌握　正高：熟练掌握 |

（1）多发生在骨盆狭窄的初产妇，也见于胎儿过大或胎位不正的经产妇。

（2）胎先露部分或全部入盆、胎膜早破、膀胱过度充盈和膀胱壁变薄以及滞产是形成尿瘘的条件，其中以滞产或第二产程过度延长是发病的决定性因素。

（3）尿瘘大多出现在胎儿娩出后3～5天，但如产程过长，母体局部坏死组织可随手术产取出胎儿而脱落，以致产后立即漏尿。因而此类尿瘘实际上并非由于手术不当或器械直接损伤的结果，而是由于结束分娩过晚所导致的损伤。也有个别坏死型尿瘘延迟至产后20～40天才漏尿，但其瘘孔直径多在1cm以内，甚至仅针孔大小。

（4）滞产并发的生殖道感染，往往又促进和加剧瘘孔周围瘢痕组织的形成。

| 知识点4：创伤型尿瘘的原因及特点 | 副高：熟练掌握　正高：熟练掌握 |

（1）原因：①违反正常操作常规，如宫颈未开全或膀胱充盈时即行臀位牵引或产钳助

产，或在阴道内盲目暴力操作等，均可导致损伤。②胎儿娩出受阻而宫缩极强，特别是产前滥用缩宫素所致过强宫缩。可引起子宫破裂合并膀胱撕裂。③子宫下段剖宫产术或同时加做子宫切除术时，如膀胱子宫间有粘连、膀胱未充分往下游离，可损伤膀胱或盆段输尿管。④尿瘘修补愈合后，如再度经阴道分娩，原瘘口瘢痕可因承压过大而裂开，以致尿瘘复发。

（2）特点：创伤型尿瘘临床特点有：①绝大多数有手术助产史；②胎儿娩出后即开始漏尿；③一般组织缺失不多，周围瘢痕组织较少。

知识点5：生殖道尿瘘的解剖分类 副高：熟练掌握 正高：熟练掌握

（1）尿道阴道瘘：尿道与阴道间有瘘道相通。视损伤的范围不同又可分为：①尿道阴道瘘：尿道瘘孔直径在1cm以内；②尿道横断：尿道两断端完全分离，甚至远端完全闭锁；③尿道完全缺失仅留有尿道前壁残痕；④尿道纵裂。

（2）膀胱阴道瘘：膀胱与阴道间有瘘道相通。

（3）膀胱尿道阴道瘘：瘘孔位于膀胱颈部，累及膀胱和尿道，可能伴有尿道远侧断端完全闭锁，亦可能伴有膀胱内壁部分外翻。

（4）膀胱宫颈阴道瘘：膀胱、宫颈及与之相邻的阴道前壁均有损伤，三者间形成共同通道。

（5）膀胱宫颈瘘：膀胱与子宫颈腔相沟通。

（6）膀胱子宫瘘：膀胱与子宫腔相通。

（7）输尿管阴道瘘：输尿管与阴道间有瘘道相通。

（8）多发性尿瘘：同时有尿道阴道瘘和膀胱阴道瘘或输尿管阴道瘘两种或以上。

（9）混合瘘：尿瘘与粪瘘并存。

知识点6：生殖道尿瘘的临床表现 副高：熟练掌握 正高：熟练掌握

（1）症状：①漏尿：主要症状为患者不能自主排尿，尿液不断由阴道流出。分娩时所致尿瘘多在产后3~7天开始漏尿。术时直接损伤者术后即有漏尿。其表现因瘘孔的大小而略有不同，有的尿液日夜外溢，有的侧卧或平卧时漏尿，有的除能自主排尿外，同时有尿液不自主地自阴道流出。②外阴瘙痒和疼痛：局部刺激、组织炎症增生及感染和尿液刺激、浸渍，可引起外阴部痒和烧灼痛，外阴呈皮炎改变。若一侧输尿管下段断裂而致阴道漏尿，由于尿液刺激阴道一侧顶端，周围组织引起增生，盆腔检查可触及局部增厚。③尿路感染：伴有膀胱结石者多有尿路感染，出现尿频、尿急、尿痛症状。④闭经：不少患者长期闭经或月经稀发，其原因尚不清楚，可能与精神创伤有关。⑤性交困难及不孕：阴道狭窄可致性交障碍，并可因闭经和精神抑郁导致不孕症。

（2）体征：用窥阴器检查或经阴道指诊可查到阴道前壁上的瘘孔即可确诊。瘘孔小，无法找到也可用探针或金属导尿管插入尿道，与阴道内手指配合探查瘘孔。也可让患者胸膝卧位检查。

知识点7：生殖道尿瘘的特殊检查　　　　　副高：熟练掌握　正高：熟练掌握

（1）亚甲蓝试验：经导尿管向膀胱内注入稀释亚甲蓝300ml后，观察阴道内蓝色液体流出的部位，如见到经阴道壁小乳溢出者为膀胱阴道瘘；自宫颈口流出者为膀胱宫颈瘘；若阴道内流出液清亮则属输尿管阴道瘘。

（2）靛胭脂试验：静脉推注靛胭脂5ml，阴道内置干纱布观察，5～10分钟可见蓝色液体由瘘孔流出。本试验用于亚甲蓝试验阴性患者，以进一步确诊瘘孔部位。

（3）膀胱镜、输尿管镜检查：了解膀胱容积、黏膜情况，有无炎症、结石、憩室，明确瘘孔的位置、大小、数目及瘘孔和膀胱三角的关系等。从膀胱向输尿管插入输尿管导管或行输尿管镜检查，可以明确输尿管受阻的部位。

（4）排泄性尿路造影：又称静脉肾盂输尿管造影，即经静脉注入泛影葡胺后摄片，以了解双肾功能及输尿管有无异常。

（5）肾显像：能了解双侧肾功能和上尿路通畅情况。若初步诊断为输尿管阴道瘘，肾显像显示一侧肾功能减退和上尿路排泄迟缓，表明输尿管瘘位于该侧。

知识点8：生殖道尿瘘的鉴别诊断　　　　　副高：熟练掌握　正高：熟练掌握

（1）输尿管开口异位：为先天性泌尿道畸形，输尿管开口多位于尿道、阴道、子宫、子宫颈、前庭处。可单侧或双侧，以单侧较常见，多伴有重肾或双输尿管。临床特点为在持续漏尿的同时有正常的分次排尿。静脉注射靛胭脂可确定异位输尿管口。

（2）张力性尿失禁：能正常排小便，仅在腹压加大时方有尿漏出。病史上常有诱发尿失禁的因素，如分娩、阴道或尿道手术、外伤等。检查尿道、膀胱及输尿管均无瘘孔存在。

（3）女性尿道下裂：极罕见。其临床表现有的出生后即尿失禁：有的婚后或分娩后出现尿失禁；有的伴阴道发育不全、窄小、性交困难。本病易发生尿道感染，行导尿检查可明确诊断。

知识点9：生殖道尿瘘非手术治疗的适应证　　　　　副高：熟练掌握　正高：熟练掌握

（1）分娩或手术1周后出现的膀胱阴道瘘，可经尿道安放直径较大的保留导尿管，开放引流，并给予抗生素预防感染，4～6周后小的瘘孔有可能愈合，较大者亦可减小其孔径。

（2）手术1周后出现的输尿管阴道瘘，如能在膀胱镜检下将输尿管导管插入患侧输尿管损伤以上部位（非插入假道），并予保留，2周后瘘孔有自愈可能。

（3）对针头大小瘘孔，在经尿道安放保留导尿管的同时，可试用硝酸银烧灼使出现新创面，瘘孔有可能因组织增生粘连而闭合。

（4）结核性膀胱阴道瘘，一般不考虑手术，均应先行抗结核治疗。治疗半年至一年后瘘孔有可能痊愈。只有经充分治疗后仍未愈合者方可考虑手术修补。

（5）年老体弱，不能耐受手术或经有经验的医师反复修补失败的复杂膀胱阴道瘘，可使用尿收集器，以避免尿液外溢。目前国内试制的尿收集器类型甚多，其区别在于收集器的收尿部分有舟状罩型、三角裤袋型和内用垫吸塞型的不同，而行尿部分和储尿部分则均大同小异。其共同缺点是在患者睡卧时，尿液仍难以达到密闭而有漏溢现象，故仍有待改进。

知识点10：生殖道尿瘘的手术治疗　　　　　副高：熟练掌握　正高：熟练掌握

（1）手术时间选择：①直接器械损伤新鲜清洁瘘孔可在发现后立即手术修补；②缺血坏死或伴感染的瘘孔应等3～6个月待炎症消失、局部血供恢复后再行手术；③瘘孔修补失败后亦至少等3个月后再行手术；④膀胱内有结石伴炎症者，应在控制炎症后行取石和修补术。

（2）手术途径选择：有经阴道、经腹和经阴腹联合手术之分。原则上应根据瘘孔类型和部位选择不同途径，绝大多数膀胱和尿道瘘经阴道手术为宜，输尿管瘘均采取经腹途径。

（3）术前准备：目的在于为手术创造条件，以促进伤口的愈合。①术前3～5天用1∶5000高锰酸钾溶液坐浴。有外阴湿疹者在坐浴后局部涂搽氧化锌油膏，待痊愈后再行手术。②老年妇女或闭经患者，应每晚口服己烯雌酚1mg，连服20天，以促进阴道上皮增生，有利于伤口愈合。③有尿路感染者应先控制感染，再行手术。

（4）手术注意事项：手术必须选择适当体位，暴露术野满意，操作耐心细致，游离清楚充分，分层缝合，缝合时无张力。必要时用周围组织物填塞加固缝合。

（5）术后护理：修补手术是否成功，除手术本身外，术后护理也是重要环节之一。术后保留导尿管或耻骨联合上膀胱造瘘，应保证膀胱引流持续通畅，发生阻塞时及时处理，一般7～14天不等。术后每天进液量不少于3000ml，大量尿液可起到冲洗膀胱的作用，有利于防止尿路感染。每天应将会阴部擦洗干净，术后继续用抗生素预防感染。

知识点11：生殖道尿瘘的预防　　　　　　　　副高：熟练掌握　正高：熟练掌握

绝大多数尿瘘可以预防，提高产科质量，预防产科因素所致的尿瘘是关键。疑有损伤者，留置导尿管10日，保证膀胱空虚，有利于膀胱受压部位血液循环恢复，预防尿瘘发生。妇科手术时，对盆腔粘连严重、恶性肿瘤有广泛浸润等预计手术困难时，术前经膀胱镜放入输尿管导管，使术中易于辨认。即使是容易进行的全子宫切除术，术中也需明确解剖关系后再行手术操作。术中发现输尿管或膀胱损伤，必须及时修补。使用子宫托需定期取出。子宫颈癌进行放射治疗时注意阴道内放射源的安放和固定，放射剂量不能过大。

知识点12：生殖道粪瘘的病因　　　　　　　　副高：熟练掌握　正高：熟练掌握

粪瘘是指肠道与生殖道之间的异常通道，最常见的是直肠阴道瘘。根据瘘孔在阴道的位置，可分为低位、中位和高位瘘。其病因包括：

（1）产伤：分娩时胎头长时间停滞在阴道内，使阴道后壁及直肠受压，以致缺血坏死，这是形成粪瘘的最主要原因。粗暴的难产手术操作、手术损伤导致会阴Ⅲ度撕裂，修补后直肠未愈合，或会阴切开缝合时缝线穿透直肠黏膜未发现，也可引起直肠阴道瘘。

（2）盆腔手术损伤：行子宫切除术或严重盆腔粘连分离手术时易损伤直肠，瘘孔位置一般在阴道穹隆处。

（3）感染性肠病：如克罗恩病或溃疡性结肠炎是引起直肠阴道瘘的另一重要原因。炎性肠病多数累及小肠，但结肠和直肠也可发生。

（4）先天畸形：为非损伤性直肠阴道瘘，生殖道发育畸形的手术易发生直肠阴道瘘。

（5）其他：长期安放子宫托不取、生殖器恶性肿瘤晚期浸润或放疗，均可导致粪瘘。

知识点13：生殖道粪瘘的临床表现　　　　副高：熟练掌握　　正高：熟练掌握

（1）症状：瘘孔大者粪便经阴道排出，稀便时更为明显。瘘孔小粪便干结成形时，阴道内时有排气现象。外阴、阴道因受粪便刺激常发生慢性炎症。

（2）体征：窥阴器扩开阴道可见后壁有瘘孔，瘘孔极小者可见一小的红色肉芽组织。肛门指诊同时阴道小孔处放探针，或直肠内注入亚甲蓝溶液，阴道内置干纱布视有无蓝色浸液均可帮助诊断。

知识点14：生殖道粪瘘的诊断　　　　副高：熟练掌握　　正高：熟练掌握

根据病史、症状及妇科检查不难诊断。阴道检查时，大的粪瘘显而易见，小的粪瘘在阴道后壁可见瘘孔处有鲜红的肉芽组织，用示指行直肠指诊，可以触及瘘孔，如瘘孔极小，用一探针从阴道肉芽样处向直肠方向探查，直肠内手指可以触及探针。阴道穹隆处小的瘘孔、小肠和结肠阴道瘘需行钡剂灌肠检查方能确诊，必要时可借助下消化道内镜检查。如果诊断成立，则要针对其原发病因采取相应的内科或外科处理措施。一旦通过内科手段使疾病得到控制，瘘孔可能会自行愈合。

知识点15：生殖道粪瘘的鉴别诊断　　　　副高：熟练掌握　　正高：熟练掌握

（1）肛门失禁：肛门失禁时患者不能随意控制排便和排气，会阴部经常潮湿，染污衣裤，故应与粪瘘区分。肛门指检发现肛门括约肌松弛，用探针检查或直肠内注入亚甲蓝溶液均不能查出瘘孔。

（2）会阴Ⅲ度裂伤：临床症状与粪瘘可类似。肛诊时令患者收缩肛门时，无肛门括约肌收缩感。检查阴道直肠隔无瘘孔发现。

知识点16：生殖道粪瘘的治疗　　　　副高：熟练掌握　　正高：熟练掌握

手术修补为主要治疗方法。手术损伤者应术中立即修补，手术方式可以经阴道、经直肠或经开腹途径完成瘘的修补。手术方式的选择主要根据形成瘘管的原因，位置与大小，是否存在多个瘘管，以及医师的手术经验和技巧。瘘修补术主要是切除瘘管，游离周围组织后进行多层缝合。高位巨大直肠阴道瘘合并尿瘘者、前次手术失败阴道瘢痕严重者，应先行暂时性乙状结肠造瘘，之后再行修补手术。

粪瘘手术应掌握手术时机。先天性粪瘘应在患者15岁月经来潮后再行手术，过早手术容易造成阴道狭窄。压迫坏死性粪瘘，应等待3～6个月后再行手术修补。术前严格肠道准备，同时口服肠道抗生素。术后给予静脉高营养，同时口服肠蠕动抑制药物。5～7天后逐渐从进水过渡饮食。保持会阴清洁。

知识点17：生殖道粪瘘的预防	副高：熟练掌握 正高：熟练掌握

产时处理避免第二产程延长；分娩时注意保护会阴，避免会阴Ⅳ度撕裂；会阴裂伤缝合后应常规肛门检查，发现有缝线穿透直肠黏膜时应立即拆除重缝；避免长期放置子宫托不取出；生殖道癌肿放射治疗时应掌握放射剂量和操作技术。

第二十三章　女性生殖器官发育异常

第一节　处女膜闭锁

知识点1：处女膜闭锁的病因　　　　　　　副高：掌握　正高：掌握

处女膜是阴道腔与尿生殖窦之间的环状薄膜，由阴道上皮、泌尿生殖窦上皮及间质组织构成。若泌尿生殖窦上皮未能贯穿前庭部，则导致处女膜闭锁，又称无孔处女膜。在生殖道发育异常中比较常见。

知识点2：处女膜闭锁的诊断　　　　　　　副高：掌握　正高：掌握

（1）症状：女婴出生时表现为外阴洁净，无分泌物，分开其阴唇阴道口不可见，但常被忽视而漏诊。绝大多数患者典型的症状是青春期后出现进行性加剧的周期性下腹痛及阴部坠痛，但无月经初潮，且第二性征基本发育良好。

（2）体征：妇科检查时在阴道口处可见一个膨出的紫蓝色触痛明显的球形包块。肛腹诊在盆腔正中可扪及一个囊状包块，子宫在其上方，按压子宫时，可见处女膜向外突出更明显。根据症状和肛腹诊多能确诊。

（3）盆腔超声检查：子宫及阴道内有积液。

知识点3：处女膜闭锁的治疗　　　　　　　副高：掌握　正高：掌握

先用粗针穿刺处女膜膨隆部，抽出积血可以送检进行细菌培养及抗生素敏感试验，而后再"X"形切开，排出积血，常规检查宫颈是否正常，切除多余的处女膜瓣，修剪处女膜，再用可吸收缝线缝合切口边缘，使开口呈圆形，必要时术后给予抗感染药物。

知识点4：处女膜闭锁的疗效标准及预后　　　副高：掌握　正高：掌握

经血排流通畅为治愈标准。若未并发子宫内膜异位症或盆腔炎，术后患者可无任何临床症状。

第二节　阴道发育异常

知识点1：阴道发育异常的病因　　　　　副高：掌握　正高：掌握

在胚胎时期，副中肾管最尾端与泌尿生殖窦相连，并同时分裂增殖，形成一实质性圆柱状体称为阴道板，随后其由下向上腔化穿通，形成阴道。若在演化的过程中，受到尚未明了的内在或外界因素的干扰，或由于基因突变，均可导致各种类型的阴道发育异常。阴道发育异常可分为3类：先天性无阴道、副中肾管尾端融合异常和阴道腔化障碍。

知识点2：先天性无阴道的临床表现　　　　副高：掌握　正高：掌握

表现为原发性闭经及性生活困难。极少数具有内膜组织的始基子宫患者因经血无正常流出通道，可表现为周期性腹痛。检查可见患者体格、第二性征以及外阴发育正常，但无阴道口，或仅在前庭后部见一浅凹。偶见短浅阴道盲端。常伴子宫发育不良（无子宫或始基子宫）。可伴有泌尿道异常或脊椎异常。

知识点3：先天性无阴道的鉴别诊断　　　　副高：掌握　正高：掌握

本病需与处女膜闭锁和雄激素不敏感综合征相鉴别。肛诊时，处女膜闭锁可扪及阴道内肿块，向直肠膨隆，子宫正常或增大，B超检查有助于鉴别诊断，雄激素不敏感综合征为X连锁隐性遗传病，染色体核型为46,XY血清睾酮为男性水平。而先天性无阴道为46,XX，血清睾酮为女性水平。

知识点4：先天性无阴道的治疗　　　　　　副高：掌握　正高：掌握

（1）机械扩张法：适用于先天性无阴道、无子宫且有泌尿生殖窦内陷成凹者，在此陷凹内用一阴道模具向盆腔方向施加机械性压力，每日扩张，使凹陷加深，以解决性生活困难。

（2）阴道成形术：主要是在尿道膀胱与直肠之间分离，造成一人工腔道，再应用不同的腔穴覆盖物封闭创面，重建阴道。覆盖物主要有中厚游离皮片、下推的腹膜、乙状结肠段、羊膜、带血管蒂的肌皮瓣等，但各有利弊，可根据患者条件和医师的技术能力酌情选用最合适的方法。目前多选用乙状结肠段代阴道成形术，其次选择腹腔镜辅助下盆底腹膜代阴道成形术。手术时机：无子宫者，应在婚前半年施行；有子宫者，应在青春期施行，以引流子宫腔积血，保存子宫的生育能力；无法保留子宫者，应予切除子宫。

知识点5：先天性无阴道的疗效标准及预后　　副高：掌握　正高：掌握

术后能完成性交过程为治愈标准。乙状结肠代阴道成形术或盆底腹膜代阴道成形术者，佩戴阴道模具3个月，其他方法的人工阴道成形者，要定时配带阴道模具一段时间（3~6个月），以防人工阴道或阴道口处挛缩。有子宫者受孕后，需行剖宫产术结束分娩。

| 知识点6：阴道闭锁的临床表现 | 副高：掌握　正高：掌握 |

阴道闭锁为泌尿生殖窦未参与形成阴道下段所致。闭锁位于阴道下段，长度2~3cm，其上多为正常阴道。绝大多数患者至青春期发生周期性下腹坠痛，呈进行性加剧，严重者可引起肛门或阴道部胀痛和尿频等症状。症状与处女膜闭锁相似，无阴道开口。但闭锁处黏膜表面色泽正常，亦不向外隆起。肛诊可扪及凸向直肠包块，位置较处女膜闭锁高。

| 知识点7：阴道闭锁的治疗 | 副高：掌握　正高：掌握 |

一旦明确诊断，应尽早手术切除。先用粗针穿刺阴道黏膜，抽出积血后切开闭锁段阴道，排出积血，常规检查宫颈是否正常，切除多余闭锁的纤维结缔组织，利用已游离的阴道黏膜覆盖创面，术后定期扩张阴道以防挛缩。若闭锁段阴道距外阴较远，应该在术前充分考虑以何种材料进行部分阴道黏膜组织的替代，如患者大腿外侧皮肤、生物网片等。

| 知识点8：阴道闭锁的疗效标准与预后 | 副高：掌握　正高：掌握 |

以经血排流通畅和能进行性生活为治愈标准。

由于患者手术在青春期施行，距结婚尚有10年左右的时间，若不定期扩张阴道，原闭锁段可因瘢痕而挛缩，导致婚后性生活困难，甚至经血排流不畅，需再次手术。由于患者手术时均未成年，自控能力差，这一注意事项一定要向其母亲或监护人交代清楚，以便督促。

| 知识点9：阴道横隔的临床表现 | 副高：掌握　正高：掌握 |

为两侧副中肾管会合后的尾端与尿生殖窦相接处未贯通或部分贯通所致。很少伴有泌尿系统和其他器官的异常，横隔位于阴道上、中段交界处为多见。阴道横隔无孔称完全性横隔，隔上有小孔称不全性横隔。

不全性横隔位于上部者多无症状，位置偏低者可影响性生活。阴道分娩时影响胎先露部下降。完全性横隔有原发性闭经伴周期性腹痛，并呈进行性加剧。妇科检查见阴道较短或仅见盲端，横隔中部可见小孔。肛诊时可扪及宫颈及宫体。完全性横隔由于经血潴留，可在相当于横隔上方部位触及块物。

| 知识点10：阴道横隔的特殊检查 | 副高：掌握　正高：掌握 |

对于阴道横隔位于阴道顶端，接近阴道宫颈，不易与宫颈发育异常相鉴别时，B超检查（尤其是应用阴道探头）往往可提供明确的影像学资料，以明确诊断。

知识点11：阴道横隔的治疗 副高：掌握 正高：掌握

切除横隔，缝合止血。可先用粗针穿刺定位，抽出积血后再行切开术。术后放置阴道模型，定期更换，直到上皮愈合。切除横隔后，也可将横隔上方的阴道黏膜部分分离拉向下方，覆盖横隔的创面，与隔下方的阴道黏膜缝合。分娩时，若横隔薄者可于胎先露部下降压迫横隔时切开横隔，胎儿娩出后再切除横隔；横隔厚者应行剖宫产术。横隔切除术后要注意创面的愈合和横隔残端挛缩。

知识点12：阴道横隔的疗效标准与预后 副高：掌握 正高：掌握

以经血排流通畅和性生活满意为治愈标准。

隔膜厚者术后受孕分娩时，应注意原阴道横隔部位能否顺利扩张。若估计扩张困难者，应行剖宫产术结束分娩。

知识点13：阴道纵隔的临床表现 副高：掌握 正高：掌握

阴道纵隔为双侧副中肾管会合后，尾端纵隔未消失或部分消失所致，常伴有双子宫、双宫颈、同侧肾脏发育不良。可分为完全纵隔和不全纵隔，前者下端达阴道口，后者未达阴道口。

阴道完全纵隔者无症状，性生活和阴道分娩无影响。不全纵隔者可有性生活困难或不适，分娩时胎先露下降可能受阻。阴道检查可见阴道被一纵形黏膜壁分为两条纵形通道，黏膜壁上端近宫颈，完全纵隔下端达阴道口，不全纵隔未达阴道口。阴道完全纵隔常合并双子宫。

知识点14：阴道纵隔的治疗 副高：掌握 正高：掌握

（1）无症状者可暂不手术治疗。

（2）手术治疗：①有症状者行阴道纵隔切除，术时注意避免损伤尿道和直肠，创缘用3-0可吸收线缝合止血即可；②若已临产阻碍胎先露下降者，可沿阴道纵隔的中线切断，分娩后稍加修整，缝合创缘止血；③对于不孕症患者，切除阴道纵隔可提高受孕机会。

知识点15：阴道纵隔的疗效标准与预后 副高：掌握 正高：掌握

以消除症状为治愈标准。合并子宫颈及子宫畸形者，可能为不孕因素，单一阴道纵隔切除难以消除不孕因素，还需子宫纵隔切除或子宫畸形矫正术。

知识点16：阴道斜隔的类型 副高：掌握 正高：掌握

（1）Ⅰ型：无孔斜隔。隔后的子宫与外界及另侧子宫完全隔离，宫腔积血聚积在隔后腔。

（2）Ⅱ型：有孔斜隔。隔上有一数毫米的小孔，隔后子宫与另侧子宫隔绝，经血通过小孔滴出，引流不畅。

（3）Ⅲ型：无孔斜隔合并宫颈管瘘。在两侧宫颈间或隔后腔与对侧宫颈之间有小瘘管，有隔一侧子宫经血可通过另一侧宫颈排出，引流亦不通畅。

知识点17：阴道斜隔的临床表现　　　　　副高：掌握　正高：掌握

本病发病年龄较轻，月经周期正常，3型均有痛经，Ⅰ型较重，平时一侧下腹痛；Ⅱ型月经间期阴道少量褐色分泌物或陈旧血淋漓不净，脓性分泌物有臭味；Ⅲ型经期延长有少量血，也可有脓性分泌物。妇科检查一侧穹隆或阴道壁可触及囊性肿物。Ⅰ型肿物较硬，宫腔积血时触及增大子宫，Ⅱ、Ⅲ型囊性肿物张力较小，压迫时有陈旧血流出。

知识点18：阴道斜隔的诊断　　　　　　副高：掌握　正高：掌握

月经周期正常，有痛经及一侧下腹痛；月经周期中有流血、流脓或经期延长。妇科检查一侧穹隆或阴道壁有囊肿，增大子宫及附件肿物。局部消毒后在囊肿下部穿刺，抽出陈旧血，即可诊断。B超检查可见一侧宫腔积血，阴道旁囊肿，同侧肾缺如。子宫碘油造影检查可显示Ⅲ型者宫颈间的瘘管。有孔斜隔注入碘油，可了解隔后腔情况，必要时应做泌尿系造影检查。此外，腹腔镜检查可以协助内生殖器畸形的诊断，可发现上生殖道并发症。

知识点19：阴道斜隔的鉴别诊断　　　　　副高：掌握　正高：掌握

阴道斜隔应与阴道壁囊肿进行鉴别。后者囊肿一般为2～3cm直径，壁薄，多数位于阴道上段的前侧壁，内含澄清或浅褐色液体，多不伴有子宫畸形。

知识点20：阴道斜隔的治疗　　　　　　副高：掌握　正高：掌握

阴道斜隔进行手术治疗。有小孔者用探针插入小孔，顺探针纵形切除斜隔；无孔者先用注射器针在"囊肿"最突出处穿刺，抽吸出陈旧性积血后，再顺针头纵行切除斜隔，充分显露宫颈，创缘用3-0可吸收线缝合止血。若用激光手术，创缘可不缝合。无孔斜隔合并宫颈管瘘者的手术较复杂，除了切除阴道斜隔外，还要根据宫颈瘘管的位置高低，经腹或经阴道修补宫颈管瘘孔，必要时还需子宫纵隔切除或子宫畸形矫正术。

知识点21：阴道斜隔的疗效标准与预后　　　副高：掌握　正高：掌握

经血排流通畅为治愈标准。患侧子宫常发育不良，若受孕足月分娩以剖宫产结束分娩为宜。

第三节 子宫发育异常

知识点1：子宫发育异常的病因   副高：掌握 正高：掌握

两侧副中肾管的中段、尾段在发育、融合演化形成子宫的过程中，若受到现仍未明了的某种或多种因素的干扰，便可在此过程中的不同阶段停止发育，从而形成了各种各样的子宫发育异常。

知识点2：子宫未发育或发育不良的临床类型   副高：掌握 正高：掌握

（1）先天性无子宫：因双侧副中肾管形成子宫段未融合，退化所致。常合并无阴道。卵巢发育正常。

（2）始基子宫：系双侧副中肾管融合后不久即停止发育，子宫极小，仅长1~3cm。多数无宫腔或为一实体肌性子宫。偶见始基子宫有宫腔和内膜。卵巢发育可正常。

（3）幼稚子宫：双侧副中肾管融合后不久即停止发育，子宫极小，卵巢发育正常。

知识点3：子宫未发育或发育不良的临床表现   副高：掌握 正高：掌握

先天性无子宫或实体性的始基子宫无症状。常因青春期后无月经就诊，检查才发现。具有宫腔和内膜的始基子宫若宫腔闭锁或无阴道者可因月经血潴留或经血倒流出现周期性腹痛。幼稚子宫月经稀少或初潮延迟，常伴痛经。检查可见子宫体小，宫颈相对较长，宫体与宫颈之比为1∶1或2∶3。子宫可呈极度前屈或后屈。

知识点4：子宫未发育或发育不良的治疗   副高：掌握 正高：掌握

先天性无子宫、实体性始基子宫可不予处理。始基子宫或幼稚子宫有周期性腹痛提示存在宫腔积血者需手术切除。

知识点5：双子宫的临床表现   副高：掌握 正高：掌握

双子宫为两侧副中肾管未融合，各自发育形成两个子宫和两个宫颈，也可为一侧子宫颈发育不良、缺如。双子宫可伴有阴道纵隔或斜隔。患者多无自觉症状。伴有阴道纵隔可有性生活不适，伴阴道无孔斜隔时可出现痛经。伴有阴道无孔斜隔者于月经来潮后有阴道少量流血，呈陈旧性且淋漓不尽，或少量褐色分泌物；检查可扪及子宫呈分叉状；宫腔探查或子宫输卵管碘油造影可见两个宫腔。伴阴道纵隔或斜隔时，检查可见相应的异常。B超检查可见双子宫回声图像，有利于明确诊断。

知识点6：双子宫的治疗	副高：掌握 正高：掌握

一般不予处理。当有反复流产，应除外染色体、黄体功能及免疫等因素。伴阴道斜隔应作隔切除术。

知识点7：双角子宫的诊断与鉴别诊断	副高：掌握 正高：掌握

（1）症状：双角子宫是双侧中肾管融合不良所致，根据宫角在宫底水平融合不全的程度分为完全双角子宫和不全双角子宫。一般无症状。有时双角子宫月经量较多并伴有程度不等的痛经。

（2）体征：第二性征发育正常，妇科检查可扪及子宫底凹陷呈双角，程度不一。子宫颈和阴道可有纵隔。

（3）特殊检查：B超检查、子宫输卵管碘油造影检查、宫腔镜和腹腔镜联合检查，有利于明确诊断。

（4）鉴别诊断：双角明显分开、子宫体部融合较少的双角子宫有时与双子宫难以鉴别，上述特殊检查方法有利于鉴别诊断。

知识点8：双角子宫的治疗	副高：掌握 正高：掌握

无症状者可不必处理。反复流产者可行子宫整形术。

知识点9：纵隔子宫的诊断	副高：掌握 正高：掌握

纵隔子宫是最常见的子宫畸形。分为完全纵隔子宫和不完全纵隔子宫。

（1）症状：非妊娠期多无症状。妊娠后好发流产、早产、胎位异常及胎盘滞留等，部分患者易发生不孕症。

（2）体征：子宫外形正常，部分伴有阴道纵隔。宫探针检查可探知阴道纵隔的存在，但长度及厚度难以确定。

（3）特殊检查：①三维超声影像检查（尤其是应用阴道探头）：可见子宫外形正常，子宫腔内有阴道纵隔而诊断，但宫腔内对比度不足时，确定阴道纵隔的形状、长短及厚度有困难；②子宫腔镜检查：可明确阴道纵隔形状等情况，但有子宫穿孔的危险性；③宫腔镜与B超检查联合应用：可明显提高诊断的准确性和检查的安全性；④子宫输卵管碘油造影：可提供明确的影像学资料，但阴道纵隔达宫颈外口者，造影有一定的困难。

知识点10：纵隔子宫的治疗	副高：掌握 正高：掌握

无症状者可不必处理。对有不孕和反复流产者，可行B超监视下宫腔镜手术或宫腔镜和腹腔镜联合手术切除子宫腔纵隔。无条件者，可经腹手术。术后行雌激素、孕激素周期序贯

疗法治疗3个周期，以利子宫内膜的修复。

知识点11：纵隔子宫的疗效标准与预后　　副高：掌握　正高：掌握

内镜手术疗效较好，因子宫肌层损伤小，并发症少。纵隔厚、子宫较小者，宜经腹手术，术后妊娠应严密监护，以防子宫自发性破裂，适时以剖宫产中止妊娠。内镜术后妊娠经阴道分娩者，应警惕胎盘滞留。未手术者人工流产时注意防止漏吸。

知识点12：单角子宫的诊断　　副高：掌握　正高：掌握

（1）症状：未妊娠时可无症状，妊娠后反复流产、早产等较多见。

（2）体征：妇科检查子宫形态失常，子宫底呈偏向一侧的圆弧形，对侧盆腔空虚。

（3）特殊检查：①B超检查可辅助诊断，彩色超声尤其三维彩超诊断准确率更高；②子宫输卵管碘油造影可提供有价值的诊断依据；③宫腔镜和腹腔镜联合检查可确诊；④必要时可行分泌性肾输尿管造影了解泌尿系统有无畸形。

知识点13：残角子宫的诊断与鉴别诊断　　副高：掌握　正高：掌握

（1）症状：若残角子宫无功能性子宫内膜者，一般无症状。若子宫内膜有功能，且与对侧子宫腔不相通者，可出现痛经及子宫腔积血，可并发子宫内膜异位症；若有内膜且与对侧子宫腔相通者，可出现残角子宫妊娠破裂或人工流产无法刮出胚胎组织。

（2）体征：妇科检查子宫形态失常，在偏向一侧发育较好的单角子宫对侧，可扪及一大小不等，质地同子宫的结节，两者间往往可有界限。

（3）特殊检查：①子宫输卵管碘油造影：可明确残角子宫是否与对侧子宫腔相通；②B超检查：可辅助诊断，检查时向子宫腔推注1%过氧化氢溶液对诊断有帮助；③宫腔镜与腹腔镜联合检查：可确诊不同程度的残角子宫，有利于确定治疗方案。

（4）鉴别诊断：需与卵巢肿瘤、卵巢子宫内膜囊肿及浆膜下子宫肌瘤鉴别。

知识点14：残角子宫的治疗　　副高：掌握　正高：掌握

（1）无子宫内膜的残角子宫可不处理。

（2）残角子宫腔积血者行残角子宫切除。

（3）与对侧子宫相通的残角子宫，因有残角子宫妊娠的可能，倾向于残角子宫切除。

（4）若残角子宫妊娠，一经确诊立即行残角子宫切除。

知识点15：残角子宫的疗效标准与预后　　副高：掌握　正高：掌握

残角子宫妊娠16~20周时往往发生破裂，形同典型的输卵管间质部妊娠破裂，出现致命性的内出血，若发现或治疗不及时，死亡率高。残角子宫手术切除后与单角子宫的预后类似。

第四节 输卵管发育异常

知识点1：输卵管发育异常的类型　　　　副高：掌握　正高：掌握

（1）单侧输卵管缺如：系因该侧副中肾管未发育，常合并同侧子宫缺如。

（2）双侧输卵管缺如：常见于先天性无子宫或始基子宫患者，常合并先天性无阴道。

（3）副输卵管：单侧或双侧，为输卵管分支，在正常输卵管上有一条较小的输卵管，具有伞端，近侧端管腔与主输卵管腔相通或不相通，可导致副输卵管妊娠。

（4）输卵管发育不全、闭塞或中段缺失：类似结扎术后的输卵管。输卵管憩室，多见于输卵管壶腹部，成因尚不清楚。

知识点2：输卵管发育异常的诊断　　　　副高：掌握　正高：掌握

临床罕见，几乎均为手术时偶然所见而诊断。输卵管发育异常可能是不孕的原因，也可能导致输卵管妊娠，可出现输卵管妊娠的典型临床表现。

知识点3：输卵管发育异常的治疗　　　　副高：掌握　正高：掌握

（1）副输卵管：应予以切除。

（2）输卵管中段缺失：如两端组织正常且相加长度>6cm，可切除缺失的中段，行显微吻合术复通。伞端缺失可行造口术。

（3）输卵管憩室：由于孕卵容易在此种植，易发生输卵管壶腹部妊娠流产或破裂，可根据患者有无生育要求，行输卵管整形术或输卵管切除术。

（4）其他类型：无法治疗。

知识点4：输卵管发育异常的疗效标准与预后　　　　副高：掌握　正高：掌握

输卵管复通后自然受孕，但易发生输卵管妊娠。

第五节 卵巢发育异常

知识点1：卵巢发育异常的临床病理类型　　　　副高：掌握　正高：掌握

卵巢发育异常因原始生殖细胞迁移受阻或性腺形成移位异常所致。有以下几种情况：

（1）卵巢未发育或发育不良：单侧或双侧卵巢未发育极罕见。单侧或双侧发育不良卵巢外观色白，细长索状，又称条索状卵巢。发育不良卵巢切面仅见纤维组织，无卵泡。临床表现为原发性闭经或初潮延迟、月经稀少和第二性征发育不良。常伴内生殖器或泌尿器官异常。多见于特纳综合征患者。B超检查、腹腔镜检查有助于诊断，必要时行活体组织检查和染色体核型检查。

（2）异位卵巢：卵巢形成后仍停留在原生殖嵴部位，未下降至盆腔内。卵巢发育正常者无症状。

（3）多余卵巢：即除双侧卵巢外发现第三个卵巢，极为罕见，一般在远离卵巢的部位。在正常卵巢附近者称副卵巢。

知识点2：卵巢发育异常的诊断	副高：掌握　正高：掌握

临床罕见，除单或双侧卵巢缺如、因单角子宫或特纳综合征检查时发现外，几乎均在手术时偶然发现而诊断。

知识点3：卵巢发育异常的治疗	副高：掌握　正高：掌握

若条索状卵巢患者染色体核型为XY，卵巢发生恶变的频率较高，确诊后应予切除。

知识点4：卵巢发育异常的疗效标准与预后	副高：掌握　正高：掌握

异位卵巢和多余卵巢有发生肿瘤的倾向。双侧卵巢缺如施行性激素替代疗法，有助于内外生殖器及第二性征发育，对精神有安慰作用，但对性腺发育无作用，不可能恢复生育功能。

第六节　两性畸形

知识点1：两性畸形的概念	副高：掌握　正高：掌握

若生殖器官，尤其是外生殖器同时具备某些男女两性特征，称为两性畸形。两性畸形为先天性生殖器官发育畸形的一种特殊类型，可影响患儿的心理、生活、工作和婚姻，必须及早诊治。

知识点2：两性畸形的病因与分类	副高：掌握　正高：掌握

多数为染色体基因突变，少数为母亲在妊娠早期服用具有雄激素作用的药物，而导致胚胎期性别分化异常。外生殖器出现两性畸形，均是胚胎或胎儿在子宫腔内接受异常雄激素刺激所致。根据其发病原因，两性畸形分为：女性假两性畸形、男性假两性畸形和生殖腺发育异常3类。生殖腺发育异常又包括真两性畸形、混合型生殖腺发育不全和单纯型生殖腺发育

不全3种类型。

知识点3：**男性假两性畸形的分类及临床表现**　　　　　副高：掌握　正高：掌握

男性假两性畸形多见为外周组织雄激素受体基因缺陷而使雄激素表型低下，临床上称为雄激素不敏感综合征，属X连锁隐性遗传，常在同一家族中发生。根据外阴组织对雄激素不敏感程度，又分为完全型和不完全型两种。

（1）完全型：外生殖器为女性，又称为睾丸女性化综合征。因缺少雄激素受体功能，患者体内的雄激素转化为雌激素，使青春期乳房发育丰满，但乳头小，乳晕较苍白，阴毛、腋毛多缺如，阴道为盲端，较短浅，无子宫。两侧睾丸正常大，位于腹腔内、腹股沟或偶在大阴唇内。血睾酮、FSH、尿17-酮均为正常男性水平，血LH较正常男性增高，雌激素略高于正常男性。

（2）不完全型：较完全型少见，外阴多呈两性畸形，表现为阴蒂肥大或短小阴茎，阴唇部分融合，阴道极短或仅有浅凹陷。至青春期可出现阴毛、腋毛增多和阴蒂继续增大等男性改变。

知识点4：**生殖腺发育异常的分类及临床表现**　　　　　副高：掌握　正高：掌握

（1）真两性畸形：是指患者体内睾丸和卵巢两种生殖腺同时存在，是两性畸形最罕见的一种。可能一侧生殖腺为卵巢，另一侧为睾丸；或每侧生殖腺内同时含卵巢及睾丸两种组织，称为卵睾；也可能一侧为卵睾，另一侧为卵巢或睾丸。临床表现与其他两性畸形相同，外生殖器多为混合型，或以男性为主或以女性为主，但多有能勃起的阴茎，而乳房几乎均为女性型。体内同时有略高雌激素和雄激素水平。多数患婴出生时阴茎较大，往往按男婴抚育。但若能及早确诊，绝大多数患者仍以按女婴抚育为宜。个别有子宫的患者在切除睾丸组织后，不但月经来潮，还具有正常生育能力。

（2）混合型生殖腺发育不全：混合型系指一侧为异常睾丸，另一侧为未分化生殖腺、生殖腺呈索状痕迹或生殖腺缺如。患者外阴部分男性化，表现为阴蒂增大，外阴不同程度融合、尿道下裂。睾丸侧有输精管，未分化生殖腺侧有输卵管、发育不良子宫和阴道，不少患者有Turner综合征的躯体特征。出生时多以女婴抚养，但至青春期往往出现男性化，女性化者极少。若出现女性化时，应考虑为生殖腺分泌雌激素肿瘤可能。

（3）单纯型生殖腺发育不全：生殖腺未能分化为睾丸而呈索状，故无雄激素分泌，副中肾管亦不退化，患者表型为女性，但身体较高大，有发育不良子宫、输卵管，青春期乳房及毛发发育差，无月经来潮。

知识点5：**两性畸形的诊断**　　　　　副高：掌握　正高：掌握

（1）病史：应首先询问何时发现生殖器发育异常、异常的程度有无变化和躯体发育情况。还应详细询问患者母亲在妊娠早期有无服用过什么药物，如人工合成的孕激素、甲睾酮

（甲基睾丸酮）和达那唑类等，家族中有无类似畸形史。

（2）临床表现：两性畸形除外生殖器同时具有某些男女两性特征外，青春期后第二性征可更趋向男性或女性，可有或无月经来潮。体检时应注意体格发育、体毛分布、乳房发育情况、腹股沟部和大阴唇内有无结节状物、阴蒂（茎）大小、尿道口的位置、有无阴道和子宫及其形态、大小，盆腔有无肿块。

（3）实验室检查：①染色体核型为46,XX，血雌激素呈低值，血雄激素呈高值，尿17-羟及17α-羟孕酮均呈高值者，为先天性肾上腺皮质增生所致的女性假两性畸形。血雄激素和尿17α-羟孕酮值均在正常范围，可能为胚胎期医源性所致的女性假两性畸形。②染色体核型为46,XY，且FSH值正常，LH值升高，血睾酮在正常男性范围，而血雌激素高于正常男性但低于正常女性值者，为雄激素不敏感综合征。③真两性畸形实验检查难以诊断。

（4）特殊检查：体检和实验室检查难以诊断者可通过剖腹探查或腹腔镜行性腺活检加以明确。B超检查肾上腺是否有肿瘤。

知识点6：两性畸形的治疗 　　　　　　　　　　　　　　　　副高：掌握　正高：掌握

（1）先天性肾上腺皮质增生症：一经确诊，应立即开始并终身服用可的松类药物，常用泼尼松，10～30mg/d，以后根据尿17α-羟孕酮的复查值调整剂量至尿17α-羟孕酮值正常的最小维持量。这样既可防止肾上腺皮质功能衰竭而死亡，又可促进女性生殖器官发育和月经来潮。生殖器整形术，可待青春期后或婚前施行，切除过大的阴蒂、矫治外阴部融合畸形及其阴道成形。

（2）性激素引起的女性男性化：程度多不严重，且部分患儿生后增大的阴蒂可以逐渐缩小，必要时切除部分阴蒂或切开唇囊合闭的部分，显露尿道口及阴道，稍加整形即可。

（3）雄激素不敏感综合征：均按女性抚养为宜。完全性者待青春期发育成熟后切除双侧睾丸以防恶变，术后长期应用雌激素，如倍美力0.625mg/d或戊酸雌二醇片0.5～1mg/d，婚前酌情行外阴整形术和阴道成形术。不完全性患者有外生殖器男性化畸形，应提前整形术并切除双侧睾丸。阴道过短影响性生活者应行阴道成形术。

（4）真两性畸形：性别的确定主要取决于外生殖器功能状态，应将不需要的生殖腺切除，保留与其性别相适应的生殖腺。按女性养育者，在青春期前切除睾丸或卵睾，以防青春期男性化及睾丸组织恶变。个别有子宫者，可能有生育能力。外阴、阴道畸形者，婚前行外阴整形术或阴道成形术。

第二十四章　不孕症与辅助生殖技术

第一节　不　孕　症

　不孕症

知识点1：不孕症的概念　　　　副高：熟练掌握　正高：熟练掌握

不孕（育）症是一种由多种病因导致的生育障碍状态。有正常性生活，未经避孕1年未妊娠者，称为不孕症。对男性则称为不育症。未避孕而从未妊娠者称为原发性不孕；曾有过妊娠而后未避孕连续1年未妊娠者称为继发性不孕。

知识点2：不孕症的女性因素　　　　副高：熟练掌握　正高：熟练掌握

（1）排卵障碍：占25%～35%。主要原因有：①下丘脑－垂体－卵巢轴功能紊乱：包括下丘脑、垂体器质性病变或功能障碍；②卵巢病变：如先天性卵巢发育不良、PCOS、卵巢早衰、卵巢功能性肿瘤、卵巢不敏感综合征等；③肾上腺及甲状腺功能异常：也能影响卵巢功能。

（2）输卵管因素：占50%。慢性输卵管炎、输卵管发育不全、盆腔炎性疾病后遗症、子宫内膜异位症等都可导致输卵管性不孕。

（3）子宫因素：子宫畸形、子宫黏膜下肌瘤、子宫内膜炎、子宫内膜结核、子宫内膜息肉、宫腔粘连等均能影响受精卵着床，导致不孕症。

（4）宫颈因素：宫颈黏液分泌异常、宫颈炎症及宫颈黏液免疫环境异常，影响精子通过，均可造成不孕症。

知识点3：不育症的男性因素　　　　副高：熟练掌握　正高：熟练掌握

（1）精液异常：性功能正常，先天或后天原因所致精液异常，表现为无精、弱精、少精、精子发育停滞、畸精或精液液化不全等。

（2）性功能异常：外生殖器发育不良或勃起障碍、早泄、不射精、逆行射精等使精子不能正常射入阴道内，均可造成男性不育。

（3）免疫因素：男性体内抗精子抗体使射出的精子产生凝集而不能穿过宫颈黏液。

知识点4：不孕症男方的检查步骤与诊断　　　　副高：熟练掌握　正高：熟练掌握

（1）病史采集：包括不育时间、性生活史、性交频率和时间，有无勃起和/或射精障碍、近期不育相关检查及治疗经过；既往发育史，疾病史及相关治疗史，手术史，个人职业和环境暴露史，吸烟、酗酒、吸毒史，药物治疗史及家族史。

（2）体格检查：包括全身检查和生殖系统检查。

（3）精液分析：是不孕症夫妇首选的检查项目。根据精液检测手册（WHO，2010年，第5版）进行。初诊时男方一般要进行2～3次精液检查，以明确精液质量。

（4）其他辅助检查：如激素检测、生殖系统超声和遗传筛查等。

知识点5：不孕症男方精液分析参考值	副高：熟练掌握　正高：熟练掌握

精液分析参考值（WHO，1999）

项　　目	参考值
精液量	$\geqslant 2.0ml$
pH	$\geqslant 7.2$
精子密度	$\geqslant 20 \times 10^6/ml$
精子总数	$\geqslant 40 \times 10^6/次$
活力	射精后60分钟内：向前运动（A＋B级）$\geqslant 50\%$，或快速直线运动（A级）$\geqslant 25\%$
形态学正常	$\geqslant 15\%$
存活率	$\geqslant 75\%$（染色排除法）
白细胞	$< 1 \times 10^6/ml$
免疫珠试验	$< 50\%$的活动精子附着免疫珠
混合抗球蛋白试验（MAR）试验	$< 50\%$的活动精子附着粘连颗粒

知识点6：不孕症男方精液的分类	副高：熟练掌握　正高：熟练掌握

精液分类（WHO，1999）

种　　类	概　　念
正常精子	一次正常射出的精液，在参考值范围内
少精症	精子密度小于参考值
弱精症	精子活力低于参考值
畸精症	形态学指标低于参考值
少弱畸精症	表示这3个变量均出现异常。如两个变量异常可联合采用两个前缀
隐精症	在新鲜标本中未见精子，但在离心沉淀物中发现少量精子
无精症	在射出的精液中无精子（经离心后证实）
无精液症	无射精

知识点7：不孕症女方的检查步骤与诊断　　　副高：熟练掌握　　正高：熟练掌握

（1）病史采集

1）现病史：包括不孕年限、性生活频率、有无避孕及方式、既往妊娠情况，有无盆腹腔疼痛、白带异常、盆腔包块、既往盆腔炎或附件炎史、盆/腹腔手术史等，有无情绪、环境和进食变化、过度运动和体重显著变化、泌乳伴或不伴头痛和视野改变，有无多毛、痤疮和体重改变等。详细了解相关辅助检查及治疗经过。

2）月经史：初潮年龄、周期规律性和频率、经期长短、经量变化和有无痛经，若有痛经，需进一步询问发生的时间、严重程度以及有无伴随症状。

3）婚育史：婚姻状况、孕产史及有无孕产期并发症。

4）既往史：有无结核病和性传播疾病史以及治疗情况、盆、腹腔手术史、自身免疫性疾病史、外伤史以及幼时的特殊患病史，有无慢性疾病服药史和药物过敏史。

5）其他病史信息：个人史，包括吸烟、酗酒、成瘾性药物、吸毒、职业以及特殊环境和毒物接触史，以及家族史，特别是家族中有无不孕不育和出生缺陷史。

（2）体格检查：体格发育及营养状况，包括身高、体重、体脂分布特征、乳房及甲状腺情况等；注意有无雄激素过多体征（多毛、痤疮、黑棘皮征等）；妇科检查：外阴发育、阴毛分布、阴道和宫颈异常排液和分泌物；子宫大小、形状、位置和活动度；附件包块和压痛；子宫直肠凹处的包块、触痛和结节；盆腔和腹壁压痛和反跳痛；盆腔包块。

（3）特殊检查

1）卵巢功能检查：包括排卵检测和黄体功能检查。常用方法有：B超检测卵泡发育和排卵、基础体温测定、宫颈黏液检查、子宫内膜活组织检查、女性激素测定等。

2）输卵管通畅试验：①输卵管通液术：准确性差，诊断价值有限，宫腔镜下输卵管插管通液有诊断价值；②子宫输卵管造影：能明确输卵管异常部位，是目前应用最广，诊断价值最高的方法，并有一定治疗作用；③子宫输卵管超声造影：对诊断宫腔占位敏感性较高，但其临床意义尚有争议。

3）宫腔镜检查：观察子宫腔形态、内膜的色泽和厚度、双侧输卵管开口、是否有宫腔粘连、畸形、息肉、黏膜下肌瘤等病变。联合腹腔镜时可分别在输卵管内口插管，注射染料（亚甲蓝），以判别输卵管的通畅度。

4）腹腔镜检查：可与腹腔镜手术同时进行，用于盆腔情况的检查诊断，直视下观察子宫附件的大小和形态、输卵管形态，以及有无盆腔粘连，可以同时进行腹腔镜粘连分离术和异位病灶电灼术、子宫肌瘤剔除术等。

5）其他：①性交后试验：临床意义尚有争议，还不能证明与不孕的关系；②磁共振成像：对女性生殖道形态和畸形导致的不孕有较好的诊断价值。

知识点8：男性不育的治疗　　　　　　　副高：熟练掌握　　正高：熟练掌握

不育因素包括性功能障碍及精液或精子异常等方面，其彻底的检查和治疗多由男性科医生实施。如精子不能进入女性生殖道，或精液，精子异常治疗无效或无法治疗时，则根据不同的情况，分别采用人工授精（包括夫精和供精）、体外受精－胚胎移植（IVF-ET）、胞质内单精子注射（ICSI）等辅助生殖技术治疗。除非明确有感染，否则精液中出现白细胞不需要使用抗生素治疗。

知识点9：女性生殖道器质性病变的治疗　　　副高：熟练掌握　正高：熟练掌握

（1）输卵管因素不孕的治疗：①一般疗法：对男方精液指标正常，女方卵巢功能良好、不孕年限＜3年的年轻夫妇，可先试行期待治疗，也可以配合中医药的调整。②输卵管成形术：对输卵管不同部位阻塞或粘连，可行腹腔镜下输卵管造口术、整形术、吻合术以及输卵管子宫移植术等，以达到输卵管再通的目的。手术效果取决于伞端组织保留的完整程度。对较大的输卵管积水，目前主张切除或结扎，阻断炎性积水对子宫内膜环境造成的干扰，为辅助生殖技术创造条件。

（2）卵巢肿瘤：有内分泌功能的卵巢肿瘤可影响卵巢排卵，应予切除；性质不明的卵巢肿块，应尽量于不孕症治疗前得到诊断，必要时手术探查，根据快速病理诊断考虑是否进行保留生育能力的手术。

（3）子宫病变：子宫肌瘤、内膜息肉、子宫纵隔、子宫腔粘连等如果影响宫腔环境，干扰受精卵着床和胚胎发育，可行宫腔镜下切除、粘连分离或矫形手术。

（4）子宫内膜异位症：首诊应进行腹腔镜诊断和治疗，对于复发性内异症、卵巢功能明显减退的患者，慎重手术。对，中重度病例术后可辅以孕激素或GnRH-a治疗3～6个周期。重症和复发者可考虑辅助生殖技术。

（5）生殖系统结核：活动期应行抗结核治疗，用药期间应采取避孕措施。因盆腔结核多累及输卵管和子宫内膜，多数患者需借助辅助生殖技术妊娠。

知识点10：女性不孕诱发排卵的治疗　　　副高：熟练掌握　正高：熟练掌握

（1）氯米芬：利用其与垂体雌激素受体结合产生低雌激素效应，反馈性诱导内源性促性腺激素分泌，促使卵泡生长。适用于体内有一定雌激素水平者和下丘脑－垂体轴反馈机制健全的患者。月经周期第3～5天起，每天口服50mg（最大剂量达150mg/d），连用5天。排卵率可达70%～80%，每周期的妊娠率20%～30%，用药周期应行经阴道超声监测卵泡生长，卵泡成熟后用绒促性素（hCG）5000U肌内注射，36～40小时后可自发排卵。排卵后可加用黄体酮20～40mg/d肌内注射；或微粒化黄体酮200mg，2次/天口服；或地屈孕酮片20mg/d口服；或绒促性素（hCG）2000U，隔3天1次肌内注射，共12～14天进行黄体功能支持。

（2）绒促性素（hCG）：结构与LH极相似，常在促排卵周期卵泡成熟后，一次注射5000U，模拟内源性LH峰值作用，诱导卵母细胞成熟分裂和排卵发生。

（3）尿促性素（hMG）：系从绝经后妇女尿中提取，又称绝经后促性腺激素，75U制剂中理论上含FSH和LH各75U，可促使卵泡生长发育成熟。一般于周期第2～3天起，每天或隔天肌内注射50～150U，直至卵泡成熟。用药期间需经阴道超声和/或血雌激素水平监测卵泡发育情况，卵泡发育成熟后绒促性素5000U肌内注射，促进排卵及黄体形成，排卵后黄体支持同前。

（4）来曲唑：属于芳香化酶抑制剂，可抑制雄激素向雌激素的转化，减低雌激素水平，负反馈作用于垂体分泌促性腺激素，刺激卵泡发育。适应证和用法同氯米芬，剂量一般为2.5~5mg/d，诱发排卵及黄体支持方案同前。

| 知识点11：女性不明原因不孕的治疗 | 副高：熟练掌握　正高：熟练掌握 |

因病因尚不确定，目前缺乏肯定有效的治疗方法和疗效指标，一般对年轻、卵巢功能良好的女性，可行期待治疗，一般不超过3年；对卵巢功能减退和年龄>30岁的女性，一般慎重选择期待，可行宫腔内夫精人工授精3~6个周期诊断性治疗，如仍未受孕则可考虑体外受精-胚胎移植。

| 知识点12：女性免疫性不孕的治疗 | 副高：熟练掌握　正高：熟练掌握 |

对抗磷脂抗体综合征阳性的自身免疫性不育患者，应在明确诊断后，采用泼尼松每次10mg，每天3次，加阿司匹林80mg/d，妊娠前和妊娠中期长期口服，防止反复流产和死胎发生。

第二节　辅助生殖技术

| 知识点1：辅助生殖技术的概念 | 副高：掌握　正高：掌握 |

辅助生殖技术（ART）是指在体外对配子和胚胎采用显微操作技术，帮助不孕夫妇受孕的一组方法。包括人工授精、体外受精-胚胎移植及其衍生技术等。

| 知识点2：宫腔内人工授精的概念 | 副高：掌握　正高：掌握 |

宫腔内人工授精（IUI）是指临床通过排卵监测确定排卵前后，将洗涤处理后的精子送同一女方子宫腔内的技术。人工授精按精子来源不同分为丈夫精子人工授精（AIH）和供精者精液人工授精（AID）。IUI必须在腹腔镜或子宫输卵管造影证实至少一侧输卵管通畅的下使用。

| 知识点3：宫腔内人工授精的适应证 | 副高：掌握　正高：掌握 |

（1）丈夫精子人工授精的适应证：①射精障碍：解剖结构性，如尿道下裂；神经性，如脊髓损伤；逆行射精，如多发性硬化；心理性，如阳痿。②宫颈因素：宫颈黏液稠厚或宫颈黏液稀少。③轻度男性因素不孕：少精症、弱精症、畸精症、少弱畸精症。④免疫因素：男性抗精子抗体阳性，女性抗精子抗体阳性（宫颈、血液）。⑤不明原因的不孕症。⑥子宫内膜异位症。⑦排卵障碍。⑧男方HIV阳性而女方HIV阴性的夫妇。

（2）供精者精液人工授精的适应证：①重度男性不育：非梗阻性无精症；重度少精症、

重度弱精症、重度畸精症、少弱畸精症；ICSI受精失败；②家族或遗传性疾病：如血友病、亨廷顿病；③重度Rh血型不合。

知识点4：宫腔内人工授精的禁忌证 　　　　　　　　　副高：掌握　正高：掌握

宫腔内人工授精的禁忌证有：①女方因输卵管因素造成的精子和卵子结合障碍；②男女一方患有生殖泌尿系统急性感染或性传播性疾病；③一方患有严重的遗传、躯体疾病或精神心理疾患；④一方接触致畸量的射线、毒物、药品并处于作用期；⑤一方有吸毒等严重不良嗜好。

知识点5：宫腔内人工授精的方法 　　　　　　　　　　副高：掌握　正高：掌握

（1）卵巢刺激：人工授精可以在自然周期或药物促排卵周期时进行，药物促排卵联合IUI可以提高妊娠率，超促排卵方案有很多种，如氯米芬（CC）＋HMG、HMG、HMG＋GnRH激动剂、HMG＋GnRH拮抗剂等方案，当卵泡平均直径达18mm时，给予hCG 5000～10000U。

（2）卵泡及子宫内膜检测：在月经第2或3天需进行血基础内分泌检查，同时进行阴道超声检查以排除卵巢囊肿和内膜病变（如息肉等），促排卵治疗7～8天需通过B超和有关激素水平等联合监测卵泡的生长发育，雌激素水平可以提示卵泡发育成熟的状况，孕激素水平可以发现卵泡提早黄素化，LH水平可以检测提前出现的LH峰。

（3）宫腔内人工授精操作：排卵前后进行人工授精操作，用窥阴器暴露宫颈，用1ml注射针筒抽取经洗涤后的精液（0.5～1ml），将注射器连接到人工授精导管，然后将导管缓慢插入宫腔并注入精液。人工授精后嘱患者适当抬高臀部，平卧20～30分钟即可起床离开。

知识点6：宫腔内人工授精的时机 　　　　　　　　　　副高：掌握　正高：掌握

人工授精的时机应选择在排卵前后进行，采用基础体温无法准确预测排卵时间，目前多采用超声联合血或尿LH值和宫颈黏液指标能够较准确预测排卵时间。在超促排卵治疗中，当卵泡平均直径≥18mm且宫颈黏液≥8分时，给予hCG后，排卵将发生在34～36小时后，平均是38小时。如果成熟卵泡超过4个或直径12mm的卵泡超过8个，应停止给予hCG，放弃本周期治疗。

知识点7：宫腔内人工授精精子的处理 　　　　　　　　副高：掌握　正高：掌握

用于宫腔内人工授精的精子必须经过洗涤分离处理，以去除精液中的精浆成分、白细胞和细菌，目前，精液处理的方法多采用上游法和梯度离心法。通常认为授精的活动精子密度需要达到$1×10^5$/ml，精子的活率和正常形态率对于妊娠的预后至关重要。国家卫生部人类辅助生殖技术规范要求处理后其前向运动精子总数不得低于$10×10^6$。用于供精人工授精的冷冻精液，复苏后前向运动的精子不低于40%。

知识点8：影响宫腔内人工授精成功率的因素　　　　　　副高：掌握　　正高：掌握

人工授精的临床妊娠率因各个中心的患者情况不同和是否使用促排卵药物而有很大差异，影响宫腔内人工授精成功率的因素有：①不孕的原因；②患者夫妇的年龄；③不孕持续的时间；④精子的参数；⑤IUI治疗周期数。

知识点9：体外受精－胚胎移植的概念　　　　　　　　　副高：掌握　　正高：掌握

体外受精－胚胎移植（IVF-ET）技术是指用人工方法取出精子及卵细胞，在体外培养、受精，当胚胎分裂到4～8个细胞或囊胚时，再将其移植到子宫腔内继续发育及着床。其主要技术程序包括：诱发超排卵、卵泡监测及适时注射hCG、精子优化、采卵及卵细胞的处理、体外受精及胚胎培养、胚胎移植及移植后管理等。

知识点10：体外受精－胚胎移植的适应证及步骤　　　　副高：掌握　　正高：掌握

（1）适应证：①输卵管疾病：双侧输卵管梗阻、手术切除、严重伞端粘连或输卵管炎症后引起输卵管黏膜不可逆的损伤及丧失了正常蠕动功能、严重子宫内膜异位症或盆腔炎症；②原因不明性不孕症：不孕症夫妇经所有检查均正常，且接受3次以上IUI失败者；③男性因素精子过少或弱精症；④免疫性不孕症；⑤子宫内膜异位症（EMT）；⑥子宫颈因素、LUFS等。

（2）步骤：药物刺激卵巢、监测卵泡至发育成熟，经阴道超声介导下取卵，将卵母细胞和精子在模拟输卵管环境的培养液中受精，受精卵在体外培养3～5天，形成卵裂期或囊胚期胚胎，继而进行子宫腔内胚胎移植，并同时使用黄体酮行黄体支持。胚胎移植2周后测血或尿hCG水平确定妊娠，移植4～5周后阴道超声检查确定宫内临床妊娠。

知识点11：体外受精－胚胎移植的促排卵方案　　　　　副高：掌握　　正高：掌握

（1）长方案：月经前7～10天给予GnRH激动剂至hCG注射日，月经第3～5天当血E_2水平<50pg/ml时开始Gn（r-FSH或HMG）注射，每天使用剂量150～450U。对于Gn的起始剂量目前没有统一的标准，主要根据患者的年龄、血基础FSH水平、窦卵泡数、BMI和前次促排卵反应综合考虑。

（2）短方案：月经第2天给予GnRH激动剂（短效）至hCG注射日，同时给予Gn（r-FSH或HMG）注射，每天使用剂量150～450U。

（3）超短方案：主要适用卵巢反应不良、卵泡数量少的患者。月经第2天给予GnRH激动剂（短效），仅用数天、同时给予Gn（r-FSH或HMG）注射，150～450U/d。

（4）超长方案：主要适用子宫内膜异位症或子宫肌腺症的患者。长效GnRH激动剂三个疗程，于末次GnRH激动剂第28天开始给予Gn注射。

（5）GnRH拮抗剂方案：月经第2～3天给予Gn注射，注射第5～6天或卵泡≥14mm时每天给予GnRH拮抗剂0.25mg至hCG注射日。GnRH拮抗剂方案的优点是患者超排卵时间短，不需要事先进行垂体抑制，更方便患者。

（6）在使用超促排卵药物的同时加用人重组LH：加用人重组LH 75U或150U。主要适用于：①年龄近38岁；②血基础LH水平＜1.5U/ml；③前次促排卵反应较差；④本次促排卵血雌激素水平较低。

知识点12：体外受精-胚胎移植中hCG的使用时机　　　副高：掌握　正高：掌握

hCG的使用时机主要参考卵泡直径的大小和外周血中E_2水平、卵泡数目、血LH、P水平、子宫内膜情况及所用促排卵药物。一般情况下，当主导卵泡中有1个平均直径达18mm或2个达17mm或3个达16mm时，可于当天停用Gn，给予hCG 5000～10000U，36小时后穿刺取卵。

知识点13：卵胞浆内单精子显微注射的适应证及步骤　　　副高：掌握　正高：掌握

（1）适应证：卵胞浆内单精子显微注射（ICSI）的适应证有：①严重的少、弱、畸精子症；②不可逆的梗阻性无精子症；③生精功能障碍（排除遗传缺陷疾病所致）；④体外受精失败；⑤精子顶体异常；⑥需行植入前胚胎遗传学检查的。

（2）步骤：刺激排卵和卵泡监测同IVF过程，经阴道超声介导下取卵，去除卵丘颗粒细胞，在高倍倒置显微镜下行卵母细胞质内单精子显微注射授精，继后胚胎体外培养、胚胎移植及黄体支持治疗同IVF技术。

知识点14：赠卵技术的适应证　　　副高：掌握　正高：掌握

赠卵技术是指采用健康的第三方（供者）自愿捐赠的卵子进行的辅助生殖技术。其适应证有：①丧失产生卵子的能力，如卵巢早衰、双侧卵巢切除术后、绝经期的患者；②女方是严重的遗传性疾病携带者或患者（如Turner综合征、X性连锁疾病、半乳糖血症、地中海贫血等）；③具有明显的影响卵子数量和质量的因素导致反复IVF治疗失败。

知识点15：胚胎植入前遗传学诊断的适应证及方法　　　副高：掌握　正高：掌握

胚胎植入前遗传学诊断（PGD）主要用于单基因相关遗传病、染色体病、性连锁遗传病及可能生育异常患儿的高风险人群均是PGD的适应证。技术步骤是从体外受精第3天的胚胎或第5天的囊胚取1～2个卵裂球或部分滋养细胞，进行细胞和分子遗传学检测，检出带致病基因和异常核型的胚胎，将正常基因和核型的胚胎移植，得到健康后代。主要解决有严重遗传性疾病风险和染色体异常夫妇的生育问题，可以使得产前诊断提早到胚胎期，避免了常规中孕期产前诊断可能导致引产对母亲的伤害。目前因细胞和分子生物学技术发展，微阵列高通量的芯片检测技术已经用于临床，许多类型单基因疾病和染色体异常核型均能在胚胎期得到诊断。

知识点16：冷冻胚胎复苏移植前子宫内膜的准备方案　　　副高：掌握　正高：掌握

（1）自然周期方案：适用于月经周期规则、有排卵的患者。从月经第10天开始，B超监测卵泡生长，同时监测血中E_2、LH水平，B超监测至排卵，第2天胚胎于排卵后48小时移植，第3天胚胎于排卵后72小时移植。

（2）雌孕激素替代方案：适用于排卵不规律或无排卵的患者。从月经第2天开始每天口服戊酸雌二醇4~6mg，第12天监测血E_2水平和子宫内膜厚度，当E_2水平达250pg/ml，内膜厚度达8mm时，开始给予黄体酮，每天80~100mg，第2天胚胎在注射黄体酮后第4天移植，第3天胚胎在注射黄体酮后第5天移植。戊酸雌二醇和黄体酮一直用至移植后2周，若确定妊娠，继续用至妊娠3个月。

（3）降调节＋雌孕激素替代方案：适用于排卵不规律或无排卵的患者。前个月经第21天给予GnRH激动剂降调节，月经来潮后超声测量子宫内膜厚度，若子宫内膜＜5mm，则月经第1~5天每天给予戊酸雌二醇2mg，第6~9天每天给予戊酸雌二醇4mg，第10~15天每天给予戊酸雌二醇6mg，第13天超声测量子宫内膜厚度，若子宫内膜≥8mm，则加用400mg黄体酮阴道栓剂，每日2次，第2天胚胎在黄体酮使用后第4天移植，如果内膜子宫内膜厚度6~8mm，可考虑增加戊酸雌二醇每天至8mg＋阿司匹林每天75mg，两天后超声随访子宫内膜厚度。

知识点17：未成熟卵体外成熟技术的适应证　　　副高：掌握　正高：掌握

未成熟卵体外成熟技术（IVM）是指模拟体内卵母细胞成熟环境，使从卵巢中采集的未成熟卵母细胞在体外经过培养到达成熟。IVM技术的适应证有：①PCOS患者为了预防OHSS的发生或是在超排卵过程中卵巢反应低下或卵泡发育停滞；②不能接受超排卵治疗而有生育要求的患者如乳腺癌、卵巢癌术后。

知识点18：未成熟卵体外成熟技术的步骤　　　副高：掌握　正高：掌握

（1）IVM的临床方案：①非Gn刺激方案：无需应用Gn刺激治疗，通常于卵泡期或黄体酮撤退性出血后，卵泡直径达到5~12mm时，注射hCG 10000U，36小时后取卵。②小剂量Gn刺激方案：卵泡期或黄体酮撤退性出血后3~5天，每天使用小剂量Gn 75U刺激5~10天，当卵泡直径达到5~12mm时，注射hCG 10000U，36小时后取卵。

（2）未成熟卵获取：B超引导下经阴道穿刺卵泡，通常采用17g双腔取卵针冲洗每个卵泡并从中获得卵母细胞。

（3）未成熟卵体外成熟和卵子授精：将未成熟卵置于1ml IVM培养液＋75mU/ml FSH＋75mU/ml LH中培养至成熟，脱去外周的颗粒细胞，通过ICSI技术使卵子授精。余下同IVF操作。

（4）子宫内膜准备和黄体支持：当子宫内膜偏薄时，需补充外源性的雌激素，可在取卵前或取卵当天开始口服戊酸雌二醇2~6mg，使内膜在移植前≥8mm，可以通过血雌激素水平调整用药量。于行ICSI注射日当天开始每天加用黄体酮40~60mg。

知识点19：辅助生殖技术的并发症　　　　　　　　　　　副高：掌握　正高：掌握

（1）卵巢过度刺激综合征（OHSS）：指诱导排卵药物刺激卵巢后，导致多个卵泡发育、雌激素水平过高及颗粒细胞的黄素化，引起全身血流动力学改变的病理情况。主要的病理改变为全身血管通透性增加，血液中水分进入体腔，血液成分浓缩，会加重发病。轻度仅表现为腹部胀满、卵巢增大；重度表现为腹部膨胀，大量腹水、胸腔积液，导致血液浓缩、重要脏器血栓形成和功能损害、电解质紊乱等严重并发症，严重者可引起死亡。治疗原则以增加胶体渗透压扩容为主，防止血栓形成，改善症状为辅。近年来逐渐得到重视的卵巢温和刺激和自然周期的方案，可以大大减少该并发症的发生。

（2）多胎妊娠：诱导排卵药物导致的多卵泡发育，及多个胚胎移植，致使多胎妊娠发生率高达30%以上。多胎妊娠增加母婴并发症、流产和早产的发生率、围生儿患病率和死亡率风险。目前国内规范限制移植的胚胎数目在2~3个以内。对多胎妊娠可在孕早期施行选择性胚胎减灭术。

（3）异位妊娠：有许多因素与异位妊娠发生有关，如患者曾有异位妊娠或输卵管手术史、输卵管积水、盆腔炎症等。IVF-ET术后异位妊娠的发生还可能与IVF治疗本身有关，如胚胎移植时放入宫腔的深度、移植管内的液体量、移植时推注的速度、植入胚胎数目的多少、胚胎与子宫内膜发育的同步性等。

（4）损伤和出血：取卵穿刺时可能损伤邻近器官或血管。阴道出血的发生率为1.4%~18.4%，多数情况不严重，经压迫或钳夹均能止血，经上诉处理无效者，需缝合止血。腹腔内或后腹膜出血的发生率为0~1.3%，其临床表现为下腹痛、恶心、呕吐，内出血较多可表现有休克症状。

（5）感染：接受IVF治疗的患者其生殖道或盆腔可能本来就存在慢性炎症，阴道穿刺取卵或胚胎移植手术操作使重复感染的危险性升高。盆腔炎症状可在穿刺取卵后数小时至1周内出现，表现为发热、持续性下腹痛、血白细胞上升。而卵巢脓肿是较严重的并发症，其发病的潜伏期较长，可从4~56天不等，因开始的症状不典型，与取卵后患者多有卵巢较大、下腹不适感无法区分，较易误诊而延误治疗。

知识点20：输卵管积水影响IVF治疗结局的机制　　　　　副高：掌握　正高：掌握

输卵管积水可能通过以下机制影响IVF治疗结局：①机械"冲刷"作用；②对胚胎、配子的毒性；③子宫内膜接受性下降；④对子宫内膜的直接作用，导致宫腔积液。

第二十五章　计划生育

第一节　避　孕

避孕是采用科学手段使妇女暂时不受孕，是计划生育的重要组成部分。避孕主要控制生殖过程中3个关键环节：①抑制精子与卵子产生；②阻止精子与卵子结合；③使子宫环境不利于精子获能、生存，或不适宜受精卵着床和发育。目前，常用的女性避孕方法有宫内节育器、药物避孕及外用避孕等。男性避孕在我国主要是阴茎套及输精管结扎术。

宫内节育器（IUD）是一种安全、有效、简便、经济、可逆的避孕工具，是我国生育期妇女的主要避孕措施。

（1）惰性宫内节育器（第一代宫内节育器IUD）：由惰性材料如金属、硅胶、塑料等制成。由于金属单环脱落率及带器妊娠率高，1993年已停止生产使用。

（2）活性宫内节育器（第二代IUD）：内含有活性物质如铜离子（Cu^{2+}）、激素及药物等，这些物质能提高避孕效果，减少副作用。分为含铜IUD和含药IUD两大类。①含铜宫内节育器：是目前我国应用最广泛的IUD。在宫内持续释放具有生物活性、有较强抗生育能力的铜离子。从形态上分为T形、V形、宫形等多种形态。不同形态的IUD，根据含铜的表面积，分为含不同表面积的IUD，如TCu-220（T形，含铜表面积220mm^2）、TCu-380A、VCu-200等。含铜宫内节育器的避孕效果与含铜表面积成正比。临床副作用主要表现为点滴出血。避孕有效率均存90%以上。②含药宫内节育器：将药物储存于节育器内，通过每日微量释放提高避孕效果，降低副作用。目前我国临床主要应用含孕激素IUD和含吲哚美辛IUD。

（1）带铜T形宫内节育器（TCu-IUD）：是目前临床常用的宫内节育器。TCu-IUD按宫腔形态设计制成，呈T字形。根据铜表面积分为TCu-200、TCu-220C、TCu-380A等。以聚乙烯为支架，在纵臂或横臂上绕有铜丝或铜套。铜丝易断裂放置年限较短，一般放置5～7年。含铜套IUD放置时间可达10～15年。TCu-IUD带有尾丝，便于检查及取出。

（2）带铜V形宫内节育器（VCu-IUD）：是我国常用的宫内节育器之一。IUD呈V形，横臂及斜臂绕有铜丝，由不锈钢作V形支架，两横臂中间相套为中心扣，外套硅橡胶管，有尾丝，放置年限5~7年。其带器妊娠率低、脱落率低，但因症取出率较高。

（3）母体乐（MLCu-375）：1995年引入我国生产。以聚乙烯为支架，呈伞状，两弧形臂上各有5个小齿，具有可塑性。铜表面积375mm^2，可放置5~8年。

（4）宫铜IUD：在我国四川省应用广泛。形态更接近宫腔形状，不锈钢丝呈螺旋状内置铜丝，铜表面积300mm^2，分大、中、小号，无尾丝，可放置20年左右。

（5）含铜无支架IUD：又称吉妮IUD。已引入我国，为6个铜套串在一根尼龙线上，顶端有一个结固定于子宫肌层，使IUD不易脱落，悬挂在宫腔中。铜表面积330mm^2，有尾丝，可放置10年。

知识点4：含药宫内节育器的种类	副高：熟练掌握　正高：熟练掌握

（1）左炔诺孕酮IUD（LNG-IUD）：以聚乙烯作为T形支架，人工合成孕激素——左炔诺孕酮储存在纵管内，总量52mg，纵管外包有含聚二甲基硅氧烷的膜控制药物释放，每日释放左炔诺孕酮20μg，左炔诺孕酮的主要作用是使子宫内膜变化不利于受精卵着床，宫颈黏液变稠不利于精子穿透，一部分妇女排卵抑制，有效率达99%以上。主要副作用为出血模式改变，表现为点滴出血，经量减少甚至闭经。取器后恢复正常。放置时间为5年，含有尾丝。另一种支架尺寸为28mm×30mm，内含左炔诺孕酮13.5mg，每天释放8~12μg，放置时间3年。

（2）含吲哚美辛IUD：包括含铜IUD和活性γ-IUD等。通过每日释放一定量的吲哚美辛，减少放置IUD后引起的月经过多等副作用。

知识点5：宫内节育器的作用机制	副高：熟练掌握　正高：熟练掌握

宫内节育器的避孕机制复杂，至今尚未完全明了。大量研究表明，IUD的抗生育作用，主要是局部组织对异物的组织反应而影响受精卵着床。活性IUD的避孕机制还与活性物质有关。

（1）对精子和胚胎的毒性作用：①IUD由于压迫局部产生炎症反应，分泌的炎性细胞对胚胎有毒性作用。同时产生大量巨噬细胞覆盖于子宫内膜，影响受精卵着床，并能吞噬精子及影响胚胎发育。②铜离子具有使精子头尾分离的毒性作用，使精子不能获能。

（2）干扰着床：①长期异物刺激导致子宫内膜损伤及慢性炎症反应，产生前列腺素，改变输卵管蠕动，使受精卵运行速度与子宫内膜发育不同步，受精卵着床受阻。②子宫内膜受压缺血及吞噬细胞的作用，激活纤溶酶原，局部纤溶酶活性增强，致使囊胚溶解吸收。③铜离子进入细胞，影响锌酶系统如碱性磷酸酶和碳酸酐酶，阻碍受精卵着床及胚胎发育。并影响糖原代谢、雌激素摄入及DNA合成，使内膜细胞代谢受到干扰，使受精卵着床及囊胚发育受到影响。

（3）左炔诺孕酮IUD的避孕作用：可使一部分妇女抑制排卵。主要是孕激素对子宫内膜的局部作用：①使腺体萎缩，间质蜕膜化，间质炎性细胞浸润，不利于受精卵着床。②改变宫颈黏液性状，使宫颈黏液稠厚，不利于精子穿透。

（4）含吲哚美辛IUD：吲哚美辛抑制前列腺素合成，减少前列腺素对子宫的收缩作用而减少放置IUD后出现的出血反应。

知识点6：宫内节育器放置术的适应证和禁忌证　　副高：熟练掌握　正高：熟练掌握

（1）适应证：凡育龄妇女无禁忌证、要求放置IUD者。

（2）禁忌证：①妊娠或妊娠可疑；②生殖道急性炎症；③人工流产出血多，怀疑有妊娠组织物残留或感染可能；中期妊娠引产、分娩或剖宫产胎盘娩出后，子宫收缩不良有出血或潜在感染可能；④生殖器官肿瘤；⑤生殖器官畸形如纵隔子宫、双子宫等；⑥宫颈内口过松、重度陈旧性宫颈裂伤或子宫脱垂；⑦严重的全身性疾病；⑧宫腔<5.5cm或>9.0cm（除外足月分娩后、大月份引产后或放置含铜无支架IUD）；⑨近3个月内有月经失调、阴道不规则流血；⑩有铜过敏史。

知识点7：宫内节育器的放置时间和方法　　副高：熟练掌握　正高：熟练掌握

（1）放置时间：①月经干净3～7天无性交；②人工流产后立即放置；③产后42天恶露已净，会阴伤口愈合，子宫恢复正常；④剖宫产后半年放置；⑤含孕激素IUD在月经第4～7天放置；⑥自然流产于转经后放置，药物流产2次正常月经后放置；⑦哺乳期放置应先排除早孕；⑧性交后5天内放置为紧急避孕方法之一。

（2）放置方法：双合诊检查子宫大小、位置及附件情况。外阴阴道部常规消毒铺巾，阴道窥器暴露宫颈后消毒宫颈与宫颈管，以宫颈钳夹持宫颈前唇，用子宫探针顺子宫位置探测宫腔深度。用放置器将节育器推送入宫腔，IUD上缘必须抵达宫底部，带有尾丝的IUD在距宫口2cm处剪断尾丝。观察无出血即可取出宫颈钳和阴道窥器。

知识点8：宫内节育器放置术的术后注意事项及随访

　　　　　　　　　　　　　　　　　　　　　　副高：熟练掌握　正高：熟练掌握

（1）术后休息3天，1周内忌重体力劳动，2周内忌性交及盆浴，保持外阴清洁。

（2）术后第一年的1、3、6、12个月进行随访，以后每年随访1次直至停用，特殊情况随时就诊；随访时了解IUD在宫腔内情况，发现问题，及时处理，以保证IUD避孕的有效性。

知识点9：宫内节育器取出术的适应证及禁忌证　　副高：熟练掌握　正高：熟练掌握

（1）适应证

1）生理情况：①计划再生育或已无性生活不再需避孕者；②放置期限已满需更换者；

③绝经过渡期停经1年内；④拟改用其他避孕措施或绝育者。

2）病理情况：①有并发症及副作用，经治疗无效；②带器妊娠，包括宫内和宫外妊娠。

（2）禁忌证：①并发生殖道炎症时，先给予抗感染治疗，治愈后再取出IUD；②全身情况不良或在疾病的急性期，应待病情好转后再取出。

知识点10：宫内节育器的取器时间和方法　　　副高：熟练掌握　　正高：熟练掌握

（1）取器时间：①月经干净后3~7天为宜；②带器早期妊娠行人工流产同时取器；③带器异位妊娠术前行诊断性刮宫时，或在术后出院前取出IUD；④子宫不规则出血者，随时可取，取IUD同时需行诊断性刮宫，刮出组织送病理检查，排除子宫内膜病变。

（2）取器方法：常规消毒后，有尾丝者，用血管钳夹住尾丝轻轻牵引取出。无尾丝者，需在手术室进行，按进宫腔操作程序操作，用取环钩或取环钳将IUD取出。取器困难可在B超下进行操作，必要时在宫腔镜下取出。

知识点11：宫内节育器取出术的注意事项　　　副高：熟练掌握　　正高：熟练掌握

（1）取器前应做B超或X线检查，确定节育器是否在宫腔内，同时了解IUD的类型。

（2）使用取环钩取IUD时，应十分小心，不能盲目钩取，更应避免向宫壁钩取，以免损伤子宫壁。

（3）取出IUD后应落实其他避孕措施。

知识点12：宫内节育器的副作用　　　副高：熟练掌握　　正高：熟练掌握

不规则阴道流血是放置IUD常见的副作用，主要表现为经量增多，经期延长或少量点滴出血，一般无需处理，3~6个月后逐渐恢复。少数患者放置IUD可出现白带增多或伴有下腹胀痛，应根据具体情况明确诊断后对症处理。

知识点13：放置宫内节育器的并发症　　　副高：熟练掌握　　正高：熟练掌握

（1）节育器异位：原因有：①子宫穿孔，操作不当将IUD放到宫腔外；②节育器过大、过硬或子宫壁薄而软，子宫收缩造成节育器逐渐移位至宫腔外。确诊节育器异位后，应经腹或在腹腔镜下将节育器取出。

（2）节育器嵌顿或断裂：由于节育器放置时损伤子宫壁或带器时间过长，致部分器体嵌入子宫肌壁或发生断裂，应及时取出。若取出困难，应在B超下、X线直视下或在宫腔镜下取出。

（3）节育器下移或脱落：原因有：①操作不规范，IUD放置未达宫底部；②IUD与宫腔大小、形态不符；③月经过多；④宫颈内口过松及子宫过度敏感。常见于放置IUD后一年之内。

（4）带器妊娠：多见于IUD下移、脱落或异位。一经确诊，行人工流产同时取出IUD。

知识点14：激素避孕的概念　　　　　　副高：熟练掌握　正高：熟练掌握

激素避孕是指女性使用甾体激素达到避孕，是一种高效避孕方法。自20世纪60年代，美国第一个复方口服避孕药Enovid上市后，显示其可靠的避孕效果。甾体避孕药的激素成分是雌激素和孕激素。

知识点15：甾体激素避孕药的作用机制　　副高：熟练掌握　正高：熟练掌握

（1）抑制排卵：避孕药中雌、孕激素负反馈抑制下丘脑释放GnRH，从而抑制垂体分泌FSH和LH，同时直接影响垂体对GnRH的反应，不出现排卵前LH峰，排卵受到抑制。

（2）改变宫颈黏液性状：孕激素使宫颈黏液量减少，黏稠度增加，拉丝度降低，不利于精子穿透。单孕激素制剂改变宫颈黏液作用可能为主要的避孕机制。

（3）改变子宫内膜形态与功能：子宫内膜的正常生理变化，为胚胎着床创造必要条件，避孕药抑制子宫内膜增殖变化，使子宫内膜与胚胎发育不同步，不适于受精卵着床。

（4）改变输卵管的功能：在雌、孕激素作用下，输卵管上皮纤毛功能、肌肉节段运动和输卵管液体分泌均受到影响，改变受精卵在输卵管内正常运动，干扰受精卵着床。

知识点16：常用的女用甾体激素复方短效口服避孕药

副高：熟练掌握　正高：熟练掌握

常用的女用甾体激素复方短效口服避孕药

名　　称	雌激素含量（mg）	孕激素含量（mg）	剂　　型
复方炔诺酮片（避孕片1号）	炔雌醇0.035	炔诺酮0.6	22片/板
复方甲地孕酮片（避孕片2号）	炔雌醇0.035	甲地孕酮1.0	22片/板
复方避孕片（0号）	炔雌醇0.035	炔诺酮0.3、甲地孕酮0.5	22片/板
复方去氧孕烯片	炔雌醇0.03	去氧孕烯0.15	21片/板
复方孕二烯酮片	炔雌醇0.03	孕二烯酮0.075	21片/板
炔雌醇环丙孕酮片	炔雌醇0.035	环丙孕酮2.0	21片/板
屈螺酮炔雌醇片	炔雌醇0.03	屈螺酮3.0	21片/板
左炔诺孕酮/炔雌醇三相片			
第一相（1~6片）	炔雌醇0.03	左炔诺孕酮0.05	21片/板
第二相（7~11片）	炔雌醇0.04	左炔诺孕酮0.075	
第三相（12~21片）	炔雌醇0.03	左炔诺孕酮0.0125	

知识点17：其他女用甾体激素避孕药　　　　副高：熟练掌握　正高：熟练掌握

类　别	名　称	孕激素含量（mg）	剂型	给药途径
探亲避孕片				
	炔诺酮探亲片	炔诺酮5.0	片	口服
	甲地孕酮探亲避孕片1号	甲地孕酮2.0	片	口服
	炔诺孕酮探亲避孕片	炔诺孕酮3.0	片	口服
	53号避孕药	双炔失碳酯7.5	片	口服
长效避孕针				
	醋酸甲羟孕酮避孕针	醋酸甲羟孕酮150	针	肌内注射
	庚炔诺酮注射液	庚炔诺酮200	针	肌内注射
皮下埋植剂				
	左炔诺孕酮硅胶棒Ⅰ型	左炔诺孕酮36/根	6根	皮下埋植
	左炔诺孕酮硅胶棒Ⅱ型	左炔诺孕酮75/根	2根	皮下埋植
	依托孕烯植入剂	依托孕烯68/根	1根	皮下埋植
阴道避孕环				
	甲地孕酮硅胶环	甲地孕酮200或250	只	阴道放置
	左炔诺孕酮阴道避孕环	左炔诺孕酮5	只	阴道放置

知识点18：短效避孕药的适应证和禁忌证　　　　副高：熟练掌握　正高：熟练掌握

（1）适应证：凡已婚育龄妇女，身体健康，月经基本正常者，皆可服用。

（2）禁忌证：①急慢性肝炎、黄疸史及肝功能不全；②肾功能不全；③各种心脏病和高血压＞150/90mmHg；④糖尿病、甲状腺功能亢进及血栓疾病；⑤子宫肌瘤及生殖器恶性肿瘤；⑥乳房有肿块；⑦产后哺乳期；⑧45岁以上妇女；⑨有血液病；⑩闭经。

知识点19：短效避孕药的服用方法　　　　副高：熟练掌握　正高：熟练掌握

每次月经周期第5天开始服药，每晚1片，连服22天，中间不要间断，如有漏服药应在次晨补服。一般在停药后2～4天内出现撤退性出血，出血第5天再重复服药，若停药后7天内无阴道出血，开始服用下一周期的药，以免延迟服药卵巢可能恢复排卵功能而造成避孕失败。妇女连续服药3～4年后，特别是经常出现停经者，宜停药3～4个月，使卵巢功能恢复后，再重新开始用药，此为预防长期服药引起持续性闭经的有效措施。第一次服用妈富隆和敏定偶及达英-35均建议在月经的第1天开始服药，如在月经的第2～7天开始服用，则在服药的头7天必须采用另外的避孕方法（屏障方法）。第2次后则从第5天开始服用。

知识点20：复方长效口服避孕药的作用　　　　*副高：熟练掌握　正高：熟练掌握*

复方长效口服避孕药由长效雌激素和人工合成孕激素配伍制成，服药1次可避孕1个月。长效雌激素为炔雌醇环戊醚，简称炔雌醚（CEE）。口服后被胃肠道吸收，储存于脂肪组织内，缓慢释放起长效避孕作用。孕激素促使子宫内膜转化为分泌期引起撤退性出血。避孕有效率达96%~98%。复方长效口服避孕药激素含量大，副作用较多，如类早孕反应、月经失调等，市场上已经很少见。

知识点21：长效避孕针的作用机制　　　　*副高：熟练掌握　正高：熟练掌握*

长效避孕针通过综合环节达到抗生育作用，其主要避孕环节在于抑制排卵。
（1）抑制排卵作用：抑制垂体促性腺激素的分泌。
（2）子宫内膜：内膜缺乏周期性变化。
（3）输卵管：使输卵管蠕动减慢，影响受精卵的运行。
（4）子宫颈黏液：分泌减少，黏度增加，不利于精子穿透。

知识点22：长效避孕针的使用方法和副作用　　　　*副高：熟练掌握　正高：熟练掌握*

目前的长效避孕针，有单孕激素制剂和雌、孕激素复合制剂两种。有效率达98%以上。尤其适用于对口服避孕药有明显胃肠道反应者。①雌、孕激素复合制剂：肌内注射1次，可避孕1个月。首次于月经周期第5天和第12天各肌内注射1支，以后在每次月经周期第10~12天肌内注射1支。一般于注射后12~16天月经来潮。复合制剂，由于激素剂量大，副作用大，很少用。②单孕激素制剂：醋酸甲羟孕酮避孕针，每隔3个月注射1针，避孕效果好；庚炔诺酮避孕针，每隔2个月肌内注射1次。长效避孕针有月经紊乱、点滴出血或闭经等副作用。由于单孕激素制剂对乳汁的质和量影响小，较适用于哺乳期妇女，有效率达98%以上。

知识点23：探亲避孕药的常用药物及作用机制　　　　*副高：熟练掌握　正高：熟练掌握*

（1）常用药物：①醋酸甲地孕酮片（探亲避孕片1号）：每片含甲地孕酮2mg；②左炔诺孕酮片：每片含炔诺孕酮3.0mg；③双炔失碳酯（53号抗孕片）：每片含双炔失碳酯7.5mg。

（2）避孕机制：大剂量孕激素作用下，可以抑制排卵；改变宫颈黏液理化性状；干扰内膜的正常转化；加速孕卵运行，使孕卵提前到达子宫，和子宫内膜的发育、转化不同步，不利于孕卵着床。

知识点24：避孕药缓释系统　　　　　　　　　副高：熟练掌握　　正高：熟练掌握

缓释避孕药又称缓释避孕系统。是以具备缓慢释放性能的高分子化合物为载体，一次给药在体内通过持续、恒定、微量释放甾体激素，主要是孕激素，达到长效避孕目的。目前常用的有皮下埋植剂、阴道药环、避孕贴片及含药的宫内节育器。

（1）硅橡胶皮下植入剂：国外曾试将各种孕激素成分装入硅橡胶管中，皮下埋藏后缓慢微量释放。由于纯孕激素的作用而有相应的不规则出血和闭经的不良反应，避孕效果可维持半年到1年，甚至几年。含左炔诺孕酮皮下埋植剂分为左炔诺孕酮硅胶棒Ⅰ型和Ⅱ型，Ⅰ型每根硅胶棒含左炔诺孕酮36mg（LNG），总量216mg。使用年限5~7年。Ⅱ型每根含左炔诺孕酮75mg，总量150mg，使用年限3~5年。含依托孕烯单根埋植剂内含依托孕烯68mg，其放置简单，副作用小，埋植一次放置3年。皮下埋植剂的用法：在月经周期开始的7日内均可放置，硅胶棒埋入左上臂内侧皮下，6根复埋剂呈扇形放置。放置后24小时发挥避孕作用，每日释放30μg左右，平均年妊娠率为0.3/百妇女年。由于其为单孕激素制剂，点滴出血或不规则流血为主要副作用，少数出现闭经，随放置时间延长逐步改善一般不需处理。若流血时间长而不能耐受者，可给予雌激素治疗。少数妇女可出现功能性卵巢囊肿、情绪变化、头痛等。

（2）硅橡胶阴道环：将各种孕激素放入硅橡胶空心圆环内或将孕激素与硅橡胶混合后制成环状，将环安放在要求避孕妇女的阴道内，微量孕激素透过硅橡胶释入阴道，经阴道黏膜吸收而起避孕作用。甲地孕酮硅胶环内含甲地孕酮200mg或250mg，每日释放100μg，一次放置，避孕1年，经期不需取出。妊娠率0.6/百妇女年。其副作用与其他单孕激素制剂基本相同。依托孕烯炔雌醇阴道避孕环内含依托孕烯11.7mg，炔雌醇2.7mg。环直径54mm，横截面直径4mm。月经第1日放置，3周后取出，停用1周后再放下一个环，有效率98%~99%。

（3）避孕贴片：避孕药放在特殊贴片内，粘贴在皮肤上，每天释放一定剂量的避孕药，通过皮肤吸收达到避孕目的。每周1片，连用3周，停用1周，每月共用3片。

知识点25：甾体激素避孕药的禁忌证　　　　　　副高：熟练掌握　　正高：熟练掌握

甾体激素避孕药的禁忌证有：①严重心血管疾病、血栓性疾病不宜应用，如高血压病、冠心病、静脉栓塞等，雌激素有促凝功能，增加心肌梗死及静脉栓塞发生率；②急、慢性肝炎或肾炎；③恶性肿瘤、癌前病变；④内分泌疾病：如糖尿病、甲状腺功能亢进症；⑤哺乳期不宜使用复方口服避孕药，因雌激素可抑制乳汁分泌；⑥年龄>35岁的吸烟妇女服用避孕药，增加心血管疾病发病率，不宜长期服用；⑦精神疾病患者；⑧有严重偏头痛，反复发作者。

知识点26：甾体激素避孕药的副作用及处理　　　副高：熟练掌握　　正高：熟练掌握

（1）类早孕反应：服药初期约10%妇女出现食欲缺乏、恶心、呕吐、乏力、头晕等类似妊娠早期的反应，一般不需特殊处理，坚持服药数个周期后副作用自然消失。症状严重需考虑更换制剂或停药改用其他措施。

（2）不规则阴道流血：服药期间阴道流血又称突破性出血。多数发生在漏服避孕药后，少数未漏服避孕药也能发生。轻者点滴出血，不用处理，随着服药时间延长而逐渐减少直至停止。流血偏多者，每晚在服用避孕药同时加服雌激素直至停药。流血似月经量或流血时间已近月经期，则停止服药，作为一次月经来潮。于出血第5天再开始服用下一周期的药物，或更换避孕药。

（3）闭经：1%～2%妇女发生闭经，常发生于月经不规则妇女。对原有月经不规则妇女，使用避孕药应谨慎。停药后月经不来潮，需除外妊娠，停药7日后可继续服药，若连续停经3个月，需停药观察。

（4）体重及皮肤变化：早期研制的避孕药中其雄激素活性强，个别妇女服药后食欲亢进，体内合成代谢增加，体重增加；极少数妇女面部出现淡褐色色素沉着。近年来随着口服避孕药不断发展，雄激素活性降低，孕激素活性增强，用药量小，副作用也明显降低，而且能改善皮肤痤疮等，雌激素引起水钠潴留也是口服避孕药导致体重增加的原因之一，新一代口服避孕药屈螺酮炔雌醇片有抗盐皮质激素的作用，可减少水钠潴留。

（5）其他：个别妇女服药后出现头痛、复视、乳房胀痛等，可对症处理，必要时停药作进一步检查。

知识点27：长期应用甾体激素避孕药对机体代谢的影响

副高：熟练掌握　正高：熟练掌握

长期应用甾体激素避孕药对糖代谢的影响与避孕药中雌、孕激素成分及剂量有关。部分使用者对胰岛功能有一定影响，可出现糖耐量改变，但无糖尿病征象，停药后恢复正常。对脂代谢的影响，目前认为雌激素使低密度脂蛋白（LDL）降低，高密度脂蛋白（HDL）升高，也可使三酰甘油升高。而孕激素可对抗三酰甘油升高，但高密度脂蛋白降低。高密度脂蛋白增高，对心脏、血管起保护作用，可防止动脉硬化。低密度脂蛋白增高，可使动脉硬化，对心血管不利。因此对有心血管疾病发生存在潜在因素的妇女（如年龄较大长期吸烟者，有高血压等心血管疾病者）不宜长期用甾体激素避孕药。甾体激素避孕药对蛋白质代谢的影响较小，无临床症状。

知识点28：长期应用甾体激素避孕药对心血管系统的影响

副高：熟练掌握　正高：熟练掌握

由于甾体激素避孕药对脂代谢的影响，长期应用甾体激素避孕药对心血管系统有一定的影响，增加卒中、心肌梗死的发病概率。目前使用的低剂量甾体激素避孕药对心血管疾病的风险明显降低，尤其是年轻（年龄＜35岁）、无吸烟、无高血压史或服药期间血压不增高的妇女。

知识点29：长期应用甾体激素避孕药对凝血功能的影响

副高：熟练掌握　　正高：熟练掌握

雌激素可使凝血因子升高，使用较大剂量的雌激素可发生血栓性疾病。目前国内使用的甾体避孕药是含雌激素 30～35μg，属于低剂量甾体激素避孕药，并不增加血栓性疾病的发病率。

知识点30：长期应用甾体激素避孕药对肿瘤的影响　副高：熟练掌握　　正高：熟练掌握

复方口服避孕药中孕激素成分对子宫内膜有保护作用，可减少子宫内膜癌的发病概率。长期服用复方口服避孕药也可降低卵巢癌的发病风险。长期用甾体激素避孕药是否增加乳腺癌的发生，近年仍有争议，有待进一步研究。

知识点31：长期应用甾体激素避孕药对子代的影响　副高：熟练掌握　　正高：熟练掌握

复方短效口服避孕药停药后，妊娠不增加胎儿畸形的发生率。由于复方短效口服避孕药，激素含量低，停药后即可妊娠，不影响子代生长与发育。长效避孕药内含激素成分及剂量，与短效避孕药有很大不同，停药后6个月妊娠安全。

知识点32：紧急避孕的概念　　　　副高：熟练掌握　　正高：熟练掌握

无保护性生活后或避孕失败后几小时或几日内，妇女为防止非意愿性妊娠的发生而采用的补救避孕法，称为紧急避孕，包括放置宫内节育器和口服紧急避孕药。

知识点33：紧急避孕的适应证及副作用　　副高：熟练掌握　　正高：熟练掌握

（1）适应证：①避孕失败，包括阴茎套破裂、滑脱；未能做到体外排精；错误计算安全期；漏服短效避孕药；宫内节育器脱落；②性生活未使用任何避孕措施；③遭受性暴力。

（2）副作用：可能出现恶心、呕吐、不规则阴道流血及月经紊乱，一般不需处理。若月经延迟1周以上，需除外妊娠。米非司酮片副作用少而轻。

知识点34：紧急避孕的方法　　　　副高：熟练掌握　　正高：熟练掌握

（1）宫内节育器：带铜宫内节育器可用于紧急避孕，特别适合希望长期避孕而且符合放置节育器者及对激素应用有禁忌证者。在无保护性生活后5天（120小时）之内放入，有效率达95%以上。

（2）紧急避孕药种类及用法：主要有雌孕激素复方制剂、单孕激素制剂及抗孕激素制剂

3大类。①雌、孕激素复方制剂：我国现有复方左炔诺孕酮片，含炔雌醇30μg、左炔诺孕酮150μg，剂量显著降低。服用方法：在无保护性生活后72小时内即服4片，12小时再服4片。②单孕激素制剂：现有左炔诺孕酮片，含左炔诺孕酮0.75mg。无保护性生活72小时内服1片，12小时重复1片。正确使用的妊娠率仅4%。③米非司酮片：为抗孕激素制剂。于1993年用于紧急避孕。在无保护性生活120小时之内服用米非司酮10mg或25mg，1片即可。有效率达85%以上，妊娠率2%。

| 知识点35：外用避孕的方法 | 副高：熟练掌握　正高：熟练掌握 |

（1）阴茎套：也称避孕套，为男性避孕工具。作为屏障阻止精子进入阴道而达到避孕目的，其为筒状优质薄型乳胶制品，顶端呈小囊状，排精时精液储留在囊内，容量为1.8ml。阴茎套分为29mm、31mm、33mm、35mm 4种规格。使用前应先行吹气检查有无漏孔，同时排去小囊内空气，射精后在阴茎尚未软缩时即捏住套口和阴茎一起取出。使用时选择合适阴茎套型号，不宜过大或过小。每次性交时均应全程使用，不能反复使用。正确使用避孕率高，达93%～95%。阴茎套还具有防止性传播性疾病的作用，近年来受到全球重视。

（2）阴道套：也称女用避孕套，既能避孕，又能防止性传播疾病。目前我国尚无供应。

（3）外用杀精剂：是性交前置入女性阴道，具有灭活精子作用的一类化学避孕制剂。目前临床常用有避孕栓剂、片剂、胶冻剂、凝胶剂及避孕薄膜等，由活性成分壬苯醇醚与基质制成。壬苯醇醚有强烈杀精作用，能破坏精子细胞膜使精子失去活性。基质可使杀精剂扩散覆盖宫口，提高杀精效果。使用时应注意：①每次性交前均需使用；②片剂、栓剂和薄膜置入阴道后，需等待5～10分钟，溶解后才能起效而后性生活，若置入30分钟尚未性交，必须再次放置；③绝经过渡期妇女阴道分泌物少，不易溶解。最好选用胶冻剂或凝胶剂，不宜选用其他杀精剂。正确使用外用杀精剂，有效率达95%以上。使用失误，失败率高达20%以上，不作为避孕首选药。

（4）安全期避孕：又称自然避孕。是根据女性生殖生理的知识推测排卵日期，在判断周期中的易受孕期进行禁欲而达到避孕目的。包括日历表法、基础体温法、宫颈黏液观察法。日历表法适用于周期规则妇女，排卵通常发生在下次月经前14日左右，据此推算出排卵前后4～5日为易受孕期。其余时间视为安全期。基础体温法和宫颈黏液观察法是根据基础体温和宫颈黏液判断排卵日期。基础体温的曲线变化与排卵时间的关系并不恒定，宫颈黏液观察需要经过培训才能掌握。因此安全期避孕法（自然避孕法）并不十分可靠，不宜推广。

（5）其他避孕：黄体生成激素释放激素类似物避孕、免疫避孕法的导向药物避孕和抗生育疫苗等，目前正在研究中。

第二节　输卵管绝育术

| 知识点1：经腹输卵管结扎的优越性 | 副高：熟练掌握　正高：熟练掌握 |

经腹输卵管结扎的优越性有：①器械设备要求不高，在乡级卫生院均可实施；②只要

经过正规训练，都能正确掌握技术操作；③对组织创伤小，只要按操作规程进行，多无严重并发症，不影响妇女身体健康；④可与腹部其他手术同时进行，如在做剖宫产、异位妊娠病灶切除术、卵巢囊肿摘除术时，同时结扎输卵管；⑤手术时间限制不严，可以在月经后、人工流产后、引产后、产褥期、妊娠期进行手术；⑥此手术对输卵管创伤较小，可逆性高。

知识点2：经腹输卵管结扎术的适应证和禁忌证　副高：熟练掌握　正高：熟练掌握

（1）适应证：①自愿接受绝育手术且无禁忌证者；②患有严重全身性疾病不宜生育者，可行治疗性绝育术。

（2）禁忌证：①各种疾病急性期；②全身情况不良不能胜任手术者；③腹部皮肤有感染灶存在者；④急慢性盆腔炎患者；⑤24小时内体温两次超过37.5℃以上者；⑥严重神经官能症患者。

知识点3：经腹输卵管结扎术手术时间的选择　　副高：熟练掌握　正高：熟练掌握

（1）非妊娠期，以月经干净后3~4天较为合适。若超过此期限有妊娠的可能，应尽量避免在月经前或月经期施术。

（2）人工流产或取环后，可立即手术，或者在48小时内手术，病理性流产应待转经后手术。

（3）剖宫产或其他妇科手术，可同时手术。

知识点4：经腹输卵管结扎术的手术步骤　　　副高：熟练掌握　正高：熟练掌握

（1）排空膀胱，取仰卧位，留置导尿管。

（2）手术野按常规消毒铺巾。

（3）取下腹正中耻骨联合上两横指（3~4cm）做2cm长纵切口，产后在宫底下2~3cm做纵切口。

（4）寻找提取输卵管是手术的主要环节。术者用左手示指经切口伸入腹腔，沿宫底后方滑向一侧宫角处，摸到输卵管后右手持卵圆钳将输卵管夹住，轻提至切口外，此为卵圆钳取管法，也可用指板法或吊钩法提取输卵管。只有见到输卵管伞端后才证实为输卵管，术中需同时检查卵巢有无异常。

（5）输卵管结扎的方法有抽心包埋法、输卵管银夹法和输卵管折叠结扎切除法。抽心包埋法具有血管损伤少、并发症少、成功率高等优点，目前广泛应用。手术方法：用两把鼠齿钳夹持输卵管，于输卵管峡部浆膜下注入0.5%利多卡因1ml使浆膜膨胀，用尖刀切开膨胀的浆膜层，再用弯蚊钳游离该段输卵管，剪除输卵管约1cm长，用4号丝线结扎输卵管两侧断端，1号丝线连续缝合浆膜层，将近端包埋于输卵管系膜内，远端留于系膜外。同法处理对侧输卵管。

知识点5：经腹输卵管结扎术的术后并发症　　　副高：熟练掌握　正高：熟练掌握

一般不发生。

（1）出血或血肿：过度牵拉损伤输卵管或输卵管系膜血管，引起腹腔内积血或血肿。

（2）感染：包括局部感染和全身感染。感染原因为体内原有感染尚未控制，消毒不严或手术操作无菌观念不强。

（3）损伤：解剖关系辨认不清或操作粗暴可致膀胱、肠管损伤。

（4）输卵管再通：绝育有1%～2%再通率。操作时术者思想应高度集中，严防误扎、漏扎输卵管，引起输卵管再通。

知识点6：经腹输卵管结扎术的术后处理　　　副高：熟练掌握　正高：熟练掌握

经腹输卵管结扎术采用的是局部浸润麻醉，术后不需禁食，及早下床活动。注意观察生命体征。术后2周内禁止性交。若为流产或产后绝育，应按流产后或产后注意事项处理。

知识点7：经腹腔镜输卵管绝育术的禁忌证　　　副高：熟练掌握　正高：熟练掌握

经腹腔镜输卵管绝育术的禁忌证主要为腹腔粘连、心肺功能不全、膈疝等，其余同经腹输卵管结扎术。

知识点8：经腹腔镜输卵管绝育术的术前准备　　　副高：熟练掌握　正高：熟练掌握

（1）病史收集及全面体检：常规做血、尿常规检查，胸透、心电图检查，以排除手术禁忌及隐患。

（2）皮肤准备：按腹部及外阴手术常规备皮，重点清理脐部，用棉签以旋转方式彻底清洗脐部。

（3）身体准备：为术中有良好视野，术前1天应进流食或术前8小时禁食，术前用肥皂水灌肠。

知识点9：经腹腔镜输卵管绝育术的手术步骤　　　副高：熟练掌握　正高：熟练掌握

局麻、硬膜外麻醉或全身麻醉。脐孔下缘做1cm小切口，先用气腹针插入腹腔，充CO_2 2～3L，然后插入套管针放置腹腔镜。在腹腔镜直视下将弹簧夹或硅胶环置于输卵管峡部，以阻断输卵管通道。也可采用双极电凝法烧灼输卵管峡部1～2cm。机械性绝育术与电凝术相比，毁损组织少，可能为以后输卵管复通提供更高成功率。

知识点10：经腹腔镜输卵管绝育术的术后处理 副高：熟练掌握 正高：熟练掌握

经腹腔镜输卵管绝育术的术后处理包括：①静卧4～6小时后可下床活动；②观察生命体征有无改变。

第三节 避孕失败的补救措施

知识点1：人工流产概述 副高：熟练掌握 正高：熟练掌握

人工流产指因意外妊娠、疾病等原因而采用人工方法终止妊娠，是避孕失败的补救方法。人工流产对妇女的生殖健康有一定的影响，应做好避孕工作，避免或减少意外妊娠是计划生育工作的真正目的。终止早期妊娠的人工流产方法包括手术流产和药物流产。手术流产是采用手术方法终止妊娠，包括负压吸引术和钳刮术。

知识点2：负压吸引术的适应证和禁忌证 副高：熟练掌握 正高：熟练掌握

负压吸引术是指利用负压原理，将妊娠物从宫腔内吸出。

（1）适应证：妊娠10周内要求终止妊娠而无禁忌证，患有某种严重疾病不宜继续妊娠。

（2）禁忌证：①各种疾病的急性阶段；②生殖器官炎症，如阴道炎、急性或亚急性宫颈炎和盆腔炎等，需经治疗控制后再行手术；③全身状态不良，不能耐受手术者，如心力衰竭、高血压伴有自觉症状、结核病伴有高热、严重贫血等，均需治疗好转后住院手术；④术前体温2次在37.5℃以上者暂缓手术。

知识点3：负压吸引术的术前准备 副高：熟练掌握 正高：熟练掌握

（1）详细询问此次妊娠情况及避孕史，特别注意月经史、人工流产史、剖宫产史及是否为哺乳期妊娠等。

（2）妇科检查时，注意子宫的大小、质地、方向。注意子宫颈的长度、硬度、宫颈口的松紧度，取白带查滴虫、真菌及清洁度，如有异常应治愈后再手术。

（3）血或尿hCG测定，超声检查确诊。

（4）实验室检查，包括阴道分泌物常规、血常规及凝血检测。

（5）术前测量体温、脉搏、血压。

（6）排空膀胱。

知识点4：负压吸引术的手术步骤 副高：熟练掌握 正高：熟练掌握

受术者取膀胱截石位。常规消毒外阴和阴道，铺无菌巾。做双合诊复查子宫位置、大小及附件等情况。阴道窥器扩张阴道，消毒阴道及宫颈管，用宫颈钳夹持宫颈前唇。顺子宫位置的方向，用探针探测宫腔方向及深度，根据宫腔大小选择吸管。宫颈扩张器扩张宫颈管，由小号到大号，循序渐进。扩张到比选用吸头大半号或1号。将吸管连接到负压吸引器上，将吸管缓慢送入宫底部，遇到阻力略向后退。按孕周及宫腔大小给予负压，一般控制在400～500mmHg，按顺时针方向吸宫腔1～2圈。感到宫壁粗糙，提示组织吸净，此时将橡皮管折叠，取出吸管。用小号刮匙轻轻搔刮宫底及两侧宫角，检查宫腔是否吸净。必要时重新放入吸管，再次用低负压吸宫腔1圈。取下宫颈钳，用棉球拭净宫颈及阴道血迹，术毕。将吸出物过滤，测量血液及组织容量，检查有无绒毛。未见绒毛需送病理检查。

知识点5：负压吸引术的注意事项　　　副高：熟练掌握　　正高：熟练掌握

负压吸引术的注意事项有：①正确判别子宫大小及方向，动作轻柔，减少损伤；②扩宫颈管时用力均匀，以防宫颈内口撕裂；③严格遵守无菌操作常规；④目前静脉麻醉应用广泛，应由麻醉医师实施和监护，以防麻醉意外；⑤当孕周≥10周的早期妊娠应采用钳刮术。该手术应先通过机械或药物方法使宫颈松软，然后用卵圆钳钳夹胎儿及胎盘。由于此时胎儿较大、骨骼形成，容易造成出血多、宫颈裂伤、子宫穿孔等并发症。⑥流产后做好避孕宣教，告知流产的利害关系，立即落实避孕措施，避免再次意外妊娠。

知识点6：人工流产术的并发症及处理　　　副高：熟练掌握　　正高：熟练掌握

（1）出血：妊娠月份较大时，因子宫较大，子宫收缩欠佳，出血量多。可在扩张宫颈后，宫颈注射缩宫素，并尽快取出绒毛组织。吸管过细、胶管过软或负压不足引起出血，应及时更换吸管和胶管，调整负压。

（2）子宫穿孔：是人工流产术的严重并发症。发生率与手术者操作技术以及子宫本身情况（如哺乳期妊娠子宫，剖宫产后瘢痕子宫再次妊娠等）有关。手术时突然感到无宫底感觉，或手术器械进入深度超过原来所测得深度，提示子宫穿孔，应立即停止手术。穿孔小，无脏器损伤或内出血，手术已完成，可注射子宫收缩剂保守治疗，并给予抗生素预防感染。同时密切观察血压、脉搏等生命体征。若宫内组织未吸净，应由有经验医师避开穿孔部位，也可在B超引导下或腹腔镜下完成手术。破口大、有内出血或怀疑脏器损伤，应剖腹探查或腹腔镜检查，根据情况做相应处理。

（3）人工流产综合反应：指手术时疼痛或局部刺激，使受术者在术中或术毕出现恶心呕吐、心动过缓、心律不齐、面色苍白、头昏、胸闷、大汗淋漓，严重者甚至出现血压下降、昏厥、抽搐等迷走神经兴奋症状。这与受术者的情绪、身体状况及手术操作有关。发现症状应立即停止手术，给予吸氧，一般能自行恢复。严重者可加用阿托品0.5～1mg静脉注射。术前重视精神安慰，术中动作轻柔，吸宫时掌握适当负压，减少不必要的反复吸刮，均能降低人工流产综合反应的发生率。

（4）漏吸或空吸：施行人工流产术未吸出胚胎及绒毛而导致继续妊娠或胚胎停止发育，称为漏吸。漏吸常见于子宫畸形、位置异常或操作不熟练引起。一旦发现漏吸，应再次行负压吸引术。误诊宫内妊娠行人工流产术，称为空吸。术毕吸刮出物肉眼未见绒毛，要重复妊娠试验及B超检查，宫内未见妊娠囊，诊断为空吸，必须将吸刮的组织全部送病理检查，警惕宫外孕。

（5）吸宫不全：指人工流产术后部分妊娠组织物的残留。与操作者技术不熟练或子宫位置异常有关，是人工流产术常见的并发症。手术后阴道流血时间长，血量多或流血停止后再现多量流血，应考虑为吸宫不全，血或尿hCG检测和B超检查有助于诊断。无明显感染征象，应尽早行刮宫术，刮出物送病理检查。术后给予抗生素预防感染。若同时伴有感染，应控制感染后再行刮宫术。

（6）感染：可发生急性子宫内膜炎、盆腔炎等，术后应预防性应用抗生素，口服或静脉给药。

（7）羊水栓塞：少见，往往由于宫颈损伤、胎盘剥离使血窦开放，为羊水进入创造条件。

（8）远期并发症：有宫颈粘连、宫腔粘连、慢性盆腔炎、月经失调、继发性不孕等。

知识点7：药物流产的适应证和禁忌证　　　　副高：熟练掌握　　正高：熟练掌握

药物流产是用药物而非手术终止早孕的一种避孕失败的补救措施。目前临床应用的药物为米非司酮和米索前列醇，米非司酮是一种类固醇类的抗孕激素制剂，具有抗孕激素及抗糖皮质激素作用。米索前列醇是前列腺素类似物，具有子宫兴奋和宫颈软化作用。两者配伍应用终止早孕完全流产率达90%以上。

（1）适应证：①妊娠≤49天，本人自愿、年龄＜40岁的健康妇女；②血或尿hCG阳性，B超确诊为宫内妊娠；③人工流产术高危因素者，如瘢痕子宫、哺乳期、宫颈发育不良或严重骨盆畸形；④多次人工流产术史，对手术流产有恐惧和顾虑心理者。

（2）禁忌证：①有使用米非司酮禁忌证，如肾上腺及其他内分泌疾病、妊娠期皮肤瘙痒史、血液病、血管栓塞等病史；②有使用前列腺素药物禁忌证，如心血管疾病、青光眼、哮喘、癫痫、结肠炎等；③带器妊娠、宫外孕；④其他：过敏体质、妊娠剧吐、长期服用抗结核、抗癫痫、抗抑郁、抗前列腺素药等。

知识点8：药物流产的用药方法　　　　副高：熟练掌握　　正高：熟练掌握

米非司酮分顿服法和分服法。①顿服法：于用药第1天顿服200mg；②分服法：150mg米非司酮分次口服，服药第1天晨服50mg，8～12小时再服25mg；用药第2天早晚各服米非司酮25mg；第3天上午7时再服25mg。每次服药前后至少空腹1小时。

米索前列醇分顿服法和分服法。①顿服法：于服药的第3天早上口服0.6mg，前后空腹1小时；②分服法：于第3天口服米非司酮后1小时服米索前列醇。

知识点9：药物流产的注意事项　　　　副高：熟练掌握　　正高：熟练掌握

（1）药物流产必须在有正规抢救条件的医疗机构进行。

（2）必须在医护人员监护下使用，严密观察出血及副作用的发生情况。

（3）注意鉴别异位妊娠、葡萄胎等疾病，防止漏诊或误诊。

（4）出血时间长、出血多是药物流产的主要副作用。极少数人可大量出血而需急诊刮宫终止妊娠。

（5）药流后需落实避孕措施，可立即服用复方短效口服避孕药。

第四节　避孕节育措施的选择

知识点1：新婚期节育措施的选择	副高：熟练掌握　正高：熟练掌握

（1）原则：新婚夫妇年轻，尚未生育，应选择使用方便、不影响生育的避孕方法。

（2）选用方法：复方短效口服避孕药使用方便，避孕效果好，不影响性生活，列为首选。男用阴茎套也是较理想的避孕方法，性生活适应后可选用阴茎套。还可选用外用避孕栓、薄膜等。由于尚未生育，一般不选用宫内节育器。不适宜用安全期、体外排精及长效避孕药。

知识点2：哺乳期节育措施的选择	副高：熟练掌握　正高：熟练掌握

（1）原则：不影响乳汁质量及婴儿健康。

（2）选用方法：阴茎套是哺乳期选用的最佳避孕方式。也可选用单孕激素制剂长效避孕针或皮下埋植剂，使用方便，不影响乳汁质量。哺乳期放置宫内节育器，操作要轻柔，防止子宫损伤。由于哺乳期阴道较干燥，不适用避孕药膜。哺乳期不宜使用雌、孕激素复合避孕药或避孕针以及安全期避孕。

知识点3：生育后期节育措施的选择	副高：熟练掌握　正高：熟练掌握

（1）原则：选择长效、安全、可靠的避孕方法，减少非意愿妊娠进行手术带来的痛苦。

（2）选用方法：各种避孕方法（宫内节育器、皮下埋植剂、复方口服避孕药、避孕针、阴茎套等）均适用，根据个人身体状况进行选择。对某种避孕方法有禁忌证者，则不宜使用此种方法。已生育两个或以上妇女，宜采用绝育术为妥。

知识点4：绝经过渡期节育措施的选择	副高：熟练掌握　正高：熟练掌握

（1）原则：此期仍有排卵可能，应坚持避孕，选择以外用避孕药为主的避孕方法。

（2）选用方法：可采用阴茎套。原来使用宫内节育器无不良反应可继续使用，至绝经后半年取出。绝经过渡期阴道分泌物较少，不宜选择避孕药膜避孕，可选用避孕栓、凝胶剂。不宜选用复方避孕药及安全期避孕。

第二十六章 妇女保健

知识点1：妇女保健工作的意义　　　　　　　副高：熟练掌握　　正高：熟练掌握

妇女保健是以维护和促进妇女健康为目的，以"保健为中心，临床为基础，保健与临床相结合，以生殖健康为核心，面向基层，面向群体"为工作方针，开展以群体为服务对象，做好妇女保健工作，保护妇女健康，提高人口素质，是国富民强的基础工程。

知识点2：妇女保健工作的目的　　　　　　　副高：熟练掌握　　正高：熟练掌握

妇女保健工作目的是通过积极的预防、普查、监护和保健措施，做好妇女各期保健以降低患病率，消灭和控制某些疾病及遗传病的发生，控制性传播疾病的传播，降低孕产妇和围生儿死亡率，促进妇女身心健康。

知识点3：妇女保健的服务范围　　　　　　　副高：熟练掌握　　正高：熟练掌握

（1）从年龄考虑，妇女保健服务范围是妇女的一生。

（2）从服务性质考虑，随着医学模式向社会－心理－生物医学新模式转换，除身体保健外，还包括心理社会方面的保健内容。

（3）妇女保健涉及女性的青春期、生育期、围生期、绝经过渡期和老年期，研究各期的特点和保健要求，以及影响妇女健康的卫生服务、社会环境、自然环境和遗传等方面的各种高危因素，制订保健对策和管理方法，开展妇女各期保健、妇女常见病和恶性肿瘤的普查普治、计划生育指导、妇女劳动保护、妇女心理保健等保健工作，以利于提高妇女健康水平。

知识点4：妇女保健与生殖健康　　　　　　　副高：熟练掌握　　正高：熟练掌握

WHO给予"生殖健康"的定义为"在生命所有各个阶段的生殖功能和生命全过程中，身体、心理和社会适应的完好状态，而不仅仅是没有疾病和虚弱"。妇女保健促进生殖健康。生殖健康要点是：①以人为中心，生殖健康把保护妇女健康提高到人权水平，把提高妇女地位作为先决条件；②以服务对象的需求为评价标准，保健工作不是单纯通过生物医学等技术手段，而是通过增强妇女权利和提高妇女地位，最终达到降低死亡率和人口出生率的目标；③强调满意和安全的性生活；④强调社会参与和政府责任，生殖健康的落实需要人们的广泛参与，需要社会各团体、各部门的协调，政府要给予政策支持和保证；⑤涉及学科广，包括生物医学、心理学、社会学、人类学、伦理学等学科领域。

知识点5：青春期保健　　　　　　　　　副高：熟练掌握　正高：熟练掌握

（1）一级预防：青春期保健应重视健康与行为方面的问题，以加强一级预防为重点：①自我保健：加强健康教育，使青少年了解自己生理、心理上的特点，懂得自爱，学会保护自己，培养良好的个人生活习惯，合理安排生活和学习，有适当的运动与正常的娱乐，注意劳逸结合；②营养指导：注意营养成分的搭配，提供足够的热量，定时定量，三餐有度；③体育锻炼：对身体健康成长十分重要，注意运动负荷量，不宜过量，经期应避免剧烈的跑跳动作；④卫生指导：注意经期卫生，正确保护皮肤，防止痤疮，保护大脑，开发智力，远离烟酒；⑤性教育：通过性教育使少女了解基本性生理和性心理卫生知识，正确对待和处理性发育过程中的各种问题，以减少非意愿妊娠率，预防性传播疾病。

（2）二级预防：包括早期发现疾病和行为偏异以及减少危险因素两个方面，通过学校保健等普及对青少年的体格检查，及早筛查出健康和行为问题。

（3）三级预防：包括对女青年疾病的治疗与康复。

知识点6：婚前保健　　　　　　　　　　副高：熟练掌握　正高：熟练掌握

婚前保健是为即将婚配的男女双方在结婚登记前所提供的保健服务，包括婚前医学检查、婚前卫生指导和婚前卫生咨询。①婚前医学检查是通过医学检查手段发现有影响结婚和生育的疾病，给予及时治疗，并提出有利于健康和出生子代素质的医学意见；②婚前卫生指导能促进服务对象掌握性保健、生育保健和新婚避孕知识，为个人达到生殖健康目的奠定良好基础；③婚前卫生咨询能帮助服务对象改变不利于健康的行为，对促进健康、保障健康生育起到积极的保护作用。这三类问题需要通过耐心、细致的咨询服务，方能达到保护母婴健康和减少严重遗传性疾病患儿出生的目的。

知识点7：婚前医学检查的主要疾病　　　副高：熟练掌握　正高：熟练掌握

婚前医学检查包括对下列疾病的检查：①严重遗传性疾病：是指由于遗传因素先天形成，患者全部或部分丧失自主生活能力，后代再发风险高，医学上认为不宜生育的遗传性疾病；②指定传染病：是指《中华人民共和国传染病防治法》中规定的艾滋病、淋病、梅毒、麻风病及医学上认为影响结婚和生育的其他传染病；③有关精神病：是指精神分裂症、躁狂抑郁型精神病及其他重型精神病，丧失婚姻行为能力或在病情发作期有攻击危害行为；④影响结婚和生育的重要脏器及生殖系统疾病等。

知识点8：婚前卫生指导　　　　　　　　副高：熟练掌握　正高：熟练掌握

婚前卫生指导内容包括：①有关性保健教育；②新婚避孕知识及计划生育指导；③受孕

前的准备、环境和疾病对后代影响等孕前保健知识；④遗传病的基本知识；⑤影响婚育的有关疾病的基本知识；⑥其他生殖健康知识。

知识点9：婚前卫生咨询的基本原则　　　　副高：熟练掌握　正高：熟练掌握

优质的咨询必须遵循以下基本原则：①建立良好的关系；②确定对象的需求；③尊重对方的价值观；④鼓励对象的参与；⑤帮助作出"知情选择"；⑥掌握"保护隐私"的原则。

知识点10：生育期保健　　　　副高：熟练掌握　正高：熟练掌握

生育期保健主要是维护生殖功能的正常，保证母婴安全，降低孕产妇死亡率和围生儿死亡率。应以加强一级预防为重点：普及孕产期保健和计划生育技术指导；二级预防：使妇女在生育期因孕育或节育导致的各种疾病，能做到早发现、早防治，提高防治质量；三级预防：提高对高危孕产妇的处理水平，降低孕产妇死亡率和围生儿死亡率。

知识点11：围生期保健　　　　副高：熟练掌握　正高：熟练掌握

围生期保健是在近代围生医学发展的基础上建立起来的新兴学科。围生期保健是指一次妊娠从妊娠前、妊娠期、分娩期、产褥期（哺乳期）到新生儿期，为孕母和胎婴儿的健康所进行的一系列保健措施，从而保障母、婴安全，降低孕产妇死亡率和围生儿死亡率。

知识点12：早孕期保健　　　　副高：熟练掌握　正高：熟练掌握

早孕期保健的主要内容有：①确诊早孕，登记早孕保健卡；②确定基础血压，基础体重；③进行高危妊娠的初筛，了解有无高血压、心脏病、糖尿病、肝肾疾病等病史，以及有无不良孕产史；④询问家族成员有无遗传病史；⑤保持室内空气清新，避免接触空气污浊环境，避免病毒感染，戒烟酒；⑥患病用药要遵医嘱，以防药物致畸；⑦了解有无接触过有害的化学制剂及长期放射线接触史；⑧早孕期避免精神刺激，保持心情舒畅，注意营养，提供足够热量、蛋白质，多吃蔬菜水果；⑨生活起居要有规律，避免过劳，保证睡眠时间，每日有适当活动。

知识点13：产时保健　　　　副高：熟练掌握　正高：熟练掌握

产时保健要抓好"五防、一加强"。

（1）"五防"：①防感染（应严格执行无菌操作规程，防产褥感染及新生儿破伤风等）；②防滞产（注意产妇精神状态，给予安慰和鼓励，密切注意宫缩，定时了解宫颈口扩张情况和胎先露下降，及时识别头位难产）；③防产伤（及时发现和正确处理各种难产，提高接产技术是关键）：④防出血（及时纠正宫缩乏力，及时娩出胎盘，产后出血仍是我国农村孕产妇第一位死因）；⑤防窒息（及时处理胎儿窘迫，接产时做好新生儿抢救工作）。

（2）"一加强"：指加强对高危妊娠的产时监护和产程处理。

知识点14：绝经过渡期保健　　　　　　副高：熟练掌握　正高：熟练掌握

绝经过渡期的保健内容有：①合理安排生活，重视蛋白质、维生素及微量元素的摄入，保持心情舒畅，注意锻炼身体；②保持外阴部清洁，预防萎缩的生殖器发生感染；防治绝经过渡期月经失调，重视绝经后阴道流血；③体内支持组织及韧带松弛，容易发生子宫脱垂及压力性尿失禁，应行肛提肌锻炼，即用力做收缩肛门括约肌的动作，以加强盆底组织的支持力；④此期是妇科肿瘤的好发年龄，应每年定期体检；⑤在医师指导下，采用激素补充治疗、补充钙剂等方法防治绝经综合征、骨质疏松、心血管疾病等发生；⑥虽然此期生育能力下降，仍应避孕至月经停11~12个月以后。

知识点15：老年期保健　　　　　　　　副高：熟练掌握　正高：熟练掌握

国际老年学会规定65岁以上为老年期。老年期是一生中生理和心理上一个重大转折点，由于生理方面的明显变化所带来心理及生活的巨大变化，使处于老年期的妇女较易患各种身心疾病：萎缩性阴道炎、子宫脱垂和膀胱膨出、直肠膨出、妇科肿瘤、脂代谢混乱、老年性痴呆等。应定期体格检查，加强身体锻炼，合理应用激素类药物，以利于健康长寿。

知识点16：月经期的生理卫生保健　　　　副高：熟练掌握　正高：熟练掌握

月经初潮来临，身心发生的巨大变化会造成少女困惑、焦虑和烦躁，这需要对少女进行适当的性教育。月经周期中激素水平变化可能和相应的情绪变化有关，在经前期雌激素水平低时，情绪常消极；经期前后的乏力、烦躁不安、嗜睡、少动为常见的心理行为症状，需适当运动加以放松。相反，生活方式改变、环境变迁、工作紧张等引起的情绪障碍，也可导致月经周期混乱和闭经。

知识点17：妊娠期和分娩期的心理卫生保健　　副高：熟练掌握　正高：熟练掌握

（1）妊娠期的心理卫生保健：妊娠期的心理状态分为3个时期：较难耐受期、适应期和过度负荷期。孕妇最常见心理问题为焦虑或抑郁状态：对妊娠、分娩、胎儿和产后等方面的关心或担心。这时的心理卫生保健重点是充分休息，进行心理咨询和心理疏导。

（2）分娩期的心理卫生保健：分娩期常见的心理问题是不适应心理（对于环境陌生和对分娩的紧张）、焦虑紧张心理（担心新生儿有缺陷、分娩不顺利，会影响宫缩而难产）、恐惧心理（会加剧分娩的疼痛，大量消耗体力和精力，导致宫缩乏力、产程延长）、依赖心理。因此，在分娩过程中，医护人员要耐心安慰孕妇，提倡开展家庭式产室，有丈夫或家人陪伴，以消除产妇的焦虑和恐惧。

知识点18：产褥期的心理卫生保健　　　副高：熟练掌握　正高：熟练掌握

产妇在产后两周内特别敏感，情绪不稳定，具有易受暗示和依赖性强等特点。常见的心理问题是焦虑和产后抑郁症，而心理因素可直接兴奋或抑制大脑皮质，刺激或抑制催乳素及缩宫素释放，影响母乳喂养。产褥期的心理保健要依靠家人和社区妇幼保健人员及时了解产妇的心理需要和心理问题，鼓励进行母乳喂养和产后锻炼，并进行心理疏导。

知识点19：辅助生育技术相关的心理卫生　　副高：熟练掌握　正高：熟练掌握

人工授精解决男性不育问题，其中使用供体的精子前需经已婚夫妻双方同意，要求他们签署知情同意书。孩子出生后，应保护妇女和孩子的利益，不得歧视她们。体外受精解决妇女因输卵管堵塞而引起的不育问题，体外受精的成功率目前仍较低，可能导致多胎妊娠，导致孕妇的病患率和死亡率增加，而且这些妇女还承受着为丈夫传宗接代的心理压力，所以要密切观察她们的身心健康。

知识点20：绝经过渡期及老年期心理卫生　　副高：熟练掌握　正高：熟练掌握

绝经过渡期及老年期妇女体内雌激素水平显著降低，引起神经体液调节紊乱，导致绝经前后的心理障碍。主要是抑郁、焦虑及情绪不稳定、身心疲劳、孤独、个性行为改变，随着机体逐步适应，内分泌环境重新建立平衡，这些心理反应也会逐渐消失。必要时加强心理咨询、健康教育和激素替代治疗，并鼓励从事力所能及的工作，增加社会文体活动。

知识点21：与妇科手术有关的心理问题　　　副高：熟练掌握　正高：熟练掌握

（1）行子宫、卵巢切除手术的心理问题：由于受术者对卵巢、子宫的功能认识不足，当因病需行子宫和/或卵巢切除时容易产生许多顾虑，担心自己女性形象受损，自我完整感丧失，担心会影响夫妻性生活等，患者会表现出情绪低落、苦闷、抑郁。对子宫、卵巢切除的患者应重视术前心理咨询，医师应向患者说明手术的必要性及方法，告知术后不会影响夫妻性生活，也不会改变妇女形象，可定期补充适当的性激素类药物，还要做好患者丈夫和家属的工作，多方面减少患者的压力和精神负担。

（2）行输卵管结扎术的心理问题：绝育手术输卵管结扎术，使卵子与精子无法相遇，达到永久性避孕的目的，并不影响卵巢功能和夫妻间的性生活，不等同于"阉割"。但行绝育手术的女性多为健康个体，对手术容易产生恐惧、疼痛、怕出现手术后遗症的心理。因此，术前应仔细检查受术者有无神经衰弱、癔症等心理疾病，并告知手术原理，缓解其不良心理反应。

知识点22：妇女病普查普治的常用统计指标　　副高：熟练掌握　正高：熟练掌握

（1）妇女病普查率（%）=某地期内（次）实际普查妇女患者数/某地同期20~64岁妇女总数×100。

（2）妇女病总患病率（%）=某地期内查出妇女患者数/某地同期受检妇女总数×100。

（3）某种妇女病患病率（%）=某地期内查出某种妇女患者数/某地同期受检妇女总数×100。

（4）某种妇女病治疗率（%）=某地期内查出某种妇女病治疗人数/某地同期查出同种妇科病患者总数×100。

知识点23：孕产期保健工作统计指标　　副高：熟练掌握　正高：熟练掌握

（1）产前检查覆盖率（%）=期内接受一次及以上产前检查的孕妇数/期内孕妇总数×100。

（2）产前检查率（%）=期内产前检查总人次数/期内孕妇总数×100。

（3）产后访视率（%）=期内产后访视产妇数/期内分娩的产妇总数×100。

（4）住院分娩数（%）=期内住院分娩产妇数/期内分娩产妇总数×100。

知识点24：孕产期保健质量指标　　副高：熟练掌握　正高：熟练掌握

（1）高危孕妇发生率（%）=期内高危孕妇数/期内孕（产）妇总数×100。

（2）妊娠期高血压疾病发生率（%）=期内患病人数/期内孕妇总数×100。

（3）产后出血率（%）=期内产后出血人数/期内产妇总数×100。

（4）产褥感染率（%）=期内产褥感染人数/期内产妇总数×100。

（5）会阴破裂率（%）=期内会阴破裂人数/期内产妇总数×100。

知识点25：孕产期保健效果指标　　副高：熟练掌握　正高：熟练掌握

（1）围生儿死亡率（‰）=（孕28足周以上死胎死产数+生后7天内新生儿死亡数）/（孕28足周以上死胎死产数+活产数）×1000。

（2）孕产妇死亡率（%）=年内孕产妇死亡数/年内孕产妇总数×100。

（3）新生儿死亡率（‰）=期内生后28天内新生儿死亡数/期内活产数×1000。

（4）早期新生儿死亡率（‰）=期内生后7天内新生儿死亡数/期内活产数×1000。

知识点26：计划生育统计指标　　副高：熟练掌握　正高：熟练掌握

（1）人口出生率（‰）=某年出生人数/该年平均人口数×1000。

（2）人口死亡率（‰）=某年死亡人数/该年平均人口数×1000。

（3）人口自然增长率（‰）=年内人口自然增长数/同年平均人口数×1000。

（4）计划生育率（%）=符合计划生育的活胎数/同年活产总数×100。

（5）节育率（%）=落实节育措施的已婚育龄夫妇任一方人数/已婚育龄妇女数×100。

（6）绝育率（%）=男和女绝育数/已婚育龄妇女数×100。

知识点27："孕产妇死亡评审规范"的评审程序　　　副高：熟练掌握　　正高：熟练掌握

"孕产妇死亡评审规范"的评审程序包括：①妇幼保健机构在各级医疗机构配合下，负责辖区内医院内（外）孕产妇死亡信息采集，完成《医院孕产妇死亡调查》或《社区（人口）孕产妇死亡调查》，对孕产妇死亡过程进行归纳；②各级妇幼保健机构组织评审专家进行孕产妇死亡评审，根据世界卫生组织推荐的"十二格表"及"三个延误"理论进行孕产妇死亡个案分析，明确孕产妇死亡原因和基础疾病，并完成《孕产妇死亡评审个案分析报告》《孕产妇死亡评审总结报告》；③各级妇幼保健机构负责反馈孕产妇死亡评审结果，并将每年度评审主题个案调查资料、评审个案分析报告和评审总结报告上报同级卫生行政主管部门；④各级卫生行政机构根据评审发现的问题，组织制定相应的管理规定并监督落实，向下级卫生行政部门反馈评审结果，并逐级上报至中国疾病预防控制中心妇幼保健中心；⑤中国疾病预防控制中心妇幼保健中心负责整理、分析各省上报的孕产妇死亡评审总结报告，撰写分析报告，将分析报告上报卫生部妇社司，根据分析存在的问题，组织相应的培训督导。

知识点28：鉴别孕产妇危重症病例的标准　　　副高：熟练掌握　　正高：熟练掌握

国际资料显示鉴别孕产妇危重症病例的标准主要有3种：①基于某种特殊的严重疾病的临床标准如子痫、重度子痫前期、肺水肿等；②基于干预措施应用的标准如进入ICU治疗、需要立即切除子宫、需要输血等；③基于器官功能障碍或衰竭的标准如心功能不全、肾衰竭等。

第三篇
妇产科常用特殊检查

第一章　生殖道细胞学检查

采集标本前24小时内禁止性生活、阴道检查、阴道灌洗及用药，采集标本的用具应干燥无菌。

（1）阴道涂片：主要目的是了解卵巢或胎盘功能。对已婚妇女，一般在阴道侧壁上1/3处轻轻刮取黏液及细胞做涂片，避免将深层细胞混入而影响诊断，薄而均匀地涂于玻片上，置95%乙醇中固定。对无性生活的妇女，阴道分泌物极少，可将消毒棉签先浸湿，然后伸入阴道在其侧壁上1/3处轻卷后取出棉签，在玻片上涂片并固定。

（2）子宫颈刮片：是子宫颈癌筛查的重要方法。取材应在子宫颈外口鳞-柱状上皮交界处，以子宫颈外口为圆心，将木质铲形小刮板轻轻刮取一周，避免损伤组织引起出血而影响检查结果。若白带过多，应先用无菌干棉球轻轻擦净黏液，再刮取标本，然后均匀地涂布于玻片上。该法获取细胞数目不全面，制片也较粗劣，故多推荐涂片法。

（3）子宫颈刷片：先将子宫颈表面分泌物拭净，将"细胞刷"置于子宫颈管内，达子宫颈外口上方10mm左右，在子宫颈管内旋转数圈后取出，旋转"细胞刷"将附着于小刷子上的标本均匀地涂布于玻片上或洗脱于保存液中。涂片液基细胞学特别是用薄层液基细胞学检查所制备单层细胞涂片效果清晰，阅片容易，与常规制片方法比较改善了样本收集率并使细胞均匀分布在玻片上。此外，该技术一次取样可多次重复制片并可供作高危型HPV检测和自动阅片。

（4）宫腔吸片：疑宫腔内有恶性病变时可采用宫腔吸片，较阴道涂片及诊刮阳性率高。选择直径1～5mm不同型号塑料管，一端连于干燥消毒的注射器，用大镊子将塑料管另一端送入子宫腔内达宫底部，上下左右转动方向，轻轻抽吸注射器，将吸出物涂片、固定、染色。取出吸管时停止抽吸，以免将子宫颈管内容物吸入。宫腔吸片标本中可能含有输卵管、卵巢或盆腹腔上皮细胞成分。亦可用宫腔灌洗法，用注射器将10ml无菌0.9%氯化钠注射液注入宫腔，轻轻抽吸洗涤内膜面，然后收集洗涤液，离心后取沉渣涂片。此法简单，取材效果好，特别适合于绝经后出血妇女。与诊刮效果相比，患者痛苦小，易于接受，但取材不够全面。

知识点2：涂片的染色方法　　　　　　　　　　副高：掌握　　正高：熟练掌握

涂片的染色一般采用巴氏染色法或绍氏染色法，前者适用于癌细胞及卵巢功能的检查，染片中细胞透明度好，结构清晰，色彩鲜艳，但染色步骤较为复杂。后者染色简便，可用于卵巢功能的检查。在大数量防癌普查时常采用苏木精–伊红或湖蓝等简易染色法。

知识点3：正常生殖道脱落细胞的形态特征　　　　副高：掌握　　正高：熟练掌握

（1）鳞状上皮细胞：阴道和子宫颈阴道部上皮的鳞状上皮相仿，为非角化性分层鳞状上皮。上皮细胞分为底层、中层及表层，其生长与成熟受卵巢雌激素影响。女性一生中不同时期及月经周期中不同时间各层细胞比例均不相同，细胞由底层向表层逐渐成熟。鳞状细胞的成熟过程是：细胞由小逐渐变大；细胞形态由圆形变舟形、多边形；细胞质染色由蓝染变粉染；细胞质由厚变薄；胞核由大变小，由疏松变致密。

1）内底层细胞：又称生发层，只含一层基底细胞，是鳞状上皮再生的基础。其细胞学表现为：圆形或椭圆形，细胞小，为中性粒细胞的4～5倍，巴氏染色细胞质蓝染，核大而圆。内底层细胞不在生育期妇女的正常阴道细胞涂片中出现。

2）外底层细胞：为3～7层细胞。圆形，比内底层细胞大，为中性粒细胞的8～10倍，巴氏染色细胞质淡蓝；核为圆形或椭圆形，核质比例1：2～1：4。卵巢功能正常时，涂片中很少出现。

3）中层细胞：相当于组织学的浅棘层，是鳞状上皮中最厚的一层。根据其脱落的层次不同，形态各异。接近底层的细胞呈舟状，接近表层的细胞大小与形状接近表层细胞。细胞质巴氏染色淡蓝，根据储存的糖原多寡，可有多量嗜碱性染色或半透明细胞质。核小，呈圆形或卵圆形，淡染，核质比例低，1：10左右。

4）表层细胞：相当于组织学的表层。细胞大，为多边形，细胞质薄、透明；细胞质粉染或淡蓝，核小固缩。核固缩是鳞状细胞成熟的最后阶段。表层细胞是生育期年龄妇女子宫颈涂片中最常见的细胞。

（2）柱状上皮细胞：又分为子宫颈黏膜细胞及子宫内膜细胞。

1）子宫颈黏膜细胞：有黏液细胞和带纤毛细胞两种。在子宫颈刮片及刷片中均可找到。黏液细胞呈高柱状或立方状，核在底部，呈圆形或卵圆形，染色质分布均匀，细胞质内有空泡，易分解而留下裸核。带纤毛细胞呈立方形或矮柱状，带有纤毛，核为圆形或卵圆形，位于细胞底部。

2）子宫内膜细胞：较子宫颈黏膜细胞小，细胞为低柱状，为中性粒细胞的1～3倍。核呈圆形，核大小、形状一致，多成堆出现，细胞质少，呈淡灰色或淡红色，边界不清。

（3）非上皮成分：如吞噬细胞、白细胞、淋巴细胞、红细胞等。

知识点4：生殖道细胞表示体内雌激素水平的指数　　　副高：掌握　正高：熟练掌握

（1）成熟指数（MI）：是阴道细胞学卵巢功能检查最常用的一种。计算阴道上皮3层细胞百分比。按底层/中层/表层顺序写出，如底层5、中层60、表层35，MI应写成5/60/35，通常在低倍显微镜下观察计算300个鳞状上皮细胞，求得各层细胞的百分率。若底层细胞百分率高称左移，提示不成熟细胞增多，即雌激素水平下降；若表层细胞百分率高称右移，表示雌激素水平升高，一般有雌激素影响的涂片基本上无底层细胞；轻度影响者表层细胞<20%；高度影响者表层细胞>60%。

（2）致密核细胞指数（KI）：是计算鳞状上皮细胞中表层致密核细胞的百分率。即从视野中数100个表层细胞，如其中有40个致密核细胞，则KI为40%，指数越高，表示上皮越成熟。

（3）嗜伊红细胞指数（EI）：是计算鳞状上皮细胞中表层红染细胞的百分率。通常在雌激素影响下出现红染表层细胞，用以表示雌激素水平。指数越高，提示上皮细胞越成熟。

（4）角化指数（CI）：指鳞状上皮细胞中表层（最成熟细胞层）嗜伊红致密核细胞的百分率，用以表示雌激素的水平。

知识点5：子宫颈/阴道细胞学巴氏分类法　　　副高：掌握　正高：熟练掌握

（1）巴氏Ⅰ级：正常。为正常的阴道细胞涂片。

（2）巴氏Ⅱ级：炎症。细胞核普遍增大，核染色质较粗，但无恶性证据。

（3）巴氏Ⅲ级：可疑癌。细胞核增大，染色加深，形状不规则或见双核。细胞质少，异性程度较轻，但比Ⅱ级为重，又称"核异质"或"间变细胞"。

（4）巴氏Ⅳ级：高度可疑癌。细胞具有恶性特征，但在涂片中恶性细胞较少。

（5）巴氏Ⅴ级：癌。涂片中具有大量典型的癌细胞。

巴氏分级法的缺点是：以级别来表示细胞学改变的程度易造成假象，似乎每个级别之间有严格的区别，使临床医师仅根据分类级别的特定范围处理患者，实际上Ⅰ、Ⅱ、Ⅲ、Ⅳ级之间的区别并无严格的客观标准，主观因素较多；对癌前病变也无明确规定，可疑癌是指可疑浸润癌还是CIN不明确；不典型细胞全部作为良性细胞学改变也欠妥；未能与组织病理学诊断名词相对应，也未包括非癌的诊断。巴氏分级法已逐步被TBS分类法所取代。

知识点6：TBS分类法——未见上皮内病变细胞和恶性细胞

　　　　　　　　　　　　　　　　　　　　　　副高：熟练掌握　正高：熟练掌握

（1）病原体：①滴虫，呈梨形、卵圆形或圆形，直径15～30μm，一般见不到鞭毛。②假丝酵母菌，多数由白色假丝酵母菌引起，其余是由其他真菌引起。涂片中可见假菌丝和孢子及上皮细胞被菌丝穿捆。③细菌：正常情况下乳酸杆菌是阴道的主要菌群，在细菌性阴道病菌群发生转变，涂片中有明显的球杆菌。此外还可见放线菌，多见于用使用宫内节育器的妇女。④单纯疱疹病毒：感染生殖道的主要是疱疹Ⅱ型病毒。被感染细胞核增大，可以是单核或镶嵌的多核，核膜增厚，核呈"磨玻璃"样改变。核内可出现嗜酸性包涵体，包涵体周围常有空晕或透明带环绕。⑤衣原体：细胞学对衣原体诊断的敏感性和可重复性有争议，有更特异的检查方法如培养、酶联免疫和PCR。

（2）非瘤样发现：①反应性细胞改变：与炎症有关的反应性细胞改变（包括典型的修复）；与放疗有关的反应性细胞改变；与宫内节育器相关的反应性细胞改变。②子宫切除术后的腺细胞。③萎缩（有或无炎症）：常见于儿童、绝经期和产后。

（3）其他：子宫内膜细胞出现在40岁以上妇女的涂片中，未见上皮细胞不正常。

知识点7：TBS分类法——上皮细胞异常　　　　　　副高：熟练掌握　正高：熟练掌握

（1）鳞状上皮细胞异常：①不典型鳞状细胞（ASC）：包括无明确诊断意义的不典型鳞状细胞（ASC-US）和不能排除高级别鳞状上皮内病变不典型鳞状细胞（ASC-H）。②低级别鳞状上皮内病变（LSIL）：与CIN1术语符合；③高级别鳞状上皮内病变（HSIL）：包括CIN2、CIN3和原位癌；④鳞状细胞癌：若能明确组织类型，应按下述报告：角化型鳞癌；非角化型鳞癌；小细胞型鳞癌。

（2）腺上皮细胞改变：①不典型腺上皮细胞（AGC）：包括子宫颈管细胞AGC和子宫内膜细胞AGC；②腺原位癌（AIS）；③腺癌：若可能，则判断来源：子宫颈管、子宫内膜或子宫外。

（3）其他恶性肿瘤：原发于子宫颈和子宫体的不常见肿瘤及转移癌。

第二章　女性生殖器官活组织检查

知识点1：生殖道活组织检查的概念　　　　　　　副高：掌握　正高：熟练掌握

生殖道活组织检查是指在机体的可疑病变部位或病变部位取出少量组织进行病理检查，简称为活检。多数情况下，活检结果可作为最可靠的术前诊断依据，是诊断的金标准。妇科常用的活组织检查主要包括外阴活检、阴道活检、子宫颈活检、子宫内膜活检、诊断性子宫颈锥形切除及诊断性刮宫。有时出于术中诊断的需要也可进行卵巢组织活检、盆腔淋巴结活检、大网膜组织活检以及盆腔病灶组织活检等。

知识点2：外阴活组织检查的适应证和禁忌证　　　副高：掌握　正高：熟练掌握

（1）适应证：①外阴色素减退性疾病需明确其类型或排除恶变；②外阴部赘生物或久治不愈的溃疡需明确病变性质，尤其是需排除恶变者；③疑为外阴结核、外阴尖锐湿疣及外阴阿米巴病等外阴特异性感染需明确诊断者；④外阴局部淋巴结肿大原因不明。

（2）禁忌证：①外阴急性炎症，尤其是化脓性炎；②疑为恶性黑色素瘤；③疑为恶性滋养细胞疾病外阴转移；④尽可能避免在月经期实施活检。

知识点3：外阴活组织检查的方法和注意事项　　　副高：掌握　正高：熟练掌握

（1）方法：患者取膀胱截石位，常规外阴消毒，局部浸润麻醉。小赘生物可自蒂部剪下或用活检钳钳取，局部压迫止血。病灶面积大者行长1cm、宽0.5cm左右的梭形切口，切除病灶部位的皮肤、皮下组织以及病灶周围的部分正常皮肤，切口以细丝线缝合1~2针，无菌纱布覆盖，5天后拆线。术后可给予抗生素预防感染。标本置于4%甲醛溶液固定后送病检。

（2）注意事项：①所取组织一般要求须达到直径5mm以上；②表面有坏死溃疡的病灶，取材需达到足够深度以达到新鲜有活性的组织；③有时需做多点活检；④所取组织最好包含部分正常组织，即在病变组织与正常组织交界处活检。

知识点4：阴道活组织检查的适应证和禁忌证　　　副高：掌握　正高：熟练掌握

（1）适应证：①阴道壁赘生物或溃疡需明确病变性质；②疑为阴道尖锐湿疣等特异性感染需明确诊断；③阴道镜诊断为高级别病变。

（2）禁忌证：①外阴阴道或宫颈急性炎症；②疑为恶性黑色素瘤；③疑为恶性滋养细胞

疾病阴道转移；④月经期。

知识点5：阴道活组织检查的方法和注意事项　　　　副高：掌握　正高：熟练掌握

（1）方法：患者取膀胱截石位，常规外阴消毒，铺无菌孔巾，阴道窥器暴露取材部位并再次消毒，剪取或钳取适当大小的组织块，有蒂的赘生物可以剪刀自蒂部剪下，小赘生物可以活检钳钳取。局部压迫止血、电凝止血或缝扎止血，必要时阴道内需填塞无菌纱布卷以压迫止血。标本根据需要作冷冻切片检查或以10%甲醛或95%酒精固定后做常规组织病理检查。

（2）注意事项：阴道内填塞的无菌纱布卷须在术后24～48小时取出，切勿遗忘；其余同外阴活检。

知识点6：宫颈活组织检查的适应证和禁忌证　　　　副高：掌握　正高：熟练掌握

（1）适应证：①阴道镜诊断为子宫颈HSIL或可疑癌者；②阴道镜诊断为子宫颈LSIL，但细胞学为ASC-H及以上或AGC及以上，或阴道镜检查不充分，或检查者经验不足等；③肉眼检查可疑癌。

（2）禁忌证：①外阴阴道急性炎症；②月经期、妊娠期。

知识点7：宫颈活组织检查的方法和注意事项　　　　副高：掌握　正高：熟练掌握

（1）方法：①患者取膀胱截石位，常规外阴消毒，铺无菌孔巾；②阴道窥器暴露宫颈，拭净宫颈表面黏液及分泌物后行局部消毒；③根据需要选取取材部位，剪取或钳取适当大小的组织块：有蒂的赘生物可以剪刀自蒂部剪下；小赘生物可以活检钳钳取；有糜烂溃疡的可于肉眼所见的糜烂溃疡较明显处或病变较深处以活检钳取材；无明显特殊病变或必要时以活检钳在宫颈外口鳞状上皮与柱状上皮交界部位选3、6、9、12点处取材；为提高取材的准确性，可在宫颈阴道部涂以复方碘溶液，选择不着色区取材；也可在阴道镜或肿瘤固有荧光诊断仪的指引下进行定位活检；④局部压迫止血、出血多时可电凝止血或缝扎止血，手术结束后以长纱布卷压迫止血；⑤标本根据需要作冰冻切片检查或以10%甲醛或95%乙醇固定后作常规组织病理检查。

（2）注意事项：①阴道内填塞的长纱布卷须在术后24小时取出；②外阴阴道炎症可于治愈后再做活检；③妊娠期原则上不做活检，但临床高度怀疑宫颈恶性病变者应在做好预防和处理流产与早产的前提下做活检，在征得患者及家属的同意后方可施行；④月经前期不宜做活检，以免与活检处出血相混淆，且月经来潮时创口不易愈合，并增加内膜在切口种植的机会。

知识点8：宫颈活组织检查的术前准备及要求　　　　副高：掌握　正高：熟练掌握

（1）患有阴道炎症、阴道滴虫及真菌感染者应治愈后做活检。

（2）月经前期不宜做宫颈活检，以免与切口出血相混淆，且月经来潮时切口仍未愈合，增加内膜组织在切口上种植的机会。

（3）对病变明显者，可做单点活检以最后明确诊断。对于可疑癌症者，应多点活检取材，一般取3、6、9、12点处组织送检。

（4）注意在鳞柱交界处或正常与异常上皮交界处取材，所取组织要有一定的深度，应包括上皮及上皮下组织，以确定间质浸润情况。

知识点9：诊断性刮宫的适应证和禁忌证　　　　副高：掌握　正高：熟练掌握

（1）适应证：①子宫异常出血：需证实或排除子宫内膜癌、宫颈管癌或其他病变者，如流产、子宫内膜炎等；②月经失调：如功能失调性子宫出血，需了解子宫内膜变化及其对性激素的反应；③阴道异常排液：需检查子宫腔脱落细胞或明确有无子宫内膜病变；④不孕症：需了解有无排卵；⑤闭经：如疑有子宫内膜结核、卵巢功能失调、宫腔粘连等。

（2）禁忌证：①外阴阴道及宫颈急性炎症，急性或亚急性盆腔炎；②可疑妊娠；③急性或严重全身性疾病，不能耐受小手术者；④手术前体温＞37.5℃。

知识点10：诊断性刮宫的方法　　　　副高：掌握　正高：熟练掌握

取材时间：①月经周期正常前1～2天或月经来潮12小时内取材；②闭经：随时可取材；③功血：如疑为子宫内膜增生过长，应于月经前1～2天或月经来潮24小时内取材；如疑为子宫内膜剥脱不全，则应于月经第5～7天取材；④不孕症需了解有无排卵：于月经期前1～2天取材；⑤疑有子宫内膜癌：随时可取材；⑥疑有子宫内膜结核：于月经后半期取材，取材前3天及取材后3天每日肌内注射链霉素0.75g并口服异烟肼0.3g，防止结核扩散。

知识点11：诊断性刮宫的手术步骤　　　　副高：掌握　正高：熟练掌握

（1）排空膀胱，取膀胱截石位。常规外阴阴道消毒、铺巾。

（2）做双合诊检查，确定子宫大小、位置及周围组织情况。

（3）用窥器扩张阴道暴露子宫颈，以消毒液再次消毒阴道及子宫颈。

（4）用宫颈钳钳住子宫颈前唇，以探针查得子宫方向，缓缓进入，探测宫腔深度。

（5）用一块纱布垫于后穹隆处，以收集刮出的内膜碎块。

（6）用特制的诊断性刮匙，刮取子宫内膜。

（7）刮宫时，刮匙由内向外沿宫腔四壁、宫底及两侧角有次序地将内膜刮除并注意宫腔有无变形、高低不平等。

（8）刮出的子宫内膜全部固定于10%甲醛溶液或95%酒精溶液中，送病理检查。

知识点12：诊断性刮宫的注意事项　　　　副高：掌握　正高：熟练掌握

（1）阴道及宫颈、盆腔的急性炎症者应治愈后再做活检。

（2）最主要的并发症是出血、子宫穿孔、感染，术中术后应注意预防感染。有些疾病可能导致术中大出血，应于术前建立通路，并做好输血准备，必要时还需做好开腹手术准备；

哺乳期、产后、剖宫产术后、绝经后、子宫严重后屈等特殊情况下尤应注意避免子宫穿孔的发生；术中严格无菌操作，术前、术后可给予抗生素预防感染，一般术后2周内禁止性生活及盆浴，以免感染。

（3）若刮出物肉眼观察高度怀疑为癌组织时，不应继续刮宫，以防止血及癌扩散；若肉眼观在未见明显癌组织时，应全面刮宫，以防漏诊及术后因宫腔组织残留而出血不止。

（4）应注意避免术者在操作时唯恐不彻底，反复刮宫而伤及子宫内膜基底层，甚至刮出肌纤维组织，造成子宫内膜炎或宫腔粘连，导致闭经的情况。

知识点13：诊断性宫颈锥切术的适应证和禁忌证　　　　副高：掌握　正高：熟练掌握

（1）适应证：①宫颈刮片细胞学检查多次找到恶性细胞，而宫颈多处活检及分段诊刮病理检查均未发现癌灶者；②宫颈活检为CIN3需要确诊，或可疑为早期浸润癌，为明确病变累及程度及决定手术范围者。

（2）禁忌证：①阴道、宫颈、子宫及盆腔有急性或亚急性炎症；②有血液病等出血倾向。

知识点14：诊断性宫颈锥切术的方法及注意事项　　　　副高：掌握　正高：熟练掌握

（1）方法：①受检者蛛网膜下腔或硬膜外阻滞麻醉，取膀胱截石位，外阴、阴道消毒，铺无菌巾；②导尿后，用阴道窥器暴露宫颈并消毒阴道、宫颈及宫颈外口；③以宫颈钳钳夹宫颈前唇向外牵引，扩张宫颈管并做宫颈管搔刮术。宫颈涂碘液在病灶外或碘不着色区外0.5cm处，以尖刀在宫颈表面做环形切口，深约0.2cm，包括宫颈上皮及少许皮下组织；按30°～50°向内作宫颈锥形切除。根据不同的手术指征，可深入宫颈管1～2.5cm，呈锥形切除，也可采用环行电切除术（LEEP）行锥形切除；④于切除标本的12点处做一标志，以10%甲醛溶液固定，送病理检查；⑤用无菌纱布压迫创面止血，若有动脉出血，可用肠线缝扎止血；⑥子宫切除手术最好在锥切术后48小时内进行，可行宫颈前后唇相对缝合封闭创面止血；若不能在短期内行子宫切除或无需做进一步手术者，则应行宫颈成形缝合术或荷包缝合术，术毕探查宫颈管。

（2）注意事项：用于诊断者，不宜用电刀、激光刀，以免破坏边缘组织而影响诊断。用于治疗者，应在月经干净后3～7天内施行。术后用抗生素预防感染。术后6周探查宫颈管有无狭窄。2个月内禁性生活及盆浴。

知识点15：子宫内膜活组织检查的适应证和禁忌证　　　　副高：熟练掌握　正高：熟练掌握

（1）适应证：①确定异常子宫出血原因。②影像学检查有宫腔占位病变。③检查不孕症病因。④子宫颈脱落细胞学提示子宫内膜来源的不典型腺细胞。

（2）禁忌证：①急性、亚急性生殖器炎症或盆腔炎性疾病。②可疑妊娠。③急性严重全身性疾病。④体温＞37.5℃者。

知识点16：子宫内膜活组织检查的采取时间及部位　　副高：熟练掌握　正高：熟练掌握

（1）了解卵巢功能通常可在月经期前1～2日取，一般多在月经来潮6小时内取，自宫腔前、后壁各取一条内膜；闭经如能排除妊娠则随时可取。

（2）若疑为子宫内膜异常增生，应于月经前1～2日或月经来潮6小时内取材；疑为子宫内膜不规则脱落时，则应于月经第5～7日取材。

（3）原发性不孕者，应在月经来潮前1～2日取材。如为分泌期内膜，提示有排卵；内膜仍呈增殖期改变则提示无排卵。

（4）疑有子宫内膜结核，应于经前1周或月经来潮6小时内取材。检查前3日及术后4日每日肌内注射链霉素0.75g及异烟肼0.3g口服，以防引起结核病灶扩散。

（5）疑有子宫内膜癌者随时可取。

知识点17：子宫内膜活组织检查的方法　　副高：熟练掌握　正高：熟练掌握

（1）排尿后，受检者取膀胱截石位，查明子宫大小及位置。

（2）常规消毒外阴，铺孔巾。阴道窥器暴露子宫颈，消毒子宫颈及子宫颈外口。

（3）以子宫颈钳夹持子宫颈前唇或后唇，用探针探查子宫位置和宫腔深度。

（4）对于宫腔占位病变的诊断，多在宫腔镜引导下定点活检。若无条件，也可使用专用活检钳。为了解子宫内膜功能状态，也可用小刮匙沿宫壁刮取组织。收集全部组织固定于4%甲醛溶液中送检。检查申请单要注明末次月经时间。

第三章 输卵管通畅检查

| 知识点1：输卵管通畅检查概述 | 副高：熟练掌握 正高：熟练掌握 |

输卵管通畅检查的主要目的是检查输卵管是否畅通，了解宫腔和输卵管腔的形态及输卵管的阻塞部位。常用方法有输卵管通液术、子宫输卵管造影术。输卵管通气术因有发生气栓的潜在危险，准确率仅为45%～50%，临床上已逐渐被其他方法所取代。随着内镜在妇产科的广泛应用，腹腔镜直视下输卵管通液检查、宫腔镜下经输卵管口插管通液检查等方法日益普及。

| 知识点2：输卵管通液术的适应证和禁忌证 | 副高：掌握 正高：熟练掌握 |

输卵管通液术是检查输卵管是否通畅的一种方法，且具有一定的治疗功效。检查者通过导管向宫腔内注入液体，根据注液阻力大小、有无回流及注入液体量和患者感觉等判断输卵管是否通畅。由于操作简便，无需特殊设备，广泛应用于临床。其适应证与禁忌证如下：

（1）适应证：①不孕症，男方精液正常，疑有输卵管阻塞者；②检验和评价输卵管绝育术、输卵管再通术或输卵管成形术的效果；③对输卵管黏膜轻度粘连有疏通作用。

（2）禁忌证：①严重的全身性疾病，如心、肺功能异常等，不能耐受手术；②可疑妊娠；③月经期或有不规则阴道流血；④内外生殖器急性炎症或慢性炎症急性或亚急性发作；⑤体温高于37.5℃。

| 知识点3：输卵管通液术的术前准备及方法 | 副高：掌握 正高：熟练掌握 |

（1）术前准备：①月经干净3～7天，术前3天禁性生活；②术前半小时肌内注射阿托品0.5mg解痉；③患者排空膀胱。

（2）方法：①常用器械：阴道窥器、宫颈钳、妇科钳、宫颈导管、Y形管、压力表、注射器等；②常用液体生理盐水或抗生素溶液（庆大霉素8万U、地塞米松5mg、透明质酸酶1500U、注射用水20ml），可加用0.5%的利多卡因2ml以减少输卵管痉挛。

| 知识点4：输卵管通液术的操作步骤 | 副高：掌握 正高：熟练掌握 |

（1）患者取膀胱截石位，外阴、阴道常规消毒后铺无菌巾，双合诊了解子宫位置及大小。

（2）放置阴道窥器充分暴露宫颈，再次消毒阴道穹隆及宫颈，以宫颈钳钳夹宫颈前唇。

沿宫腔方向置入宫颈导管，并使其与宫颈外口紧密相贴。

（3）用Y形管将宫颈导管与压力表、注射器相连，压力表应高于Y形管水平，以免液体进入压力表。

（4）将注射器与宫颈导管相连，并使宫颈导管内充满氯化钠液或抗生素溶液。排出空气后沿宫腔方向将其置入宫颈管内，缓慢推注液体，压力不超过160mmHg。观察推注时阻力大小、经宫颈注入的液体是否回流、患者下腹部是否疼痛等。

（5）术毕取出宫颈导管，再次消毒宫颈、阴道，取出阴道窥器。

知识点5：输卵管通液术的结果评定　　　　　　副高：掌握　　正高：熟练掌握

（1）输卵管通畅：顺利推注20ml生理盐水无阻力，压力维持在60~80mmHg以下，或开始稍有阻力，随后阻力消失，无液体回流，患者也无不适感，提示输卵管通畅。

（2）输卵管阻塞：勉强注入5ml氯化钠液即感有阻力，压力表见压力持续上升而无下降，患者感下腹胀痛，停止推注后液体又回流至注射器内，表明输卵管阻塞。

（3）输卵管通而不畅：注射液体有阻力，再经加压注入又能推进，说明有轻度粘连已被分离，患者感轻微腹痛。

知识点6：输卵管通液术的注意事项　　　　　　副高：掌握　　正高：熟练掌握

（1）无菌氯化钠液温度以接近体温为宜，以免液体过冷而致输卵管痉挛。

（2）注入液体时必须使宫颈导管紧贴宫颈外口，以防止液体外漏，导致注入液体压力不足。

（3）术后2周禁盆浴及性生活，酌情给予抗生素预防感染。

知识点7：子宫输卵管造影概述　　　　　　副高：熟练掌握　　正高：熟练掌握

子宫输卵管造影包括传统的子宫输卵管造影（HSG）和超声下子宫输卵管造影（HyCoSy）。前者是通过导管向宫腔及输卵管注入造影剂，行X线透视及摄片，根据造影剂在输卵管及盆腔内的显影情况了解输卵管是否通畅、阻塞部位及宫腔形态。该检查损伤小，能对输卵管阻塞作出较正确诊断，准确率可达80%。后者能在超声下实时观察造影剂流动与分布，图像清晰，无创、无放射性、操作较为简便，具有较高诊断价值。子宫输卵管造影具有一定的治疗功效。

知识点8：子宫输卵管造影的适应证和禁忌证　　　　副高：掌握　　正高：熟练掌握

（1）适应证：①了解输卵管是否通畅及其形态、阻塞部位；②了解宫腔形态，确定有无子宫畸形及类型，有无宫腔粘连、子宫黏膜下肌瘤、子宫内膜息肉及异物等；③内生殖器结核非活动期；④不明原因的习惯性流产，了解宫颈内口是否松弛，宫颈及子宫有无畸形。

（2）禁忌证：①内、外生殖器急性或亚急性炎症；②严重的全身性疾病不能耐受手术；③妊娠期、月经期；④产后、流产、刮宫术后6周内；⑤碘过敏者。

知识点9：子宫输卵管造影的术前准备和方法　　副高：掌握　　正高：熟练掌握

（1）术前准备：①造影时间以月经干净3～7天为宜，术前3天禁性生活；②做碘过敏试验，试验阴性者方可造影；③术前半小时肌内注射阿托品0.5mg解痉；④术前排空膀胱，便秘者术前行清洁灌肠，以使子宫保持正常位置，避免出现外压假象。

（2）方法：①患者取膀胱截石位，常规消毒外阴及阴道，铺无菌巾，双合诊检查子宫位置及大小；②以阴道窥器扩张阴道，充分暴露宫颈，再次消毒阴道穹隆及宫颈，用宫颈钳钳夹宫颈前唇，探查宫腔；③将造影剂充满宫颈导管，排出空气，沿宫腔方向将其置入宫颈管内，徐徐注入碘化油，在X线透视下观察碘化油流经输卵管及宫腔情况并摄片；24小时后再摄盆腔平片，以观察腹腔内有无游离碘化油；若用泛影葡胺液造影，应在注射后立即摄片，10～20分钟后第二次摄片，观察泛影葡胺液流入盆腔情况；④若注入造影剂后子宫角圆钝而输卵管不显影，则考虑输卵管痉挛，可保持原位，肌内注射阿托品0.5mg，20分钟后再透视、摄片；或停止操作，下次摄片前先使用解痉药物。

知识点10：子宫输卵管造影的结果评定　　副高：掌握　　正高：熟练掌握

（1）正常子宫、输卵管：宫腔呈倒三角形，双侧输卵管显影形态柔软，24小时后摄片盆腔内见散在造影剂。

（2）宫腔异常：患子宫内膜结核时子宫失去原有的倒三角形态，内膜呈锯齿状不平；患子宫黏膜下肌瘤时可见宫腔充盈缺损；子宫畸形时有相应显示。

（3）输卵管异常：①输卵管结核显示输卵管形态不规则、僵直或呈串珠状，有时可见钙化点；②输卵管积水见输卵管远端呈气囊状扩张；③24小时后盆腔X线片未见盆腔内散在造影剂，说明输卵管不通；④输卵管发育异常，可见过长或过短的输卵管、异常扩张的输卵管、输卵管憩室等。

知识点11：子宫输卵管造影的注意事项　　副高：掌握　　正高：熟练掌握

（1）碘化油充盈宫颈导管时必须排尽空气，以免空气进入宫腔造成充盈缺损，引起误诊。

（2）宫颈导管与宫颈外口必须紧贴，以防碘化油流入阴道内。

（3）宫颈导管不要插入太深，以免损伤子宫或引起子宫穿孔。

（4）注碘化油时用力不可过大，推注不可过快，防止损伤输卵管。

（5）透视下发现造影剂进入异常通道，同时患者出现咳嗽，应警惕发生油栓，立即停止操作，取头低脚高位，严密观察。

（6）造影后2周禁盆浴及性生活，可酌情给予抗生素预防感染。

（7）有时因输卵管痉挛造成输卵管不通的假象，必要时重复进行。

知识点12：选择性输卵管造影术的术前准备和方法　　　副高：掌握　正高：熟练掌握

（1）术前准备：①选择性输卵管造影时间以月经干净3～7天为宜，最佳时间为月经干净的5～6天，当月月经干净后禁性生活；②做碘过敏试验，阴性者方可造影；如果使用非离子型含碘造影剂不要求做碘过敏试验；③术前半小时肌内注射阿托品0.5mg，有助于解痉；④术前排空膀胱，便秘者术前行清洁灌肠，以使子宫保持正常位置，避免出现外压假象。

（2）方法：①患者取膀胱截石位，常规消毒外阴、阴道，铺无菌巾，检查子宫位置及大小；②以窥阴器扩张阴道，充分暴露宫颈，再次消毒宫颈及阴道穹隆部，用宫颈钳钳夹前唇，探查宫腔；③在透视下将输卵管导管插入外套管中，置外套管于颈管内口，然后轻轻将导管送入输卵管开门处；④注入造影剂，输卵管显影后，注入治疗药液，再观察输卵管内有否残留和造影剂弥散盆腔情况；⑤若选择性输卵管造影术（SSG）显示输卵管近端阻塞，则可用导丝插入内导管直至输卵管口，透视下轻柔推进导丝，如手感有明显阻力或患者疼痛时停止，然后再注入造影剂显示输卵管再通情况；⑥术中密切观察有无手术反应，并及时处理。

知识点13：选择性输卵管造影术的结果评定　　　副高：掌握　正高：熟练掌握

（1）输卵管通畅：双输卵管显影，形态柔软，造影剂从输卵管伞端迅速弥散至盆腔，推注药液后输卵管内无造影剂残留，盆腔内见造影剂散在均匀分布。

（2）输卵管积水：输卵管近端呈气囊状扩张，远端呈球形。

（3）输卵管不通：输卵管不显影，盆腔内未见散在造影剂分布。

（4）输卵管发育异常：可见过长或过短的输卵管、异常扩张的输卵管、输卵管憩室等。

知识点14：选择性输卵管造影术的注意事项　　　副高：掌握　正高：熟练掌握

（1）导管进入宫腔时，动作要轻柔，尽量减少疼痛和导管对内膜损伤。

（2）注入造影剂时用力不要过大，推注不可过快，防止造影剂进入间质、血管。

（3）如输卵管近端阻塞，尝试用输卵管介入导丝再通时，要分清导丝的头端，操作应轻柔，同时询问患者感受和透视下监视，防止造成输卵管穿孔。

（4）造影后2周禁盆浴及性生活，可酌情给予抗生素预防感染。

第四章　女性生殖器官影像检查

知识点1：产科超声检查的途径　　　　　副高：掌握　　正高：熟练掌握

（1）经腹壁超声检查：选用弧阵探头和线阵探头，常用频率为3.0～6.0MHz。检查前适度充盈膀胱，形成良好的"透声窗"，便于观察盆腔内脏器和病变。探测时患者取仰卧位，暴露下腹部，检查区皮肤涂耦合剂。检查者手持探头，以均匀适度压力滑行探测观察。根据需要做纵断、横断或斜断等多断层面扫描。

（2）经阴道超声检查：选用高频探头，常用频率为7.0～10.0MHz可获得高分辨率图像。检查前探头需常规消毒，套上一次性使用的橡胶套（常用避孕套），套内外涂耦合剂。检查前患者排空膀胱，取膀胱截石位，将探头轻柔地放入患者阴道内，旋转探头，调整角度以获得满意切面。经阴道超声检查分辨率高，尤其适合肥胖患者或盆腔深部器官的观察。但对超出盆腔肿物，无法获得完整图像。无性生活史者不宜选用。

知识点2：产科彩色多普勒超声检查　　　副高：掌握　　正高：熟练掌握

彩色多普勒超声一般指用相关技术获得的血流多普勒信号经彩色编码后实时地叠加在二维图像上，形成的彩色多普勒超声血流图像。因此，彩色多普勒超声既具有二维超声的结构图像，又同时提供了血流动力学信息。现今的彩色多普勒还具有频谱多普勒功能，提供用于评估血流状态的参数，其中在妇产科领域常用的3个参数为阻力指数（RI）、搏动指数（PI）和收缩期/舒张期（S/D）。彩色多普勒超声也包括腹部和阴道探头。患者检查前的准备、体位及方法与超声检查相同。

知识点3：产科三维超声影像　　　　　　副高：掌握　　正高：熟练掌握

三维超声影像（3-DUI）是将二维超声及彩色多普勒超声采集的二维图像通过计算机软件重建，形成立体的三维图像。三维超声在用于胎儿畸形和妇科疾病尤其妇科肿瘤的诊断方面具有独特优势。

知识点4：妊娠早期的超声检查　　　　　副高：熟练掌握　　正高：熟练掌握

（1）妊娠10^{+6}周前的超声检查：①明确是否为宫内妊娠，评估宫颈、宫体和附件的病理情况；②确定胚胎是否存活，观察妊娠囊（GS）、卵黄囊、胚芽、羊膜囊；③测量头臀长度（CRL）确定胎龄。妊娠6周前，通常不能区分胚胎的头部和尾部，故而测量胚胎的最大直径。妊娠6~9周，超声可获取整个胎儿的正中矢状切面，因此时期胎儿处于典型的高度屈曲状态，实际测量获得胎儿的颈-臀长度，习惯上仍称作为头臀长；④明确胚胎数，判断多胎妊娠绒毛膜性及羊膜性。

（2）妊娠11~13^{+6}周的超声检查：①再次评估胎龄：因此时确定胎龄最为精确，在95%的病例中相差不超过5日。②评价胎儿解剖结构：在早期妊娠末，超声还可以有机会发现胎儿大体结构的异常，早期妊娠筛查对严重畸形的敏感性高达70%以上。然而，许多胎儿结构异常会在妊娠后期形成，即使是最好的仪器和最有经验的超声专家也未必能在早期妊娠发现胎儿异常。③胎儿遗传标志物的评估，根据早期妊娠非整倍体筛查的策略，测量NT，选择性观察是否存在静脉导管a波倒置及三尖瓣反流。NT测量用于筛查应该只限于受过训练和认证的操作者，可以通过经腹和经阴道的方法测量。④双侧子宫动脉血流的评估，子宫动脉血流是评价子宫胎盘血液循环的一项良好指标，RI、PI和S/D均随孕周增加而减低并具有明显相关性，阻力升高预示子宫-胎盘血流灌注不足，血流波形在舒张期初出现切迹与子痫前期的发生相关。

知识点5：妊娠中期的超声检查　　　　　**副高：熟练掌握　正高：熟练掌握**

（1）生物学测量：常用指标为双顶径（BPD）、头围（HC）、腹围（AC）和股骨长度（FL），以评估胎儿生长情况。

（2）胎儿大结构畸形筛查：①胎头：颅骨完整、透明隔腔、大脑镰、丘脑、双侧脑室、小脑及枕大池；②颜面部：双侧眼眶及上唇连续性；③颈部：有无包块；④胸部/心脏：胸廓/肺形态大小正常、胎心搏动、四腔心位置、主动脉及肺动脉流出道和有无膈疝；⑤腹部：胃泡位置、肠管有无扩张、双肾及脐带入口部位；⑥骨骼：有无脊柱缺损或包块、双臂和双手及双腿和双足的连接关系；⑦胎盘：位置、有无占位性病变、副胎盘；⑧羊水：测量最大深度；⑨脐带：三根血管；⑩当有医学指征时判定性别。

（3）胎儿遗传标志物：也称超声遗传标志物或非整倍体标志物、软性标志物。这些遗传标志物的出现被认为有可能增加胎儿患有非整倍体染色体异常的风险。妊娠中期超声筛查中常见遗传标志物包括：脉络膜囊肿、侧脑室增宽、肠管回声增强、单脐动脉、肾盂增宽、心室内强回声点及NT增厚。

（4）宫颈测量：宫颈长度测量是预测早产的方法之一，妊娠中期宫颈长度<25mm是最常用的截断值。推荐测量方法为经阴道超声。

知识点6：妊娠中、晚期的超声检查　　　　　**副高：熟练掌握　正高：熟练掌握**

（1）生物学测量：常用指标为BPD、HC、AC和FL。HC比BPD更能反映胎头的增长情况，AC是晚期妊娠评估胎儿生长发育、估计体重、观察有无胎儿生长受限的最佳指标。

（2）胎盘定位：胎盘位置判定对临床有指导意义，协助判断是否存在前置胎盘。如行羊膜腔穿刺术时可超声监护以避免损伤胎盘和脐带。

（3）羊水量：羊水呈无回声暗区、清亮。妊娠晚期，羊水中有胎脂，表现为稀疏点状回声漂浮。最大羊水池深度（AFV）≥8cm为羊水过多，AFV≤2cm为羊水过少。以脐水平线为标志将子宫分为四个象限，测量各象限AFV，四者之和为羊水指数（AFI）。若用AFI法，AFl≥25cm诊断为羊水过多，AFI≤5cm诊断为羊水过少。

（4）生物物理评分：包括胎儿呼吸样运动、胎动、胎儿肌张力及羊水量，是评价胎儿宫内健康状况的手段之一。

| 知识点7：产科彩色多普勒超声检查 | 副高：熟练掌握 正高：熟练掌握 |

应用彩色多普勒超声可获取母体和胎儿血管血流超声参数，如孕妇双侧子宫动脉（R-L AU）、胎儿脐动脉（UA）、脐静脉（UV）、静脉导管（DV）和大脑中动脉（MCA）等。

（1）母体血流：子宫动脉血流是重要超声检查指标，此外还可测定卵巢和子宫胎盘床血流。

（2）胎儿血流：对胎儿的脐动脉（UA）、脐静脉（UV）、静脉导管（DV）、大脑中动脉（MCA）等进行监测。其中，脐血流的测定是母胎血流监测的常规内容。正常妊娠期间，脐动脉血流RI、PI和S/D与妊娠周数密切相关。脐动脉血流阻力升高与胎儿窘迫、胎儿生长受限、子痫前期等相关。若舒张末期脐动脉血流消失进而出现反流，提示胎儿处于濒危状态。

| 知识点8：超声检查在先天性心脏病诊断中的应用 | 副高：熟练掌握 正高：熟练掌握 |

可以从胚胎时期原始心管一直监测到分娩前胎儿心脏和大血管的解剖结构及活动状态。通常在妊娠20～24周进行超声心动图检查。主要针对有心脏病家族史、心脏畸形胎儿生育史、环境化学物接触史、胎儿心律异常或常规超声检查怀疑胎儿心脏畸形的高危孕妇。

| 知识点9：超声检查在双胎及多胎妊娠中的应用 | 副高：熟练掌握 正高：熟练掌握 |

超声检查可以确定胎儿数量、评估孕龄、绒毛膜性和羊膜性。妊娠早期评估绒毛膜性最准确。确定绒毛膜性对于多胎妊娠的孕妇非常重要，绒毛膜性与围生儿结局密切相关。通过确定的绒毛膜性来指导妊娠管理，包括决策和考虑多胎减胎技术或选择性胎儿终止、胎儿监测开始的时机和频率以及分娩的时机和方式。如果是单绒毛膜双胎妊娠，则需每2周随访一次超声检查，以观察是否有相关并发症的发生。

| 知识点10：妇科超声检查途径 | 副高：熟练掌握 正高：熟练掌握 |

（1）经腹壁超声检查：常选用弧阵探头和线阵探头。为清晰观察盆腔内脏器和病变，检查前充盈膀胱至膀胱底略高于子宫底（有尿意感），以形成良好的"透声窗"。检查时受检者取仰卧位，暴露下腹部，检查区皮肤涂耦合剂。探头上有前后方向标志。检查者以均匀适度压力滑行探头可进行纵断（矢状切面）、横断（水平切面）或斜断等多断面扫描探查。

（2）经阴道（或直肠）超声检查：检查前将高频探头常规消毒，涂耦合剂，套上一次性使用的橡胶套（常用避孕套），套外涂耦合剂。检查前受检者排空膀胱，取膀胱截石位。将探头轻柔放入受检者阴道（或直肠）内，旋转探头调整角度以获得满意切面。经阴道（或直肠）超声检查分辨率高，可获得高分辨率声像图，尤其适合肥胖者或盆腔深部器官的观察。但对超出盆腔肿物，无法获得完整图像。无性生活史者则应选用经直肠超声检查。

（3）经会阴超声检查：可将凸阵超声探头置会阴部，扫查阴道下段肿瘤和子宫内膜异位病灶等阴道下段病变以及盆底其他疾患。

知识点11：妇科超声检查在疾病诊疗中的应用　　　副高：熟练掌握　　正高：熟练掌握

（1）子宫肌瘤：声像图显示为子宫体积增大，形态不规则；未变性肌瘤呈大小不一、边界清晰的圆形或椭圆形中低回声区；肌瘤变性表现为肌瘤内部回声不均，随变性发展可呈低回声、高回声或等回声。肌瘤内血管呈星状分布，假包膜内血管呈环状或半环状分布。超声对诊断肌瘤的准确性较高，并能精确定位，准确区分肌壁间肌瘤、黏膜下肌瘤及浆膜下肌瘤。

（2）子宫腺肌病和腺肌瘤：子宫腺肌病的声像特点是子宫均匀性增大，子宫断面回声不均；子宫腺肌瘤时子宫呈不均匀增大，其内散在小蜂窝状无回声区。

（3）盆腔子宫内膜异位症：声像图显示大小不等的囊性肿物，多为中等大小，囊壁厚薄不一，或光滑或毛糙；囊内可见颗粒状细小回声或因血块机化呈较密集粗光点影像，无血流信号。与周围组织较少粘连的异位症囊性肿块，边界清晰；而与周围粘连的囊性肿块，边界不清。

（4）盆腔炎性疾病：盆腔炎性包块与周围组织粘连，境界不清；积液或积脓时为无回声或回声不均。

（5）盆底功能障碍性疾病：使用凸阵探头或腔内探头可对盆腔脏器脱垂等进行检查。

（6）葡萄胎：典型的完全性葡萄胎声像特点：①子宫大予相应孕周；②宫腔内无胎儿及其附属物；③宫腔内充满弥漫分布的蜂窝状大小不等的无回声区；④当伴有卵巢黄素囊肿时，可在子宫一侧或两侧探到大小不等的单房或多房的无回声区。

（7）子宫内膜癌：声像图表现子宫增大或正常。早期癌，内膜不规则增厚，内部回声不均。癌组织侵袭肌层内，肌层回声不均。彩色多普勒显示血管扩张，分布紊乱。超声检查对判断病灶大小、部位和肌层浸润深度有帮助。

（8）子宫肉瘤：声像图显示子宫增大，形态不规则；子宫内膜回声消失或降低，肿瘤与肌层分界不清，肿瘤回声紊乱。彩色多普勒显示肉瘤周边与内部可见丰富血流，形态不规则、血流方向紊乱，病灶内部的血流指数RI较低。超声检查诊断子宫肉瘤的准确性较低。

（9）子宫颈癌：典型声像图显示宫颈增大，形态失常，回声减低，内部血流丰富。超声检查对判断病灶大小和间质侵犯深度有帮助。

（10）卵巢肿瘤：超声声像图可显示肿瘤囊实性、大小、边界，囊内容物回声特点；多普勒彩色血流图显示肿瘤内部及周边的血流分布。通过这些声像图特征，判断卵巢肿瘤的性质、解剖部位、与周围组织的关系。良性肿瘤多为单房或多房液性无回声区、常无乳头、边界清楚。恶性肿瘤为肿瘤边缘不整齐、囊实相间、囊壁有乳头、肿瘤内部回声不均、常伴有腹水。超声对判断卵巢肿瘤的性质准确性较高。

（11）卵泡发育监测：通常自月经周期第10日开始监测卵泡大小，正常卵泡每日增长

1.6mm，排卵前卵泡约达20mm。

（12）宫内节育器探测：扫查子宫体和/或经三维重建，能准确显示宫内节育器形状和在宫腔内位置。可诊断节育器位置下移、嵌顿、穿孔或子宫外游走。嵌顿的节育器可在超声引导下取出。

（13）介入超声的应用：阴道超声引导下对成熟卵泡进行取卵；对盆腔肿块进行穿刺，确定肿块性质，并可注入药物进行治疗。

| 知识点12：妇科超声造影 | 副高：熟练掌握　正高：熟练掌握 |

超声造影是利用造影剂增强"后散射"回声，提高图像分辨力的一种超声诊断技术。直径小于$10\mu m$的微气泡对一定频率的声波产生数倍于发射频率的谐波（回波），而人体组织无此特性。将含有惰性气体或空气的微气泡造影剂注入血管内，借血液循环达靶器官或靶组织。微泡造影对谐波背向散射强度远高于人体组织，形成超声造影剂灌注部位与周围组织声阻抗差，有效地增强实质性器官或空腔器官的声像图和血流多普勒信号，可清晰显示组织微循环状况，提高声像图的对比分辨率。超声造影可用于妇科肿瘤的早期诊断，卵巢良恶性肿瘤、子宫肌瘤与腺肌病的鉴别诊断等。

宫腔超声造影通过向宫腔内注入对比剂（生理盐水或过氧化氢）将宫腔扩张，超声下可清晰观察到子宫内膜息肉、黏膜下肌瘤、子宫内膜癌和子宫畸形等病变以及观察输卵管腔是否通畅。

| 知识点13：妇科X线检查 | 副高：熟练掌握　正高：熟练掌握 |

数字化X线摄影（DR）可借助造影剂检查子宫腔和输卵管腔内形态，是诊断先天性子宫畸形和输卵管通畅程度常用的检查方法。X线胸片是诊断妇科恶性肿瘤肺转移的手段之一。利用DR还可对妇科恶性肿瘤、子宫出血等进行介入性血管造影和/或治疗。

（1）诊断先天性子宫畸形：①单角子宫造影仅见一个梭形宫腔；只有一个子宫角和一条输卵管，偏于盆腔一侧。②双子宫造影见两个子宫腔，每个子宫有一个子宫角和一条输卵管相通。两个子宫颈可共有一个阴道，或有纵隔将阴道分隔为二。③双角子宫造影见一个子宫颈和一个阴道、两个宫腔。④鞍状子宫造影见子宫底凹陷，犹如鞍状。⑤纵隔子宫可分为完全性和部分性纵隔子宫。完全性纵隔子宫造影见宫腔形态呈两个梭形单角子宫，但位置很靠近；部分性纵隔子宫造影见宫腔大部分被分隔成二，呈分叉状，宫体部仍为一个腔。

（2）X线胸片：主要用于妇科恶性肿瘤肺转移的诊断。妊娠滋养细胞肿瘤肺转移的X线征象多种多样，最初为肺纹理增粗，随即发展为串珠样、粟粒样和片状阴影，片状阴影继续发展融合成结节状或棉球状阴影，边缘模糊或清楚，为典型表现；至肿瘤晚期，结节状或棉球状阴影可逐渐融合成团块状，有时可伴有单侧或双侧气胸、胸腔积液。X线胸部平片检查是诊断妊娠滋养细胞肿瘤癌肺转移的首选方法和计数肺转移灶的依据。

（3）盆腔动脉造影和介入治疗：①女性生殖器良、恶性肿瘤的鉴别诊断在X线监视下，通过股动脉向髂内动脉或子宫动脉插管，推入造影剂显示血管移位、狭窄、扩张、变形、扭曲、侵袭、新生血管、动静脉瘘，造影剂潴留、充盈缺损以及血管空白区等，辅助判断盆腔包块的性质及肿瘤病灶侵袭情况。②子宫出血的止血：对于子宫大出血的患者通过动脉介导向血管内推注栓塞剂达到止血目的。③恶性肿瘤的介入治疗对妇科恶性肿瘤的耐药病灶，可经动脉插管，在X线的监视下向癌灶局部灌注化疗药物，通过提高肿瘤局部药物浓度，达到减缩病灶体积的目的。④其他疾病的介入治疗如子宫肌瘤、子宫腺肌病。

知识点14：妇科计算机体层扫描检查　　　副高：熟练掌握　正高：熟练掌握

计算机体层扫描（CT）的基本原理是X线对人体不同密度组织的穿透能力不同，从而产生所接收的信号差异，再由计算机对数字信息进行处理，显示出图像。CT的特点是分辨率高，能显示肿瘤的结构特点、肿瘤定位、囊实性、周围侵犯及远处转移情况，对妇科肿瘤诊断准确性可达90%以上，可用于各种妇科肿瘤治疗方案的制订、预后估计、疗效观察及术后复发的诊断。但对卵巢肿瘤定位诊断特异性不如磁共振成像。

知识点15：妇科磁共振成像检查　　　　　副高：熟练掌握　正高：熟练掌握

磁共振成像是利用人体组织中氢原子核（质子）在磁场中受到射频脉冲的激励而发生磁共振现象产生磁共振信号，经过电子计算机处理，重建人体某一层面图像的成像技术。磁共振检查无放射性损伤，无骨性伪影，对软组织分辨率高，尤其适合盆腔病灶定位及病灶与相邻结构关系的确定。磁共振成像能清晰地显示肿瘤信号与正常组织的差异，故能准确判断肿瘤大小、性质及浸润和转移情况，被广泛应用于妇科肿瘤和子宫内膜异位症的诊断和手术前的评估。

知识点16：妇科正电子发射体层显像检查　　副高：熟练掌握　正高：熟练掌握

正电子发射体层显像（PET）是一种通过示踪原理，以显示体内脏器或病变组织生化和代谢信息的影像技术，为功能成像。目前PET最常用的示踪剂为^{18}F标记的脱氧葡萄糖（^{18}F-FDG），其在细胞内的浓聚程度与细胞内糖代谢水平高低呈正相关。由于恶性肿瘤细胞内糖酵解代谢率明显高于正常组织和良性肿瘤细胞，因此PET被用于妇科恶性肿瘤的诊断、鉴别诊断、预后评价及复发诊断等。PET可发现直径10mm以下的肿瘤，诊断各种实体瘤的准确率达90%以上，高于传统的结构成像技术。PET假阳性主要见于子宫内膜异位症、盆腔急性炎症以及生育期妇女月经末期卵巢的高浓聚等。PET-CT是将PET与CT两种不同成像原理的扫描设备同机组合。利用同一扫描床对病变同时进行PET和CT扫描图像采集，用同一个图像处理工作站对PET图像和CT图像进行融合。融合后的图像既显示病灶的精细解剖结构，又显示病灶的功能变化，明显提高诊断的准确性，弥补了PET不能良好显示解剖结构的缺陷，从而实现功能与结构成像的有机融合。

第五章 女性内分泌激素测定

知识点1：下丘脑促性腺激素释放激素的概念 副高：掌握 正高：熟练掌握

下丘脑促性腺激素释放激素（GnRH）由下丘脑释放，调节垂体促性腺激素的合成与分泌，人工合成的10肽GnRH因能使垂体分泌黄体生成素的作用高于卵泡刺激素，也有人将之称为黄体生成素释放激素（LHRH）。女性正常月经周期中，变化最显著的激素是黄体生成素（LH），它可在月经中期出现排卵前高峰。而GnRH在外周血中含量很少，且半衰期短，很难测定，故目前主要采用GnRH兴奋试验（也称垂体兴奋试验）与氯米芬试验来了解下丘脑和垂体的功能以及其病理生理状态。

知识点2：GnRH兴奋试验的原理及方法 副高：掌握 正高：熟练掌握

（1）原理：LHRH对垂体促性腺激素有兴奋作用，给受试者静脉注射LHRH后在不同时相抽血测定促性腺激素的含量，可了解垂体功能。垂体功能良好，则促性腺激素水平反应性升高；垂体功能不良，则反应性差或延迟反应，促性腺激素水平不升高或延迟升高。

（2）方法：上午8时静脉注射LHRH 100μg（溶于5ml 0.9%氯化钠溶液中），于注射前、注射后的15、30、60和90分钟分别取静脉血2ml，测定促性腺激素含量。

知识点3：GnRH兴奋试验的结果分析及临床意义 副高：掌握 正高：熟练掌握

（1）结果分析：①正常反应：注射LHRH后，LH值的上升比基值升高2～3倍，高峰出现在注射后的15～30分钟；②活跃反应：高峰值比基值升高5倍以上；③延迟反应：高峰出现时间迟于正常反应出现的时间；④无反应或低弱反应：注入LHRH后，LH值无变化，处于低水平，或略有升高，但不足2倍。

（2）临床意义：①青春期延迟：GnRH兴奋试验呈正常反应；②垂体功能减退：希恩（Sheehan）综合征、垂体手术或放疗导致的垂体组织破坏时，GnRH兴奋试验呈无反应或低弱反应；③下丘脑功能减退：可出现延迟反应或正常反应；④卵巢功能不全：FSH、LH基值均大于30U/L，GnRH兴奋试验呈活跃反应；⑤多囊卵巢综合征：GnRH兴奋试验呈活跃反应。

知识点4：氯米芬试验的原理、方法及临床意义 副高：掌握 正高：熟练掌握

（1）原理：氯米芬结构与人工合成的己烯雌酚相似，是一种有弱雌激素作用的非甾体类的雌激素拮抗剂，在下丘脑与雌、雄激素受体结合，阻断性激素对下丘脑和/或垂体促性腺

激素细胞的负反馈作用，诱发GnRH释放，用以评估闭经患者H-P-O的功能，以鉴别下丘脑和垂体病变。

（2）方法：月经第5天开始每日口服氯米芬50～100mg，连服5天，服药后LH可增加85%，FSH增加50%，停药后FSH、LH下降。若以后再出现LH上升达排卵期水平，诱发排卵则为排卵型反应，一般在停药后5～9天出现排卵。若停药20天后LH未上升为无反应。同时在服药的第1、3、5天测LH、FSH，第3周或经前测血孕酮。

（3）临床意义：①下丘脑病变：下丘脑病变时对GnRH兴奋试验有反应，而对氯米芬试验无反应；②青春期延迟：通过GnRH兴奋试验判断青春期延迟是否为下丘脑、垂体病变所致。

知识点5：绒毛膜促性腺激素的概念及测定方法	副高：掌握 正高：熟练掌握

绒毛膜促性腺激素（hCG）是一种由滋养细胞分泌的糖蛋白激素，由两条多肽链组成，分别为α亚单位和β亚单位，α亚单位和FSH、LH、TSH的α亚单位一样，因此可产生交叉反应，而β亚单位则为hCG所特有。hCG的测定在妊娠诊断以及滋养细胞疾病的诊断、治疗以及随访中具有重要意义。因各实验室条件及选择的方法不同而存在差异，目前应用最广泛的测定方法为化学发光法。

知识点6：正常妊娠妇女hCG的变化	副高：掌握 正高：熟练掌握

hCG的第一次高峰出现在末次月经的第8～10周，最高可达5万～10万U/L或以上，以后逐渐下降，并维持在一定的水平。第二次高峰在末次月经的第260天左右，但较第一次为低，以后逐渐下降，至产后1～4周降为正常水平。

知识点7：人工流产后血清hCG的变化	副高：掌握 正高：熟练掌握

人工流产后血清hCG转为正常约需4周，个别可长达8周。自然流产后hCG较早转为正常，一般为7～8天，个别也可达3周，异位妊娠妇女血清hCG消失时间为妊娠物完全清除后1～5周。

知识点8：葡萄胎排出前后hCG的变化	副高：掌握 正高：熟练掌握

葡萄胎排出前hCG效价一般＞20万U/L，最高可达240万U/L，且持续不下降。排出后hCG成直线下降至一定程度后，下降转缓，80%的患者在8周左右降至正常，约20%的患者至12周降至正常水平，个别患者至16周才降至正常水平。

知识点9：垂体促性腺激素的来源及生理作用	副高：熟练掌握 正高：熟练掌握

FSH和LH是腺垂体促性腺激素细胞分泌的糖蛋白激素，在血中与α_2和β球蛋白结合，

受下丘脑GnRH、卵巢激素和抑制素的调节。生育期妇女垂体促性腺激素随月经周期出现周期性变化。FSH的生理作用主要是促进卵泡成熟及分泌雌激素。LH的生理作用主要是促进卵巢排卵和黄体生成，以促使黄体分泌孕激素和雌激素。

知识点10：垂体促性腺激素测定的正常值	副高：熟练掌握 正高：熟练掌握

血FSH参考范围（U/L）

测定时期	参考范围
卵泡期、黄体期	1~9
排卵期	6~26
绝经期	30~118

血LH参考范围（U/L）

测定时期	参考范围
卵泡期、黄体期	1~12
排卵期	16~104
绝经期	16~66

知识点11：垂体促性腺激素测定的临床意义	副高：熟练掌握 正高：熟练掌握

（1）鉴别闭经原因：FSH及LH水平低于正常值，提示闭经原因在腺垂体或下丘脑。FSH及LH水平均高于正常，提示病变在卵巢。

（2）排卵监测：测定LH峰值可以估计排卵时间及了解排卵情况，有助于不孕症的诊断及研究避孕药物的作用机制。

（3）协助诊断多囊卵巢综合征：测定LH/FSH比值，如LH/FSH≥2~3，有助于诊断多囊卵巢综合征。

（4）诊断性早熟：有助于区分真性和假性性早熟。真性性早熟由促性腺激素分泌增多引起，FSH及LH呈周期性变化。假性性早熟的FSH及LH水平均较低，且无周期性变化。

（5）卵巢早衰：FSH>40U/L，间隔1个月内至少升高2次，可确诊。

知识点12：垂体催乳素的来源及生理作用	副高：熟练掌握 正高：熟练掌握

催乳素（PRL）是腺垂体催乳素细胞分泌的一种多肽蛋白激素，受下丘脑催乳素抑制激素（主要是多巴胺）和催乳素释放激素的双重调节。在人体内可能还存在其他一些刺激或抑

制因子，如促甲状腺激素释放激素（TRH）、雌激素、5-羟色胺等对其均有促进作用。血中PRL分子结构有4种形态：小分子PRL、大分子PRL、大大分子PRL及异型PRL。仅小分子PRL具有激素活性，占分泌总量的80%，临床测定的PRL是各种形态PRL的总和，因此PRL的测定水平与生物学作用不一定平行，如高PRL者可无溢乳，而PRL正常者可能出现溢乳。PRL的主要功能是促进乳腺发育及泌乳，以及与卵巢类固醇激素共同作用促进分娩前乳腺导管及腺体发育。PRL还参与机体的多种功能，特别是对生殖功能的调节。

知识点13：垂体催乳素测定　　　　　　　副高：掌握　　正高：熟练掌握

（1）正常值：催乳素（PRL）浓度有明显波动，但无月经周期性变化，正常值范围：非妊娠期<1.14mmol/L；妊娠早期<3.64mmol/L；妊娠中期<7.28mmol/L；妊娠晚期<18.20mmol/L。妊娠期间PRL水平逐日升高，至妊娠足月时可为非妊娠期的5～10倍。产后如哺乳，PRL的分泌升高将持续一个很长的时间，且在每次喂奶时还有一个过渡的暂时升高。如果不哺乳，则在产后4～6周，PRL水平可恢复至正常。

（2）临床意义：①催乳素分泌过多：如血PRL超过30ng/ml，为高催乳素血症。高催乳素血症常伴有月经紊乱（闭经）、泌乳和不孕。其原因除某些药物刺激，如吩噻嗪、甲氧氯普胺、雌激素、萝芙木生物碱类、吗啡等外，主要是垂体催乳素腺瘤，如PRL超过100ng/ml，提示垂体催乳素腺瘤存在；其他原因还有原发性甲状腺功能低下肾功能不全、胸壁损伤及异位PRL分泌等；②催乳素分泌过少：一般认为与下丘脑-垂体区域病变有关。

知识点14：雌激素的来源及生理变化　　　　副高：熟练掌握　　正高：熟练掌握

生育期妇女体内雌激素主要由卵巢产生，孕妇体内雌激素主要由卵巢、胎盘产生，少量由肾上腺产生。雌激素（E）分为雌酮（E_1）、雌二醇（E_2）及雌三醇（E_3）。雌激素中E_2活性最强，是卵巢分泌的主要性激素之一，对维持女性生殖功能及第二性征有重要作用。绝经后妇女的雌激素以雌酮为主，主要来自肾上腺皮质分泌的雄烯二酮，在外周转化为雌酮。多囊卵巢综合征时，雄烯二酮也在外周组织芳香化酶作用下转化为E_1，形成高雌酮血症。E_3是雌酮和雌二醇的代谢产物。妊娠期间，胎盘产生大量E_3，测血或尿中E_3水平可反映胎儿胎盘功能状态。雌激素在肝脏降解及灭活，经肾脏排出体外。

青春期前少女体内雌激素处于较低水平，随年龄增长自青春期至性成熟期女性E_2水平不断增高。在正常月经周期中，E_2随着卵巢周期性变化而波动。卵泡期早期雌激素水平最低，以后逐渐上升，至排卵前达高峰，以后又逐渐下降，排卵后达低点，以后又开始上升，排卵后7～8日出现第二个高峰，但低于第一个峰，以后迅速降至最低水平。绝经后妇女卵巢功能衰退，E_2水平低于卵泡期早期，雌激素主要来自雄烯二酮的外周转化。

知识点15：雌激素的正常值　　　　　　　　　　　副高：熟练掌握　　正高：熟练掌握

血E_2、E_1参考值（pmol/L）

测定时期	E_2	E_1
青春前期	18.35～110.1	62.90～162.8
卵泡期	92.0～275.0	125.0～377.4
排卵期	734.0～2200.0	125.0～377.4
黄体期	367.0～1101.0	125.0～377.4
绝经后	＜100.0	

血E_3参考值（nmol/L）

测定时期	E_3
成人（女，非妊娠状态）	＜7
妊娠24～28周	104～594
妊娠29～32周	139～763
妊娠32～36周	208～972
妊娠37～40周	278～1215

知识点16：雌激素测定的临床意义　　　　　　　　副高：熟练掌握　　正高：熟练掌握

（1）监测卵巢功能：测定血E_2或24小时尿总雌激素水平。①鉴别闭经原因：激素水平符合正常的周期变化，表明卵泡发育正常，应考虑为子宫性闭经；雌激素水平偏低，闭经原因可能为原发或继发性卵巢功能低下，或药物影响而致的卵巢功能抑制，也可见于下丘脑-垂体功能失调、高催乳素血症等。②监测卵泡发育：应用药物诱导排卵时，测定血中E_2作为监测卵泡发育、成熟的指标之一，用以指导hCG用药及确定取卵时间。③诊断有无排卵：无排卵时雌激素无周期性变化，常见于无排卵性异常子宫出血、多囊卵巢综合征、某些绝经后子宫出血。④诊断女性性早熟：临床多以8岁以前出现第二性征发育诊断性早熟，血E_2水平升高＞275pmol/L为诊断性早熟的激素指标之一。⑤协助诊断多囊卵巢综合征：E_1升高，E_2正常或轻度升高，并恒定于早卵泡期水平，$E_1/E_2＞1$。

（2）监测胎儿-胎盘单位功能：妊娠期E_3主要由胎儿-胎盘单位产生，测定孕妇尿E_3含量反映胎儿胎盘功能状态。正常妊娠29周E_3迅速增加，正常足月妊娠E_3排出量平均为88.7nmol/24h尿。妊娠36周后尿中E_3排出量连续多次均＜37nmol/24h尿或骤减30%～40%，提示胎盘功能减退。$E_3＜22.2nmol/24h$尿或骤减＞50%，提示胎盘功能显著减退。

知识点17：孕激素的来源及生理作用　　　　　副高：熟练掌握　正高：熟练掌握

女性体内孕激素由卵巢、胎盘和肾上腺皮质产生。孕酮含量随着月经周期性变化而波动，卵泡期孕酮水平极低，排卵后卵巢黄体产生大量孕酮，水平迅速上升，在中期LH峰后的第6~8日血浓度达高峰，月经前4日逐渐下降至卵泡期水平。妊娠时血清孕酮水平随孕期增加而稳定上升，妊娠6周内主要来自卵巢黄体，妊娠中晚期则主要由胎盘分泌。孕激素通常在雌激素的作用基础上发挥作用，主要是使子宫内膜转化为分泌期，使子宫内膜周期性脱落，形成月经；在妊娠时，利于胚胎着床；并防止子宫收缩，使子宫在分娩前处于静止状态。同时孕酮还能促进乳腺腺泡发育，为泌乳作准备。

知识点18：孕激素的正常值　　　　　　　　　副高：熟练掌握　正高：熟练掌握

血孕酮正常范围（nmol/L）

时期	血孕酮
卵泡期	<3.2
黄体期	9.5~89
妊娠早期	63.6~95.4
妊娠中期	159~318
妊娠晚期	318~1272
绝经后	<2.2

知识点19：孕激素测定的临床意义　　　　　　副高：熟练掌握　正高：熟练掌握

（1）排卵监测：血孕酮水平>15.9nmol/L，提示有排卵。使用促排卵药物时，可用血孕酮水平观察促排卵效果。若孕酮水平符合有排卵而无其他原因的不孕患者，需配合超声检查观察卵泡发育及排卵过程，以除外未破裂卵泡黄素化综合征（LUFS）。其他因素如原发性或继发性闭经、无排卵性月经或无排卵性异常子宫出血、多囊卵巢综合征、口服避孕药或长期使用GnRH激动剂等，均可使孕酮水平下降。

（2）评价黄体功能：黄体期血孕酮水平低于生理值，提示黄体功能不足；月经来潮4~5日血孕酮仍高于生理水平，提示黄体萎缩不全。

（3）辅助诊断：异位妊娠时，孕酮水平较低，如孕酮水平>78.0nmol/L（25ng/ml），基本可除外异位妊娠。先兆流产孕12周内，孕酮水平低，早期流产风险高。先兆流产时，孕酮值若有下降趋势有可能流产。

（4）观察胎盘功能：妊娠期胎盘功能减退时，血中孕酮水平下降。单次血清孕酮水平≤15.6nmol/L（5ng/ml），提示为死胎。

（5）孕酮替代疗法的监测：孕早期切除黄体侧卵巢后，应用天然孕酮替代疗法时应监测血清孕酮水平。

| 知识点20：雄激素的来源及生理作用 | 副高：熟练掌握　正高：熟练掌握 |

女性体内雄激素由卵巢及肾上腺皮质分泌。雄激素分为睾酮及雄烯二酮。睾酮主要由卵巢和肾上腺分泌的雄烯二酮转化而来；雄烯二酮50%来自卵巢，50%来自肾上腺皮质，其生物活性介于活性很强的睾酮和活性很弱的脱氢表雄酮之间。血清中的脱氢表雄酮主要由肾上腺皮质产生。绝经前，血清睾酮是卵巢雄激素来源的标志，绝经后肾上腺皮质是产生雄激素的主要部位。

| 知识点21：雄激素的正常值 | 副高：熟练掌握　正高：熟练掌握 |

血总睾酮参考范围（nmol/L）

测定时间	血总睾酮
卵泡期	< 1.4
排卵期	< 2.1
黄体期	< 1.7
绝经后	< 1.2

| 知识点22：雄激素测定的临床意义 | 副高：熟练掌握　正高：熟练掌握 |

（1）卵巢男性化肿瘤：女性短期内出现进行性加重的雄激素过多症状及血清雄激素升高往往提示卵巢男性化肿瘤。

（2）多囊卵巢综合征：睾酮水平通常不超过正常范围上限2倍，雄烯二酮常升高，脱氢表雄酮正常或轻度升高。若治疗前雄激素水平升高，治疗后应下降，故血清雄激素水平可作为评价疗效的指标之一。

（3）肾上腺皮质增生或肿瘤：血清雄激素异常升高。

（4）两性畸形：男性假两性畸形及真两性畸形，睾酮水平在男性正常范围内；女性假两性畸形则在女性正常范围内。

（5）应用雄激素制剂或具有雄激素作用的内分泌药物：如达那唑等，用药期间有时需监测雄激素水平。

（6）女性多毛症：测血清睾酮水平正常时，多系毛囊对雄激素敏感所致。

（7）高催乳素血症：女性有雄激素过多症状和体征，但雄激素水平在正常范围者应测定血清催乳素水平。

知识点23：胎盘激素雌三醇的测定　　　　副高：掌握　正高：熟练掌握

（1）尿E$_3$测定：收集24小时尿液，采用化学定量分析法或气体色层分析法。因测定值波动范围较大，故需连续多次测定。临床意义为：①连续多次测定E$_3$值<15mg/24h尿，或突然降低至原来测定值的50%，提示胎盘功能减退；<15mg/24h尿为警戒值，<10mg/24h尿为危险值，表明胎盘功能严重受损，<4mg/24h尿为死胎。②双胎、巨大胎儿及糖尿病合并妊娠胎儿过重等E$_3$值可增高。

（2）血浆E$_3$测定：优点是短时间内出结果，放射免疫测定较简便，且干扰因素少，只需采血1ml。但受条件限制，正常值：>40nmol/L，若低于此值，表示胎盘功能低下。

知识点24：胎盘激素的尿雌激素/肌酐比值　　　　副高：掌握　正高：熟练掌握

采用随意尿测定尿雌激素/肌酐比值（E/C）。正常孕期中E/C随妊娠进展而逐渐增加，孕32周后急剧升高，孕38周达高峰，以后稍下降并维持在一定水平。E/C更能准确反映胎盘功能。临床意义为：E/C比值>15为正常值，10~15为警戒值，<10为危险值。

知识点25：血胎盘泌乳素测定　　　　副高：掌握　正高：熟练掌握

血胎盘泌乳素（HPL）是胎盘合体滋养细胞分泌的特异性产物，孕期浓度增加。母血中HPL含量直接反映胎盘功能状态，故可作为胎盘功能的特异性指标。采用放射免疫测定法测定。

临床意义：孕足月正常值为4~11mg/L，<4mg/L或突然下降50%提示胎盘功能低下。HPL水平与胎盘大小成正比，如糖尿病合并妊娠时胎儿较大，胎盘也大，HPL值可能偏高，临床应用时还应再配合其他监测指标。

知识点26：甲胎蛋白的概念及变化　　　　副高：掌握　正高：熟练掌握

甲胎蛋白（AFP）是一种糖蛋白，是胎儿性蛋白之一，胎儿性蛋白是胎儿所特有，在出生后及正常人为阴性或仅有微量的一种蛋白质。AFP主要产生于胎儿肝脏和卵黄囊，胎儿的消化道和肾脏也能产生微量AFP。AFP由胎肝注入胎儿血循环，经胎儿尿排出到羊水中去，同时经胎盘渗透到孕妇血清中或由胎血直接通过胎盘进入母体血循环。胎血中AFP自妊娠6.5周即可测出，以后急剧上升，分娩前很快下降，出生1周以后，用一般方法已不能测出。

母体血清中AFP值一般在妊娠16周左右开始上升，28~32周时达到最高峰，至36孕周逐渐下降，羊水内AFP值随孕周增加而逐渐下降，36孕周后下降到与母体血清AFP值相近似。

知识点27：甲胎蛋白的测定方法及临床意义　　　　副高：掌握　正高：熟练掌握

（1）测定方法：AFP测定方法很多，有琼脂扩散法、对流免疫电泳法、补体结合试验、红细胞凝集试验、火箭电泳自显影法、放射免疫法等，以放射免疫法应用最为普遍。

（2）正常值及临床意义：AFP的正常值在成人应＜25μg/L，小儿（3周至6个月）＜39μg/L。在以下情况时可异常增高：①胎儿开放性神经管缺陷性疾病：如无脑儿、开放性脊柱裂、脑膜膨出等，由于脑脊膜暴露，AFP随脑脊液流入羊水，故羊水中AFP含量可比正常高出4～10倍；②多胎妊娠、死胎、胎儿上消化道闭锁、胎儿先天性膈疝和内脏外翻等可能伴有孕妇血清或羊水AFP值增高；③卵巢内胚窦瘤及部分恶性畸胎瘤：AFP可持续增高，是其诊断和治疗监护的重要指标；④原发性肝癌：可出现于90%的病例中；⑤肝炎：急性肝炎和慢性活动性肝炎AFP均可增高，随损伤肝细胞恢复可逐渐减少或消失。

若AFP浓度异常降低，应考虑：①21-三体综合征（Down综合征）；②高血压或妊娠高血压综合征；③糖尿病。

知识点28：血浆内皮素的测定　　　　　　　副高：掌握　　正高：熟练掌握

血浆内皮素（ET）是血管内皮细胞所分泌的一种多肽激素，具有强烈的收缩血管作用。妊娠期高血压疾病时由于血管内皮受到损伤，ET分泌可明显升高。各种文献也一致认为ET浓度愈高其病情愈重。临床上以放射免疫测定法进行测定。

临床意义：正常妊娠晚期ET值为（40±2）ng/L，轻度子痫前期为（52±6）ng/L，重度子痫前期为（96±27）ng/L，因各实验室测定值均有较大差异，故应以各自实验室测定值为准。

知识点29：CA125的测定原理　　　　　　　副高：掌握　　正高：熟练掌握

（1）放射免疫法原理：利用^{131}I标记的CA125抗体（抗原），与血清中或腹水中的CA125抗原（抗体）结合，用γ计数器测定该复合物的浓度。

（2）酶联免疫吸附法：利用酶标记的CA125二级抗体与血清中或腹水中CA125抗原与一级CA125抗体复合物结合，而后根据酶动力学原理测定样品中的CA125浓度。

知识点30：CA125检测的敏感性和特异性　　　　副高：掌握　　正高：熟练掌握

酶联免疫吸附法：一般以35μg/L作为监测上皮性癌病情变化的临界值。血清CA125监测上皮性癌的敏感性为73.3%～93.5%，特异性为75.2%～86.6%。敏感性的高低与卵巢癌组织类型有关，浆液性和子宫内膜样癌较高，一般在80%以上；而黏液性癌及透明细胞癌则较低，前者为47.8%～66.7%，后者为33.3%。有报道以CA125＞65μg/L为临界值，CA125可检测出98%的卵巢恶性肿瘤。

知识点31：CA125检测的临床意义　　　　　　副高：掌握　　正高：熟练掌握

（1）可作为卵巢上皮性癌的辅助检查：约有85%以上的上皮性卵巢恶性肿瘤患者血清

术前有明显升高。以浆液性囊腺癌阳性检出率最高。在绝经后妇女中，CA125联合盆腔超声的策略可以达到令人兴奋的特异性，为99.9%，阳性预测值为26.8%，灵敏度达78.6%。在Ⅰ期患者中，50%的患者CA125水平升高，90%以上的晚期患者CA125升高。

（2）监测卵巢上皮性癌的病情进展：CA125逐渐下降，表明治疗有效；反之，则预示治疗无效。CA125低于35U/ml并不排除活跃疾病的存在，因此CA125绝对值不是判定临床反应和评估化疗疗效的唯一标准。

（3）评估卵巢上皮性癌的预后：卵巢恶性肿瘤的术前CA125水平与组织类型、分级和肿瘤负荷有关。对Ⅰ期患者术前CA125水平高者，5年存活率较高；对Ⅱ~Ⅲ期患者，术前血清CA125水平与预后关系不大，但术后3个月CA125水平下降较快者，生存时间较长；复发患者血清CA125阴性者预后较好。二次探查手术前行CA125监测研究表明：CA125升高预测复发的准确性为62%~88%，并常比临床复发出现得早。

（4）CA125升高还出现在其他恶性肿瘤（如子宫内膜癌等），同时也可出现在部分急性妇科炎症（如盆腔炎急性期CA125可高于正常值）和生理性状态下（如怀孕和月经期）。

（5）对子宫内膜异位症患者，血清中CA125术前有升高，应对此类患者用药治疗后，测定血清CA125有助于观察疗效，CA125高于正常值提示病情进展。

第六章 妇科肿瘤标志物检查

知识点1：酶类标志物的种类　　　　　　　　　　　副高：掌握　正高：熟练掌握

（1）乳酸脱氢酶（LDH）：LDH是糖代谢中的主要酶，催化乳酸成为丙酮酸的氧化反应，广泛分布于各种组织器官中。血清LDH正常（参考）值为<1.5μmol/L。细胞损伤会引起LDH水平升高，肿瘤组织中糖的无氧酵解增强，也促使LDH升高。在卵巢上皮性癌和生殖细胞肿瘤等恶性肿瘤的辅助诊断是有一定参考价值。

（2）碱性磷酸酶（ALP）：ALP能水解各种磷酸酯键，在磷酸基的转移中起重要作用。ALP来自肝脏、胎盘和骨组织，正常（参考）值为32～92U/L。其异常提示肝癌、胆道癌、前列腺癌等。其同工酶胎盘型ALP（PALP）在滋养层合成，妊娠妇女血清PALP升高，卵巢癌等肿瘤也可升高。

（3）神经元特异性烯醇化酶（NSE）：NSE是糖酵解中的关键酶，存在于神经组织和神经内分泌系统。正常（参考）值<16.3ng/ml。NSE和病情的发展相关，其值越高，疾病恶性程度越高。

知识点2：糖类标志物的种类　　　　　　　　　　　副高：掌握　正高：熟练掌握

肿瘤细胞内糖基化过程发生变异，导致细胞分泌性或细胞膜上的糖蛋白或糖脂中的糖基序列发生改变，形成了新的特殊抗原。常用于妇科恶性肿瘤辅助诊断的此类标志物有CA125、CA19-9、CA15-3、CA72-4、CA549等。

（1）癌抗原125（CA125）：CA125是一种大分子多聚糖蛋白，分子量可达220～1000kD，99%健康人血清值<35U/ml。对浆液性癌的诊断有相对特异性，可用于浆液性卵巢癌、子宫内膜癌、乳腺癌等恶性肿瘤的辅助诊断和随访。但是一些良性病变如子宫内膜异位症、盆腹腔炎症等病变，甚至是早期妊娠和正常妇女中也可能升高。

（2）糖链抗原19-9（CA19-9）：CA19-9是一种黏蛋白型的糖蛋白，分子量≥5000kD，95%健康人血清值<20U/ml。CA19-9升高通常见于黏液性囊腺癌及胃肠道来源的恶性肿瘤。成熟性囊性畸胎瘤（MCT）患者血清CA19-9值也可能有升高。

（3）糖链抗原15-3（CA15-3）：CA15-3是一种分子量为300～500kD的糖蛋白，正常（参考）值为<28μg/L。CA15-3升高见于胰腺癌、肺癌、乳腺癌、卵巢癌等恶性肿瘤。

（4）糖链抗原72-4（CA72-4）：CA72-4是一种糖蛋白抗原，正常（参考）值为<6U/ml，异常升高在各种消化道肿瘤、卵巢癌均可产生。

（5）癌抗原549（CA549）：CA549是一种酸性糖蛋白，95%健康妇女中，血清CA549水平低于11U/ml。乳腺癌、卵巢癌、前列腺癌、肺癌患者CA549可上升；怀孕妇女和良性乳腺瘤、肝病患者CA549略微升高。

（1）角蛋白（CK）：CK是细胞体间的中间丝，在正常上皮细胞及上皮性癌细胞中起支架作用，支撑细胞及细胞核。肿瘤细胞中最丰富的是CK18和CK19。CYFRA21-1是CK19的两个片段，存在于宫颈癌、肺癌、食管癌等上皮起源的肿瘤细胞的细胞质中，当肿瘤细胞分解时释放入血清。

（2）组织多肽抗原（TPA）：TPA分子结构和细胞骨架蛋白相类似，分子量在17～45kD，增殖活跃的细胞能分泌这种蛋白，可反映肿瘤细胞的增殖及凋亡状况，在消化道肿瘤、乳腺癌、肺癌、宫颈癌、前列腺癌、胃癌、卵巢癌及膀胱癌中均可出现异常升高。

（3）鳞状细胞癌抗原（SCCA）：SCCA是一种分子量为48kD的糖蛋白，血清中的SCCA浓度和鳞状细胞癌的分化程度有关，正常血清临界值＜1.5ng/ml。在子宫颈癌、外阴癌、肺癌、皮肤癌、头颈部癌、消化道癌和泌尿道肿瘤中都可见SCCA升高。SCCA升高程度和肿瘤的恶性程度密切相关，SCCA一旦升高往往预示病情恶化，伴发转移，所以常用于治疗监视和预后判断。

（4）铁蛋白：是一种铁结合蛋白，对体内铁的转运、贮存以及铁代谢调节具有重要作用，是铁的主要贮存形式。正常值为10～200ng/ml。肝癌、胰腺癌、霍奇金淋巴瘤、白血病、卵巢癌等恶性肿瘤铁蛋白可升高；肝病、铁负荷增多时铁蛋白也可升高。

（1）人绒毛膜促性腺激素（hCG）：hCG是一种糖蛋白，在妊娠期由胎盘滋养细胞分泌。相对分子量为36.7kD，由α和β两个亚单位组成，α亚单位也是其他激素如促卵泡生成素（FSH）、黄体生成素（LH）和促甲状腺素（TSH）的组成成分。β亚单位仅存在于hCG，具有较高特异性，对卵巢原发性绒癌、胚胎癌具有特异性诊断价值。β-hCG正常参考值上限为5.0U/L。部分乳腺癌、胃肠道癌、肺癌，良性疾病如肝硬化、十二指肠溃疡、炎症也可见β-hCG轻度异常。由于β-hCG无法穿过血脑屏障，所以脑脊液中出现β-hCG并且和血清中的β-hCG比例超过1∶60，提示肿瘤脑转移。

（2）雌、孕激素及其受体：ER和PR主要分布于子宫、宫颈、阴道及乳腺等靶器官的雌孕激素靶细胞表面，能与相应激素特异性结合，进而产生生理或病理效应。激素与受体的结合特点有：专一性强、亲和力高、结合容量低等。雌激素有刺激ER、PR合成的作用，而孕激素则有抑制雌激素受体合成并间接抑制孕激素受体合成的作用。ER、PR在大量激素的作用下，可影响妇科肿瘤的发生和发展。ER阳性率在卵巢恶性肿瘤中明显高于正常卵巢组织及良性肿瘤，而PR则相反，说明卵巢癌的发生与雌激素的过度刺激有关，导致相应的ER过度表达。不同分化程度的恶性肿瘤，其ER、PR的阳性率也不同。卵巢恶性肿瘤中随着分化程度的降低，PR阳性率也随之降低；同样，子宫内膜癌和宫颈癌ER、PR阳性率在高分化肿瘤中阳性率明显较高。此外有证据表明，受体阳性患者生存时间明显较受体阴性者长。ER

受体在子宫内膜癌的研究较多。

| 知识点5：胚胎性抗原标志物 | 副高：掌握　正高：熟练掌握 |

（1）癌胚抗原（CEA）：CEA是糖蛋白，分子量180～200kD，其中碳水化合物占45%～60%，蛋白质部分是由单链多肽组成，是胚胎发展过程中产生的抗原之一，正常血清CEA浓度在2.5μg/L以下。胎儿在妊娠两个月后由消化道分泌CEA，出生后消失。CEA异常升高提示胃肠癌、乳腺癌、卵巢黏液性癌，但需与肝硬化、肺气肿、直肠息肉、良性乳腺痛、溃疡性结肠炎相鉴别。癌肿浸润、转移时CEA明显升高，CEA水平持续升高提示预后不良。

（2）甲胎蛋白（AFP）：AFP含590个氨基酸残基，分子量为70kD，含4%的糖类。在正常成人血清<5.8μg/L。AFP在胚胎发育期由卵黄囊和肝脏合成，成人后当肝细胞被破坏后的再生、肝癌和生殖细胞肿瘤时血清AFP浓度上升。

| 知识点6：妇科常见恶性肿瘤的标志物选择 | 副高：掌握　正高：熟练掌握 |

（1）外阴癌：外阴鳞状上皮细胞癌的肿瘤标志物主要为SCCA。外阴恶性黑色素瘤患者则有NSE水平升高，可用于监测病情发展，评价治疗效果，预测复发。37%的外阴佩吉特病可检测到HER-2/neu蛋白过表达，并可望以此作为新的治疗靶点。

（2）宫颈癌：以HPV检测和阴道镜检诊断宫颈癌的敏感性高，加用P16、P53、Bc1-2这三个指标可有效提高诊断特异性。CYFRA21-1表达水平与临床分期、病灶大小及间质浸润深度有关。CA125对腺癌较敏感，c-myc过度表达与宫颈癌预后不良相关。

（3）子宫内膜癌：CA125、CA19-9和CEA联合应用可提高检测的敏感性。子宫内膜的恶性转化可由上皮膜抗原（EMA）过度表达有关，可作为内膜癌复发的独立先兆。已有报道的散发性子宫内膜癌的基因改变包括K-ras、HER-2/neu、PTEN、p53、ER、PR等。

（4）卵巢癌：CA125对上皮性卵巢癌较敏感，2/3的患者在症状出现前数周至数月出现升高。50%Ⅰ期卵巢癌患者和90%的Ⅱ期以上的卵巢癌患者血清CA125升高。CA125值和肿瘤大小、肿瘤分期相关。按照卵巢癌风险评估法则（ROCA），可提高血清CA125在卵巢癌动态监测中的作用。CA125主要在浆液性卵巢癌中升高，对黏液性卵巢癌可联合CA19-9、CEA等指标综合判断。此外，CA19-9还与卵巢成熟性畸胎瘤密切相关。

（5）滋养细胞肿瘤：首选β-hCG，与肿瘤生长呈正相关，70%绒癌中可检测到妊娠特异性糖蛋白（SP1）。人胎盘泌乳素（HPL）在胎盘部位滋养细胞肿瘤中轻度升高。

第七章 常用穿刺检查

知识点1：经腹壁穿刺术的适应证和禁忌证　　副高：掌握　正高：熟练掌握

妇科病变主要位于盆腔及下腹部，可通过经腹壁腹腔穿刺术抽出腹腔液体或组织，经相应检查达到诊断目的，兼有治疗作用。仔细观察抽出液体的颜色、浓度及黏稠度后，根据病史决定送检项目，包括常规化验检查、细胞学检查、细菌培养及药敏试验等，以明确盆、腹水性质或查找肿瘤细胞。也可在超声引导下用细针穿刺盆腔及下腹部肿块进行组织学活检，达到确诊目的。

（1）适应证：①用于协助诊断腹水的性质，并可做细胞学分析及染色体核型分析以利于诊断；②对性质不明，贴近腹壁的囊肿，如可疑脓肿、血肿、淋巴囊肿等行囊肿囊内穿刺协助诊断；③气腹造影时，作穿刺注入二氧化碳，拍摄X线片，盆腔器官可清晰显影；④腹水量多时，可通过放出部分腹水，使呼吸困难等压迫症状暂时缓解，并使腹壁放松易于作腹部及盆腔检查；⑤腹腔穿刺置管引流或注入抗肿瘤药物、抗炎药等行药物治疗。

（2）禁忌证：①疑有腹腔内严重粘连，特别是晚期卵巢癌广泛盆、腹腔转移致肠梗阻；②有腹膜炎史及腹部手术史者应慎选穿刺部位，为避免损伤肠管，宜在B超引导下行穿刺；③巨大卵巢与腹水易混淆，术前应仔细鉴别囊肿，不宜穿刺；④妊娠3个月以上，子宫升入腹腔，穿刺易伤及子宫，慎行穿刺。⑤弥散性血管内凝血。

知识点2：经腹壁穿刺术的方法　　副高：掌握　正高：熟练掌握

（1）经腹超声引导下穿刺，需膀胱充盈；经阴道超声指引下穿刺，则在术前排空膀胱。

（2）腹水量较多及囊内穿刺时，患者取仰卧位；液量较少取半卧位或侧斜卧位。

（3）穿刺点一般选择在脐与左髂前上棘连线中外1/3交界处，囊内穿刺点宜在囊性感明显部位。

（4）常规消毒穿刺区皮肤，铺无菌孔巾，术者需戴无菌手套。

（5）根据适应证，选择不同穿刺针，如取少量液体，观察性状或送检验，可用17～19号长针头或套管针；如需大量放腹水或引流，可用腹壁穿刺器或14～16号套管针。

（6）穿刺一般不需麻醉，对于精神过于紧张者可采用0.5%利多卡因行局部麻醉，深达腹膜。

（7）将7号穿刺针从选定点垂直刺入皮肤，达筋膜时可有阻力，穿过后即达腹膜，进腹腔有明显突空感。拔去针芯，见有液体流出，用注射器抽出适量液体送检。腹水检验一般需100～200ml，其他液体仅需10～20ml。若需放腹水则接导管，导管另一端连接器皿。放液量及导管放置时间可根据患者病情和诊治需要而定，如为检查，可放至腹壁松软易于检查即可；如为脓液引流，可放置较长时间。

（8）操作结束，拔出穿刺针。局部再次消毒，覆盖无菌纱布，固定。若针眼有腹水溢出可稍加压迫。

知识点3：穿刺液性质和结果判断 　　　　副高：掌握　正高：熟练掌握

（1）血液：①新鲜血液：放置后迅速凝固，为避免刺伤血管应改变穿刺针方向，或重新穿刺；②陈旧性暗红色血液：放置10分钟以上不凝固表明有腹腔内出血。多见于异位妊娠流产或破裂、卵巢黄体破裂或其他脏器如脾破裂等；③小血块或不凝固陈旧性血液：多见于陈旧性宫外孕；④巧克力色黏稠液体：镜下见不成形碎片，多为卵巢子宫内膜异位囊肿破裂。

（2）脓液：呈黄色、黄绿色、淡巧克力色，质稀薄或浓稠，有臭味。提示盆腔及腹腔内有化脓性病变或脓肿破裂。脓液应送细胞学涂片、细菌培养、药物敏感试验。必要时行切开引流术。

（3）炎性渗出物：呈粉红色、淡黄色混浊液体。提示盆腔及腹腔内存在炎症。应行细胞学涂片、细菌培养、药物敏感试验。

（4）腹水：有血性、浆液性、黏液性等。应送常规化验，包括比重、总细胞数、红、白细胞数、蛋白定量、浆膜黏蛋白试验及细胞学检查。必要时检查抗酸杆菌、结核杆菌培养及动物接种。肉眼血性腹水，多疑为恶性肿瘤，应行脱落细胞学检查。

（5）无任何液体吸出，多见于腹腔内液量极少、子宫直肠窝粘连、有机化血块等原因，也可能进针方向不对，未进入腹腔。

知识点4：经腹壁穿刺术的注意事项 　　　　副高：掌握　正高：熟练掌握

（1）严格无菌操作，以免腹腔感染。

（2）控制好针头进针的深度，防止刺伤血管及肠管。

（3）大量放液时针头必须固定好，避免针头移动损伤肠管；放液速度不宜快，每小时放液量不应超过1000ml，一次放液不超过4000ml。放液时，腹部缚以多头腹带，逐步束紧；或压以沙袋，防止腹压骤减，并严密观察患者血压、脉搏、呼吸等生命体征，随时控制放液量及放液速度，若出现休克征象，应立即停止放腹水，并进行相应处理。

（4）向腹腔内注入药物应慎重，很多药物不宜腹腔内注入。行腹腔化疗时，应注意过敏反应等毒副反应。

（5）术后卧床休息8~12小时，必要时给予抗生素预防感染。

知识点5：经阴道后穹隆穿刺的适应证和禁忌证 　　　　副高：掌握　正高：熟练掌握

直肠子宫陷凹是腹腔最低部位，腹腔内的积血、积液、积脓易积存于该处。阴道后穹隆顶端与直肠子宫陷凹贴接，选择经阴道后穹隆穿刺术抽取盆腔积液，对抽出物进行肉眼观察、化验、病理检查，是妇产科临床常用的辅助诊断方法。

（1）适应证：①了解盆腔有无积血或积脓；②吸取组织做细胞涂片或病理检查；③对个别盆腔脓肿或输卵管卵巢炎性积液患者，亦可经后穹隆穿刺放液，并将抽出之液体送常规检查或细菌培养，同时于局部注入抗生素治疗；④某些晚期癌肿（如卵巢癌）手术不能切除时，可经后穹隆做药物注射。

（2）禁忌证：①盆腔严重粘连，直肠子宫陷凹被较大肿块完全占据，并已凸向直肠；②疑有肠管与子宫后壁粘连；③临床高度怀疑恶性肿瘤；④异位妊娠准备采用非手术治疗时，尽量避免穿刺，以免引起感染，影响疗效。

知识点6：后穹隆穿刺的方法及步骤　　　　　副高：掌握　正高：熟练掌握

（1）排空膀胱后，取膀胱截石位，常规消毒外阴、阴道，双合诊检查了解子宫、附件情况，窥器暴露宫颈。

（2）以宫颈钳钳住宫颈后唇向前上方牵拉，暴露后穹隆。用5%活力碘溶液消毒后穹隆。

（3）用10ml空针管接22号长针头，由后穹隆正中刺入，于宫颈平行稍向后刺入2～3cm。当针穿过阴道壁后失去阻力呈空虚感时抽吸空针。必要时适当改变方向或深浅度。抽出液体后随即拔出针头。

（4）将抽出液体进行大体观察，必要时镜检、培养。如做细胞涂片检查，则将吸出物射于玻片上并固定。如做药物注射，经抽吸后无血液抽出，方可注入药物。

（5）拔针后，如有渗血，可用无菌干纱布压迫片刻，待血止后取出阴道窥器。

知识点7：后穹隆穿刺的注意事项　　　　　副高：掌握　正高：熟练掌握

（1）穿刺时针头应与宫颈方向平行，不要穿入直肠。子宫后位时，注意勿使针头刺入宫体。穿刺不宜过深，一般2～3cm，以防损伤盆腔器官，或者因子宫直肠窝积液量少，抽不出液体而延误诊断。

（2）若抽出为鲜血，可放置5分钟，血凝者为血管内血液，应改变穿刺部位、方向及深度。若抽出为不凝血（放置6分钟后确定），则为腹腔内出血，可结合病史及体征确定诊断。若抽出为淡红色稀薄的血性液体，多为盆腔炎症的渗出物。若为脓液则更有助于诊断。

（3）阴道后穹隆穿刺未抽出血液，不能完全除外宫外孕和腹腔内出血；内出血少、血肿位置高或与周围组织粘连时，均可造成假阴性。

（4）抽出的液体应根据初步诊断，分别进行涂片、常规检查、药敏试验、细胞学检查等；抽取的组织送组织学检查。

知识点8：腹腔穿刺的适应证　　　　　副高：掌握　正高：熟练掌握

腹腔穿刺是指通过腹壁穿刺进入腹腔，吸取其内液体进行自检、化验或病理学检查。

一般用于诊断性质不明的腹水。有时也用于治疗。其适应证有：①辨明腹水的原因和性质，如疑为异位妊娠破裂出血或腹腔炎性渗出液；②鉴别贴接腹壁的炎性或出血性肿块，鉴别贴接腹壁疑为肿瘤而性质不明者；③因腹水引起呼吸困难等压迫症状者；④腹腔内注射药物。

知识点9：腹腔穿刺的方法及步骤	副高：掌握　正高：熟练掌握

（1）排空膀胱，以免误伤膀胱。一般取半卧位或侧卧位。选择下腹部脐与髂前上棘连线中外1/3交界处为穿刺点，下腹部常规消毒、铺洞巾。

（2）用1%普鲁卡因溶液做局部麻醉，深达腹膜，用腰穿针垂直刺入腹壁，穿透腹膜，此时针头阻力消失，拔去针芯，即有液体流出，连接注射器抽出少许送检。如需放腹水，用胶布固定针头，接上消毒橡皮管和引流袋。

（3）放液完毕，拔出针头，局部再次消毒，盖以消毒纱布。如针眼有腹水外溢，可稍加压迫。

知识点10：腹腔穿刺的注意事项	副高：掌握　正高：熟练掌握

（1）腹腔液体过少，无移动性浊音者，不宜经腹壁穿刺。

（2）抽取的穿刺液，首先观察其性状，包括颜色、混浊度及黏稠度。腹腔穿刺液应送常规化验及细胞学检查，包括比重、总细胞数、红细胞与白细胞计数、李凡他试验及有无癌细胞等。脓性穿刺液应送检做细菌培养及药物敏感试验。

（3）如为查清盆腔包块，宜放液至腹壁松软易于诊查为止。

（4）积液量多者，在放液过程中应密切注意患者的血压、脉搏、呼吸、心率及感觉，可在橡皮管上安置输液活塞，随时控制放液量及速度。

知识点11：经腹壁羊膜腔穿刺术的适应证	副高：熟练掌握　正高：熟练掌握

（1）治疗：①胎儿异常或死胎需做羊膜腔内注药（依沙吖啶等）引产终止妊娠。②胎儿未成熟，但必须在短时间内终止妊娠，需行羊膜腔内注入地塞米松10mg以促进胎儿肺成熟。③胎儿无畸形而羊水过多，需放出适量羊水以改善症状及延长孕期，提高胎儿存活率。④胎儿无畸形而羊水过少，可间断向羊膜腔内注入适量0.9%氯化钠注射液，以预防胎盘和脐带受压，减少胎儿肺发育不良或胎儿窘迫。⑤胎儿生长受限者，可向羊膜腔内注入氨基酸等促进胎儿发育。⑥母儿血型不合需给胎儿输血。

（2）产前诊断：羊水细胞染色体核型分析、基因及基因产物检测。对经产前筛查怀疑孕有异常胎儿的高危孕妇进行羊膜腔穿刺抽取羊水细胞，通过检查以明确胎儿性别、确诊胎儿染色体病及遗传病等。

<u>　知识点12：经腹壁羊膜腔穿刺术的禁忌证　　　</u>　副高：熟练掌握　　正高：熟练掌握

（1）用于羊膜腔内注射药物引产时：①心、肝、肺、肾疾病在活动期或功能严重异常；②各种疾病的急性阶段；③有急性生殖道炎症；④术前24小时内两次体温在37.5℃以上。

（2）用于产前诊断时：①孕妇曾有流产征兆；②术前24小时内两次体温在37.5℃以上。

<u>　知识点13：经腹壁羊膜腔穿刺术的术前准备　　</u>　副高：熟练掌握　　正高：熟练掌握

（1）孕周选择：①胎儿异常引产者，宜在妊娠16～26周之内；②产前诊断者，宜在妊娠16～22周内进行。此时子宫轮廓清楚，羊水量相对较多，易于抽取，不易伤及胎儿，且羊水细胞易存活，培养成功率高。

（2）穿刺部位定位：①手法定位：助手固定子宫，于宫底下方2～3横指处的中线或两侧选择囊性感明显部位作为穿刺点；②超声定位：穿刺前可先行胎盘及羊水暗区定位标记后操作，穿刺时尽量避开胎盘，在羊水量相对较多的暗区进行，也可在超声引导下直接穿刺。

（3）中期妊娠引产术前准备：①测血压、脉搏、体温，进行全身检查及妇科检查，注意有无盆腔肿瘤与子宫畸形及宫颈发育情况；②测血、尿常规，查出凝血功能、血小板计数和肝功能；③会阴部备皮。

<u>　知识点14：经腹壁羊膜腔穿刺术的操作方法　　</u>　副高：熟练掌握　　正高：熟练掌握

孕妇排尿后取仰卧位，做好穿刺点标记，腹部皮肤常规消毒，铺无菌孔巾。在选择好的穿刺点用0.5%利多卡因行局部浸润麻醉。用22号或20号腰穿针垂直刺入腹壁，穿刺阻力第一次消失表示进入腹腔。继续进针又有阻力表示进入宫壁，阻力再次消失表示已达羊膜腔。拔出针芯即有羊水溢出。抽取所需羊水量或直接注药。将针芯插入穿刺针内，迅速拔针，敷以无菌干纱布，加压5分钟后胶布固定。

<u>　知识点15：经腹壁羊膜腔穿刺术的注意事项　　</u>　副高：熟练掌握　　正高：熟练掌握

（1）严格无菌操作，以防感染。

（2）穿刺针应细。进针不可过深过猛，尽可能一次成功，避免多次操作。最多不得超过两次。

（3）穿刺前应查明胎盘位置，勿伤及胎盘。穿刺针穿经胎盘，羊水可能经穿刺孔进入母体血液循环而发生羊水栓塞。穿刺与拔针前后应注意孕妇有无呼吸困难、发绀等异常。警惕发生羊水栓塞可能。

（4）穿刺针常因羊水中的有形物质阻塞而抽不出羊水，有时稍加调整穿刺方向、深度即可抽出羊水。用有针芯的穿刺针可避免此现象。

（5）若抽出血液，出血可来自腹壁、子宫壁、胎盘或刺伤胎儿血管，应立即拔出穿刺针并压迫穿刺点，加压包扎。若胎心无明显改变，1周后再行穿刺。

（6）医护人员应严密观察受术者穿刺后有无副作用。

知识点16：羊膜腔穿刺的并发症　　　　　　　副高：掌握　正高：熟练掌握

（1）流产或早产：是羊膜腔穿刺的主要并发症。术后1周内流产者与穿刺有关，发生率约为0.1%，晚期妊娠偶在穿刺后胎膜早破导致早产。

（2）损伤脐带、胎盘或胎儿：穿刺针偶可刺伤脐带或胎盘，导致脐带或胎盘血肿，也可刺伤胎儿引起血肿。

（3）母体损伤：刺伤血管可导致腹壁血肿、子宫浆膜下血肿；刺伤胎盘可导致胎儿血进入母体。对Rh阴性孕妇，应预防性地注射抗D免疫球蛋白，预防发生致敏反应或羊水栓塞。

（4）羊水渗漏：羊水自穿刺孔渗漏，会因羊水过少而影响胎儿发育。

（5）宫内感染：术后母体发热，胎儿可因感染导致发育异常或死亡，严格无菌操作可避免。

知识点17：脐带穿刺的适应证　　　　　　　　副高：掌握　正高：熟练掌握

脐带穿刺的适应证有：①染色体分析；②胎儿病毒感染的诊断；③单基因病的诊断：如α及β地中海贫血的诊断、血友病的诊断；④确定胎儿血型，诊断母儿血型不合；⑤检查胎儿血小板的质和量；⑥胎血血气分析，是诊断宫内缺氧最确切的依据。

知识点18：胎儿镜下脐带穿刺术的操作方法　　副高：掌握　正高：熟练掌握

（1）孕妇取仰卧或侧卧位，常规下腹部消毒铺巾。

（2）2%利多卡因或1%普鲁卡因溶液局部麻醉，穿刺部位做2～5mm的皮肤切口。

（3）用带有套管的穿刺针垂直进入羊膜腔，两次落空感，即可抽出针芯，有羊水溢出，接通冷光源后插入胎儿镜，B超引导下观察胎儿体表情况。

（4）在胎儿镜观察下经操作孔放入穿刺针活检钳，穿刺脐带取血。

（5）操作完毕，将胎儿镜连同套管一同取出，局部压迫。

（6）术后复查B超，了解胎儿情况。

知识点19：妇科超声介导下盆腔穿刺术的适应证　　副高：掌握　正高：熟练掌握

超声介导下盆腔穿刺术是在B超引导下，或经腹壁或经阴道后穹隆将穿刺针准确插入病灶或囊腔，达到协助确诊的目的。其适应证有：①卵巢瘤样病变功能性卵巢囊肿，包括卵巢滤泡囊肿、卵巢黄体囊肿、多囊卵巢、卵巢子宫内膜异位症、卵巢炎性囊肿和卵巢冠囊肿；②卵巢增生性疾病卵巢过度刺激综合征，穿刺放出液体缩小卵巢体积，避免发生卵巢扭转；③卵巢良性肿瘤主要是卵巢浆液性囊腺瘤；穿刺抽出囊液可行细胞学检查辨别良恶性，或行囊内注射无水乙醇使囊腔闭合而治愈；④盆腹腔包裹性积液非特异性炎症渗出与周围组织粘连形成的盆腹腔假性囊肿和结核性包裹性积液，抽出液体行常规检查、细胞学检查和细胞培养及药敏试验；⑤盆腹腔脓肿缩小病灶，注入抗生素行局部药物治疗；⑥异位妊娠未破裂时行妊娠囊穿刺注入MTX杀胚；⑦体外受精-胚胎移植辅助生殖技术在B超引导下经阴道穿刺取卵，行IVF-ET。

| 知识点20：妇科超声介导下盆腔穿刺术的方法 | 副高：掌握　正高：熟练掌握 |

（1）经阴道后穹隆穿刺：外阴、阴道严密消毒后，将消毒的阴道B超探头插入阴道，在穹隆部，显示盆腔囊肿后将穿刺部位置于穿刺引导线上，并准确测量穿刺深度。将阴道穿刺针经阴道探头上的导向器即穿刺引导管送达穹隆部，适当用力予以穿刺。通过显示器能够监视穿刺针沿引导线经穹隆壁进入盆腔及囊肿。随后以50ml注射器进行抽吸，若液体黏稠，可先注入氯化钠液稀释后再抽吸。

（2）经腹壁腹腔穿刺：患者排尿后取仰卧或侧卧位，常规消毒铺巾，局部麻醉后以B超探头扫查穿刺部位，将穿刺针放入探头导向器的针槽内，抵达腹部皮肤后适当用力进行穿刺、穿刺成功后续步骤同经阴道后穹隆穿刺相同。对于卵巢子宫内膜异位囊肿或卵巢浆液性囊腺瘤抽吸液体后，可以注入无水乙醇使囊腔闭合。

| 知识点21：妇科超声介导下盆腔穿刺术的注意事项 | 副高：掌握　正高：熟练掌握 |

（1）穿刺方向必须正确，以免损伤肠管和膀胱。最好以短促有力的手法进针。尽量避免针尖划破薄壁囊肿。

（2）囊内注入无水乙醇必须再次确定针尖位于囊腔内，避免乙醇外漏损伤周围组织。

（3）穿刺术后应给予广谱抗生素，预防术后感染。

（4）如发现盆腔肿块为实质性，应选用组织活检细针，将微小组织块送病检，残余碎屑行细胞学检查。

第四篇
妇产科内镜检查

妇产科内
镜检查

第一章　阴道镜检查

| 知识点1：阴道镜检查的概念 | 副高：熟练　正高：熟练掌握 |

阴道镜检查是一种临床诊断手段，它利用光学放大的原理，通过透镜将局部组织放大5～40倍，观察局部组织的上皮与血管的形态、色泽、数量等变化，在可疑部位取活检以提高诊断的正确率。对子宫颈癌及癌前病变的早期发现、早期诊断具有一定的价值。

| 知识点2：阴道镜检查的适应证和禁忌证 | 副高：掌握　正高：熟练掌握 |

（1）适应证：①子宫颈细胞学检查LSIL及以上，或ASCUS伴高危型HPV阳性或AGS者；②HPV检测16或18型阳性者，或其他高危型HPV阳性持续1年以上者；③子宫颈锥切术前确定切除范围；④可疑外阴皮肤病变，可疑阴道鳞状上皮内病变、阴道恶性肿瘤；⑤子宫颈、阴道及外阴病变治疗后复查和评估。

（2）禁忌证：阴道镜检查无绝对禁忌证。阴道镜引导下活检的禁忌证：①下生殖道及盆腔炎症急性期；②下生殖道活跃性出血；③其他不宜行活检的病理状态，如创面修复过程、严重凝血功能障碍等。

| 知识点3：阴道镜检查的时间选择及术前准备 | 副高：掌握　正高：熟练掌握 |

（1）时间选择：①一般于月经干净后进行检查；②了解颈管内病变宜于围排卵期进行；③怀疑癌或癌前病变者应及早检查。

（2）术前准备：①询问病史、月经史，选择合适的检查时间；②白带常规检查及宫颈细胞学检查；③检查前24小时内不宜妇科检查、细胞学采样；④检查前3天内不宜性交或阴道冲洗用药。

知识点4：**阴道镜检查的操作方法及注意事项**　　　　*副高：掌握　正高：熟练掌握*

（1）患者取膀胱截石位，阴道窥器（不用润滑剂）暴露宫颈，并注意勿碰伤宫颈上皮，用棉球轻轻擦去宫颈表面分泌物。将光源和镜头对准观察部位，调整焦距（一般物镜距宫颈25～30cm，距阴道口5～20cm），先用扩大10倍的低倍镜观察，再增大倍数按顺时针方向循序进行，并随时调距。

（2）宫颈表面涂3%～5%醋酸溶液后观察上皮情况，用绿色滤光镜放大20倍观察血管，可增强毛细血管与周围组织的对比度。

（3）重点检查转化区，多数情况下都能看清，但病变位于宫颈管内时，检查不满意或不肯定。

（4）若阴道镜检有异常，可在镜检结束时进行碘试验，参考碘试验结果取活检送病理检查。

（5）碘试验：正常的复层扁平上皮含有丰富的糖原，若与碘液接触，即被染成棕褐色或褐黑色，称为碘试验阳性。柱状上皮、未成熟的化生上皮、上皮内肿瘤及浸润癌，因缺乏糖原而不着色，称为碘试验阴性。根据碘试验的结果，可了解病变范围及选择活检部位，常用于阴道及子宫颈部可疑癌变的辅助诊断。

知识点5：**正常阴道镜的图像**　　　　　　　　　　　*副高：掌握　正高：熟练掌握*

（1）原始鳞状上皮：镜下为光滑，均匀、粉红色的上皮。上皮下可见细小的毛细血管呈网状、树枝状或放射状排列。原始鳞状上皮醋酸白试验基本不变色，碘试验呈均匀深染的棕色改变。

（2）柱状上皮：柱状上皮为单层有分泌功能的高柱状上皮，表面不规则，有长的基质乳头和深的裂隙，其透光性好，呈深红色。原始柱状上皮在正常解剖结构中位于宫颈管内，在高雌激素作用或宫颈炎症时，柱状上皮覆盖宫颈阴道部。柱状上皮醋酸作用后微微发白，呈葡萄状水肿样特征性改变，碘试验不染色。

（3）正常转化区：为原始鳞-柱状交接部和生理鳞-柱状交接部之间的化生区。阴道镜下见毛细血管丰富，形态规则，呈树枝状；由化生上皮环绕柱状上皮形成葡萄状小岛；在化生上皮区内可见针眼状的凹陷为腺体开口，或被化生上皮遮盖的潴留囊肿（宫颈腺囊肿）。醋酸白试验后化生上皮与圈内的柱状上皮界限明显。涂碘后，碘着色深浅不一。病理学检查为鳞状上皮化生。

（4）正常血管：为均匀分布的小微血管点。正常的血管末梢在醋酸作用下有收缩反应，10～20秒后作用消失，血管舒张。

知识点6：上皮不正常阴道镜的图像　　　　　　　副高：掌握　正高：熟练掌握

（1）白色上皮：是指醋酸作用后出现的局灶性白色图像，无明显血管可见。根据白色上皮是否高出表面分为扁平白色上皮和微小乳头或脑回状白色上皮。上皮透明度越差，颜色越白，边界越清楚，高出表面，持续时间长不消退者，上皮的不典型性程度越重，因此，有薄白色上皮和厚白色上皮之分。少数生理状态、宫颈物理治疗后修复过程或鳞状上皮化生过程都可能形成程度不等的白色上皮。

（2）镶嵌：是由不规则增生的血管被增生的上皮挤压后，将异常增生的上皮分割成多个多边形的阴道镜图像。异常增生的上皮可以是白色上皮，也可以是高型别的腺开口。典型的镶嵌图像是在醋酸白试验后，基底变白，边界清楚，多见于不典型增生或原位癌。若不规则的血管扩张变形，异常增生的上皮增厚伴坏死，镜下表现如猪油状或脑回状常提示浸润癌可能。镶嵌也有细镶嵌和粗镶嵌之分，提示病变程度不同。

（3）白斑：是指位于宫颈表面的白色斑块，无需醋酸作用肉眼即可查见，表面平坦或略高出平面呈不规则片状，边界清楚，无异常血管。白斑多为角化亢进或角化不全，有时为尖锐湿疣、乳头状瘤，不一定与癌瘤有关，需加以鉴别。

（4）碘试验不染色的上皮：以往称碘染阴性上皮，有时易引起混淆，不成熟的化生上皮由于细胞内缺乏糖原，涂碘后呈黄色。亮黄色常提示上皮不典型程度较重。而成熟的阴道宫颈鳞状上皮含糖原，可以固定碘而染色。碘试验不染色区域往往与醋酸试验的白色上皮区相匹配，更便于病灶区域判断和选择活检部位。

（5）腺开口：密集分布的Ⅲ级以上腺开口常提示HPV感染，醋酸作用后腺开口清晰可见，碘染色后呈花斑样或斑点状改变。宫颈原位癌或浸润癌可见Ⅳ型和Ⅴ型腺开口，常伴其他异常图像改变。

知识点7：血管不正常阴道镜的图像　　　　　　　副高：掌握　正高：熟练掌握

（1）点状血管：位于基底乳头中的毛细血管，因受到增生组织挤压，由下方斜行或垂直达上皮表面，低倍镜下呈逗点状，高倍镜下可见血管末端扩张扭曲，似绒球或鸟巢状，典型的点状血管醋酸作用后基底变白，边界清楚，血管间距增大，严重者点子粗大，向表面突出，有时许多小点聚集成堆，呈乳头状点状血管。厚白色上皮基础上伴有粗大的点状血管提示高级别宫颈病变。

（2）异形血管：是由于血管的走行与上皮形成不同的角度而构成的不同图像，表现为血管的管径粗细不等、形态不一、走行及间距高度不规则，醋酸作用后无收缩表现。阴道镜下可见：血管扩张、紊乱、螺旋状、串珠状、扭曲状、发夹状及突然中断状等。异型血管的出现常提示浸润性病变的存在。

知识点8：阴道镜的诊断标准　　　　　　　　　　副高：掌握　正高：熟练掌握

（1）图像的种类：正常图像、不正常图像、重要变化（厚白色上皮、粗点状血管、粗镶嵌、厚白斑、异形血管及糜烂）、次要变化（薄白色上皮、细点状血管、细镶嵌、薄白斑）。

（2）边界清晰度：重要病变边界清楚，局限于一定边界内；次要病变边界模糊，如炎症。

（3）表面构型：光滑、不平整、颗粒状、乳头状、结节状。重要病变表现为表面不平高出周围组织或结节状。

（4）颜色及醋酸反应：重要病变颜色逐渐变暗。上皮的非典型性越重，加醋酸后越白。

（5）图像位置：重要图像位于转化区内，次要图像位于转化区外。

（6）病变面积：大面积病变有重要性。

（7）图像数目：白色上皮、点状血管、镶嵌合并存在较单独存在恶性指数明显上升。

第二章 宫腔镜检查

知识点1：宫腔镜检查的原理 副高：熟练 正高：熟练掌握

宫腔镜检查是采用多种膨宫介质扩张子宫，然后通过光导玻璃纤维窥镜将光源和子宫镜直接导入子宫腔内，使其能在直视下对子宫腔内的疾病进行诊断和治疗。常用的膨宫介质有CO_2、5%或10%葡萄糖溶液、32%中分子右旋糖酐（右旋糖酐70）、羧甲基纤维素钠等。

知识点2：宫腔镜的适应证 副高：掌握 正高：熟练掌握

（1）宫腔镜检查的适应证：①异常子宫出血；②疑宫腔粘连及畸形；③超声检查有异常宫腔回声及占位病变；④节育器定位；⑤原因不明的不孕；⑥子宫造影异常；⑦复发性流产；⑧可疑妊娠物残留。

（2）宫腔镜治疗的适应证：①子宫内膜息肉；②子宫黏膜下肌瘤及部分突向宫腔的肌壁间肌瘤；③宫腔粘连分离；④子宫内膜切除；⑤子宫纵隔切除；⑥宫腔内异物取出，如嵌顿节育器及流产残留物等；⑦宫腔镜引导下输卵管插管通液、注药及绝育术。

知识点3：宫腔镜的禁忌证 副高：掌握 正高：熟练掌握

（1）绝对禁忌证：①急、亚急性生殖道感染；②心、肝、肾衰竭急性期及其他不能耐受手术者；③近期（3个月内）有子宫穿孔史或子宫手术史者。

（2）相对禁忌证：①宫颈瘢痕，不能充分扩张者；②宫颈裂伤或松弛，灌流液大量外漏者；③体温＞37.5℃；④浸润性子宫颈癌、生殖道结核未经系统抗结核治疗者。

知识点4：宫腔镜手术的时间选择 副高：掌握 正高：熟练掌握

宫腔镜手术的时间一般选择在月经干净后1周内为宜，此时子宫内膜处于增殖期，薄且不易出血，黏液分泌少，宫腔病变易见。子宫黏膜下肌瘤或子宫内膜病变，月经量多或持续不规则出血引发中重度贫血，宜止血、改善贫血后尽早进行。

知识点5：宫腔镜检查的术前准备和操作方法 副高：掌握 正高：熟练掌握

（1）术前准备：①镜检前，常规心肺、体温、脉搏、血压、阴道清洁度检查正常；②以月经干净3～7天内镜检查为宜，此时内膜较薄，不易出血，易于看清宫腔内情况；③2%利多卡因溶液做宫颈管内表面麻醉，对精神紧张者术前肌内注射哌替啶50mg。

（2）操作方法：①排空膀胱，取截石位，常规外阴、阴道消毒，铺巾，查清子宫位置后放置窥器，暴露宫颈，再次消毒宫颈，宫颈钳钳住宫颈前唇，宫颈口紧者用扩官器扩至7号；②插入宫腔镜，接通氯化钠液冲洗宫腔再注入膨宫介质后，依次观察宫腔内前、后、侧壁、宫底、宫角及输卵管开口，在逐步退出过程中观察宫颈内口、宫颈管，或由外口依次向上进行观察；③在观察过程中，需不断注入膨宫液使宫腔内膨宫液压力维持在80～160mmHg，以保持视野清晰；④如需进行宫腔操作，可从操作孔插入相应器械进行操作。

知识点6：宫腔镜检查的术后并发症和处理　　　　　副高：掌握　　正高：熟练掌握

（1）出血：子宫出血的高危因素包括子宫穿孔、动静脉瘘、子宫颈妊娠、剖宫产瘢痕部位妊娠、凝血功能障碍等。当切割病灶过深，达到黏膜下5～6mm的子宫肌壁血管层易导致出血。出血的处理方案应依据出血量、出血部位、范围和手术种类确定，如使用缩宫素、米索前列醇等宫缩剂，留置球囊压迫宫腔，子宫动脉栓塞等。

（2）子宫穿孔：引起子宫穿孔的高危因素包括子宫颈狭窄，子宫颈手术史，子宫过度屈曲，宫腔过小，扩宫力量过强、哺乳期子宫等。一旦发生子宫穿孔，立即查找穿孔部位，确定邻近脏器有无损伤，决定处理方案。如患者生命体征平稳、穿孔范围小、无活动性出血及脏器损伤时，可使用缩宫素及抗生素保守观察治疗；如穿孔范围大、可能伤及血管或有脏器损伤时，应立即手术处理。

（3）过度水化综合征：由灌流介质大量吸收引起体液超负荷和/或稀释性低钠血症所致，如诊治不及时，将迅速出现急性肺水肿、脑水肿、心肺功能衰竭甚至死亡。相应的处理措施包括吸氧、纠正电解质紊乱和水中毒（利尿、限制入液量、治疗低钠血症）、处理急性左心力衰竭、防治肺和脑水肿。

（4）其他：如气体栓塞、感染、宫腔或/和子宫颈管粘连等。若发生，做相应处理。

第三章 腹腔镜检查

知识点1：诊断性腹腔镜检查的适应证　　　　副高：熟练　正高：熟练掌握

（1）不孕症的病因学探查和相关操作：①输卵管、卵巢、子宫的形态学检查；②生殖器与毗邻脏器相互关系及有无粘连的确认；③腹腔镜监视下输卵管通液术；④盆腔粘连分解；⑤排卵功能及黄体形成情况；⑥腹水的采集及相关检查。

（2）原因不明急慢性下腹痛的诊断和鉴别诊断。

（3）子宫内膜异位症的诊断和治疗：包括活检、镜下分期、轻度粘连分离以及进行镜下简单治疗等。

（4）盆腔肿块的诊断与鉴别诊断：可明确盆腔肿块的来源、部位、大小、性质、活动度及粘连情况，并对是否手术治疗、手术方式以及难易程度进行全面评估。必要时进行组织活检，以明确病理诊断。

（5）生殖器官恶性肿瘤的分期、术前评估、疗效判定及疾病监测。

（6）先天性生殖器官畸形的诊断。

（7）闭经及月经失调者的卵巢情况，如多囊卵巢、卵巢早衰、原发性性腺发育不良、早期绝经的原因以及促性腺抵抗综合征等。同时进行卵巢组织活检，明确诊断。

知识点2：手术性腹腔镜检查的适应证　　　　副高：熟练　正高：熟练掌握

（1）异位妊娠：明确诊断并了解异位妊娠的部位、性质、病灶大小、毗邻关系、内出血情况等，并且可在确定诊断的情况下起到治疗作用，包括：输卵管切除术、输卵管切开取胚及修补术、腹腔镜下输卵管挤压术、腹腔镜下输卵管局部注射甲氨蝶呤（MTX）等。

（2）子宫肌瘤剔除术：剔除浆膜下、肌壁间、阔韧带内肌瘤。

（3）计划生育及其合并症的诊断和治疗：①寻找和取出异位节育器；②子宫穿孔后的子宫修补术；③输卵管绝育术。

（4）卵巢囊肿剥除，多囊卵巢打孔及楔形切除。

（5）子宫切除：子宫小于妊娠3个月子宫者。

（6）腹腔镜手术治疗：子宫颈癌、子宫内膜癌、卵巢癌等恶性肿瘤的腹腔镜手术治疗。

（7）女性不孕症腹腔镜手术：①输卵管通畅度评价；②输卵管伞部梗阻成形术；③输卵管、卵巢粘连分离术；④输卵管吻合术；⑤输卵管宫角植入术；⑥子宫内膜异位症的病灶清除及巧克力囊肿抽吸或摘除术。

知识点3：腹腔镜检查的禁忌证　　　　　　　　　　副高：掌握　正高：熟练掌握

（1）绝对禁忌证：①心脏代偿功能不全或中重度肺功能不全不能耐受气腹、特殊体位者；②不能耐受包括气管插管在内的麻醉者；③腹股沟疝或膈疝者；④急性弥漫性腹膜炎伴严重胀气者；⑤非囊性巨大盆、腹腔包块影响人工气腹或不能置镜者；⑥严重的急性内出血性休克者；⑦16周以后妊娠者；⑧严重盆腔、腹腔粘连影响人工气腹或不能置镜者。⑨凝血功能障碍者。

（2）相对禁忌证：①既往有腹部手术史；②过度肥胖与消瘦；③急慢性盆腔炎史；④妊娠16周以前；⑤大于拳头大小的肌瘤或卵巢肿瘤；⑥晚期卵巢癌。

知识点4：腹腔镜检查的术前准备　　　　　　　　　　副高：掌握　正高：熟练掌握

（1）详细采集病史：准确掌握诊断性或手术性腹腔镜指征。

（2）术前检查：行全身体格检查、盆腔检查。辅助检查包括阴道分泌物检查、宫颈刮片细胞学检查，术前1周内心电图及胸部X线检查除外心血管疾病，术前3个月内肝肾功能检查示正常，常规进行血生化检查及乙肝病毒抗原、抗体检测。卵巢肿瘤患者常规进行CA125、CA19-9、CA15-3、CEA、AFP、hCG等肿瘤标志物测定。

（3）肠道、泌尿道、阴道准备：诊断性手术或无明显盆腔粘连的治疗性腹腔镜术前一日肥皂水灌肠或口服20%甘露醇250ml及2000ml氯化钠液或聚乙二醇电解质散溶液清洁肠道。疑有盆腔粘连的治疗性腹腔镜手术前3日行肠道准备：无渣半流饮食2天，手术前一日双份流食或禁食并根据情况补液2000～3000ml，清洁灌肠；手术当天禁食。术前留置导尿管。拟行阴道操作者术前行阴道冲洗。

（4）腹部皮肤准备：注意脐孔的清洁。

（5）体位、麻醉：手术时取头低臀高（足高）并倾斜15°～25°位，使肠管滑向上腹部，暴露盆腔手术野。诊断性手术可在硬膜外麻醉+静脉辅助用药或全身麻醉下进行。手术性腹腔镜应选择全身麻醉为宜。

知识点5：腹腔镜检查的操作方法　　　　　　　　　　副高：掌握　正高：熟练掌握

（1）常规消毒：腹部及外阴、阴道，放置导尿管和举宫器（有性生活史者）。

（2）人工气腹：患者先取平卧位，根据套管针外鞘直径切开脐孔下缘皮肤10～12mm，用布巾钳提起腹壁，与腹部皮肤呈90°沿切口穿刺气腹针进入腹腔，连接自动CO_2气腹机，以1～2L/min流速进行CO_2充气，当充气1L后，调整患者体位至头低臀高位（倾斜度为15°～25°），继续充气，使腹腔内压力达12～15mmHg，拔去气腹针。

（3）放置腹腔镜：用布巾钳提起腹壁，与腹部皮肤呈90°穿刺套管针，当套管针从切口穿过腹壁筋膜层时有突破感，使套管针方向转为45°，穿过腹膜层进入腹腔，去除套管针针芯，将腹腔镜自套管针鞘进入腹腔，连接好CO_2气腹机，打开冷光源，即可见盆腔视野。

（4）腹腔镜探查：按顺序常规检查盆腔检查后根据盆腔疾病进行输卵管通液或病灶活检

等进一步检查。

（5）腹腔镜手术：在腹腔镜的监测下，根据不同的手术种类选择下腹部不同部位的第2、3或第4穿刺点，分别穿刺套管针，插入必要的器械操作。穿刺时应避开下腹壁血管。

（6）手术操作基础：必须具备以下操作技术方可进行腹腔镜手术：①用腹腔镜跟踪、暴露手术野；②熟悉镜下解剖；③熟悉镜下组织分离、切开、止血技巧；④镜下套圈结扎；⑤熟悉腔内或腔外打结及腔内缝合技巧；⑥熟悉各种电能源手术器械的使用方法；⑦熟悉取物袋取出组织物的技巧。

（7）手术操作原则：遵循微创原则，按经腹手术的操作步骤进行镜下手术。

（8）手术结束：用生理盐水冲洗盆腔，检查无出血，无内脏损伤，停止充入CO_2气体，放尽腹腔内CO_2，取出腹腔镜及各穿刺点的套管针鞘，缝合穿刺口。

知识点6：腹腔镜检查的并发症及预防处理措施　　　　副高：掌握　　正高：熟练掌握

（1）出血性损伤：①腹膜后大血管损伤：妇科腹腔镜手术穿刺部位邻近后腹膜腹主动脉、下腔静脉和髂血管，损伤这些血管可危及患者生命，应避免此类并发症发生。一旦发生应立即开腹止血，修补血管。腹膜后大血管损伤可见于闭合式穿刺和腹主动脉旁淋巴结和/或盆腔淋巴结切除手术过程中误伤，开放式或直视下穿刺、熟练的剖腹手术经验、娴熟的腹腔镜手术技巧和熟悉腹膜后血管解剖结构可使损伤概率减少。②腹壁血管损伤：多发生于第2或第3穿刺部位，可在穿刺过程中使用腹腔镜透视法避开腹壁血管。若损伤，应及时发现并进行缝合或电凝止血。③手术野出血：是手术性腹腔镜手术中最常见的并发症，特别是在子宫切除或重度子宫内膜异位症手术中容易发生。手术者应熟悉手术操作和解剖，熟练掌握各种腹腔镜手术的能源设备及器械的使用方法。

（2）脏器损伤：主要指与内生殖器官邻近脏器损伤，如膀胱、输尿管及肠管损伤，多因周围组织粘连导致解剖结构异常、电器械使用不当或手术操作不熟练等所致。若损伤应及时修补，以免发生并发症。

（3）与气腹相关的并发症：包括皮下气肿、气胸和气体栓塞等。皮下气肿是由于腹膜外充气或套管针切口太大或套管针多次进出腹壁使气体进入皮下所致。避免上述因素可减少皮下气肿的发生。如手术中发现胸壁上部及颈部皮下气肿，应立即停止手术。若术后患者出现上腹部不适及肩痛，是CO_2对膈肌刺激所致，术后数日内可自然消失。气体栓塞少见，一旦发生有生命危险。

（4）其他并发症：①腹腔镜手术中电凝、切割等能量器械引起的相应并发症；②腹腔镜切口疝，>10mm直径的穿刺孔其筋膜层应予以缝合。

第四章　羊膜镜检查

| 知识点1：羊膜镜检查的原理和目的 | 副高：熟练　正高：熟练掌握 |

羊膜镜检查是应用羊膜镜透过羊膜观察妊娠晚期或分娩期羊水的情况，判断胎儿的安危，以达到监护胎儿的目的。

| 知识点2：羊膜镜检查的适应证和禁忌证 | 副高：掌握　正高：熟练掌握 |

（1）适应证：①妊娠高血压综合征（妊高征）或妊娠合并原发性高血压、慢性肾炎、糖尿病等；②过期妊娠、胎儿宫内生长迟缓；③既往有难以解释的死胎、死产者；④疑有羊水过少者；⑤出现胎儿窘迫或胎盘功能低下者；⑥疑为胎膜早破但无羊水流出者，或进行人工破膜者；⑦分娩早期监护检查。

（2）禁忌证：①先兆早产、前置胎盘、宫颈管过度后屈无法放入羊膜镜；②孕周小于37周者；羊水过多、臀位等；③有生殖道炎症者，如各种阴道炎；④宫颈重度糜烂者，检查时易导致接触性出血；⑤习惯性早产史或宫颈口松弛者。

| 知识点3：羊膜镜检查的必备条件 | 副高：掌握　正高：熟练掌握 |

羊膜镜检查的必备条件有：①妊娠末期（预产期前7～10天）或分娩期；②子宫颈口开大（1cm以上）；③宫颈口处无难以除去的黏液；④宫颈口无出血；⑤子宫颈管无过度后屈；⑥有前羊水囊存在；⑦宫颈口无粘连；⑧无前置胎盘。

| 知识点4：羊膜镜检查的术前准备和操作步骤 | 副高：掌握　正高：熟练掌握 |

（1）术前准备：①检查前B超先确定胎先露为头先露，并除外前置胎盘；②以75%酒精溶液或2%戊二醛浸泡镜体、套管及内芯至少20分钟，应用时取出用无菌生理盐水冲洗。

（2）操作步骤：①产妇取截石位，常规冲洗消毒外阴，擦洗阴道，铺巾；②经阴道检查了解胎先露、头盆关系、宫口扩张情况与宫颈管长度。如宫口未开，可用手指慢慢扩张宫口，根据宫口的大小选择适合型号的羊膜镜进行检查，以能放入的最大型号羊膜镜为佳，将羊膜镜轻轻插入宫颈管内口，拔去内芯，将镜体插入套管，前端紧贴前羊水囊；③前后左右移动，观察；④检查完毕，退出镜体，关闭光源，取出套管，消毒擦拭宫颈，取下阴道窥器。

知识点5：羊膜镜检查的结果判定　　　　　　　　副高：掌握　正高：熟练掌握

（1）胎儿情况正常：羊水清亮，无色透明，可较清楚地看见羊水中的胎发及胎脂片。

（2）可疑胎儿窘迫：羊水呈淡黄色，半透明，可见到胎脂，毛发隐约可见。

（3）胎儿窘迫：羊水呈黄色、黄绿色或混浊呈深绿色，胎脂、毛发均看不清。

（4）胎盘早剥：羊水呈粉红色、深红色或鲜红色。

（5）胎死宫内：羊水呈棕色、紫色、暗红色或暗褐色，混浊。

（6）母儿Rh血型不合：羊水呈黄色、金黄色。

（7）胎膜早破：能直接看到胎儿先露，前羊水囊消失，或见羊水流出。

（8）脐带脱垂或先露：在前羊水中可见白色带状或条索状物。

（9）过期妊娠或高位破膜：无前羊水，胎膜紧贴头皮，有时见胎头上有绿色的胎粪痕迹。

（10）无脑儿：头先露时可见胎儿头部凹凸不平，并有小结节状物。

知识点6：羊膜镜检查的注意事项　　　　　　　　副高：掌握　正高：熟练掌握

（1）检查前应向患者解释检查目的，使患者配合，有利于观察和减少并发症的发生。

（2）检查前应仔细擦去宫颈管分泌物和胎膜表面的附着物，必要时可用25%的碳酸氢钠液。

（3）操作宜慢、轻、稳，以免刺破胎膜或碰伤宫颈出血而影响观察。

（4）检查时尽量使眼睛接近羊膜镜的顶端，以便于观察。

（5）严格无菌操作，必要时给予抗生素。

（6）羊膜镜检查结果应综合其他临床检查进行判断。①假阴性见于：因胎儿有阻塞性消化道畸形、胎头深入骨盆前后羊水不能交流；②假阳性见于：胎膜表面有血液附着或胎膜因某些原因不透明等。

（7）若为双胎，只能看到第一个胎儿的羊水。

（8）尽可能不要碰上宫颈组织，以免出血影响观察。

（9）分娩期检查宜在宫缩间歇期进行。

知识点7：羊膜镜检查的并发症　　　　　　　　　副高：掌握　正高：熟练掌握

（1）胎膜早破：发生率在2%～3%，多因操作时用力不当引起。

（2）出血：一般量很少，多在短时间内自然停止而不需处理。

（3）上行性感染：严格无菌操作，严格执行适应证和禁忌证。

（4）宫缩：引起宫缩发生率为25%～30%，因是在妊娠末期进行检查，胎儿已成熟，如诱发临产对母婴无不良后果。

第五章　胎儿镜检查

知识点1：胎儿镜检查的概念　　　　　　　　副高：熟练　正高：熟练掌握

胎儿镜又称羊膜腔镜，胎儿镜检查是用直径很小的光导纤维内镜从母体腹壁穿刺，经子宫壁进入羊膜腔，以观察胎儿体表情况、采取脐血、进行胎儿活体组织检查以及进行宫内胎儿治疗的方法。

知识点2：胎儿镜检查的适应证　　　　　　　副高：掌握　正高：熟练掌握

（1）胎儿体表畸形或异常：如唇裂、腭裂、多指（趾）畸形、肢指畸形综合征、骨软骨发育不良、开放性神经管畸形、内脏外翻、脐疝、腹裂、联体双胎、多肢体、血管瘤、白化病、兽皮痣、外生殖器畸形等。

（2）采取胎儿血液进行产前诊断：用于诊断血红蛋白病、血友病、染色体异常、免疫缺陷、胎儿宫内感染、先天性代谢病、血小板减少症、先天性白细胞减少症、非溶血性水肿、测定胎儿血型、贫血和评价胎儿血气及酸碱平衡状态。

（3）采取胎儿活组织进行产前诊断：①皮肤活检：主要用于诊断大疱性表皮松解症、鱼鳞样红皮病、斑状鳞癣、层状鳞癣以及Sjogren Larsson综合征等；②肝组织活检：主要用于疑有肝脏疾患及某些与肝脏代谢有关疾病的胎儿的产前诊断，如鸟氨酸氨基甲酰基转移酶缺乏症、Von Gierke病（糖原储积病Ⅰ型）、氨甲酰磷酸合成酶缺乏症和原发性尿草酸盐过多症Ⅰ型等；③肌肉组织活检：常用于产前诊断胎儿假性肥大性肌营养不良症和进行性脊柱肌萎缩等；④胎儿体内肿块组织活检：有助于畸胎瘤和肺先天性腺瘤样变等的确诊。

（4）胎儿的宫内治疗：①对于某些溶血性贫血和血小板减少症的胎儿，可以通过胎儿镜进行输血和输血小板治疗；②对于胎儿心律失常，特别是伴有胎儿水肿而对母体用药无反应的心动过速，可通过胎儿镜进行胎儿血管或肌内注射抗心律失常药物治疗；③对于双胎或多胎之中有胎儿畸形、双胎输血综合征或多胎妊娠需减胎者，可通过胎儿镜对不保留的胎儿血管内注射高浓度钾盐溶液，或用血管内空气栓塞法等；④对于胎儿脑积水、泌尿系梗阻、胎儿卵巢囊肿和大量胸腔积液、腹水影响其生长发育时，在胎儿镜下穿刺抽吸或放置导管分流；⑤还有在胎儿镜下用激光切除寄生胎、进行宫内胎儿腹裂修补和进行某些单基因病基因治疗的报道。

知识点3：胎儿镜检查的禁忌证　　　　　　　副高：掌握　正高：熟练掌握

胎儿镜检查的禁忌证：①孕妇有出血倾向；②妊娠期曾有流产征兆的孕妇；③有流产、

早产倾向的孕妇；④腹壁、阴道有感染或可疑宫腔感染（如白细胞计数升高、体温＞37.5℃时）；⑤有严重妊娠并发症的孕妇；⑥子宫过度前屈和过度后屈，不能复位者；⑦对孕妇Rh阴性并且丈夫为Rh阳性者；⑧胎死宫内。

知识点4：胎儿镜检查的检查时间和术前准备　　　副高：掌握　正高：熟练掌握

（1）检查时间：胎儿镜检查的时间一般建议18周后进行。

（2）术前准备：①常规做血尿粪三大常规、血型、出血时间、凝血时间、血小板计数、肝功能、肾功能、心电图等检查；②腹部备皮，并排空膀胱；③B超检查，行胎盘定位，估计胎儿大小、胎方位以及选择穿刺点；④术前10分钟给孕妇地西泮10mg静脉注射或哌替啶50mg肌内注射，可使孕妇镇静并减少胎动，以利于观察。

知识点5：胎儿镜检查的操作步骤　　　　　　　副高：掌握　正高：熟练掌握

（1）术前按下腹部手术常规备皮，排空膀胱，术前10分钟肌内注射哌替啶50mg。

（2）在超声引导下选择穿刺点，一般选择宫体部无胎盘附着区；要求套管刺入子宫时能避开胎盘且面对胎儿腹侧，尽可能靠近脐带，手术严格无菌操作。

（3）穿刺点局麻，做2mm切口，深达皮下。助手协助固定子宫，在皮肤切口垂直穿刺套管针，进入羊膜腔后抽出针芯，见羊水涌出，换上胎儿镜。

（4）接上冷光源观察胎儿外形；根据检查目的抽脐血、胎儿组织活检或实施治疗。

（5）检查完毕，将胎儿镜连同套管退出，纱球压迫腹壁穿刺点5分钟，包扎。平卧3～5小时，观察母体脉搏、血压、胎心率、有无子宫收缩及有无羊水及血液溢漏。一般不用抑制宫缩药物，因子宫肌松弛不利于子宫壁创口闭合，容易发生羊水溢出导致流产。

知识点6：胎儿镜检查的并发症　　　　　　　　副高：掌握　正高：熟练掌握

（1）感染：严格的无菌操作可降低感染风险。对术后发热、下腹部压痛、羊水细菌培养阳性、血白分升高等改变要引起重视。

（2）出血：手术可损伤腹部及子宫体血管。手术后数小时内出现腹部疼痛者应重视。

（3）胎死宫内：流产、早产，胎盘和脐带损伤以及羊水渗漏为主要原因。

（4）羊水渗漏：穿刺后羊水由穿刺点漏出羊膜囊外，沿子宫壁向下由宫颈口流出。若术后阴道流水增多，在阴道后穹隆取样发现pH＞7或有羊齿状结晶，即可诊断。羊水渗漏一般可自愈，不需特别处理。

知识点7：胎儿镜检查的注意事项　　　　　　　副高：掌握　正高：熟练掌握

（1）严格无菌操作，操作应由有相当经验的医师进行。

（2）正确选择穿刺点穿刺点有足量的羊水，便于穿刺和观察，穿刺点以不损伤胎盘、能看到目标并易于取材为原则。

（3）宜在B超指导下进行有重点的观察和移动，以免检查时间过长和影响胎儿、损伤胎儿。

（4）抽取脐血时宜从最靠近脐蒂的脐带血管内采血，并注意进针深度。

（5）为预防孕妇致敏，对孕妇为Rh因子阴性、其丈夫Rh因子阳性者（已知胎儿Rh因子阴性者除外），术前应给予孕妇适量抗D血清，常用量为500U。

（6）抽取胎血后，胎儿出血时间长或严重时，可进行宫内输血或血小板。

（7）术后观察时间应不少于3小时。

（8）此外，术后可酌情用抗生素预防感染，但一般不使用宫缩抑制药，因子宫松弛易发生羊水渗漏而致流产。

附录一 高级卫生专业技术资格考试大纲
（妇产科专业——副高级）

一、专业知识

（一）本专业知识

1. 熟练掌握妇产科专业基本知识与基本理论（包括：女性生殖系统解剖学、生理学、病理学、临床妇产科学、生殖生理、生殖内分泌、妇科肿瘤、计划生育等）。

2. 熟练掌握妊娠与分娩期并发症的诊断与处理、难产的诊断与处理、妇产科与计划生育各种手术的技能。

3. 掌握与妇产科有关的药理学、组织胚胎学、病理生理学、微生物学知识。

4. 熟悉妇产科特殊手术，包括显微外科、内镜手术等有关理论与知识。

（二）相关专业知识

1. 熟悉内科、外科、麻醉、内分泌、病理等临床学科中与本专业密切相关的基础理论知识。

2. 熟悉与妇产科专业相关的各项临床检查、影像诊断（超声、放射、介入）、细胞学诊断、放射免疫等学科的基础理论和知识。

3. 熟悉医学遗传学、免疫学、医学统计等相关学科中与妇产科学密切相关的理论知识。

二、学科新进展

1. 广泛阅读国内外专业期刊，熟悉本专业国内外现状及发展趋势，不断吸取新理论、新知识、新技术，了解本专业新理论、新知识、新技术指导临床实践。

2. 了解相关学科近年来的进展。

三、专业实践能力

1. 熟练掌握妇产科专业的常见病、多发病的病因、发病机制、诊断、鉴别诊断及治疗方法。掌握本专业少见、疑难疾病的诊断、鉴别诊断与处理，熟悉涉及其他学科常见疾病的诊断、鉴别诊断与处理。

2. 掌握妇产科专业急危重症患者的诊断与救治，如各种类型严重出血、各种类型休克、严重感染、急腹症、弥散性血管内凝血、子痫及心肺复苏等。

3. 掌握并能作为术者完成妇产科大手术和疑难手术，如广泛性子宫切除术、盆腹腔淋巴结切除术、肿瘤细胞减灭术、疑难复杂的产科及计划生育手术等。可以指导下级医生完成较大手术和较疑难手术。熟练掌握手术适应证、围术期处理，熟练掌握手术合并症和并发症的诊断与处理。

4. 掌握妇产科常用的特殊诊断和辅助诊断方法，并正确应用于临床工作。

5. 熟悉妇产科常用及新型药物的作用、副作用、药代动力学特性及作用机制，合理使用药物。

四、本专业病种

（一）常见病

1. 正常分娩

2. 正常产褥

3. 自然流产

4. 早产

5. 过期妊娠

6. 妊娠期高血压疾病

7. 妊娠剧吐

8. 异位妊娠

9. 胎盘早剥

10. 前置胎盘

11. 多胎妊娠

12. 巨大胎儿

13. 羊水过多

14. 羊水过少

15. 胎儿生长受限

16. 死胎

17. 胎儿窘迫

18. 胎膜早破

19. 异常分娩

20. 产后出血

21. 脐带异常

22. 产褥感染

23. 外阴及阴道炎症

24. 宫颈炎症

25. 盆腔炎症

26. 外阴肿瘤

27. 宫颈良性肿瘤

28. 子宫体良性肿瘤

29. 卵巢良性肿瘤

30. 输卵管良性肿瘤

31. 良性妊娠滋养细胞病

32. 生殖内分泌疾病

33. 子宫内膜异位症和子宫腺肌病

34. 女性生殖器官损伤性疾病

35. 不孕症

36. 计划生育

37. 妇女保健

（二）少见病

1. 妊娠期肝内胆汁淤积症

2. 妊娠合并内科疾病（如妊娠合并心脏病、合并糖尿病等）

3. 妊娠合并外科疾病（如妊娠合并急性阑尾炎、合并肠梗阻等）

4. 妊娠合并性传播疾病（如妊娠合并淋病、梅毒等）

5. 胎儿先天畸形

6. 晚期产后出血

7. 产褥期抑郁症

8. 产褥中暑

9. 外阴上皮内非瘤样病变

10. 外阴恶性肿瘤

11. 宫颈恶性肿瘤

12. 子宫体恶性肿瘤

13. 卵巢恶性肿瘤

14. 输卵管恶性肿瘤

15. 恶性妊娠滋养细胞疾病

16. 女性生殖器官发育异常

（三）罕见病

1. 羊水栓塞

2. 子宫破裂

3. 辅助生殖技术

附录二　高级卫生专业技术资格考试大纲
（妇产科专业——正高级）

一、专业知识

（一）本专业知识

1. 熟练掌握妇产科专业基本知识与基本理论（包括：女性生殖系统解剖学、生理学、病理学、临床妇产科学、生殖生理、生殖内分泌、妇科肿瘤、计划生育等）。

2. 熟练掌握妊娠与分娩期并发症的诊断与处理、难产的诊断与处理、妇产科与计划生育各种手术的技能。

3. 掌握与妇产科有关的药理学、组织胚胎学、病理生理学、微生物学知识。

4. 熟悉妇产科特殊手术，包括显微外科、内镜手术等有关理论与知识。

（二）相关专业知识

1. 掌握内科、外科、麻醉、内分泌、病理等临床学科中与本专业密切相关的基础理论知识。

2. 熟悉与妇产科专业相关的各项临床检查、影像诊断（超声、放射、介入）、细胞学诊断、放射免疫等学科的基础理论和知识。

3. 熟悉医学遗传学、免疫学、医学统计等相关学科中与妇产科学密切相关的理论知识。

二、学科新进展

1. 广泛阅读国内外专业期刊，熟悉本专业国内外现状及发展趋势，不断吸取新理论、新知识、新技术，不断应用本专业新理论、新知识、新技术指导临床实践。

2. 了解相关学科近年来的进展。

三、专业实践能力

1. 熟练掌握妇产科专业的常见病、多发病的病因、发病机制、诊断、鉴别诊断及治疗方法。掌握本专业少见、疑难疾病的诊断、鉴别诊断与处理，熟悉涉及其他学科常见疾病的诊断、鉴别诊断与处理。

2. 熟练掌握妇产科专业急危重症患者的诊断与救治，如各种类型严重出血、各种类型休克、严重感染、急腹症、弥散性血管内凝血、子痫及心肺复苏等。

3. 熟练掌握并能作为术者或指导下级医生完成妇产科大手术和疑难手术，如广泛性子宫切除术、盆腹腔淋巴结切除术、肿瘤细胞减灭术、疑难复杂的产科及计划生育手术等。熟练掌握手术适应证、围术期处理，熟练掌握手术合并症和并发症的诊断与处理。

4. 熟练掌握妇产科常用的特殊诊断和辅助诊断方法，并正确应用于临床工作。

5. 熟悉妇产科常用及新型药物的作用、副作用、药代动力学特性及作用机制，合理使用药物。

四、本专业病种

（一）常见病

1. 正常分娩

2. 正常产褥

3. 自然流产

4. 早产

5. 过期妊娠

6. 妊娠期高血压疾病

7. 妊娠剧吐

8. 异位妊娠

9. 胎盘早剥

10. 前置胎盘

11. 多胎妊娠

12. 巨大胎儿

13. 羊水过多

14. 羊水过少

15. 胎儿生长受限

16. 死胎

17. 胎儿窘迫

18. 胎膜早破

19. 异常分娩

20. 产后出血

21. 脐带异常

22. 产褥感染

23. 外阴及阴道炎症

24. 宫颈炎症

25. 盆腔炎症

26. 外阴肿瘤

27. 宫颈良性肿瘤

28. 子宫体良性肿瘤

29. 卵巢良性肿瘤

30. 输卵管良性肿瘤

31. 良性妊娠滋养细胞疾病

32. 生殖内分泌疾病

33. 子宫内膜异位症和子宫腺肌病

34. 女性生殖器官损伤性疾病

35. 不孕症

36. 计划生育

37. 妇女保健

（二）少见病

1. 妊娠期肝内胆汁淤积症

2. 妊娠合并内科疾病（如妊娠合并心脏病、合并糖尿病等）

3. 妊娠合并外科疾病（如妊娠合并急性阑尾炎、合并肠梗阻等）

4. 妊娠合并性传播疾病（如妊娠合并淋病、梅毒等）

5. 胎儿先天畸形

6. 晚期产后出血

7. 产褥期抑郁症

8. 产褥中暑

9. 外阴上皮内非瘤样病变

10. 外阴恶性肿瘤

11. 宫颈恶性肿瘤

12. 子宫体恶性肿瘤

13. 卵巢恶性肿瘤

14. 输卵管恶性肿瘤

15. 恶性妊娠滋养细胞疾病

16. 女性生殖器官发育异常

（三）罕见病

1. 羊水栓塞

2. 子宫破裂

3. 辅助生殖技术

附录三 全国高级卫生专业技术资格考试介绍

为进一步深化卫生专业技术职称改革工作，不断完善卫生专业技术职务聘任制，根据中共中央组织部、人事部、卫生部《关于深化卫生事业单位人事制度改革的实施意见》（人发〔2000〕31号）文件精神和国家有关职称改革的规定，人事部下发《加强卫生专业技术职务评聘工作的通知》（人发〔2000〕114号），高级专业技术资格采取考试和评审结合的办法取得。

一、考试形式和题型

全部采用人机对话形式，考试时间为2个小时（卫生管理知识单独加试时间为1时）。考试题型为单选题、多选题和案例分析题3种，试卷总分为100分。

二、考试总分数及分数线

总分数450~500分，没有合格分数线，排名前60%为合格。其中的40%为优秀。

三、考试效用

评审卫生高级专业技术资格的考试，是申报评审卫生高级专业技术资格的必经程序，作为评审卫生高级专业技术资格的重要参考依据之一，考试成绩当年有效。

四、人机对话考试题型说明

副高：单选题、多选题和案例分析题3种题型。

正高：多选题和案例分析题2种题型。

以实际考试题型为准。

五、考试报名条件

（一）正高申报条件

1. 取得大学本科以上学历后，受聘副高职务5年以上。

2. 大学普通班毕业以后，受聘副高职务7年以上。

（二）副高申报条件

1. 获得博士学位后，受聘中级技术职务2年以上。

2. 取得大学本科以上学历后，受聘中级职务5年以上。

3. 大学普通班毕业后，受聘中级职务5年以上。

4. 大学专科毕业后，取得本科以上学历（专业一致或接近专业），受聘中级职务7年以上。

5. 大专毕业，受聘中级职务5年以上。

6. 中专毕业，受聘中级职务7年以上。

7. 护理专业中专毕业，从事临床护理工作25年以上，取得护理专业的专科以上学历，受聘中级职务5年以上，可申报副主任护师任职资格。